JN156191

今日の処方

改訂第6版

総編集　浦部晶夫　島田和幸　川合眞一

南江堂

● 改訂第 5 版（2013 年発行）
編集：浦部晶夫／大田　健／川合眞一／島田和幸／菅野健太郎
● 改訂第 4 版（2007 年発行）
監修：高久史麿／水島　裕
編集：浦部晶夫／大田　健／鎌谷直之／島田和幸／菅野健太郎／武谷雄二
編集協力：鈴川正之／桃井眞里子
● 改訂第 3 版（2002 年発行）
監修：高久史麿／水島　裕
編集：浦部晶夫／大田　健／鎌谷直之／島田和幸／菅野健太郎／武谷雄二
編集協力：鈴川正之／桃井眞里子
● 改訂第 2 版（1994 年発行）
編集：高久史麿／水島　裕
編集協力：浦部晶夫／大田　健
● 初　版（1990 年発行）
編集：高久史麿／水島　裕
編集協力：浦部晶夫／大田　健

■総編集

浦部　晶夫　　NTT 東日本関東病院
島田　和幸　　新小山市民病院
川合　眞一　　東邦大学医学部炎症・疼痛制御学講座

■編集（担当順）

上條　吉人　　埼玉医科大学病院救急センター・中毒センター
橋本　正良　　埼玉医科大学病院総合診療内科
本間　　栄　　東邦大学大学院医学研究科呼吸器内科学講座
田中　　篤　　帝京大学医学部内科学講座
寺内　康夫　　横浜市立大学大学院医学研究科分子内分泌・糖尿病内科学
南学　正臣　　東京大学大学院医学系研究科腎臓内科学
神田　　隆　　山口大学大学院医学系研究科神経内科学
渡邊衡一郎　　杏林大学医学部精神神経科学教室
長瀬　洋之　　帝京大学医学部内科学講座呼吸器・アレルギー学
齋藤　昭彦　　新潟大学大学院医歯学総合研究科小児科学
田中　　栄　　東京大学大学院医学系研究科整形外科学
佐藤　貴浩　　防衛医科大学校皮膚科学講座
大須賀　穣　　東京大学大学院医学系研究科産婦人科学
相原　　一　　東京大学大学院医学系研究科眼科学
山岨　達也　　東京大学大学院医学系研究科耳鼻咽喉科・頭頸部外科学
佐藤　　弘　　新潟医療福祉大学医療経営管理学部医療情報管理学科

■執筆者（執筆順）

浦部　晶夫　　NTT 東日本関東病院
竹島　茂人　　自衛隊中央病院救急科
松田　直之　　名古屋大学大学院医学系研究科救急・集中治療医学分野
田中　敏春　　新潟市民病院救急科
江川　裕子　　さいたま赤十字病院高度救命救急センター
杉田　　学　　順天堂大学医学部附属練馬病院救急・集中治療科
高村　卓志　　千葉労災病院救急・集中治療部
黒田　泰弘　　香川大学医学部救急災害医学講座
佐々木　純　　昭和大学藤が丘病院救急医学
古城　　都　　健和会大手町病院外科
三宅　康史　　帝京大学医学部救急医学講座／帝京大学医学部附属病院高度救命救急センター
織田　　順　　東京医科大学救急・災害医学
要　　伸也　　杏林大学医学部第一内科学
大西　宏明　　杏林大学医学部臨床検査医学
廣岡　伸隆　　埼玉医科大学総合診療内科
宮本　宣友　　神戸ほくと病院内科

伊藤　彰紀　　埼玉医科大学神経耳科
本村　和久　　沖縄県立中部病院総合診療科
馬場　重樹　　滋賀医科大学医学部附属病院栄養治療部
須藤　紀子　　杏林大学医学部高齢医学教室
屋嘉比康治　　埼玉医科大学総合医療センター消化器・肝臓内科
今枝　博之　　埼玉医科大学消化管内科
木村　琢磨　　北里大学医学部地域総合医療学
依田　哲也　　東京医科歯科大学大学院顎顔面外科学分野
石田　岳史　　さいたま市民医療センター内科
小林　威仁　　埼玉医科大学病院総合診療内科
森　　寛行　　神戸大学医学部附属病院総合内科
上條　　篤　　埼玉医科大学耳鼻咽喉科・アレルギーセンター
宮島　　剛　　埼玉医科大学整形外科・脊椎外科
眞鍋　　求　　秋田大学医学部皮膚科・形成外科
金澤　健司　　加古川中央市民病院総合内科
今井　　靖　　自治医科大学臨床薬理学・循環器内科学
三橋　武司　　自治医科大学附属さいたま医療センター循環器内科
倉林　正彦　　群馬大学大学院医学系研究科循環器内科
山口　浩司　　徳島大学医学部循環器内科
絹川弘一郎　　富山大学医学部第二内科
北岡　裕章　　高知大学医学部老年病・循環器内科学
渡邉　雅貴　　東京医科大学循環器内科／みやびハート＆ケアクリニック
武井　康悦　　東京医科大学循環器内科学分野
山本　啓二　　埼玉医科大学病院心臓内科
瀬尾　宏美　　高知大学医学部附属病院総合診療部
島田　和幸　　新小山市民病院
永井　英明　　国立病院機構東京病院呼吸器センター
菊地　利明　　新潟大学大学院医歯学総合研究科呼吸器・感染症内科
谷口　正実　　国立病院機構相模原病院臨床研究センター
蛸井　浩行　　日本医科大学呼吸器内科
室　　繁郎　　奈良県立医科大学呼吸器内科学
梅木　健二　　大分大学医学部呼吸器・感染症内科学講座
坂東　政司　　自治医科大学内科学講座呼吸器内科学部門
稲瀬　直彦　　平塚共済病院
四十坊典晴　　JR 札幌病院呼吸器内科
花岡　正幸　　信州大学学術研究院医学系医学部内科学第一教室
田邉　信宏　　千葉大学大学院医学研究院呼吸器内科学
杉野　圭史　　慈山会医学研究所付属坪井病院呼吸器内科
佐々木信一　　順天堂大学医学部附属浦安病院呼吸器内科
谷野　功典　　福島県立医科大学呼吸器内科学講座
坂本　　晋　　東邦大学医学部内科学講座呼吸器内科学分野(大森)
宮下　修行　　関西医科大学内科学第一講座呼吸器・感染症・アレルギー内科
金城　武士　　琉球大学大学院医学研究科感染症・呼吸器・消化器内科学講座

朝野　和典　大阪大学医学部附属病院感染制御部
河野　　圭　長崎大学病院感染制御教育センター
田代　将人　長崎大学大学院医歯薬学総合研究科臨床感染症学分野／長崎大学病院感染制御教育センター
草間　幹夫　国際医療福祉大学病院歯科口腔外科センター
木下　芳一　島根大学医学部第二内科
塩谷　昭子　川崎医科大学消化管内科
高木　敦司　東海大学医学部付属大磯病院内科学系総合内科
正田　良介　国立病院機構東埼玉病院
前田　　愼　横浜市立大学大学院医学研究科消化器内科学
三浦総一郎　国際医療福祉大学大学院
佐田　尚宏　自治医科大学消化器・一般外科学
松本　主之　岩手医科大学消化器内科消化管分野
久松　理一　杏林大学医学部第三内科学
松橋　信行　NTT 東日本関東病院消化器内科
大和　　滋　大和内科・消化器内科クリニック
古川　聡美　地域医療機能推進機構東京山手メディカルセンター大腸肛門科
伊佐地秀司　三重大学医学部肝胆膵・移植外科
正宗　　淳　東北大学大学院医学研究科消化器病態学分野
四柳　　宏　東京大学医科学研究所先端医療研究センター感染症分野
鈴木　文孝　虎の門病院肝臓内科
森川　賢一　北海道大学大学院医学研究院内科学分野消化器内科学教室
鍛治　孝祐　奈良県立医科大学内科学第三講座
西原　利治　高知大学医学部消化器内科学講座
三浦　文彦　帝京大学医学部外科
秋田　　泰　秋田医院
大毛　宏喜　広島大学病院感染症科
寺内　康夫　横浜市立大学大学院医学研究科分子内分泌・糖尿病内科学
吉田　雅幸　東京医科歯科大学遺伝子診療科・生命倫理研究センター
藤森　　新　帝京大学医学部附属新宿クリニック
山田　正信　群馬大学大学院内分泌代謝内科学
吉村　　弘　伊藤病院内科
鈴木　敦詞　藤田医科大学医学部内分泌・代謝内科学
有馬　　寛　名古屋大学医学部糖尿病・内分泌内科学
田辺　晶代　国立国際医療研究センター病院糖尿病内分泌代謝科
竹越　一博　筑波大学医学医療系スポーツ医学／検査医学専攻
西川　哲男　横浜労災病院内分泌・糖尿病センター／西川クリニック
高野　幸路　北里大学医学部内分泌代謝内科学
岡田　浩一　埼玉医科大学腎臓内科
鈴木　祐介　順天堂大学医学部腎臓内科学講座
山縣　邦弘　筑波大学医学医療系臨床医学域腎臓内科学
丸山　彰一　名古屋大学大学院医学系研究科病態内科学講座腎臓内科学
田中　哲洋　東京大学医学部附属病院腎臓・内分泌内科

土井　研人　　東京大学医学部附属病院救命救急センター
正木　崇生　　広島大学病院腎臓内科
伊藤　孝史　　島根大学医学部附属病院腎臓内科
森田　伸也　　慶應義塾大学医学部泌尿器科
久米　春喜　　東京大学大学院医学系研究科泌尿器外科学分野
石田　　良　　京都府立医科大学附属北部医療センター腎臓内科
福原　　浩　　杏林大学医学部泌尿器科
杉元　幹史　　香川大学医学部附属病院泌尿器・副腎・腎移植外科
野間　康央　　順天堂大学医学部附属順天堂医院泌尿器科
佐藤　　滋　　秋田大学医学部附属病院腎疾患先端医療センター
遠藤　勇気　　日本医科大学附属病院泌尿器科
臼杵　憲祐　　NTT 東日本関東病院血液内科
小松　則夫　　順天堂大学医学部血液内科
伊豆津宏二　　国立がん研究センター中央病院血液腫瘍科
鈴木　憲史　　日本赤十字社医療センター血液内科
朝倉　英策　　金沢大学附属病院高密度無菌治療部
野上　恵嗣　　奈良県立医科大学小児科
鈴木　隆浩　　北里大学医学部血液内科学
中嶋　秀人　　日本大学医学部内科学系神経内科学分野
大槻　俊輔　　近畿大学病院脳卒中センター
井口　保之　　東京慈恵会医科大学神経内科
古賀　道明　　山口大学大学院医学系研究科神経内科学
髙橋　牧郎　　大阪赤十字病院脳神経内科
小森　哲夫　　国立病院機構箱根病院神経筋・難病医療センター
川井　元晴　　山口大学大学院医学系研究科神経内科学講座
黒川　勝己　　脳神経センター大田記念病院脳神経内科
村井　弘之　　国際医療福祉大学医学部神経内科学
中辻　裕司　　富山大学附属病院脳神経内科
坪井　貴嗣　　杏林大学医学部精神神経科学教室
田　　亮介　　駒木野病院精神科
渡邊衡一郎　　杏林大学医学部精神神経科学教室
塩入　俊樹　　岐阜大学医学部附属病院精神神経科
松永　寿人　　兵庫医科大学精神科神経科学講座
櫻井　　準　　マサチューセッツ総合病院精神科
森屋　淳子　　東京大学保健・健康推進本部
松本　俊彦　　国立精神・神経医療研究センター薬物依存研究部
木村　　充　　久里浜医療センター精神科
橋本　大彦　　橋本クリニック
吉野　相英　　防衛医科大学校精神科学講座
矢田健一郎　　三重大学大学院医学系研究科神経病態内科学
中島　　亨　　杏林大学保健学部臨床心理学科
中込　一之　　埼玉医科大学呼吸器内科・アレルギーセンター
後藤　　穣　　日本医科大学耳鼻咽喉科

藤枝　重治　福井大学医学部耳鼻咽喉科・頭頸部外科
平田　博国　獨協医科大学埼玉医療センター呼吸器・アレルギー内科
中村　陽一　横浜市立みなと赤十字病院アレルギーセンター
南木　敏宏　東邦大学医学部内科学講座膠原病学分野
右田　清志　福島県立医科大学リウマチ膠原病内科
川合　眞一　東邦大学医学部炎症・疼痛制御学講座
松本　　功　筑波大学医学医療系内科（膠原病・リウマチ・アレルギー）
金子　祐子　慶應義塾大学医学部リウマチ・膠原病内科
桑名　正隆　日本医科大学大学院医学研究科アレルギー膠原病内科学分野
三森　経世　京都大学大学院医学研究科内科学講座臨床免疫学
渥美　達也　北海道大学大学院医学研究院免疫・代謝内科学教室
藤井　隆夫　和歌山県立医科大学医学部リウマチ・膠原病科学講座
河野　　肇　帝京大学内科学講座リウマチ・膠原病グループ
西村　　翔　神戸大学医学部附属病院感染症内科
川名　明彦　防衛医科大学校内科学（感染症・呼吸器）
吉川　哲史　藤田医科大学医学部小児科
笠原　　敬　奈良県立医科大学感染症センター
矢野　晴美　国際医療福祉大学医学教育統括センター・感染症学
中野　貴司　川崎医科大学総合医療センター小児科
忽那　賢志　国立国際医療研究センター国際感染症センター国際感染症対策室
尾内　一信　川崎医科大学小児科学
岡田　賢司　福岡看護大学基礎・基礎看護部門
要藤　裕孝　札幌医科大学小児科
古川　恵一　国保旭中央病院感染症センター
渡辺　晋一　浦和スキンケアクリニック
志馬　伸朗　広島大学大学院救急集中治療医学
大西　健児　荏原病院感染症内科
加藤　康幸　国際医療福祉大学医学部感染症学
上條　吉人　埼玉医科大学病院救急センター・中毒センター
税田　和夫　埼玉医科大学総合医療センター整形外科
井手　淳二　熊本大学医学部附属病院関節再建先端治療学寄附講座
三上　容司　横浜労災病院運動器センター
酒井　昭典　産業医科大学整形外科
小林　　洋　福島県立医科大学整形外科
谷口　優樹　東京大学医学部整形外科・脊椎外科
中川　　匠　帝京大学医学部整形外科
萩野　　浩　鳥取大学医学部保健学科
山田　浩司　関東労災病院整形外科・脊椎外科
篠田　裕介　東京大学医学部附属病院リハビリテーション科
佐伯　秀久　日本医科大学皮膚科
高山かおる　済生会川口総合病院皮膚科
山﨑　研志　東北大学大学院医学系研究科皮膚科学分野
加藤　則人　京都府立医科大学大学院医学研究科皮膚科学

福永　淳　神戸大学大学院医学研究科皮膚科学教室
室田　浩之　長崎大学大学院皮膚病態学
新井　達　聖路加国際病院皮膚科
西澤　綾　がん研有明病院皮膚科
森脇　真一　大阪医科大学皮膚科
山本　俊幸　福島県立医科大学皮膚科
大久保ゆかり　東京医科大学皮膚科学分野
渡辺　大輔　愛知医科大学皮膚科
浅田　秀夫　奈良県立医科大学皮膚科学教室
仲　弥　仲皮フ科クリニック
竹田　公信　金沢医科大学皮膚科学講座
田中　勝　東京女子医科大学東医療センター皮膚科
山﨑　修　岡山大学大学院医歯薬学総合研究科皮膚科学分野
林　伸和　虎の門病院皮膚科
伊藤　泰介　浜松医科大学皮膚科
橋爪　秀夫　市立島田市民病院皮膚科
濱田　洋実　筑波大学医学医療系産科婦人科学
髙井　泰　埼玉医科大学総合医療センター産婦人科
吉野　修　北里大学医学部産婦人科
尾林　聡　東京医科歯科大学大学院生殖機能協関学
岩破　一博　京都府立医科大学医学部看護学科医学講座産婦人科学
北島　道夫　長崎大学医学部産婦人科
古屋　仁美　東京大学医学部産婦人科
五十嵐　隆　国立成育医療研究センター
古市　宗弘　慶應義塾大学医学部小児科学教室
岡　明　東京大学医学部小児科
新井　勝大　国立成育医療研究センター消化器科
河島　尚志　東京医科大学小児科
堀越　裕歩　東京都立小児総合医療センター感染症科・免疫科
笠井　正志　兵庫県立こども病院感染症内科
金子　一成　関西医科大学小児科
上山　伸也　倉敷中央病院感染症科
佐藤　晶論　福島県立医科大学医学部小児科学講座
足立　雄一　富山大学医学部小児科
馬場　直子　神奈川県立こども医療センター皮膚科
吉田　誠司　大阪医科大学小児科
伊藤　秀一　横浜市立大学医学部小児科
高月　晋一　東邦大学医療センター大森病院小児科
池住　洋平　藤田医科大学医学部小児科
金生由紀子　東京大学医学部附属病院こころの発達診療部
杉原　茂孝　東京女子医科大学東医療センター小児科
齋藤　昭彦　新潟大学大学院医歯学総合研究科学小児科学
植松　悟子　国立成育医療研究センター救急診療科

成田　光生　札幌徳洲会病院小児科
今井　千速　新潟大学大学院医歯学総合研究科小児科学分野
舟橋　敬一　埼玉県立小児医療センター精神科
守本　倫子　国立成育医療研究センター耳鼻咽喉科
臼井　智彦　国際医療福祉大学医学部眼科
蕪城　俊克　東京大学医学部眼科
本庄　　恵　東京大学医学部眼科
小林　一女　昭和大学医学部耳鼻咽喉科
奥野　妙子　三井記念病院耳鼻咽喉科
飯野ゆき子　東京北医療センター耳鼻咽喉科
北原　　糺　奈良県立医科大学耳鼻咽喉・頭頸部外科
神崎　　晶　慶應義塾大学医学部耳鼻咽喉科
肥塚　　泉　聖マリアンナ医科大学耳鼻咽喉科
市村　恵一　石橋総合病院
鈴木　賢二　ヨナハ総合病院
寶地　信介　産業医科大学耳鼻咽喉科
阪上　雅史　兵庫医科大学耳鼻咽喉科・頭頸部外科
吉原　俊雄　東都文京病院／東京医科大学耳鼻咽喉科・頭頸部外科
村上　信五　名古屋市立大学耳鼻咽喉・頭頸部外科
佐藤　　弘　新潟医療福祉大学医療経営管理学部医療情報管理学科

改訂第6版序文

『今日の処方』は1990年に初版を発行して以来，改訂を重ねて好評を得ているが，改訂第5版を2013年に出版してから5年が経過した．そこで今回は，最近の医学の進歩ならびに新薬の開発を鑑みて更なる改訂を加え，充実を図った．

判型を大きくしたので紙面も拡大し，見やすくなった．前回の改訂時に掲載疾患をcommon diseaseとして疾患数を削減したが，今回もその方針を徹底し，読者対象を他科の医師および研修医とすることをも継承して，簡潔で明解な処方を提示することに努めた．処方例は，一般名を原則とし，先発商品名を挙げ，併売品がある場合は併記することとした．また，専門医と一般臨床医の相互連携のための項目を立てた．

以上の事柄に加えて，本改訂版では種々の改善を施したので，一般臨床医や研修医にとって，前版以上に役立つものになったと考えている．

本書は当初は高久史麿先生，水島裕先生が編集を，次いで監修を担当され，改訂第3版以降は6名あるいは5名の編集体制をとってきたが，今回の改訂第6版では，浦部，島田，川合の3名が総編集を担当し，さらに各章の編集を各領域の第一線で活躍されている方々にご担当いただき，最新の医療に対応する内容となるよう配慮した．

読者の皆様の御愛読をお願いするとともに，分担執筆者の方々ならびに南江堂のスタッフの御尽力に御礼申し上げる次第である．

2019年3月

浦 部 晶 夫
島 田 和 幸
川 合 眞 一

初版序文

専門に近い領域でもそうであるが，専門外の分野となれば，新しい薬剤も含め，実際どのような処方がよいのかはなかなか覚えられず，また理解できないことがある．このような場合，診断と病態の把握が正確にできれば，あとは専門家の処方を参考にするのが一番楽であり，患者のためにもなる．

処方を書くにあたって知っておきたい重要な点は，病態にもよるが，まず，どのような処方から始め，効果・副作用の点で具合が悪いことがあれば，次にどのように変更したらよいかということであろう．そして第二は，どの程度治療を続行するか，またどのような薬剤が他の薬剤の代わりとして適しているかという点であり，第三には薬の副作用も含めて，何がその処方の問題点であるかということである．

このような観点に立ち，内科を中心とし，しかも一般医家が多く診療する疾患をもれなく集め，すぐれた最新の処方をまとめたのが本書である．本書では上記の第一点目を，わかりやすく Step 1，Step 2 と段階的に示した．第二点については処方例の前後に掲げ，第三点については解説として記している．本書の企画趣意を理解され，今後の日常診療に役立てていただければ，編者の最も幸いとするところである．

なお紙面の都合上，疾患の診断学，薬剤の薬理作用などについてはほとんど触れていないので，それらについては専門書を参考にされたい．

おわりに，分担執筆者各位の，本書の主旨を理解された，しかも速やかな御執筆・御協力に感謝するとともに，南江堂の酒井赳彦氏，木村孝氏，戸田みどり氏の御尽力に御礼申し上げます．

1990 年 1 月

高久史麿
水島　裕

処方例における凡例

1. 原則として「処方」は使用頻度の高い薬剤を例示した．ただし選択の困難な場合には暫定的に薬剤を絞って掲載し，他は「処方」の下欄に「～の代わりに～でもよい」「他の～系薬でもよい」として示した．
2. 薬剤名について
   1) 原則として一般名（商品名）とした．
   2) 一般名の表記は厚生労働省「処方箋に記載する一般名処方の標準的な記載について」を参考にし，一部簡略化している．
   3) 原則として後発品は記載していない．
3. 剤形については以下の略号を用いた．

   錠：T　バイアル：V　ドライシロップ：DS
   カプセル：Cap　アンプル：A
4. 処方について
   1) 単位は原則として省略せず，μg，mg，g，mL などを用いた．
   2) 記載は原則として「一般名（商品名）」「剤形」「規格・容量」「1 回投与量」「1 日投与回数」の順とした．
   3) 頓用の場合は原則として 1 回量と用法を記載した．
   4) 注射剤は 1 回量または 1 日量を記載し，投与経路を明記した．

例）

原則として STEP 1，STEP 2 の順に治療を行う．

STEP 3 重症（Ⅲ度）高血圧（180≦/110≦mmHg）

生活習慣の修正と同時に降圧薬の投与を開始する．

❶ ニフェジピン（アダラート CR） 徐放錠 40 mg 1回1T 1日1〜2回 朝（夕）食後

❷ イルベサルタン・アムロジピンベシル酸塩配合（アイミクス LD，HD） 配合錠 1回1T 1日1回 朝食後

❸ アムロジピン（アムロジン，ノルバスク） 錠・OD 錠 5 mg 1回1T 1日1回 朝食後
テルミサルタン・ヒドロクロロチアジド配合（ミコンビ AP，BP） 配合錠 1回1T 1日1回 朝食後

❹ テルミサルタン・アムロジピンベシル酸塩・ヒドロクロロチアジド配合（ミカトリオ） 配合錠 1回1T 1日1回 朝食後

▶❶〜❹のいずれか．❷〜❹の配合錠の初回投与は保険適用上認められていないので，まずそれぞれの構成薬剤の併用から開始する．

複数の処方がある場合は，その処方が単独で使用するものか，他の処方番号と組み合わせて使用するものかなどを説明してある．

同じ処方番号の中で複数の薬剤が記載されている場合は，同時に処方（併用）することを表す．

処方番号ごとに 1 つの処方を表している．この場合，処方例が 4 例あることを示す．

目　次

5章 呼吸器疾患 159

6章 消化器疾患 219

7章 内分泌・代謝疾患 285

8章 腎・泌尿器疾患

9章 血液・造血器疾患

10章 神経・筋疾患

11章 精神疾患

12章 アレルギー疾患……489

13章 膠原病，その他の全身疾患……503

14章 感染症……537

15章 中毒性疾患……575

16章 運動器疾患 …… 607

17章 皮膚疾患 …… 631

18章 妊産婦・婦人科疾患 …… 673

19章 小児疾患 …… 711

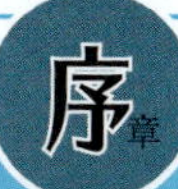

処方についての基礎知識

1. 処方せんに記載すること

患者氏名，年齢，薬剤名，分量，用量，用法，使用期間，発行年月日．院外処方の場合は，病院もしくは診療所の名称および所在地または医師の住所，医師の記名押印または署名，保険者番号，被保険者証・被保険者手帳の記号・番号．

2. 処方の略語

日本語：処方，アメリカ式：Rx，ドイツ式：Rp.

3. 薬剤名の書き方

薬物の形状，含有量，吸収などに差がある場合もあり，ジェネリック医薬品もあって，薬価も異なるので，商品名を書くことを原則としていたが，2012 年 4 月より一般名に剤形および含量を付加した記載 (一般名処方) が可能となった[1]．ただし，本書での記載法については，「凡例」を参照されたい．

4. 用量の書き方

以前は，内服薬は 1 日量を書いて，分 3 などと指示していたが，記載ミス，情報伝達エラーを防止するために，1 回量を書くことになった．また，散剤や液剤では，以前は「g 記載は製剤量，mg 記載は原薬量」という慣例があったが，製剤量を基本とすることになった．厚生労働省では，内服薬処方せん記載のあるべき姿を呈示している[2]．

1) 実際の処方例

フロモックス錠 100 mg，メジコン錠 15 mg，ムコソルバン錠 15 mg 各 3 錠を 1 日 3 回に分けて朝昼夕食後に服用するように処方する場合

あるべき姿

フロモックス錠 100 mg　　1 回 1T
メジコン錠 15 mg　　1 回 1T
ムコソルバン錠 15 mg　　1 回 1T
　1 日 3 回　　朝昼夕食後　　7 日分

2) 不均等投与の場合

プレドニン錠 5 mg を，1 日量として全 7 錠を朝 4 錠，昼 2 錠，夕 1 錠の 3 回に分けて食後に服用するように，不均等の量で処方する場合

あるべき姿

プレドニン錠 5 mg	1 回 4T	1 日 1 回	朝食後	7 日分
プレドニン錠 5 mg	1 回 2T	1 日 1 回	昼食後	7 日分
プレドニン錠 5 mg	1 回 1T	1 日 1 回	夕食後	7 日分

3) 内服薬（散剤）の場合

テグレトール細粒 50%を，1 日量として 1.6 g（原薬量として 800 mg）を 1 日 2 回に分けて朝夕食後に服用するように処方する場合

あるべき姿

テグレトール細粒 50%　　1 回 0.8 g
　1 日 2 回　　朝夕食後　　14 日分

4) 内服薬（液剤）の場合

ジゴシンエリキシル 0.05 mg/mL を，1 日量として 6 mL（原薬量として 0.3 mg）を 1 日 3 回に分けて，朝昼夕食後に服用するように処方する場合

あるべき姿

ジゴシンエリキシル 0.05 mg/mL　1 回 2 mL
　1 日 3 回　　朝昼夕食後　　7 日分

5) 休薬期間のある場合

リウマトレックスカプセル 2 mg を日曜 9 時，21 時および月曜 9 時に 1 回 1 カプセル服用し，翌週の日曜 9 時に服用するまでを休薬期間とすることを 4 週間分処方する場合

あるべき姿

リウマトレックスカプセル 2 mg　　1 回 1Cap
　週 3 回（日曜 9 時，21 時，月曜 9 時）服用を
　1 つの周期として 4 周期分

6) その他

1 日量 1.0 g または 2.0 g を 1 日 3 回に分けて処方する場合

あるべき姿

酸化マグネシウム　　　1 回 0.33 g
　1 日 3 回　　朝昼夕食後　　14 日分
マーズレン S 配合顆粒　　1 回 0.67 g
　1 日 3 回　　朝昼夕食後　　14 日分

5. 服用時間の指示

一般的には食後という場合は食後 20～30 分くらいを指す．食後，就寝前などの指示の他，薬剤によっては食前，食間，食直後などの指示をする．起床時に服用，あるいは服用後横にならないようになど具体的な指示が必要な場合は明記する．頓用の場合は，疼痛時頓用，就寝前頓用などと書くとよい．

6. 特殊剤形の使用法

坐薬，トローチ，舌下錠，腟錠などは，使用方法をよく説明する．紙に書かれたものを患者に渡すこともよい．

7. 麻薬の使用

麻薬に指定されているものは麻薬用の処方せんを使用する．麻薬帳簿の記載，麻薬の管理などが必要である．

8. 約束処方

散剤や液剤を使用する場合などに，必要に応じ，各医療機関で約束処方を決める場合があるが，他の医療機関では通用しないことが多い．

9. 服薬指導

適切な服用方法を守らない，または飲み忘れるなどは，薬剤の効果を十分に上げる妨げとなる．服薬上の注意を懇切に与えることが大切である．

10. ショックとアレルギーの対策

まず問診が必要であり，特に抗菌薬，消炎鎮痛薬などアレルギー，ショックが起こりやすい薬剤がないかどうかを調べる．蛋白製剤を含め，ショックが起こりやすい薬剤を注射するときは，万一の場合を考えて救急設備をそろえておく．

11. 患者に確認すべき事項

薬剤についてのアレルギー歴の有無，一般的にアレルギー体質か否か，他院での薬剤処方の内容，妊娠，授乳中か，などを確認する．

12. 患者への副作用の説明

効果ばかりでなく，どのような副作用があるかを説明しておく必要がある．特に重要なものは，あらかじめ用意した注意書を手渡すのがよい．

13. 高齢者，妊婦，小児での注意

妊婦，小児についてはそれぞれ「18 章 妊産婦・婦人科疾患」，「19 章

小児疾患」を参照されたい．高齢者については以下に示す理由により薬剤の副作用が増強する可能性が強い．したがって，一般的には1/2～2/3くらいの量から始め，徐々に増量するほうがよい．臨床検査を十分に行い，早期に副作用を発見するように努める．

高齢者に副作用が出やすい理由としては，①臓器障害がある，②予備力がなく副作用が急速に進む，③薬物代謝が低下する，④脂肪蓄積で薬物分布が異なる，⑤合併症・併用薬剤がある，⑥自覚症状が出にくい，などが挙げられる．

文献

1）厚生労働省：処方箋に記載する一般名処方の標準的な記載（一般名処方マスタ）について（平成30年11月28日適用）．〈https://www.mhlw.go.jp/seisakunitsuite/bunya/kenkou_iryou/iryouhoken/shohosen_180401.html〉［2018年12月11日閲覧］

2）厚生労働省：内服薬処方せんの記載方法の在り方に関する検討会報告書，平成22年1月．〈https://www.mhlw.go.jp/shingi/2010/01/dl/s0129-4a.pdf〉［2018年12月11日閲覧］

（浦部晶夫）

1章 救急治療

1 心肺停止

基本的知識

呼びかけに反応がない状態で，正常な呼吸が認められないときに，心肺停止と診断される（熟練の医療従事者は頸動脈が触れないことを確認する）．

ほとんどの場合，成人の心肺停止は，心原性で突発性である．しかし，小児の心肺停止は，呼吸原性である．

心肺停止の際，患者に装着した心電図モニターが表示する波形は4種類あり（図1），波形によって行われるべき処置と使用される薬剤が異なってくる．4種類の心電図波形は，①心室細動（vf），②無脈性心室頻拍（pulseless VT），③無脈性電気活動（PEA），④心静止（Asys.）である．①と②では電気的除細動が第1に行われるべき処置であり，薬剤投与は補助的な手段として行われる．③と④では，電気的除細動は適応とならず，薬剤投与を行いながら，心肺停止に至った原因を検索することが行われなければならない．

また，薬剤使用も重要であるが，胸骨圧迫と人工呼吸を絶え間なく行うことがすべての心肺停止で非常に重要とされている．

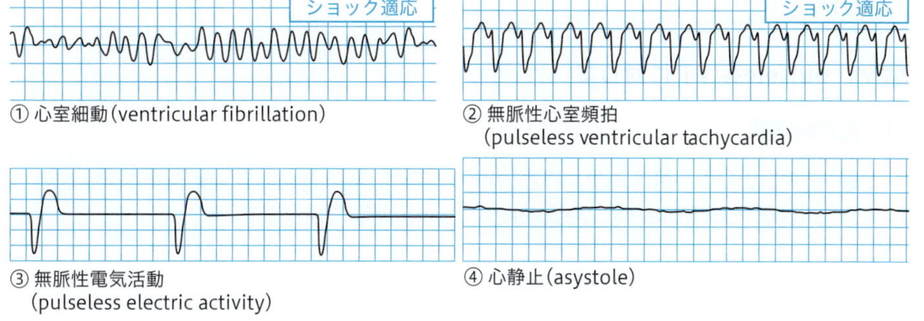

図1　4つの心停止の心電図波形

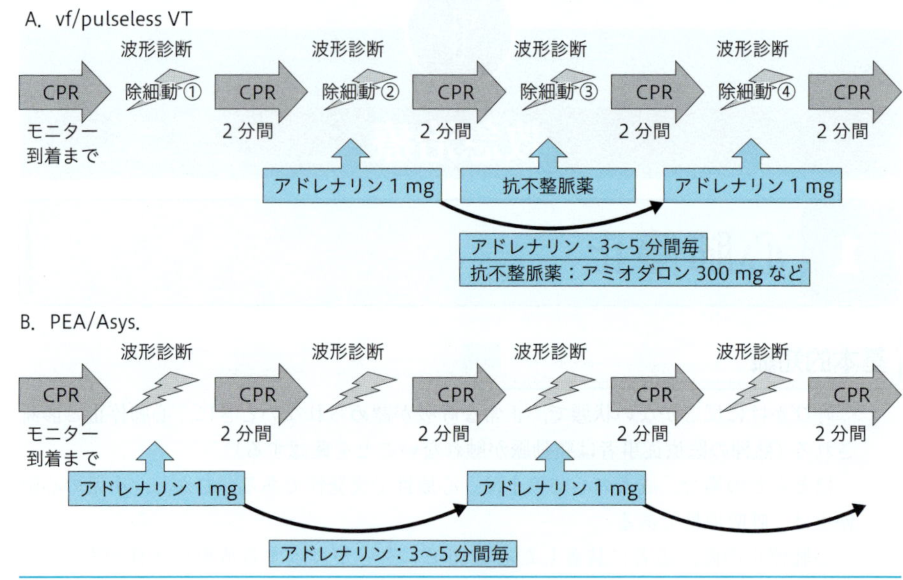

図 2　心停止における薬剤投与の 1 例

薬物治療アルゴリズム 

心肺停止の際に現れる 4 つの心電図波形を前に述べたように 2 つに分類し，アルゴリズムを図 2 に示す．

① vf と② pulseless VT では，1 回目の除細動後に 2 分間の CPR を行っても，波形に変化がない場合に，アドレナリン 1 mg の静脈内投与が行われる．抗不整脈薬の投与は，1 回目のアドレナリン投与後 2 分で波形変化が認められない場合に考慮する．③ PEA と④ Asys. では，波形診断後にアドレナリン 1 mg の静脈内投与が行われる．③，④では，抗不整脈薬の使用は行われない．

処方例 

A vf，pulseless VT に対して

1）血管収縮薬

❶ アドレナリン（ボスミン）　注 1 mg　1 回 1 mg　静注　3～5 分毎に繰り返す
小児：0.01 mg/kg　静脈内投与　3～5 分毎に繰り返す

2) 抗不整脈薬

❶ **アミオダロン（アンカロン）**　注 150 mg　初回 300 mg（5% ブドウ糖液 20 mL で溶解）　静注．効果が認められない場合は 150 mg を追加投与
小児：初回 5 mg/kg　静注　追加は 2.5 mg/kg

❷ **ニフェカラント（シンビット）**　注 50 mg　1 回 0.3 mg/kg　静注

❸ **リドカイン（キシロカイン）**　注 2%　100 mg/5 mL　初回 1〜1.5 mg/kg　静注．効果が認められない場合は初回の半量を追加投与．合計投与量は 3 mg/kg まで

▶❶〜❸のいずれか．

B PEA，Asys．に対して

1) 血管収縮薬

❶ **アドレナリン（ボスミン）**　注 1 mg　1 回 1 mg　静注　3〜5 分毎に繰り返す
小児：0.01 mg/kg　静注　3〜5 分毎に繰り返す

2) その他の薬剤

高カリウム血症，三環系抗うつ薬中毒，アシドーシスが原因で心肺停止になったと思われる場合．

❶ **炭酸水素ナトリウム（メイロン，重ソー静注「NS」）**　1〜2 mEq/kg　反復投与

処方上の注意

心肺停止患者に対する薬剤投与は，心拍再開率と入院率といった短期予後を改善させるが，生存退院率や神経学的予後を改善させるエビデンスを認めない．絶え間ない胸骨圧迫と人工呼吸が重要とされている．

薬剤の投与経路として，末梢静脈内投与が第一選択となる．第二選択は，骨髄内となる．中心静脈カテーテル挿入は，心肺蘇生術の中断を必要とし，合併症の危険もあるため，推奨されていない．気管内投与は吸収率が予測困難で効果も不確実であるが，他に投与経路がない場合は静脈内投与量の 2〜2.5 倍を投与する．

自己心拍再開が得られた場合は，収縮期血圧を 90 mmHg 以上に保つように血管作動薬（ドーパミン製剤）などを用いて血行動態の安定化を図る．

連携医療

自己心拍再開が得られた場合は，循環動態の安定化をはじめとした集中治療を行う．さらに，脳保護の観点から低体温療法を選択することもある．自施設での施行が困難な場合は，行える施設への転送を考慮する．

（竹島茂人）

2 ショック

基本的知識

ショックは，循環を原因とする細胞および組織の虚血であり，循環を原因として酸素供給が酸素需要に満たない病態である．収縮期血圧 90 mmHg 以下または平均血圧 65 mmHg 以下の血圧低下からショックと組織低灌流を疑い，理学所見では意識変容，頻呼吸，頻脈，血圧低下などを評価し，血液ガス分析でアシドーシスと血清乳酸値の上昇を確認する．

ショックは，病名により心原性ショック，敗血症性ショック，アナフィラキシーショック，出血性ショックなどに分類される．一方，病態学的には，拘束性ショック（緊張性気胸，血胸，心タンポナーデなど），閉塞性ショック（肺血栓塞栓症），血流分布異常性ショック（敗血症，アナフィラキシーなど），心原性ショック（急性心筋梗塞，心不全など），循環血液量減少性ショック（出血，嘔吐，下痢など）に主に分類される．ショックの治療と処方は，病態に応じて行われ，平均血圧 65 mmHg 以上を目標とした血圧管理，時間尿量≧0.5 mL/kg/時，アシドーシスの改善，血清乳酸値の正常化を目標とする．

薬物治療アルゴリズム

ショックにおいて，注意しなければならないことは，診断と治療を同時に進めることにある（図 1）．診断と治療においては，パルスオキシメータや観血的動脈圧の圧波形の観察を用いるとよい（図 2）．パルス波形観察およびエコー（心機能や下大静脈径の評価）などをショックの診断と治療に役立てる．ショックの治療では，拘束性要因を速やかに除外したうえで，①輸液による心前負荷の管理，②血管作動薬による心後負荷の管理の 2 つを重視する．

処方例

1 心原性ショック

心原性ショックは，心機能低下に伴うショックである．急性心筋梗塞では，経皮的冠動脈形成術（percutaneous coronary intervention：PCI）や緊急冠動脈バイパス術（coronary artery bypass grafting：CABG）を考慮するとともに，循環を維持できない場合には，気管挿管，経皮的心肺補助（percutaneous cardio-pulmonary support：PCPS）や大動脈内バルーンパンピング（intra-aortic balloon pumping：IABP）を行う．このような際に，適切な輸液管理と抗凝固療法を必要とする．

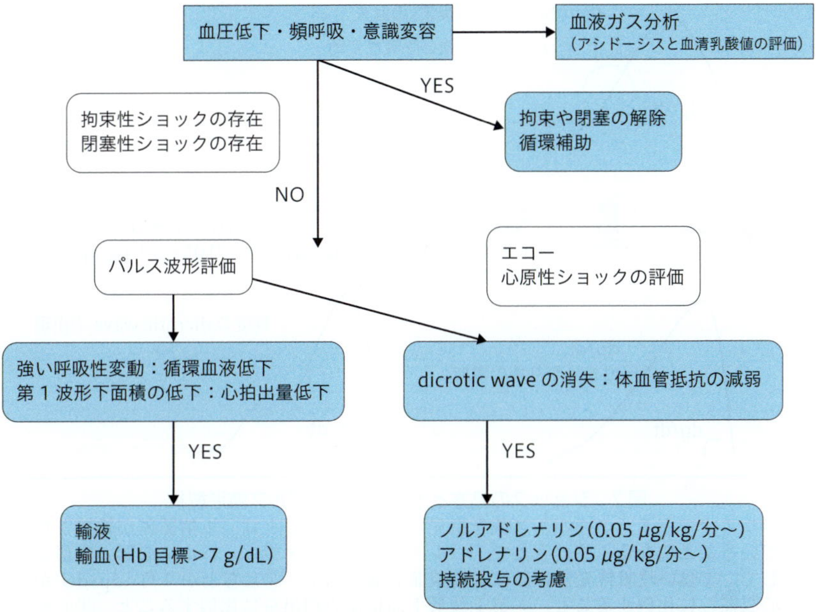

血圧低下・頻呼吸・意識変容

血液ガス分析
（アシドーシスと血清乳酸値の評価）

拘束性ショックの存在
閉塞性ショックの存在

YES

拘束や閉塞の解除
循環補助

NO

パルス波形評価

エコー
心原性ショックの評価

強い呼吸性変動：循環血液低下
第 1 波形下面積の低下：心拍出量低下

dicrotic wave の消失：体血管抵抗の減弱

YES

YES

輸液
輸血（Hb 目標 > 7 g/dL）

ノルアドレナリン（0.05 μg/kg/分～）
アドレナリン（0.05 μg/kg/分～）
持続投与の考慮

図 1　ショックの診断と治療のアルゴリズム

A 心筋梗塞に準じる場合

PCI あるいは CABG，酸素投与のほか，以下の薬物治療がある．

1）鎮痛

❶ **モルヒネ塩酸塩**　注　初回投与：1 回約 0.08～0.1 mg/kg　静注
追加投与：1 回約 0.05～0.06 mg/kg　静注

解説

モルヒネ塩酸塩の追加投与は，呼吸と緊張緩和の状態を評価して行う．

2）抗凝固療法

❶ **アスピリン・ダイアルミネート配合（バファリン）**　配合錠 A81　81 mg　1 回 2～4 T

❷ **アスピリン（バイアスピリン）**　錠 100 mg　1 回 1～3 T

❸ **ヘパリンナトリウム**　注　初回静注：70～100 単位/kg
持続投与：100 単位/kg/日～

▶❶～❸のいずれか．

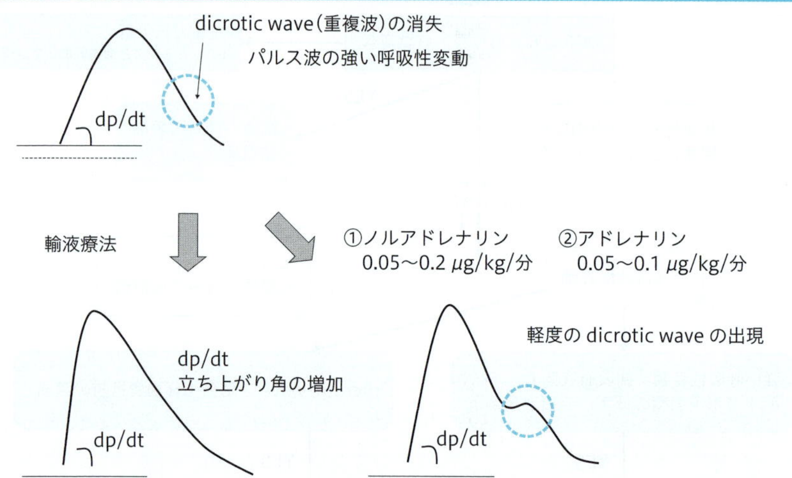

図2 ショックの処方と治療におけるパルス波形解析

パルスオキシメータのパルス波を指先で検出できることは，末梢循環が維持されていることになる．そのうえで，パルスオキシメータでは，パルス波形の観察として，①強い呼吸性変動における循環血液量の低下，②立ち上がり角（dp/dt）が心収縮性に比例すること，③第1波形下面積が心拍出量に比例すること，④心拡張期の dicrotic wave（重複波/二分裂波）が体血管抵抗を示すことに留意する．輸液療法で心前負荷を高めることで立ち上がり角（dp/dt）が急峻化し，また第1波形下面積が増加するかを観察する．心拡張期の dicrotic wave が消失した状態は，体血管抵抗が低下した状態とし，ノルアドレナリンで体血管抵抗を高めるか，アドレナリンで体血管抵抗を高めながら心臓の陽性変力作用と陽性変時作用に期待する．出血性ショックや脱水などの絶対的に循環血液量の減少した状態では，輸液や輸血を優先し，ノルアドレナリンなどによる dicrotic wave の出現で，組織循環が増悪する危険に注意する．

解説

ヘパリンによる抗凝固では，活性化凝固時間（ACT）や活性化部分トロンボプラスチン時間（APTT）を用いて，凝固抑制を評価する．初回静注では，ACT 250 秒以上を目標とする．

3) ニコランジル

❶ ニコランジル（シグマート） 注 4 mg 単回静注

❷ ニコランジル（シグマート） 注 6 mg/時 静注

▶❶❷のいずれか．

解説

ニコランジル（シグマート）による K_{ATP} チャネル開口による心保護作用を期待する．

B 心不全に準じる場合

エコー，胸部X線像，肺動脈カテーテルの所見に基づき，以下の処方とする．酸素投与のほか以下の薬物治療がある．

1) 鎮痛

❶ モルヒネ塩酸塩　注　初回投与：1回約0.08〜0.1 mg/kg　静注
追加投与：1回約0.05〜0.06 mg/kg　静注

解説
交感神経緊張を緩和させる．呼吸抑制に注意する．

2) フロセミド

❶ フロセミド（ラシックス）　注　10 mg　単回静注

❷ フロセミド（ラシックス）　注　2〜5 mg/時　持続静注

▶❶❷のいずれか．

解説
心前負荷軽減療法として用いる．

3) ニトログリセリン

❶ ニトログリセリン　注　0.2〜1.0 μg/kg/分　持続静注

解説
心前負荷軽減療法として用いる．

4) カルペリチド（ハンプ）

❶ カルペリチド（ハンプ）　注　0.025〜0.2 μg/kg/分　持続静注

解説
心後負荷軽減と利尿効果を期待して用いる．

5) カテコラミン類

❶ ドブタミン（ドブトレックス）　注　0.5〜5 μg/kg/分　持続静注

❷ ミルリノン（ミルリーラ）　注　0.2〜0.5 μg/kg/分　中心静脈内持続投与

❸ ピモベンダン（アカルディ）　錠　1回2.5 mg　1日2回

▶❶〜❸のいずれか．または併用．

解説
陽性変力作用を期待して，❶〜❸のカテコラミン類のいずれか，または❶〜❸の併用として用いる．❶と❷は，一般に中心静脈路から投与される．

2 敗血症性ショック

敗血症は，2016年のSepsis-3の定義[1)]より，感染症により臓器不全が進行する病態である．敗血症性ショックは，敗血症の重症度の高い1分症状として，輸液に反応せず，血管作動薬を用いなければならないショック状態であり，血清乳酸値>2 mmol/L（18 mg/dL）を超える組織・代謝失調状態と定義されている．敗血症性ショックでは，ただちに2セット以上の血液培養検体を採取し，1時間以内に広域抗菌薬を投与する．敗血症性ショックの治療として，図2のようなパルス波形を用いる．

A 輸液療法

❶ **生理食塩液**　30 mL/kgの急速静注

❷ **生理食塩液**　500～2,000 mL/時の持続静注

▶❶❷のいずれか．

▶晶質液として，生理食塩液の代わりに，アセテートリンゲル液（ヴィーンF輸液），ラクテートリンゲル液（ラクテック注）を用いてもよい．ただし，高カリウム血症が疑われる場合には，生理食塩液を初期開始液とする．

B 抗菌薬

血液培養検体2セット以上および疑わしき感染部位の培養検体を採取したのち，発症より1時間以内に広域抗菌薬を投与する．

1）MRSAが想定される場合

❶ **テイコプラニン（タゴシッド）**　注200 mg　10 mg/kg　初日より4回8時間毎に点滴静注

2）グラム陰性菌を広域にカバーしたい場合

❶ **タゾバクタム・ピペラシリン配合（ゾシン，タゾピペ）**　注　1回4.5 g　1日6時間毎　4回点滴静注

❷ **ドリペネム（フィニバックス）**　注　1日1 g　8時間毎　3回点滴静注

❸ **メロペネム（メロペン）**　注0.5 g　1日1 g　8時間毎　3回点滴静注

▶❶～❸のいずれか．

3）非定型抗酸菌を疑う場合

❶ **アジスロマイシン（ジスロマック）**　注　1回500 mg　1日1回　2時間での点滴静注

❷ **レボフロキサシン（クラビット）**　注　1回500 mg　1日1回　1時間での点滴静注

▶❶〜❷のいずれか.

【B 解説】

MRSAの感染が疑われる場合には，グラム陰性菌を広域にカバーする一方で，テイコプラニンなどのMRSA治療薬を併用する．菌の検出と薬剤感受性に合わせて，抗菌薬をde-escalation，または変更とする．

C 血管作動薬

❶ ノルアドレナリン 注 0.05〜0.25 μg/kg/分 静注

❷ アドレナリン（ボスミン） 注 0.05〜0.2 μg/kg/分 静注

▶❶❷のいずれか.

【C 解説】

敗血症性ショックのショック病態は，一酸化窒素などの過剰産生に伴う血管拡張を特徴とする．この血管拡張を抑制する目的で，アドレナリンα_1受容体の作動薬であるノルアドレナリンを第一選択として持続投与する．しかし，皮膚に網状皮斑などが出現したり，血管内皮細胞傷害が進行している敗血症病態では，輸液と輸血を考慮するとともに，第二選択としてアドレナリン持続投与を考慮する．このような末梢循環が損なわれた冷たいcold shockでは心機能低下を示すことが多く，少量のアドレナリン持続投与が有効となる場合がある．敗血症性ショックは，主に血流分布異常性ショックと心原性ショックを特徴とするが，拘束性ショックの合併にも十分に注意しなければならない．以上において，血管作動薬は適切な輸液と併用されるべきである．

D 血液浄化療法

敗血症性ショックは，急性腎傷害を併発しやすい．このような場合には，持続血液濾過法などの血液浄化療法を用いる．

E 播種性血管内凝固症候群対策

❶ アンチトロンビンⅢ（アンスロビンP，献血ノンスロンなど） 注 1日1,500単位 2時間静注あるいは持続静注

❷ アンチトロンビンガンマ（アコアラン） 注 1日1,800単位 2時間静注あるいは持続静注

❸ トロンボモデュリンアルファ（リコモジュリン） 注 1日1回 380 U/kg 1時間静注

▶❶〜❸のいずれか.

【E 解説】

血小板数およびアンチトロンビン活性の急激な低下に対して，播種性血管内凝固症候群の治療を行う．

3 アナフィラキシーショック

アナフィラキシーは，Ｉ型アレルギー反応の１つとして，ヒスタミンなどのメディエータが放出され，血管拡張反応，血管透過性亢進，呼吸困難，不整脈などが誘発される．アナフィラキシーにショックを併発した場合，アナフィラキシーショックと呼ぶが，このショックの病態は，主に血流分布異常性であり，次に心アナフィラキシーとして心原性ショックに留意する．一方，ハチ毒やサバなどはヒスタミンやキニン類などを含有しており，これらの生体内播種としてアナフィラキシー様症状が生じる場合がある．

A アドレナリン初回投与

❶ アドレナリン（エピペン） 注　成人：0.3 mg（0.3 mL） 筋注
小児：0.01 mg/kg 筋注

❷ アドレナリン（ボスミン） 注　成人：0.3 mg（0.3 mL） 筋注
小児：0.01 mg/kg 筋注

▶❶❷のいずれか.

B アドレナリン持続投与（気道確保と酸素投与のうえで）

❶ アドレナリン（ボスミン） 注　0.05〜0.2 μg/kg/分　静注

C 輸液療法

❶ 生理食塩液　100〜1,000 mL/時　持続静注

【C 解説】

晶質液として，生理食塩液の代わりに，アセテートリンゲル液（ヴィーンＦ輸液），ラクテートリンゲル液（ラクテック注）を用いてもよい．ただし，高カリウム血症が疑われる場合は生理食塩液を初期開始液とする．輸液速度はアドレナリンによる昇圧と合わせて評価する．輸液蘇生には，パルスオキシメータの波形解析を用いるとよい．

D ステロイド

❶ メチルプレドニゾロンコハク酸エステルナトリウム（ソル・メドロール） 注
1 回 40 mg　点滴静注

❷ ヒドロコルチゾン（ソル・コーテフ） 注　1 回 100 mg　点滴静注

❸ プレドニゾロンコハク酸エステルナトリウム（水溶性プレドニン） 注　1 回 1 mg/kg　点滴静注

▶❶〜❸のいずれか.

【D 解説】
アナフィラキシーを形成する炎症性メディエータの産生と放出の抑制のために，併用されることがある.

連携医療

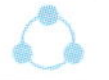

ショックでは気道確保や全身管理を必要とするため，救急科医，集中治療医，麻酔科医，循環器内科医などと連携して診療する.

（松田直之）

3 急性脱水症

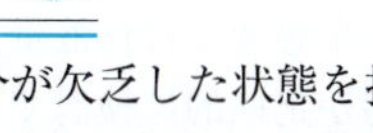

基本的知識

急性脱水症は，一般に体内の水分が欠乏した状態を指す．その病態は，大まかに①細胞外液の欠乏，②細胞内液（自由水）の欠乏の 2 種類に分類される．細胞外液が欠乏すると循環血漿量が低下し，起立性低血圧や頻脈，腎機能低下などが生じる．一方で細胞内液の欠乏が多い場合は，高ナトリウム（Na）血症となることが多いとされる．ただし，高齢者ではもともと体内の水分量が少なく，心機能や腎機能が低下していることが多いため，軽度の脱水症でも急性腎障害と高 Na 血症を同時に呈することがある．また，食欲低下や軽度の意識障害，四肢の脱力など，非特異的な症状を呈することがあるため注意が必要である.

処方例

STEP 1 初期治療

❶ リンゲル液（ラクテック注） 15 分～1 時間程度で投与
（慢性腎不全の患者では生理食塩液 500 mL を使用）

解説
急性脱水症の治療では，喪失した体液の種類や量を推定し輸液計画を立てる必要があるが，実際は初期評価のみで体液喪失量を正確に評価することは難しい．治療の優先順位として，脱水による循環血漿量減少を改善させることが電解質異常を補正することに優先する．したがって，一定量の細胞外液（等張液）輸液を急速投与した後で，バイタルサインや血液検査値が改善したかを再評価しつつ以後の輸液内容および投与量を見直していく方針が望ましい.

STEP 2 維持輸液

❷ リンゲル液（ラクテック注） 1,000 mL＋3 号液（ソリタ-T3 号輸液）
1,500 mL を 1 日で点滴静注（輸液量 1 日 2,500 mL）

解説

一般的に，1 日当たり体内からは水分：1,500 mL，Na：60 mEq，K（カリウム）：30 mEq 程度が失われるとされる．これは維持輸液である 3 号液 1,500 mL に含まれる水分・電解質とほぼ合致する．ただし，運動に伴う発汗や不感蒸泄量を加えて考える必要があり，体格や年齢に応じて適宜調整する．あくまでも身体所見や血液検査値の推移から随時投与計画を見直していくことが必要である．

処方上の注意

問診では，最近の飲水や食事摂取の状況，脱水に至った現病歴（嘔吐や下痢の頻度や持続日数，排尿状況，運動の強度や時間），体重減少などを詳細に聴取しておくことが重要である．慢性腎不全患者では体液量，電解質の調整能が低いため，輸液を開始した後にその内容が適切か定期的に検討することが重要である．

連携医療

糖尿病性ケトアシドーシス（DKA）/非ケトン性高浸透圧性昏睡（HHS），急性腎不全を呈する患者では，専門医へのコンサルトを早期に考慮する必要がある．

（田中敏春）

4 重症脳障害（頭蓋内圧亢進，脳ヘルニアなど）

基本的知識

頭蓋内圧亢進症候は，頭痛，悪心・嘔吐，意識障害の 3 徴であり，身体所見では高血圧，徐脈，不規則な呼吸や無呼吸を伴う．

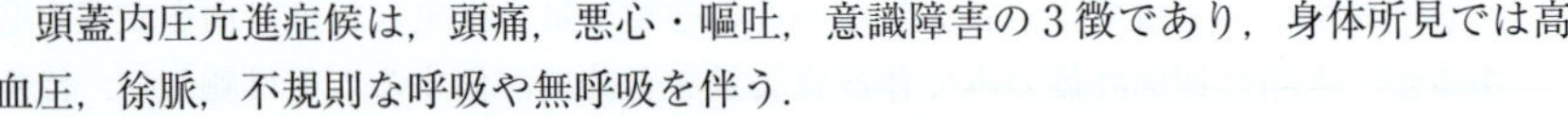

頭蓋内は脳実質・血液・脳脊髄液で構成され，様々な原因によるこれらの容積増加や新たな血腫の出現などにより，頭蓋内圧（intracranial pressure：ICP）亢進が引き起こされる．本稿では，主に頭部外傷時の頭蓋内圧亢進と脳ヘルニアの管理について記載する．

ICP の正常値は成人で 10～15 mmHg 以下とされる．頭蓋内圧亢進はおおむね「ICP 20 mmHg 以上が 5 分以上続いた状態」と定義されており，わが国の頭部外傷ガイドラインでも ICP 15～25 mmHg 程度で治療を開始することとされている．

頭蓋内圧亢進時の管理で重要なことは，ICP コントロールのみではなく，脳血流量の維持を意識することである．脳血流量の指標には，脳灌流圧（cerebral perfusion pressure：CPP）が用いられ，「CPP＝平均動脈圧－ICP」で算出される．CPP は高すぎても低すぎても脳腫脹や脳虚血を起こす可能性があり，50～70 mmHg を目安に平均動脈圧・ICP を管理する必要がある．

薬物治療アルゴリズム

頭蓋内圧亢進の管理は，気道・呼吸・循環の評価から始まり，ベッド挙上，刺激回避，体温コントロールなど行う．急激な頭蓋内圧亢進に対しては高浸透圧治療に加え，一時的な過換気療法，外科的減圧処置を考慮する．

維持療法では高浸透圧治療に加え，鎮静・鎮痛療法を行う．それでも ICP 高値の場合はバルビツレート療法や低体温療法の併用を考慮する．

処方例

1 高浸透圧療法

❶ **D-マンニトール（マンニットール S，マンニットール）** 注　1 回 0.5～1 g/kg
100 mL/3～10 分で点滴静注
2～6 時間毎に反復投与可能　1 日 200 g まで

❷ **濃グリセリン（グリセオール）** 注　1 回 200～500 mL　1 日 1～2 回　500 mL/1～2 時間で点滴静注

❸ **高張食塩液**（3% 食塩液急速投与）注　生理食塩液 400 mL＋10% 塩化ナトリウム 120 mL　1 回 250 mL　急速点滴

▶❶～❸のいずれか．

【**解説**，処方上の注意】

マンニトールは脳血液関門の障害があると，マンニトール漏出により脳浮腫が悪化する反跳現象が指摘されている．また収縮期血圧 90 mmHg 以下の低血圧，脱水症などの合併がある場合，腎不全を生じる危険性がある．

濃グリセリンはマンニトールに比較し反跳現象が少ないとされわが国では多く使用されているが，その効果について根拠を示す論文は存在しない．

高張食塩液の急速投与も頭蓋内圧低下効果を示されており，マンニトール耐性の患者や収縮期血圧 90 mmHg 以下の患者などで有効である．

2 鎮静，鎮痛

❶ **プロポフォール（ディプリバン）** 注　0.5 mg/kg　急速静注　その後 0.3～3 mg/kg/時で持続静注

❷ **ミダゾラム（ドルミカム）** 注　0.03 mg/kg　急速静注　その後 0.03～0.06 mg/kg/時で持続静注

❸ **フェンタニル** 注　2 μg/kg　急速静注　その後 2～5 μg/kg/時で持続静注

▶❶～❸のいずれか．

【解説，処方上の注意】

これらの鎮静薬，鎮痛薬に ICP コントロールに対する強いエビデンスはないが，不穏・刺激に対する反応抑制目的で使用される．鎮静薬，鎮痛薬には心血管抑制作用があり，血圧低下による CPP 低下に注意が必要である．

3 バルビツレート療法

❶ **チオペンタール（ラボナール）** 注　2～10 mg/kg　急速静注　その後 1～6 mg/kg/時で持続静注

❷ **ペントバルビタール（ラボナ）** 注　2～5 mg/kg　急速静注　その後 3～5 mg/kg/時で持続静注

▶❶❷のいずれかを単剤で使用．

【解説，処方上の注意】

ICP 低下効果としては，上記の鎮静薬，鎮痛薬よりも強力であるが，神経学的予後が改善されたとの報告はまだない．強力な血管抵抗低下，心筋抑制作用があり，血圧低下による CPP 低下に注意が必要である．

連携医療

頭部外傷による頭蓋内圧亢進では，全身管理・外科的処置などの集中治療管理が必要であり，治療が遅れると神経学的予後不良となる．頭蓋内圧亢進徴候があれば，迅速に専門家への紹介が必要である．

文献

1）重症頭部外傷治療・管理のガイドライン作成委員会（編）：ICU 管理．重症頭部外傷治療・管理のガイドライン，日本脳神経外科学会・日本脳神経外傷学会（監），第 3 版，医学書院，p 35, 2013

2）Carney N, et al：Guidelines for the Management of Severe Traumatic Brain Injury, 4th Ed, Neurosurgery **80**：6–15, 2017

（江川裕子）

5 痙攣と痙攣重積

基本的知識

痙攣は全身の筋肉が不随意に持続的もしくは律動的に収縮を繰り返す状態である．運動ニューロンの過剰興奮によって起こっている場合を指すことが多い．急性（脳血管疾患など）や慢性（てんかん）の原因で大脳の神経細胞が過剰に興奮して起こるが，脳以外の全身性の問題（電解質異常や熱中症など）や心因性の原因で起こることもある．一般的に「痙攣」と「てんかん」を同義と捉えることがあるが，厳密には身体（筋肉）に実際起こっていることが「痙攣」であり，脳の中で起こっている電気的興奮が「てんかん」であると考えると理解しやすい．てんかんは繰り返し起こることが特徴であり，1回だけ痙攣発作が起こったからといって通常はてんかんの診断はつけられない．そのため痙攣で来院した患者に対しては，起こっている痙攣発作を止める治療と，てんかんに対する予防的な薬物療法（p 481「てんかん」参照）を区別して考えなければならない．

処方例

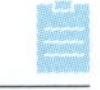

STEP 1 全身性に起こっている痙攣を止め，抗痙攣薬を飽和させる

❶ ジアゼパム（セルシン，ホリゾン） 注 10 mg 希釈せずに静注

❷ ホスフェニトイン（ホストイン） 注 1回 22.5 mg/kg 150 mg/分以下の速度で静注

❸ フェノバルビタール（ノーベルバール） 注 1回 15～20 mg/kg 100 mg/分以下の速度で静注

▶❶と❷❸いずれかの併用を考慮する．

解説

目の前で起こっており痙攣を止めるために薬物投与を考慮する．静脈確保をしてベンゾジアゼピン系抗不安薬であるジアゼパムを投与する．

前向き無作為二重盲試験によると，ジアゼパム 10 mg の投与で 76% の痙攣重積（status epilepticus：SE）発作が抑制できた．ジアゼパムは筋注ではなく静注する．生理食塩液やブドウ糖で混濁するので，希釈せずに使用する．無効なら 5～10 分後に追加できる．呼吸抑制に十分注意する．ジアゼパムの痙攣抑制効果は約 20 分なので，痙攣の再発を予防するために，ホスフェニトインやフェノバルビタールの投与を考慮する．

STEP 2 STEP 1 でコントロールできない状態（難治性の痙攣重積状態：SE と考えられる）の場合

❶ チオペンタール（ラボナール） 注 3〜5 mg/kg 3〜5 mg/kg/時で点滴静注
小児：1〜5 mg/kg/時

❷ プロポフォール（ディプリバン） 注 1〜2 mg/kg 2〜5 mg/kg/時で点滴静注

▶❶❷のいずれか．

解説

STEP 1 で痙攣発作が持続しているか，いったん止まっても意識が回復しないまま次の発作が起こる場合は，難治性 SE である．全身麻酔療法を行って，発作のコントロールを試みる

SE のうち 31〜43% が難治性になると報告されている．上記 2 剤の他に，ミダゾラム，チアミラールを用いてもよい．チオペンタールは，他の薬剤に比較して効果的に痙攣発作を抑えるが，予後との関係はみられなかった．プロポフォールは即効性で半減期も短いので使用しやすいが，小児に対してのエビデンスがない．

処方上の注意

抗痙攣薬は有効とされる血中濃度が示されてはいるが，治療域内でも副次反応が起こることや，有効血中濃度以下でも効果を示すことがある．カルバマゼピン，フェニトイン，フェノバルビタール，バルプロ酸では血中濃度測定を行って投与量のコントロールが必要である．

抗痙攣薬は相互作用を持つものが多く，同時に服用すると血中濃度が上昇する組み合わせや，逆に低下する組み合わせもある．

連携医療

痙攣が止まったとしても治療はそこで終わらない．なぜ痙攣を起こしてしまったのかという「原因」を考えることと，痙攣が再発しないように「予防」について考えることが必要である．特に再発予防のためにはてんかんの鑑別を行うために脳波検査を施行することが必要である．必要に応じて専門医に紹介することを考える．

（杉田 学）

6 失神

基本的知識

失神は脳血流が一時的に遮断されることにより生じ，自然軽快する一過性意識消失である．原因として神経調節性失神，起立性失神，不整脈，器質的循環・呼吸器疾患が挙げられ，類似の病態としては癲癇発作，睡眠障害，精神疾患などがある．

初期対応として不整脈や器質的心疾患に伴う心原性失神を除外することが重要であり，前兆・内服薬および頻度・発作持続時間や体位・家族歴を含めた詳細な病歴聴取，身体所見，12 誘導心電図検査を行う．経胸壁的心臓超音波検査は AS や左房粘液腫・心タンポナーデなどの器質的心疾患の重症度と存在を評価するうえで有用である．胸部単純 X 線写真は解離性大動脈瘤の鑑別診断に有用な可能性がある．

神経学的所見および頭部の画像検索については，頭部外傷および癲癇発作に伴う失神の場合以外には考慮すべきでなく，また一過性脳虚血発作（transient ischemic attacks：TIA）が原因となることは原則ない．

記憶すべき点として，高齢者に頻用されている利尿薬・降圧薬などの薬剤が脱水・電解質異常をきたし失神を惹起することと，抗不整脈薬やフルオロキノロン・マクロライドなどの抗菌薬，抗精神病薬や抗うつ薬など種々の薬剤が QT 延長症候群を引き起こすため，薬剤の漫然な投与は行わず適時薬剤の整理を行うべきである．

処方例

Step 1

❶ 生理食塩液　500 mL　点滴静注

❷ 酢酸リンゲル液　500 mL　点滴静注

▶❶❷のいずれか．

解説

脱水が原因であることがあることと緊急時の薬剤投与ルートとしても使用するため，生理食塩液・酢酸リンゲル液などの細胞外液での点滴確保および採血を行う．

Step 2

❶ アトロピン　注 0.5 mg　1 回 0.5 mg　静注

❷ ドパミン（イノバン）　注　1～10 μg/kg/分　持続点滴静注

▶❶❷のいずれか．

解説

12 誘導心電図にて 40 以下の著明な徐脈を認めた場合には❶アトロピンの静注やβ刺激作用を持つ❷カテコラミン投与を行う．循環動態不安定な場合には経皮ペーシングを考慮する．心エコーを施行し，心タンポナーデの有無や弁膜症を評価する．心タンポナーデが失神の原因として考慮される場合には，エコーガイド下に心囊ドレナージを行う．心囊ドレナージを施行してもドレナージが不十分で血行動態不安定な場合には心囊開窓術を施行することを考慮する．

処方上の注意

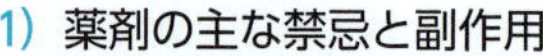

1）薬剤の主な禁忌と副作用

薬剤の副作用による失神が多く，薬剤の整理・中止が必要となることが多い．

2）その他の注意点

特に高齢者では薬剤を漫然と続けるのではなく，外来では半年や 1 年に 1 度もしくは入院時などに薬剤の整理を考慮する．

連携医療

基本的知識で述べたように，心原性失神を除外することが重要である．種々の検査で心原性失神を疑う場合には原因に応じ緊急ペーシングや循環器内科・心臓血管外科対応が可能な高次医療機関への転院搬送を考慮する．

文献

1）Moya A, et al：Guidelines for the diagnosis and management of syncope（version 2009）. Eur Heart J **30**：2631-2671, 2009

2）Strickberger SA, et al：AHA/ACCF Scientific Statement on the evaluation of syncope：from the American Heart Association Councils on Clinical Cardiology, Cardiovascular Nursing, Cardiovascular Disease in the Young, and Stroke, and the Quality of Care and Outcomes Research Interdisciplinary Working Group；and the American College of Cardiology Foundation：in collaboration with the Heart Rhythm Society：endorsed by the American Autonomic Society. Circulation **113**：316-327, 2006

3）Sun BC, et al：Priorities for emergency department syncope research. Ann Emerg Med **64**：649-655, 2014

（高村卓志）

7 急性電解質異常

救急治療でみられる電解質異常の診断治療においては，心電図，呼吸循環のモニタリング下が原則である．特に緊急性が高いのが高カリウム血症であり，また難治性不整脈（心室細動を含む）では，低カリウム血症および低マグネシウム血症を疑う．その他，カルシウム，リン，ナトリウム異常をまとめる．

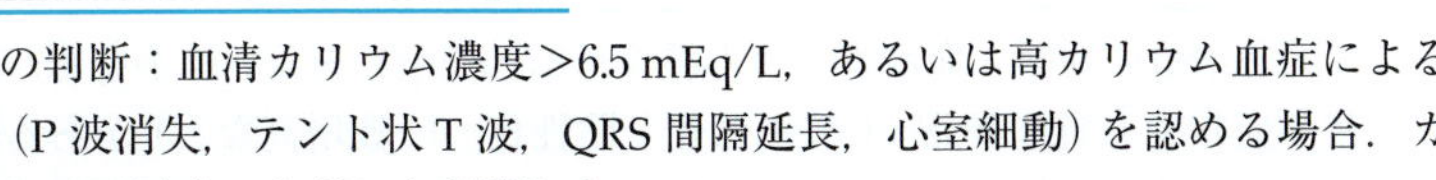

I 高カリウム血症（血清カリウム濃度＞5 mEq/L）

基本的知識

緊急治療の判断：血清カリウム濃度＞6.5 mEq/L，あるいは高カリウム血症による心電図異常（P 波消失，テント状 T 波，QRS 間隔延長，心室細動）を認める場合．カリウム値と心電図異常は必ずしも相関しない．

処方例

1）緊急投与薬物（治療効果は一過性）

❶ **グルコン酸カルシウム（カルチコール）** 注 20 mL を 3～4 分かけて静注．効果は 1～3 分後に現れ，30～60 分持続する．効果がない場合は 10～20 分後に再度同量投与 ➡これが第一選択である

❷ **インスリンヒト（ノボリン R，ヒューマリン R）** 10 単位＋50% ブドウ糖 100 mL ゆっくり静注．効果発現に 30 分程度要するが，2～6 時間は持続する．高血糖（＞250 mg/dL）の場合，ブドウ糖は不要．1 時間毎にカリウム濃度をチェック

❸ **炭酸水素ナトリウム（メイロン，重ソー静注「NS」）** 注 1 mEq/kg を 5 分かけて静注．効果は 2 時間持続

▶❶～❸のいずれか．

▶❸はグルコン酸カルシウムと同じ静脈ラインから入れると析出するので注意．

2）血液透析

血清カリウム濃度正常化に最も有効．緊急事態で準備．

3）その他の対策

❶ **フロセミド（ラシックス）** 注 20 mg 静注 効果発現には 15 分以上要する

❷ 経口や点滴でのカリウム投与中止

❸ 血清カリウム濃度を上昇させる薬剤中止

❹ 陽イオン交換樹脂：**ポリスチレンスルホン酸ナトリウム（ケイキサレート）**あるいは**ポリスチレンスルホン酸カルシウム（カリメート）** 30 g を微温湯 100 mL に溶かして注腸

▶❶～❹を組み合わせて処方．

解説

症状は不整脈，脱力，四肢痺れなど限定され重症度と関連しない．アシドーシスの有無や腎不全に伴う可能性高いので BUN, Cre もチェックする．尿中カリウム＜30 mEq/L ではカリウム排泄障害を疑う．

1 救急治療

Ⅱ　低カリウム血症（<3.5 mEq/L）

基本的知識

緊急治療の判断：血清カリウム濃度<2.5 mEq/L あるいは不整脈，呼吸筋力低下などの症状や心電図異常（T 波平低化・陰性化，U 波増高など）がある場合．急性冠症候群で難治性不整脈（心室細動を含む）の場合には低カリウム血症をチェックする．

処方例

❶ **塩化カリウム**　末　20 mEq/時で補充．これ以上には速度を上げない（希釈濃度は，末梢静脈投与の場合 20 mEq/500 mL）　中心静脈投与の場合，50 mEq/500 mL
➡これが基本

解説

カリウムの細胞内シフトを起こす原因を是正．血清カリウム濃度が 0.3 mEq/L 低下するごとに体内で 100 mEq 失われていることを念頭に補充総量をイメージする．

Ⅲ　低マグネシウム血症（<1.5 mg/dL）

基本的知識

症状に乏しい．難治性不整脈，特に心室細動，多形性心室頻拍 torsades de pointes，心房細動の原因として重症低マグネシウム血症を考えておく必要がある．心原性心停止患者ではマグネシウム補充を考える．

処方例

❶ **硫酸マグネシウム**　2 g を 15 分かけて静注

❷ **硫酸マグネシウム**　1 g/時で 6 時間静注

▶まず❶を行い，次いで❷を行う．

解説

マグネシウムはカルシウム拮抗薬であり，急速静注は低下をきたす．血清マグネシウム濃度は体全体のマグネシウム量を反映していないので，血清濃度が 1～2 日かけて正常化しても体全体のマグネシウム補正には 4～5 日要する．

低マグネシウム血症は難治性の低カリウム血症，低カルシウム血症を伴うことがある．

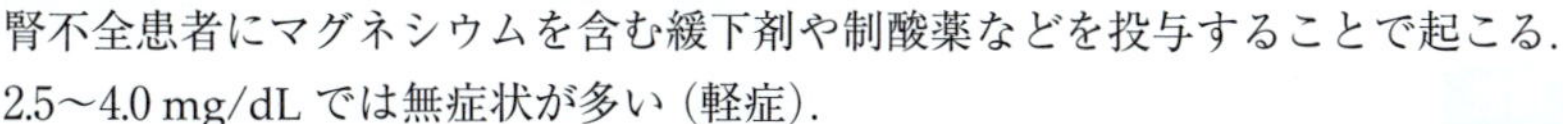

Ⅳ　高マグネシウム血症（＞2.4 mg/dL）

基本的知識

腎不全患者にマグネシウムを含む緩下剤や制酸薬などを投与することで起こる．

2.5〜4.0 mg/dL では無症状が多い（軽症）．

4〜12.5 mg/dL では悪心，嘔吐，深部腱反射消失，低血圧，徐脈，心電図変化（PR 間隔延長，QRS 幅拡大）がみられ（中等症），12.5〜32 mg/dL の重症では呼吸麻痺，難治性低血圧，房室ブロック，心停止が起きる．

処方例

マグネシウムを投与中止し，腎不全がなければ輸液による血液希釈のほか，以下を処方．

❶ **フロセミド（ラシックス）** 注　1 回 40〜80 mg　1 日 1 回　静注

❷ **グルコン酸カルシウム（カルチコール）** 注　1 日 1〜3 g　静注

❸ **塩化カルシウム（大塚塩カル）** 注 2%　1 回 500〜1,000 mg　1 日 1 回　5〜10 分で静注（中等症〜重症例）

▶❶と❷または❸を併用．

▶重症あるいは腎不全合併例とする．

Ⅴ　低ナトリウム血症（＜135 mEq/L）

基本的知識

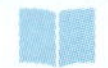

緊急入院患者の 20%，重症患者の 20% にみられ最も多い電解質異常であり，125 mEq/L 以下では意識障害，痙攣，呼吸循環不全をきたす．

血清浸透圧および循環血液量によって分類される．

高血糖状態および浸透圧利尿薬使用時（頭蓋内圧亢進に対するマンニトール，グリセオール）に代表される高張性低ナトリウム血症（水分が細胞から細胞外に移動し細部内脱水となる希釈性低ナトリウム血症）を除けば，まず，低張性低ナトリウム血症を考える．

すなわち，循環血液量減少（下痢，嘔吐，熱傷，膵炎，腸閉塞）に伴う低ナトリウム血症（＝体内ナトリウム著減），循環血液量過多（肝硬変，うっ血性心不全，大量輸液，腎不全，ネフローゼ）に伴う低ナトリウム血症（＝体内ナトリウム量増加），循環血液量正常（SIADH：抗利尿ホルモン不適合分泌症候群）に伴う低ナトリウム血症（＝体内ナトリウム量正常）を区別する．

処方例

❶ **塩化ナトリウム**　注　3%　1〜2 mL/kg/時で 2〜3 時間静注
急性補正の後，1 日当たりの補正は 10 mEq/L 程度とする

解説

循環血液量減少：重篤な症状（痙攣など）を呈する場合は，上記の高張食塩液の持続静注．自由水は制限．

症状なく軽度（130〜135 mEq/L）の場合は，生理食塩液や乳酸リンゲル液で補充．循環血液量過多はナトリウムと水の制限，フロセミド，原因疾患治療．循環血液量正常（SIADH）では原因薬剤中止，水制限，フロセミド，高張食塩液．急性補正の後はゆっくり補正する（1 日補正限界は 10 mEq/L）．補正速度が上記より早くなると浸透圧性脱髄症候群をきたしうる．

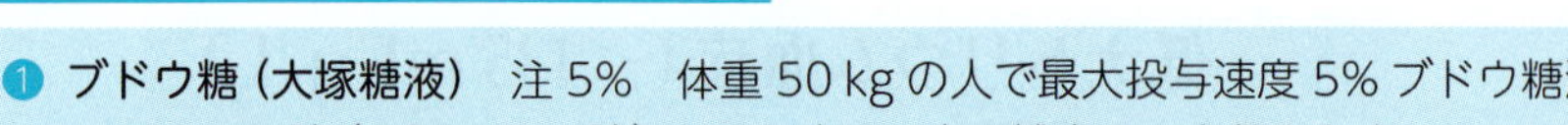

Ⅵ　高ナトリウム血症（>145 mEq/L）

基本的知識

水分量がナトリウム量に比して少ない状態である．血清浸透圧は著明に増加し，循環血液量は減少増加など様々である．

処方例

❶ **ブドウ糖（大塚糖液）**　注 5%　体重 50 kg の人で最大投与速度 5% ブドウ糖液 250 mL/時（0.25 g/kg/時）までとする　水の補充のみを行うとき

❷ 0.45% **塩化ナトリウム**（生理食塩液 250 mL を 5% ブドウ糖液 250 mL で希釈）　体重 50 kg の人で 100 mL/時で開始　細胞外液量の補充を行うとき

▶❶❷のいずれか．

解説

循環血液量を評価し，循環血液量減少であればまず生理食塩液あるいは乳酸化リンゲル液を投与し循環動態を安定化させる．その後❶ 5% ブドウ糖あるいは❷ 0.45% 塩化ナトリウム投与して高ナトリウム血症を是正する．補正速度は 0.5〜1.0 mEq/L/時とする．

症状は細胞内脱水により，口渇，不穏，痙攣，昏睡がみられる．急性補正の後はゆっくり補正する．1 日補正限界は 10 mEq/L．補正速度が上記より早くなると脳浮腫の危険性が大きくなる．

Ⅶ　低カルシウム血症（<8.6 mg/dL or Ca^{2+}<1.1 mmol/L）

基本的知識

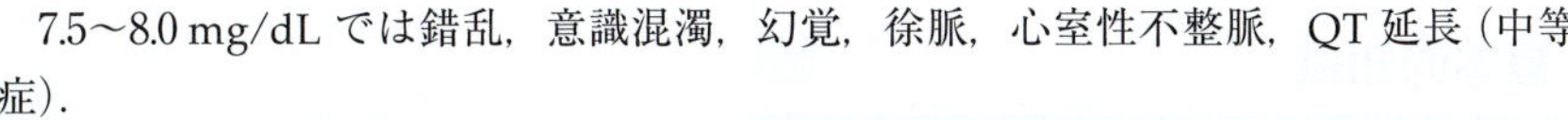

7.5～8.0 mg/dL では錯乱，意識混濁，幻覚，徐脈，心室性不整脈，QT 延長（中等症）．

<7.5 mg/dL or Ca^{2+}<0.8 mmol/L ではテタニー，痙攣がみられる（重症）．

処方例

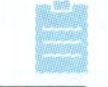

❶ **グルコン酸カルシウム（カルチコール）**または**塩化カルシウム（大塚塩カル）**を200～300 mg 緩徐に静注するか，20 mEq/時以下で持続静注を行う

解説

Ca^{2+} が生物学的活性を有し，血中カルシウムの 40～50% はアルブミンに結合している．また，アルカローシスではカルシウムがアルブミンと結合し，Ca^{2+} 濃度が減少している．

Ⅷ　高カルシウム血症（>10.2 mg/dL）

基本的知識

軽症～中等症はカルシウム濃度 10.3～12.9 mg/dL で，13 mg/dL を超えると重症とみなす．重症になると，食欲不振，悪心，嘔吐，全身倦怠，筋力低下，幻覚，錯乱，不整脈，QT 短縮，急性腎不全，昏睡を認め，死亡例もあるため，緊急処置が必要である．

処方例

❶ **生理食塩液**　200～500 mL/時　迅速投与（1～2 L）し脱水補正

❷ **フロセミド（ラシックス）**　注　20～100 mg　1～4 時間毎に静注

▶❶❷を併用．

▶重症，腎障害例では血液透析となる．

（黒田泰弘）

8 消化管出血

基本的知識

消化管出血は，食道から肛門までの消化管のいずれかで起こる出血である．吐血，下血，黒色便などの症状を認め，出血が多量の場合はショック症状や貧血を認める．出血が少量であれば，自覚症状を認めないこともある．

原因疾患としては食道静脈瘤の破裂，Mallory-Weiss 症候群，食道癌，胃・十二指腸潰瘍，胃癌，胃炎，胃静脈瘤破裂，小腸潰瘍，結腸癌，直腸癌，大腸憩室炎，内痔核などがある．

Treitz 靱帯から口側では吐血，肛門側では下血を認めることが多い．胃・十二指腸からの出血でも下血，黒色便を認めることがある．

症状や既往歴や飲酒歴，薬剤服用歴（ステロイド，消炎鎮痛薬，抗凝固薬）から出血源を推定することは，病変により対処法が異なるため重要である．

出血源の検索，治療は内視鏡が第一選択となる．内視鏡下の止血が困難例や，出血源が不明な場合は，multi-detector row CT（MD-CT）による造影 CT 検査や小腸内視鏡，カプセル内視鏡，出血シンチグラフィー検査などにより出血源を検索する．CT で出血源が判明した場合には血管造影による血管塞栓術で止血を行うこともある．これらの非手術的治療で止血困難場合や，ショックが遷延している場合は開腹手術による，止血術を行う．

GL 日本消化器病学会（編）：消化性潰瘍診療ガイドライン 2015，第 2 版，南江堂，2015
日本消化器病学会（編）：肝硬変診療ガイドライン 2015，第 2 版，南江堂，2015
厚生労働省：血液製剤の使用指針，2017 年 3 月

処方例

まずは出血が critical であるかどうかを判断する．

バイタルサインを確認し，ショックインデックス（SI）を参考にし，治療する．血圧のみで判断しない．ショック症状を認めたら，酸素投与を行う．

Step 1 初期輸液療法

❶ 乳酸リンゲル液（ラクテック） 注 1 回 500 mL 点滴静注

❷ 酢酸リンゲル液（ヴィーン F 輸液） 注 1 回 500 mL 点滴静注

❸ 重炭酸リンゲル液（ビカーボン輸液） 輸液 1 回 500 mL 点滴静注

▶❶～❸のいずれか．初期輸液を成人では 1 回 1～2 L，小児は 1 回 20 mL/kg×3 回，急速に点滴静注する．

【STEP 1 解説】

初期輸液は温めた乳酸リンゲル液もしくは酢酸リンゲル液などの等張電解質輸液を用いる．乳酸や酢酸は生体内で代謝され炭酸水素イオンとなる．重炭酸リンゲル液は重炭酸イオンを含むので直接，代謝性アシドーシスを補正する．

STEP 2 輸血，アルブミン製剤

1) 輸血

❶ **人赤血球液** (RCC)，**新鮮凍結人血漿** (FFP)，**人血小板濃厚液** (PC)

▶出血性ショック，貧血に対して輸血を行う．

2) アルブミン製剤

❶ **人血清アルブミン（アルブミナー）** 注 5% 250 mL 急速静注

【STEP 2 解説】

初期輸液 1～2 L 投与し，バイタルサインが安定しないときや，循環血漿量の 30% 以上が失われていると予測されるときに RCC を開始する．Hb7.0 mg/dL を目標に RCC を投与する．しかし，出血性ショックの初期には血管内容量が減少しており，細胞外液の血管内の移動が始まるまでへ Hb は低下しないことを注意する．大量出血でクロスマッチが間に合わず，緊急時で生命の危機があるときは O 型の RCC の投与を検討する．また循環血漿量の 50% 以上の出血が疑われる場合や血清アルブミン濃度が 3.0 g/dL 未満の場合にはアルブミンの使用を考慮する．

STEP 3 内視鏡止血術以外の保存的な治療法

A 食道静脈瘤

❶ **バソプレシン（ピトレシン）** 注 1 回 20 単位（5% ブドウ糖 100 mL に混和）
0.1～0.4 単位/分で持続点滴静注

B 胃・十二指腸潰瘍出血

内視鏡で出血点の確認，止血後または止血されている場合，維持療法を行う．処方 1) または 2) の処方を行う．経口可能となれば経口薬へ変更する．

1) プロトンポンプ阻害薬 (PPI)

❶ **オメプラゾール（オメプラール）** 注 1 回 20 mg 1 日 2 回 点滴静注または緩徐に静注

❷ **ランソプラゾール（タケプロン）** 注 1 回 30 mg 1 日 2 回 点滴静注または緩徐に静注

▶❶❷のいずれか．

2) H_2受容体拮抗薬（H_2RA）

❶ ファモチジン（ガスター） 注 1回20 mg 1日2回 点滴静注または緩徐に静注

❷ ラニチジン（ザンタック） 注 1回100 mg 1日2回 点滴静注または緩徐に静注

❸ ロキサチジン（アルタット） 注 1回75 mg 1日2回 点滴静注または緩徐に静注

▶❶～❸のいずれか.

【STEP 3 **解説**】

A 内視鏡的静脈瘤結紮術（endoscopic varicel ligatin：EVL）や内視鏡的硬化療法（endoscopic injection sclerotherapy：EIS）の治療が優先されるが，処置ができない場合や処置までの時間がかかる場合に薬物加療を行う．ガイドラインではプロプラノロールなどのβブロッカーや血管作動薬（ソマトスタチン，オクトレオチド）などの薬剤も推奨されているが，わが国では保険収載はされていない.

B PPIまたはH_2RAの投与は再出血率の減少，輸血量減少などの効果があり有用であると使用を推奨されている．経口開始とともに経口薬に変更する.

連携医療

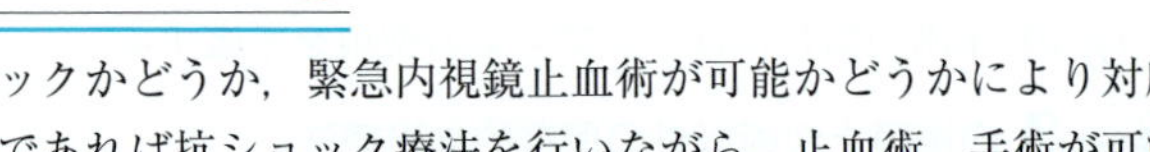

消化管出血ではショックかどうか，緊急内視鏡止血術が可能かどうかにより対応する．自施設で対応不能であれば抗ショック療法を行いながら，止血術，手術が可能な施設に転送を行う.

（佐々木　純）

9 急性腹症

基本的知識

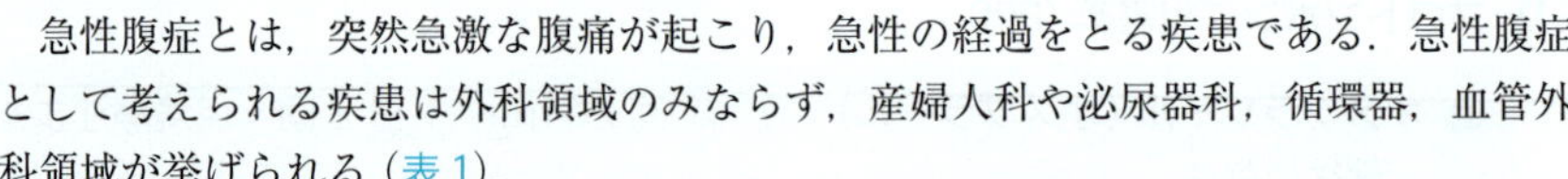

急性腹症とは，突然急激な腹痛が起こり，急性の経過をとる疾患である．急性腹症として考えられる疾患は外科領域のみならず，産婦人科や泌尿器科，循環器，血管外科領域が挙げられる（表1）.

急性腹症は手術などの外科的介入が必要になってくることも多く，まずバイタルサインを確認しつつ，痛みの性状（仙痛，鈍痛，蠕動痛など）・部位，病歴の聴取（食前か食後か，急激に発症したか，女性の場合は妊娠中の可能性），薬歴，臨床所見（痛みの移動，吐血や血便の有無，嘔吐や下痢・便秘の有無），検査所見の評価を行っていく．緊急処置が必要な疾患を見逃さないようにする．保存的な治療が可能な場合で

表 1 急性腹症で考えられる疾患

消化器系疾患	胆囊炎，胆石症，総胆管結石，憩室炎，虫垂炎，アニサキス，胃・十二指腸潰瘍，腸閉塞，消化管穿孔，肝細胞癌破裂，腹腔内出血など
産婦人科系疾患	子宮外妊娠，卵巣出血，卵巣茎捻転，骨盤腹膜炎など
泌尿器科系疾患	尿管結石，腎梗塞，精巣捻転など
循環器，血管系	冠動脈症候群，腹部大動脈瘤破裂，動脈解離，腸間膜血栓症など

あっても今後手術が必要になる場合もあることを想定したうえでのインフォームド・コンセントを心がける．

腹痛に対する処方は過去の胃十二指腸潰瘍の既往や前立腺肥大，緑内障，アレルギー歴などを聴取し腹痛の性状に応じて行う．

GL 急性腹症診療ガイドライン出版委員会（編）：急性腹症診療ガイドライン 2015，医学書院，2015

薬物治療アルゴリズム

腹部の急激な痛みに対して速やかに鎮痛を試みる．絶食が必要な疾患も多いため診断がつくまでは経静脈的に行うことが安全である．通常はアセトアミノフェンの静脈投与投与から行い，痛みの強さに応じて麻薬拮抗性鎮痛薬や麻薬性鎮痛薬の静脈投与の追加を考慮する．

感染が疑われる場合には抗菌薬を検討する．

処方例

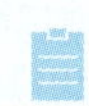

A 初療

STEP 1 注射

❶ アセトアミノフェン（アセリオ） 注 1,000 mg を 15 分かけて静注．投与間隔は 4〜6 時間以上．1 日総量 4,000 mg まで
50 kg 未満の成人には 1 回 15 mg/kg を上限とする．1 日総量 60 mg/kg

❷ ペンタゾシン（ソセゴン） 注 1 回 7.5〜15 mg 3〜4 時間毎 静注

❸ ブプレノルフィン（レペタン） 注 1 回 0.1〜0.2 mg 6〜8 時間毎 静注

❹ フェンタニル 注 1 回 0.02〜0.04 mL/kg を緩徐に静注後 0.02〜0.04 mL/kg/時で点滴静注

❺ ブチルスコポラミン（ブスコパン） 注 1 回 10〜20 mg 静注または筋注．鎮痛補助薬として使用を考慮する

▶❶〜❺のいずれか．

STEP 2 内服

❶ **アセトアミノフェン（カロナール）** 錠　1回300～1,000 mg　投与間隔は4～6時間　1日4,000 mgまで

❷ **ブチルスコポラミン（ブスコパン）** 錠10 mg　1回10～20 mg　1日3～5回
鎮痛補助薬として使用を考慮する

▶❶❷のいずれか．
以下は診断後に使用する薬剤．

B 胃・十二指腸潰瘍

STEP 1 保存的治療

❶ **ランソプラゾール（タケプロン）** カプセル・OD錠　1回30 mg　朝食後
胃潰瘍は8週間，十二指腸潰瘍は6週間内服

❷ **ランサップ** 400　1日2回　7日間投与

▶まずは❶．ピロリ菌が陽性の場合は❷．

STEP 2 狭窄を伴う場合

❶ **オメプラゾール（オメプラール）** 注20 mg　1日2回（生理食塩液もしくは5%ブドウ糖注射液20 mLに溶解）　緩徐に静注
狭窄が改善した場合は内服PPIに切り替える

処方上の注意

NSAIDsの鎮痛効果は優れているが，副作用として消化器症状がアセトアミノフェンに比して多く本項には記載していない．

ランサップ400にはタケプロン，アモリン，クラリスの成分が含まれている．それぞれの薬に対して過敏症のある場合やタケプロン，クラリスと併用禁忌の薬剤は多いため添付文書を確認のうえ処方すること（表2）．

連携医療

バイタルサインの異常，痛みの程度，持続をみながら外科的手術，カテーテル治療が必要か疾患か否かを判断する．NOMI（非閉塞性腸管虚血），SAM（分節性動脈中膜壊死）などカテーテル治療と外科的手術を組み合わせた治療を要する疾患を念頭に入れ適切な医療機関にコンサルトする．

特にNOMIの臨床症状は重篤な病態であるが，特異的な症状に欠ける点が早期の診断，治療を遅らせる要因となっている．NOMIの発症率は急性腸間膜虚血症の20～30%，死亡率は70～90%であり，進行性に腸の壊死をきたし慎重な観察を要する．

表 2　薬剤の主な禁忌と副作用

アセトアミノフェン	禁忌：消化性潰瘍，重篤な血液の異常のある患者，重篤な肝障害のある患者，重篤な腎障害のある患者，重篤な心機能不全のある患者，アスピリン喘息の既往のある患者 副作用：ショック，アナフィラキシー，中毒性表皮壊死融解症，皮膚粘膜眼症候群，喘息発作，劇症肝炎，顆粒球減少症，間質性肺炎，急性腎不全
ペンタゾシン ソセゴン	禁忌：頭部外傷，頭蓋内圧上昇，重篤な呼吸抑制 副作用：ショック，呼吸抑制，依存症，中毒性表皮壊死，無顆粒球症，神経原性筋障害，痙攣
フェンタニル	禁忌：呼吸抑制，痙攣発作の既往，喘息 副作用：薬物依存，呼吸抑制，血圧低下，不整脈，興奮，筋強直
ブチルスコポラミン	禁忌：細菌性下痢，緑内障，前立腺肥大による排尿障害，重篤な心疾患，麻痺性イレウス 副作用：眼の調節障害，口渇，悪心，嘔吐，排尿障害，頭痛，眠気，めまい，心悸亢進，発疹，顔面紅潮
ランサップ	禁忌：タケプロン，アモリンおよびクラリスの成分に対する過敏症の既往のある患者，アタザナビル，リルピビリン，ピモジド，エルゴタミン含有製剤，タダラフィル，アスナプレビル，バニプレビル，スボレキサント，肝臓または腎臓に障害のある患者でコルヒチンを投与中，伝染性単核球症，高度の腎障害 副作用：無顆粒球症，大腸炎，間質性肺炎，心室細動

（古城　都）

10 熱中症

基本的知識

熱中症（heat illness）の診断は，“暑熱環境下における，あるいはその後の”「体調不良」すべてにその可能性がある．特徴的な症状にこだわる必要はなく，こむら返り（熱痙攣），意識消失（熱失神），強い倦怠感（熱疲労）に加え，ごく軽度～重度の意識障害，全身痙攣，呼吸困難，嘔吐・下痢・腹痛，脱力や手足の痺れ，大量の汗，逆に赤くほてった乾いた皮膚などである．高体温が重症であることに間違いはないが，平熱になってから受診することもある．現場の応急処置で症状が改善すればⅠ度熱中症，軽度の意識障害，水分補給ができない，応急処置で症状がよくならない場合は医療機関の受診を要するⅡ度，中枢神経障害，肝・腎機能障害，血液凝固障害（DIC）などの臓器障害が確認されれば入院適応となりⅢ度と診断する．

薬物治療アルゴリズム

熱中症の応急処置・治療は，安静，冷却，水分および電解質補給（経口または細胞外液の点滴）が基本で，薬物治療としてはⅢ度のうち，肝庇護薬，横紋筋融解症に対する尿のアルカリ化，抗 DIC 療法である．

予後に関して，労作性熱中症は健康な若～壮年の男性が多く短時間での急激発症なので良好である一方，非労作性（古典的）熱中症は高齢者が大多数で他疾患も併発して病態は複雑になっているため絶対的に不良である．

処方例

STEP 1

1）重症度にかかわらず経口摂取が可能（意識清明で嘔気・嘔吐がない）

❶ 経口補水液（OS-1） 1本500 mL 経口にて2本まで 状態に応じて増減

2）Ⅱ度以上（OS-1が自力摂取可能なら経口摂取させつつ）

❶ 細胞外液（生理食塩液，ソリューゲンF注，ビガネイト輸液など） 1本500 mL 点滴にて1〜4本 状態に応じて適宜増減

【STEP 1 解説】

OS-1は，本来WHOがアフリカにおける急性胃腸炎で多くの乳幼児が脱水に陥って死亡するのを回避するために開発した経口補水液をもとに作られ，傷害された腸管からも吸収されやすいように水分，電解質，糖分組成が調整されている．本邦では病者用食品として小児科外来の自動販売機，ドラッグストアで購入可能である．夏期に経口摂取が低下した高齢者の熱中症予防（水分，電解質，糖分補給）にも用いられ，ごくごく飲むというより，スプーンで少量を繰り返し飲ませる，まさに"飲む点滴"のイメージ．冷やして飲むほうが体温を下げる意味でも効果的である．

細胞外液は，脱水の臨床症状である頻脈，低血圧，尿量低下などを確認し，経口摂取が可能か否かにかかわらずⅡ度以上で開始し，脱水が改善するまで急速投与，自尿・発汗があれば徐々に点滴速度を下げ，症状の改善に伴って終了．高体温を認める場合には，輸液本体を冷やして投与する．

STEP 2 Ⅲ度熱中症で，臓器障害を認める場合

❶ グリチルリチン製剤（強力ネオミノファーゲンシー） 注 1回40〜60 mg 連日（1〜5日） 肝庇護薬として

❷ 重炭酸ナトリウム（メイロン） 注250 mL 適宜点滴静注 （横紋筋融解症に伴うミオグロビンの腎毒性を緩和するため）
（抗DIC療法として日本救急医学会の急性期DIC診断基準を満たす症例に対し）

❸ 乾燥濃縮人アンチトロンビンⅢ（アンスロビンP，献血ノンスロン，ノイアート） 注1,500単位 緩徐に静注 最大3日間 （抗DIC療法として日本救急医学会の急性期DIC診断基準を満たす症例に対し）

❹ トロンボモデュリンアルファ（リコモジュリン） 注 1回380 U/kg 1日1回 30分かけ点滴静注 7日まで （抗DIC療法として日本救急医学会の急性期DIC診断基準を満たす症例に対し）

▶肝障害に対し❶，横紋筋融解症に対し❷，DICに対し❸❹．

【STEP 2 解説】

どれも熱中症に特異的な治療ではなく，各臓器障害（およびその予防）に対する一般的対処療法である．横紋筋融解症に対する腎保護療法としての尿のアルカリ化は尿pH≧8.0になるよう点滴スピードを調節する．

処方上の注意

熱中症治療のポイントは薬物療法ではなく，可及的速やかに（深部）体温を下げ，電解質異常を伴う脱水を補正することにある．その点で直接的に有効なのは，冷やした細胞外液の急速点滴である．ただ高齢者の場合には，すでに心機能低下を認めている症例もあり，予防・治療双方とも水分，Naの過剰投与には注意が必要となる．

連携医療

在宅患者の熱中症は，脱水，原疾患の悪化，感染症の併発がみられることが少なくない．専門医は予防のため，盛夏には適切な冷房の使用や夏用の下着・寝具への変更など環境の整備とともに，腋窩や口腔内の乾燥，尿量低下，体重減少などに応じて，食間の水分補給，経管栄養への水分の追加を指示するなど一般臨床医，在宅医やスタッフと連携する．単なる熱中症だけでなく，発熱の原因としての感染症，原疾患の悪化の評価も必要である．

（三宅康史）

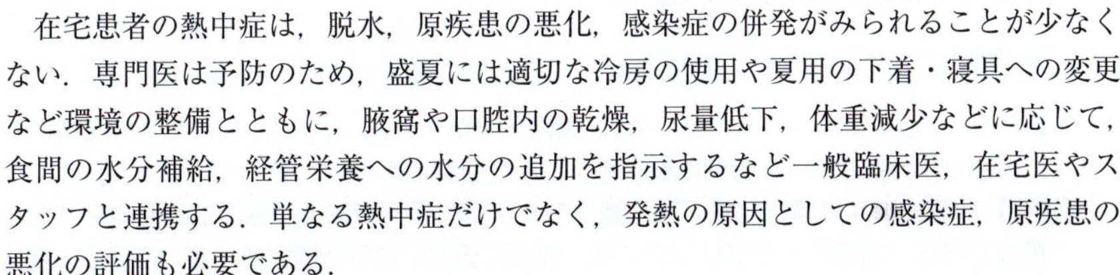

11 熱傷

基本的知識

熱傷は熱エネルギーによる生体組織の損傷である．したがって重症度は熱源の温度と接触時間で決まる．軽微なやけどは水ぶくれ（水疱）がイメージしやすい．これは熱による皮膚損傷と血管透過性亢進の両方の病態から成り立っている．小さい水疱であれば，疼痛はあるものの全身状態に影響を及ぼすことはなく，早期に血管透過性の亢進は治まり，局所療法により損傷皮膚はやがて上皮化し治癒する．一方，熱傷範囲がある程度以上に広い場合には，単に血管透過性の亢進が長引き，上皮化に時間がかかるというだけではなく，集中治療を要する病態を呈する．局所だけでなく全身の血管透過性の亢進が起こるため，大量の血管内から血管外への体液シフトが生じるとともに，熱傷創からは蛋白を含んだ体液喪失が起こる．これが熱傷ショックの状態であり，臓器血流を意識した厳密な循環管理が必要となる．大量輸液を要する低蛋白血症の状態となるため，併せて十分な呼吸管理も施行されなければならない．炎症反応は初期には熱で損傷された皮膚組織が原因であるが，数日たつと感染した熱傷壊死組織が原因となる．臓器障害が進行する前に早期の痂皮切除と植皮術を行う．

1 救急治療

熱傷は外傷であるので，重症例では初療にまず気道・呼吸・循環の安定化を目指す primary survey から治療に入る．

処方例

STEP 1 受傷後 24 時間以内の補液

具体的な輸液調節に先立ち，熱傷範囲と深度の評価を行う．①Ⅱ度熱傷 30% 以上，あるいは②Ⅲ度熱傷 10% 以上であれば，輸液管理が必須となる．熱傷範囲は体表面積における割合で示される．評価には成人では 9 の法則と呼ばれる，頭部・左上肢・右上肢をそれぞれ 9%，体幹前面・後面・左下肢・右下肢をそれぞれ 18% として概算するやり方が簡便である．小児では頭頸部が大きいことを勘案した 5 の法則が用いられる．患者本人の手掌をおおむね 1% 程度と考える手掌法も有用である．

1) Baxter (Parkland) の公式 (成人)

❶ 乳酸リンゲル液

▶24 時間で要すると考えられる，4×熱傷面積 (%)×体重 (kg) mL のうち半分を初期 8 時間に，残り半分を次の 16 時間に投与することを目安とする．

【注意】計算式により算出される輸液量はあくまでも目安である．臓器血流を維持することが重要である．循環のモニタリングには，簡便に観察できる時間尿量が適している．適正尿量の目標を 0.5～1.0 mL/(体重) kg/時として輸液速度を厳密に調節する．
ただし注意点がある．たとえば上記公式をそのまま適用すると，8 時間を超えた時点で輸液速度が半分になるが，8 時間たったら急に半減するのではなく，尿量をモニタリングしながら徐々に輸液速度を落としていくということである．以下の公式も同様である．したがって，輸液公式は，「輸液開始時における輸液速度の目安となる」「循環の経過を公式と比較することにより重症度を修正する」目的に適する．

2) Schriner の公式 (小児)

小児熱傷では上記の成人用の公式では維持輸液量よりも過少輸液となりがちで，またエネルギー貯蔵力が低いことから低血糖に陥りやすい．それぞれへの対策として，体表面積により算出する本公式を用いて糖を含む輸液製剤を使用する．

❶ 5% 糖加乳酸リンゲル液　5,000 mL×熱傷面積 (m^2)＋2,000 mL×体表面積 (m^2)

▶はじめの 8 時間に半量，次の 16 時間に残り半量を輸液することを目安にするが，上記の注意点の通り尿量などをモニタリングしつつ調節することが重要である．

3) ABLS コンセンサス公式

近年，大量輸液による浮腫形成，呼吸の悪化，腹部コンパートメント症候群などの有害事象を招く“fluid creep”が課題ととらえられ，米国熱傷学会が開発した ABLS (advanced burn life support) コースでは輸液総量を抑えたコンセンサス公式を提唱している．本コースは熱傷非専門施設における初療を念頭に置いており，実施しやすいものとなっている．

❶ 乳酸リンゲル液
[総量目安]
成人：2 (mL)×体重 (kg)×熱傷面積 (%)
電撃傷：4 (mL)×体重 (kg)×熱傷面積 (%)
小児 (おおむね 14 歳以下，40 kg 未満)：3 (mL)×体重 (kg)×熱傷面積 (%)
[熱傷面積計算前の開始速度]
500 mL/時 (14 歳以上)，250 mL/時 (6～13 歳)，125 mL/時 (5 歳以下)
(熱傷面積計算後には上記輸液量の半量を最初の 8 時間で，残り半量を次の 16 時間で投与することを目安とする)
[時間尿量]
成人：0.5 mL/kg/時，小児：1 mL/kg/時
時間尿量が 2 時間連続で指標より少ない，あるいは多い場合には輸液速度を 1/3 ずつ増減する

4) 重症例

❶ 人ハプトグロビン 注 1 回 4,000 単位 点滴静注

重症例でヘモグロビン尿が確認されたら尿細管障害を避けるため，遊離ヘモグロビンと結合する人ハプトグロビンを投与する．また可能であればやや多めの 1.0～1.5 mL/kg の時間尿量を目指した輸液調節を行う．

5) コロイド輸液

新鮮凍結人血漿 (FFP)・アルブミン・デキストラン製剤などのコロイド輸液の投与については，血管透過性亢進のピークが過ぎる受傷 12 時間後，できれば 24 時間後までは投与を控えるほうがよい．しかしながら，血中蛋白濃度が 3.0 g/dL 以下 (あるいはアルブミン濃度 1.5 g/dL 未満) になると，さらに重篤な循環不全・呼吸不全を引き起こす可能性があるため，超重症例では受傷 12 時間以内であっても投与せざるを得ない．

6) HLS 輸液 (阪大方式)

Hypertonic lactated saline solution (HLS) 療法は，高濃度の Na 投与を特徴とする輸液療法で，急性期の輸液総量を減らし，後述する利尿 (refilling) 期の呼吸障害を軽減する効果がある．HLS 療法の場合，輸液開始速度は Baxter (Parkland) の公式の半量とするが，以後は他の公式同様に適正尿量を得るように輸液速度の調節を厳密に行う必要がある．また急性期には血清 Na 値をモニターし，腎不全に注意する．

STEP 2 受傷 24 時間以降の輸液

熱損傷そのものによる炎症反応や全身血管の透過性亢進は徐々に消退する．受傷 48～72 時間頃には，浮腫を形成していた非機能的細胞外液がリンパ系を介して血管内に還ってくる利尿期の状態となる．循環血液量は増加ししばしば循環血液量過多をきたすので輸液速度を絞る．肺水腫や心不全の傾向がみられた場合，PEEP を用いた呼吸管理が必要となる．

超重症例や基礎疾患のある例，高齢者では利尿薬が効果的な場合がある．腎機能障害をきたしている場合，CHDF の導入を考慮する．栄養療法を開始するができるだけ経腸的とする．

❶ グルタミン・ファイバー・オリゴ糖含有飲料（GFO） 1回15g 1日3回 経鼻胃管より

❷ 消化態栄養（ペプタメン AF），医療用濃厚流動食（ペムベスト）など［腸からの吸収が期待できる（胃管逆流が少ない）場合］基礎代謝量（Harris-Benedict の公式で計算）の 1.5〜2 倍を目標に投与開始．蛋白投与量は 1 日 2.0 g/kg を目指す

▶❶から開始，可能なら❷を選択．

STEP 3 局所治療

1) Ⅰ度熱傷

❶ ヒドロコルチゾン・混合死菌浮遊液配合（エキザルベ軟膏），ベタメタゾン（リンデロン-V 軟膏） 1日1〜数回 塗布

2) Ⅱ度熱傷

❶ リンデロン-VG 軟膏，テラ・コートリル軟膏などの塗布

❷ デュオアクティブ，ハイドロサイト 貼付

❸ トラフェルミン（フィブラスト） スプレー 1日1回噴霧径 6 cm まで（保険適用は熱傷潰瘍であるため，新鮮熱傷への適用には注意を要する）

▶❶または❷または❸．❷❸は併用可．

［感染がある場合］

❶ バシトラシン・フラジオマイシン配合（バラマイシン） 軟膏 1日1〜数回塗布＋トレックスガーゼ，アダプティックドレッシング，フラジオマイシン（ソフラチュール） 貼付

3) Ⅲ度熱傷

［小範囲Ⅲ度熱傷の場合］

❶ ブロメライン，幼牛血液抽出物（ソルコセリル） 軟膏 1日1〜2回 壊死組織除去目的に塗布

［広範囲熱傷の場合］

❶ スルファジアジン銀（ゲーベン） クリーム 1日1回 塗布（白血球減少症をきたすことがあるため注意する）

▶いずれも薬物療法よりも壊死組織の物理的な除去（デブリドマン）を優先する．

表1 専門的治療への基準（米国熱傷学会による）

1）体表面積の10%を超えるII度熱傷
2）顔面，手，足，外陰部，会陰部，主要な関節部の熱傷
3）全ての年齢のIII度熱傷
4）電撃傷，落雷
5）化学熱傷
6）気道熱傷（吸入損傷）
7）熱傷治療と生命予後に影響を与えるような既往歴を有する患者
8）病状と生命予後に影響を与える合併損傷を有する患者
9）小児医療の質が保証されていない病院に搬送された小児熱傷
10）社会的・精神的な特別のケアや，長期間のリハビリテーションを要する患者

（Chapter 1 Introduction, VIII Burn Center Referral Criteria, Advanced Burn Life Support Course Provider Manual, 2016 Update, American Burn Association, p 19-20, 2016より引用）

STEP 4 感染対策

受傷時より汚染された創部，重症気道熱傷の合併，小児広範囲熱傷以外では，受傷早期の全身的な予防的抗菌薬投与は行わない．局所療法にとどめ，全身投与については熱傷専門施設で検討する．

破傷風予防として，

❶ **沈降破傷風トキソイド** 注 1回0.5 mL 筋注

❷ **抗破傷風人免疫グロブリン（テタノブリンIH）** 注 1回250単位 静注

- 破傷風ワクチン接種回数が不明または3回未満の場合，❶を適用．汚染が強ければ❶❷を併用．
- ワクチン接種回数が3回以上の場合，汚染が強ければ最終接種から5年以上経過している場合は❶，汚染が強くなくとも10年以上経過していたら❷．
- 重症熱傷では著明な浮腫をきたし，皮下注，筋注は薬物投与経路として安定しないため，静注を優先する．鎮静・鎮痛薬投与時も同様である．

連携医療

特に表1の基準に合致するものは熱傷診療に慣れた専門施設へ転送する．

（織田 順）

2章 輸液・輸血・栄養補給

1 輸液療法の基本

基本的知識

輸液には補充輸液と維持輸液があり，輸液内容から電解質輸液と栄養輸液に分けることもできる．輸液を行うときはまず，既往歴，現病歴，身体所見（特に脱水，浮腫の有無，種類），バイタルサイン，血液検査（血算，腎機能，電解質・血液ガス，など），尿検査（尿量，生化学，浸透圧）により，病状を正確に把握することが重要である．そのうえで，脱水，電解質欠乏のあるときは，推定欠乏量の1/3～1/2（安全係数）に維持量を加えたものを最初の1日に投与することを目安とする．欠乏量推定のためには各種の方法がある．輸液内容は適正なスピードで投与しなければならないが，水・電解質の安全域は個々の病態によって異なってくる．

緊急時で病態不明の場合，最初はKを含まず安全域の広い輸液を用いることが多い（開始輸液）．維持輸液では，1日当たり水1,500～2,000 mL，Na 60～100 mEq，K 30～50 mEqが必要で，熱量は蛋白節約効果の現れるブドウ糖100 g以上とする．

以上が輸液の基本であるが，実際は市販されている何種類かの輸液製剤の中から適当なものを選び，必要に応じて補正用電解質注射液を追加していくことになる．等張性の細胞外液類似液と5% ブドウ糖液が基本輸液であり，市販されている1～4号液はそれらの組み合せである．このとき，輸液製剤のNa，Clの濃度とKを含むか否かに特に着目する．輸液療法中は，身体所見，血液検査所見，尿量，尿中排泄量を注意深く観察し，適宜輸液の量と内容を修正する．

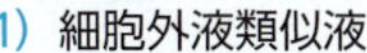

処方例

1）細胞外液類似液

❶ 生理食塩液（0.9%NaCl） 500～1,000 mL 100～250 mL/時 点滴静注

❷ ラクテック 500～1,000 mL 100～250 mL/時 点滴静注

▶❶❷のいずれか．

▶❶は輸液の基本である．主に低張性・等張性脱水に用いられる．Na，Cl濃度は154 mEq/Lと高く，1 L中に食塩9 gを含むため，連用により体液過剰やうっ血性心不全，アシドーシスを起こすことがある．

▶❷は細胞外液の成分に最も近いため，低張性・等張性脱水，ショックや外傷などの救急時，手術時などに幅広く用いられる．Na 濃度が 135 mEq/L と生理食塩液に次いで高いので Na 負荷に注意する．アルカリ薬として乳酸を含むため，高乳酸血症，重度の肝障害，代謝性アルカローシスでは用いない．

2) 等張糖質液

❶ 5% ブドウ糖液　500 mL　1～5 時間で点滴静注

▶高張性脱水に使用されることがあるが，電解質をまったく含まないため脱水の補正に対する単独使用は限定される．抗菌薬その他の薬剤の基剤として，あるいは点滴ライン確保を目的として用いられることが多い．

3) 開始液 (1 号液)

❶ ソリタ-T1 号輸液　1 回 500～1,000 mL　100～250 mL/時　点滴静注

▶❶の代わりにソルデム 1 でもよい．

▶ほぼ 1/2 生理食塩液に相当する．K を含まず Na，Cl を中等度含むため，最も安全域が広く，高張，等張，低張すべての脱水に用いられる．したがって，病態が不明または利尿の確認ができないときの初期輸液として便利である．利尿がつけば K 製剤を加えるか，K を含む他の輸液に変更する．

▶2 号液は 1 号液に K，P を加えたもので，細胞内イオン (K，P) を同時に補充したい場合に用いる．

4) 維持液 (3 号液)

❶ ソリタ-T3 号輸液 (またはソルデム 3A 輸液)　1,500～2,000 mL　1 日で点滴静注

❷ ソリタ-T3 号 G 輸液 (またはソルデム 3AG 輸液)　1,500～2,000 mL　1 日で点滴静注

▶❶❷のいずれか．

▶塩類はほぼ 1/3 生理食塩液に相当する．ソリタ-T3 号輸液 (2,000 mL) には，Na70 mEq，K 40 mEq，ブドウ糖 86 g が含まれ，1 日必要量をほぼ投与できる．

▶❷は❶にブドウ糖を加えたもので，糖の濃度は 7.5% である．

▶K，乳酸を含むため高度腎不全，乳酸アシドーシスには用いない．また，連用による低 Na 血症に注意する．熱量としては不十分なので，経口摂取不能な状態が 1～2 週間以上続く場合は高カロリー輸液への変更を考慮する．

▶4 号液は 3 号液から K を除いたもので，塩基 (乳酸イオン) の濃度も低い．

(要　伸也)

2 輸血の基本，輸血トラブル

基本的知識

輸血療法は基本的に補充療法であり，原則として事前に血液検査を行いその結果に基づいて必要な成分のみを輸血する (成分輸血の原則)．各成分輸血の適応について

は，厚生労働省が示す下記の両指針に定められている．2003 年に施行された「安全な血液製剤の安定供給の確保等に関する法律」により，両指針は法的な根拠を持っていることに留意し，医師は指針に従った適正な輸血療法を行う責務がある．

GL 厚生労働省：「輸血療法の実施に関する指針」2014 改訂，「血液製剤の使用指針」2017 改訂

A 輸血の基本

1) 人赤血球液：RBC（赤血球液-LR「日赤」）

投与量：以下の計算式から求める．

予測上昇 Hb（g/dL）≒投与単位数×35/体重（kg）

【1) 解説】

輸血基準は Hb7 g/dL 未満を目安とするが，疾患・病態により異なるため，詳細は指針を参照されたい．洗浄赤血球は，輸血により頻回の重症アレルギーを起こす患者で主に用いられる．現在，これらの製剤は製造時に白血球の 99% 以上が除去されているが，移植片対宿主病（graft-versus-host disease：GVHD）予防のため原則として放射線照射（15〜50 Gy）を行う．

実際には，成人では 2〜4 単位を 1 単位（約 140 mL，Hb 約 28 g を含有）当たり 30 分〜1 時間で輸血することが多い．これにより 1〜3 g/dL の Hb の上昇が得られる．最初の 15 分ほどは 60 mL/時程度の速度で輸血し，副作用の出現に注意する．（他の輸血も同様）

2) 新鮮凍結人血漿：FFP（新鮮凍結血漿-LR「日赤」）

投与量：8〜12 mL×体重（kg）

120 mL（旧 1 単位）当たり 30 分〜1 時間程度の速度で輸血する．

使用直前に 37℃で溶解し，24 時間以内に使用する．すぐに使用しない場合は 4℃で保管する．

【2) 解説】

輸血基準は，① PT は INR2 以上または 30% 未満，APTT は基準値（秒）の上限 2 倍以上，フィブリノゲンは 100 mg/dL 以下のいずれかを満たす複合的凝固障害（大量出血時の希釈性凝固障害を含む），②血栓性血小板減少性紫斑病が主である．

血圧低下や循環血漿量の減少は，凝固障害を伴わない限り適応とならない．

栄養補給やアルブミン補充に用いてはならない．

放射線照射は不要である．

3) 人血小板濃厚液：PC（濃厚血小板-LR「日赤」）

投与量：以下の計算式から求める．

$$\text{予測血小板増加数}\ (/\mu L) = \frac{\text{投与単位数} \times 2 \times 10^{10} \times 2}{\text{循環血液量}\ (mL) \times 10^{3} \times 3}$$

【3) 解説】

10 単位の人血小板濃厚液（2×10^{11} 個以上の血小板を含有）の輸血で 2〜3 万/μL の上昇が期待される．実務的には 10〜20 単位製剤を 1〜2 時間で輸血することが多い．

2 輸液・輸血・栄養補給

内科疾患では通常血小板数1～2万/μLをトリガー値とする．出血症状のない再生不良性貧血では5,000/μLをトリガー値とする．通常の外科手術では5万/μL以上，頭蓋内の手術では10万/μL以上を目標に輸血を行う．

特発性血小板減少性紫斑病（idiopathic thrombocytopenic purpura：ITP）は，通常対象とならない．

原則として放射線照射を行う．

4) 緊急時の輸血

血液型決定後，ABO同型血液を輸血するのを原則とするが，超緊急時でやむを得ず血液型不明で輸血する場合は，赤血球はO型，血漿・血小板はAB型を輸血する．

【4) 解説】

RhDについては血液型不明患者の場合，本来は陰性血液の輸血が望ましいが，入手困難な場合が多いため，陽性血を必要最小限輸血する．

輸血後の血液型決定に用いるための血液の採取を輸血前に必ず行う．血液型判明後は速やかに同型血液の輸血に切り替える．

B 輸血トラブル

紙数の関係で重要な副作用に対する治療の要点を述べる．予防法も含めた詳細については，下記のガイドを参照されたい．

GL 日本輸血・細胞治療学会（編）：輸血副反応ガイド（改訂版），2014

1) 血液型不適合輸血による急性溶血性副作用

いわゆるメジャーミスマッチの異型赤血球輸血（A型に対するB，AB型の輸血，B型に対するA，AB型の輸血，O型に対するA，B，AB型の輸血）およびRhD陰性患者へのRhD陽性赤血球輸血で生じる．

①ただちに輸血を中止する．

②留置針はそのまま残し，接続部で新しい輸液セットに交換して，乳酸リンゲル液（通常2～3L）を急速に輸液し，血圧維持と利尿に努める．

③バイタルサインをチェックし，血圧低下がみられた場合はイノバン注（3～15μg/kg/分）を持続静注する．呼吸管理を必要に応じ行う．

④以下，腎不全，播種性血管内凝固（DIC），ショックの出現に注意し，専門医にコンサルトする．

▶これらの症候に対する個別の治療の詳細については，本書別項を参照されたい．

処方例

A アレルギー反応

血漿蛋白に対する反応が主である．

STEP 1 軽症時（蕁麻疹など）

❶ *dl*-クロルフェニラミン（クロダミン） 注 1回10mg静注

❷ ヒドロコルチゾン（サクシゾン）注　1回　100～500 mg 静注

▶❶または❷，あるいは❶❷併用．
▶❶の代わりにヒドロキシジン（アタラックス-P）注（1回 25～50 mg 静注）でもよい．

STEP 2 重症時（アナフィラキシーショックなど）

❶ アドレナリン（ボスミン）注　1回 0.3 mg　筋注　または 1回 0.01～0.25 mg 静注
単独で，あるいは STEP 1 に加えて用いる

B 輸血関連急性肺障害（TRALI）

①輸血を中止し，呼吸管理を行う．
②低血圧を認める場合，昇圧薬のドパミン（イノバン注 3～15 μg/kg/分　持続静注など）を用いる．

【B **解説**】

利尿薬は無効である．ステロイドの有効性も確認されていない．

輸血後 6 時間以内に発症する，低酸素血症に両肺野の浸潤影を伴う急性の肺障害．輸血関連循環負荷（TACO）との鑑別が必要となる．

文献

1）厚生労働省医薬食品局血液対策課：輸血療法の実施に関する指針（改定版）および血液製剤の使用指針（改定版），日本赤十字社，2012
2）輸血副作用対応ガイド改訂版作成タスクホース．輸血副作用対応ガイド改訂版，日本輸血学会，2014
3）田﨑哲典ほか：TRALI，TACO 鑑別診断のためのガイドライン．日輸血細胞治療会誌 **61**：474-479, 2015

（大西宏明）

3 電解質異常補正法

基本的知識

電解質異常の治療の基本は多岐にわたる原因の除去・治療であるが，電解質不足が顕著であり，症候性の場合は点滴・静注薬による治療が必要になる．

処方例

臨床上問題になることの多い電解質異常・酸塩基異常の補正法について述べる．

A 高ナトリウム（Na）血症

多くは高張性脱水であり，低張性または等張性電解質液を投与する．

❶ ソリタ-T3 号輸液（または 5% グルコース，ソリタ-T1 号輸液） 500 mL

▶❶の代わりに 5% グルコースまたはソリタ-T1 号輸液を用いてもよい．
▶脱水が著明で血圧が不安定なときは，まず生理食塩液またはラクテックを用いて循環動態を安定化させてからにする．
▶急速な補正は脳浮腫を起こすことがあるので注意する．

B 低ナトリウム（Na）血症

❶ 生理食塩液（またはラクテック） 500 mL

❷ 3% 食塩液 100～200 mL 2 時間で点滴静注
フロセミド（ラシックス） 注 20～40 mg 適宜静注

❸ 飲水制限 1 日 1,000 mL（食事も含めて）

❹ モザバプタン（フィズリン） 錠 1 回 30 mg 1 日 1 回 7 日間

▶中等度以上の低張性脱水のあるときは❶を用いる．❶の代わりにラクテック注を用いてもよい．
▶低張性脱水の場合，不足 Na 量は下式で推定できる．
不足 Na 量＝（140－血清 Na 濃度）mEq/L×体重×0.6
▶高度の低 Na 血症（110mEq/L 以下）で意識障害，痙攣などの中枢神経症状がみられるときは，緊急治療として❷を用いる．心不全などの Na 負荷がある場合はフロセミドを併用することがある．
▶低 Na 血症の治療に際しては，補正速度に十分注意する．すなわち，急速補正により中枢性脱髄症候群を生じる危険があるため，血清 Na の補正速度は 1 mEq/L/時かつ 1 日 6～10 mEq/L までにとどめる．
▶SIADH，浮腫性疾患に伴う希釈性低 Na 血症では❸の飲水制限が基本となる．浮腫性疾患ではループ利尿薬を併用する．
▶異所性 ADH 産生腫瘍による SIADH の場合，❹を 7 日を限度に用いることができる．

C 高カリウム（K）血症

❶ グルコン酸カルシウム（カルチコール） 1 A（10 mL） 数分かけて静注

❷ ヒトインスリン速効型（ノボリン R，ヒューマリン R） 10 単位＋10% ブドウ糖液 500 mL 1 時間以上で点滴静注

❸ 炭酸水素ナトリウム（メイロン） 7% または 8.4% 40 mL 5 分以上かけて静注

❹ フロセミド（ラシックス） 注・錠 1回20〜80 mg 1日1回 静注または経口

❺ ポリスチレンスルホン酸カルシウム（カリメート）またはポリスチレンスルホン酸ナトリウム（ケイキサレート） 散 50 g を微温湯 200 mL に懸濁 注腸または DS 10 g を水に混ぜ経口投与

▶高 K 血症が高度で，危険な不整脈がみられる場合は緊急治療が必要である．まず心筋保護を目的に❶を投与し，続いて処方❷，さらにアシドーシスのある場合は❸を追加する，必要に応じて処方❹❺も併用する．❺では，以前用いられたソルビトールは腸管穿孔の報告があり，用いない．
▶処方❶と❸は，混ざると沈殿を生じるので注意する．
▶改善がなければ，躊躇なく血液透析を行う．
▶慢性的な高 K 血症には，食事指導を行うとともに，適宜❺と❹の経口薬を投与する．

D 低カリウム（K）血症

Step 1 緊急性のない慢性の低 K 血症

❶ 塩化カリウム徐放剤（スローケー） 1錠中 K 8 mEq 1回1T 1日2〜3回

❷ L-アスパラギン酸カリウム（アスパラカリウム） 1錠中 K 1.8 mEq 1回2〜3T 1日3回

❸ グルコンサン K 1錠中 K 5 mEq 1回1〜2T 1日2回

❹ スピロノラクトン（アルダクトン A） 注 1回50〜100 mg 1日1回

▶食事中の K 摂取だけで不十分な場合は経口 K 製剤を投与する．一般に❶が用いられるが，代謝性アルカローシスを伴うときは❶❹，代謝性アシドーシスでは❷または❸が望ましい．
▶❹は K 保持性利尿薬として他の利尿薬と併用されるほか，経口的な K 補給だけでは不十分な場合に用いる．腎性の K 喪失に対して特に有効である．

Step 2 症状を伴う中等度以上の低 K 血症

❶ 塩化カリウム（KCl 補正液） 注 20 mL（20 mEq）＋5％ ブドウ糖液 500 mL 2時間以上で点滴静注

▶点滴中の K 濃度は 40 mEq/L 以下，点滴速度は 20 mEq/時以下とする．
▶カリウム欠乏量は，一般に血清 K 濃度 1 mEq/L 低下毎に 200〜400 mEq/L である．

E 高カルシウム（Ca）血症

1）高度の症候性高 Ca 血症

❶ 生理食塩液 500 mL 2〜3時間毎に点滴静注
これにフロセミド（ラシックス） 注 1回20 mg 静注 適宜追加

❷ エルカトニン（エルシトニン） 注 1回40単位 1日2回 筋注または点滴静注

▶原病の治療，原因（薬剤）の除去が最も重要だが，高度の場合はまず処方❶を行い，骨吸収の早期阻害効果を期待して❷を用いる．

2) 悪性腫瘍に伴う高度の高Ca血症

❶ パミドロン酸二ナトリウム 注 30～45 mg 4時間以上かけて点滴静注

▶強力な骨吸収阻害薬である．単回投与で効果は1～2週間持続する．

F 低カルシウム（Ca）血症

STEP 1 慢性期の治療

❶ カルシトリオール（ロカルトロール） カプセル0.5 μg 1回1～4 Cap 1日1回

❷ 乳酸カルシウム 末 1回1～3 g 1日3回

▶❶❷のいずれか．不十分であれば併用してもよい．
▶❶の代わりにアルファロールを用いてもよい．
▶高Ca血症，高Ca尿症に注意する．

STEP 2 テタニーなどの症状を伴う場合

❶ グルコン酸カルシウム（カルチコール） 注 1回20 mL 2～3分で静注

G 高リン（P）血症

❶ 沈降炭酸カルシウム 末 1回1 g 1日3回

❷ セベラマー（フォスブロック，レナジェル） 錠250 mg 1回4～12 T 1日3回 食直前

❸ クエン酸第二鉄（リオナ） 錠250 mg 1回2～8 T 1日3回 食直後

❹ 炭酸ランタン（ホスレノール） 錠250 mg 1回1～3 T 1日3回 食直後

▶❶～❹のいずれか．
▶治療を要するのは，ほとんどが維持透析中または進行した保存期の慢性腎不全患者である．他のリン吸着薬には，透析患者にのみ適応が通っている製剤もあるため注意する．食事中のリン制限も必ず行う（p 323「慢性腎臓病（CKD）」参照）．
▶❶以外はCa非含有リン吸着薬である．消化器系の副作用もあるため，少量より開始する．

H 低リン（P）血症

STEP 1 中性経口P製剤

❶ ホスリボン　配合顆粒　1回3〜10包　1日3回　毎食後

▶リン酸二ナトリウム330 mgと無水リン酸水素二ナトリウム119 mgの配合薬で，1包中にP 100 mgを含有する．P欠乏を伴う低P血症性クル病・骨軟化症やFanconi症候群に用いられる．

STEP 2 高度な低P血症/経口摂取不能時

❶ リン酸Na補正液0.5 mmol/mL　注　10〜20 mL＋5%ブドウ糖液　500 mL　6時間以上で点滴静注

❷ リン酸二カリウム　注　20 mEq＋5%ブドウ糖液500 mL　6時間以上で点滴静注

▶❶❷はいずれも注20 mL中にP 310 mgを含有する．血中P 1.5〜2.5 mg/dL以下で，横紋筋融解症などの低P血症の症状を伴うか，経口摂取困難な場合に用いる．

▶❷は1A中にK 20 mEqを含有するため，腎不全の高K血症がみられるときは❶を，K欠乏もみられる場合は❷を用いる．

I 低マグネシウム（Mg）血症

❶ 硫酸マグネシウム・ブドウ糖配合（マグネゾール）　注　（10%$MgSO_4$）　20 mL中にMg 200 mgを含有
＋5%ブドウ糖液100〜500 mL　1時間以上で点滴静注

❷ 酸化マグネシウム　細粒　1回1g　1日2〜3回

▶経口摂取不能または高度の低Mg血症（1 mg/dL以下）の場合，痙攣や不整脈のあるときはマグネゾール1/2〜1Aを5分以上かけて静注する．

▶経口的なMg補給には❷を用いる．❷の代わりにマグミット錠（330 mg）を用いてもよい．

J 代謝性アシドーシス（酸血症）

❶ 炭酸水素ナトリウム（メイロン）　注7%・8.4%　20〜250 mL　静注または点滴静注
＋5%ブドウ糖液100〜500 mL　1時間以上で点滴静注

❷ 炭酸水素ナトリウム（重曹）　原末　1回1g　1日1〜3回

❸ クエン酸K・クエン酸Na配合（ウラリット）　配合錠　1回2〜4T　1日3回

▶経口アルカリ化剤としては，一般には（慢性腎不全など）❷を，尿細管性アシドーシスなどK欠乏を伴う場合には❸を用いる．❸はクエン酸Naとクエン酸Kの合剤である．

▶不足 $NaHCO_3$ 量は下式で推定できる．
不足 HCO_3 量＝(24－血漿 HCO_3 濃度) mEq/L×体重×0.5

(要　伸也)

4 高カロリー輸液

基本的知識

糖質，アミノ酸などの必要な栄養を経静脈的に投与する方法で，中心静脈栄養法(total parenteral nutrition)ともいう．熱量は1日当たり1,500〜2,500 kcal，アミノ酸は0.8〜2 g/体重1 kgを与え，適当な輸液量，電解質濃度になるよう調整する．アミノ酸投与量は，病態に応じ，侵襲の程度や非蛋白カロリー/窒素比を考慮して決定する．ビタミン剤，微量元素，脂肪製剤も適宜補充する．現在，様々な製剤が市販されているのでそれらを利用するとよい．

処方例

❶ 1日当たり水分1,800 mL，熱量約1,600〜2,200 kcal，アミノ酸48 g
ハイカリック液-2号または3号注　700 mL
プロテアミン12X　200 mL　1日200〜400 mL
ネオラミン・マルチV　注　1日1 V
エレメンミック　1 mL　適宜
以上を中心静脈より24時間かけて点滴静注
さらに
イントラリポス　20%　250 mL　週1〜2回　末梢より点滴静注

❷ 1日当たり水分2,200 mL，熱量1,680 kcal，アミノ酸60 g
ピーエヌツイン　2号輸液　1日2,200 mL
ネオラミン・マルチV　注　1日1 V
ミネラリン　1 mL　適宜
以上を中心静脈より24時間かけて点滴静注

▶❶❷のいずれか．

解説

高カロリー輸液を開始するときは，血糖をチェックしながら，数日かけて目標の熱量まで上げていく．たとえば処方❶の場合は以下のようにする．

1日目　フィジオゾール・3号　1,500 mL (600 kcal)
→2〜3日目　ハイカリック液-1号注　1,400 mL (960 kcal)
→4〜5日目　ハイカリック液-2号注　1,400 mL (1,400 kcal)

→維持量　ハイカリック液-3 号注　1,400 mL (2,000 kcal)

2 日目以降はこれにアミノ酸製剤を加える.

アミノ酸製剤には病態別に，腎不全用，肝不全用が市販されており，①のアミノ酸製剤として用いる．腎不全用としては，①のアミノ酸製剤として，必須アミノ酸にアルギニン，一部の非必須アミノ酸を加えたキドミン，ネオアミユがある．一方，肝不全用には分岐アミノ酸を含み，芳香族アミノ酸を少なくしたアミノレバンを用いる．

処方上の注意

糖尿病，高血糖があるときは，ブドウ糖 5～10 g に対して 1 単位を目安に速効型インスリンを追加し，血糖を 150～200 mg/dL 以下に保つ．インスリンはインフュージョンポンプで別ルートより投与する．

ハイカリック液には Na が含まれていないため，Na 製剤またはアミノ酸製剤を加える必要がある．

アミノ酸製剤によって，含有アミノ酸組成の他，Na 濃度，Cl 濃度が異なる．Na に比べて Cl 濃度の高いアミノ酸製剤ほど代謝性アシドーシスを起こしやすい．

ビタミン B_1 不足により乳酸アシドーシスを生じることがあるので，適宜ビタミン製剤の補給を行う．長期に及ぶ場合は，微量金属 (Zn，Cu など) を補給する．

(要　伸也)

5 経腸栄養

基本的知識

栄養補給としてより生理的であり，腸機能を保つためにも積極的に使用される．成分栄養剤，消化態栄養剤，半消化態栄養剤の 3 つに分類される．原則として前 2 者は中等度以上の消化吸収障害がある場合 (ただし，急性膵炎，短腸症候群 II 型では成分栄養のみ)，後者は消化吸収障害が軽度または正常のときに用いられる．短期間は経鼻チューブを利用し，1ヵ月に及ぶ場合は胃瘻 (または腸瘻) を造設する．

処方例

1) 成分栄養剤

① **エレンタール**　配合内用剤　80 g/袋 (300 kcal)
(微温湯 300 mL に溶解し，1 kcal/mL に調製) 60～100 mL/時で十二指腸または空腸留置チューブ内へ投与

解説

成分栄養剤は，消化を必要としない無残渣食である．開始時は，下痢や腹痛を防ぐ

ため 0.5 kcal/mL，20～50 mL/時から数日をかけて濃度，投与速度を上げていく．脂肪をほとんど含まないため，経静脈的に脂肪製剤を投与する必要がある．

消化態栄養剤であるツインライン NF は，これにペプチドを加えたものである．

2) 半消化態栄養剤

❶ **エンシュア・リキッド** 液 1,500～2,250 mL（1 缶 250 mL，1 kcal/mL）
1 日数回に分けて経管または経口
経管の場合は 100～150 mL/時で持続投与でもよい

解説

ある程度の消化を必要とするが（したがって，残渣を生ずる），より自然経口摂取に近い．

処方上の注意

半消化態栄養剤で下痢を生ずる場合は，水で倍程度に希釈するとよい．カゼインを含有するため，牛乳蛋白アレルギーを有する患者には禁忌である．

（要　伸也）

3章 対症療法

1 発熱

基本的知識

発熱の対処療法を考えるうえでは，それと同時並行で発熱の原因を追究するという姿勢を常に保持する必要がある．そのうえで，患者の苦痛を取り除く，体力の消耗を軽減する，あるいは痙攣・精神症状惹起の予防などの対処療法のメリットを認識することで臨床現場での大きな武器として活用したい．

一般的には発熱は「体温 37.5℃以上」，高熱を「体温 38.0℃以上」と定義（感染症法）している．しかし，新生児・乳幼児や高齢者では，体温上昇を伴わない感染症や軽度の体温上昇のみという場合もある．また，解熱薬投与による症状や徴候の修飾，副作用など不利益にも注意を払っておくことが望まれる．副作用に関しては，患者の状態が悪い場合や臓器機能低下の際は頻度が上がり重症化することもあるため熟知しておく必要がある．

解熱に対して使用される薬剤としては，アセトアミノフェンを代表とする非ピリン系，ピリン系の解熱鎮痛薬，解熱鎮痛抗炎症薬である非ステロイド抗炎症薬（NSAIDs），場合によってステロイドなどが使用の候補であろう．また，剤型も経口剤（錠剤・細粒・シロップ），坐剤，注射剤などがあり，患者の状態に合わせての使用が可能である．通常，解熱薬使用が不利益に勝ると判断した際は，内服が可能で禁忌がなければ，まずアセトアミノフェンの経口内服を試し，効果が乏しい場合にロキソニンなどの NSAIDs の処方をすることが多い．入院患者では，さらに坐剤や注射剤の使用も可能であるが，経口が可能であればまずは上記のアプローチを採ることが多いだろう．

処方例（頓用）

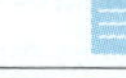

A 成人処方例

1）経口

❶ アセトアミノフェン（カロナール） 錠 200 mg 1回2T

❷ ロキソプロフェン（ロキソニン） 錠 60 mg 1回1T

❸ ジクロフェナク（ボルタレン） 錠 25 mg　1 回 1 T

▶❶～❸のいずれか.

2）坐剤

❶ アセトアミノフェン（アンヒバ） 坐剤小児用　1 回 10～15 mg/kg　挿肛

❷ ジクロフェナク（ボルタレン） 坐剤　1 回 25～50 mg　挿肛

▶❶❷のいずれか.

3）注射剤

❶ アセトアミノフェン（アセリオ） 注　1 回 300～1,000 mg　15 分かけ静注　4～6 時間以上あけ，1 日総量 4,000 mg まで

B 小児処方例（低出生体重児，新生児，3ヵ月未満乳児は，多くが安全性未確立）

1）経口

❶ アセトアミノフェン（カロナール） 小児シロップ　1 回 10～15 mg/kg　4～6 時間あけ，1 日総量 60 mg/kg まで

2）坐剤

❶ アセトアミノフェン（アンヒバ） 坐剤小児用　1 回 10～15 mg/kg　挿肛

3）注射剤

❶ アセトアミノフェン（アセリオ） 注　1 回 10～15 mg/kg　15 分かけ静注　4～6 時間あけ，1 日総量 60 mg/kg まで

処方上の注意

1）一般的注意

解熱薬処方における重要な一般原則は，安易な解熱薬処方を避けるということに尽きる．発熱をきたすには，ほとんどの場合なんらかの原因があり，その原因の追究が第一となる．解熱薬使用で，その原因追及が困難になったり，追求を遅らせ患者に不利益があってはならない．そのうえで，解熱により患者が受ける利益を治療の一環として活用するといった姿勢が望まれる．その意味では，発熱があったとしても全身状態が良好でウイルス性疾患で短期の治癒が予測され，患者が体温上昇による症状が強くない場合には，クーリングなどの非投薬による対処で済ませることも可能である．その際は，必ずしも解熱薬の使用は必要ない．これを患者や患者家族に説明し解熱薬使用による副作用の可能性を回避することもできる．一方で，短期の治癒が予測される場合でも，体温上昇に伴い頭痛が苦痛であったり，食事・水分摂取に影響を生じている場合は解熱によって利益を得られることも明らかである．

2) 小児および高齢者の発熱

小児や高齢者では，一般に症状がそろわない場合や患者自身が表現できないこともある．体温上昇を発熱と感じていないことも多い．解熱により，なんとなく体調がすぐれない，食欲が低下する，あるいは脱水を防げるなどの利益を得る可能性はある．高齢者では，普段の体温を知っておき比較的軽い体温上昇であっても，重篤化する可能性のある疾患の診断に役立つこともあり体温に対する認識を高めておくと一般診療では役立つ場合もある．その意味では，普段の外来時にバイタルサインとして体温の計測を心がけ，カルテに記載しておくとよいだろう．

3) 妊婦への解熱薬投与

一般的には，妊娠全期間を通じて解熱薬の使用を控えるのが原則である．しかし，解熱薬使用の利益が勝る場合は，アセトアミノフェンを使用する．アセトアミノフェンの添付文書上は，「治療上の有益性が危険を上回ると判断される場合にのみ投与すること」となっており，禁忌ではない．また米国 Food and Drug Agency（FDA）の以前の基準では，アセトアミノフェンは人体への危険性の証拠はないカテゴリー B となっていた．その他の NSAIDs は，胎児毒性・動脈管閉鎖の危険性・出血の危険性などから禁忌となっているものがほとんどである．

4) ステロイドの解熱目的での使用

一般的には，対処療法として発熱に対しステロイドを使用するのは，癌患者の緩和医療などの限定的な場面だけであろう．発熱に対する対処療法として安易なステロイド使用はデメリットが勝る可能性を十分認識するべきであろう．もちろん，原疾患の治療としてステロイドを使用し，その治療の結果，解熱が得られる場合はこの通りではない．

5) その他の注意

ニューキノロン系の抗菌薬投与時は，NSAIDs による痙攣誘発の可能性があり安易な併用は避ける．また，インフルエンザによる発熱では，NSAIDs の投与とインフルエンザ脳症・脳炎との関係も示唆されており，NSAIDs は避けアセトアミノフェンを使用する．

（廣岡伸隆）

2 頭痛

基本的知識

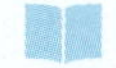

標準的な頭痛の診断は国際頭痛分類第 3 版 beta 版に準拠して行われ，「一次性頭痛」，「二次性頭痛」，「有痛性脳神経ニューロパチー，他の顔面痛およびその他の頭痛」の 3 種類に大別される．頭痛の患者を診療するにあたり，まずなんらかの原因疾患を持つ二次性頭痛の鑑別をして，次に一次性頭痛に関する診断を進める．症状の出

現頻度や強さ，日常生活の支障度，随伴症状の有無などから病型の分類と重症度の評価を行い，適切な治療を選択する．

本項では，頭痛患者の9割以上を占める一次性頭痛のうちで臨床的に重要な片頭痛，緊張型頭痛，群発頭痛の標準的治療を『慢性頭痛の診療ガイドライン2013』に則って記載した．

薬物治療アルゴリズム

診断がつき，薬物治療の適応と判断したら急性期治療薬で治療を開始し，症状の出現頻度や薬物の使用頻度が多い場合や頻度が低くても症状が強い場合には予防薬の使用を考慮する．

頭痛の日数，性状，強さ，持続時間や薬剤の使用状況などを患者に記録してもらう頭痛ダイアリーの活用も正診率向上や治療効果の把握の面から勧められる．

処方例

A 片頭痛

頭痛を主訴に来院する患者の半数以上を占め，日常生活支障度も高いため，臨床的に重要である．視覚症状（閃輝暗点など），感覚症状，言語症状などが頭痛に先行する「前兆を伴う片頭痛」と4～72時間持続する発作が過去に5回以上あり，①片側性，②拍動性，③中等度から重度の頭痛，④日常的動作により増悪する，のうち2項目以上を満たし，かつ発作中に①悪心または②嘔吐か光および音過敏，のいずれかがみられることで診断される「前兆のない片頭痛」が主要なサブタイプである．治療は薬物療法が中心となる．

1) 急性期治療薬

治療薬を重症度に応じて選択する層別治療 stratified care が推奨されており，中等度～重度の場合あるいは軽度～中等度でも過去にSTEP 1の治療薬が無効であった場合にはSTEP 2から開始してよい．悪心・嘔吐を伴う場合には制吐薬（メトクロピラミドおよびドンペリドン）を積極的に併用する．

STEP 1 軽度～中等度の場合：アセトアミノフェン，NSAIDs内服

❶ アセトアミノフェン（カロナール） 錠200 mg 1回2T（または500 mg 1回1T） 頓用 1日6回まで

❷ ナプロキセン（ナイキサン） 錠100 mg 1回2T 頓用 1日3回まで（保険適用外）

❸ ロキソプロフェン（ロキソニン） 錠60 mg 1回 1T 頓用 1日3回まで（適応外使用可）

▶❶～❸のいずれか．薬物乱用頭痛を引き起こさぬよう，1週間で2～3日以上の使用は避ける．

STEP 2 中等度～重度の場合：トリプタン系薬内服

❶ スマトリプタンコハク酸塩（イミグラン） 錠 50 mg 1回1T 頓用 1日4Tまで

❷ ゾルミトリプタン（ゾーミッグ） 錠または口腔内速溶（RM）錠 2.5 mg 1回1T 頓用 1日4Tまで

❸ エレトリプタン（レルパックス） 錠 20 mg 1回1T 頓用 1日2Tまで

❹ リザトリプタン（マクサルト） 錠または口腔内崩壊（RPD）錠 10 mg 1回1T 頓用 1日2Tまで

❺ ナラトリプタン（アマージ） 錠 2.5 mg 1回1T 頓用 1日2Tまで

▶❶～❺のいずれか．❶～❸は1回2Tまで増量可．効果不十分で追加投与する場合，前回の投与から❶～❹では2時間以上，❺では4時間以上あける．

【STEP 2 解説】

頭痛が起きる前の前兆期や頭痛がひどくなってからのトリプタン系薬服用では効果が落ちるため，発作早期（発症から1時間ぐらいまで）や症状が軽いうちに服用するよう指導する．トリプタン系薬単剤で効果不十分ならSTEP 1の薬剤の同時服用も可能である．ナラトリプタンやエレトリプタンは血中半減期が長く，短時間での再発例や持続時間の長い例（月経関連片頭痛など）に有用である．

STEP 3 内服困難例：トリプタン系薬点鼻，静注

❶ スマトリプタン（イミグラン） 点鼻液 20 mL/容器 1回1容器 1日2回まで 鼻腔内投与

❷ スマトリプタンコハク酸塩（イミグラン） 注（キット）3 mg/キット 1回1キット 1日2回まで 皮下注

❸ スマトリプタンコハク酸塩（イミグラン） 注（A）3 mg/A 1回1A 1日2回まで 皮下注

▶❶～❸のいずれか．効果不十分で追加投与する場合，前回の投与から❶では2時間以上，❷と❸では1時間以上あける．

2）予防薬

発作が月に2回以上あるいは6日以上ある患者で予防薬の開始を検討し，急性期治療の効果が十分でない例や副作用などで急性期治療薬が使用できない場合，永続的な神経障害をきたすおそれのある特殊な片頭痛には開始することが勧められている．

❶ ロメリジン（ミグシス） 錠 5 mg 1回1T 1日2回 朝夕食後 効果不十分なら1日4Tまで増量可

❷ バルプロ酸（デパケンR，セレニカR） 徐放錠200 mg 1回1T 1日2回 朝夕食後

❸ プロプラノロール（インデラル） 錠10 mg 1回1T 1日2回 朝夕食後 効果不十分なら1日6Tまで増量可

▶❶〜❸のいずれか．効果判定には2〜3ヵ月程度の時間をかけて無効なら変更，有効なら3〜6ヵ月継続してから漸減し，可能であれば中止する．片頭痛には保険適用外であるが，アミトリプチリンも有効で特に緊張型頭痛との合併例には有用である．❷では至適血中濃度21〜50 μg/mLの維持が望ましい．❸とリザトリプタンは併用禁忌．

B 緊張型頭痛

一次性頭痛の中で有病率が最も高い頭痛である．典型的には，30分〜7日間持続し，両側性，非拍動性で強さは軽度〜中等度，日常的な動作では増悪せず，悪心や嘔吐は伴わない．発作の頻度と頭蓋周囲の圧痛の増強の有無で病型分類される．急性期治療は薬物療法が中心であるが，心理的ストレスなどの関与も考えられており，精神行動療法などの非薬物療法も考慮される．

1) 急性期治療薬

❶ アセトアミノフェン（カロナール） 錠200 mg 1回2T（または500 mg 1回1T） 頓用 1日6回まで

❷ ナプロキセン（ナイキサン） 錠100 mg 1回2T 頓用 1日3回まで

❸ロキソプロフェン（ロキソニン） 錠60 mg 1回1T 頓用 1日3回まで

▶❶〜❸のいずれか．薬物乱用頭痛を引き起こさぬよう，1週間で2〜3日以上の使用は避ける．

2) 予防薬

発作の頻度が月に15日以上の慢性緊張型頭痛やそれ以下の頻度でも急性期治療薬の使用頻度が多い例が対象となる．

❶ アミトリプチリン（トリプタノール） 錠10 mg 1回1T 1日1回 夕食後（適応外使用可）

❷ チザニジン（テルネリン） 錠1 mg 1回1〜2T 1日3回 毎食後（適応外使用可）

▶❶❷のいずれか，あるいは併用．❶は口渇や眠気などの副作用に注意しながら漸増．3〜6ヵ月を目安に効果判定し，続行あるいは中止を考慮する．

C 群発頭痛

一側の眼周囲から前頭部，側頭部にかけてのじっとしていられないほどの激しい頭痛であり，同側の結膜充血，流涙や鼻漏といった自律神経症状を伴うことが特徴であ

る．症状は夜間，睡眠中を中心に15分〜3時間持続し，発作の頻度は2日に1回〜1日8回で，数週間から数ヵ月の間，群発する．治療はトリプタン系薬による急性期治療とともに予防薬の投与も開始する．

1) 急性期治療薬

❶ スマトリプタンコハク酸塩（イミグラン） 注（キット）3mg/キット 1回1キット 1日2回まで 皮下注

❷ スマトリプタン（イミグラン） 点鼻液 20mL/容器 1回1容器 1日2回まで 鼻腔内投与（保険適用外）

❸ ゾルミトリプタン（ゾーミッグ） 錠・口腔内速溶（RM）錠 2.5mg 1回1T頓用 1日4Tまで（保険適用外）

❹ 純酸素吸入 フェイスマスク側管より7〜12L/分で15分間吸入（保険適用外）

▶❶〜❹のいずれか，あるいは❶〜❸のいずれかに❹を併用．効果不十分で追加投与する場合，前回の投与から❶では1時間以上，❷と❸では2時間以上あける．

2) 予防薬

❶ ベラパミル（ワソラン） 錠40mg 1回2T 1日3回 毎食後（適応外使用可）

❷ プレドニゾロン（プレドニン） 錠5mg 1回4T 1日2回 朝夕食後（適応外使用可）

▶❶単独，あるいは❶と❷を併用．副作用を考慮して，❶が有効となってくる1〜2週間の間で❷を減量，中止する．❶は群発期の終了まで継続する．

3 対症療法

処方上の注意

1) 薬剤の主な禁忌と副作用

トリプタン系薬の副作用には一過性の頸部からの前胸部の締め付け感，めまいなどがある．虚血性心疾患や脳血管障害の症状，既往のある患者，末梢血管障害やコントロールされていない高血圧症を有する患者には禁忌である．

2) その他の注意点

片頭痛の症状あるいはトリプタン系薬の服用で眠気を催すことがあり，自動車の運転などの危険を伴う機械作業は避けるように指導する．

妊娠中および授乳期においては，アセトアミノフェンの安全性が高く，頭痛の急性期治療の第一選択薬となる．トリプタン系薬は有益性が危険性を上回る場合に使用可となっている．バルプロ酸ナトリウムは妊娠中および妊娠の可能性のある女性には禁忌である．

連携医療

頭痛の鑑別や治療に苦慮する場合には専門医への紹介を考慮し，特にくも膜下出血

が否定し得ない場合には速やかに脳神経外科医に紹介する．また，月に 10 日以上の急性期治療薬使用にもかかわらず月に 15 日以上頭痛が存在する場合には薬剤の使用過多による頭痛（薬物乱用頭痛）が考えられ，専門医への紹介が望ましい．

（宮本宣友）

3 めまい，耳鳴り

基本的知識

めまいと耳鳴りは日常臨床上でしばしば遭遇する症状であり，これには難聴が合併することが多い．めまい・耳鳴・難聴は一般的には高齢者が訴える症状という印象があるが，たとえば Meniere 病などのように比較的若い年齢層に好発する疾患も最近増加している．まず代表的な①めまい・耳鳴り（難聴）疾患，②めまい疾患，③耳鳴り（難聴）疾患について表 1 に示した．このように様々な疾患で症状が出現し，めまい，耳鳴り（難聴）を惹起する病態は，血管障害（循環不全），代謝障害，ウイルス感染，細菌感染，腫瘍性病変，薬物中毒，音響外傷，加齢変化など様々である．したがって，その治療を考える場合には，それぞれの病態を考慮した治療方法の選択が重要となる．

薬物治療アルゴリズム

めまい，耳鳴りの薬物治療の基本的な考え方は，まず原疾患の治療による症状の軽減を計る急性期治療と，各疾患の後遺症としての不可逆性平衡障害や不可逆性耳鳴りに対する慢性期治療に大きく大別される．

処方例

代表的な疾患について病態と急性期治療としての処方例を呈示する．

表 1　めまい，耳鳴り，難聴の原因疾患について

症状	めまい，耳鳴り（難聴）	めまい	耳鳴り（難聴）
疾患	Meniere 病 突発性難聴 外リンパ瘻 ハント症候群 内耳炎 脳血管障害（AICA） 神経血管圧迫症候群	前庭神経炎 BPPV 起立性低血圧症 上半規管裂隙症候群 脳血管障害（PICA） 脳腫瘍 心因性めまい	騒音性難聴 音響外傷 老人性難聴 遺伝性難聴 低音障害型難聴 中毒性難聴（SM, KM） 聴神経腫瘍 心因性難聴

注）BPPV：良性発作性頭位めまい症，AICA：前下小脳動脈，PICA：後下小脳動脈，SM, KM：ストレプトマイシン，カナマイシン

A Meniere 病

STEP 1 耳鳴り（難聴）の改善，めまいの予防

減塩，有酸素運動とともに症状が落ち着き安定するまで継続する．

❶ イソソルビド（イソバイド） シロップ 30 mL/包 1 回 1 包 1 日 3 回 毎食後
またはイソソルビド（メニレット） ゼリー 30 g/個 1 回 1 個 1 日 3 回 毎食後

❷ アデノシン三リン酸二ナトリウム（アデホスコーワ，トリノシン） 10% 顆粒 1 回 1 g 1 日 3 回 毎食後

❸ ベタヒスチン（メリスロン） 錠 6 mg 1 回 2 T 1 日 3 回 毎食後

▶❶～❸を併用.

解説

病態は特発性内リンパ水腫と考えられており，利尿薬，循環改善薬が第一選択となる．

STEP 2 頻発するめまいの制御：STEP 1 でめまい発作が抑制できない場合

STEP 1 の❶～❸に加えて以下の❶を追加する．

❶ デキサメタゾンリン酸エステルナトリウム（デカドロン） 錠 0.5 mg 1 回 2 T 1 日 1 回 朝食後

▶めまい発作が抑制されたら 1 ヵ月かけて漸減終了とする[1].

B 突発性難聴

❶プレドニゾロン（プレドニン） 錠 5 mg 1 回 6 T 1 日 1 回 朝食後
プレドニゾロンは，30 mg→20 mg→10 mg→5 mg と 3 日毎に漸減

❷ リマプロストアルファデクス（オパルモン，プロレナール） 錠 5 μg 1 回 2 T 1 日 3 回 毎食後（保険適用外）

❸ アデノシン三リン酸二ナトリウム（アデホスコーワ，トリノシン） 10% 顆粒 1 回 1 g 1 日 3 回 毎食後

▶若年者の突発性難聴は血管障害の可能性が低いので❷のプロスタグランジンは除き❶❸のみとする．❷の処方に関する適応病名に注意が必要.

解説

必ずしも原因を断定できないが，ウイルス感染と血管障害が二大原因と推測されている．したがって，その治療はステロイドやプロスタグランジン製剤を選択する場合が多い．聴力予後は治療開始時期と相関があり，発症から 1 週間以内の治療開始が望ましい．

3 対症療法

Meniere病ならびに突発性難聴では，難聴が残存すると後遺症として耳鳴も恒久化する．

その他，前庭神経炎は上前庭神経へのウイルス感染の頻度が高いと考えられており，したがって後遺症としての平衡障害の遷延化を防ぐためにもステロイドホルモン薬による治療が有効と考えられている．起立性低血圧症では，昇圧薬の投与を試みることが多い．細菌性の内耳炎では，抗菌薬およびステロイドの投与を行う．第8脳神経の神経血管圧迫症候群では，間欠性耳鳴り・めまいが出没するが，抗痙攣薬（カルバマゼピン）が著効を呈する．心因性めまい，あるいは心因性難聴については，その背景因子となる精神症状に合致した薬剤選択が必要である．不安傾向やうつ傾向が強い場合には，それぞれ抗不安薬や抗うつ薬などを選択することになる．めまい疾患の中で最も高頻度に認められる良性発作性頭位めまい症は半規管内の浮遊耳石やクプラ結石症が原因とされており，したがって薬物療法は無効と考えられており，理学療法が治療の中心となる．

また，めまい・平衡障害の慢性期治療としては，前庭代償の促進を目的とした平衡訓練によるリハビリが中心となる．一方，恒久化した耳鳴りの慢性期治療としては，補聴器療法や音響療法（tinnitus retraining therapy：TRT）が中心となる．

文献

1）柴﨑　修ほか：メニエール病難治例に対するステロイドホルモン剤の選択について．耳鼻と臨 **58**（4）：143-148, 2012

（伊藤彰紀）

4 不眠

基礎的知識

1）不眠の定義・診断基準

不眠症は，睡眠障害の国際分類（The International Classification of Sleep Disorders）[1)]で，「睡眠の開始と持続，一定した睡眠時間帯，あるいは眠りの質に繰り返し障害が認められ，眠る時間や機会が適当であるにもかかわらずこうした障害が繰り返し発生して，その結果なんらかの昼間の弊害がもたらされる状態」と定義される．さらに，慢性不眠障害（chronic insomnia disorder）診断基準としては，表1が示されている．

2）不眠の原因の鑑別について

不眠が他の睡眠障害で説明できないかどうか，その症状から想定される鑑別診断を行う必要がある（表2）．

GL 厚生労働科学研究・障害者対策総合研究事業「睡眠薬の適正使用及び減量・中止のため

表1　慢性不眠障害の診断基準（A〜Fのすべてを満たす）

A　以下の症状が1つ以上
1）入眠困難
2）睡眠維持困難
3）早期覚醒
4）適切な時間に就床することを拒む
5）親や介護者がいないと眠れない
B　夜間の睡眠困難に関連した以下の症状が1つ以上
1）疲労・倦怠感
2）注意力・集中力・記憶力低下
3）社会生活・家庭生活・勤務上での支障・学業成績低下
4）気分障害やイライラ
5）日中の眠気
6）行動問題（過活動・衝動的・攻撃的）
7）やる気・気力・自発性の減退
8）間違いや事故を起こしやすい
9）睡眠に不満がある
C　眠る機会や環境が適切であるにもかかわらず，睡眠・覚醒障害を生じる
D　症状は，少なくとも週に3回以上
E　症状は，少なくとも3ヵ月以上認められる
F　この睡眠・覚醒障害は他の睡眠障害で説明できない

（睡眠障害国際分類第3版を参考に筆者作成）

表2　不眠の鑑別―5つのP

Physical：身体的要因（睡眠時無呼吸症候群，むずむず足症候群，アトピー性皮膚炎，神経因性膀胱，心不全，頭痛，腰痛など）
Physiological：生理学的要因（騒音，勤務形態）
Psychological：心理学的要因（ストレス，不安）
Psychiatric：精神医学的要因（うつ，薬物依存，統合失調症）
Pharmacological：薬理学的要因（カフェイン，ステロイド，アルコールなど）

（Hindmarch I, et al：Benzodiazepines：Current Concepts-Biological, Clinical and Social Perspectives, John Wiley & Sons, p 141-152, 1990 より引用）

の診療ガイドラインに関する研究班」および日本睡眠学会・睡眠薬使用ガイドライン作成ワーキンググループ（編）：睡眠薬の適正な使用と休薬のための診療ガイドライン，日本睡眠学会，2013

薬物治療アルゴリズム

『睡眠薬の適正な使用と休薬のための診療ガイドライン』では図1のようなアルゴリズムを作成している．薬物治療については，ベンゾジアゼピン系および非ベンゾジアゼピン系，メラトニン受容体作動薬などが取り上げられている．

処方例

STEP 1　軽度の不眠（入眠障害）

1）非ベンゾジアゼピン系睡眠薬（いずれも短時間作用性）

❶ ゾルピデム（マイスリー）　錠5 mg・10 mg　1回1T　1日1回　就寝前

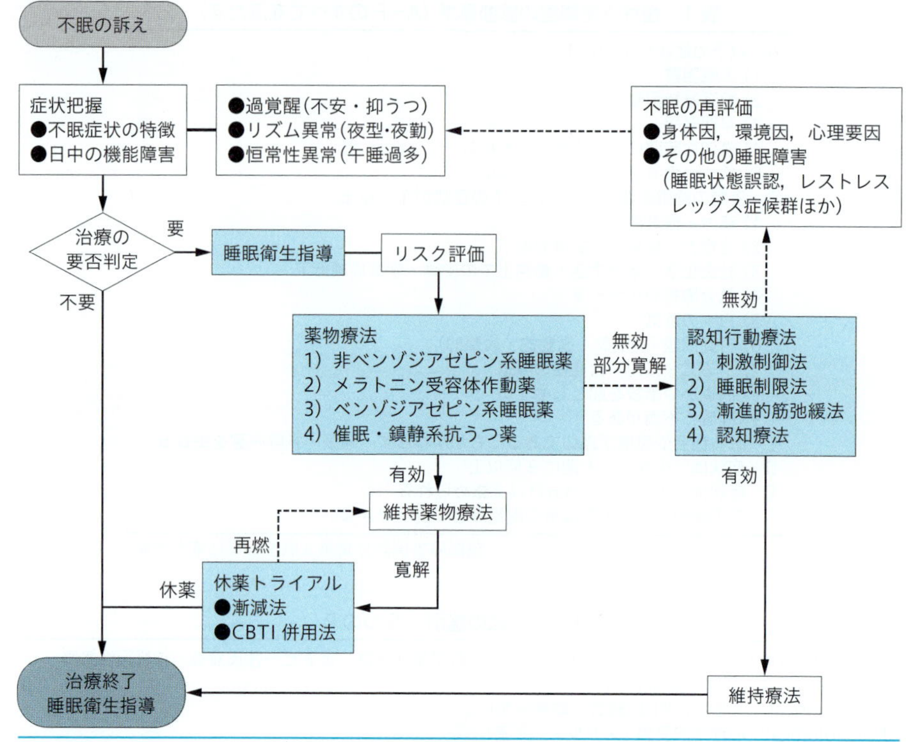

図1　不眠症の治療アルゴリズム

[厚生労働科学研究・障害者対策総合研究事業「睡眠薬の適正使用及び減量・中止のための診療ガイドラインに関する研究班」および日本睡眠学会・睡眠薬使用ガイドライン作成ワーキンググループ(編)：睡眠薬の適正な使用と休薬のための診療ガイドライン，日本睡眠学会，東京，p 8，図 3，2013 より許諾を得て転載]

❷ ゾピクロン(アモバン)　錠 7.5 mg・10 mg　1 回 1 T　1 日 1 回　就寝前

❸ エスゾピクロン(ルネスタ)　錠 1 mg・2 mg　1 回 1 T　1 日 1 回　就寝前

▶❶～❸のいずれか.

2) メラトニン受容体作動薬

❶ ラメルテオン(ロゼレム)　錠 8 mg　1 回 1 T　1 日 1 回　就寝前

3) ベンゾジアゼピン系睡眠薬(いずれも短時間作用性)

❶ トリアゾラム(ハルシオン)　錠 0.125 mg・0.25 mg　1 回 0.25～0.5 mg　1 日 1 回　就寝前

❷ ブロチゾラム(レンドルミン)　錠 0.25 mg　1 回 1 T　1 日 1 回　就寝前
高齢者は半量

❸ リルマザホン（リスミー） 錠 1 mg・2 mg 1回1T 1日1回 就寝前

▶❶〜❸のいずれか.

【STEP 1 解説】

ベンゾジアゼピン系および非ベンゾジアゼピン系睡眠薬の間で効果には大きな差はない．耐性は非ベンゾジアゼピン系睡眠薬で起こりにくい．まずは少量から投与する．メラトニン受容体作動薬はもっとも安全性が高く，高齢者や基礎疾患がある患者など副作用・有害事象のハイリスク患者でも使いやすい．

STEP 2 入眠障害で上記眠剤の効果がないときや中途覚醒や早朝覚醒，熟眠障害があるとき

STEP 1 で取り上げた以外で作用機序の異なるものは下記である．

1) オレキシン受容体拮抗薬 入眠障害，中途覚醒の両方に効果

❶ スボレキサント（ベルソムラ） 錠 15 mg・20 mg 1回20 mg 1日1回 就寝直前
高齢者：1回15 mg 1日1回 就寝直前

2) 抗うつ薬 熟眠感を期待して投与

❶ アミトリプチリン（トリプタノール） 錠 10 mg・25 mg 1回1T 1日1回 就寝前

❷ トラゾドン（デジレル，レスリン） 錠 25 mg・50 mg 1回1T 1日1回 就寝前

▶❶❷のいずれか.

▶また，ベンゾジアゼピン系睡眠薬で作用時間の異なるものに変更，併用する方法もある.

3) ベンゾジアゼピン系睡眠薬

[中間作用性（12〜24 時間）]

❶ フルニトラゼパム（サイレース，ロヒプノール） 錠 1 mg・2 mg 1回1T 1日1回 就寝前
高齢者：1回1 mgまで

❷ エスタゾラム（ユーロジン） 錠 1 mg・2 mg 1回1T 1日1回 就寝前

❸ ニトラゼパム（ネルボン，ベンザリン） 錠 5 mg・10 mg 1回1T 1日1回 就寝前

▶❶〜❸のいずれか.

[長時間作用性（24 時間以上）]

❶ フルラゼパム（ダルメート） カプセル 15 mg 1回10〜30 mg 1日1回 就寝前

❷ クアゼパム（ドラール） 錠20 mg 1回1T 1日1回 就寝前

▶❶❷のいずれか.

【STEP 2 解説】

入眠障害ではSTEP 1で挙げた薬剤の増量が一般的な方法と考えるが，『睡眠薬の適正な使用と休薬のための診療ガイドライン』では，「睡眠薬の増量の前に，睡眠薬の長期連用による耐性形成や二次性不眠症の可能性，代替薬物療法や認知行動療法の活用などについても検討すべきである」「常用量の睡眠薬を服用しても効果が不十分な場合に，睡眠薬の多剤併用がより有効であるというエビデンスはない」としている.

処方上の注意

ベンゾジアゼピン系および非ベンゾジアゼピン系睡眠薬ともふらつき注意が必要である．高齢者や認知症では，せん妄を起こすことがある．また，スボレキサントでは半減期が長く持ち越し効果（朝以降も傾眠が残ること）には注意（特に女性，肥満）が必要.

1) 薬剤の主な禁忌と副作用

ベンゾジアゼピンの主な副作用としては，筋弛緩作用，抗コリン作用（尿閉，ふらつき）があり，急性狭隅角緑内障のある患者には禁忌のことが多い（非ベンゾジアゼピン系睡眠薬，アミトリプチンでも）．また，急な中断では離脱症状を起こすことがある．作用時間の短いものほど離脱症状（不安の増強，反跳性不眠）を生じやすい．肺気腫など呼吸器疾患のある患者では，CO_2ナルコーシスのリスクが高くなる，ラメルテオンはその血中濃度が上がるため，フルボキサミンマレイン酸塩と併用禁忌である．CYP3Aを強く阻害する薬剤であるアゾール系抗真菌薬，HIVプロテアーゼ阻害薬，エファビレンツ，テラプレビルなどは，トリアゾラムとスボレキサントで禁忌である.

2) 肝腎機能低下時の注意

ラメルテオンは，高度な肝機能障害のある患者で禁忌である.

3) その他

できれば投薬開始後2週間以内で睡眠状態を再評価し，副作用の出現，睡眠障害の改善の有無を評価し，休薬・減薬・処方の変更を考慮する.

連携医療

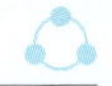

多剤使用が避けられない場合は，精神科や呼吸器内科などの睡眠障害の専門医への紹介が必要となる．また，薬物依存になっていると思われる場合で減量が難しい場合も専門医への紹介が必要となる.

文献

1) American Academy of Sleep Medicine：International Classification of Sleep Disorders, 3rd Ed, 2014

（本村和久）

5 下痢

基本的知識

下痢とは水分量の多い液状の糞便を頻回に排出する状態で，1日に200 g以上の便がある場合と定義される．一般的に水分量が80～90%となると軟便となり，90%以上となると水様下痢となる．また，下痢の持続期間が2週間までのものを急性下痢，3週間以上を慢性下痢とする．

薬物治療アルゴリズム

下痢の原因には表1に挙げる種々の原因が含まれる．問診で年齢，症状，食事歴（香辛料，健康食品，甘味料，乳糖など），海外渡航歴，内服歴，既往症（免疫不全の有無），職業を確認する．また，夏季には細菌性もしくは毒素性腸炎が多く，冬季にはウイルス性腸炎が多いことを念頭に置く．診断や重症度の把握には血液検査（CBCや電解質），便培養，便検鏡，便中CDトキシン，内視鏡検査などが有用である．下痢の原因を同定し，その原因を除去することを基本とする．

表1　下痢をきたす疾患一覧

腸管の感染
- ウイルス性，細菌性，真菌性，原虫・寄生虫性

腸管の炎症
- 潰瘍性大腸炎，Crohn 病，虚血性腸炎

吸収不良
- スプルー，慢性膵炎，乳糖不耐症，短腸症候群，蛋白漏出性胃腸症

腸管の運動障害
- 過敏性腸症候群，迷走神経切除後，ダンピング症候群

消化器系の腫瘍
- 膵癌，胃癌，肝癌，大腸癌，大腸腺腫症，Hodgkin リンパ腫

全身疾患に伴うもの
- 内分泌・代謝障害
  - Zollinger-Ellison 症候群，WDHA 症候群，副甲状腺機能低下症，甲状腺機能亢進症，Addison 病，糖尿病，カルチノイド
- アミロイドーシス，尿毒性腸炎，肝硬変

医療行為に伴うもの
- 薬剤性下痢（抗菌薬起因性腸炎，microscopic colitis，下剤，抗癌剤，NSAIDs など）
- 放射線性腸炎

処方例

A 急性下痢：原因不明・対症療法・ウイルス性腸炎を疑う場合

Step 1 軽症〜中等症例

❶ タンニン酸アルブミン（タンナルビン） 末1g 1回1g 1日3回 5日（収斂薬：細菌性下痢や牛乳アレルギーは禁忌）

❷ 天然ケイ酸アルミニウム（アドソルビン） 原末1g 1回1g 1日3回 5日間（吸着薬：細菌性下痢では禁忌）

❸ ベルベリン配合（フェロベリン） 配合錠 1回1〜2T 1日3回 5日間（殺菌薬；細菌性下痢では禁忌）

▶経口補水液（oral rehydration solution：ORS），腸管刺激を避ける食事療法で改善する場合が多いが，改善しない場合，補助的に❶〜❸を症状に応じて単独，または併用で用いる．

Step 2 菌交代現象が疑われる場合

❶ 酪酸菌（ミヤBM） 細粒 1回1g 1日3回 5日間（整腸剤）

❷ 酪酸菌配合（ビオスリー） 配合錠 1回1〜2T 1日3回 5日間（整腸剤）

▶❶❷のいずれか．

Step 3 重症例

❶ ラクテック注 500mL 1日1,000〜2,000mL

▶下痢にて代謝性アシドーシスを呈するため輸液には乳酸加リンゲル液を用いる．

B 急性下痢：病原体が不明で細菌感染を疑う場合

1) Empiric therapy（原因菌不明の場合）

❶ レボフロキサシン（クラビット） 錠500mg 1回1T 1日1回 3〜5日間

❷ ホスホマイシン（ホスミシン） 錠250mg・500mg 1回1,000mg 1日3回 3〜5日間

▶❶❷のいずれか．

2) Empiric therapy（病歴からカンピロバクター腸炎が疑われる場合）

❶ アジスロマイシン（ジスロマック） 錠250mg 1回500mg 1日1回 3〜5日間

【B 解説】

細菌性腸炎の治療は便培養を行い，起炎菌を確定する．多くは対症療法のみで軽快

するため抗菌薬の投与は慎重に判断する．抗菌薬投与は特に渡航者下痢，細菌性赤痢，早期のカンピロバクター腸炎などでは有効とされているが，サルモネラ腸炎では抗菌薬使用が菌排出期間を長引かせる可能性が指摘されている．腸管出血性大腸菌による腸炎では抗菌薬治療で重症化を防ぎ周囲への伝播を減らすという意見や，菌体毒素が一度に排出され重篤化するという意見もあり一定しない．国内の限られた症例数の報告においてホスホマイシンの有効性が示されている．起炎菌が明らかとなった場合は，『JAID/JSC 感染症治療ガイドライン―腸管感染症―』を参照されたい．抗菌薬処方時の整腸剤にはミヤ BM やエンテロノン R などを用いる．重篤な市中感染の下痢症における empiric therapy は罹病期間を平均 1～2 日短縮させる可能性がある．empiric therapy は特に以下の重症例に考慮すべきである．血圧の低下，悪寒戦慄など菌血症が疑われる場合，重度の下痢による脱水やショック状態などで入院加療が必要な場合，菌血症のリスクが高い場合（HIV 感染症や免疫抑制療法中など），合併症のリスクが高い場合（50 歳以上，人工血管・人工弁，人工関節など），渡航者下痢症など．

C 慢性下痢：原因不明・対症療法

STEP 1 腸管運動の亢進と腹痛を伴う場合

［抗コリン薬］

❶ **ブチルスコポラミン（ブスコパン）**　錠 10 mg　1 回 1 T　1 日 3 回　毎食後

❷ **チキジウム（チアトン）**　カプセル 5 mg　1 回 1 Cap　1 日 3 回　毎食後

▶❶❷のいずれか．

▶抗コリン薬は心疾患，前立腺肥大，緑内障には投与不可．また，細菌性腸炎・潰瘍性大腸炎でも使用しないこと．長期連用は控える．

STEP 2 慢性下痢

❶ **ロペラミド（ロペミン）**　カプセル 1 mg　1 回 1～2 Cap　1 日 1～2 回

▶STEP 1 の薬剤の短期使用で改善が得られない場合は上記処方を試みる．ただし，細菌性腸炎や潰瘍性大腸炎では禁忌である．

STEP 3 難治性下痢

❶ **コデインリン酸塩**　散 10%　1 回 20 mg　1 日 1～3 回

▶STEP 2 の薬剤を使用しても改善しない場合，上記処方の併用を考慮する．ただし，依存性などの問題があり，特別な状況下でのみ使用可能と考える．ただし，細菌性腸炎では禁忌である．

【C 解説】

慢性下痢では診断が問題となる．血液検査にてホルモン異常や自己抗体，HIV などの感染症をチェックする．器質的疾患の除外には大腸内視鏡検査や時に小腸内視鏡検査（カプセル内視鏡など）を用いる．機能的疾患として下痢型過敏性腸症候群（IBS）を鑑別する．蛋白漏出性胃腸症を疑う場合はα1アンチトリプシンクリアランスや蛋白漏出シンチグラフィーを追加する．頻度は高くないが膵外分泌機能低下による膵性下痢やランソプラゾールなどPPI内服によるcollagenous colitisなどは一般的な検査では見落とされる場合がある．Microscopic colitis（collagenous colitisを含む）の診断には，内視鏡検査で所見がなくとも積極的に生検を行う必要がある．種々の検査結果より細菌性腸炎が否定される場合，まず，「急性下痢：原因不明・対症療法・ウイルス性腸炎を疑う場合」で提示したSTEP 1とSTEP 2を行い，それでも改善がみられない場合，対症療法として上記の処方を試みる．

文献

1）JAID/JSC感染症治療ガイド・ガイドライン作成委員会：JAID/JSC感染症治療ガイドライン2015―腸管感染症―．日化療会誌 **64**：31-65, 2016

（馬場重樹）

6 便秘

基本的知識

1）便秘の定義

正常の排便とは適切な「量」の便（日本人では平均200 g/日程度）を，適切な「硬さ」で，適切な回数（3回/日～3回/週），適切な「場所」で，適切な「時間」に，「快適」に排泄できることを指す．排便習慣には個人差が大きく，患者が「便秘」という言葉で意味する内容も様々であるが，医学的には，「本来体外に排出すべき糞便を十分かつ快適に排出できない状態」を指す．

2）便秘の分類

便秘は発症経過から急性と慢性に分類されるが，ここでは慢性便秘について述べる．慢性便秘は，原因からは器質性・機能性に，症状から排便回数減少型・排便困難型に，病態から大腸通過正常型・大腸通過遅延型・便排出障害に分類される（表1）．

GL 日本消化器病学会関連研究会慢性便秘の診断・治療研究会（編）：慢性便秘症診療ガイドライン2017，2017
日本老年医学会：高齢者の安全な薬物療法ガイドライン2015，2015

薬物治療アルゴリズム

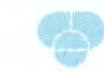

便秘治療の基本は適切な食事や水分摂取，運動を行うこと，排便時の姿勢を正すことなどの生活習慣の改善を行うことである．それでも便秘が改善しない場合，薬物療法を加える．主要な下剤として膨張性下剤，浸透圧性下剤，刺激性下剤，上皮機能変容薬，胆汁酸トランスポーター阻害薬，消化管運動賦活薬，漢方薬，プロバイオティクスがある．習慣性のない浸透圧性下剤や上皮機能変容薬，胆汁酸トランスポーター

表1　慢性便秘（症）の分類

<table>
<tr><th colspan="2">原因分類</th><th>症状分類</th><th>分類・診断のための検査方法</th><th>専門的検査による病態分類</th><th>原因となる疾患・病態</th></tr>
<tr><td rowspan="3">器質性</td><td>狭窄性</td><td></td><td>大腸内視鏡検査，注腸造影検査など</td><td></td><td>大腸癌，Crohn 病，虚血性大腸炎など</td></tr>
<tr><td rowspan="2">非狭窄性</td><td>排便回数減少型</td><td>腹部 X 腺検査，注腸造影検査など</td><td></td><td>巨大結腸など</td></tr>
<tr><td>排便困難型</td><td>排便造影検査など</td><td>器質性便排出障害</td><td>直腸瘤，直腸重積，巨大直腸，小腸瘤，S 状結腸瘤など</td></tr>
<tr><td colspan="2" rowspan="4">機能性</td><td rowspan="2">排便回数減少型</td><td rowspan="2">大腸通過時間検査など</td><td>大腸通過遅延型</td><td>特発性
症候性：代謝・内分泌疾患，神経・筋疾患，膠原病，便秘型過敏性腸症候群など
薬剤性：向精神薬，抗コリン薬，オピオイド系薬など</td></tr>
<tr><td rowspan="2">大腸通過正常型</td><td>経口摂取不足（食物繊維摂取不足を含む）
大腸通過時間検査などでの偽陰性など</td></tr>
<tr><td rowspan="2">排便困難型</td><td>大腸通過時間検査，排便造影検査など</td><td>硬便による排便困難・残便感
（便秘型過敏性腸症候群など）</td></tr>
<tr><td>排便造影検査など</td><td>機能性便排出障害</td><td>骨盤底筋協調運動障害，腹圧（努責力）低下，直腸感覚低下，直腸収縮力低下など</td></tr>
</table>

・慢性便秘（症）は，大腸癌などによる器質性狭窄症の原因を鑑別したあと，症状のみによって，排便回数減少型と排便困難型に分類する．
・排便回数減少型において排便回数を厳密に定義する必要がある場合は，週 3 回未満であるが，日常臨床では，その数値はあくまで目安であり，排便回数や排便量が少ないために結腸に便が過剰に貯留して腹部膨満感や腹痛などの便秘症状が生じていると思われる場合は，週に 3 回以上の排便回数でも排便回数減少型に分類してよい．
・排便困難型は，排便回数や排便量が十分あるにもかかわらず，排便時に直腸内の糞便を十分量かつ快適に排出できず，排便困難や不完全排便による残便感を生じる便秘である．
・さらに必要に応じて，大腸通過時間検査や排便造影検査などの専門的検査によって，排便回数減少型は大腸通過遅延型と大腸通過正常型に，排便困難型は「硬便による排便困難」と便排出障害（軟便でも排便困難）に病態分類し，便排出障害はさらに器質性と機能性に分類する．
・複数の病態を併せ持つ症例も存在することに留意する必要がある．

（日本消化器病学会関連研究会慢性便秘の診断・治療研究会（編）：慢性便秘症診療ガイドライン 2017，南江堂，p 3，表 1，2017 より許諾を得て転載）

阻害薬，膨張性下剤の投与を基本とし，効果不十分の場合，刺激性下剤を頓用で使用することが推奨されている．なお，個々の症例に応じて消化管運動賦活薬や漢方薬，プロバイオティクス（保険適用外）を単剤で，あるいは上記薬に加えて使用する．

処方例

STEP 1

❶ **酸化マグネシウム**　末・錠　1 日 0.5～2 g　1 日 1 回　就寝前　または 1 日 3 回　食後

❷ ルビプロストン（アミティーザ） カプセル 24 μg 1 回 1 Cap 1 日 2 回 朝夕食後

❸ エロビキシバット（グーフィス） 錠 5 mg 1 回 2 T（3 T まで増量可） 1 日 1 回 食前

❹ リナクロチド（リンゼス） 錠 0.25 mg 1 回 1～2 T 1 日 1 回 食前

❺ マクロゴール 4000 配合（モビコール） 配合内用剤 1 回 2 包 1 日 1 回（約 60 mL の水に溶解して服用） 適宜増減し 1 日 1～3 回 1 日量 6 包まで（1 回 4 包まで）

❻ ジオクチルソジウムスルホサクシネート（DSS）・カサンスラノール配合（ビーマス） 配合錠 30 mg 1 回 5～6 T 1 日 1 回 就寝前
または 1 日 6 T 2～3 回分服 いずれも大量の水とともに服用

❼ カルメロース（バルコーゼ） 顆粒 1 回 0.5～2 g 1 日 3 回 食後 多量の水とともに服用

▶いずれも少量から開始し，効果不十分の場合は増量する．あるいは❶～❼を組み合わせて使用する．❻❼は多量の水とともに内服する必要があり，高齢者では内服の困難な症例もいる．❸❹は朝昼夕いずれか飲みやすいときに食前投与とする．

STEP 2

❶ センノシド（プルゼニド） 錠 12 mg 1 回 1～2 T（48 mg まで増量可） 1 日 1 回 就寝前

❷ センナ（アローゼン） 顆粒 1 回 0.5 g・1.0 g 1 日 1～2 回
またはセンナ（アジャスト A） 錠 40 mg 1 回 2 T（240 mg まで増量可） 1 日 1～3 回

❸ ダイオウ 末 1 回 0.5～1.0 g 1 日 1～3 回

❹ ピコスルファート（ラキソベロン） 錠 2.5 mg または内溶液 7.5 mg/mL≒15 滴 1 回 2～3 T（10～15 滴） 1 日 1 回 就寝前

▶STEP 1 の薬剤で効果不十分の場合，❶～❹のいずれかを追加する．いずれも刺激性下剤であり，腹痛などの症状や長期連用で耐性が出現する可能性がある．必要時のみの使用とする．

STEP 3

❶ モサプリド（ガスモチン） 錠 5 mg 1 回 1 T 1 日 3 回 毎食後

❷ 大建中湯 顆粒 5 g 1 回 1 包 1 日 3 回 毎食前または毎食後

❸ 麻子仁丸 顆粒 2.5 g 1 回 1 包 1 日 3 回 毎食前または毎食後

❹ 潤腸湯　顆粒 2.5 g　1回1包　1日3回　毎食前または毎食後

▶STEP 1 の薬剤で効果不十分の場合，STEP 3 の薬剤のいずれかを加えてもよい．腸管運動低下時は❶または❷を，硬便や便排出困難時は❸または❹を追加してみるとよい．

STEP 4

❶ 炭酸水素ナトリウム・無水リン酸二水素ナトリウム配合（新レシカルボン）　坐剤　1回1個　1日1～2回

❷ ビサコジル（テレミンソフト）　坐剤 10 mg　1回1個　1日1～2回

❸ グリセリン　50% 液　1回 30～120 mL　浣腸薬として頓用

▶便排出困難例では❶～❸のいずれかを加えてみる．ただし長期使用で習慣性や依存が問題となるため，あくまで必要時頓用とする．

処方上の注意

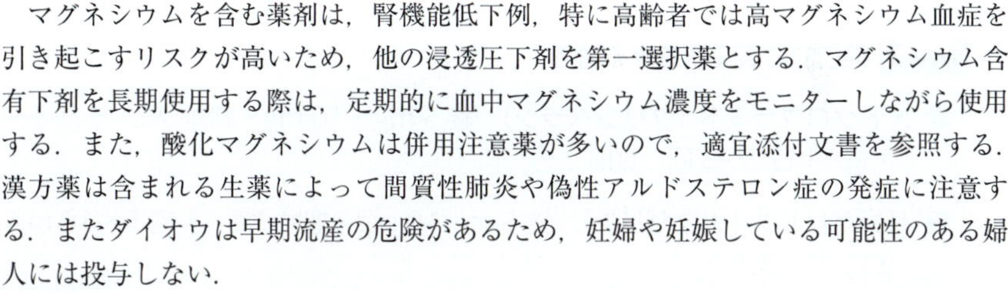

マグネシウムを含む薬剤は，腎機能低下例，特に高齢者では高マグネシウム血症を引き起こすリスクが高いため，他の浸透圧下剤を第一選択薬とする．マグネシウム含有下剤を長期使用する際は，定期的に血中マグネシウム濃度をモニターしながら使用する．また，酸化マグネシウムは併用注意薬が多いので，適宜添付文書を参照する．漢方薬は含まれる生薬によって間質性肺炎や偽性アルドステロン症の発症に注意する．またダイオウは早期流産の危険があるため，妊婦や妊娠している可能性のある婦人には投与しない．

連携医療

生活習慣の改善や薬物療法を加えても改善しない便秘，とりわけ大腸通過遅延型や便排出障害型の便秘患者では，専門医にコンサルトし，特殊な検査およびバイオフィードバック療法や外科治療の必要性についてコンサルトしていく．

（須藤紀子）

7 悪心，嘔吐

基本的知識

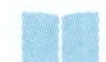

悪心は嘔吐に先立って生じる不快な症状，むかつき・吐き気のことで，嘔吐は強制的に胃や腸の内容を口腔外へ吐き出すことをいう．基本的には，嘔吐は生物が生き延びるための防御機能としての役割であるが，通常，認められる悪心・嘔吐は様々な疾患の症状として発症していることが多い．悪心・嘔吐は消化器疾患を原因とすること

が最も多いが，中枢性疾患，心疾患，代謝疾患，腎疾患，中毒性疾患，薬剤の服用など様々な原因によって生じ，原因となる疾患によっては重篤な状態，あるいは早急な対応が必要な状態をきたすことがある．最近では，抗悪性腫瘍治療薬投与による悪心・嘔吐の併発が多く，癌治療実施にあたって軽減しなければならない重要な併発症状である．悪心・嘔吐の治療にあたっては持続する悪心・嘔吐によって電解質異常や脱水，栄養不良などをきたし速やかな処置が必要となることがあるので，まず理学的所見や血液検査などにて全身状態を評価しなければならない．必要であれば輸液などによって全身管理を行う．しかし，悪心・嘔吐の治療の基本は原因疾患に対する治療であり，診断を速やかに行って原因疾患の治療を開始する．悪心・嘔吐に対する治療はこれらの全身管理や原因疾患に対する治療と並走して行う．

処方例

A 消化器疾患と，その他の腹腔内臓器疾患，心疾患，呼吸器など末梢臓器を原因とする悪心・嘔吐

STEP 1 経口的に服薬ができる場合

❶ **メトクロプラミド（プリンペラン）** 錠 5 mg・10 mg・細粒 2%　1 回 5〜10 mg　1 日 2〜3 回　食前

❷ **ドンペリドン（ナウゼリン）** 錠 5 m・10 mg・細粒 1%　1 回 5〜10 mg　1 日 3 回　食前

❸ **イトプリド（ガナトン）** 錠 50 mg　1 回 1 T　1 日 3 回　食前

❹ **モサプリド（ガスモチン）** 錠 5 mg　1 回 1 T　1 日 3 回　食前または食後

❺ **アコチアミド（アコファイド）** 錠 100 mg　1 回 1 T　1 日 3 回　食前

❻ **オキセサゼイン（ストロカイン）** 錠 5 mg・顆粒 5%　1 回 5〜10 mg　1 日 3〜4 回

❼ **トリメブチン（セレキノン）** 錠 100 mg・細粒 20%　1 回 1 T　1 日 3 回　食前

▶❶〜❼のいずれか，または併用して用いられる．❶〜❸はドパミン D_2 受容体拮抗作用を有し❶と❷は中枢と末梢両方で作用する．

【STEP 1 **解説**】

これらの薬剤は基本的には消化管運動を改善することによって腹部不快感を改善し，悪心・嘔吐を軽減する．❶と❷は中枢化学受容体引金帯（chemoreceptor trigger zone）の D_2 受容体に拮抗し制吐作用を生じる．❹はセロトニン 5-HT_4 受容体刺激作用を有し迷走神経末端に作用してアセチルコリン分泌を増加させて消化管運動を亢進させる．❺はアセチルコリン分解酵素であるアセチルコリンエステラーゼの阻害作用を有し，迷走神経末端より放出されたアセチルコリン分解が阻害されるのでアセチルコリンが増加し迷走神経の作用が増強され胃運動が増強する．❸と❹は慢性胃炎に伴う悪心・嘔吐に用いる．しかし❺は機能性ディスペプシア（FD）にしか保険適用がなく，FDに付随する不快症状として悪心・嘔吐を伴う場合に用いる．❻ストロカインは局所麻酔薬であるが，食道炎や胃炎，胃・十二指潰瘍などによる諸症状があり悪心・嘔吐がある場合に用いる．❼のセレキノンはオピオイド受容体に作用し胃と腸の両方の運動調律作用を有するが，慢性胃炎症状としての悪心・嘔吐に用いる．メトクロプラミドは脳血液関門を通過しやすいので連用にて錐体外路症状が出やすい．

STEP 2 STEP 1に示した疾患による悪心・嘔吐で，症状が強く経口的に服薬できない場合

❶ メトクロプラミド（プリンペラン）　注10 mg　筋肉または静脈内投与　1日1〜2回

❷ ドンペリドン（ナウゼリン）　坐剤　1回60 mg　1日2回

▶❶❷のいずれか．

B めまいや内耳障害に伴う悪心・嘔吐

STEP 1 経口投与の場合

❶ ジメンヒドリナート（ドラマミン）　錠50 mg　1回1T　1日3〜4回

❷ ジフェンヒドラミン・ジプロフィリン配合（トラベルミン）　錠　1回1T　1日3〜4回

❸ ペルフェナジン（ピーゼットシー，トリラホン）　錠2 mg・散1%　1回1〜2Tまたは2〜4 mg散　1日3回

▶❶〜❸のいずれか．❸はMeniere症候群や術前・術後に伴う悪心・嘔吐に用いる．

【STEP 1 **解説**】

❶はモノアミン酸化酵素阻害薬を使用中の患者，ジフェニルメタン系薬剤に対し過敏症の患者，❷は緑内障の患者，前立腺肥大など下部尿路に閉塞性疾患のある患者には禁忌である．❸はアドレナリン投与中の患者には禁忌である．使用上の注意をよく読んで用いること．

STEP 2 経口投与ができない場合あるいは経口投与に代わって

❶ ジフェンヒドラミン・ジプロフィリン配合（トラベルミン）　注　1回1 mL　皮下・筋注

❷ ペルフェナジン（ピーゼットシー）　注射剤2 mg/1 mL　1回1〜2 mL　筋注

▶❶❷のいずれか．

STEP 3 内耳障害の治療によって悪心・嘔吐を改善する

❶ 炭酸水素ナトリウム（メイロン） 注 12〜60 mEq（1〜5 g） 静注

▶7% と 8.4% 注射剤では注射液量が異なる.

【STEP 3 解説】

炭酸水素ナトリウムは内耳・末梢前庭系の血流の改善や内リンパ水腫の除去などによって内耳障害による悪心・嘔吐を改善する.

C 乗り物酔いによる悪心・嘔吐の予防

❶ ジメンヒドリナート（ドラマミン） 錠 50 mg 1回1〜2 T

❷ ジフェンヒドラミン・ジプロフィリン配合（トラベルミン） 錠 1回1 T

▶❶❷のいずれか.

▶上記の薬剤を乗車する 30 分〜1 時間前に服用する.

D 精神疾患，術前・術後の悪心・中枢性嘔吐に対して

❶ プロクロルペラジンマレイン酸塩（ノバミン） 錠 5 mg 1回1 T 1日3回
プロクロルペラジンメシル酸塩（ノバミン） 注 1回5 mg 筋注
のいずれか

❷ クロルプロマジン（ウインタミン） 細粒 10% 1日 30〜100 mg 分服
クロルプロマジン（コントミン） 錠 12.5 mg・25 mg・50 mg・100 mg 1日 30〜100 mg 分服
クロルプロマジン（コントミン） 注（10 mg/2 mL，25 mg/5 mL，50 mg/mL） 1回 10〜50 mg 筋注
のいずれか

▶❶は術前・術後の悪心・嘔吐に対して，❷は統合失調症，躁病，神経症など精神疾患における悪心・嘔吐に対して用いる.

解説

これらの薬剤は抗精神薬である．これらの薬剤の使用については禁忌の項目が挙げられている．1）昏睡状態・循環虚脱状態の患者，2）バルビツール酸誘導体・麻酔剤などの強い影響下にある患者，3）アドレナリン投与中の患者などである．添付文書にある使用上の注意に従って用いることを徹底する.

（屋嘉比康治）

8 食欲不振

基本的知識

食欲不振は食物の消化吸収を担当する消化器臓器の疾患だけではなく様々な臓器の疾患および病態によって発症する．消化器においてはすべての臓器の悪性腫瘍や炎症，腸管狭窄，機能不全，消化管運動低下によって食欲不振は生じるが，感染症や膠原病などの発熱疾患や，脳腫瘍や脳出血，脳炎，髄膜炎，頭部外傷などの中枢神経障害，下垂体機能低下や甲状腺機能低下症，副腎皮質機能低下症，Addison 病などの内分泌・代謝疾患，心不全や腎不全，さらに抗癌剤やパーキンソン病治療薬，ジギタリス製剤，骨粗鬆症治療薬などの薬剤傷害などが食欲不振の原因となる．さらに，うつ病やうつ状態，統合失調症などの精神疾患，さらに神経性食思不振症などの摂食障害においても精神的な原因によって食欲低下をきたすことがある．

また，胃や周辺臓器に器質的疾患がない，あるいは全身性疾患もないにもかかわらず上腹部痛や食後のもたれ感，膨満感，早期飽満感などの上腹部不快症状を訴える機能性ディスペプシア（FD）が最近注目されているが，その FD には食欲低下を伴うことがあり治療が必要となることが多い．

治療については，原因が明らかとなっているケースでは原則として原因疾患の治療を行う．対症的には以下に示した薬剤を用いて症状緩和を図る．

処方例

1）FD，特に食後愁訴症候群（PDS）症状あるいは慢性胃炎に伴う食欲低下

❶ モサプリド（ガスモチン） 錠 1回5 mg 1日3回 毎食前

❷ イトプリド（ガナトン） 錠 1回50 mg 1日3回 毎食前

❸ メトクロプラミド（プリンペラン） 錠 1回5 mg 1日3回 毎食前

❹ アコチアミド（アコファイド） 錠100 mg 1回1T 1日3回 食前

❺ 六君子湯 1回1包（2.5 g） 1日3回 毎食前

❻ 補中益気湯 1回1包（2.5 g） 1日3回 毎食前

解説

原則的には❶～❹の胃運動改善薬と❺と❻の漢方薬を単独にて投与するが，特に食欲低下が改善しない場合はこれらを併用して行う．ただし，❶から❸と❺は慢性胃炎に伴う食欲低下に対して，❻は FD に伴う食欲低下に，❼は食欲低下のある例で特に全身倦怠感のある場合に用いられる．上記の薬剤は毎食前の服用が勧められている．

できれば30分ほど前の服用が望ましい．特に，六君子湯の服用は食前30～60分に行う．

2) うつ状態に伴う悪心・嘔吐に対して

❶ スルピリド（ドグマチール，アビリット） カプセル50 mg 1回1 Cap 1日2～3回

解説

食欲低下のある症例ではうつ状態や不安を認めることが多い．❶は単独で用いるか，あるいは胃運動改善薬に併用して効果的なことがある．また，食欲低下は様々な精神疾患に伴い発症することも念頭に置き経過をみる．

連携医療

神経性食思不振症については内科的治療だけでは治療が難渋し精神科の専門的治療が必要となることが多く，専門医への紹介，または併診が必要となることが多い．

（屋嘉比康治）

9 腹痛

基本的知識

腹痛の原因は消化器疾患のみならず，泌尿器科疾患，婦人科疾患，血管系疾患，整形外科疾患，皮膚科疾患，さらには心疾患や呼吸器疾患と多岐にわたり，中には消化管穿孔や絞扼性イレウス，腹部大動脈瘤破裂，大動脈解離，上腸間膜動脈閉塞症，急性化膿性閉塞性胆管炎，卵巣茎捻転，子宮外妊娠，心筋梗塞などの重篤な疾患の場合には迅速な診断と治療が必要な場合がある．最近は血液検査や検尿，X線検査に加えて超音波検査やCT検査など迅速に検査を進めて診断することも可能となってきているが，やはり，問診と身体診察による疾患の鑑別が重要である．

問診では，腹痛の部位，その強度や性質と時間経過，発生状況，増悪・完解に関わる因子，随伴症状を聴取し，既往歴とともに非ステロイド抗炎症薬（NSAIDs）などの服用薬剤を確認する．生活歴や家族歴，妊娠可能な女性の場合には月経の性状も問診する．そして身体診察を行うことによりある程度鑑別疾患を絞り込むことが可能である．そのうえで，必要な検査を行い，診断する．診断がつけば，基本的には疾患に準じた治療を進めていく．

以前は鎮痛薬を使用すると腹痛がマスクされてしまい，診察や診断に影響があるため，診断されるまでなるべく鎮痛薬を避けるようにいわれていたが，日本腹部救急医学会ほか複数学会によって出された『急性腹症診療ガイドライン』（2015年）によると，鎮痛薬を使用しても，診断，治療に影響を与えず，有意に患者の腹痛，苦痛を和

らげるため，原因にかかわらず診断前の早期の鎮痛薬の使用を推奨している．ガイドラインでは薬剤としては痛みの強さによらずアセトアミノフェン 1,000 mg 静注投与が推奨されている．これまで腹痛に対する第一選択薬として使用されてきたブチルスコポラミンのような鎮痙薬は，腹痛の第一選択薬というよりは仙痛に対して補助療法として使用することが提唱されている．急性腹症ではペンタゾシン，ブプレノルフィンのような拮抗性鎮痛薬やモルヒネ，フェンタニルのようなオピオイドを使用することもある．

NSAIDs は胆道疾患や尿管結石の仙痛に対してオピオイドと同等の効果があり，第一選択薬となり得る．

薬物治療アルゴリズム

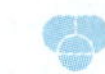

軽症の場合にはブチルスコポラミンやロキソプロフェンの処方で対処可能であるが，この処方で改善しない場合や中等症以上の場合にはアセトアミノフェンの点滴静注を行う．これで改善しない場合や繰り返す場合には非麻薬性鎮痛薬を投与する．

処方例

STEP 1 軽症の場合

❶ ブチルスコポラミン（ブスコパン） 錠 10 mg　1 回 1～2 T　頓用

❷ ブチルスコポラミン（ブスコパン） 注　1 回 20 mg　筋注または静注

❸ アセトアミノフェン（カロナール） 錠 200 mg　1 回 2 T　頓用

▶❶～❸のいずれか．
▶症状が軽度で，内臓痛が考えられる場合には，まずはブチルスコポラミンを投与する．
▶症状の改善まで通常 2 回程度．

STEP 2 中等症以上

❶ アセトアミノフェン（アセリオ） 注　1 回 1,000 mg　15 分以上かけて点滴静注　頓用

❷ ジクロフェナク（ボルタレン） サポ 25 mg・50 mg　1 回 1 個　挿肛　頓用

▶初期対応として即効性のある❶を処方する．胆道疾患や尿管結石が疑われれば NSAIDs 坐剤❷を投与する．

STEP 3 STEP 2 が無効の場合，または症状の増悪の場合

❶ ペンタゾシン（ソセゴン） 注 15～30 mg　1 A　筋注または静注　頓用

❷ ブプレノルフィン（レペタン） 坐剤 0.2 mg・0.4 mg　1 回 1 個　挿肛　頓用

▶❶❷のいずれか．

解説

アセトアミノフェンやNSAIDs，ブチルスコポラミンで症状が改善しない場合には非麻薬性鎮痛薬を投与する．

処方上の注意

ブチルスコポラミンは抗コリン作用を有するため，心疾患，緑内障，前立腺肥大，麻痺性イレウスなどでは禁忌である．

通常のNSAIDsは消化管粘膜傷害の原因となるため，疑われる場合には使用を控え，消化管傷害の少ないアセトアミノフェンなど他の薬剤を使用する．また，腎機能障害を悪化させることがあるため，腎機能に注意する．

ペンタゾシンやブプレノルフィンは分類上は非麻薬性鎮痛薬であるが，習慣性があるため，依存性に注意が必要である．また，特にめまい，悪心，嘔吐を認めることがあるため，注意する．

連携医療

専門医への紹介：原因となる疾患が診断されて専門的な治療が必要な場合や，診断されないが病態が重篤な場合にはただちに専門の医療機関へ紹介する．

専門医からの紹介：明らかな原因となる器質的疾患が除外され，機能性ディスペプシアや過敏性腸症候群などの機能性消化管障害と診断された場合や，消化性潰瘍，感染性胃腸炎など投薬により容易に改善する疾患はかかりつけ医として対応する．

（今枝博之）

10 吃逆（しゃっくり）

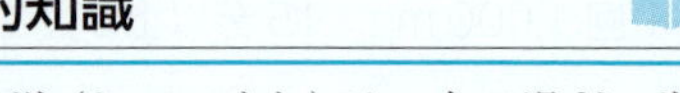

基本的知識

吃逆（しゃっくり）は，食べ過ぎ，炭酸飲料の摂取などによって健康人でも生じうるが，自然軽快することが多い．吃逆の原因として，消化器疾患や縦隔病変による横隔神経や舌咽神経の圧迫，吃逆反射の中枢である延髄を障害する神経疾患などがある．また，ベンゾジアゼピン系の各種薬剤，ミダゾラム，デキサメタゾン，ベタメタゾンなどの副作用による薬剤性の吃逆がありうることを認識しておく．

吃逆が持続性に生じ患者に苦痛が生ずれば，治療対象となることがある．薬物療法の前に，まず一般的対処として，氷水の摂取，息止め，含嗽などを試行するとよい．

処方例

STEP 1 初期治療

❶ バクロフェン（ギャバロン，リオレサール）　錠　5〜10 mg を発作時に内服（保険適用外）

❷ バクロフェン（ギャバロン，リオレサール）　錠　5〜10 mg を 1 日 2〜3 回内服（保険適用外）

❸ 柿のヘタ（柿蒂湯）

▶まずは❶❸のいずれか．繰り返す場合は❷.

解説

バクロフェンは，中枢神経を抑制する GABA 類似作用を有し，吃逆反射の中枢である延髄へ作用する．ただし，吃逆に対する保険適用は有していない．発作時に 5〜10 mg 使用することから開始し，繰り返す場合は 1 日 2〜3 回使用する．

柿のヘタ（柿蒂湯）は市販薬（ネオカキックス細粒「コタロー」など）となるが，内服可能であれば，副作用は少ないため第一選択となり得る．

STEP 2 難治例

❶ クロナゼパム（リボトリール，ランドセン）　錠・細粒　0.5 mg あるいは 1 mg を発作時に内服

❷ クロルプロマジン（コントミン，ウインタミン）　錠・細粒　5 mg あるいは 12.5 mg を発作時に内服

❸ クロルプロマジン（コントミン）　注　2.5〜5 mg を発作時に筋注あるいは（生理食塩液 100 mL に溶解して）点滴静注

▶❶〜❸のいずれか.

解説

クロナゼパム（リボトリール，ランドセン）には細粒があり調節がしやすい．クロルプロマジン（コントミン，ウインタミン）は，保険適用を有する．ウインタミンには細粒が，コントミンには注射製剤がある．

処方上の注意

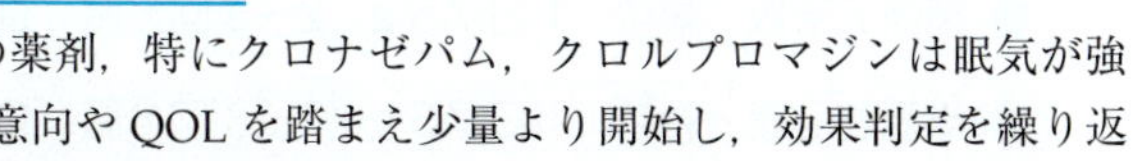

柿のヘタ（柿蒂湯）以外の薬剤，特にクロナゼパム，クロルプロマジンは眠気が強く出るため，患者サイドの意向や QOL を踏まえ少量より開始し，効果判定を繰り返して，その適応と適切な用量を吟味する．

連携医療

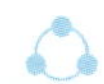

神経疾患，消化器疾患，悪性疾患などなんらかの基礎疾患による吃逆と考えられ，

症状が遷延すれば専門診療科へのコンサルトを考慮する．

（木村琢磨）

11 口臭

基本的知識

呼気を他人が悪臭と感じたときに，これを口臭と定義するが，起床時や，緊張時，飲食後，加齢などによる生理的口臭は誰にでもみられる．また，実際には悪臭ではないのに，そう思い込んでしまう仮性口臭症であることも多い．

病的口臭症には，重度のう蝕や歯周疾患，口腔乾燥，口腔がんなどの口腔に由来するもの，副鼻腔炎や咽頭食道憩室，呼吸器疾患によるものの他，肝不全では肝性口臭という腐卵臭，尿毒症ではアンモニア臭，糖尿病でアセトン臭を発することがある．胃疾患の関与は低い．頻度としては舌苔由来が最も多いので，舌を診察して舌苔の有無を確認するとよい．

処方例

Step 1 洗口

❶ ベンゼトニウム（ネオステリングリーン） 液 0.2% 50 倍希釈して 1 日数回洗口

❷ ポビドンヨード（イソジンガーグル） 液 7% 15〜30 倍希釈して 1 日数回洗口

▶❶❷のいずれか．

解説

歯垢や舌苔，特に舌苔の除去は効果が高いので，薬液だけでなく舌ブラシやガーゼなどで清拭を励行する．

Step 2 漢方薬（保険適用外）

1）実熱タイプ（大きい舌，黄色，茶色で厚い舌苔）

❶ **茵陳五苓散** 顆粒 1 日 7.5 g 2〜3 回分服 食前，食間

❷ **半夏瀉心湯** 顆粒 1 日 7.5 g 2〜3 回分服 食前，食間

▶❶❷のいずれか．

2）陰虚タイプ（小さな舌，乾燥）

❶ **麦門冬湯** 顆粒 1 日 9.0 g 2〜3 回分服 食前，食間

3) 水滞タイプ（白く濁った舌苔）

❶ 五苓散　顆粒　1日7.5g　2～3回分服　食前，食間

❷ 六君子湯　顆粒　1日7.5g　2～3回分服　食前，食間

▶❶❷のいずれか.

4) 心火タイプ（赤い舌，舌痛症や不安，イライラ感）

❶ 白虎加人参湯　顆粒　1日9.0g　2～3回分服　食前，食間

処方上の注意

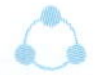

薬物療法はあくまでも補助療法としてとらえる．特に漢方は上記処方以外にも様々な報告がある．試行錯誤することも多い．また漢方薬は「口臭」病名での保険適用はないので留意する．口腔乾燥がみられる場合はSjögren症候群，精神的な要因が強い場合は不安症などを参照のこと．

連携医療

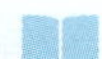

生理的口臭，仮性口臭症の可能性もあるので，ガスクロマトグラフィーなどの口臭測定器で客観的に診断することも有用である．また，歯周病などの口腔疾患，副鼻腔，咽頭疾患が関与していることもあるので，歯科，口腔外科，耳鼻咽喉科の専門医と連携を図る．

（依田哲也）

12 鼓腸

基本的知識

鼓腸とは腸管内にガスが貯留し腹部が膨満している状況を指す．打診では鼓音を聴取し，腹部単純X線写真やCTでは腸管ガスの増加を認める．正常成人では1日に0.5～1.5Lの腸管ガスが発生し20回ほどの排ガスを認めるが，腸管ガスが過剰になるとゲップや排ガスが増加し不快感を伴う．ガスの多くは呑気によるものと腸内細菌から産生されたものである．吸収不良症候群や炭水化物の過剰摂取も腸管ガスの異常発生をきたす．また豆，キャベツ，ブロッコリー，りんごなど不溶性食物繊維の摂取過多も鼓腸の原因となり得る．さらに炎症や腫瘍，癒着による器質的な消化管狭窄，消化管運動の低下，便秘による腸管ガスの排出障害なども鼓腸を呈する．診察する際は，最初に鼓腸を呈するイレウス，腸管壊死，消化管穿孔や中毒性巨大結腸症などの重篤疾患を除外しなければならない．

過剰な空気嚥下を引き起こす食事摂取習慣（早食い，すする癖，炭酸飲料の摂取や

ガムをかむ習慣など）がある場合は改善させる．炭水化物や不溶性食物繊維の摂取量を控えめにするよう指導する．α-グルコシダーゼ阻害薬内服に起因する場合は他剤への変更を考慮する．さらに非活動的ライフスタイルも腸管蠕動低下の原因となるため適度な運動を取り入れるよう指導する．しばしば不安感が症状を増悪させることがあり，医療面接で尋ねるようにする．

薬物治療アルゴリズム

食生活習慣の改善を試みても効果が期待できない場合は薬物療法を考慮する．停留したガスを減少させる薬剤，乳酸菌製剤，消化酵素薬や消化管運動機能改善薬などを用いる．また，心因性の要素が強い場合は抗不安薬が効果的である．

処方例

STEP 1

1）食生活習慣で改善しない場合

❶ ジメチコン（ガスコン） 錠 40 mg 1回1～2T 1日3回 食後または食間

2）腸内細菌によるガス産生過剰を疑う場合

❶ ビフィズス菌（ラックビー，ビオフェルミン） 錠 1回1～2T 1日3回食後

❷ 酪酸菌配合（ビオスリー） 配合錠 1回1～2T 1日3回 食後

▶❶❷のいずれか．

3）消化酵素薬

❶ ベリチーム 配合顆粒 1回0.4～1.0 g 1日3回 食後

4）消化管運動機能改善薬

❶ モサプリド（ガスモチン） 錠 5 mg 1回1T 1日3回 食前または食後

❷ イトプリド（ガナトン） 錠 50 mg 1回1T 1日3回 食前

❸ トリメブチン（セレキノン） 錠 100 mg 1回1～2T 1日3回 食前または食後

▶❶～❸のいずれか．

STEP 2 精神的要因が考えられる場合

1）抗不安薬

❶ ロフラゼプ酸（メイラックス） 錠 1 mg 1日2T 1～2回に分服

❷ クロチアゼパム（リーゼ） 錠 5 mg 1回1～2T 1日3回

❸ スルピリド（ドグマチール，アビリット） 錠 50 mg 1回1T 1日3回

▶❶〜❸のいずれか．

（石田岳史）

13 喀痰

基本的知識

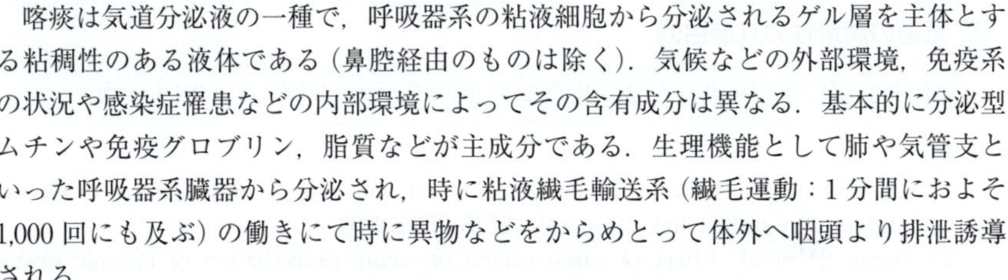

喀痰は気道分泌液の一種で，呼吸器系の粘液細胞から分泌されるゲル層を主体とする粘稠性のある液体である（鼻腔経由のものは除く）．気候などの外部環境，免疫系の状況や感染症罹患などの内部環境によってその含有成分は異なる．基本的に分泌型ムチンや免疫グロブリン，脂質などが主成分である．生理機能として肺や気管支といった呼吸器系臓器から分泌され，時に粘液繊毛輸送系（繊毛運動：1分間におよそ1,000回にも及ぶ）の働きにて時に異物などをからめとって体外へ咽頭より排泄誘導される．

漿液性や粘液性，膿性，血性などその成分含有量にて性状に変化をもたらし，その性状や喀痰内に含まれる細菌などを分析することによって，診断に有用となる．時に喀痰が気道内に充満すると呼吸不全の原因となり得るため，自己排痰ができない場合には吸引除去などの医療的介助処置が必要となる．また高齢者や疾患の後遺症などで嚥下能の低下（嚥下障害）した患者においても“誤嚥”などの臨床上の問題となる場合が多い．

＊健常者でも1日80〜100 mLくらいは分泌物が生じているが，無意識に食道内に嚥下したり，蒸発したりで通常喀出を意識することはない．分泌量が多い場合，咳嗽反射が働き喀出の一助となる機序が発現する．

喀痰の性状から気道や肺などの呼吸器系臓器に何が起こっているかは，以下のようにある程度推測できる．

1. 漿液性（サラサラの無色透明）：肺・気管支毛細管の透過性亢進
2. 粘液性（半透明〜白色）：気管支分腺で杯細胞からの粘液分泌亢進
3. 泡沫性：肺循環のうっ血による漏出液
4. 膿性（有色）：各種細菌感染による
5. 血性：気道・肺からの出血

治療選択肢としては①肺理学療法（体位ドレナージ，スクウィージングなど），②去痰薬，③吸入療法，④吸引療法などがある．

薬物治療アルゴリズム

気道の炎症によって，粘性ムチン中のシアル酸やフコースを含む糖鎖含量は通常増

加する．これらの糖鎖変化が呼吸器疾患の誘発や増悪を招く．去痰薬は粘液の粘性度を正常化して，線毛運動による去痰作用を促し，その結果ウイルスや細菌への生体への侵入を阻止し感染抑制につながる．

処方例

1) 痰の性状改善へ誘導および気道粘膜の修復目的

❶ カルボシステイン（ムコダイン） 錠500 mg 1回1T 1日3回

❷ フドステイン（クリアナール，スペリア） 錠200 mg 1回2T 1日3回

▶❶❷のいずれか．

▶COPDにおける急性増悪予防[1]，COPD患者に有効[2]エビデンスあり．

2) 気道の潤滑性の亢進目的

❶ アンブロキソール（ムコソルバン） 錠15 mg 1回1T 1日3回

文献

1) Grace O, et al：Peroxynitrite elevation in exhaled breath condensate of COPD and its inhibition by fudosteine. Chest **135**：1513-1520, 2009

2) Zheng JP, et al：Effect of carbocisteine on acute exacerbation of chronic obstructive pulmonary disease（PEACE Study）：a randomised placebo-controlled study. Lancet **371**（9629）：2013-2018, 2008

（小林威仁）

14 咳

基本的知識

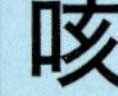

咳は持続期間によって急性（3週間以内），遷延性（3～8週）/慢性（8週間以上）に分類される．急性咳嗽の多くは感冒を中心とした感染症による感染性咳嗽である．

遷延性/慢性咳嗽になると感染性咳嗽の頻度は減少し，非感染性の原因が多くなる．ほとんどすべての呼吸器疾患，呼吸器外の疾患，薬剤，など鑑別は多岐にわたる．頻度的には気管支喘息/咳喘息，アトピー咳嗽，副鼻腔気管支症候群，感冒後咳嗽，GERD（胃食道逆流症），COPD（慢性閉塞性肺疾患）などが主な鑑別診断となる．結核は常に念頭に置くべきである．

原因を診断してから特異的治療を行うのが理想的であるが，症状がつらく診断確定を待てない場合や，診断確定のための検査が行えず診断的治療が必要な場合も多い．そのような状況で治療を開始したケースでも，想定よりも症状が遷延する場合や，診断的治療に反応しない場合は，漫然と処方を継続するのではなくできる限り原因を見極めることが重要である．

GL 日本呼吸器学会咳嗽に関するガイドライン第2版作成委員会：咳嗽に関するガイドライン，第2版，2012

処方例

[非特異的な対症療法]

❶ デキストロメトルファン（メジコン）　錠15 mg　1回1～2T　1日1～4回

❷ コデインリン酸塩（リン酸コデイン）　散・錠　（コデインリン酸塩として）1回20 mg　1日1～3回

❸ 麦門冬湯　1回3 g　1日3回

❹ フルチカゾンプロピオン酸エステル（フルタイド）　ロタディスク・ディスカス　1回500 μg　1日2回（保険適用外）

▶❶～❹のいずれか．

解説

❶は中枢性非麻薬性鎮咳薬．

❷は中枢性麻薬性鎮咳薬であり抗コリン作用に注意．喘息やCOPDに対する使用を避けるべきとする意見もある．添付文書において気管支喘息発作中は禁忌とされている．

❸は主に乾性咳嗽に用いる．甘草を含むため偽アルドステロン症に注意．

❹は気管支喘息/咳喘息，アトピー咳嗽に対しては特異的治療である．

それ以外の原因の咳に対する効果は少数の報告はあるがエビデンスは十分とはいえない．添付文書上の適応は気管支喘息であり，用量は1日最大800 μgである．

（森　寛行）

15 くしゃみ，鼻汁，鼻閉

基本的知識

くしゃみ，鼻汁，鼻閉は鼻炎（アレルギー性鼻炎，急性鼻炎など）の一般的な症状である．くしゃみは求心性知覚神経刺激による呼吸反射であり，鼻粘膜過敏性が増幅された結果生じる．鼻汁は求心性知覚神経刺激が副交感神経中枢の興奮を生ずることで鼻腺および杯細胞から分泌される．各種の炎症性ケミカルメディエーターによる血管透過性亢進も鼻汁の原因となる．鼻閉の成因には鼻中隔彎曲や鼻茸の他に，鼻粘膜容積血管平滑筋の弛緩と間質への血漿漏出による浮腫がある．後者には神経反射と各種炎症性ケミカルメディエーター，副交感神経や上皮から放出される一酸化窒素が関与する．

薬物治療アルゴリズム

アレルギー性鼻炎の治療は，『2016年版鼻アレルギー診療ガイドライン』に提示されている（詳細は第12章を参照）．一方，急性鼻炎は通常感冒，すなわちウイルス感染に伴う鼻炎であり，通常は1〜2週間程度で症状が消褪することが多く，投薬は必須ではない．

処方例

A 急性鼻炎に対する処方

STEP 1 症状が単独の場合

1) くしゃみ・鼻汁

❶ *d*-クロルフェニラミン（ポララミン） 錠2 mg・散（1%） 1回1T（2 mg） 1日1〜4回
（その他の第一世代抗ヒスタミン薬でもよい）

2) 鼻閉

❶ トラマゾリン 点鼻液0.118% 1回2〜3滴 1日数回
（その他の点鼻用血管収縮薬でもよい）

B アレルギー性鼻炎に対する処方

1) くしゃみ・鼻汁

❶ ビラスチン（ビラノア） 錠20 mg 1回1T 1日1回（空腹時）
（その他の第二世代抗ヒスタミン薬でもよい）

❷ モメタゾンフランカルボン酸エステル水和物（ナゾネックス） 点鼻液50 μg 56噴霧用あるいは112噴霧用 1回各鼻腔に2噴霧 1日1回
（その他の鼻噴霧用ステロイドでもよい）

▶❶❷のいずれか．もしくは併用．

2) 鼻閉

❶ モンテルカスト（シングレア，キプレス） 錠10 mg 1回1T 1日1回 就寝前
（錠剤以外はアレルギー性鼻炎の適応がない）

❷ プランルカスト（オノン） カプセル112.5 mg 1回2 Cap 1日2回 食後

❸ **デキサメタゾンシペシル酸エステル（エリザス）** 点鼻粉末 1回200μg 1日1回 鼻腔内噴霧
（その他の鼻噴霧用ステロイドでもよい）

❹ **フェキソフェナジン・プソイドエフェドリン配合（ディレグラ）** 錠 1回2T 1日2回 朝夕空腹時

❺ **ナファゾリン（プリビナ）** 点鼻液0.05% 1回2～4滴 1日数回
（その他の点鼻用血管収縮薬でもよい）

▶❶～❺のいずれか．薬効が異なる薬剤は併用可．

解説

くしゃみ・鼻汁に対して，急性鼻炎では第一世代抗ヒスタミン薬を，アレルギー性鼻炎では第二世代抗ヒスタミン薬を選択した．急性鼻炎の鼻汁分泌にはヒスタミンは関与せず，血管透過性亢進によって引き起こされるため，むしろ，局所抗コリン薬が有効と考えられるが，わが国では使用できない．第一世代抗ヒスタミン薬はヒスタミン受容体特異性が低く，アセチルコリン受容体も阻害するため，急性鼻炎において選択される．第二世代抗ヒスタミン薬は急性鼻炎のくしゃみ・鼻汁には無効である．

鼻噴霧用ステロイド薬はくしゃみ・鼻汁・鼻閉すべてに奏効する．急性鼻炎には保険適用がないが，海外ではその使用を推奨するガイドラインもある．

処方上の注意

第一世代抗ヒスタミン薬は，その抗コリン作用から前立腺肥大や緑内障などの患者には使用できない．また，中枢へ移行しやすく，眠気やだるさを引き起こす．小児では熱性痙攣との関連性が疑われているため，投与は慎重に検討する．

点鼻用血管収縮薬は鼻閉に対するレスキュー薬として使用されるが，薬剤性鼻炎の原因となるため，その使用は短期間にとどめる．また，2歳未満には禁忌である．

鼻噴霧用ステロイド薬はノズルの先端が鼻中隔に接触すると鼻出血の原因となりやすい．

連携医療

鼻茸や鼻副鼻腔腫瘍によって，鼻閉を生ずることもあるため，症状に左右差がある場合や薬物治療に抵抗する際には，耳鼻咽喉科専門医による鼻内の観察が必要となる．また，くしゃみ，鼻汁，鼻閉であっても，一部の難治性症例においては手術療法が適応となる．

文献

1) 鼻アレルギー診療ガイドライン作成委員会：鼻アレルギー診療ガイドライン―通年性鼻炎と花粉症（2016年版），ライフ・サイエンス，2016
2) Rosenfeld RM, et al：Clinical practice guideline（update）：adult sinusitis. Otolaryngol Head Neck Surg **152**（2S）：S1-S39, 2015

（上條 篤）

3 対症療法

16 筋肉痛，関節痛，腰痛

基本的知識

筋肉痛・関節痛・腰痛は日常的に多くの受診があり，患部の安静や対症療法で軽快するものも多いが，中には生命や予後に重大な影響を与える深刻な事態のこともある．筋肉痛ではコンパートメント症候群や横紋筋融解症，関節痛では化膿性関節炎，腰痛では化膿性脊椎炎や悪性腫瘍の骨転移などがその代表で，これらに対して漫然と対症療法のみでみていると不幸な結果に至るので，最初にこれらを除外診断する必要がある．筋肉障害では患部の異常な腫脹や血行障害，化膿性疾患では局所の発赤や熱感と発熱，悪性腫瘍では既往症や安静時痛などが，そのポイントとなる．また急な筋力低下を伴う場合は，神経の除圧術が必要になる例もあり，神経症状の確認も重要である．

疼痛性疾患には，外傷や関節炎のように実際に患部に異常が生じて疼痛を感じる「侵害受容性疼痛」と，坐骨神経痛や神経根症のように神経に異常が生じてその神経の支配領域に疼痛を感じる「神経障害性疼痛」，心理的・社会的要因で生ずる「心因性疼痛」の三者があり，これらが輻輳して疼痛が増強することも多い．

処方例

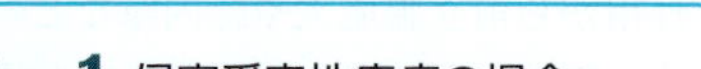

Step 1 侵害受容性疼痛の場合

❶ セレコキシブ（セレコックス） 錠100 mg　1回1T　1日2回

❷ チザニジン（テルネリン） 錠1 mg　1回1T　1日3回

❸ ロキソプロフェン（ロキソニン） テープ100 mg　外用

▶COX2阻害薬や非ステロイド抗炎症薬❶が用いられ，特に頸・腰背部痛では中枢性筋弛緩薬❷の併用が有効である．疼痛部位が限局している場合は外用薬❸を併用する．

Step 2 神経障害性疼痛の場合

❶ メコバラミン（メチコバール） 錠500 μg　1回1T　1日3回

❷ リマプロストアルファデクス（オパルモン，プロレナール） 錠5 μg　1回1T　1日3回

❸ トラマドール・アセトアミノフェン配合（トラムセット） 配合錠　1回1T　1日4回

❹ プレガバリン（リリカ） カプセル75 mg　1回1 Cap　1日2回

⑤ **デュロキセチン（サインバルタ）** カプセル 20 mg　1 回 1 Cap　1 日 1 回　など症状により 1 日 40〜60 mg まで増量

▶STEP 1 にビタミン B_{12} 製剤❶を，腰部脊柱管狭窄症に限ってはプロスタグランジン製剤を加え（❷），患部の保温と負荷軽減を図る．弱オピオイドやセロトニン・ノルアドレナリン再取り込み阻害薬も有効で（❸〜❺のいずれか），これらは心因性疼痛に対しても効果的な印象がある．

処方上の注意

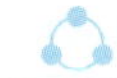

消炎鎮痛薬を連用すると，胃炎や潰瘍などの胃腸障害を起こすことがあるので，予防的に胃粘膜保護剤レバミピドや H_2 ブロッカー，プロトンポンプ阻害薬などを併用することも多い．

連携医療

神経ブロックなどのペインクリニック（麻酔科）も有効であるが，これは原因診断の後に行う．原因が判明する前に症状が変化すると，原因診断の支障になるためである．疼痛性疾患は社会的，心理的因子による感覚的な増強や修飾も多く，これらが関与する場合は心療内科（精神科）なども必要となる．整体やカイロプラクティックなどの医業類似行為は，施行により逆に症状が悪化したり合併症を生ずる例もあり推奨しない．

（宮島　剛）

17 痒み

基本的知識

「痒み（かゆみ）」とは，「掻きたいという欲求をもたらす不快な感覚」のことである．痒みはヒスタミンあるいは他の起痒物質による末梢性の痒み，皮膚乾燥による末梢性の痒み，オピオイドペプチドの関与する中枢性の痒み，などに大別される．

痒みは患者の QOL を著しく低下させるため，痒みの発現機序を理解したうえで，原因に応じた柔軟な対応が求められる．

GL 秀道広ほか：蕁麻疹診療ガイドライン．日皮会誌 **121**：1339-1388, 2011
加藤則人ほか：アトピー性皮膚炎診療ガイドライン 2016 年版．日皮会誌 **126**：121-155, 2016
佐藤貴浩ほか：汎発性皮膚瘙痒症診療ガイドライン．日皮会誌 **122**：267-280, 2012

処方例 

A 蕁麻疹などの「ヒスタミンによる末梢性の痒み」

1) 抗ヒスタミン薬による治療

❶ ビラスチン (ビラノア) 錠 20 mg 1回1T 1日1回 就寝前

❷ デスロラタジン (デザレックス) 錠 5 mg 1回1T 1日1回 夕食後

❸ ルパタジン (ルパフィン) 錠 10 mg 1回1T 1日1回 夕食後

▶❶〜❸のいずれか．❸の場合は，症状に応じて1回 20 mg に増量できる．
「第二世代」抗ヒスタミン薬は，蕁麻疹に対する第一選択薬である．「第二世代」とは，1983 年以降に発売された，鎮静作用が弱い抗ヒスタミン薬の総称であり，それ以前に発売された，鎮静作用が強いものが「第一世代」である．

解説

皮膚に発生する痒みは，C 線維自由神経終末から脊髄視床路を経由して，大脳皮質の感覚野に存在する痒み受容器に伝達される．痒みは掻破行動を引き起こし，痒みと掻破の悪循環が起こる．抗ヒスタミン薬は不活性型 H_1 受容体と結合し，活性化と不活性化との間の動的平衡を不活性化が優位な状態へとシフトさせる．この薬理作用により，抗ヒスタミン薬は蕁麻疹などのヒスタミンによる末梢性の痒みに奏効する．

B 湿疹・皮膚炎などの「ヒスタミン以外の起痒物質による痒み」

1) ステロイドによる治療

❶ クロベタゾールプロピオン酸エステル (デルモベート) 軟膏 0.05% (5 /本) 1日1〜2回 塗布

❷ ベタメタゾン酪酸エステルプロピオン酸エステル (アンテベート) 軟膏 0.05% (5 g/本) 1日1〜2回 塗布

❸ ヒドロコルチゾン酪酸エステル (ロコイド) 軟膏 0.1% (5 g/本) 1日1〜2回 塗布

❹ ベタメタゾン酪酸エステルプロピオン酸エステル (アンテベート) ローション 0.05% (10 g/本) 1日1〜2回 塗布

❺ プレドニゾロン (プレドニン) 錠 5 mg 1回 0.1〜0.5 mg/kg 1日1〜2回

▶❶と❷は体幹・四肢，❸は顔，❹は頭にそれぞれ用いられる．

▶ステロイド外用薬は接触皮膚炎やアトピー性皮膚炎，薬疹などに対する第一選択薬である．炎症症状が広範囲に及び，強い痒みを伴う場合には，❶〜❹に加えてステロイド内服薬❺が併用される．

解説

ステロイドは細胞質内でグルココチルチコイド受容体と結合した後，核内で炎症・分化・増殖などに関連した多様な蛋白の転写活性を促進し，多彩で強力な抗炎症作用を発揮する．ステロイド外用薬は強さ（ランク）により5段階に分けられており，病変の重症度や部位に応じて，適切なものを選択し使い分ける必要がある．

2) シクロスポリンによる治療

❶ **シクロスポリン（ネオーラル）** カプセル 10 mg・25 mg・50 mg　用法・用量は診療ガイドラインを参照

▶シクロスポリンは，抗ヒスタミン薬やステロイド外用薬の治療に抵抗する一部の蕁麻疹やアトピー性皮膚炎の成人患者に奏効する．実臨床に際しては，診療ガイドラインに準拠して，専門医が使用するべきである．

解説

ヒスタミン以外の起痒物質による痒みには，抗ヒスタミン薬の薬効は限定的である．シクロスポリンはカルシニューリンの酵素活性を阻害して，炎症反応を誘導するインターロイキン-2 などのサイトカイン産生を抑制することにより，抗ヒスタミン薬が奏効しない場合でも，強力な止痒効果を発揮する．

3) タクロリムスによる治療

❶ **タクロリムス（プロトピック）** 軟膏 0.1%（5 g/本）　1 日 1～2 回　塗布

❷ **タクロリムス（プロトピック）** 軟膏 0.03%（5 g/本）　1 日 1～2 回　塗布

▶❶は成人，❷は 2 歳以上の小児のアトピー性皮膚炎患者に用いられる．皮膚病変をステロイド外用薬により緩解導入したのち，タクロリムス軟膏により緩解維持していく．

解説

タクロリムスは上記のシクロスポリンと同様の機序により，サイトカイン産生を抑制し，強力な止痒効果を発揮する．タクロリムス軟膏 0.1% の炎症抑制効果は，ステロイド外用薬の strong 群（5 段階の 3 番目）に相当する．また，タクロリムス軟膏には，ステロイド外用薬の長期連用による副作用である皮膚萎縮や毛細血管拡張を起こさないという利点がある．

C 皮脂欠乏症（乾皮症）などの「皮膚の乾燥による痒み」

1) 保湿剤による治療

❶ **ヘパリン類似物質（ヒルドイドソフト）** 軟膏 0.3%（25 g/本）　1 日 1～2 回　塗布

❷ **尿素（パスタロン）** 軟膏 20%（25 g/本）　1 日 1～2 回　塗布

❸ **白色ワセリン（プロペト）** 軟膏 500 g/個　1 日 1～2 回　塗布

▶❶～❸のいずれでもよい．保湿剤は乾皮症（皮脂欠乏症）に対する第一選択薬である．湿疹を伴う場合には，保湿剤に加えて抗ヒスタミン薬やステロイド外用薬が併用される．

解説

乾皮症（皮脂欠乏症）とは，皮膚の表層をおおう角層の水分含有量が低下した状態であり，角層内の保湿因子が減少することによって引き起こされる．乾皮症に続発する皮膚瘙痒症やアトピー性皮膚炎などでは，健常皮膚に比べ自由神経終末C線維が皮膚表面近くまで多数侵入してくるため，外的刺激に対する過敏性が亢進する．そこで，保湿剤を用いて，角質の水分保持を維持し，皮膚の乾燥を防ぎ，皮膚のバリア機能を改善する必要がある．

D 血液透析患者・慢性肝疾患患者における皮膚瘙痒症などの「オピオイドペプチドの関与する中枢性の痒み」

1) κ-オピオイド受容体アゴニストによる治療

❶ **ナルフラフィン（レミッチ）** カプセル 2.5 μg　1回1 Cap　1日1回　夕食後または就寝前

▶ κ-オピオイド受容体アゴニストは，透析患者や慢性肝疾患患者に伴う皮膚瘙痒症に対する第一選択である．乾皮症や湿疹を伴う場合には，本剤に加えて保湿剤やステロイド外用薬が併用される．

解説

透析患者や慢性肝疾患患者では，血中でβエンドルフィンの濃度が高くなり，その結果μ-オピオイド受容体を介して痒みが誘発される．κ-オピオイド受容体アゴニストは，κ-オピオイド受容体をμ-オピオイド受容体より優位な状態に保つことにより，痒みを抑制する．

処方上の注意

大半の抗ヒスタミン薬は，添付文書中に「危険を伴う機械の操作には従事させないように注意すること」と記載されているため，患者にその旨を周知させる必要がある．

また，小児に対しては痙攣，高齢者に対しては尿閉・便秘などを誘発することがあるので，処方後は慎重に経過を観察する．さらに，妊婦に対しては安全性が明らかでないため，治療上の有益性が危険性を上回る場合にのみ使用すべきである．特にアタラックスP・セルテクト・リザベンは，添付文書上は妊婦に禁忌とされている．

ステロイド外用薬を長期間連用すると，毛細血管拡張・皮膚萎縮・紫斑・多毛・感染症の誘発などが生じることがある．

シクロスポリンを使用する際には，血圧上昇・腎機能障害などの副作用を早期に発見するために，定期的な検査が必要である．

タクロリムスを使用すると，多くの症例において，1〜2週間は灼熱感やヒリヒリ感，ほてりなどの刺激症状が生じるが，皮膚病変の状態が改善するにつれて，これらの刺激症状は消失する．また本剤は，細菌性感染症（ざ瘡・毛嚢炎・伝染性膿痂疹），ウイルス性感染症（単純疱疹・カポジ水痘様発疹症）などを誘発することがある．

κ-オピオイド受容体アゴニストは眠気やめまいを引き起こすことがあり，服用する時間や起床時の転倒予防に関して，十分に指導しておく必要がある．

連携医療

一般的な治療を行っても，痒みの制御に難渋する場合には，皮膚科専門医へ紹介するべきであろう．

（眞鍋　求）

18 浮腫

基本的知識

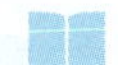

浮腫とは細胞間質の水分量が増加することによって生じる腫脹である．細胞間質における水分量の調節は，①毛細血管内-細胞間質間の圧較差，②毛細血管壁の水分透過性の変化，③毛細血管内-細胞間質間の蛋白濃度差による膠質浸透圧較差，④毛細血管から細胞間質への漏出量と細胞間質からリンパ管へのドレナージ量の差，によって行われる．

浮腫の原因はこれらのメカニズムを考慮すると，

(1) 血管内静水圧の上昇，(2) 血管透過性の亢進，(3) 膠質浸透圧較差の増大，(4) リンパドレナージの低下，の 4 つに大別される．

浮腫に対する対症治療のポイントは，浮腫の空間的，時間的広がりから原因を推定し (1) 緊急に治療を必要とする浮腫か，(2) 薬物治療の適応のある浮腫か，を判断することである．

薬物治療アルゴリズム

浮腫の原因推定と治療方針決定のためのアルゴリズム（図 1）を示す．

多くの浮腫は原因の除去，あるいは原因疾患の治療が有効であり，薬物療法が対症療法の適応と考えらえるのは図に示した一部の病態だけである．

処方例

図のアルゴリズムに沿って，対症療法としての薬物治療が適応となる病態について各学会のガイドラインに則った標準治療を記載した．

1 緊急治療を有する浮腫

A 気道・呼吸・循環を障害するアナフィラキシー（気道浮腫を伴う血管浮腫も同様に対応）

（p 14「ショック」のアナフィラキシーショックの項目参照）

STEP 1

❶ アドレナリン（ボスミン） 注 1 mg 1 回 0.3〜0.5 mg 頓用 筋注

❷ アドレナリン（エピペン） 注 0.3 mg 1 回 1 A 頓用 筋注（自己注射可能．使用方法については訓練を要する）

▶❶❷のいずれか．
▶浮腫，血圧低下といった症状が繰り返す場合，❶を 5〜15 分毎に反復する．

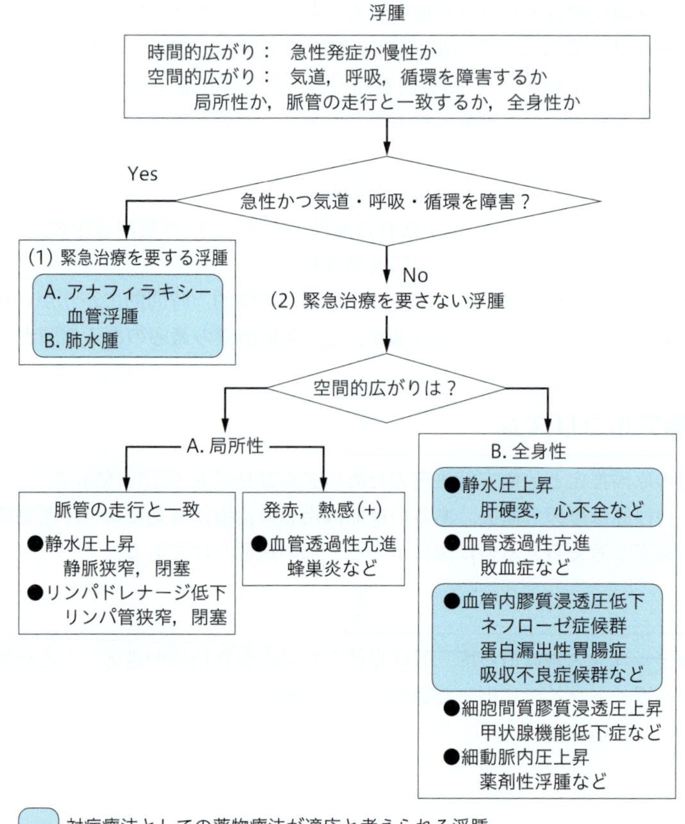

図 1 浮腫の原因推定と治療方針決定のためのアルゴリズム

STEP 2 アドレナリン筋注が無効の場合

❶ アドレナリン（ボスミン） 注 1 mg （1 A を生理食塩液 500 mL に希釈，濃度 2 μg/mL し）25〜50 mL＝0.05〜0.1 mg を 1〜3 分かけてゆっくり静注

❷ アドレナリン（ボスミン） 注 1 mg （3 A を生理食塩液 47 mL に希釈，濃度 60 μg/mL，合計 50 mL し）注射筒輸液ポンプにて 0.1 μg/kg/分（体重 50 kg の場合，5 mL/時）から開始

▶❶❷のいずれか，あるいは❶に引き続いて❷を症状に応じて継続投与する．

【A 解説】

IgE 依存性，あるいは非依存性反応による血管透過性亢進を原因とする浮腫である．迅速かつ集学的治療が必要な内科救急疾患であり，気管挿管，輪状甲状軟骨間膜切開などの準備が必要である．アドレナリンは皮下投与では吸収が遅れるため，必ず筋肉内注射で投与する．静脈内投与の場合，心停止時の投与量と異なっていることに注意する．

B 肺水腫（p 126「急性左心不全」参照）

2 緊急治療を有さない浮腫

A 局所性浮腫

原因の除去，原因に対する治療，および患部の挙上や圧迫といった一般療法が有効である．

B 全身性浮腫

対症療法としての薬物療法が有効と考えられる原因疾患別に述べる．

1) 肝硬変（p 271「肝硬変，肝不全」参照）

1 日 5〜7 g の食事塩分制限を行いながら薬物療法を行う．

STEP 1 初期治療

❶ スピロノラクトン（アルダクトン A） 錠 25 mg 1 回 2 T 1 日 1 回 朝食後

❷ フロセミド（ラシックス） 錠 20 mg 1 回 1 T 1 日 1 回 朝食後

▶まず❶を投与し，浮腫の程度，尿量，および電解質（特に血清カリウム値）を観察しながら 100 mg まで増量する．無効であれば❷を併用し 80 mg まで増量する．

STEP 2 内服薬での効果不十分な場合，入院のうえで

❶ カンレノ酸カリウム（ソルダクトン） 注 100 mg 1 回 1〜2 A 1 日 1〜2 回 静注

❷ フロセミド（ラシックス） 注 20 mg　1 回 1〜2 A　1 日 1〜2 回　静注

▶まず❶を増量し，無効であれば❷を併用する．

STEP 3 STEP 1，STEP 2 の効果不十分な場合，入院のうえで

❶ トルバプタン（サムスカ） 錠 7.5 mg　1 回 0.5〜1 T　1 日 1 回　朝食後

▶浮腫，電解質，血清ナトリウム値を観察しながら 7.5 mg まで増量するが，後述の処方上の注意を留意する．

【1）解説】

肝硬変による門脈圧亢進が，種々の血管拡張物質増加を介した全身の血管拡張を起こす．それに伴う臓器灌流圧低下の代償機転として全身のナトリウム貯留・水貯留が生じ，浮腫の原因となる．薬物治療による過度の循環血液量減少は腎前性腎不全を生じるため，浮腫や腹水だけでなく全身状態をみて投薬量の調整が必要である．

2）心不全（p 129「慢性うっ血性心不全」参照）

3）ネフローゼ症候群

腎機能が正常であれば，1 日 3〜6 g の食事塩分制限を行いながら薬物療法を行う．

STEP 1 初期治療

❶ フロセミド（ラシックス） 錠 40 mg　1 回 1〜3 T　1 日 1 回　朝食後

❷ トラセミド（ルプラック） 錠 4 mg　1 回 1〜2 T　1 日 1 回　朝食後

❸ ブメタニド（ルネトロン） 錠 1 mg　1 回 1〜2 T　1 日 1 回　朝食後

▶❶〜❸のいずれかのループ利尿薬を少量から用いる．フロセミドと比較して，トラセミド，ブメタニドは生物学的利用能が高く，トラセミドは低カリウム血症の発現が少ないとされる．

STEP 2 内服薬での効果不十分な場合，入院のうえで

❶ フロセミド（ラシックス） 注 20 mg　1 回 1 A　1 日 1 回　静注
　尿量，症状に応じて投与量，投与回数を調整する

❷ フロセミド（ラシックス） 注 20 mg　［5 A を生理食塩液 40 mL で希釈（濃度 2 mg/mL）］2〜5 mg/時（腎機能正常時）　持続静注　最大 10 mg/時まで増量する

❸ ヒドロクロロチアジド　錠 12.5 mg　1〜2 T　1 日 1 回　朝食後

▶❶❷のいずれか．❶❷が無効な場合，❸の追加を考慮する．

【3）解説】

尿中への蛋白漏出による膠質浸透圧低下が有効循環血液量低下を引き起こし，その代償機転による全身性のナトリウム貯留，水貯留を原因として全身性浮腫を生じる．膠質浸透圧上昇させる目的で高濃度アルブミン製剤の静脈内投与が慣習的に行われる

が，浮腫に有効というエビデンスはなく，むしろ高血圧悪化の危険があり単独投与は推奨されない．ただし急性かつ重症の胸腹水や循環血漿量低下に対しては，1週間を目安に投与を考慮してもよい．

4) **吸収不良症候群，蛋白漏出性胃腸症**

種々の原因による消化管からの蛋白漏出，食事からの栄養分の吸収不良によって膠質浸透圧低下を生じ，全身性浮腫を生じる．原因に対する治療，食事療法が重要であるが，対症療法としてネフローゼ症候群に準じた利尿剤投与を考慮する．

処方上の注意

1) **薬剤の主な禁忌と副作用**（表1）

2) **肝・腎機能低下時の注意点**

重症肝疾患では低カリウム血症が肝性昏睡の誘因となるため，ループ利尿薬，ヒド

表1　薬剤の主な禁忌と副作用

薬剤	区分	内容
アドレナリン	禁忌	次の薬剤投与中の患者（ブチロフェノン系，フェノチアジン系等の抗精神病薬，α遮断薬），眼圧上昇の素因のある患者
	副作用	肺水腫，呼吸困難，心停止，心悸亢進，頭痛，振戦，悪心・嘔吐
ループ利尿薬（*はフロセミド）	禁忌	無尿，肝性昏睡，体液中のナトリウム，カリウムが明らかに減少している患者
	副作用	再生不良性貧血，汎血球減少，類天疱瘡*，聴力障害，間質性腎炎*，間質性肺炎*，低ナトリウム血症，低カリウム血症
ヒドロクロロチアジド	禁忌	無尿，急性腎不全，体液中のナトリウム，カリウムが明らかに減少している患者
	副作用	再生不良性貧血，壊死性血管炎，間質性肺炎，肺水腫，低ナトリウム血症，低カリウム血症
スピロノラクトン	禁忌	無尿，急性腎不全，高カリウム血症，アジソン病の患者
	併用禁忌	タクロリムス，エプレレノン，ミトタン
	副作用	高カリウム血症，低ナトリウム血症，急性腎不全，中毒性表皮壊死融解症，皮膚粘膜眼症候群，女性化乳房，乳房腫脹，多毛，無月経
カンレノ酸カリウム	禁忌	無尿，急性腎不全，高カリウム血症，アジソン病の患者
	併用禁忌	タクロリムス，エプレレノン
	副作用	高カリウム血症，低ナトリウム血症，女性化乳房
トルバプタン	禁忌	無尿，口渇のない，あるいは水分摂取困難な患者，高ナトリウム血症患者，水分補給が困難な肝性脳症患者
	併用注意	CYP3A阻害薬（クラリスロマイシン，イトラコナゾールなど）併用により作用が増強する
	副作用	腎不全，血液濃縮による血栓塞栓症，高ナトリウム血症，肝機能障害，口渇，便秘，頭痛，めまい
	※使用上の注意	急速な血清ナトリウム値上昇があるため，入院のうえで投与し，飲水制限は行わない．血清ナトリウム値125 mEq/L未満の症例では，急激な上昇が橋中心髄鞘崩壊症を生じるため，投与4～6時間後，8～12時間後の血清ナトリウム値測定が推奨される．24時間で12 mEq/Lを超えて上昇した場合，投与を中止し輸液などで対応する．特に高齢者では注意を要する

ロクロロチアジド使用には注意を要する．トルバプタンの副作用にも留意する．

腎機能低下時には，スピロノラクトン，カンレノ酸カリウムは高カリウム血症を生じやすく，急性腎不全では禁忌である．特に ACE 阻害薬や ARB といった高カリウムを生じやすい薬剤が併用されている場合に注意が必要である．

3) その他の注意点

利尿薬投与は，夜間排尿を避けるため午前中投与が望ましい．いずれの利尿薬も循環血症量低下による腎灌流低下，腎機能悪化の危険があり (特に高齢者)，浮腫のみならず全身状態を観察し，必要最低限度の対症療法を行うことが重要である．

連携医療

浮腫の治療は原因疾患に対する治療が重要であるため，漫然と対症療法だけを行うことなく，原因疾患への対応に関して専門医との連携が重要である．原因不明の場合においても，対症療法に対する反応不良の場合，専門医に相談することが望まれる．

（金澤健司）

4章 循環器疾患

1 上室頻拍，心房細動，心房粗動

I 上室頻拍

基本的知識

心房または房室結節・房室間副伝導路（ケント束）を起源・回路とする頻脈性不整脈であり，規則的で心拍数も100～250/分程度で，心電図では通常 narrow QRS tachycardia を呈する．主なものとして①房室結節リエントリー性頻拍（AVNRT）［房室結節に少なくとも二重の伝導路があり，それを旋回するもの，通常型は遅伝導路を順伝導し速伝導路を逆伝導する］，②房室回帰性頻拍（AVRT）［WPW 症候群によるもので房室結節を順伝導し，副伝導路を逆伝導することが多いが，まれに逆に旋回することもある］，③心房頻拍（AT）［心房内の異常自動能，triggered activity，リエントリーによる］がある．

薬物治療アルゴリズム

発作時には頻拍を停止させるために①②ではベラパミル，喘息がなければアデノシン三リン酸（10～20 mg 急速静注）が用いられる．③は一部の症例で少量の ATP が有効なことがあるが（アデノシン感受性 AT），無効な場合にはカルシウム拮抗薬，β遮断薬，Ⅰ群薬などが用いる．アデノシン感受性 AT は，1～2 mg から少量の ATP 投与により停止する（効果がなければ 4 mg，8 mg と増量する）．三尖弁周囲，His 束近傍に起源を有することが多い．

非発作時にはカルシウム拮抗薬，β遮断薬，Ⅰ群薬がその不整脈の機序に合わせ処方されるが，発作を完全に抑制することは容易ではない．

処方例

A 頻拍発作時

① アデノシン三リン酸二ナトリウム（アデホス-L コーワ，トリノシン） 注 1回 10～20 mg 急速静注

② ベラパミル（ワソラン） 注 1回5 mg（1筒）＋生理食塩液合計20 mLを5分以上かけて静注

▶①②のいずれか．停止しないときにはⅠ群抗不整脈薬投与なども考慮．

▶①は，気管支喘息があるときは避ける．停止時に短時間であるが房室ブロック・洞停止となるため，患者にあらかじめ一過性に気分が悪くなる可能性があることを知らせておく．ATP感受性ATが想定される場合には1～2 mgの少量から投与して反応をみるとよい．

B 非発作時の頻拍予防

STEP 1

① ベラパミル（ワソラン） 注 1回40 mg 1日3回

② プロプラノロール（インデラル） 錠10 mg 1回1T 1日3回

▶①②のいずれか．

STEP 2 STEP 1のカルシウム拮抗薬やβ遮断薬が無効で心機能正常例の場合

① ピルシカイニド（サンリズム） カプセル25 mg・50 mg 1回50 mg 1日3回（ただし若年で腎機能が正常であること）

② フレカイニド（タンボコール） 錠50 mg・100 mg 1回50 mg 1日2回など

▶①②のいずれか．

連携医療

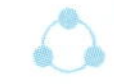

発作頻度が多いなどQOLを害する場合や，発作を回避したい場合にはカテーテルアブレーションを考慮すべきである．成功率・根治率も95%以上と高く，かつ合併症頻度も低いため不整脈専門施設へ紹介する．

Ⅱ 心房細動

基本的知識

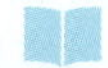

心房細動は心房が一過性または持続性に350～600/分と不規則に興奮する不整脈であり，房室結節が健常な場合，心室応答も速く心拍数150/分以上の頻脈となる．動悸，めまい，胸部不快感などの自覚症状を呈すること，心房収縮の消失と脈不整・頻脈などにより心不全の原因となること，また最も重要なことは心房内に血栓を生じ，その血栓が脳など主要臓器に塞栓するリスクがあるため抗凝固療法を積極的に行う．

薬物治療アルゴリズム

以下が治療の柱である．

1)　抗凝固療法
2)　不整脈自体への治療──レートコントロール
　　　　　　　　　　　└リズムコントロール

日本循環器学会ガイドラインなどの治療指針が示されており参照されたい．

A 抗凝固療法

❶ **ダビガトラン（プラザキサ）**　カプセル　1回110 mg　1日2回　あるいは1回150 mg　1日2回

❷ **リバーロキサバン（イグザレルト）**　細粒・錠　1回15 mg　1日1回　あるいは1回10 mg　1日1回
30～49 mL/分の患者：1日1回10 mg
15～29 mL/分の患者：慎重に検討し1日1回10 mg

❸ **アピキサバン（エリキュース）**　錠　1回5 mg　1日2回あるいは1回2.5 mg　1日2回
Cr 1.5 mg/dL以上，80歳以上，体重60 kg以下のうち2つ以上に該当する場合：1回2.5 mg　1日2回

❹ **エドキサバン（リクシアナ）**　錠　1回60 mg　1日1回　あるいは1回30 mg　1日1回
体重60 kg以下：1日1回30 mg
体重60 kg超
　>50 mL/分の患者：1日1回60 mg
　30～50 mL/分の患者：1日1回30 mg

❺ **ワルファリン（ワーファリン）**　顆粒・錠　初期量1回2～3 mg　1日1回程度で開始しPTINRで調整

▶❶～❺のいずれか．
▶❶は，クレアチニンクリアランスが50 mL/分以下，あるいはP糖蛋白に関わる薬剤投与の併用があれば低用量を選択すべき．30 mL/分未満の腎機能の場合には使用を避けること．
▶❺の日本人の平均投与量は1回3.0～3.5 mg　1日1回であるが1.0 mg程度～10 mg程度までと患者毎に大きく開きがある．

解説

心房細動ではリスク因子が高いほど血栓塞栓症のリスクが増加するため，$CHADS_2$スコア1点以上で抗凝固を考慮，2点以上で抗凝固を実施すべきとされている．しかし一方で出血のリスクを増加させるため，出血素因についても考慮し，リスク・ベネフィットを天秤にかけながら治療を行う．$CHADS_2$スコアが0点であっても65歳以

4 循環器疾患

上，動脈硬化性疾患，心筋症はリスクと考え，抗凝固療法を考慮する．

抗凝固療法にはワルファリンと直接経口抗凝固薬 DOAC とがあるが，僧帽弁狭窄症または人工弁症例においてはワルファリンを，そうでない場合には DOAC かワルファリンのいずれかを用いる．

B レートコントロール

顕性 WPW 症候群：ベラパミルは投与禁忌であり I 群薬を投与するか電気的除細動を考慮する．

❶ ピルシカイニド（サンリズム） カプセル 1 回 50 mg 1 日 3 回

❷ フレカイニド（タンボコール） 錠 1 回 50 mg 1 日 2 回

▶❶❷のいずれか．

STEP 1 心機能が保たれている場合

❶ ベラパミル（ワソラン） 注 （＋生理食塩液） 合計 20 mL を緩徐に静注 または錠 1 回 40〜80 mg 1 日 3 回

❷ ジルチアゼム（ヘルベッサー） 徐放カプセル 1 回 100 mg 1 日 1 回 朝

❸ ビソプロロール（メインテート） 錠 1 回 2.5〜5.0 mg 1 日 1 回 朝

▶❶〜❸のいずれか．

STEP 2 心機能低下例

❶ ジゴキシン（ジゴシン） 注 0.25 mg/1 mL （＋生理食塩液） 合計 20 mL を緩徐に静注

❷ ランジオロール（オノアクト） 注 1 μg/kg/分から開始し漸増 最大 10 μg/kg/分まで （十分に血圧，心電図のモニター監視が可能な状況で）

❸ ジゴキシン（ハーフジゴキシン KY，ジゴシン） 錠 1 回 0.125 mg 1 日 1 回 朝

❹ ジゴキシン（ジゴシン） 錠 1 回 0.25 mg 1 日 1 回 朝

❺ ビソプロロール（メインテート） 錠 1 回 0.625〜1.25 mg 1 日 1 回から開始し漸増

▶❶〜❺のいずれか．最近ではビソノテープ 4 mg（経口のメインテート 2.5 mg 相当）もよく用いられる．

【B 解説】

心房細動の発症早期には頻脈を呈することが多く，心拍数の徐拍化・調整，すなわち“レートコントロール”が必要となることが多い．心拍数で 110/分以下になるよう薬物投与により心拍数を抑制する．顕性 WPW 症候群に心房細動を合併した場合，特

別な対応を要し，副伝導路（ケント束）の伝導を抑制するためⅠ群薬を使用するが電気的除細動を行う．

ほとんどの症例ではWPW症候群ではないため心機能正常であれば切れ味のよいベラパミル，ジルチアゼムなどの非ジヒドロピリジン系カルシウム拮抗薬か，β遮断薬を使用する．心機能低下例ではジゴキシン，β遮断薬（内服薬では少量から開始して漸増させる，また救急時には超速効型静注用β遮断薬も使用可能である）を用いる．

C リズムコントロール

心房細動を抑制し洞調律維持を図る場合には以下のような処方が考慮される．

STEP 1 不全心，虚血心，肥大心がない場合

❶ ピルシカイニド（サンリズム）　カプセル　1回50 mg　1日3回

❷ フレカイニド（タンボコール）　細粒・錠　1回50 mg　1日2回

❸ シベンゾリン（シベノール）　錠　1回100 mg　1日3回

❹ ジソピラミド（リスモダンR）　錠　1回150 mg　1日2回

▶❶～❹のいずれか．

▶❶は，腎機能低下では避けるべき，高齢者では減量すべき．

【STEP 1 解説】

特に夜間，安静時に発作を呈する発作性心房細動においては抗コリン作用のあるシベノール，リスモダンが奏効することがある．ただし抗コリン作用のために頻脈性心房細動を呈することがあり，レートコントロール薬を併用することを考慮しておく．

またⅠ群薬で効果が乏しい場合，下に示すアミオダロン，ベプリコールなども考慮される．

STEP 2 不全心，虚血心，肥大心の場合

❶ アミオダロン（アンカロン）　錠　1回200～400 mg　1日1回で開始し，その後減量して1回100～200 mg　1日1回で維持

❷ ベプリジル（ベプリコール）　錠　1回50 mg　1日2回

❸ ソタロール（ソタコール）　錠　1回40 mg　1日2回（保険適用外）

▶❶～❸のいずれか．

【STEP 2 解説】

心房細動を停止させて洞調律に戻す，あるいは心房細動を抑制して洞調律を維持するというストラテジーをリズムコントロールと称する．洞調律維持には不全心，虚血心，肥大心がなければナトリウムチャネル遮断薬（Ⅰ群薬）を用いる．Ic群（ピルシカイニド，フレカイニドなど）を用いた場合，後述する心房粗動に移行する場合があり（Ic flutterと呼ぶ），かえって患者の自覚症状を悪化させる場合がある．またBrugada

症候群またはBrugada型心電図を有する症例ではⅠ群薬投与にて心電図所見の増悪，心室細動の誘発性を上昇させる可能性があり使用を回避すべきと思われる．

不全心，虚血心，肥大心のいずれかが該当する場合にはアミオダロンに代表されるⅢ群薬を投与するとともに背景疾患に対する治療を行う．薬物治療抵抗性でまた特に症状がある場合の発作性・持続性心房細動についてはカテーテルアブレーションも考慮する．

処方上の注意

特にリズムコントロール薬については心室期外収縮，心室頻拍・細動などリスクの高い心室性不整脈を誘発するリスク（催不整脈作用）の懸念があるため，症状軽減・QOL改善といったメリットと副作用のデメリットを常に考慮しつつ慎重に薬物療法を実施すべきである．

連携医療

薬物治療に抵抗性の発作性・持続性心房細動で積極的な治療を希望される場合は，カテーテルアブレーションを考慮し専門機関に紹介されたい．

Ⅲ　心房粗動

基本的知識

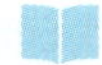

心房粗動は心房内を規則的に旋回する頻脈性不整脈であり，通常型心房粗動は三尖弁輪周囲を心室側からみて半時計方向に旋回し心房興奮は250〜350/分となることが多い．それ以外にも外科術後症例における切開線周囲，心房中隔，僧帽弁周囲，カテーテルアブレーション施行例では焼灼部位周辺を旋回するものもある．心房細動を合併することも少なくない．

心房細動と同様に心房内血栓，脳塞栓を生じるリスクがあるため，抗凝固療法を考慮する．

心拍数調整，あるいは心房粗動抑制の薬物療法は心房細動と同様であり，p 102「Ⅱ．心房細動」を参照されたい．

薬物治療アルゴリズム

抗凝固療法については「Ⅱ．心房細動」を参照．

2：1伝導のときなど頻脈を呈する場合は心機能がよければベラパミルなどのカルシウム拮抗薬，心機能低下があればジギタリス，少量のβ遮断薬で対処する．

処方例

抗凝固療法については「Ⅱ．心房細動」を参照．

A 2：1伝導のときなど頻脈を呈する場合

❶ ベラパミル（ワソラン）　注　5 mg（1 A）（生理食塩液 20 mL で希釈）　緩徐に静注

❷ ジゴキシン（ジゴシン）　注　0.25 mg（生理食塩液 20 mL で希釈）　緩徐に静注

❸ ランジオロール（オノアクト）　注　1 μg/kg/分から開始して漸増　最大 10 μg/kg/分

❹ ベラパミル（ワソラン）　錠　1 回 40〜80 mg　1 日 3 回

❺ ビソプロロール（メインテート）　錠　1 回 2.5〜5.0 mg　1 日 1 回

▶❶〜❺のいずれか．

B 粗動を停止，抑制したい場合

❶ ソタロール（ソタコール）　錠　1 回 40 mg　1 日 2 回（保険適用外）

❷ アミオダロン（アンカロン）　錠　1 回 100〜200 mg　1 日 1 回

▶❶❷のいずれか．

連携医療

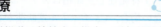

心房粗動は持続する場合，電気的除細動を考慮することがあり，また発作を繰り返したり，持続性心房粗動となって根治的な治療を希望される場合には，カテーテルアブレーションの成功率が高いため不整脈専門施設へ紹介する．心房細動と併せて治療されることが多い．

（今井　靖）

2 心室性期外収縮，心室頻拍

基本的知識

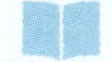

心室性期外収縮，心室頻拍の治療にあたっては基礎心疾患を有するか，特に左室収縮機能がどうかを評価することが大切である．基礎心疾患のない心室性期外収縮は基本的には治療をする必要はない．基礎心疾患のない心室頻拍は特発性心室頻拍と呼ばれ，時に持続性心室頻拍となることもあるが，生命予後は良好と考えられている．これらの不整脈にはカテーテルアブレーションも選択肢となる．

左室駆出率が低下した症例に対して安易に抗不整脈薬を投与するとむしろ生命予後

を悪くする．内服薬による再発の予防は難しく，カテーテルアブレーションも限界がある．左室駆出率が低下した心室頻拍に対しては植込み型除細動器（ICD）の使用が最も生命予後を改善する．

GL 不整脈薬物治療に関するガイドライン（2009年改訂版），日本循環器学会

処方例

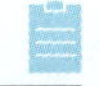

A 基礎心疾患のない心室性期外収縮，心室頻拍

❶ ビソプロロール（メインテート） 錠2.5 mg・5.0 mg 1回2.5〜5.0 mg 1日1回

❷ カルベジロール（アーチスト） 錠10 mg 1回1T 1日1〜2回

❸ ベラパミル（ワソラン） 錠40 mg 1回1〜2T 1日3回（右脚ブロック，左軸偏位型QRS波形）

▶❶〜❸のいずれか．

解説

あえて治療の必要はないことを最初に説明することが重要である．生活習慣の改善や軽い精神安定剤などで経過観察してもよい．

右脚ブロック，左軸偏位型QRS波形を示す特発性心室頻拍はカテーテルアブレーションによる根治率が高いが，患者が望まない場合，Caチャネル遮断薬が第一選択となる．

B 基礎心疾患（特に左室収縮力低下）のある心室頻拍

STEP 1 持続性心室頻拍の停止

❶ アミオダロン（アンカロン） 注150 mg/A 10分以上かけて静注（添付文書では125 mgを10分以上かけて静注）

❷ ニフェカラント（シンビット） 注50 mg/A 1回0.3 mg/kgを5分で静注

❸ リドカイン（キシロカイン） 注100 mg/A 1回50〜100 mgを1〜2分で緩徐に静注

❹ プロカインアミド（アミサリン） 注100 mg/A 1回10 mg/kgを50〜100 mg/分で静注

▶❶〜❹のいずれか．

▶アンカロン静注薬のわが国の添付文書では125 mg（2.5 mL）を5%ブドウ糖液100 mLに加え，600 mL/時（10 mL/分）の速度で10分間投与するとなっているが，非常に煩雑で緊急に使用するには適さない．記載の使用方法は海外の使用方法であるが，米国心臓学会（AHA）の心肺蘇生のガイドラインでは，電気的除細動不応時のアンカロン静注は300 mg

を推奨している（p 101「上室頻拍，心房細動，心房粗動」参照）.

【STEP 1 **解説**】

血行動態が破綻している心室頻拍（血圧の著明な低下，意識消失などを伴う）はただちに電気的除細動を考慮する．血行動態が保たれている心室頻拍では上記の静注薬を試みてもよい．キシロカインは血行動態に与える影響も少なく，かつ代謝速度も非常に速いので，安全性は高いが，急性心筋梗塞以外の心室頻拍における有効性はそれほど高くない．

STEP 2 持続性心室頻拍の予防

❶ アミオダロン（アンカロン）　錠 100 mg　1 回 1〜2 T　1 日 1〜2 回

❷ ソタロール（ソタコール）　錠 80 mg　1 回 0.5〜2 T　1 日 1〜2 回

❸ ビソプロロール（メインテート）　錠 2.5 mg　1 回 0.5〜2 T　1 日 1 回

❹ カルベジロール（アーチスト）　錠 2.5 mg　1 回 0.5〜2 T　1 日 1〜2 回

❺ メキシレチン（メキシチール）　カプセル 50 mg　1 回 1〜2 Cap　1 日 3 回

▶❶〜❺のいずれか．

【STEP 2 **解説**】

左室機能の低下，特に左室駆出率が 40% 以下の症例に対して生命予後を改善させた科学的根拠があるのは β 遮断薬のみである．抗不整脈薬の投与がその予後を改善した科学的根拠はない．

アミオダロンは間質性肺炎や甲状腺機能異常などの心外合併症が多いことを常に留意する必要がある．KL-6 や TSH，free T4 などの採血を最低 3ヵ月毎に行い，これらの発症を早期に発見する必要がある．ソタロールは β 遮断作用もあるため代償不全の心不全症状症例には使用を避けるべきである．β 遮断薬はほぼ全例に用いてもよい薬剤であるが，使用開始時には心不全が悪化する可能性を常に注意する必要がある．左室機能低下患者に対する Na チャネル遮断薬の使用は，その予後を悪化させる可能性があるが，すでに ICD の植込みがされており，ICD の作動回数を減らす目的で併用されることもある．しかしこの場合も陰性変力作用が少ない Ib 群薬のメキシレチンやアプリンジンなどを優先する．

処方上の注意

抗不整脈薬による心室性不整脈の完全なる予防は困難で，特に心機能の低下した症例では投薬により予後を悪化させる可能性があることを認識しておく．抗不整脈薬は副作用も多く，投与初期は特に心電図による QT 時間，QRS 幅の延長には注意が必要である．ICD がすでに植え込まれた患者でその作動がない場合は抗不整脈薬を中止して，β 遮断薬や ACE 阻害薬，A-Ⅱ受容体拮抗薬などで心臓を保護することを中心に考えることが重要である．

連携医療

心室性期外収縮でも連発があればまずいったんは専門医に相談したほうがよいであろう．単発であればまず問題ないが，ホルター心電図で1日に2万発を超えるようであれば紹介してもよい．非持続性心室頻拍，持続性心室頻拍は最初に専門医に紹介する必要がある．

（三橋武司）

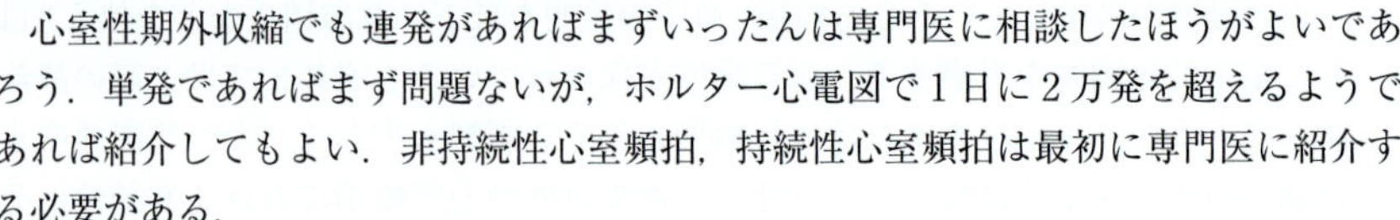

3 心室細動・粗動

基本的知識

心室細動は循環の停止を意味し，持続した場合は電気的除細動を行わない限り救命が困難である．心室粗動とは毎分250以上の心室頻拍と同じと考えてよく，血圧の低下が著しく，短時間でも失神を起こすことが多い．よって心室粗動も早期の電気的除細動が必要である．両者とも良質な心肺蘇生が要求される．

心室細動・粗動をみたときに大切なのは電解質の異常，薬剤（特に抗不整脈薬），急性心筋梗塞などの急性疾患がないかどうかを確認することである．可逆性の原因がある場合はその除去に努める．可逆性の原因がなくこれらの不整脈を経験した症例に対して，現在では植込み型除細動器（ICD）を使用することが勧められている．

GL 2015ACLSガイドライン（AHA）

処方例

A 電気的除細動が失敗した場合

STEP 1 血管収縮薬の静注，骨髄内投与

① アドレナリン（ボスミン，エピペン） 注1 mg/A 1 mgを3～5分毎に使用

STEP 2 抗不整脈薬の投与

① アミオダロン（アンカロン） 注150 mg/A 初回量300 mgをボーラス，2回目からは150 mg

② リドカイン（キシロカイン） 注100 mg/A 1回50～100 mgを1～2分で緩徐に静注

③ 硫酸マグネシウム・ブドウ糖配合（マグネゾール） 注2 g/A 1～2 gを緩徐に静注

❹ ニフェカラント（シンビット） 注 50 mg 0.3 mg/kg を 5 分かけて静注

▶❶～❹のいずれか.

【A 解説】

電気的除細動後も心室細動が持続している場合，CPR 中の心筋血流改善と自発循環改善のため血管収縮薬を投与する．その後すぐに心臓マッサージを 2 分繰り返したのちに 2 回目の除細動を試みる．2 回目の除細動も失敗した場合にアミオダロン静注が勧められている［ただしわが国におけるアンカロン注（アミオダロン）の添付文書にある投与方法とは異なる．またわが国における救急の現場では 300 mg の静注は血圧の低下や徐脈などの副作用が多いとの報告もある］．アミオダロンがない場合はリドカインでもよいとされているが，こちらはエビデンスがない．QT 延長のある Torsades de pointes（TdP）ではマグネゾール注を試みる．2010 年の ACLS ガイドラインでは血管収縮薬としてバソプレシンの投与が記載されていたが，2015 年のガイドラインでは削除されている．

処方上の注意

心室細動中はとにかく心肺蘇生，特に心臓マッサージがいかに効率よく行われるかが鍵である．良質な心肺蘇生を行うことで患者を病院まで搬送し，社会復帰を目指す．抗不整脈薬はあくまで除細動が失敗した場合に使用する．アミオダロン静注による副作用としては徐脈や低血圧が挙げられている．

連携医療

心室細動・粗動を蘇生した場合は原因疾患の検索，その後の予防も含めすべて専門医に紹介する．

（三橋武司）

4 徐脈性不整脈

基本的知識

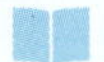

失神や心不全などの症状や血行動態が破綻するような徐脈性不整脈は心血管緊急症としてとらえる必要がある．心室頻拍や心室細動などの頻脈性不整脈に比べ突然死は少ないとされているが，無視はできない．また徐脈性不整脈はしばしば一過性で突発的であるので正しい診断にたどり着くまでに時間がかかる症例もある．

徐脈性不整脈を起こすあるいは悪化させる薬剤（ジゴキシン，カルシウム拮抗薬，β 遮断薬，抗不整脈薬）は中止することを検討する必要がある．徐脈性不整脈に対して安定した効果を有する薬剤は少なく，可逆性原因のない，あるいは必要な薬物療法で引き起こされた徐脈性不整脈ではペースメーカー治療を考慮しなければならない.

GL 不整脈薬物治療に関するガイドライン（2009年改訂版），日本循環器学会，2009

処方例

A 緊急の処置が必要な場合

① **アトロピン（硫酸アトロピン）** 注0.5 mg/A　1回0.5〜2.0 mg　静注

② **イソプレナリン（プロタノールL）** 注0.2 mg/A　0.02 μg/分/kgで持続静注し適宜増減

▶①②のいずれか.

▶体重50 kgの患者の場合，プロタノールL注3 A（0.6 mg）を生理食塩液ないし5%ブドウ糖液に溶解して100 mLとし，10 mL/時で点滴すると0.02 μg/分/kgとなる.

解説

アトロピンは徐脈性不整脈の治療に不可欠な薬剤であり，特に急性下壁心筋梗塞に伴った房室ブロックには第一選択となる．一方イソプレナリンはβ刺激薬であるため急性心筋梗塞に対してはむしろ禁忌となる．刺激伝導系の近位部に機能障害がある場合（洞性徐脈や狭いQRS波の補充調律が認められる場合）は両薬剤とも有効である可能性があるが，遠位部の機能障害では無効であるばかりか悪化させてしまうこともある.

B 症状が軽い場合（特に洞不全症候群）

① **シロスタゾール（プレタール）** 錠50 mg・100 mg　1回50〜100 mg　1日2回

解説

本来シロスタゾールは抗血小板薬として冠動脈疾患や慢性動脈閉塞症に対して使用されているが，その副作用として頻脈があり，ペースメーカーが使用できない徐脈性不整脈に対して使用されることがある（適応外使用）．副作用として自動能の亢進に伴う心室頻拍の発生などの報告がある.

処方上の注意

アトロピンやイソプレナリンの静注は体外式ペースメーカー治療のバックアップのもと短期間に限って行われるべきであり，延々と使用することは避けなければならない．症状の軽い洞不全症候群はシロスタゾールの処方のみで経過観察可能な症例もある.

連携医療

失神，心不全などの症状がある徐脈性不整脈は，その原因検索も含めてすべて専門

医に紹介するべきである．高齢などでたとえ症状が軽くても高度あるいは完全房室ブロックは突然死に結びつくことがあるので専門医に相談したほうがよいであろう．症状の軽いあるいは無症状の洞不全症候群，特に洞性徐脈は経過観察が可能である．

（三橋武司）

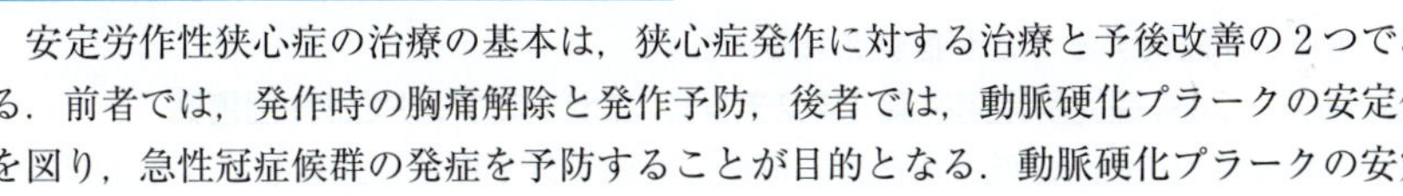

5 安定労作性狭心症

基本的知識

安定労作性狭心症の治療の基本は，狭心症発作に対する治療と予後改善の2つである．前者では，発作時の胸痛解除と発作予防，後者では，動脈硬化プラークの安定化を図り，急性冠症候群の発症を予防することが目的となる．動脈硬化プラークの安定化には，脂質異常症の管理，血圧の管理，耐糖能異常の管理，肥満の是正，禁煙指導などが重要である．

進行した冠動脈病変を持つ患者に対しては，薬物治療とともに，冠動脈インターベンション（PCI）やバイパス手術（CABG）が必要である．

薬物治療アルゴリズム

A 狭心症発作に対する治療

1）硝酸薬（硝酸イソソルビド，ニコランジル）

速効性のあるニトログリセリンを舌下，またはスプレーを1〜2噴霧する．

B 狭心症発作の予防

1）β遮断薬

β遮断薬は狭心症に対する治療の基本である．β_1選択性の薬剤（ビソプロロール，メトプロロール）が推奨される．ただし，β_1遮断薬であっても気管支喘息患者には禁忌である．

2）カルシウム拮抗薬（ジヒドロピリジン系）

狭心症患者には，血管選択性の高いジヒドロピリジン系が用いられる．陰性変力作用や抗不整脈作用はほとんどない．

3）硝酸薬

硝酸イソソルビド徐放剤は，狭心症の閾値を増加させるだけでなく，運動耐応能を増加させる効果がある．したがって心不全を合併する狭心症患者では特に有用である．カルシウム拮抗薬やβ遮断薬と併用させることによって抗狭心症作用はより大きくなる．

4) ニコランジル

わが国で開発されたニコチン酸アミドの誘導体で，硝酸薬作用に加え，Ca^{2+} 流入抑制効果を持つ．カルシウム拮抗薬抵抗性の冠攣縮性狭心症例に併用する．

C 予後改善と心筋梗塞の再発予防

1) 抗血小板薬［アスピリン，チエノピリジン系薬剤（ADP 受容体 P2Y12 を阻害）］

労作性狭心症患者に対する永続的なアスピリン投与は Class Ⅰの適応である．アスピリンに忍容性がない場合にはクロピドグレルを処方する（Class Ⅰ）．PCI ガイドラインによると薬剤溶出性ステント（DES）を留置した患者では，出血のハイリスク患者でない限り 2 剤併用（dual antiplatelet therapy：DAPT）を少なくとも 6ヵ月継続することが推奨されている．ベアメタルステント（BMS）を留置した患者では少なくとも 1ヵ月継続することが推奨される．

2) HMG-CoA 還元酵素阻害薬（スタチン），エゼチミブ，PCSK9 阻害薬

積極的な LDL-C 低下療法は，標準的な脂質低下療法に比較して，心血管イベントの再発をより強力に抑制する．エゼチミブは小腸上皮に存在するコレステロールトランスポーター NPC1L1 を選択的に阻害する薬剤で，スタチンとの併用によって LDL-C をさらに低下させる．proprotein convertase subtilisin/kexin type 9（PCSK9）阻害薬は，高用量スタチンにても LDL-C が十分に低下しないハイリスク患者（ヘテロ家族性高コレステロール血症，急性冠症候群，主要危険因子を集積する糖尿病）に推奨される．

3) RAS 系阻害薬［アンジオテンシン変換酵素（ACE）阻害薬，アンジオテンシンⅡ受容体拮抗薬（ARB）］

高血圧，糖尿病，左室駆出率低下あるいは CKD を伴う労作性狭心症患者には禁忌がなければ ACE 阻害薬を処方すべきである．また，ACE 阻害薬に忍容性がなければ ARB を処方することが推奨される．

処方例

A 狭心症発作の寛解

❶ ニトログリセリン（ニトロペン） 錠 0.3 mg 1 回 1 T 舌下頓用

❷ ニトログリセリン（ミオコール） スプレー（1 噴霧中 0.3 mg） 1 回 1 噴霧

▶❶❷のいずれか．

B 狭心症発作の予防

STEP 1

❶ ビソプロロール（メインテート） 錠 5 mg 1 回 1 T 朝食後

❷ カルベジロール（アーチスト） 錠 10 mg 1回1T 朝食後

▶❶❷のいずれか.

[スパスムの関与がある場合]

❸ アムロジピン（アムロジン，ノルバスク） 錠 5 mg 1回1T 1日1回 朝食後

❹ ニフェジピン（アダラート CR） 錠 40 mg 1回1T 1日1回 朝食後

❺ ベニジピン（コニール） 錠 2 mg 1回1T 1日2回 朝夕食後

▶❸～❺のいずれか.

STEP 2 STEP 1 で効果不十分な場合

❶ 一硝酸イソソルビド（アイトロール） 錠 20 mg 1回1T 1日2回 朝食後

❷ 硝酸イソソルビド（フランドル） テープ 40 mg 1回1枚 24～48 時間毎に貼付

❸ ニコランジル（シグマート） 錠 5 mg 1回1T 1日3回 毎食後

▶❶～❸のいずれか.

C 心筋梗塞の再発予防と予後改善

STEP 1

❶ アスピリン（バイアスピリン） 錠 100 mg 1回1T 1日1回 朝食後
消化管出血のリスクが高い場合，プロトンポンプ阻害薬（パリエットなど）との併用を推奨
ラベプラゾール（パリエット） 錠 10 mg 1回1T 1日1回 朝食後

❷ アトルバスタチン（リピトール） 錠 10 mg 1回1T 1日1回 朝食後

❸ ロスバスタチン（クレストール） 錠 2.5 mg 1回1T 1日1回 朝食後

❹ ピタバスタチン（リバロ） 錠 1 mg 1回1T 1日1回 朝食後

▶❶に❷～❹のいずれかを追加.

STEP 2 さらに降圧が必要な場合，以下の降圧薬を追加

❶ テルミサルタン（ミカルディス） 錠 40 mg 1回1T 1日1回 朝食後

❷ オルメサルタン（オルメテック） 錠 20 mg 1回1T 1日1回 朝食後

❸ カンデサルタン（ブロプレス） 錠 4 mg 1回1T 1日1回 朝食後

❹ アムロジピン（アムロジン，ノルバスク） 錠5mg 1回1T 1日1回 朝食後

❺ ニフェジピン（アダラートCR） 錠40mg 1回1T 1日1回 朝食後

❻ ベニジピン（コニール） 錠2mg 1回1T 1日2回 朝夕食後

▶❶〜❻のいずれか．

処方上の注意

非選択性のβ遮断薬は，末梢動脈疾患（PAD）の患者で骨格筋の灌流を減少させ運動対応能を低下させることからPAD患者には使用は慎重にする．β_1選択性の薬剤（ビソプロロール，メトプロロール，アテノロールなど）は気管支や末梢動脈，糖代謝への影響は少ないが，用量が多くなると選択性が減弱することに注意が必要である．したがって心臓選択性が高いβ_1遮断薬であっても気管支喘息患者には禁忌である．

また，β遮断によって相対的にα受容体が優位となり，血管収縮を助長し冠攣縮を悪化させることがあることからスパスムの疑いのある場合には使用しない．冠動脈に有意狭窄がある場合のみに適応がある．この場合，長時間Ca拮抗薬を必ず併用することが重要である．

スタチンの副作用としては肝障害，CPK上昇や筋脱力などのミオパチー，さらにまれながら横紋筋融解症も報告されている．フィブラート系薬，ニコチン酸誘導体，シクロスポリン，エリスロマイシンなどの併用でこのリスクは増加する．妊婦あるいは妊娠を希望する女性には禁忌である．

連携医療

1) 専門医への紹介

労作性狭心症の新規発症は不安定狭心症として，冠動脈CTや冠動脈造影にて冠動脈評価を行うことが必要である．また，安定していた患者でも，狭心症の頻度が増加したり，軽労作あるいは安静時にも胸痛が出現するようになったりした場合も不安定化の可能性があり，専門医に紹介するのがよい．

2) 専門医からの紹介

専門医にて冠動脈の評価をして処方がなされた患者のフォローにあたっては，血圧，脂質，HbA1cなどのリスク管理を定期的に行うことが必要である．ステント留置術を行われた患者ではアスピリンとチエノピリジン系薬の2剤併用療法（DAPT）の期間について専門医に確認しておく必要がある．また，DAPT治療中の患者が抜歯，消化管生検などを行う場合のDAPT中止の必要性についても専門医に確認する必要がある．

（倉林正彦）

6 不安定狭心症，非 ST 上昇型心筋梗塞

基本的知識（病態の解説）

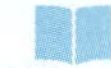

不安定狭心症・非 ST 上昇型心筋梗塞とは，急性冠症候群のうち，心電図 ST の持続的上昇を認めない非 ST 上昇型急性冠症候群と解釈される．狭心症発作が持続あるいは頻発している病態では早期の冠動脈治療が勧められる．

薬物治療アルゴリズム

非 ST 上昇型急性冠症候群の薬物治療は，冠動脈狭窄による心筋虚血に対する治療と冠動脈血栓に対する治療に分けられる．前者には抗狭心症薬である β 遮断薬，硝酸薬などが使用され，後者にはアスピリンやヘパリンなどの抗血栓薬が用いられる．

処方例

STEP 1 まずは薬剤の反応をみる

❶ アスピリン（バイアスピリン）　腸溶錠 100 mg　1 回 1 T　1 日 1 回　朝食後

❷ 硝酸イソソルビド（フランドル）　テープ 40 mg　1 日 1 枚　貼付

❸ ニトログリセリン（ニトロペン）　舌下錠 0.3 mg　1 回 1〜2 T

▶まずは抗血小板薬❶と冠血管拡張薬❷❸にて薬剤にて病態の安定化を図れるか試してみる．❶＋❷，発作には❸も追加．

解説

PCI を予定されている患者に術前からアスピリンとチエノピリジン（クロピドグレルあるいはプラスグレル）による 2 剤の抗血小板薬使用（DAPT）はステント血栓症予防において重要であることは周知であるが，PCI に関係なくアスピリンによる心筋梗塞の一次予防効果も明らかになっており，狭心症患者にはまず使いたい薬である．

STEP 2 症状は改善したが，残存あり

❶ アスピリン（バイアスピリン）　腸溶錠 100 mg　1 回 1 T　1 日 1 回　朝食後

❷ 硝酸イソソルビド（フランドル）　テープ 40 mg　1 日 1 枚　貼付

❸-1 カルベジロール（アーチスト） 錠 1.25 mg・2.5 mg・10 mg・20 mg 1回 5〜20 mg 1日1回
あるいは
❸-2 ビソプロロール（メインテート） 錠 2.5 mg・5 mg 1回 2.5〜5 mg 1日1回

❹ ニコランジル（シグマート） 錠 2.5 mg・5 mg 1日 15 mg 3回分服

▶抗血小板薬❶と硝酸薬❷にて症状が残存する場合には酸素需要量を減らす目的でβ遮断薬追加❸-1，2 あるいは冠拡張作用増強目的でニコランジルの追加にて保存的加療が可能かどうかを確かめる．❶+❷+❸あるいは❶+❷+❹.

解説

ニコランジルには内服薬と点滴薬があり，ACS を疑う場合に点滴薬として使用し，症状の改善を期待する．硝酸薬と違い，血圧低下や反射性頻脈が起こりにくく，また耐性が少ないといわれており内服薬の長期使用が行われている．緊急時には点滴使用が確実である．症状コントロール後には内服薬への移行を行う．

STEP 3 緊急カテーテル治療を考慮する前段階として

❶ アスピリン（バイアスピリン） 腸溶錠 100 mg 1回1T 1日1回 朝食後

❷-1 クロピドグレル（プラビックス） 錠 25 mg・75 mg 1回1T 1日1回 朝食後（初日：300 mg を1日1回食後．以後，維持量 75 mg を1日1回食後）
あるいは
❷-2 プラスグレル（エフィエント） 錠 3.75 mg・5 mg 1回1T 1日1回 朝食後（初日：20 mg を1日1回食後．以後，維持量 3.75 mg を1日1回食後）

❸ 硝酸イソソルビド（ニトロール） 注 0.05%・5 mg 0.05〜0.001% 2〜5 mg/時 点滴静注

❹ ニコランジル（シグマート） 注 2 mg・12 mg・48 mg 2 mg/時で点滴静注

❺ ヘパリンナトリウム 注 1日 5,000〜15,000 単位（全血凝固時間または全血活性化部分トロンボプラスチン時間が正常値の 2〜3 倍になるように調節）

▶上記薬物で症状がコントロールできない際にはカテーテル治療が必要と考える．抗血小板薬❶❷は PCI 前として DAPT とし，硝酸薬❸，ニコランジル❹は効果が確実な静注薬とする．また抗凝固薬❺の静注も開始し，心筋梗塞への進展を予防する．❶+❷+❸+❺あるいは❶+❷+❹+❺

解説

不安定狭心症の安定化に対するヘパリンの効果は多くの研究から認められているが，原則としてアスピリンとヘパリンの併用療法を行うべきである．緊急冠動脈治療が予定される患者には術前の抗凝固薬の静注が勧められる．

表1　ニトログリセリン頓服使用を避けたほうがよい状況

- 低血圧（収縮期血圧 90 mmHg 以下）
- 右室梗塞合併急性心筋梗塞
- 頻脈（100 bpm 以上）
- 徐脈（50 bpm 以下）
- ホスホジエステラーゼ 5 阻害薬使用中

処方上の注意

1) 抗血小板薬

アスピリンについては，アスピリン喘息既往，胃潰瘍などの消化性潰瘍既往のある患者には注意が必要である．チエノピリジンについては，血小板減少，肝障害，無顆粒球症に注意が必要である．

2) β 遮断薬

冠攣縮性狭心症では増悪・誘発の可能性があるため単独では使用せず，Ca 拮抗薬や硝酸薬の併用も検討する．β_2 遮断作用は気管支攣縮を誘発するため，気管支喘息，慢性閉塞性肺疾患も注意すべきである．β 遮断薬が必要な場合には β_1 選択性のものを用いるべきである．

3) 硝酸薬

硝酸薬の副作用は，血管拡張作用による頭痛，頭重感，めまい，血圧低下，反射性頻脈などがある．よって胸痛発作時のニトログリセリン使用の際には，いくつかの注意すべき状況（表1）が存在することも認識しておくべきである．

4) ニコランジル

原則毎食後 5 mg を服用のためコンプライアンスに問題が生じやすい点に注意が必要である．頭痛，動悸を生じる場合がある．

（山口浩司）

7 急性心筋梗塞（ST 上昇型心筋梗塞）

基本的知識（病態の解説）

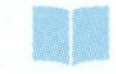

血栓などで冠動脈が完全に閉塞し，その先の血流が途絶え，心筋が壊死を起こすもの．大きな脂質コア，薄い線維性被膜，炎症細胞浸潤を特徴とする不安定粥腫が破綻し，冠動脈の完全閉塞を生じる．発症から 24 時間以内であれば早急にカテーテル治療を行うことにより血流を再開させるべきである．

薬物治療アルゴリズム

急性心筋梗塞患者に対してまずはMONA（モルヒネ，酸素，硝酸剤，抗血小板薬）を行い，できるだけ早く冠動脈造影を行い，冠動脈血流の再開を図ることである．冠動脈治療後には心不全予防，不整脈予防目的でβ遮断薬，リモデリング予防，心不全予防目的でRAAS（レニン-アンジオテンシン-アルドステロン系）阻害薬，プラークの安定化目的でスタチン製剤を処方する．

処方例

STEP 1 診断時から緊急カテまで

❶ **モルヒネ塩酸塩（アンペック）** 注1％（1 mL中10 mg） 2～4 mgを静注

❷ **ニトログリセリン（ニトロペン）** 舌下錠0.3 mg 1回1～2 T

❸ **アスピリン（バイアスピリン）** 腸溶錠100 mg 1回1 T 1日1回 朝食後（初日：200 mgを1日1回食後．以後，維持量100 mgを1日1回食後）

❹-1 **クロピドグレル（プラビックス）** 錠25 mg・75 mg 1回1 T 1日1回 朝食後（初日：300 mgを1日1回食後．以後，維持量75 mgを1日1回食後）
あるいは
❹-2 **プラスグレル（エフィエント）** 錠3.75 mg・5 mg 1回1 T 1日1回 朝食後（初日：20 mgを1日1回食後．以後，維持量3.75 mgを1日1回食後）

❺ **ヘパリンナトリウム** 注 1日5,000～15,000単位（全血活性化部分トロンボプラスチン時間が正常値の2～3倍になるように調節）

▶まず最初に硝酸薬❷で症状の改善を図る．改善がない場合にはモルヒネ塩酸塩❶も考慮する．抗血小板薬❸❹と硝酸薬と抗凝固薬❺を使用し薬物的再灌流を試みる．

▶❷＋❸＋❹＋❺（＋❶：硝酸薬使用でも胸痛が強いとき）．

解説

急性心筋梗塞が疑われる患者には術前からアスピリンを内服させる．腸溶剤のために噛み砕いての内服方法は効果発現が早い．急性心筋梗塞が疑われ緊急冠動脈治療が予定される患者には術前の抗凝固薬の静注が勧められる．

STEP 2 緊急カテ後に長期予後改善目的で

❶-1 ビソプロロール（メインテート） 錠 0.625 mg・2.5 mg・5 mg 初め1日1回 0.625 mg から開始．2〜4 週間かけて微増させ，維持量は1日1回1.25〜5 mg
あるいは
❶-2 カルベジロール（アーチスト） 錠 1.25 mg・2.5 mg・10 mg・20 mg 初め1回 1.25 mg から開始 1日2回食後．2〜4 週間かけて微増
維持量：1回 2.5〜10 mg 1日2回

❷-1 エナラプリル（レニベース） 錠 2.5 mg・5 mg・10 mg 初回 2.5 mg から始めて1日1回 5〜10 mg
あるいは
❷-2 カンデサルタン（ブロプレス） 錠 2 mg・4 mg・8 mg・12 mg 1日1回 4 mg から開始し，8 mg まで増量可

❸-1 プラバスタチン（メバロチン） 錠 5 mg・10 mg 1日 10 mg を 1〜2 回に分服．20 mg まで
あるいは
❸-2 アトルバスタチン（リピトール） 錠 5 mg・10 mg 1日 10 mg を 1〜2 回に分服．20 mg まで（家族性は最大 40 mg まで）
あるいは
❸-3 ロスバスタチン（クレストール） 錠 2.5 mg・5 mg 初め1日1回 2.5 mg．10 mg まで（家族性は最大 20 mg まで）

❹ アスピリン（バイアスピリン） 腸溶錠 100 mg 1回1T 1日1回 朝食後（初日：200 mg を1日1回食後．以後，維持量 100 mg を1日1回食後）

❺-1 クロピドグレル（プラビックス） 錠 25 mg・75 mg 1回1T 1日1回朝食後（75 mg を1日1回食後）
あるいは
❺-2 プラスグレル（エフィエント） 錠 3.75 mg・5 mg 1回1T 1日1回朝食後（3.75 mg を1日1回食後）

▶ β遮断薬を導入し，重症不整脈の予防と心不全の改善を図る．RAAS 阻害薬は左室リモデリングの予防効果が認められている．スタチンはプラークの安定化，内皮機能改善効果があり，二次予防目的で最も大切な薬である．PCI 後に抗血小板薬を2剤使用するのも忘れてはならない．

▶❶＋❷＋❸＋❹＋❺．

解説

RAAS 阻害薬は①左心機能低下（左室駆出率が 40% 未満）や心不全を有するリスクの高い急性心筋梗塞患者に対する発症 24 時間以内の投与，②左心機能低下はないが，高血圧や糖尿病の合併，あるいは心血管事故の発生リスクが中等度から高度である心

筋梗塞患者への投与は重要である.

処方上の注意

1) 硝酸薬

硝酸薬の副作用は，血管拡張作用による頭痛，頭重感，めまい，血圧低下，反射性頻脈などがある.

2) β 遮断薬

β 遮断薬は陰性変時作用に心拍数を減少させるため，ペースメーカの入っていない高度徐脈やⅡ～Ⅲ度房室ブロックは禁忌となる．冠攣縮性狭心症では増悪・誘発の可能性があるため単独では使用せず，β 遮断薬が必要な場合には Ca 拮抗薬や硝酸薬を併用する.

3) RAAS 阻害薬

ACE 阻害薬の副作用で最も多いのはブラジキニンの作用増強による空咳で，20～30% に出現する．両側性腎動脈狭窄または単腎で一側性腎動脈狭窄例，妊婦や授乳婦への投与は禁忌である.

4) スタチン

安全性の面からは緩徐なコントロールを行うほうが横紋筋融解症による死亡が少ないとされている.

（山口浩司）

8 陳旧性心筋梗塞

基本的知識

陳旧性心筋梗塞患者の診療において重要なことは，心筋梗塞の再発予防，および心不全と突然死の予防である．前者は血小板凝集による血栓形成の抑制と動脈硬化プラークの発症と進展を抑制すること，積極的な LDL-コレステロール低下が中心である．後者は，心室リモデリングを抑制する治療が肝要である.

薬物治療アルゴリズム

A 心筋梗塞の再発予防

1) 抗血小板薬

安定冠動脈疾患対して薬物溶出性ステントを用いたインターベンションを行った場合には，日本循環器学会のガイドラインでは，アスピリンとチエノピリジン系薬との併用療法（dual anti-platelet therapy：DAPT）を少なくとも 12ヵ月間続けることが推奨される（Class Ⅰ）.

2) 脂質代謝異常改善薬

動脈硬化性プラークの安定化を図るため，スタチン単独，あるいはエゼチミブとの併用によってLDL-Cを積極的に低下することが必要である．レムナントを減少させる薬剤としてフィブラート系薬が有用である．また，HDLコレステロールを増加させる効果も強い．主な作用機序としては核内受容体のPPARαを活性化することによって，脂肪酸のβ酸化の亢進とトリグリセリドの産生減少，LPL産生増加，アポ蛋白A-Iの産生増加が起こる．また，EPA（イコサペント酸エチル）は高トリグリセリド血症，特にIIb型やIV型高脂血症において有効である．EPAには脂質に対する作用以外にも抗血小板作用や抗炎症作用もある．

3) β遮断薬

β遮断は心筋梗塞二次予防ガイドラインでは欧米と同様，Class Ⅰとして推奨される．しかし，β遮断薬は血管壁平滑筋細胞において，相対的にα受容体シグナルを優位にしてしまうため，血管収縮を助長し，冠攣縮性狭心症を増悪，誘発させる可能性がある．わが国では欧米に比較して冠攣縮性狭心症の頻度が高いため，急性心筋梗塞後にβ遮断薬を使用するにあたっては注意が必要である．

B 心不全と突然死の予防

1) ACE阻害薬

ACE阻害薬は，心筋梗塞後の心機能低下患者に対して，心筋梗塞の再発，心不全発症，心臓突然死などの心血管イベントの発症率を減少させ，生命予後を改善することが実証されている．一方，わが国では心筋梗塞後の患者におけるACE阻害薬の有効性に関してエビデンスレベルの高いものはなく，日本人の心筋梗塞例に対するACE阻害薬の投与は，二次予防効果を有する可能性が高いという見解にとどまらざるを得ない．

2) ARB

心筋梗塞の二次予防の目的ではACE阻害薬が主な手段であり，咳嗽などの副作用のため，ACE阻害薬に忍容性がない場合にARBを積極的に使用する（Class Ⅰ）．

3) β遮断薬

β遮断薬は軽症から重症の心不全患者に対して生命予後を改善する薬剤である．現在，心不全における大規模臨床試験のエビデンスがあるβ遮断薬はβ_1選択性のメトプロロールとビソプロロール，β非選択性でα遮断作用と抗酸化作用を持つカルベジロールの3種類である．このうち，わが国ではカルベジロールとビソプロロールが心不全に対して保険適用となっている．

4) 抗不整脈薬

「心筋梗塞二次予防に関するガイドライン」では，「心不全合併のない心房細動患者に対するβ遮断薬，非ジヒドロピリジン系カルシウム拮抗薬，ジゴキシンの単独または併用による心拍数コントロール」「収縮不全による心不全を合併した心房細動症例に対するβ遮断薬単独またはジゴキシンとの併用による心拍数コントロール」「収縮不全による心不全を合併した心房細動症例でβ遮断薬が使用できない場合のアミオダロンを用いた心拍数コントロール」を Class Ⅰとして推奨している．

心室性不整脈合併の心筋梗塞既往患者において，Ⅰ群抗不整脈薬は生命予後を悪化させることから投与すべきではない．一方，β 遮断薬の抗不整脈作用がどれだけ生命予後改善に寄与しているかの明確な成績はないが，突然死予防に対しては Class Ⅰである．

処方例

A 心筋梗塞の再発予防

STEP 1 薬物溶出性ステントインターベンションを行った場合

❶ アスピリン（バイアスピリン） 錠 100 mg 1 回 1 T 1 日 1 回 朝食後
　消化管出血のリスクが高い場合，プロトンポンプ阻害薬との併用を推奨
ラベプラゾール（パリエット） 錠 10 mg 1 回 1 T 1 日 1 回 朝食後

❷ クロピドグレル（プラビックス） 錠 75 mg 1 回 1 T 1 日 1 回 朝食後

❸ プラスグレル（エフィエント） 錠 3.75 mg 1 回 1 T 1 日 1 回 朝食後

❹ クロピドグレル・アスピリン配合（コンプラビン） 配合錠 1 回 1 T 1 日 1 回 朝食後

▶❶に❷❸のいずれかを併用，もしくは❹.

STEP 2 動脈硬化性プラークの安定化を図るため

さらに以下を追加する．

❶ アトルバスタチン（リピトール） 錠 10 mg 1 回 1 T 1 日 1 回 朝食後

❷ ロスバスタチン（クレストール） 錠 2.5 mg 1 回 1 T 1 日 1 回 朝食後

❸ ピタバスタチン（リバロ） 錠 1 mg 1 回 1 T 1 日 1 回 朝食後

▶❶～❸のいずれか.

STEP 3 LDL-C が管理目標に達しない場合

さらに以下を追加する．

❶ エゼチミブ（ゼチーア） 錠 10 mg 1 回 1 T 1 日 1 回 朝食後

❷ エボロクマブ（レパーサ） 皮下注 140 mg を 2 週間に 1 回または 420 mg を 4 週間に 1 回

❸ アリロクマブ（プラルエント） 皮下注 75 mg を 2 週間に 1 回
　効果不十分な場合には 150 mg を 2 週間に 1 回

▶❶～❸のいずれか.

Step 4 高トリグリセリド血症がある場合

ただし，腎機能低下症例には慎重に考慮する．

❶ フェノフィブラート（リピディル，トライコア） 錠 80 mg 1回1T 朝食後

❷ イコサペント酸エチル（エパデールS） 軟カプセル 1回900 mg 1日2回 朝夕食後

▶❶❷のいずれか．

B 心不全と突然死の予防

Step 1

❶ エナラプリル（レニベース） 錠 5 mg 1回1T 1日1回 朝食後

❷ ペリンドプリル（コバシル） 錠 2 mg 1回1T 1日1回 朝食後

❸ カンデサルタン（ブロプレス） 錠 4 mg 1回1T 1日1回 朝食後

❹ テルミサルタン（ミカルディス） 錠 20～40 mg 1回1T 1日1回 朝食後

❺ オルメサルタン（オルメテック） 錠 10～20 mg 1回1T 1日1回 朝食後

▶❶～❺のいずれか．

Step 2

さらに以下を追加する．

❶ ビソプロロール（メインテート） 錠 5 mg 1回1T 朝食後

❷ カルベジロール（アーチスト） 錠 10 mg 1回1T 朝食後

▶❶❷のいずれか．

Step 3 降圧が必要な場合

以下の降圧薬を追加する．

❶ アムロジピン（アムロジン，ノルバスク） 錠 5 mg 1回1T 1日1回 朝食後

❷ ニフェジピン（アダラートCR） 錠 40 mg 1回1T 1日1回 朝食後

❸ ベニジピン（コニール） 錠 2 mg 1回1T 1日2回 朝夕食後

▶❶～❸のいずれか．

処方上の注意

β遮断薬，スタチンについてはp 113「安定労作性狭心症」を参照されたい．

4 循環器疾患

連携医療

1) 専門医への紹介

心筋梗塞の再発予防や心不全の予防のために外来フォローしている患者で新規の胸痛出現時や心房細動を含めた不整脈出現時にも専門医に紹介することが必要である．

2) 専門医からの紹介

急性心筋梗塞の治療は多くの場合，ステントを用いる．アスピリンとチエノピリジン系薬の2剤を併用している場合，出血リスクについての管理が重要である．また，生活習慣の修正，特に肥満の是正，禁煙の遵守の教育が必要であることが多い．また，LDL-C に関しては厳格な管理が必要である．

（倉林正彦）

9 急性左心不全

基本的知識

左室の収縮機能障害および・または拡張機能障害が存在するときに，感染・怠薬・塩分過剰摂取・不整脈・虚血などの合併により急激に肺うっ血および・または低心拍出量症候群を生じる場合を総称して急性左心不全と呼ぶ．大部分は肺うっ血を主体とし起坐呼吸がその代表的な症状となるが，収縮機能が著しく低下している場合には臓器低灌流症状として末梢冷感や乏尿などが生じる．

急性左心不全の治療にあたり，心原性ショックと呼吸不全が存在するかどうか，また存在すればその対応が第一である．収縮期血圧 90 mmHg 未満で低灌流所見を伴う心原性ショックは循環維持を最優先する．呼吸不全については非侵襲的陽圧換気 (NPPV) または人工呼吸器を使用して酸素化の改善を図る．次に急性冠症候群，機械的合併症 (弁膜症，大動脈解離など)，不整脈，高血圧緊急症，肺塞栓などの有無を同定し，合併していればそれぞれに特化した治療を優先させる．

上記の合併症がいずれも存在しないとき，クリニカルシナリオ (収縮期血圧＞140 mmHg：CS1，100〜140 mmHg：CS2，＜100 mmHg：CS3) と Nohria-Stevenson の分類によって分類する．Wet (うっ血所見)：起坐呼吸，頸静脈怒張，ラ音，肝頸静脈逆流，腹水，浮腫，Ⅱ音肺動脈成分の左方向への放散，バルサルバ操作による矩形波反応．Cold (低灌流所見)：脈圧狭小，交互脈，症候性低血圧 (起立性を除く)，四肢冷感，意識障害．

分類後，それぞれのカテゴリー別に治療を組み立てる．

GL 日本循環器学会/日本心不全学会合同ガイドライン．急性・慢性心不全診療ガイドライン (2017 年改訂版) 〈http://www.j-circ.or.jp/guideline/pdf/JCS2017_tsutsui_h.pdf〉 [2019 年 2 月 16 日閲覧]

処方例

Step 1 Warm & Dry

❶ 安静，酸素投与

▶酸素投与は多くの場合，経鼻またはマスク投与で十分．引き続き，内服薬の見直しや強化を検討するとともに，増悪因子の同定と再発予防に努める．

Step 2 Cold & Dry

❶ 1号液または3号液で輸液

❷ ドブタミン（ドブトレックス） 注 1～2 μg/kg/分 持続静注

▶血圧の増加や利尿の状況を観察して，輸液の成否を検討する．血圧上昇や利尿なければ，心機能低下の合併が示唆され，❷を併用することがある．

Step 3 CS1（>140 mmHg），Warm & Wet

❶ NPPV

❷ ニトログリセリン（ミオコール） スプレー 1回1～2噴霧 5分毎 1日3回まで使用可

❸ ニトログリセリン（ミリスロール） 注 1回0.5～1 mL 1日数回 5分毎静注

❹ ニトログリセリン（ミリスロール） 注 0.1～0.5 μg/kg/分 持続静注で開始1～5 μg/kg/分で維持

❺ フロセミド（ラシックス） 注 1回10～20 mg 静注

▶Bilevel PAPやASVによる❶NPPVを使用する．肺に限局したうっ血の場合も多く，その場合は❷または❸の血管拡張薬を使用する．血圧が持続的に高ければ❹の持続静注に移行する．静脈系のうっ血が身体所見上明らかである場合，または肺うっ血が血圧低下によっても持続する場合は❺の利尿薬を併用する．

Step 4 CS2（100～140 mmHg），Warm & Wet

❶ 酸素投与またはNPPV

❷ フロセミド（ラシックス） 注 1回10～20 mg 静注

❸ カルペリチド（ハンプ） 注 0.0125～0.025 μg/kg/分 持続静注

❹ トルバプタン（サムスカ） 錠7.5 mg 1回1～2T 1日1回 朝食後

▶CS1より肺うっ血は軽度であることが多く，❶酸素投与でよいことも多いが，必要に応じてNPPVを使用する．利尿薬がメインとなるため，❷が最優先であるが，血管拡張作用を

4 循環器疾患

有する❸を併用することもある．また，❷の反応性に乏しい場合，❹を併用することもある．

STEP 5 CS3（<100 mmHg），Cold & Wet

❶ 酸素投与または NPPV

❷ ドブタミン（ドブトレックス） 注 2〜3 μg/kg/分 持続静注

❸ ミルリノン（ミルリーラ） 注 0.25〜0.50 μg/kg/分 持続静注

❹ フロセミド（ラシックス） 注 1回 10〜20 mg 静注

▶低心拍出である可能性が高く，❶陽圧換気の適応はうっ血が中等度以上である場合に限定する．治療のメインは強心薬であり，❷を中心に，❸も併用することがある．ある程度血圧の維持が可能と判断されたら❹で利尿を図る．

STEP 6 心原性ショック（<90 mmHg）

❶ NPPV または人工呼吸器

❷ ドブタミン（ドブトレックス） 注 3〜10 μg/kg/分 持続静注

❸ ドパミン（イノバン） 注 3〜10 μg/kg/分 持続静注

❹ ノルアドレナリン 注 0.5〜3 μg/kg/分 持続静注

▶意識障害を伴うような場合，気管内挿管による❶人工呼吸が必要となることがある．血圧の維持が最優先であり，❷強心薬とともに昇圧目的で❸を併用することも多い．感染を合併していて末梢血管の拡張が同時に存在するような場合，特に❹が有効である．このような治療で循環が維持できない場合はただちに機械的補助（大動脈内バルーンポンプ，持続的血液濾過透析，経皮的心肺補助装置，体外設置型補助人工心臓）の適応を検討する．

処方上の注意

ループ利尿薬を使用する場合，低K血症に注意する．Kの補正も重要であるが，K保持性利尿薬，急性期ならカンレノ酸カリウム注（1回 100 mg，1日 1〜数回）の併用も検討する．腎機能高度低下例で PDE-Ⅲ阻害薬は血中濃度が上昇しやすく，低用量での使用が原則であり，また心室性不整脈の誘発に留意する．

連携医療

上記の STEP 1，STEP 2 の❶は実地医家で対応可能であるが，その他は原則とし救急専門医または循環器専門医が対応すべきであり，酸素化の対応をして速やかに紹介転送するべきである．

（絹川弘一郎）

10 慢性うっ血性心不全

基本的知識

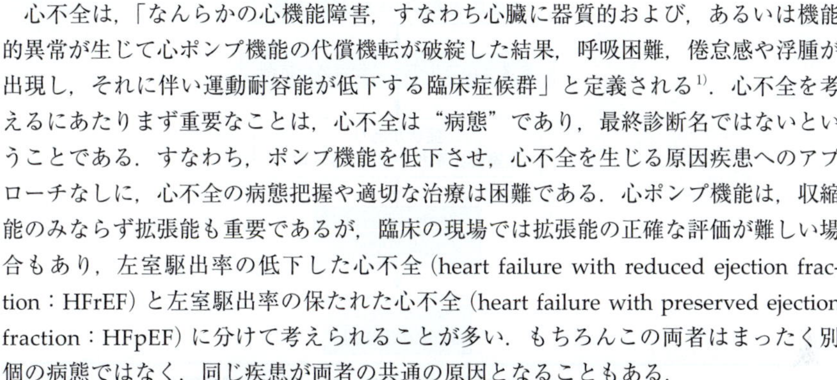

心不全は,「なんらかの心機能障害,すなわち心臓に器質的および,あるいは機能的異常が生じて心ポンプ機能の代償機転が破綻した結果,呼吸困難,倦怠感や浮腫が出現し,それに伴い運動耐容能が低下する臨床症候群」と定義される[1].心不全を考えるにあたりまず重要なことは,心不全は“病態”であり,最終診断名ではないということである.すなわち,ポンプ機能を低下させ,心不全を生じる原因疾患へのアプローチなしに,心不全の病態把握や適切な治療は困難である.心ポンプ機能は,収縮能のみならず拡張能も重要であるが,臨床の現場では拡張能の正確な評価が難しい場合もあり,左室駆出率の低下した心不全(heart failure with reduced ejection fraction:HFrEF)と左室駆出率の保たれた心不全(heart failure with preserved ejection fraction:HFpEF)に分けて考えられることが多い.もちろんこの両者はまったく別個の病態ではなく,同じ疾患が両者の共通の原因となることもある.

心不全の診断は,臨床症状(息切れ,浮腫,食欲不振,倦怠感など)から心不全を疑うことから始まる.その後,身体所見,心電図,胸部X線,採血[特にナトリウム利尿ペプチド(BNP/NT-proBNP)],心エコー検査から心不全の診断,病態,原因疾患の診断を行い,治療方針を決定する.

薬物治療アルゴリズム[1~3]

①原因疾患に対する治療が重要である(例:虚血性心疾患であれば,血行再建の適応検討,二次予防のためのリスク管理など).
②うっ血の症状が強い場合には,適切な利尿薬を使用する.
③ HFrEF か HFpEF かにより初期治療方針を決定する.
④ HFrEF の場合は,予後改善効果の強いエビデンスを有するアンジオテシン変換酵素(ACE)阻害薬[副作用などにより認容性がない場合はアンジオテンシン受容体拮抗薬(ARB)]とβ遮断薬を禁忌がない限り投与する.これらの薬剤は左室収縮能を改善する効果があるが(左室リバースリモデリング),有症候性で左室収縮能の改善が乏しい場合は,ミネラルコルチコイド受容体拮抗剤の投与を検討する.その後心臓再同期療法(両心室ペースメーカ)などの非薬物療法を検討する(図1).
⑤ HFpEF においては予後改善を証明した薬剤がないのが現状である.うっ血が強い場合には,利尿薬の投与により症状を軽減する.ACE阻害薬/ARB,ミネラルコルチコイド受容体拮抗薬,β遮断薬が入院を減少させたとの報告もあり,高血圧の合併や腎機能で症例毎に検討する.
⑥心不全に合併することが多く,病態の悪化にも関係する心房細動,慢性腎臓病,貧血,慢性閉塞性肺疾患などへの対策を考える.

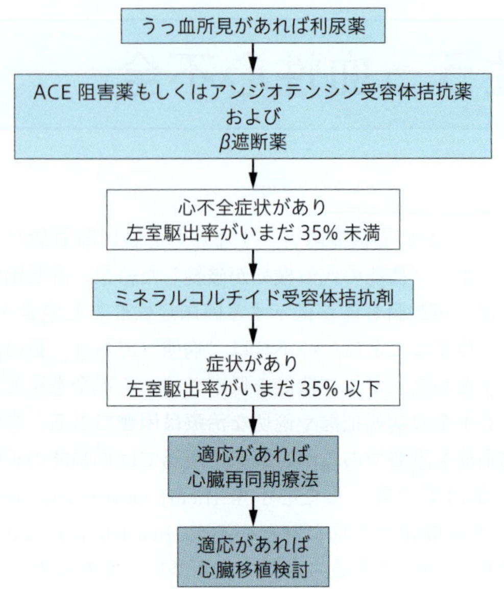

図 1　症状のある HFrEF 患者への治療アルゴリズム

処方例

[うっ血に対して]

- ❶ フロセミド（ラシックス）　錠 20 mg・40 mg　1 回 1 T　朝食後
- ❷ アゾセミド（ダイアート）　錠 30 mg・60 mg　1 回 1 T　朝食後
- ❸ トラセミド（ルプラック）　錠 4 mg・8 mg　1 回 1 T　朝食後
- ❹ トルバプタン（サムスカ）　錠 7.5 mg・15 mg　1 回 1 T　朝食後（必ず入院下で投与開始または再開）

▶❶〜❸のいずれかと❹を併用.

A 左室駆出率の低下した症例

STEP 1

1）ACE 阻害薬もしくは ARB

- ❶ エナラプリル（レニベース）　錠 5 mg　1 回 1 T　朝食後
- ❷ カンデサルタン（ブロプレス）　錠 8 mg　1 回 1 T　朝食後

▶❶❷のいずれか．併用はしない.

2) β遮断薬

❶ カルベジロール（アーチスト） 錠 1.25～20 mg 初期量 1 回 1.25 mg 1 日 2 回 朝夕食後（少量より漸増）

❷ ビソプロロール（メインテート） 錠 0.625～5 mg 1 回 0.625～1.25 mg 1 日 1 回 朝食後（少量より漸増）

▶❶❷のいずれかを追加．ACE 阻害薬もしくは ARB と併用する．

STEP 2 STEP 1 の治療でも症状がある場合

［STEP 1 の治療に加えて］

1) 利尿薬増量

2) ミネラルコルチコイド受容体拮抗薬

❶ スピロノラクトン（アルダクトン A） 錠 25 mg 1 回 1 T 朝食後

❷ エプレレノン（セララ） 錠 25 mg・50 mg 1 回 1 T 朝食後

▶❶❷のいずれかを追加．

B 左室駆出率の保たれた例

1) 高血圧合併例に対して ACE 阻害薬もしくは ARB

❶ イルベサルタン（イルベタン，アバプロ） 錠 50 mg・100 mg 1 回 1 T 朝食後

2) 高血圧非合併例に対してミネラルコルチコイド受容体拮抗薬

❶ スピロノラクトン（アルダクトン A） 錠 25 mg 1 回 1 T 朝食後

処方上の注意

慢性心不全患者の予後改善には，レニン-アンジオテンシン-アルドステロン系の抑制が重要である．しかしながら，慢性腎臓病を合併していることが多く，薬剤の副作用としての腎機能悪化，高カリウム血症には厳重な注意が必要である．特に ACE 阻害薬/ARB にミネラルコルチコイド受容体拮抗薬を併用する場合には，高カリウム血症による重大な副作用が生じやすく，定期的な採血によるモニタリングが必須である．

β遮断薬は少量より開始し，認容性を確認しながら漸増する．

ジギタリス製剤は，DIG 試験などより予後改善効果の証明が少なく，使用の適応は限られる．

慢性心不全患者の増悪に，耐薬や生活習慣の不十分な管理が関連することも多く，投薬の STEP を進める前にこれらのことを確認する．

連携医療

心不全の原因疾患の診断と適切な薬剤導入のため，初回心不全時には専門医にコンサルトすることが望ましい．高齢者心不全患者は増加の一方であり，かかりつけ医として専門医から紹介される場合も多い．安定していれば，月に1度程度の診察で，自覚症状や体重増加，内服の状況を確認する．その際BNP/NT-proBNP値の推移は，心不全の状態把握の参考になる．BNP/NT-proBNP値が持続的に上昇する場合は再度専門医に紹介したほうがよい．

文献

1）循環器病の診断と治療に関するガイドライン　急性・慢性心不全ガイドライン（2017年改訂版）〈http://www.j-circ.or.jp/guideline/pdf/JCS2017_tsutsui_h.pdf〉［2019年2月16日閲覧］

2）2013 ACCF/AHA Guideline for the Management of Heart Failure. J Am Coll Cardiol **62**：e147, 2013

3）2016 ESC Guidelines for the diagnosis and treatment of acute and chronic heart failure. Eur Heart J **37**：2129-2200, 2016

（北岡裕章）

11 感染性心内膜炎

基本的知識

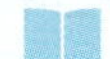

感染性心内膜炎は決してまれな病態ではない．多くの場合，感染は大動脈弁か僧帽弁に起きるが，三尖弁の場合もある．確定診断には血液培養と心エコーが必要である．血液培養はすでに抗菌薬を投与されていることが多いため，採取法や判断に注意を要する．経胸壁心エコーのみならず，可能な限り経食道心エコーも施行すべきである．全身どこにでも細菌性の塞栓を生じ，出血や局所での免疫反応を伴い，その一部はOsler結節，Janeway発疹，Roth斑など提唱者の名前つきで知られる．予後に関わるのは弁破壊による心不全と脳塞栓および感染性動脈瘤破裂による脳出血，特に後者は急性に予後不良の転帰をたどる．

GL 感染性心内膜炎の予防と治療に関するガイドライン（2017年改訂版）〈http://www.j-circ.or.jp/guideline/pdf/JCS2017_nakatani_h.pdf〉［2019年2月16日閲覧］

処方例

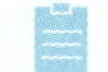

1）自己弁でペニシリン感受性連鎖球菌

❶ ベンジルペニシリンカリウム（注射用ペニシリンGカリウム）　注　1日2,400万単位　6回分割　または持続点滴静注

❷ アンピシリン（ビクシリン） 注 1日8〜12g 4〜6回分割 または持続点滴静注

❸ セフトリアキソン（ロセフィン） 注 1回2g 1日1回 点滴静注

▶❶〜❸のいずれか．投与期間はすべて4週．

▶ペニシリンアレルギーの場合や高齢者，腎機能低下例には❸．

2) 自己弁でペニシリン非感受性連鎖球菌

❶ アンピシリン（ビクシリン） 注 1日8〜12g 4〜6回分割 または持続点滴静注
ゲンタマイシン（ゲンタシン） 注 1回2〜3mg/kg 1日1回 点滴静注

❷ バンコマイシン（塩酸バンコマイシン） 注 1回1g 1日2回 または1回15mg/kg 1日2回 点滴静注

▶ペニシリンアレルギーの場合は❷．

▶投与期間は❶アンピシリン4〜6週，ゲンタマイシン2〜6週，❷4週．

3) 自己弁で腸球菌

❶ アンピシリン（ビクシリン） 注 1日8〜12g 4〜6回分割 または持続点滴静注
ゲンタマイシン（ゲンタシン） 注 1回2〜3mg/kg 1日1回 点滴静注

❷ アンピシリン（ビクシリン） 注 1日8〜12g 4〜6回分割 または持続点滴静注
セフトリアキソン（ロセフィン） 注 1回2g 1日2回 点滴静注

❸ バンコマイシン（塩酸バンコマイシン） 注 1回1g 1日2回 または1回15mg/kg 1日2回 点滴静注
ゲンタマイシン（ゲンタシン） 注 1回2〜3mg/kg 1日1回 点滴静注

▶高齢者，腎機能低下例には❷．βラクタム系薬にアレルギーがある場合は❸．

▶投与期間は❶❸4〜6週，❷6週．

4) 自己弁でメチシリン感受性ブドウ球菌

❶ セファゾリン（セファメジンα） 注 1回2g 1日3回 点滴静注

❷ バンコマイシン（塩酸バンコマイシン） 注 1回1g 1日2回 または1回15mg/kg 1日2回 点滴静注

▶βラクタム系薬にアレルギーがある場合は❷．

▶投与期間は❶❷ともに4〜6週．

5) 自己弁でメチシリン耐性ブドウ球菌

❶ バンコマイシン（塩酸バンコマイシン） 注 1回1g 1日2回 または1回15mg/kg 1日2回 点滴静注

▶投与期間は 4〜6 週.

6) 人工弁で連鎖球菌

❶ ベンジルペニシリンカリウム（注射用ペニシリン G カリウム） 注 1 日 2,400 万単位 6 回分割 または持続点滴静注
± ゲンタマイシン（ゲンタシン） 注 1 回 2〜3 mg/kg 1 日 1 回 点滴静注

❷ アンピシリン（ビクシリン） 注 1 日 8〜12 g 4〜6 回分割 または持続点滴静注
セフトリアキソン（ロセフィン） 注 1 回 2 g 1 日 2 回 点滴静注

❸ バンコマイシン（塩酸バンコマイシン） 注 1 回 1 g 1 日 2 回 または 1 回 15 mg/kg 1 日 2 回 点滴静注

▶高齢者，腎機能低下例には❷. β ラクタム系薬にアレルギーがある場合は❸.

▶投与期間は❶ベンジルペニシリンカリウム 6 週，ゲンタマイシン 2〜6 週，❷❸ 6 週.

7) 人工弁で腸球菌

❶ アンピシリン（ビクシリン） 注 1 日 8〜12 g 4〜6 回分割 または持続点滴静注
ゲンタマイシン（ゲンタシン） 注 1 回 2〜3 mg/kg 1 日 1 回 点滴静注

❷ バンコマイシン（塩酸バンコマイシン） 注 1 回 1 g 1 日 2 回 または 1 回 15 mg/kg 1 日 2 回 点滴静注
ゲンタマイシン（ゲンタシン） 注 1 回 2〜3 mg/kg 1 日 1 回 点滴静注

▶ β ラクタム系薬に不耐容の場合は❷.

▶投与期間は❶❷ともに 6 週.

8) 人工弁でメチシリン感受性ブドウ球菌

❶ セファゾリン（セファメジン α） 注 1 回 2 g 1 日 3 回 点滴静注
ゲンタマイシン（ゲンタシン） 注 1 回 2〜3 mg/kg 1 日 1 回 点滴静注
± リファンピシン（リファジン） 注 1 日 450〜600 mg 1〜2 回分割 点滴静注

❷ バンコマイシン（塩酸バンコマイシン） 注 1 回 1 g 1 日 2 回 または 1 回 15 mg/kg 1 日 2 回 点滴静注
ゲンタマイシン（ゲンタシン） 注 1 回 2〜3 mg/kg 1 日 1 回 点滴静注
± リファンピシン（リファジン） 注 1 日 450〜600 mg 1〜2 回分割 点滴静注

▶ β ラクタム系薬にアレルギーがある場合は❷.

▶投与期間は❶セファゾリン 6〜8 週，ゲンタマイシン 2 週，リファンピシン 6〜8 週，❷バンコマイシン 6〜8 週，ゲンタマイシン 2 週，リファンピシン 6〜8 週.

9）人工弁でメチシリン耐性ブドウ球菌

❶ バンコマイシン（塩酸バンコマイシン）　注　1回1g　1日2回　または1回15 mg/kg　1日2回　点滴静注
ゲンタマイシン（ゲンタシン）　注　1回2～3 mg/kg　1日1回　点滴静注
± リファンピシン（リファジン）　注　1日450～600 mg　1～2回分割　点滴静注

▶投与期間はバンコマイシン，リファンピシン6～8週，ゲンタマイシン2週．

10）自己弁でempiric therapyまたは血液培養陰性時

❶ アンピシリン・スルバクタム配合（ユナシン-S）　注　1回3g　1日3～4回　点滴静注
セフトリアキソン（ロセフィン）　注　1回2g　1日1回　点滴静注

❷ ダプトマイシン（キュビシン）　注　1回8～10 mg/kg　1日1回　点滴静注
セフトリアキソン（ロセフィン）　注　1回2g　1日1回　点滴静注

▶ペニシリンアレルギーの場合は❷．

11）人工弁でempiric therapyまたは血液培養陰性時

❶ ダプトマイシン（キュビシン）　注　1回8～10 mg/kg　1日1回　点滴静注
セフトリアキソン（ロセフィン）　注　1回2g　1日1回　点滴静注

❷ ダプトマイシン（キュビシン）　注　1回8～10 mg/kg　1日1回　点滴静注
パニペネム・ベタミプロン（カルベニン）　注　1回0.5g　1日3～4回　点滴静注

▶MRSAが考慮される場合は❷．

解説

empiric therapyは，術後1年以内では特にメチシリン耐性ブドウ球菌を念頭に置いて行う．培養陰性であってもメチシリン耐性ブドウ球菌を念頭に置く．

処方上の注意

ベンジルペニシリンカリウムは静脈炎を起こす率が非常に高く，中心静脈から投与するか，他剤に変更することがある．歯科処置に際して，弁置換患者，心内膜炎の既往のある患者，先天性心疾患（未修復）の患者，弁膜症の患者は予防的に処置1時間前にアモキシシリンカプセル250 mgを8 Cap内服させることが推奨されている．

連携医療

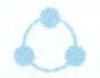

実地医家としては経口抗菌薬投与で1週間以上軽快しない発熱の場合，常に心内膜炎を考慮し，心雑音の聴取は重要である．手術適応の判断は可動性のある大きな（>10 mm）疣贅，コントロールに難渋する心不全，弁破壊の著しい例，などがあるが，脳塞栓や脳出血発症から4週間程度経過してからの手術が（人工心肺装着時の抗

凝固から脳出血再発リスクあり）望ましいとされる．ただし，進行性の心不全例などではその限りでない．

（絹川弘一郎）

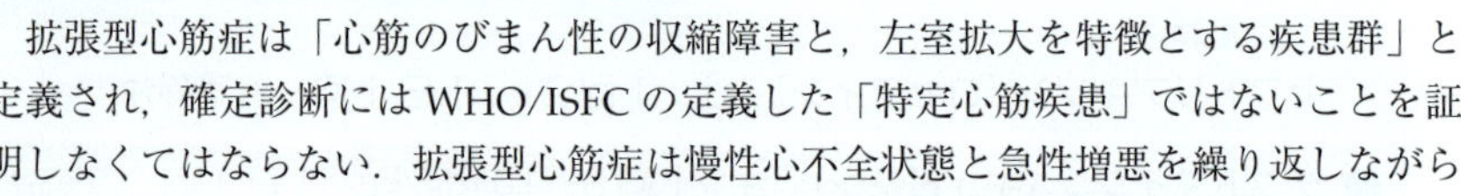

12 拡張型心筋症

基本的知識

拡張型心筋症は「心筋のびまん性の収縮障害と，左室拡大を特徴とする疾患群」と定義され，確定診断にはWHO/ISFCの定義した「特定心筋疾患」ではないことを証明しなくてはならない．拡張型心筋症は慢性心不全状態と急性増悪を繰り返しながら進行する予後不良の疾患であり，わが国では心臓移植の適応となることもある．

GL 拡張型心筋症ならびに関連する二次性心筋症の診療に関するガイドライン〈http://www.j-circ.or.jp/guideline/pdf/JCS2011_tomoike_h.pdf〉［2019年2月16日閲覧］

薬物治療アルゴリズム

治療の実際に関しては慢性心不全の薬剤治療に準じ，病期や自覚症状に準拠して薬物治療を行う．その際に意識するのは慢性心不全患者の自覚症状を表すNYHA分類（New York Heart Association heart failure classification）とAHA/ACCの心不全stage分類である（図1）．この際に注意しなくてはいけないことは，NYHA分類は同一の拡張型心筋症患者の1病期の中で変化することがある（NYHA Ⅳ度で入院しNYHA Ⅰ度で退院する）のに対し，ACC/AHAの心不全stage分類は変化することはないことである．

処方例

A 自覚症状を伴わない拡張型心筋症．NYHA クラスⅠ心不全ステージ A or B

STEP 1 過度の降圧効果や日常生活の障害となる症状のないことを確認，さらに腎機能の悪くないことを確認した後に

1. エナラプリル（レニベース） 錠5mg・10mg 1回1T 1日1回 朝食後
2. リシノプリル（ロンゲス，ゼストリル） 錠5mg・10mg 1回1T 1日1回 朝食後
3. カンデサルタン（ブロプレス） 錠4mg・8mg 1回1T 1日1回 朝食後

▶❶❷のいずれか．空咳などACE阻害薬の副作用を認めた場合は❸．

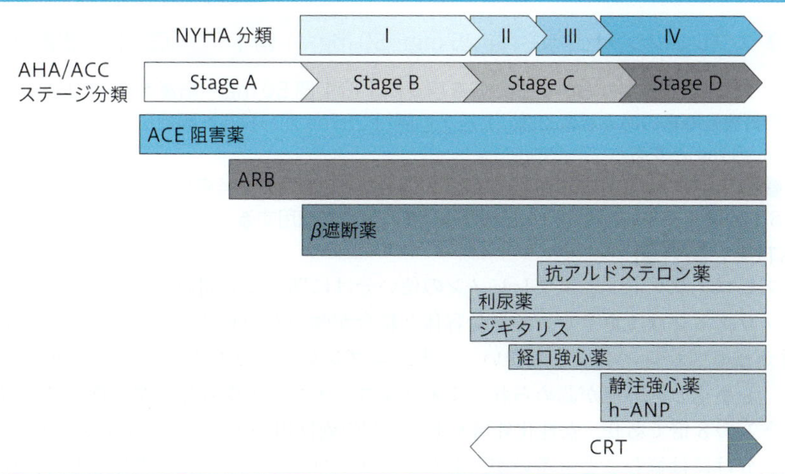

図 1 心不全のステージ別にみた治療方針
［慢性心不全治療ガイドライン（2010）および不整脈の非薬物治療ガイドライン（2011）を参考に筆者作成］

STEP 2 STEP 1 処方実施後に副作用確認されず，β 遮断薬投与禁忌のないことを確認後に

❶ カルベジロール（アーチスト） 錠 1.25 mg 初期投与量：1 回 0.5 T 1 日 2 回朝夕から投与開始 目標投与量 1 日 20 mg

❷ ビソプロロール（メインテート） 錠 0.625 mg 初期投与量：1 回 1 T 1 日 1 回朝から投与開始 目標投与量 1 日 5 mg

▶❶❷のいずれか.

【A 解説】

治療開始はβ遮断薬より ACE-I/ARB を先行させるべきである．ACE-I/ARB の導入は比較的容易であることと，β遮断薬は目標投与量まで漸増を要し時間がかかるためである．COPD などの呼吸器合併症を伴う場合はβ1 選択性の高いビソプロロールを，腎機能障害，特に維持透析患者では肝代謝のカルベジロールを選択すべきである．また，多くは経験しないが，高度の貧血のある患者では貧血発症頻度の低いビソプロロールを使用すべきである．

B 自覚症状を伴う拡張型心筋症．NYHA クラス II～III 心不全ステージ C

STEP 1

❶ スピロノラクトン（アルダクトン A） 錠 25 mg・50 mg 1 回 1 T 1 日 1 回朝食後

❷ エプレレノン（セララ） 錠 25 mg・50 mg 1 回 1 T 1 日 1 回 朝食後

▶セララは投与開始から 4 週間以降を目安に 1 日 1 回 50 mg へ増量する．ただし，中等度の腎機能障害のある患者では，1 日 1 回隔日 25 mg から投与を開始し，最大用量は 1 日 1 回 25 mg とする．

▶❶❷のいずれか．前述の ACE-I/ARB の導入および忍容性を考慮したうえでの最大投与量の β 遮断薬を投与した後に自覚症状が残存する症例に使用する．

【STEP 1 **解説**】

スピロノラクトンとエプレレノンの使い分けに関しても問われることが多い．スピロノラクトンはミネラルコイド受容体と結合が強力かつ長時間である．また，薬価の面でもエプレレノンよりも安い．一方，エプレレノンはわが国でも 25 mg から開始し，心不全の適応症が認められ，ミネラルコルチコイド受容体の選択性がスピロノラクトンの 8 倍であり，女性化乳房や ED などの副作用がスピロノラクトンより少ない．使い分けには悩むことも多いが，おおむねスピロノラクトンにて開始をして，副作用の出現時にエプレレノンに投与変更をすることが一般的と考えられる．しかしながら，現在，心不全患者に対するエプレレノンの介入研究が実施されており，今後の心不全でのエプレレノンのエビデンス蓄積により，患者選択が変化することもあり得る．

STEP 2

❶ フロセミド（ラシックス） 錠 20 mg 1 回 1～2 T 1 日 1 回 朝食後

❷ アゾセミド（ダイアート） 錠 30 mg 1 回 1～2 T 1 日 1 回 朝食後

▶❶❷のいずれか．

【STEP 2 **解説**】

ループ利尿薬はうっ血による自覚症状を改善させるには必須薬剤である．予後改善効果は認められていないが，これは臨床試験を倫理的に行えないことに由来するためで，決して拡張型心筋症の心不全症例で投与すべきでない薬剤ではないことを理解する必要がある．特に心不全患者では，ループ利尿薬投与によって，血中の Na，K の低下を伴いやすいため投与期間中は必ず定期的な検査が必須である．

C 心不全治療に抵抗性を示す拡張型心筋症．NYHA クラスⅣ 心不全ステージ D

STEP 1

❶ ピモベンダン（アカルディ） カプセル 1.25 mg 1 回 1～2 Cap 1 日 2 回 1 日 2.5 mg まで 朝食後

【STEP 1 **解説**】

わが国で行われた EPOCH 試験においてはピモベンダン投与群で心不全患者の死亡率は上昇せず自覚症状が改善することが示されており，現在の心不全治療では β 遮断薬の投与が常識となっているため，β 遮断薬を投与されている慢性心不全患者の急性増悪の際に，cAMP を介して心筋収縮を促すピモベンダンの強心効果が期待される．

STEP 2

❶ トルバプタン（サムスカ） 錠 初期投与量：3.75 mg 1 回 7.5 mg 1 日 1 回 朝
必要に応じて 1 日 15 mg まで増量 （導入開始は入院中のみ）

【STEP 2 **解説**】

バソプレシン V_2 受容体における拮抗薬であるトルバプタンはループ利尿薬に抵抗性のある患者においても，驚くほどの利尿効果が期待できる．しかしながら，脱水や高 Na 血症を起こすことがあり，高齢者や口渇を訴えられない状態の患者には慎重に投与すべき薬剤であり，通常は入院中にのみ導入が認められる薬剤である．

処方上の注意

心不全の標準的治療薬剤は血圧を下降させることが知られており，投与開始時期や併用の際に注意が必要である．

連携医療

専門医への紹介：拡張型心筋症を疑う症例を認めた場合，可及的な専門医への紹介が望ましい．若年者では心臓移植を含めた治療オプションがあり，専門医と緊密な連携をとりながらの治療が望ましい．

専門医からの紹介：拡張型心筋症の患者においては，普段，地域包括医療の中で慢性心不全の急性増悪予防，再入院予防を主眼に置いた，かかりつけ医との連携が必要である．利尿薬や，各種心不全治療薬の最適化や，薬剤治療の効果を最大化するために，多職種介入による患者教育の重要性はもちろんである．

（渡邉雅貴）

13 肥大型心筋症

基本的知識

日本循環器学会ガイドライン[1)]では，肥大型心筋症（hypertrophic cardiomyopathy：HCM）は，「明らかな心肥大をきたす原因なく左室ないしは右室心筋の心肥大をきたす疾患であり，不均一な心肥大を呈するのが特徴である．また，通常，左室内腔の拡大はなく，左室収縮は正常か過大である．心肥大に基づく左室拡張能低下が，本症の基本的な病態である」と明記されている．心室内の圧較差の有無により閉塞型（hypertrophic obstructive cardiomyopathy：HOCM）と非閉塞型（hypertrophic non-obstructive cardiomyopathy：HNOCM）に分類されている．また肥大部位が特殊なものとして，肥大に伴い心室中部の内腔狭窄がある場合（心室中部閉塞型：mid ventricular obstruction：MVO），心尖部に肥大が限局する場合（心尖部肥大型心筋症：apical HCM）がある．HCM の経過中に肥大した壁厚が菲薄化し，心室内腔拡大と収縮低下をきたした場合は拡張相肥大型心筋症（dilated phase of HCM：D-HCM）として分類されている．HCM の薬物療法の基本は，①左室拡張障害の改善，②左室内圧の軽減，③心肥大の軽減ならびに心不全予防である．

GL 肥大型心筋症に関する診療ガイドライン（2012 年改訂版）〈http://www.j-circ.or.jp/guideline/pdf/JCS2012_doi_h.pdf〉［2019 年 2 月 16 日閲覧］

処方例

A 左室拡張障害の改善

❶ ビソプロロール（メインテート） 錠 2.5 mg 1 回 1～2 T 1 日 1 回

❷ メトプロロール（ロプレソール） SR 錠 120 mg 1 回 0.5～1 T 1 日 1 回

▶❶❷のいずれか．

［β 遮断薬の使用が困難な症例の場合］

❶ ジルチアゼム（ヘルベッサー） R カプセル 100 mg 1 回 1 Cap 1 日 1～2 回

❷ ベラパミル（ワソラン） 錠 40 mg 1 回 1 T 1 日 3 回

▶❶❷のいずれか．

【A 解説】

β 遮断薬は HCM の自覚症状を改善する対症療法と考えられるが，確立したエビデンスは多くなく直接生命予後の延長に結びつくエビデンスはない．過収縮が左室内圧較差の増加に関連している HOCM 患者への β 遮断薬の使用は有効であり第一選択薬として使用されている．β 遮断薬は長時間作用性で β_1 選択性のある薬剤を選択する．カルシウム拮抗薬は，無症状の患者に対して本剤を投与すべきか，あるいは本剤と β 遮断薬のどちらを優先して予防的に使用すべきかについて明確なコンセンサスはない．左室拡張機能障害を主病態とする HCM の場合は，心拍数を減少させて十分な左室拡張時間を確保することが心不全予防や自覚症状軽減に重要であり，現在では β 遮断薬を第一選択にすることが多い．

B HOCM 症例（左室内圧較差が大きい場合），適切な β 遮断薬投与下でも圧較差軽減が不十分な場合

❶ シベンゾリン（シベノール） 錠 100 mg 1 回 1 T 1 日 2～3 回

【B 解説】

心室内圧較差はHCM症例の予後に関連している．HOCM症例ではβ遮断薬を第一選択とするが，効果不十分の場合はCa拮抗薬を併用する．またシベンゾリンなどのNaチャンネル遮断薬は静脈投与での有効性は報告されているものの，内服薬の長期的な圧較差軽減効果のエビデンスはない．内科的治療でも十分な圧較差軽減が困難な症例では，経皮的心室中隔焼灼術やDDD型ペースメーカ治療も考慮すべきである．

C D-HCM症例

STEP 1

❶ カルベジロール（アーチスト） 錠2.5 mg 1日0.5～4 Tまで適宜増量

❷ ビソプロロール（メインテート） 錠2.5 mg 1日0.25～2 Tまで適宜増量

▶❶❷のいずれか．

STEP 2 β遮断薬に加えて心不全治療薬として

❶ エナラプリル（レニベース） 錠2.5 mg 1回0.5～2 T 適宜増量

❷ スピロノラクトン（アルダクトンA） 錠25 mg 1回1 T 1日1回

▶高カリウム血症に注意して❶❷を併用．

STEP 3 体液貯留をきたす心不全合併例ではSTEP 1，STEP 2に加えて

❶ フロセミド（ラシックス） 錠20 mg 1回1 T 1日1回

【C 解説】

D-HCM症例の場合は拡張型心筋症の治療に準じて薬剤が選択される．β遮断薬は心不全に注意しつつ増量を試みるが，忍容性に問題がある．他に心不全治療薬としてACE阻害薬を血圧に注意しながら可能な限り増量し，抗アルドステロン薬も併用する．心不全既往があり体液貯留をきたす場合はループ利尿薬を併用する．また高度な低左室収縮症例であれば必要に応じて抗凝固薬を併用する．

D 心房細動を合併したHCM症例

[β遮断薬を第一選択とし，さらに加えて]

STEP 1 抗血栓療法として

❶ ワルファリン（ワルファリンK「NP」，ワーファリン） 錠1 mg 1回1～数T 1日1回

STEP 2 発作性心房細動での洞調律維持を期待して

❶ アミオダロン（アンカロン） 錠100 mg 1回1 T 1日1～2回

Step 3 慢性化した心房細動の心拍数コントロールとして

① ベラパミル（ワソラン） 錠 40 mg 1回1T 1日3回

【D 解説】

HCM 症例では左室拡張障害と左房拡大のため心房細動の発症頻度が高いが，心房細動を合併すると有効な心房収縮を失うばかりか，頻脈性の場合は十分な拡張時間を得ることができないため，心不全発症のリスクが高まる．したがってまずは洞調律化を考慮し，困難であれば心拍数コントロールを次のゴールとする．また血栓形成しやすいため $CHADS_2$ スコアが低くても早期の抗凝固療法は導入が望ましい．AF を合併した HCM の新規抗凝固薬の抗血栓作用の有効性のエビデンスは今のところ明確なものはないが，ダビガトランはアミオダロンやベラパミルとの薬物相互作用が報告されているので注意すべきである．

（武井康悦）

14 大動脈瘤，大動脈解離

基本的知識

大動脈瘤は，大動脈の一部の壁が全周性，または局所性に拡大または突出した状態で，正常の大動脈径の 1.5 倍を超えて拡大した場合に大動脈瘤と診断される（胸部で最大短径 4.5 cm 以上，腹部で 3 cm 以上）．成因の大半は動脈硬化による変性である．

大動脈解離は，大動脈内膜の亀裂（入口部，エントリー）から流入した血液により中膜が 2 層に裂けて本来の動脈内腔（真腔）と新たに生じた壁内腔（偽腔）に分離された状態をいう．典型的な症状は，大動脈が裂ける際の突然の急激な胸背部痛で，この痛みは背中から腰部へと移動することが多い．若年者では Marfan 症候群や大動脈二尖弁，中高年者では慢性的な高血圧の既往がみられることが多い．解離が上行大動脈に存在する Stanford A 型と，上行大動脈には存在しない Stanford B 型に分類される．

GL 大動脈瘤・大動脈解離診療ガイドライン（2011 年改訂版）〈http://www.j-circ.or.jp/guideline/pdf/JCS2011_takamoto_h.pdf〉［2019 年 2 月 16 日閲覧］

処方例

A 大動脈瘤

① オルメサルタン（オルメテック） OD 錠 10 mg・20 mg 1回1T 1日1回 朝食後

❷ アムロジピン（アムロジン，ノルバスク） 錠・OD錠 2.5 mg・5 mg 1回1T 1日1回 朝食後

❸ ビソプロロール（メインテート） 錠 2.5 mg・5 mg 1回1T 1日1回 朝食後

▶❶～❸の降圧薬を適宜組み合わせて用いる．

【A 解説】

胸部大動脈瘤では最大短径が 5～6 cm，腹部大動脈瘤では同 4～5 cm 以上であれば人工血管置換術やステントグラフト内挿術の適応となる．非手術例は収縮期血圧 120 mmHg 未満を降圧目標とする．

B 大動脈解離

STEP 1 急性期

❶ ニカルジピン（ペルジピン） 注 0.5～6 μg/kg/分 持続静注

❷ ビソプロロール（ビソノテープ） テープ 4 mg・8 mg 1回1枚 1日1回 貼付

❸ モルヒネ塩酸塩（アンペック） 注 1回 2.5～5 mg 静注

▶❶❷の併用または単独．痛みが強い場合は❸．

【STEP 1 解説】

A型解離や解離に直接関係する重症合併症（偽腔の破裂，再解離，心タンポナーデ，意識消失や麻痺を伴う脳循環障害など）を有するB型解離は緊急手術の適応となる．降圧薬の持続静注により収縮期血圧 100～120 mmHg 未満を目標とする．プロプラノロールの持続静注は半減期が長く，最近は用いられていない．疼痛は鎮痛薬にて治療する．

STEP 2 慢性期

❶ ビソプロロール（メインテート） 錠 2.5 mg・5 mg 1回1T 1日1回 朝食後

❷ オルメサルタン（オルメテック） 錠 10 mg・20 mg 1回1T 1日1回 朝食後

❸ アムロジピン（アムロジン，ノルバスク） 錠・OD錠 2.5 mg・5 mg 1回1T 1日1回 朝食後

▶❶～❸の降圧薬を適宜組み合わせて用いる．

【STEP 2 解説】

β遮断薬などにより収縮期血圧 130～135 mmHg 未満を降圧目標とする．

4 循環器疾患

処方上の注意

過度の降圧による脳や腎の血流量低下に注意する.

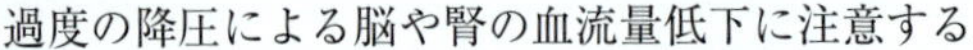

連携医療

大動脈瘤については,かかりつけ医が厳格な降圧治療を行うとともに,半年に1度CTで瘤径とその拡大速度の観察が必要である.胸部では最大短径が5cm,腹部では4cm以上になれば早目に血管外科に紹介する.

(山本啓二)

15 閉塞性動脈硬化症(ASO)

基本的知識

閉塞性動脈硬化症(arteriosclerosis obliterans:ASO)は,高齢男性に好発し,喫煙,高血圧,糖尿病,脂質異常症など動脈硬化のリスクファクターを多く有していることが多い.ASOの重症度分類はFontaine分類が知られている.FontaineⅠ度は無症状または冷感や痺れ,Ⅱ度は間欠性跛行,Ⅲ度は安静時疼痛,Ⅳ度は潰瘍や壊死で,Ⅲ度とⅣ度は重症虚血肢と呼ばれる.ASOの診断には問診,足背動脈や後脛骨動脈などの下肢動脈の触診に加え,足関節/上腕血圧比(ankle brachial index:ABI)の測定が重要である.ABIが0.9以下であればASOと診断され,ABIの値が低いほど重症である.ABIが0.8~0.9であれば画像検査(CTやMRI)を行うことなく,リスクファクターの是正,運動療法,薬物療法などで経過をみてもよい.しかし,間欠性跛行症状が強い場合やABIが0.8以下の場合は,狭窄・閉塞病変の正確な診断と治療方針決定のために画像検査が必須である.

GL 末梢閉塞性動脈疾患の治療ガイドライン(2015年改訂版)〈http://www.j-circ.or.jp/guideline/pdf/JCS2015_miyata_h.pdf〉[2019年2月16日閲覧]

処方例

STEP 1 FontaineⅠ度(無症状,冷感,痺れ)

❶ アスピリン(バイアスピリン) 腸溶錠100mg 1回1T 1日1回 朝食後(保険適用外)

❷ クロピドグレル(プラビックス) 錠75mg 1回1T 1日1回 朝食後

❸ シロスタゾール(プレタール) OD錠100mg 1回1T 1日2回 朝夕食後

❹ ベラプロスト (ドルナー, プロサイリン)　錠 20 μg　1回2T　1日3回　毎食後

❺ サルポグレラート (アンプラーグ)　錠 100 mg　1回1T　1日3回　毎食後

❻ イコサペント酸エチル (エパデール S)　軟カプセル 600 mg/包　1回1包　1日3回　毎食後

▶脳心血管イベント予防のために抗血小板薬 (❶〜❸のいずれか) を投与する. 冷感や痺れの改善をみない場合には❹〜❻のいずれかを併用する.

解説

ASO 患者に対しては, 生活習慣の改善を図り, 動脈硬化のリスクファクターである喫煙, 糖尿病, 高血圧, 脂質異常症, 肥満などの是正・管理が非常に重要である.

❸シロスタゾールは細胞内 cAMP の分解酵素ホスホジエステラーゼ type Ⅲ (PDE-Ⅲ) を特異的に阻害することにより cAMP 濃度が上昇し, 血小板凝集抑制と血管拡張作用を発揮する. わが国で開発された PDE-Ⅲ阻害薬で, 血小板薬および血管への選択性が高い.

プロスタサイクリン (PGI_2) は, 細胞膜のアデニル酸シクラーゼを活性化し, 細胞内 cAMP の濃度を上昇させることにより, 血小板凝集抑制と血管拡張作用を発揮する. わが国で開発された❹ベラプロストは化学的に安定な PGI_2 誘導体である.

セロトニン (5-HT) の受容体の1つである $5\text{-}HT_2$ 受容体は血小板凝集や血管収縮に関与する. わが国で開発された❺サルポグレラートは, 血小板や血管平滑筋の $5\text{-}HT_2$ 受容体へのセロトニン結合を選択的に阻害し, 血小板凝集抑制や血管収縮抑制作用を発揮する.

❻イコサペント酸エチル (EPA) は, 魚油に含まれる ω-3 多価不飽和脂肪酸の1つである. 血小板のリン脂質に EPA が蓄積することにより, アラキドン酸から変換されるトロンボキサン A_2 が減少し, 血小板凝集抑制を引き起こす. EPA の血小板凝集抑制効果は弱いが, 脂質改善作用や抗動脈硬化作用があり, 副作用が少なく, 臨床的投与しやすい.

STEP 2 Fontaine Ⅱ度 (間欠性跛行)

❶ シロスタゾール (プレタール)　OD 錠 100 mg　1回1T　1日2回　朝夕食後

❷ サルポグレラート (アンプラーグ)　錠 100 mg　1回1T　1日3回　毎食後

▶❶❷のいずれか (プレタールが投与できない場合).

解説

間欠性跛行患者の初期治療としては監視下運動療法 (トレッドミルまたはトラック歩行) を行うことが国際的ガイドラインで, また心不全のない間欠性跛行患者には, ❶シロスタゾールを投与することが推奨されている.

❷サルポグレラートは, 国内の試験で walking impairment questionnaire (WIQ) を

指標として日常生活における歩行障害を改善することが示されている.

間欠性跛行に対し，運動療法および薬物療法の開始3~6ヵ月後においても，十分効果が認められない場合，効果不十分が予想される場合や運動療法が実施できない場合などは血行再建術を検討する.

Step 3 Fontaine Ⅲ，Ⅳ度（重症虚血肢）

❶ アルプロスタジル（リプル，パルクス） 注 1回10 μg（生理食塩液で溶解） 緩徐に静注または点滴静注

❷ アルプロスタジルアルファデクス（プロスタンディン） 注 1回40~60 μg＋輸液500 mL 1日1~2回 点滴静注

▶❶❷のいずれか.

解説

重症虚血肢に対しては保存的治療では予後不良であり，救肢のために技術的に可能であれば血行再建術（血管内治療，バイパス術）を第一選択治療として行う.

血行再建が不可能な場合は，❶または❷のプロスタノイド治療を考慮する.

処方上の注意

Fontaine Ⅰ度では血管拡張作用を有する薬剤は頭痛や動悸が出現することがあるので，最初は半量から投与してもよい，シロスタゾールは頻脈もみられることがある．またシロスタゾールはうっ血性心不全例には禁忌である.

連携医療

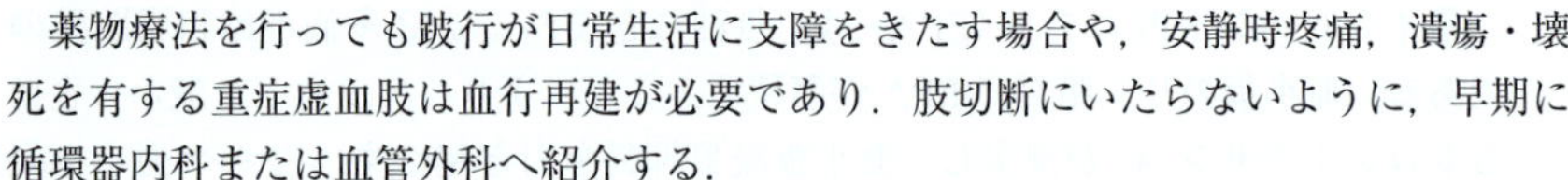

薬物療法を行っても跛行が日常生活に支障をきたす場合や，安静時疼痛，潰瘍・壊死を有する重症虚血肢は血行再建が必要であり．肢切断にいたらないように，早期に循環器内科または血管外科へ紹介する.

（山本啓二）

16 Raynaud 病

基本的知識

Raynaud 現象をきたす病態を Raynaud 症候群と総称している．その中に原疾患のない Raynaud 病と，膠原病，閉塞性動脈疾患，神経疾患，血液疾患，振動障害など多くの病態（二次性）が含まれる．Raynaud 現象とは寒冷刺激や精神的ストレスなどによって指趾の小動脈・細動脈が発作性に攣縮し，色調の変化をきたす現象をいう．色調は白，紫，赤の3色が同時にまたは経時的に出現する．その機序は，寒冷刺激な

どで細動脈が攣縮して虚血により蒼白となり，次に細静脈に静脈血がうっ滞して暗紫色（チアノーゼ）となる．その後細動脈の拡張と静脈叢の充血（反応性充血）により紅潮となる．

Raynaud 病は 15〜30 歳の女性に多く発症し，①両側，対称性で，②発作性に色調変化が生じ，③ 2 年以上の観察で器質的動脈閉塞は認められず，壊死への進展はない．寒冷に伴う発作性色調変化が特徴的（冬季，第 2〜5 指にみられる）で，器質的異常を伴う二次性との鑑別が重要である．誘因，重金属・薬剤歴や職業歴（ピアニスト，タイピスト，振動工具使用者など）を問診し，二次性の鑑別のために凝血系，膠原病などの血液検査や ABI（ankle brachial pressure index）検査などを行う．

処方例

発作が頻回・持続する場合，または寒冷時などに限定して薬物療法を行う．血管拡張薬である持続性 Ca 拮抗薬が推奨されるが，保険適用外である．二次性では基礎疾患に対する治療が必須である．

STEP 1 中等症例

❶ アムロジピン（アムロジン，ノルバスク） 錠・OD 錠 2.5 mg　1 回 1 T　1 日 1 回　朝食後

❷ ニフェジピン（アダラート CR） 錠 10 mg・20 mg　1 回 1 T　1 日 1 回　朝食後

❸ サルポグレラート（アンプラーグ） 錠 50 mg　1 回 1〜2 T　1 日 2〜3 回　朝夕〜毎食後

❹ ベラプロスト（ドルナー，プロサイリン） 錠 20 μg　1 回 1〜2 T　1 日 2〜3 回　朝夕〜毎食後

❶〜❹のいずれか．

STEP 2 重症の潰瘍・壊死例

❶ アルプロスタジル（リプル，パルクス） 注　1 回 5〜10 μg（生理食塩液で溶解）緩徐に静注または点滴静注

❷ アルプロスタジルアルファデクス（プロスタンディン） 注　1 回 40〜60 μg＋輸液 500 mL　1 日 1〜2 回　点滴静注

▶STEP 1 に❶❷のいずれかを追加．

処方上の注意

生活指導による予防が重要であり，寒冷曝露や精神的ストレスなどの誘因除去が基本となる．そのために手足の保温（手袋，温水使用など）のみではなく全身の保温（衣類など）に心がける．発作時には，微温湯で緩やかに温めて回復させる．

連携医療

病歴，職業歴，身体所見，血液検査などで二次性が疑われる場合は，基礎疾患への対応が必須となるので，脈管専門医や免疫疾患外来へ紹介する．

（山本啓二）

17 深部静脈血栓症，血栓性静脈炎

基本的知識

静脈血栓症は筋膜より深い深部静脈に生じる深部静脈血栓症と，筋膜より浅い表在静脈に生じる血栓性静脈炎とに区別される．深部静脈血栓症は下肢に多く，骨盤部では腸骨動脈による静脈圧迫や大腿からのカテーテル留置が原因となることがあり，下腿部では運動制限下臥床により発生することが多く初発部位はヒラメ筋内静脈である．上肢では中心静脈カテーテルやペースメーカーリードなど医原性が多く，他に縦隔腫瘍による上大静脈症候群がある．血栓性静脈炎は表在静脈の血栓形成と炎症により，皮下静脈の発赤，疼痛を生じる．高熱や炎症の範囲が広範な場合は化膿性静脈炎を鑑別する．

GL 肺血栓塞栓症および深部静脈血栓症の診断，治療，予防に関するガイドライン（2009年改訂版）〈http://www.j-circ.or.jp/guideline/pdf/JCS2009_andoh_h.pdf〉［2019年2月16日閲覧］

薬物治療アルゴリズム

深部静脈血栓症では肺血栓塞栓症を念頭に，診断・治療を行う．①血栓の存在を確認し，中枢進展を阻止する治療を開始，②血栓の範囲を確定し，血栓後症候群を軽減する治療を選択，③血栓の中枢端を評価し，塞栓を阻止する治療を選択，④静脈還流障害を評価し，急性還流障害が改善する治療を選択する．

深部静脈血栓症の危険因子が明らかな場合には発症予防を図る．急性感染症，75歳以上の高齢者，癌，静脈血栓症の既往が独立した危険因子であるほか，循環器疾患，呼吸器疾患，炎症性腸疾患，長期臥床，肥満なども危険因子である．

血栓性静脈炎では静脈炎の範囲が短く（<5 cm），深部静脈との結合部から遠く，他に血栓症の危険因子がない場合は，非ステロイド抗炎症薬（NSAIDs）で対症療法を行う．静脈炎の範囲が広範で，深部静脈との接続部に近い病変がある場合は抗凝固療法を考慮する．

処方例

A 初期治療

1) 抗凝固療法（基本的治療）

❶ ヘパリンナトリウム，ヘパリンカルシウム　注　5,000 単位を静注後，10,000～15,000 単位を 24 時間で持続点滴

❷ フォンダパリヌクス（アリクストラ）　注　5 mg（体重 50 kg 未満），7.5 mg（50～100 kg），10 mg（100 kg 超）　1 日 1 回　皮下注

❸ エドキサバン（リクシアナ）　錠 60 mg（体重 60 kg 超）・30 mg（60 kg 以下，CCr 30 mL/分以上 50 mL/分以下，P 蛋白阻害薬併用時）　1 回 1 T　1 日 1 回　朝食後

❹ ワルファリン（ワーファリン，ワルファリン K「NP」）　錠 1 mg　1 回 1～5 T　1 日 1 回　朝食後または夕食後　初回 1～2 mg で開始し，PT-INT を測定し投与量を調節（PT-INR 1.5～2.0 を目安）

▶薬剤の組み合わせパターンは 2 つ：

i ）❶または❷に❹を併用し，治療域（APTT が 1.5～2.5 倍延長）に達したら❹単独とする.

ii ）❶または❷で開始し，❶の場合は中止 4±1 時間後に，❷の場合は次の投与タイミングに，❸に切り替える.

2) 血栓溶解療法（広範例）

❶ ウロキナーゼ（ウロナーゼ）　初回 1 日量 60,000～240,000 単位を持続静注し，以後漸減し約 7 日間投与

B 慢性期治療

❶ ワルファリン（ワーファリン，ワルファリン K「NP」）　錠 1 mg　1 回 1～5 T　1 日 1 回　朝食後または夕食後　初回 1～2 mg で開始し，PT-INT を測定し投与量を調節（PT-INR 1.5～2.0 を目安）

C 発症予防

❶ エノキサパリン（クレキサン）　注　1 回 2,000 単位　1 日 2 回　皮下注　術後 24 時間経過後に開始

❷ フォンダパリヌクス（アリクストラ）　注　1 回 2.5 mg　1 日 1 回　皮下注　術後 24 時間経過後に開始

③ **ヘパリンナトリウム，ヘパリンカルシウム**　注　5,000 単位を 8 時間もしくは 12 時間毎に皮下注　（少なくとも十分な歩行ができるようになるまで使用）

④ **ヘパリンナトリウム，ヘパリンカルシウム**　注　最初に 3,500 単位を皮下注し，投与 4 時間後の APTT が 1.5〜2.5 倍となるよう，8 時間毎に前回投与量 ±500 単位で調節

⑤ **ワルファリン（ワーファリン，ワルファリン K「NP」）**　錠 1 mg　1 回 1〜5 T　1 日 1 回　朝食後または夕食後　初回 1〜2 mg で開始し，PT-INT（1.5〜2.0 を目安）を測定し，投与量を調節

▶整形外科手術および腹部手術における深部静脈血栓症の抑制には①②あるいは③を使用する．その他の患者では③を使用し，リスクが高い場合は④単独あるいは⑤単独を使用する．

処方上の注意

抗凝固薬，血栓溶解薬の重大な副作用は出血性合併症であり，投与前に患者背景を十分に検討する．

ワルファリンは妊婦には禁忌である．ビタミン K を含む食品や薬剤の摂取には注意が必要である．慢性期のワルファリンの投与期間については，可逆的な危険因子の場合は 3ヵ月間とするが，危険因子が不明の場合は 3ヵ月以降の継続についてリスクとベネフィットを勘案して決定する．

連携医療

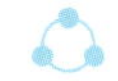

深部静脈血栓症が確定もしくは疑われる場合は入院のうえ，循環器内科および血管外科に紹介し，精査と治療を行う．

（瀬尾宏美）

18 高血圧症

基本的知識

高血圧は，18 歳以上の成人において，診察室で測定した血圧が，収縮期血圧 140 mmHg 以上または拡張期血圧 90 mmHg 以上と定義される．しかし近年，心血管予後とよりよく関連する家庭血圧値が，治療の判断基準として診察室血圧よりも優先されるようになった．この場合の高血圧は 135/85 mmHg 以上と診察室のそれよりも若干低く設定されている．家庭血圧は，朝の起床後 1 時間以内と就床前に，それぞれ 2 回測定してその平均値をその時点の血圧とする．週 5 日間の平均値を判定に用いる．

高血圧症の薬物療法は，あくまで生活習慣の修正が前提であり，肥満や塩分の過剰

摂取，運動不足がしばしば治療抵抗性の原因となる．また，糖尿病や脂質異常症などのリスク因子や脳，心，腎合併症などが存在すると，患者の心血管リスクはより高くなる．降圧薬の開始時期や降圧薬の種類の選択，降圧目標について，患者のリスクに応じた個別的な治療が必要となる．

降圧薬は，循環血液・心拍出量を減らすもの（利尿薬，β遮断薬）と末梢血管抵抗を減らすもの［Ca拮抗薬，レニン-アンジオテンシン（RA）系阻害薬，α遮断薬］の2つのタイプに分けられる．現在，主要な降圧薬としては，Ca拮抗薬，ARB，ACE阻害薬，利尿薬，β遮断薬の5種類がある．一般的な高血圧に対しては，糖尿病惹起作用があり，脳卒中抑制効果が他薬に劣るβ遮断薬を除く4種類が第一選択薬とされているβ遮断薬は心合併症や交感神経優位型の若年者高血圧に，α遮断薬は早朝の高血圧に，アルドステロン拮抗薬は低レニン性高血圧に対して特に有効性が期待される．

降圧目標に関しては，特殊な場合を除き，140/90 mmHg未満を目指すが，糖尿病や蛋白尿合併例には130/80 mmHg未満とより低い値を目指す．一方，過度の降圧は腎障害や高K血症，一過性脳虚血などの副作用を惹起しやすいことに注意する．

降圧薬治療のアドヒアランスを高めるためには，1日1回投与の薬剤や配合剤を用いるなどして，処方はできるだけ簡単にすべきである．また朝方の高血圧に対しては，降圧薬の眠前あるいは夕1回投与などを試みてよい．

GL 日本高血圧学会高血圧治療ガイドライン作成委員会（編）：高血圧治療ガイドライン2014，日本高血圧学会，2014

薬物治療アルゴリズム

一般的な高血圧に対する降圧薬の投与にあたっては，上記の第一選択薬の中から1剤を選んで少量から開始する．しばしば，Ca拮抗薬あるいはARBが選択される．降圧効果が不十分であれば，増量するか，もしくは他の種類の降圧薬を少量併用投与する．その際，併用するほうが増量するよりも効果が大きい併用は，ARB（もしくはACE阻害薬）＋Ca拮抗薬，ARB（もしくはACE阻害薬）＋利尿薬，Ca拮抗薬＋利尿薬のいずれかとする．ただし，ARBとACE阻害薬は腎障害防止のため併用しない．Ⅱ度以上（160/100 mmHg以上）の高血圧の場合は，通常用量の単剤もしくは少量の2剤併用から開始してよい．それでも，十分な降圧効果が得られなければARB（もしくはACE阻害薬）＋Ca拮抗薬＋利尿薬の3剤を併用する．降圧困難例には，少量の利尿薬を積極的に使用する．それでも治療に抵抗する難治性高血圧には，β遮断薬，α遮断薬，アルドステロン拮抗薬など，必要により多剤を追加し併用する．

処方例

1 合併症なし

A 通常の高血圧

STEP 1 軽症（Ⅰ度）高血圧（140～159/90～99 mmHg）

3ヵ月間，生活習慣の修正を試みても高血圧が持続する場合

❶ アムロジピン（アムロジン，ノルバスク） 錠・OD錠2.5 mg 1回1T 1日1回 朝食後

❷ インダパミド（テナキシル，ナトリックス） 錠0.5～1 mg 1回1T 1日1回 朝食後

❸ カンデサルタン（ブロプレス） 錠4 mg 1回1T 1日1回 朝食後

▶中高年者（55歳以上）は❶❷のいずれか，若年者は❸.

▶効果不十分の場合，❶または❸は，それぞれ倍量まで増量する．❷は，❶または❸を追加併用する.

STEP 2 中等症（Ⅱ度）高血圧（160～179/100～109 mmHg）

1ヵ月間，生活習慣の修正を試みても高血圧が持続する場合

❶ アムロジピン（アムロジン，ノルバスク） 錠・OD錠5 mg 1回1T 1日1回 朝食後

❷ オルメサルタン（オルメテック） 錠20 mg 1回1T 1日1回 朝食後

❸ ロサルタン・ヒドロクロロチアジド配合（プレミネントHD） 配合錠 1回1T 1日1回 朝食後

▶❶～❸のいずれか．❸の配合錠の初回投与は保険適用上認められていないので，まずそれぞれの構成薬剤の併用から開始する.

【STEP 1，STEP 2 **解説**】

家庭での血圧を測定し，もし正常または軽度の上昇のみなら白衣高血圧と考えられる．その場合は降圧薬の投与を止めるか，軽症（Ⅰ度）高血圧の処方❶～❸のマイルドな投薬にとどめる.

STEP 3 重症（Ⅲ度）高血圧（180≦/110≦mmHg）

生活習慣の修正と同時に降圧薬の投与を開始する.

❶ ニフェジピン（アダラートCR） 徐放錠40 mg 1回1T 1日1～2回 朝（夕）食後

❷ イルベサルタン・アムロジピン配合（アイミクスLD，HD）　配合錠　1回1T　1日1回　朝食後

❸ アムロジピン（アムロジン，ノルバスク）　錠・OD錠5mg　1回1T　1日1回　朝食後
テルミサルタン・ヒドロクロロチアジド配合（ミコンビAP，BP）　配合錠　1回1T　1日1回　朝食後

❹ テルミサルタン・アムロジピン・ヒドロクロロチアジド配合（ミカトリオ）　配合錠　1回1T　1日1回　朝食後

▶❶～❹のいずれか．❷～❹の配合錠の初回投与は保険適用上認められていないので，まずそれぞれの構成薬剤の併用から開始する．

B 治療困難な高血圧

1）治療抵抗性高血圧

Ca拮抗薬，ARBもしくはACE阻害薬，利尿薬の3剤を併用していても，降圧目標に達しない場合．

❶ ビソプロロール（メインテート）　錠2.5mg・5mg　1回1T　1日1回　朝食後

❷ スピロノラクトン（アルダクトンA）　錠25mg・50mg　1回1T　1日1回　朝食後

▶❶❷のいずれかを追加，それでも効果不十分な場合は❶と❷を併用．

2）早朝高血圧

早朝の血圧上昇が抑えられない場合．

❶ アムロジピン（アムロジン，ノルバスク）　錠・OD錠5mg　1回1T　1日1回　夕食後～就寝前

❷ ドキサゾシン（カルデナリン）　錠・OD錠2mg　1回1T　1日1回　就寝前

▶❶❷のいずれかを投与もしくは追加，それでも効果不十分な場合は❶と❷を併用．

【2）**解説**】

早朝の高血圧がコントロールできないときは，現行の処方で朝1回投与の薬剤を順次，夕もしくは就寝前1回に変更する．あるいは，1日2回，朝夕の投与に切り換えてみるのもよい．

3）動揺性高血圧

血圧の変動が著しい場合．

❶ アムロジピン（アムロジン，ノルバスク） 錠・OD錠 2.5 mg・5 mg 1回1T 1日1回 朝食後

▶長時間作用型をベースに，過度の血圧低下を防ぐため，中程度の降圧作用にとどめる．

2 合併症あり

1）脳血管障害合併例（脳卒中慢性期，無症候性脳梗塞を含む）

❶ ペリンドプリル（コバシル） 錠 4 mg 1回1T 1日1回 朝食後

❷ ベニジピン（コニール） 錠 4 mg 1回1T 1日1回 朝食後

❸ インダパミド（テナキシル，ナトリックス） 錠 1 mg 1回1T 1日1回 朝食後

▶❶❷のいずれかと❸を併用．ふらつきなど過度の血圧低下症状に注意する．

2）心疾患合併例

❶ アテノロール（テノーミン） 錠 25 mg 1回1T 1日1回 朝食後

❷ ニフェジピン（アダラートCR） 徐放錠 20 mg 1回1T 1日1回 朝食後

❸ ロサルタン・ヒドロクロロチアジド配合（プレミネントLD） 配合錠 1回1T 1日1回 朝食後

❹ エプレレノン（セララ） 錠 50 mg 1回1T 1日1回 朝食後

▶虚血性心疾患では❶❷のいずれか，もしくは❶と❷を併用．心不全では❸❹のいずれか，もしくは❸と❹を併用．その際，高カリウム血症に注意，特に腎障害時❹は使用しない．

3）糖尿病・メタボリックシンドローム合併例

STEP 1 第一選択

❶ イルベサルタン（アバプロ，イルベタン） 錠 100～200 mg 1回1T 1日1回 朝食後

❷ イミダプリル（タナトリル） 錠 5 mg 1回1T 1日1回 朝食後

▶❶❷のいずれか．

STEP 2 STEP 1で効果不十分の場合

❶ イルベサルタン・トリクロルメチアジド配合（イルトラLD，HD） 配合錠 1回1T 1日1回 朝食後

❷ アゼルニジピン（カルブロック） 錠 8 mg・16 mg 1回1T 1日1回 朝食後

▶❶もしくはSTEP 1の❶❷にSTEP 2の❷を追加．夜間高血圧を抑制するため，夕～就寝前投与も勧められる．

【(3) 解説】

糖尿病合併高血圧の降圧目標は130/80 mmHg未満と厳格に降圧する．降圧薬選択に際しては，糖・脂質代謝への影響と合併症予防効果の両面より，ACE阻害薬，ARBが第一選択薬として推奨され，血圧管理にCa拮抗薬，少量のサイアザイド系利尿薬が併用される．

4) 腎疾患合併例

STEP 1 第一選択

❶ イミダプリル（タナトリル） 錠2.5 mg 1回1T 1日1回 朝食後

❷ ロサルタン（ニューロタン） 錠50 mg 1回1T 1日1回 朝食後

▶❶❷のいずれか．

STEP 2 STEP 1で効果不十分の場合

❶ シルニジピン（アテレック） 錠10 mg 1回1T 1日1回 朝食後

❷ フロセミド（ラシックス） 錠20 mg・40 mg 1回1T 1日1回 朝食後

▶❶❷のいずれか，もしくは両方を追加．

【(4) 解説】

慢性腎臓病（CKD）の降圧療法の3原則は，(1) 降圧目標の達成，(2) RA系の抑制，(3) 尿アルブミン，尿蛋白の減少・正常化である．蛋白尿（0.15 g/gCr）を伴うときは130/80 mmHg未満と厳格に降圧する．尿アルブミン排泄量を指標としてACE阻害薬またはARBを増量する．血清クレアチニン2.0 mg/dL以上では少量から使用し，血清クレアチニン値やカリウム値の上昇に注意する．多くの場合，利尿薬やCa拮抗薬との多剤併用療法が必要となる．利尿薬の使用においては，GFRが30 mL/分/1.73 m^2以上ではサイアザイド系利尿薬，30未満ではループ利尿薬を用いる．

軽症でも腎障害がある場合，カリウム保持性利尿薬やカリウム補充薬は高カリウム血症の危険があり禁忌である．エホニジピン，シルニジピン，アゼルニジピン，ベニジピンなどのL型以外のチャネル拮抗作用を有するカルシウム拮抗薬は蛋白尿に対して改善作用が報告されており，ACE阻害薬やARBとの併用が勧められる．

5) 妊娠期の高血圧

❶ メチルドパ（アルドメット） 錠250 mg 1回1T 1日3回 毎食後

❷ ヒドララジン（アプレゾリン） 錠10 mg 1回1T 1日3回 毎食後

❸ ラベタロール（トランデート） 錠50 mg 1回1T 1日3回 毎食後

❹ ニフェジピン（アダラートL） 徐放錠10mg・20mg 1回1T 1日2回 朝夕食後

▶❶～❸のいずれか．妊娠20週以降は❹も可．効果不十分の場合は，❶あるいは❸（交感神経抑制系）と❷あるいは❹（交感神経刺激系）を組み合わせて併用．

【5） **解説** 】

妊娠期高血圧の診断基準は，妊娠20週目以降に出現した高血圧（140/90 mmHg以上）と定義する．160/110 mmHg以上または蛋白尿2 g/日以上を重症とし，治療の対象とする．必要により，上記以外の他の薬剤を慎重にかつ患者との十分なインフォームドコンセントのもと用いる．ACE阻害薬やARBは使用を避ける．また，フロセミドなどの強力な利尿薬は，子宮胎盤血流の悪化をきたす可能性がある．

処方上の注意

現在広く使用されている降圧薬の副作用は最小限といってよい．日常訴える患者の症状の中で，注意すべきは過度の血圧低下に基づく脳虚血症状である．患者の日常生活，生命予後に影響を与える各薬剤の主な副作用を表1にまとめた．薬剤開始後に新たに出現した自覚症状は，ACE阻害薬の咳の例を持ち出すまでもなく，どんな些細なことでも報告してもらう．

連携医療

二次性高血圧疑い，治療抵抗性高血圧，高血圧緊急症・切迫症，妊娠高血圧症候群，ACE阻害薬やARBで腎機能悪化した例，腎障害，心不全，脳卒中合併高血圧な

表1 薬剤の主な禁忌と副作用

薬剤	禁忌・副作用
Ca拮抗薬	禁忌：ジルチアゼム，ベラパミルでは徐脈 副作用：頭痛，めまい，末梢性浮腫，頻拍症，歯肉肥厚
β遮断薬	禁忌：気管支喘息，高度徐脈 副作用：末梢循環不全，倦怠，不眠，心不全，徐脈・伝導障害，低血糖症状の隠蔽，耐糖能悪化，高中性脂肪血症，HDLの低下，運動耐容能の低下
ACE阻害薬	禁忌：妊娠，血管神経性浮腫，高カリウム血症，特定の血液透析・LDLアフェレーシス 副作用：咳，血管浮腫，発赤，味覚異常，腎障害
ARB	禁忌：妊婦，高カリウム血症 副作用：肝炎，腎不全
利尿薬	禁忌：低カリウム血症 副作用：低マグネシウム血症，低ナトリウム血症，高カルシウム血症，高尿酸血症，耐糖能悪化，高脂血症，性機能低下，脱水
α遮断薬	副作用：起立性低血圧，動悸，失神，頭痛
交感神経抑制薬	禁忌：メチルドパでは肝炎，肝硬変 副作用：眠気，鎮静，めまい，口渇

その他の注意点：高齢者では脳虚血症状の出現頻度が高く，降圧薬の用量・用法は最小限にして，かつ簡単なものにすべきである．

どの他，降圧薬の副作用疑いや血圧変動の大きい症例，白衣高血圧や仮面高血圧の判断についても専門医にコンサルトするとよい．

非薬物療法も含め，かかりつけ医として日常の血圧管理と合併症の予防・監視を専門医から依頼されることが多い．安定していれば，1ヵ月に1回の受診と半年に1回程度の一般的検査が適当である．高血圧専門医に関する情報として，下記のサイトが公開されている．

〈https://www.jpnsh.jp/general_specialties.html〉［2018 年 12 月 27 日閲覧］

（島田和幸）

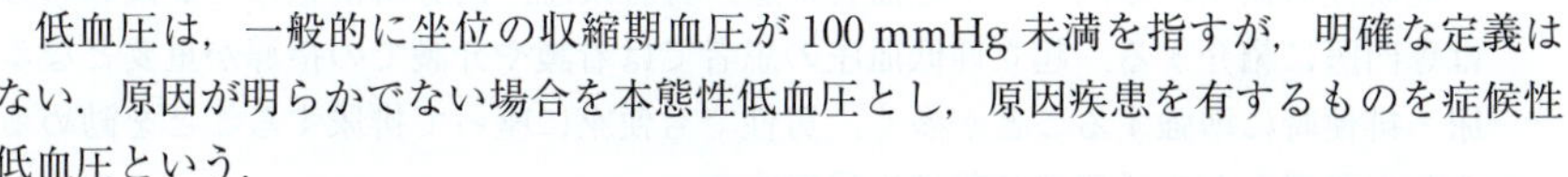

19 低血圧，起立性低血圧

基本的知識

低血圧は，一般的に坐位の収縮期血圧が 100 mmHg 未満を指すが，明確な定義はない．原因が明らかでない場合を本態性低血圧とし，原因疾患を有するものを症候性低血圧という．

臥位もしくは坐位から立位への体位変換時に急激な血圧低下を示すものを起立性低血圧といい，起立後 3 分間で，①収縮期血圧が 20 mmHg 以上低下する，②収縮期血圧が 90 mmHg 未満に低下する，③拡張期血圧が 10 mmHg 以上低下する，のいずれかがみられる病態と定義する．

GL 日本循環器学会ほか（編）：失神の診断・治療ガイドライン（2012 年改訂版）〈http://www.j-circ.or.jp/guidline/pdf/JCS2012_inoue_h.pdf〉［2018 年 12 月 27 日閲覧］

薬物治療アルゴリズム

急性の低血圧（ショック状態）の場合は救命処置を行いながら専門チームに相談する．急性でない場合は病歴情報と身体診察から原因疾患の鑑別を行い，原因疾患が明らかな場合はその治療とともに，食事（適度な水分や塩分摂取），運動，睡眠の改善などの生活指導を行い，必要に応じて昇圧のための薬物治療を開始する．薬剤は自覚症状の経過をみながら漸減，中止を考慮する．

処方例

A 本態性低血圧

❶ ミドドリン（メトリジン） D錠 2 mg　1 回 1 T　1 日 2 回（1 日 1～8 T に適宜増減）　朝（夕）食後

❷ アメジニウム（リズミック）　錠 10 mg　1 回 1 T　1 日 2 回　朝夕食後

❸ エチレフリン（エホチール） 錠5mg　1回1～2T　1日3回　毎食後

▶❶～❸のいずれか．

B 起立性低血圧

❶ ミドドリン（メトリジン） D錠2mg　1回1T　1日2回（1日1～8Tに適宜増減） 朝（夕）食後

▶器質的疾患を除外できる場合に❶で治療を開始する．

処方上の注意

ミドドリン（メトリジン）は口腔崩壊錠であるが口腔粘膜からは吸収されないため唾液または水で飲み込むように指導する．

連携医療

症候性低血圧の原因として心血管疾患，神経疾患，内分泌疾患などが疑われる場合は専門医に紹介する．起立性低血圧の患者では看護や介護での指導が重要となる．排尿・排便時に増強することが多く，男性でも便座に座って排尿することを勧める．手すりの設置など生活環境の整備も提案する．

（瀬尾宏美）

5章 呼吸器疾患

1 肺結核症

基本的知識

日本の結核罹患率は人口10万対13.3 (2017年) まで減少したが，欧米先進国の結核罹患率が人口10万対4前後の現状と比較すると依然として高値であり[1)]，わが国は結核の中蔓延国である．日本の結核の特徴としては高齢者ほど結核罹患率が高い点である．70歳以上が全患者の59%を占め，80歳以上が40%を占めている[1)]．高齢となり免疫機能が低下し内因性の再燃を起こしてくるものと思われる．若年者結核では外国出生者の結核が多く，20歳代では62.9%を占めている．

肺結核の診断は喀痰培養で結核菌を検出することにより確定する．検出した結核菌の感受性検査は必ず施行しなければならない．肺結核は，耐性菌感染でなく抗結核薬による大きな副作用を合併しなければ，標準治療期間内に治癒し得る疾患である．耐性菌では治療薬の変更が必要になるが，治療や副作用に難渋する場合は専門家へのコンサルトが必要である．

下記のガイドラインに沿った治療法を記載した．

GL 日本結核病学会治療委員会：「結核医療の基準」の改訂―2018年．結核 **93**：61-68, 2018

日本結核病学会：結核診療ガイド，南江堂，2018

薬物治療アルゴリズム

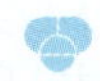

結核治療の目的は，体内に存在する結核菌を撲滅し，耐性菌の発育を阻止し，治療終了後の再発を防ぐことである．この目的を達成するためには，感受性のある薬剤の使用 (必ず培養検査，感受性検査を行う)，複数の薬剤の使用 (感受性薬剤3剤以上)，一定期間 (少なくとも6ヵ月) の継続，規則正しい服薬が必要である．

わが国で現在使用可能な抗結核薬は，その抗菌力と安全性に基づいて以下の3群に区分されている．

1) 一次薬 (a)：最も強力な抗菌作用を示し，菌の撲滅に必須の薬剤；イソニアジド (INH)，リファンピシン (RFP)，ピラジナミド (PZA)，リファブチン (RBT)．INHは殺菌的に，後3者は滅菌的に作用する．RBTはRFPが使用できない場合に使用．

2) 一次薬 (b)：一次薬 (a) との併用で効果が期待される薬剤；ストレプトマイシン (SM)，エタンブトール (EB)．SMは殺菌的，EBは主に静菌的に作用する．

3) 二次薬：一次薬に比し抗菌力は劣るが，多剤併用で効果が期待される薬剤；カナマイシン (KM)，エチオナミド (TH)，エンビオマイシン (EVM)，パラアミノサリチル酸 (PAS)，サイクロセリン (CS)，レボフロキサシン (LVFX)．抗菌力や副作用などを考慮してモキシフロキサシンの効果も期待できるが，LVFX 以外のフルオロキノロンは保険適用ではないので注意が必要である．

［多剤耐性肺結核の治療薬］

多剤耐性肺結核の治療薬として，2014 年 7 月にデラマニド (DLM)，2018 年 1 月にベダキリン (BDQ) が製造販売承認された．DLM の使用にあたっては，薬剤耐性の出現を防ぐために，高精度な薬剤感受性試験が実施できる医療機関を登録することによる薬剤供給体制をとり，症例毎に適格性確認委員会が審査を行うことになっている．

処方例

A 感受性結核菌に対する標準治療法

❶ リファンピシン (リファジン)　カプセル　1 回 10 mg/kg (最大 600 mg)　1 日 1 回　朝食後

❷ イソニアジド (イスコチン，ヒドラ)　原末・錠　1 回 5 mg/kg (最大 300 mg)　1 日 1 回　朝食後

❸ ピラジナミド (ピラマイド)　原末　1 回 25 mg/kg (最大 1,500 mg)　1 日 1 回　朝食後

❹ エタンブトール (エブトール，エサンブトール)　錠　1 回 15 mg/kg (最大 750 mg)　1 日 1 回　朝食後

▶❶～❹を併用.

▶EB に替えて SM の選択も可．SM (硫酸ストレプトマイシン注射用) 15 mg/kg 週 3 回筋注あるいは毎日筋注 (週 3 回筋注の場合は最大 1,000 mg，毎日筋注の場合は最大 750 mg)．上記 4 剤併用で 2ヵ月間治療後，RFP＋INH で 4ヵ月間治療する．

【A 解説】

感受性菌の場合，一次薬 (a) 3 剤と一次薬 (b) のいずれか 1 剤を加えた 4 剤併用療法❶～❹が「菌の撲滅」という治療目標を達成し得る最強の治療法であり，かつ 6ヵ月 (180 日) 間で治療を完了し得る最短の治療法として，世界中に広く普及している．EB 耐性よりも SM 耐性の頻度が高いので，初期 2ヵ月は通常は EB を選択する．

EB または SM を 3ヵ月目以降の維持期に使用する意義は少なく，またこれらの薬剤は長期に使用することにより副作用の危険性も高まるので，INH および RFP が感受性であれば，原則として 3ヵ月目以降は中止する．

一次薬の投与はその有効血中濃度の確保と直接服薬確認療法 (directly observed treatment, short course：DOTS) の普及・促進の観点から，原則として，1 日 1 回の投与とする.

B 耐性結核菌に対する治療（詳しくは文献 2, 3 を参照）

感受性のある薬剤の組み合わせにより治療を行うが, 標準治療法よりも長期の治療となる. 二次薬を使用することになり, 副作用も多彩であり治療に難渋することがあるので, 専門家に相談することを勧める.

処方上の注意

A 薬剤の主な禁忌と副作用

RFP と INH は他の薬剤との相互作用（表 1）があり, 併用禁忌薬あるいは併用注意薬があるので結核の治療開始時は併用薬への影響を調べることが必要である.

抗結核薬は長期投与となるので, 副作用については熟知しておく必要がある（表 2）.

B 肝・腎機能低下時の注意点

1) 腎疾患（および透析中）

慢性腎不全の患者では, 結核治療薬の投与法の調整が必要である. 抗結核薬の安全で十分な血中濃度を得るためには, 投与期間を空ける方法がとられる. 投与量の減量は最大血中濃度を低下させるため好ましくない. 抗結核薬は透析外液に移行するので透析後に投与すべきである. 腎不全および血液透析時の用法・用量は表 3 を参照する.

表 1 抗結核薬と併用した薬剤の血中濃度（主な薬剤のみ）

薬剤	血中濃度低下	血中濃度上昇
イソニアジド	シクロスポリン イトラコナゾール	フェニトイン カルバマゼピン ベンゾジアゼピン系薬
リファンピシン	副腎皮質ステロイド ワルファリン アゾール系抗真菌薬 カスポファンギン 抗痙攣薬 Ca 拮抗薬 β 阻害薬 血糖降下薬 シクロスポリン タクロリムス 抗 HIV 薬 各種抗癌剤	

併用禁忌薬と併用注意薬があるので, 抗結核薬の投与前に調べること.

表 2　抗結核薬の副作用

薬剤	主な副作用
リファンピシン	皮疹，発熱，肝障害，胃腸障害，インフルエンザ様症状，血小板減少，腎障害
リファブチン	皮疹，発熱，肝障害，胃腸障害，インフルエンザ様症状，血小板減少，腎障害，ぶどう膜炎
イソニアジド	肝障害，末梢神経障害，SLE 様症状，間質性肺炎，皮疹，発熱
ピラジナミド	高尿酸血症，重篤な肝障害，間質性腎炎，食欲不振，皮疹，発熱
ストレプトマイシン	難聴・耳鳴り・めまいなどの第 8 脳神経障害，急性腎不全などの重篤な腎障害，皮疹，発熱
エタンブトール	視神経障害，腎障害，皮疹，発熱，
レボフロキサシン	胃腸障害，中枢神経障害，関節痛
カナマイシン	難聴・耳鳴り・めまいなどの第 8 脳神経障害，急性腎不全などの重篤な腎障害，皮疹，発熱
エチオナミド	重篤な肝障害，食欲不振，皮疹，食欲低下，頭痛，甲状腺機能低下
エンビオマイシン	第 8 脳神経障害，呼吸抑制，低カリウム血症，低カルシウム血症，皮疹，発熱，腎障害，頭痛
パラアミノサリチル酸	食欲不振，低リン血症，発熱，甲状腺機能低下
サイクロセリン	精神錯乱，てんかん様発作，痙攣，発熱，発疹，食欲低下
デラマニド	QT 延長，精神神経症状，消化器症状，血球減少，肝機能障害，皮疹
ベダキリン	QT 延長，肝機能障害，嘔気，嘔吐，関節痛，頭痛

（文献 3 を参考に筆者作成）

表 3　腎不全および血液透析時の抗結核薬の用法・用量

薬剤	主な排泄経路	1 日投与量，投与間隔（時間）				透析外液への移行
		正常時	腎不全時		透析時	
			Ccr 30 mL/分以上	Ccr 30 mL/分未満		
リファンピシン	肝	毎日 600 mg	正常時と同じ	正常時と同じ	正常時と同じ	一部
イソニアジド	腎 肝で代謝	毎日 300 mg	正常時と同じ	正常時と同じ	正常時と同じ	一部
ピラジナミド	肝で代謝 腎	毎日 1,500 mg	毎日減量	隔日または 週 3 回 1,500 mg	透析後 1,500 mg	あり
エタンブトール	腎	毎日 1,000 mg	毎日減量	隔日または 週 3 回 1,000 mg	透析後 1,000 mg	一部
ストレプトマイシン カナマイシン	腎	週 2～3 回 1 g	使用は 勧めない	使用は勧めない	透析後 1 g	あり
レボフロキサシン	腎	毎日 500 mg	<Ccr 50 減量**	隔日または 週 3 回 500 mg	透析後 500 mg	なし

体重 60 kg の場合の標準的投与量を示す．体重および年齢を考慮して用量を調整する．

［日本結核病学会（編）：結核診療ガイド，南江堂，p 93，表 4，2018 より許諾を得て転載］

2) 肝疾患（重症肝不全のとき）

❶ ストレプトマイシン（硫酸ストレプトマイシン）　注　1日15 mg/kg　週3回筋注あるいは毎日筋注（週3回筋注の場合：最大1,000 mg，毎日筋注の場合：最大750 mg）

❷ エタンブトール（エブトール，エサンブトール）　錠　1回15 mg/kg（最大750 mg）　1日1回　朝食後

❸ レボフロキサシン（クラビット）　細粒・錠　1回500 mg（体重40 kg未満では375 mg）　1日1回　朝食後

▶❶～❸を併用.

【(2) 解説】

軽度の肝障害であれば標準治療法を開始して，血液検査を繰り返し肝機能の変動に気を配る．肝硬変や慢性活動性肝炎では，INH，PZAは慎重に投与する．できればPZAは投与しない．非代償性肝不全ではINH，PZAは投与しないほうが安全である．THも肝障害を引き起こしやすいので投与を避けるべきである．重症肝不全ではINH，RFP，PZAのいずれも投与しないほうが無難であり，この場合はSM，EB，LVFXの3剤投与（上記）を考慮するが，PAS，CSなども加えないと十分な効果は期待できない．多剤耐性結核と同じ状況であり，菌陰性化後少なくとも18ヵ月間の治療が必要である．

連携医療

感受性結核菌と判明し副作用なく治療を進めることができればよいが，耐性菌であったり，副作用のコントロールが難しいときは，専門家に相談する．

文献

1) 公益財団法人結核予防会（編）：結核の統計2018，公益財団法人結核予防会，2018
2) 日本結核病学会治療委員会：「結核医療の基準」の改訂―2018年．結核 **93**：61-68, 2018
3) 日本結核病学会（編）：結核診療ガイド，南江堂，2018

（永井英明）

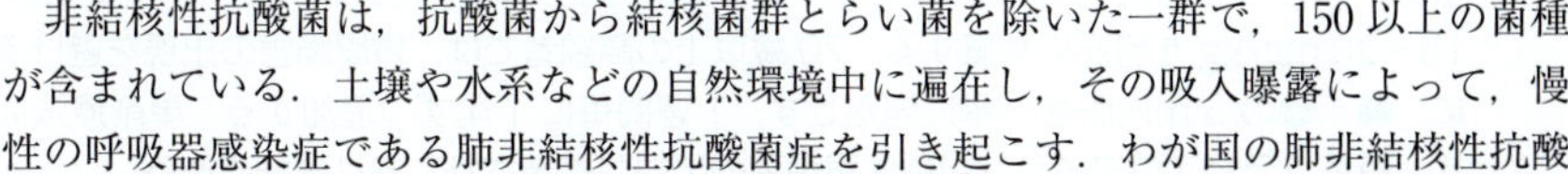

2 非結核性抗酸菌症

基本的知識

非結核性抗酸菌は，抗酸菌から結核菌群とらい菌を除いた一群で，150以上の菌種が含まれている．土壌や水系などの自然環境中に遍在し，その吸入曝露によって，慢性の呼吸器感染症である肺非結核性抗酸菌症を引き起こす．わが国の肺非結核性抗酸

菌症の9割は，*Mycobacterium avium* あるいは *M. intracellulare* によるもので，この2菌種を合わせて肺MAC（「マック」，*M. avium* complex）症と総称される．続いて多い肺非結核性抗酸菌症は，*M. kansasii* による肺カンサシ症で，わが国の肺非結核性抗酸菌症の4%ほどを占める．

診断は，日本結核病学会と日本呼吸器学会合同で作成された診断基準［結核 **83**：525-526，2008〈https://www.kekkaku.gr.jp/commit/ntm/200804sisin.pdf〉（2018年12月27日閲覧）参照］に基づいて行う．肺非結核性抗酸菌症は感染症であることから，その診断に細菌学的基準は重要である．非結核性抗酸菌は環境常在菌であることを考慮し，2回以上の異なった検体での培養陽性を，細菌学的基準の基本とする．なお，核酸増幅法陽性は培養陽性の代わりとはならない点と，胃液での培養陽性は細菌学的基準の根拠とはならない点に留意する．

肺MAC症の自然経過は症例によって異なる．薬物治療の効果は概して十分ではなく，治療後の再発再燃も多い．そのため肺MAC症と診断後に治療を開始する時期は，臨床医が症例個々の病勢や薬物治療の負担を考えながら総合的に判断することになる．さらに70歳程度までは外科治療の適応も考慮しなければならない．このような判断が難しいときは，治療全般に関して一度専門医と相談することが必要である．肺カンサシ症では，薬物治療による治癒が十分期待できることから，診断後早期の薬物治療が勧められる．

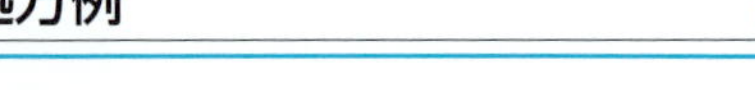

処方例

A 肺MAC症

❶ リファンピシン（リファジン） カプセル 1回10 mg/kg（600 mgまで） 1日1回 朝食前

❷ エタンブトール（エサンブトール，エブトール） 錠 1回15 mg/kg（750 mgまで） 1日1回 食後

❸ クラリスロマイシン（クラリス，クラリシッド） 錠200 mg 1回2T 1日2回 朝夕食後

❹ 硫酸ストレプトマイシン 注 1回15 mg/kg（1,000 mgまで） 週2～3回 筋注

❺ 硫酸カナマイシン 注 1回15 mg/kg（1,000 mgまで） 週2～3回 筋注（保険適用外）

▶❶～❸を併用．必要に応じて❹あるいは❺を治療開始2～3ヵ月間併用．排菌陰性化後1年まで，あるいは開始2年間継続する．低体重の患者では，クラリスロマイシンを1日量15～20 mg/kgを目安に減量する．70歳以上の高齢者では，胃腸障害の出現を避けるために，❶～❸の3剤内服を一挙に開始せず，1週間毎に1剤ずつ追加する．単剤療法は行わず，特にクラリスロマイシン単剤は耐性菌の出現が警告されており禁忌である．

B 肺カンサシ症

❶ イソニアジド（イスコチン，ヒドラ） 錠 1回5 mg/kg（300 mgまで） 1日1回 食後（保険適用外）

❷ リファンピシン（リファジン） カプセル 1回10 mg/kg（600 mgまで） 1日1回 朝食前

❸ エタンブトール（エサンブトール，エブトール） 錠 1回15 mg/kg（750 mgまで） 1日1回 食後

▶❶～❸を併用．排菌陰性化後1年まで継続する．糖尿病，アルコール依存症，栄養障害のある患者，また高齢者などでは，イソニアジドの末梢神経障害を予防するためビタミンB_6製剤（ピリドキシン25～50 mg/日）を併用する．

処方上の注意

リファンピシンの添付文書では「原則として朝食前空腹時投与」と記載されているが，副作用による胃腸障害を軽減するために食後投与も許容される．エタンブトールの投与期間は，結核治療に比べ長期となるので，球後視神経炎の発生に注意する．

連携医療

まれな菌種による非結核性抗酸菌症を診断あるいは治療する際は，専門家の見解を参考とすることが勧められる．

（菊地利明）

3 気管支喘息

基本的知識

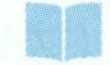

日本人成人における喘息有病率（喘鳴あり，または喘息治療薬使用に加え，医師の診断あり）は6%程度であり，ここ20年間で1.5倍に増加している．一方で，喘息死はここ20年間で年間6,000人から約1,500人に減少し，喘息発作受診・入院数，受療数も顕著に減少したが，それらに貢献したのが吸入ステロイド薬（ICS）の普及である．喘息患者の6割以上が軽症であり，重症例は1割以下であるが，専門施設通院例では中等症以上が主体である．

GL 日本アレルギー学会喘息ガイドライン専門部会（監）：喘息予防・管理ガイドライン2018，協和企画，2018

薬物治療アルゴリズム

喘息の基本病態は，気道の（好酸球性）慢性炎症であり，それにより気道過敏性，気道閉塞（肺機能低下），喘息症状が生じる．その気道炎症を抑制する中心薬は吸入ステロイドであり，成人喘息では，すべての重症度においてICSが必須薬となり，患者重症度に応じて増量する．治療前の症状から判断する重症度分類を表1に示す．また表2に重症度別の長期管理薬の選択を示す．軽症持続型以上ではICSが必須で，これは国内外のすべてのガイドラインも同様である．

処方例

A 急性増悪時（発作時）

❶ **サルブタモール（サルタノール）** インヘラー　または**プロカテロール（メプチン）** エアー　1回1～2吸入　20分毎に2回反復可能

❷ ❶が無効の場合，前もって主治医と相談のうえ，**プレドニゾロン（プレドニン）** 10～30 mgを1回内服してもよい

▶以上でも改善しない場合や重症発作の場合は，専門医療施設の受診を勧める．
▶❶は，若年女性では振戦が生じやすいので半量で試みる．

解説

すべての重症度に共通する対応である．発作予感時や運動などの発作が生じやすい前に予防的に使用してよい．

B 長期管理（慢性期）

STEP 1 軽症間欠型（週1回未満の軽度の症状が主体）

❶❷❸などのICS少量継続が望ましい．ごく軽症の場合はSABA頓用対応もやむを得ないが，なるべくICS継続を指示する．

❶ **フルチカゾンプロピオン酸エステル（フルタイド）** ロタディスク・ディスカス　1回200 μg　1日1回　吸入

❷ **モメタゾンフランカルボン酸エステル（アズマネックス）** ツイストヘラー　1回200 μg　1日1回　吸入

❸ **ブデソニド（パルミコート）** タービュヘイラー　1回200～400 μg　1日1～2回　吸入

▶❶～❸のいずれか．妊婦への安全性に関しては❸が最もエビデンスがある．
▶ICS継続が難しい場合は，抗ロイコトリエン薬（LTRA）やテオフィリン徐放製剤（Theo）を使用する場合もある．

表 1-1　未治療の喘息の臨床所見による重症度分類（成人）

重症度*1		軽症間欠型	軽症持続型	中等症持続型	重症持続型
喘息症状の特徴	頻度	週 1 回未満	週 1 回以上だが毎日ではない	毎日	毎日
	強度	症状は軽度で短い	月 1 回以上日常生活や睡眠が妨げられる	週 1 回以上日常生活や睡眠が妨げられる	日常生活に制限
				しばしば増悪	しばしば増悪
	夜間症状	月に 2 回未満	月に 2 回以上	週 1 回以上	しばしば
PEF FEV_1*2	$\%FEV_1$, %PEF	80% 以上	80% 以上	60% 以上 80% 未満	60% 未満
	変動	20% 未満	20〜30%	30% を超える	30% を超える

*1 いずれか 1 つが認められればその重症度と判断する．
*2 症状からの判断は重症例や長期罹患例で重症度を過小評価する場合がある．呼吸機能は気道閉塞の程度を客観的に示し，その変動は気道過敏性と関連する．$\%FEV_1$＝(FEV_1 測定値/FEV_1 予測値)×100，%PEF＝(PEF 測定値/PEF 予測値または自己最良値)×100
（日本アレルギー学会：喘息予防・管理ガイドライン 2018，協和企画，p 8，表 1-7，2018 より許諾を得て転載）

表 1-2　喘息症状・発作強度の分類（成人）

発作強度*1	呼吸困難	動作	検査値*3			
			%PEF	SpO_2	PaO_2	$PaCO_2$
喘鳴/胸苦しい	急ぐと苦しい 動くと苦しい	ほぼ普通	80% 以上	96% 以上	正常	45 mmHg 未満
軽度（小発作）	苦しいが横になれる	やや困難				
中等度（中発作）	苦しくて横になれない	かなり困難 かろうじて歩ける	60〜80%	91〜95%	60 mmHg 超	45 mmHg 未満
高度（大発作）	苦しくて動けない	歩行不能 会話困難	60% 未満	90% 以下	60 mmHg 以下	45 mmHg 以上
重篤*2	呼吸減弱 チアノーゼ 呼吸停止	会話不能 体動不能 錯乱，意識障害，失禁	測定不能	90% 以下	60 mmHg 以下	45 mmHg 以上

*1：発作強度は主に呼吸困難の程度で判定し，他の項目は参考事項とする．異なった発作強度の症状が混在するときは発作強度の重いほうをとる．
*2：高度よりさらに症状が強いもの，すなわち，呼吸の減弱あるいは停止，あるいは会話不能，意識障害，失禁などを伴うものは重篤と位置付けられ，エマージェンシーとしての対処を要する．
*3：気管支拡張薬投与後の測定値を参考とする．
（日本アレルギー学会：喘息予防・管理ガイドライン 2018，協和企画，p 9，表 1-8，2018 より許諾を得て転載）

解説

吸入ステロイド薬（ICS）が基本薬であり，重症度に応じて増量する．吸入ステロイドは，速効性はないが，継続により気道炎症や気道過敏性を正常化し，その結果，発作増悪や肺機能低下を抑制する体質改善薬である．その継続により，症状ゼロを目指

表 2　喘息治療ステップ

		治療ステップ 1	治療ステップ 2	治療ステップ 3	治療ステップ 4
長期管理薬	基本治療	ICS （低用量）	ICS （低～中用量）	ICS （中～高用量）	ICS （高用量）
		上記が使用できない場合は以下のいずれかを用いる • LTRA • テオフィリン徐放製剤 ※症状がまれなら必要なし	上記で不十分な場合に以下のいずれか1剤を併用 • LABA（配合剤使用可 *5） • LAMA *6 • LTRA • テオフィリン徐放製剤	上記に下記のいずれか1剤，あるいは複数を併用 • LABA（配合剤使用可 *5） • LAMA *6 • LTRA • テオフィリン徐放製剤	上記に下記の複数を併用 • LABA（配合剤使用可） • LAMA *6 • LTRA • テオフィリン徐放製剤 • 抗 IgE 抗体 *2,7 • 抗 IL-5 抗体 *7,8 • 抗 IL-5Rα 抗体 *7 • 経口ステロイド薬 *3,7 • 気管支熱形成術 *7,9
	追加治療	LTRA 以外の抗アレルギー薬 *1			
発作治療 *4		SABA	SABA *5	SABA *5	SABA

ICS：吸入ステロイド薬，LABA：長時間作用性 β_2 刺激薬，LAMA：長時間作用性抗コリン薬，LTRA：ロイコトリエン受容体拮抗薬，SABA：短時間作用性 β_2 刺激薬，抗 IL-5Rα 抗体：抗 IL-5 受容体 α 鎖抗体

＊1：抗アレルギー薬とは次を指す．メディエーター遊離抑制薬，ヒスタミン H_1 受容体拮抗薬，トロンボキサン A_2 阻害薬，Th2 サイトカイン阻害薬．

＊2：通年性吸入アレルゲンに対して陽性かつ血清総 IgE 値が 30～1,500 IU/mL の場合に適用となる．

＊3：経口ステロイド薬は短期間の間欠的投与を原則とする．短期間の間欠投与でもコントロールが得られない場合は必要最小量を維持量とする．

＊4：軽度の発作までの対応を示し，それ以上の発作については「急性増悪（発作）への対応（成人）」の項を参照．

＊5：ブデソニド/ホルモテロール配合剤で長期管理を行っている場合には，同剤を発作治療にも用いることができる．長期管理と発作治療を合せて 1 日 8 吸入までとするが，一時的に 1 日合計 12 吸入まで増量可能である．ただし，1 日 8 吸入を超える場合は速やかに医療機関を受診するよう患者に説明する．

＊6：チオトロピウム臭化物水和物のソフトミスト製剤．

＊7：LABA, LTRA などを ICS に加えてもコントロール不良の場合に用いる．

＊8：成人および 12 歳以上の小児に適応がある．

＊9：対象は 18 歳以上の重症喘息患者であり，適応患者の選定は日本呼吸器学会専門医あるいは日本アレルギー学会専門医が行い，手技は日本呼吸器内視鏡学会気管支鏡専門医の指導の下で入院治療において行う．

（日本アレルギー学会：喘息予防・管理ガイドライン 2018，協和企画，p102，表 6-6，2018 より許諾を得て転載）

すだけでなく，肺機能や呼気 NO を定期測定し，それらの正常化も図る．ステップダウン（症状安定後の ICS 減量）は 3～6ヵ月以上の良好なコントロールを目安とする．

STEP 2　軽症持続型（毎日ではないが軽度の症状が続く）

❶ **モメタゾンフランカルボン酸エステル（アズマネックス）**　ツイストヘラー　もしくは**フルチカゾンプロピオン酸エステル（フルタイド）**　ロタディスク・ディスカス　1 日 200～400 μg　1 回もしくは 2 回に分けて吸入

❷ **ブデソニド・ホルモテロール配合（シムビコート）** タービュヘイラー　もしくは**フルチカゾンプロピオン酸エステル・ホルモテロール配合（フルティフォーム）** 125エアゾール　1回1〜2吸入　1日2回　朝夕

▶❶❷のいずれかを継続する．他にLTRAやTheoを併用してもよい．

解説

STEP 2の持続型以上になると，ICS単独よりも，LABA（長時間作用性β_2刺激薬）とICSの配合薬を用いるほうが，コントロールしやすい．LABAとSABAは，気道炎症を悪化させ，発作や発作死のリスクを高めるため，単独での長期使用は，喘息患者において禁忌である．ただしICSとLABAの配合薬にはその危険はない．症状が安定している例では配合薬からICS単独に変更しコントロールするのもよい．

STEP 3 中等症持続型（症状が毎日あるが重度ではない）

❶ **モメタゾンフランカルボン酸エステル（アズマネックス）** ツイストヘラー　もしくは**フルチカゾンプロピオン酸エステル（フルタイド）** ロタディスク・ディスカス　1日400〜800 μg　1回もしくは2回に分けて吸入

❷ **ブデソニド・ホルモテロール配合（シムビコート）** タービュヘイラー　もしくは**フルチカゾンプロピオン酸エステル・ホルモテロール配合（フルティフォーム）** 125エアゾール　1回2〜4吸入　1日2回　朝夕

❸ 長時間作用性抗コリン薬（LAMA）：**チオトロピウム（スピリーバ）** レスピマット　2.5 μg　1回2吸入（チオトロピウムとして5 μg）　1日1回
他にLTRAやTheoを併用してもよい

▶❶❷のいずれかを継続する．以上でも症状が残る場合は❸を併用する．

解説

基本的にはSTEP 2と同様であるが，ICS吸入量は2倍量となる．

STEP 4 重症持続型（治療してもしばしば増悪し，毎日の症状や日常生活制限あり）

❶ **モメタゾンフランカルボン酸エステル（アズマネックス）** ツイストヘラー　もしくは**フルチカゾンプロピオン酸エステル（フルタイド）** ロタディスク・ディスカス　1日400〜800 μg　1回もしくは2回に分けて吸入

❷ **ブデソニド・ホルモテロール配合（シムビコート）** タービュヘイラーもしくは**フルチカゾンプロピオン酸エステル・ホルモテロール配合（フルティフォーム）** 125エアゾール　1回2〜4吸入　1日2回　朝夕

❸ 長時間作用性抗コリン薬（LAMA）：**チオトロピウム（スピリーバ）** レスピマット2.5 μg　1回2吸入（チオトロピウムとして5 μg）　1日1回
またLTRAやTheoの併用を試みる

▶❶❷のいずれかを継続する．以上でも症状が残る場合は❸を併用する．

解説

基本的には高用量 ICS＋LABA が基本となる．それ以外には STEP 3 と同じであるが，LTRA や LAMA，Theo の複数を試みる．

以上で安定化しない場合は，喘息診断の再確認，吸入手技と服薬アドヒアランス確認，禁煙や肥満，アレルゲン対策の実行，治療抵抗性となる併発症（気道感染，心不全など）の確認を必ず行う．確認を行ったうえでも安定化しない場合は，専門医へ紹介する．

STEP 5 最重症型：STEP 4 までの治療でも安定化しない場合

1) マクロライド長期療法

❶ クラリスロマイシン（クラリス，クラリシッド） 錠 200 mg 1 回 1 T 1 日 1 回（保険適用外）

▶難治性喘息や高齢者喘息などでは，潜在的に慢性下気道感染が併発していることが多い．さらに胸部高解像度 CT で下気道感染や気管支拡張像を認める場合は，1～2ヵ月処方して効果を確認するのもよい．ただし NTM 併発例には十分注意する．

2) 経口ステロイドの短期投与

❶ プレドニゾロン（プレドニン） 錠 1 日 20～30 mg 5～10 日間

▶これにより気道炎症や喀痰貯留が改善され，末梢気道の閉塞が改善し，吸入薬の効果が高まり，安定化することもある．

3) 生物学的製剤：以上で改善が得られない場合

❶ オマリズマブ（ゾレア） 注 1 回 75～600 mg 2 週もしくは 4 週毎に皮下注

▶投与量は血清総 IgE 値と体重により換算する．

▶2009 年に承認された初めての抗体製剤（ヒト化抗ヒト IgE モノクローナル抗体製剤）である．2 週もしくは 4 週毎に 1 回の皮下注射で，喘息増悪頻度と全身ステロイド量の減少をもたらす．適応は，血清総 IgE 値 30～1,500 IU/mL でかつ通年性の気道アレルゲン（ダニ，ペット，カビ，昆虫）に対する IgE 抗体もしくは皮膚テスト陽性の 12 歳以上の難治性喘息患者である．まれな副作用としてアナフィラキシーがあるが，それ以外はほぼ安全な薬剤であり，全体的な有効性は 60～80% 以上である．なお難治性蕁麻疹にも国際的に適応を取得しており，奏効率も高い．

❷ メポリズマブ（ヌーカラ） 1 回 100 mg 4 週毎に皮下注

▶2016 年に重症喘息における好酸球性の炎症を抑え，喘息増悪の発現頻度を減少させる抗 IL-5 抗体薬として上市された．IL-5 は，好酸球の増殖，分化，浸潤，活性化および生存に関わる主要なサイトカインである．また好酸球炎症は最も特徴的な喘息の所見であり，アトピー，非アトピー型にかかわらず不安定な喘息で認めやすいため，本薬剤は好酸球性炎症が残存する例に特に効果が期待される．現状では大きな副作用は報告されていない．好酸球性多発血管炎性肉芽腫症（EGPA）にも 300 mg で奏効するため，適用が取得された．

❸ ベンラリズマブ(ファセンラ) 注 1回30mgを初回，4週後，8週後に皮下注 以降，8週間隔で皮下注

▶本剤は，IL-5受容体αに対するヒト化モノクローナル抗体である．IL-5受容体を高発現する好酸球と好塩基球のIL-5Rαに結合することで，NK細胞がそれらを認識し，ADCC(抗体依存性細胞傷害)活性が増強され，好酸球および好塩基球のアポトーシスが誘導される．その結果，血中と諸臓器(気道や喀痰中)の好酸球が直接的かつ速やかに除去される．重症喘息，特に好酸球増多が目立つ例ほど高い有効性が証明されたことから，2018年に上市された．開発当初，寄生虫感染の顕在化などが危惧されたが，安全性においてもメポリズマブ同様に大きな問題は認めていない．

4) 気管支温熱療法

気管支鏡下にカテーテルを挿入し，中枢気道の気管支平滑筋を60℃でアブレーションすることで気管支平滑筋容積を減少させる物理的な治療法．

2015年に保険適用となった．一般的には3回に分けて入院治療する．気道過敏性の改善，喘息症状やQOLの改善，増悪回数の減少をもたらす．実施後5年が経過しても，喘息発作の回数や救急外来による予定外受診の頻度の低下が維持が報告されている．

5) 経口ステロイド維持投与

以上の治療法を試みても十分安定化しない場合は，経口ステロイドの継続投与を考慮する．通常は5mg/日以下で安定化する例は多いが，可能なら隔日投与が望ましい．将来の骨折のリスク回避が最も重要であり，ステロイド骨粗鬆症対策を十分に行う．

連携医療

以下の病態，重症度の成人喘息は，専門医の受診を勧める．

1) 原因が職業性抗原(小麦粉，ハンダ付け，アロンアルファ，硬化剤塗料，金属粉など)の可能性あり
2) 薬剤過敏を併発(NSAIDs不耐症など)
3) EGPAやアレルギー性気管支肺真菌症の併発
4) 重症喘息(STEP 3〜4でも安定化しない喘息)

また安定化したSTEP 2以下の症例は，かかりつけ医に診療を依頼する．

(谷口正実)

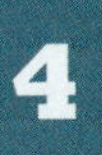

4 びまん性汎細気管支炎，副鼻腔気管支症候群

基本的知識

慢性的な細気管支炎と副鼻腔炎を合併する疾患群を副鼻腔気管支症候群といい，代表的な疾患がびまん性汎細気管支炎である．その他，原発性線毛不動症候群をはじめとする種々の疾患がある．いずれも上下気道の粘膜防御能が慢性的に破綻した病態と理解されている．

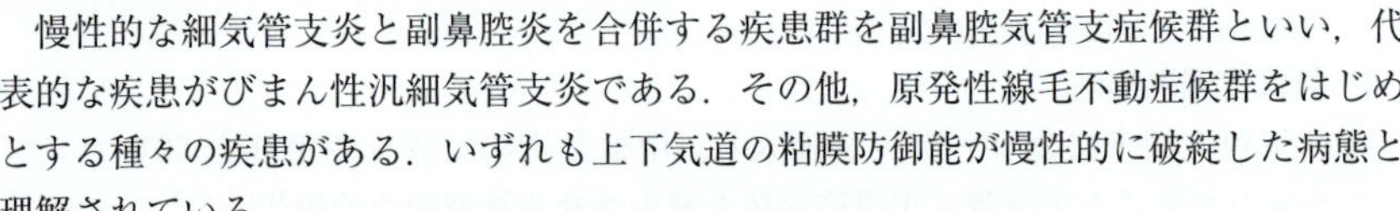

慢性的な咳嗽・喀痰に対しCTを施行し，肺に小葉中心性粒状影を認める場合，なんらかの細気管支炎を考える．また両側の気管支拡張像を認める場合は，細気管支炎の進行病態を考慮する．

その他，成人で下気道の慢性炎症をきたす疾患として，肺MAC症，関節リウマチやSjögren症候群などがあり，実際には副鼻腔気管支症候群より多く遭遇する．したがって，細気管支炎をみた際には，副鼻腔炎有無を確認するとともに，複数回の喀痰抗酸菌検査，膠原病を念頭に置いた身体診察と自己抗体検査を行う．さらに，上記疾患のいずれにおいても，下気道における緑膿菌定着が予後評価に重要であるため，喀痰一般細菌検査を必ず行う．

びまん性細気管支炎・副鼻腔気管支症候群に対してはマクロライド少量持続療法が確立しているが，近年，アレルギー性要素の併存する病態など，難治例も経験される．

処方例

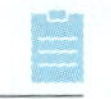

Step 1 初期治療あるいは肺MAC症が否定できない場合

❶ エリスロマイシン（エリスロシン） 錠200 mg 1回1T 1日2回 食後

解説

肺MAC症が否定できない場合，key drugであるクラリスロマイシン（あるいはアジスロマイシン）への耐性化を避けるために，エリスロマイシンの使用が望ましい．

Step 2 効果不十分例

❶ クラリスロマイシン（クラリス，クラリシッド） 錠200 mg 1回1T 1日1回 食後

❷ アジスロマイシン（ジスロマック） 錠250 mg 1回1T 1日1回 食後 3日/週

▶❶❷のいずれか．

解説

STEP 1 による治療を 6ヵ月程度行い喀痰などの自覚症状に改善がみられない場合，STEP 2 の治療へ変更してもよい．

処方上の注意

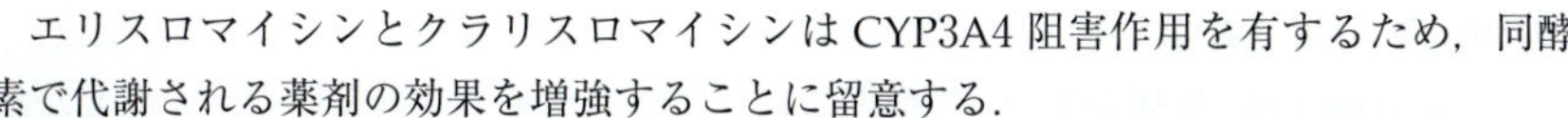

エリスロマイシンとクラリスロマイシンは CYP3A4 阻害作用を有するため，同酵素で代謝される薬剤の効果を増強することに留意する．

連携医療

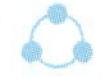

上記のように疾患鑑別が必要なため，まずは専門医に紹介し，確定診断後の長期管理においてはかかりつけ医での継続が可能である．ただし，進行症例で喀血や緑膿菌による慢性下気道感染の増悪を繰り返す場合は，専門医による管理が推奨される．

（蛸井浩行）

5 慢性閉塞性肺疾患（COPD）

基本的知識

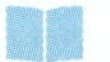

長期の喫煙や，それに相当する危険因子（濃厚かつ長期に受動喫煙，排ガスなどの大気汚染など）に曝露されることにより発症する．全喫煙者の 15〜20% 程度が COPD に罹患していると考えられるが，高齢になればなるほど COPD の罹患率は高くなる．肺気腫病変と気道のリモデリングの結果，気流閉塞（閉塞性換気障害）をきたし，労作時の息切れや，痰のつまる感じ，慢性の咳嗽を生じる．

診断は，過去喫煙を含む喫煙経験（あるいは相当する因子）を確認のうえ，呼吸機能検査（スパイロメトリー）により，閉塞性変化（FEV_1/FVC が 70% 未満）であることで診断する．気管支喘息などの他疾患の除外が重要である．

GL 日本呼吸器学会 COPD ガイドライン第 5 版作成委員会（編集）：COPD（慢性閉塞性肺疾患）診断と治療のためのガイドライン，第 5 版，メディカルレビュー社，2018

GOLD 2017 Global Strategy for the Diagnosis, Management and Prevention of COPD 〈http://goldcopd.org/gold-2017-global-strategy-diagnosis-management-prevention-copd/〉［2019 年 2 月 16 日閲覧］

薬物治療アルゴリズム

安定期の治療目標は，①労作時呼吸困難や痰のつまる感じを自覚する症例では，それらの改善，②増悪の予防，③身体活動性の向上，④呼吸機能の経年低下の抑制である．

長時間作用性抗コリン薬（long acting muscarinic antagonist：LAMA），長時間作

用性 β_2 刺激薬 (long acting β_2 agonist：LABA)，それらの配合剤 (LAMA/LABA 配合剤，dual bronchodilator ともいう) が主流である．

気管支喘息治療薬として開発された LABA と吸入ステロイド薬 (inhaled corticosteroid：ICS) の配合剤 (ICS/LABA) も COPD に有効であり，喘息の合併例や，好酸球性炎症が関与する場合，前立腺肥大による排尿困難などで LAMA が忌避される場合に有用である．

気道過分泌 (喀痰が多い) の症例には，マクロライド少量長期や，去痰薬が症状緩和と増悪予防に有効である可能性がある．初診時には，気道感染などで増悪期であることがしばしばあることにも注意が必要である．

処方例

1 安定期治療

A すべての患者に禁煙とインフルエンザワクチンの接種を推奨．肺炎球菌ワクチンも有効

B 薬物治療

1) 安定期の定期吸入薬の選択

Step 1

❶ チオトロピウム (スピリーバ)　ハンディヘラー 18 μg　1日1回　朝吸入

❷ チオトロピウム (スピリーバ)　レスピマット 2.5 μg　1回2吸入　1日1回　朝

❸ グリコピロニウム (シーブリ)　吸入用カプセル 50 μg　1日1回　朝吸入

❹ ウメクリジニウム (エンクラッセ)　エプリタ　1日1回　朝吸入

❺ アクリジニウム (エクリラ)　ジェヌエア　1回1吸入　1日2回　朝夕

❻ インダカテロール (オンブレス)　吸入用カプセル　1回1吸入　1日2回　朝夕

❼ ホルモテロール (オーキシス)　タービュヘイラー　1回1吸入　1日2回　朝夕

❽ ツロブテロール (ホクナリン)　テープ 2 mg　1日1回　貼付

▶❶～❽のいずれか．❶～❺：LAMA，❻～❽：LABA

解説

一般的にLAMAが推奨される．デバイスによって吸入手技が大きく異なるので，症例に合わせて選択する．

STEP 2

上記で効果不十分であれば，LAMAの任意の1剤とLABAの任意の1剤の組み合わせ，あるいは以下を処方．

[LAMA/LABA配合剤]

❶ チオトロピウム・オロダテロール配合（スピオルト）　レスピマット　1日1回　吸入

❷ グリコピロニウム・インダカテロール配合（ウルティブロ）　吸入用カプセル　1日1回　吸入

❸ ウメクリジニウム・ビランテロール配合（アノーロ）　エリプタ　1日1回　吸入

▶❶〜❸のいずれか．あるいは以下を処方．

[ICA/LABA配合剤（好酸球性炎症が存在する場合に，単独で，あるいはLAMAと併用）]

❹ ブデソニド・ホルモテロール配合（シムビコート）　タービュヘイラー　1回2吸入　1日2回　朝夕

❺ サルメテロール・フルチカゾンプロピオン酸エステル配合（アドエア）　ディスカス250 μg　1回1吸入　1日2回　朝夕

❻ フルチカゾンフランカルボン酸エステル・ビランテロール配合（レルベア）　100エリプタ　1日1回　朝吸入

▶❹〜❻のいずれか．

2) 定期吸入薬のみで症状がコントロール不十分な場合

❶ サルブタモール（サルタノール）　インヘラー　あるいはプロカテロール（メプチン）　エアー10 μg　1回2吸入

❷ イプラトロピウム（アトロベント）　エロゾル20 μg　1回2吸入

▶必要に応じて吸入．1日3〜4回程度吸入可．❶❷の併用も有効である．

解説

SABAあるいはSAMA（あるいは両者）の頓用追加吸入は有効である．また，安定期からSABAの吸入方法を教育しておけば，増悪期のSABA増量にも対応しやすい．

3) メチルキサンチン製剤，喀痰調整剤，マクロライド製剤

メチルキサンチン製剤，喀痰調整剤，マクロライド製剤は増悪抑制効果が報告されており，症状軽減の効果もあり，吸入療法の補助剤として有用である．メチルキサンチン製剤は血中濃度に注意する（後述）．

STEP 1

- ❶ テオフィリン（ユニフィル LA） 錠 200〜400 mg 1日1回 夕
- ❷ テオフィリン（テオドール） 錠 100 mg 1回1〜2T 1日2回
- ❸ カルボシステイン（ムコダイン） 錠 500 mg 1回1T 1日3回
- ❹ アンブロキソール（ムコサール-L） 徐放カプセル 45 mg 1 Cap 夕後

▶❶〜❹のいずれか.

STEP 2 慢性副鼻腔炎，鼻症状，気道過分泌症状がある場合

- ❶ エリスロマイシン（エリスロシン） 錠 200 mg 1回1T 1日2〜3回
- ❷ クラリスロマイシン（クラリス，クラリシッド） 錠 200 mg 1回1T 1日1回

▶❶❷のいずれか.

2 気道感染に伴う増悪期治療：ABC（antibiotics, bronchodilator, corticosteroid）アプローチ

STEP 1

- ❶ ガレノキサシン（ジェニナック） 錠 200 mg 1回2T 1日1回
- ❷ カルボシステイン（ムコダイン） 錠 500 mg 1回1T 1日3回
- ❸ アンブロキソール（ムコソルバン） 錠 15 mg 1回1T 1日3回

▶❶〜❸のいずれか.

STEP 2

- ❶ メチルプレドニゾロン（メドロール） 錠 4 mg 1回4〜6T 1日1回
- ❷ サルブタモール（サルタノール） インヘラー 1回2吸入 1日4回
- ❸ フロセミド（ラシックス） 錠 20 mg 1回1T 1日1回 朝

▶❶❷は，STEP 1 に加え，必要に応じて.

▶通常 5〜10 日程度で改善するが，治療効果不良の場合は入院加療を考慮する.

▶浮腫・心不全症状があれば❸を追加するが，全身状態が不良の場合は速やかな入院加療が望ましい.

処方上の注意

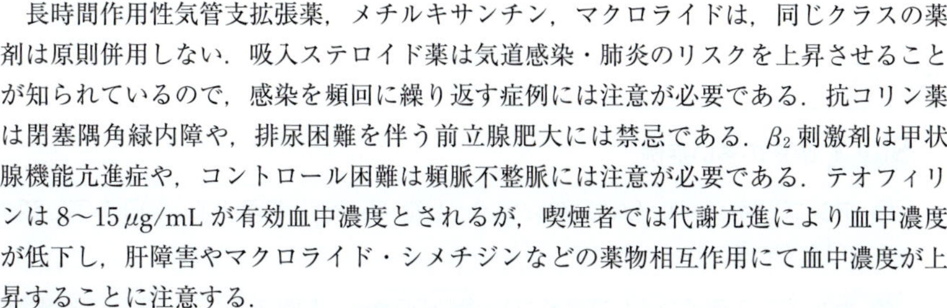

長時間作用性気管支拡張薬，メチルキサンチン，マクロライドは，同じクラスの薬剤は原則併用しない．吸入ステロイド薬は気道感染・肺炎のリスクを上昇させることが知られているので，感染を頻回に繰り返す症例には注意が必要である．抗コリン薬は閉塞隅角緑内障や，排尿困難を伴う前立腺肥大には禁忌である．β_2 刺激剤は甲状腺機能亢進症や，コントロール困難は頻脈不整脈には注意が必要である．テオフィリンは 8～15 μg/mL が有効血中濃度とされるが，喫煙者では代謝亢進により血中濃度が低下し，肝障害やマクロライド・シメチジンなどの薬物相互作用にて血中濃度が上昇することに注意する．

連携医療

吸入指導が極めて重要であるので，地域の薬剤師の協力が強く望まれる．呼吸機能検査や，増悪時のバックアップなど，基幹病院と連携して医療リソースを活用することも必要である．

（室　繁郎）

6 気管支拡張症

基本的知識

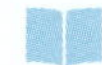

気管支が非可逆的な拡張をきたした病態である．男性よりも女性に多く，先天性と，後天性つまり気道の感染・炎症を繰り返すことにより気管支壁が破壊されて生じる場合がある．一度破壊されると細菌などの感染の場となり，痰がたまって細菌などが繁殖しやすく気管支炎や肺炎に罹りやすくなる．年に数回程度，咳嗽や喀痰の増加など反復する気道感染症状を呈することが多く，血痰が多いのも本症の特徴である．

胸部単純 X 線で気管支拡張像を指摘できる症例もあるが，現在最も有用な診断方法は胸部 CT である．壁の肥厚した気管支が tramline と呼ばれる平行に伸びる 2 本の線や円形の像として観察される．特に高分解能 CT（HRCT）が有用で，軽症例でも発見されるようになった．診断は画像上の特徴的な所見によってなされるが，表 1 に

表 1　気管支拡張を呈する疾患

非結核性抗酸菌症
副鼻腔気管支症候群
膠原病関連細気管支炎（関節リウマチ，Sjögren 症候群など）
HTLV-1 関連細気管支炎
アレルギー性気管支肺真菌症
気管支閉鎖症　など

代表されるような疾患の除外が重要である．

予後は基本的には悪くないが，感染を繰り返して気管支壁の破壊を繰り返す悪循環に至らないように注意する必要がある．

処方例

STEP 1 喀痰の多い症例

❶ アンブロキソール（ムコソルバン） L錠 45 mg　1回1T　1日1回　朝または夕食後

❷ カルボシステイン（ムコダイン） 錠 500 mg　1回1T　1日3回　毎食後

▶❶❷のいずれか，あるいは❶❷を併用．

解説

症状の乏しい症例は無治療で経過観察することもある．

感冒などを契機として容易に増悪することが多く，発熱，膿性痰が出現し呼吸困難を伴うことがある．肺炎像がみられなくても，感染の原因が細菌性であれば抗菌薬を使用する．

STEP 2 血痰を生じる症例

❶ カルバゾクロム（アドナ） 錠 30 mg（高齢者では 10 mg）　1回1T　1日3回

❷ トラネキサム酸（トランサミン） カプセル・錠・散　1回 250 mg　1日3回

▶❶❷を併用．

解説

繰り返す炎症に伴う血管の増生によるもので，通常は3〜5日程度の服用で止まることが多い．上記薬剤の点滴を行うこともある．

喀血が大量の場合や繰り返す場合は気管支動脈塞栓術や外科治療を行う場合もある．時間を追う毎に出血が増えてくる場合には，血管内治療による気管支動脈塞栓術を実施できる救急病院への搬送が必要である．

処方上の注意

トラネキサム酸において，禁忌ではないが血栓症や疑いや血液凝固障害のある場合には注意が必要である．

連携医療

気道感染を反復する症例では，症状の軽減や炎症を抑えることを目的に，マクロライド系抗菌薬の少量長期療法を行う場合もあるが，処方する前に一度は呼吸器内科医による診断を受けることが望ましい．理由としては表1の鑑別を厳密に行うことが目的であるが，近年増加傾向のある非結核性抗酸菌症では特に注意が必要である．

日本結核病学会作成の『結核症の基礎知識（改訂第4版）』の非結核性抗酸菌症に関する項目において，非結核性抗酸菌症に対しては多剤併用療法が基本であるが，クラリスロマイシンは化学療法の中心となる薬剤であり，耐性を生じた場合には治療が非常に困難になるとされる．また数ヵ月以内に耐性化することから，原則的にクラリスロマイシンの単剤投与を施行してはならないことが明記されている．このことを本症と照らし合わせると，非結核性抗酸菌症では気管支拡張を生じている症例が多いため本症と十分な鑑別が必要であり，安易にマクロライドの投与を行ってはならないということになる．必ず複数回の喀痰抗酸菌培養などで非結核性抗酸菌症の有無を判断することが必要である．

一方，副鼻腔気管支症候群ではマクロライド少量長期療法が有効な症例が多いため，十分な鑑別診断により患者に有益な治療を提供することができる．

表1などの鑑別疾患が否定的で治療方針が定まれば，かかりつけ医で継続治療が可能である．

（梅木健二）

7 特発性間質性肺炎

基本的知識

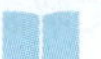

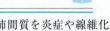

間質性肺炎とは，肺間質を炎症や線維化病変の基本的な場とするびまん性肺疾患で，原因を特定できる間質性肺炎（膠原病，じん肺，過敏性肺炎，薬剤性など）と現時点では原因を特定できない間質性肺炎［特発性間質性肺炎（idiopathic interstitial pneumonias：IIPs）］に大別される．IIPsは2013年に発表された改定国際集学的分類で，6つの「主要なIIPs」［特発性肺線維症（idiopathic pulmonary fibrosis：IPF），非特異性間質性肺炎（nonspecific interstitial pneumonia：NSIP），剝離性間質性肺炎（desquamative interstitial pneumonia：DIP），呼吸細気管支炎を伴う間質性肺炎（respiratory bronchiolitis-interstitial lung disease：RB-ILD），特発性器質化肺炎（cryptogenic organizing pneumonia：COP），急性間質性肺炎（acute interstitial pneumonia：AIP）］，2つの「まれなIIPs」［リンパ球性間質性肺炎（lymphoid interstitial pneumonia：LIP），pleuroparenchymal fibroelastosis（PPFE）］，および分類不能型（unclassifiable）IIPsに分類されている．また，臨床経過や予後などの疾患特性（disease behavior）を考慮した分類および治療目標・モニタリング戦略（表1）が掲げられ，治療目標は臨床的特性に応じて原因除去から疾患進行の抑制まで，幅広い設定となっている．

薬物治療アルゴリズム

IIPsの治療戦略は，最も頻度の高いIPFとそれ以外の疾患（non-IPF）で大きく異

表1　疾患の経過に対応した臨床分類と戦略

臨床的病気の経過	治療の目標	モニタリングの方法
可逆性あり & self-limited（例：RB-ILD）	可能性のある原因除去	疾患の寛解を確認するため短期間（3〜6ヵ月）
可逆性あるが悪化のリスクあり（例：NSIPの一部，DIP，COP）	初期の反応性をみて，有効な長期治療を行う	治療反応性確認のため短期間観察 効果が持続するか確認するため長期間観察
病気は持続するも安定（例：NSIPの一部）	状態の維持	臨床経過を評価するため長期間観察
進行性，安定化する可能性があるが非可逆性（例：fibrotic NSIPの一部）	安定化	臨床経過を評価するため長期間観察
治療にもかかわらず，進行性，非可逆性（例：IPF，fibrotic NSIPの一部）	進行を遅くする	臨床経過を評価するため，移植あるいは緩和の要否を評価するため長期間観察

（Travis WD, et al : Am J Respir Crit Care Med **188** : 733-748, 2013 より引用）

なる．IPF 以外の疾患では，通常ステロイドや免疫抑制薬による薬物治療を行う．一方 IPF では，悪化・進行する症例に対して抗線維化薬であるピルフェニドン（保険適用あり）やニンテダニブ（保険適用あり），抗酸化薬である N-アセチルシステイン（保険適用なし）などによる治療が行われる．また，IPF や NSIP の急性増悪では，ステロイドパルス療法などが行われる．

本項では，主要な IIPs の処方について解説する．

GL IPF：日本呼吸器学会（監）：特発性肺線維症の治療ガイドライン 2017，南江堂，2017
IPF 以外：日本呼吸器学会びまん性肺疾患診断・治療ガイドライン作成委員会（編）：特発性間質性肺炎診断と治療の手引き，第3版，南江堂，2016

処方例

1 特発性肺線維症（IPF）

A 安定期

❶ **ピルフェニドン（ピレスパ）**　錠 200 mg　1回1T　1日3回から開始し，1回2〜3Tに増量

【A❶ 解説】

ガイドラインにおける推奨は，「慢性安定期の IPF 患者に対してピルフェニドン投与を行うことを提案する（推奨の強さ2　エビデンスの質B）」である．国内外の5つの臨床試験を用いた統合解析やメタ解析では，IPF 進行の抑制（努力肺活量（FVC）の経時的悪化抑制）とともに全死亡・IPF 関連死亡の減少効果も示されている．主な副作用は食欲不振・腹部不快感・悪心，光線過敏症（日焼け），肝機能障害で，消化器症状のほとんどは投与開始から3ヵ月以内に発現する．実臨床では，ピルフェニドンの有効

性と有害事象とのバランスを見極めながら治療を行うことが重要で，1回200 mg，1日3回（毎食後）から開始し，約2週間かけて1回400〜600 mg（1日1,200〜1,800 mg/日）まで増量し，消化器症状には，モサプリドや六君子湯，プロトンポンプ阻害薬，ヒスタミン H_2 受容体拮抗薬などの併用やピルフェニドンの減量を考慮する．また，光線過敏症対策には，帽子・日傘などによる紫外線遮断，紫外線遮断薬の塗布を行うが，ほとんどの場合対処可能である．

❷ ニンテダニブ（オフェブ）　カプセル150 mg　1回1 Cap　1日2回

【A❷ 解説】
ガイドラインにおける推奨は，「慢性安定期のIPF患者に対してニンテダニブ投与を行うことを提案する（推奨の強さ2　エビデンスの質B）」である．国際共同で行われた3つの臨床試験の統合解析では，ニンテダニブのFVCの経時的低下抑制効果，初回急性増悪までの期間延長効果，QOLの改善効果とともに全死亡の減少効果が示されている．主な副作用は下痢，悪心・嘔吐，肝機能障害で，注意すべき副作用は血栓塞栓症，血小板減少，出血，消化管穿孔などである．下痢，悪心・嘔吐に対しては，補液や止瀉薬，制吐薬を投与し，効果不十分の場合には本剤の減量（1回100 mg，1日2回）や中断を行い，改善すれば再増量を行う．高度な下痢が続く場合には投与を中止する．肝機能障害（ASTやALTが基準値上限の3倍以上）で，肝障害の徴候や症状を伴う場合にはただちに中止する．肝障害の徴候や症状を伴わない場合には減量（1回100 mg，1日2回）や中断を行い，改善すれば再増量を行う．また，出血リスク（出血性素因や抗凝固薬使用中など）を有する場合には，適応を慎重に検討すべきである．

❸ アセチルシステイン（ムコフィリン）　吸入液2 mL/包　1回1包　1日2回
1回15〜20分　（1包を生理食塩液2〜6 mLで希釈し）ネブライザーを用いて吸入（保険適用外）

【A❸ 解説】
ガイドラインにおける推奨は，「大多数の慢性安定期のIPF患者に対してNAC吸入単独療法を行わないことを提案する（推奨の強さ2　エビデンスの質C）が，少数の患者にはこの治療法が合理的な選択肢である可能性があると判断した」である．

B 急性増悪時

1) ステロイドパルス療法

❶ メチルプレドニゾロンコハク酸エステルナトリウム（ソル・メドロール）　注
1日1,000 mg　点滴静注　3日間　効果をみながら1週毎に繰り返す（1〜3回）

【1) 解説】
ガイドラインにおける推奨は，「パルス療法を含めたステロイド療法を行うことを提案する（推奨の強さ2　エビデンスの質D）」である．

2) 免疫抑制薬（エンドキサンパルス療法）

❶ **シクロホスファミド（エンドキサン）** 注　1日500～750 mg　1日

【(2) **解説**】

ガイドラインにおける推奨は，「免疫抑制薬を投与することを提案するが，少数の患者にはこの治療法が合理的な選択肢でない可能性がある（推奨の強さ2　エビデンスの質C)」である．

3) その他の治療薬（保険適用外）

❶ 好中球エラスターゼ阻害薬：**シベレスタット（エラスポール），トロンボモデュリンアルファ（リコモジュリン），**ポリミキシンB固定化線維カラム（PMX）

【(3) **解説**】

いずれの治療法も，ガイドラインにおける推奨は，「投与を行わないことを提案するが，少数の患者にはこの治療法が合理的な選択肢である可能性がある」である．

2 非特異性間質性肺炎（NSIP）

1) ステロイド単独療法

❶ **プレドニゾロン（プレドニン）** 錠5 mg　1日0.5～1.0 mg/kg　1日1～2回

▶2～4週毎に5 mgずつ減量，1ヵ月毎に効果判定し，減量・中止を検討．

2) ステロイド＋免疫抑制薬併用療法（保険適用外）

❶ **プレドニゾロン（プレドニン）** 錠5 mg　1日0.5 mg/kg　1日1～2回　4週間継続し，2～4週毎に5 mgずつ減量．最終的に1日7.5～10 mgまたは15～20 mg隔日投与で維持

❷ **シクロスポリン（ネオーラル）** カプセル25 mg・50 mg　1回1～1.5 mg/kg　1日2回

❸ **シクロホスファミド（エンドキサン）** 錠50 mg　1回0.5～1 mg/kg　1日2回

❹ **アザチオプリン（アザニン，イムラン）** 錠50 mg　1回1～1.5 mg/kg　1日2回

❺ **タクロリムス（プログラフ）** カプセル0.5 mg・1 mg　1回0.025～0.0375 mg/kg　1日2回

▶❶と❷～❺のいずれかを併用（保険適用外）．

【**2** **解説**】

NSIPは，cellular NSIPとfibrotic NSIPの2つに分類され，実臨床では2つを区別し治療戦略を立てる．cellular NSIPではステロイドの単独療法が選択され，fibrotic

NSIPではその一部でステロイドの初期治療効果が良好であっても，経過中しばしば再燃を繰り返すことがあり，その場合にはステロイドと免疫抑制薬との併用を行う．

3 特発性器質化肺炎（COP）

1）ステロイド単独療法

❶ プレドニゾロン（プレドニン） 錠5mg 1日0.5〜1.0mg/kg 1日1〜2回

▶4週継続し，2〜4週毎に5mgずつ減量，1ヵ月毎に効果判定し，病状が改善すれば中止．呼吸不全を伴う場合には，ステロイドパルス療法を行うこともある．

【3 解説】

COPの自然軽快はまれで，多くはステロイド治療が必要であり，数週〜3ヵ月以内の経過で80%以上の症例が改善するが，再発は高率に生じ，ステロイド量を15mg/日以下に減量した場合，あるいは治療中止後1〜3ヵ月以内に再発することが多い．

4 急性間質性肺炎（AIP）

IPF急性増悪時の治療に準ずる．

【4 解説】

AIPは，一般的には治療抵抗性であり治療法はいまだ確立されていないが，パルス療法を含むステロイドや免疫抑制薬を用いる．人工呼吸管理では，ARDSに準じた肺保護戦略として1回換気量の制限や高CO_2許容換気などが行われる．

5 剥離性間質性肺炎（DIP）

1）ステロイド単独療法

❶ プレドニゾロン（プレドニン） 錠5mg 1日0.5〜1.0mg/kg 1日1〜2回

▶2〜4週毎に5mgずつ減量，1ヵ月毎に効果判定し，病状が改善すれば治療終了．

【5 解説】

DIPの治療は，禁煙とともにステロイド治療が行われる．しかし，一部の症例ではステロイド抵抗性で，まれに急性増悪することもある．

6 呼吸細気管支炎を伴う間質性肺炎（RB-ILD）

【6 解説】

RB-ILDは，ほぼ100%が現喫煙者である．治療はDIPと同様禁煙を行い，多くの場合は改善するが，改善しない場合にはステロイド治療を行う．

処方上の注意

IPF に対する抗線維化薬をどのような患者に，いつから開始し，いつまで続けることが医療経済面を含め最も効果的であるかについては，現時点では不明である．

IPF 以外の IIPs では，ステロイドの長期使用による副作用対策が重要である．感染症の誘発 (特に結核，真菌，サイトメガロウイルス，ニューモシスチス肺炎など)，消化性潰瘍，糖尿病，骨粗鬆症，ミオパチーなどが重要である．このような副作用が出現した際には，ベネフィット・リスクバランスを考慮したうえで，ステロイドの継続，減量，あるいは中止を検討する．ステロイド投与が長期化する場合は，ニューモシスチス肺炎予防のため ST 合剤の投与を行い，また閉経後の女性，高齢者では骨粗鬆症や圧迫骨折を生じやすく，ビスホスホネートなどの投与が必要である．

連携医療

間質性肺炎が疑われれば，症状の有無にかかわらず，必ず一度は専門医に紹介し，正確な診断，重症度・治療適応の評価，予後の予測などを行ったうえで，病状が安定していればかかりつけ医との連携医療を行う．

(坂東政司)

8 好酸球性肺炎，過敏性肺炎

I 好酸球性肺炎

基本的知識

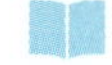

急性好酸球性肺炎と慢性好酸球性肺炎があるがそれぞれ異なる疾患であり，前者が慢性化して後者に移行することはない．急性好酸球性肺炎は 1989 年に Allen が報告した疾患であり，急性の発熱，低酸素血症，びまん性浸潤影，気管支肺胞洗浄液の好酸球増多，感染症や先行するアトピー性疾患の欠如が特徴とされる．誘因に喫煙があり，喫煙を開始した 20 歳前後の若年者での発症が多い．

慢性好酸球性肺炎は 1969 年に Carrington が報告した疾患であり，高熱，寝汗，体重減少，呼吸困難，末梢優位の浸潤影 (肺水腫の反転像)，肺組織の好酸球浸潤が特徴とされる．すべての年齢層でみられるが中年女性に多い．半数以上にアレルギー性鼻炎や気管支喘息などのアトピー性疾患の既往がある．慢性発症であり発熱や咳などの症状は週単位あるいは月単位で持続する．末梢血や気管支肺胞洗浄液の好酸球増多を認める．

処方例

1) 急性好酸球性肺炎

STEP 1 呼吸不全がない場合

❶ プレドニゾロン（プレドニン） 錠 5 mg　1 回 6 T　1 日 1 回（1 日 30 mg） 食後

【STEP 1 **解説**】

ステロイドの反応は良好であり，4〜6 週かけて漸減する．自然寛解の報告もあり，軽症例では経過観察する場合もある．再燃はまれであるが，喫煙例では禁煙指導が必要である．

STEP 2 呼吸不全を伴う場合

❶ メチルプレドニゾロンコハク酸エステルナトリウム（ソル・メドロール） 注 1 回 500〜1,000 mg　点滴静注

❷ プレドニゾロン（プレドニン） 錠 5 mg　1 回 6〜8 T　1 日 1〜2 回（1 日 30〜40 mg） 食後

▶❶は 3 日間投与する（ステロイドパルス療法）．その後に❷を継続し，6〜8 週かけて漸減する．

2) 慢性好酸球性肺炎

❶ プレドニゾロン（プレドニン） 錠 5 mg　1 回 6〜12 T　1 日 1〜2 回（1 日 30〜60 mg） 食後

【2) **解説**】

ステロイドが有効だが減量中あるいは投与終了後に再燃することが多く，10 年間に約 8 割が再燃したとの報告もある．❶の減量は 1 年以上かけてゆっくりと行う．再燃のためにプレドニゾロン 2.5〜15 mg 程度の維持量が必要となる場合も多い．高用量の吸入ステロイドが初期治療や再燃予防に有効であったとの報告もある．

処方上の注意

治療期間が比較的長期に及ぶ場合は，ステロイドの副作用（骨粗鬆症，消化管潰瘍，日和見感染，糖尿病など）の予防・治療薬の併用が必要である．

連携医療

抗菌薬不応性の肺炎や好酸球増多を伴う肺炎は，本症を考慮して専門医へ紹介する．慢性好酸球性肺炎の経過観察目的で逆紹介された場合，数年後に再燃する可能性を念頭に置く．

II　過敏性肺炎

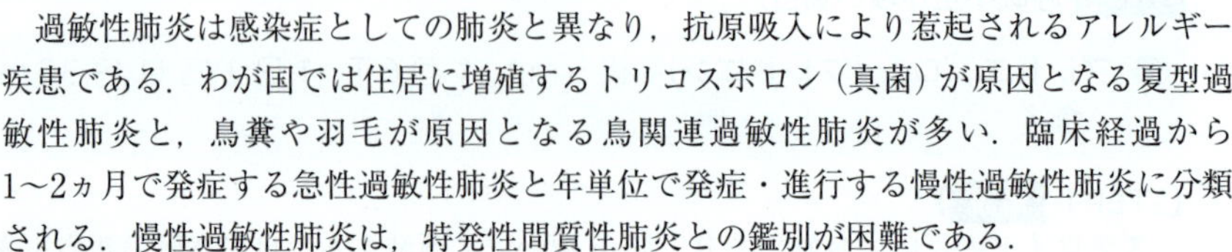

基本的知識

過敏性肺炎は感染症としての肺炎と異なり，抗原吸入により惹起されるアレルギー疾患である．わが国では住居に増殖するトリコスポロン（真菌）が原因となる夏型過敏性肺炎と，鳥糞や羽毛が原因となる鳥関連過敏性肺炎が多い．臨床経過から1～2ヵ月で発症する急性過敏性肺炎と年単位で発症・進行する慢性過敏性肺炎に分類される．慢性過敏性肺炎は，特発性間質性肺炎との鑑別が困難である．

処方例

STEP 1 呼吸不全がない場合

入院のみで経過観察．

解説

2週間程度の入院（抗原回避）で症候の改善が得られる．鳥関連過敏性肺炎の場合，羽毛布団を使用している病院への入院では改善が得られないことに注意する．

STEP 2 呼吸不全を伴う場合

① プレドニゾロン（プレドニン）　錠5 mg　1回6T　1日1回（1日30 mg）　食後

解説

急性過敏性肺炎では3，4日おきにプレドニゾロン5 mgの減量を行い，短期間で終了する．慢性過敏性肺炎では2週間でプレドニゾロン2.5～5 mgの減量にとどめ，慎重に漸減する．

STEP 3 呼吸不全が急速に進行する場合

前頁，急性好酸球性肺炎の「STEP 2．呼吸不全を伴う場合」と同様の処方．

解説

胸部画像と酸素化（動脈血ガス分析，SpO_2）が主な指標となるが，長期間かけて漸減する場合には，肺活量（VC，FVC）や血清KL-6が参考になる．

STEP 4 ステロイド使用下で進行する場合

① シクロスポリン（サンディミュン，ネオーラル）　カプセル50 mg　1回1 Cap　1日2回（1日100 mg）　食前

解説

ステロイドと併用する．シクロスポリン1日100 mgより開始し，血中濃度（トラフ値100～150 ng/mL，2時間値800 ng/mLが目安）をモニタリングしながら投与量を増減する．一般に食後より食前の服用のほうが高い血中濃度が得られる．また，マク

ロライド系抗菌薬やアゾール系抗真菌薬の併用により血中濃度が上昇する．保険適用ではなく，投与開始は慎重に考慮する．

処方上の注意

治療期間が比較的長期に及ぶ場合は，ステロイドの副作用（骨粗鬆症，消化管潰瘍，日和見感染，糖尿病など）の予防・治療薬の併用が必要である．シクロスポリンを併用する場合には，ニューモシスチス肺炎の予防薬（ST 合剤，ペンタミジン，アトバコン）を併用する．

連携医療

入院治療により改善するが退院後に再燃する肺炎や，特定の季節に再発する肺炎は，本症を考慮して専門医へ紹介する．治療の基本は抗原回避であり，環境改善を要することが多い．

（稲瀬直彦）

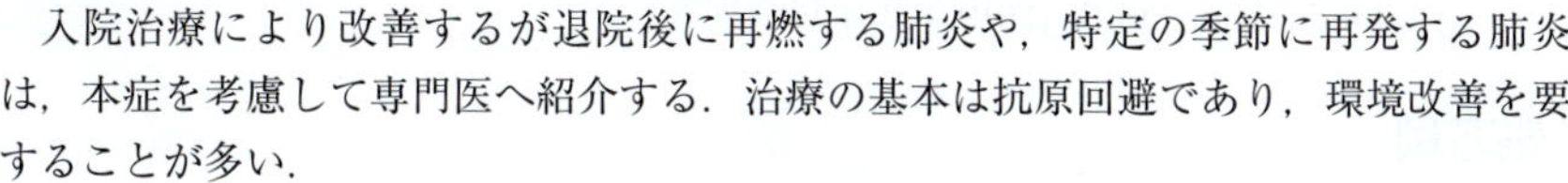

9 サルコイドーシス

基本的知識

サルコイドーシスは乾酪壊死を伴わない類上皮細胞肉芽腫病変を特徴とする原因不明の全身性疾患である．肺門縦隔リンパ節，肺，眼，皮膚の臓器の罹患率が高く，神経系，筋肉，心臓，腎臓，骨，消化器などにも病変を認める場合がある．各臓器病変に対し，寛解，持続，進行を認め，その臨床像は極めて多彩で多様である．頻度の高い肺病変は 0 期（BHL なし，肺野病変なし），Ⅰ期（BHL のみ），Ⅱ期（BHL と肺野病変），Ⅲ期（肺野病変のみ），Ⅳ期（肺線維化）に分類されている．

若年発症では特徴的な胸部画像所見である両側肺門縦隔リンパ節腫脹（bilateral hilar-mediastinal lymphadenopathy：BHL）のみで自覚症状がない場合が多く，50% 程度の症例が自然改善する．一方，高齢発症では罹患臓器病変数が多く，自覚症状を有する場合が多く，病変が遷延化しやすい．特に治療上注意すべき臓器は眼，肺，心臓，神経系，腎臓などであり，QOL や予後に関係する臓器の障害には十分な管理が必要である．わが国では眼病変と心臓病変の合併が多く，心臓病変で死亡する例が多い．

難病法の施行に併せて，サルコドーシスの診断基準の改訂が行われた．組織診断群は他の肉芽腫性疾患を除外でき，全身のいずれかの臓器で類上皮細胞肉芽腫が陽性な場合である．臨床診断群は類上皮細胞肉芽腫病変は証明されていないが，呼吸器，眼，心臓の 3 臓器中の 2 臓器以上において本症を強く示唆する臨床所見を認め，かつ特徴的検査所見の 5 項目中 2 項目以上が陽性のものであり，類似の臨床所見を呈する他疾患を十分に鑑別することが必須である.

サルコイドーシスの重症度分類が新たに作成され，罹患臓器数，治療の必要性の有無，身体障害の認定の程度によりスコア化され，重症度Ⅲと重症度Ⅳの場合に助成されることとなっている．治療方針の立て方として，自然寛解があるため，6ヵ月は経過観察することが望ましいが，急性サルコイドーシスにおける一時的な副腎皮質ステロイド（ステロイド）使用，高度の臓器機能障害を初診時から示し，QOL に支障をきたす症例では標準治療としての中等用量ステロイド治療，生命の予後が危ぶまれる症例ではステロイドパルス療法，ステロイド漸減が困難な症例にはメトトレキサートなどの免疫抑制薬が使用され，様々な治療が臨床的には行われている.

GL サルコイドーシスの診断基準と治療指針〈http://www.jssog.com/www/top/shindan/shindankijun.html〉［2019 年 2 月 16 日閲覧］

処方例

STEP 1 処方せず，経過観察

解説

自覚症状がないか軽微な場合には，一時的に悪化した後に自然寛解する場合があるため，6ヵ月程度は経過観察することが望ましい.

STEP 2 急性サルコイドーシス（突然に発熱，関節痛，唾液腺腫脹，結節性紅斑，ぶどう膜炎など）で発病する

❶ ロキソプロフェン（ロキソニン） 錠 1回1T 1日3回 毎食後

［2～4 週後に改善しない場合］

❶ プレドニゾロン（プレドニン） 錠 5 mg 1回2～4T 1日2回（1日 20～40 mg 0.5 mg/kg/日） 朝夕食後

❷ ランソプラゾール（タケプロン） カプセル 15 mg 1回1Cap 1日1回 朝食後

▶❶❷を併用.

解説

病勢が落ち着いたら減量し，3～6ヵ月で投与中止を考える.

STEP 3 胸部 CT 上太い気管支・血管束周囲病変や無気肺の悪化あるいは，心臓病変を有する

❶ プレドニゾロン（プレドニン） 錠 5 mg 1回 2～4T 1日 2回（1日 20～40 mg 0.5 mg/kg/日） 朝夕食後

❷ エソメプラゾール（ネキシウム） カプセル 20 mg 1回1Cap 1日1回 朝食後

❸ リセドロン酸（ベネット，アクトネル） 錠75 mg 月に1回1T 起床時

▶❶〜❸を併用.

解説

1ヵ月間継続後，4〜8週毎に5〜10 mg/日ずつ減量する．維持量は2.5〜10 mg/日・連日または隔日とする．上記のようなステロイド治療がサルコイドーシスにおいての標準療法とされている．

肺病変に対して治療を行っている場合は全体の治療期間が1〜2年となった時点で終了してみてもよいとされている．心臓病変を有する場合は再燃時に不整脈での突然死が懸念されるため，維持量で治療を継続することが一般的である．

STEP 4 2年以上の経過でCT上粒状影が悪化しているが，自覚症状がほとんどない症例，しかし，長期間の経過で線維化が進行すると考えられる症例

❶ プレドニゾロン（プレドニン） 錠5 mg 1回2〜3T 1日1回（0.2 mg/kg/日） 朝食後

❷ ランソプラゾール（タケプロン） カプセル15 mg 1回1Cap 1日1回 朝食後

❸ リセドロン酸（ベネット，アクトネル） 錠75 mg 月に1回1T 起床時

▶❶〜❸を併用.

解説

標準療法に準じてステロイドを減量し，維持量は2.5〜5 mg/日で治療を継続する．

STEP 5 ステロイドの漸減が困難な症例，糖尿病などがあり，ステロイドの使用が困難な難治例

❶ メトトレキサート（リウマトレックス） カプセル2 mg 6 mg/週 1〜3回に分割 （保険適用外）

❷ 葉酸（フォリアミン） 錠5 mg 1回1T 1日1回 朝食後 メトトレキサート内服終了後24〜48時間で

▶❶❷を併用.

解説

ステロイドを漸減している場合は，併用療法を行う．

連携医療

サルコイドーシスは全身性疾患であるため，呼吸器内科，眼科，循環器内科，皮膚科，神経内科などの連携が必要な疾患である．無症状な場合においても医療連携を行い，十分に各臓器病変の検査を行う必要がある．

（四十坊典晴）

5 呼吸器疾患

10 医原性肺疾患（薬剤性肺炎，放射線肺炎）

I　薬剤性肺炎

基本的知識

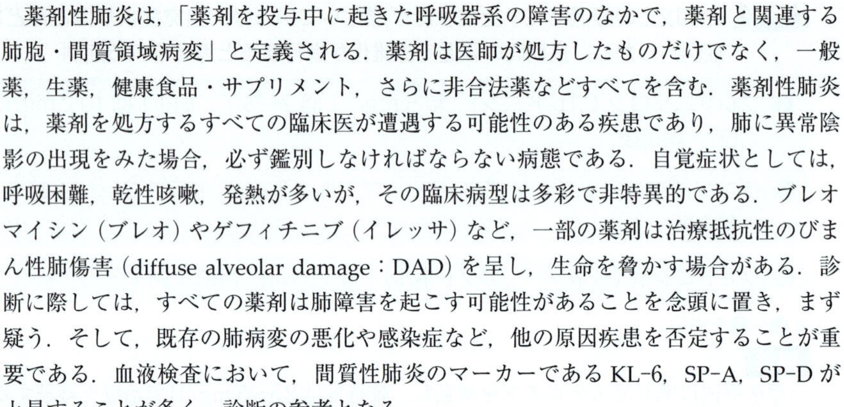

薬剤性肺炎は，「薬剤を投与中に起きた呼吸器系の障害のなかで，薬剤と関連する肺胞・間質領域病変」と定義される．薬剤は医師が処方したものだけでなく，一般薬，生薬，健康食品・サプリメント，さらに非合法薬などすべてを含む．薬剤性肺炎は，薬剤を処方するすべての臨床医が遭遇する可能性のある疾患であり，肺に異常陰影の出現をみた場合，必ず鑑別しなければならない病態である．自覚症状としては，呼吸困難，乾性咳嗽，発熱が多いが，その臨床病型は多彩で非特異的である．ブレオマイシン（ブレオ）やゲフィチニブ（イレッサ）など，一部の薬剤は治療抵抗性のびまん性肺傷害（diffuse alveolar damage：DAD）を呈し，生命を脅かす場合がある．診断に際しては，すべての薬剤は肺障害を起こす可能性があることを念頭に置き，まず疑う．そして，既存の肺病変の悪化や感染症など，他の原因疾患を否定することが重要である．血液検査において，間質性肺炎のマーカーである KL-6，SP-A，SP-D が上昇することが多く，診断の参考となる．

GL 日本呼吸器学会薬剤性肺障害の診断・治療の手引き作成委員会（編）：薬剤性肺障害の診断・治療の手引き，日本呼吸器学会，2013

薬物治療アルゴリズム

薬剤性肺炎の薬物治療に関するエビデンスは乏しいが，基本は疑わしい薬剤（被疑薬）の中止と副腎皮質ステロイドの投与である．肺障害の臨床像や呼吸不全の重症度に従って，速やかに治療を開始する．副腎皮質ステロイドの投与期間に一定の基準はなく，治療反応性をみながら漸減し中止する．

処方例

1）共通の治療

薬剤の中止：すべての被疑薬を中止する．軽症例（80 Torr≦PaO_2，あるいは 95%≦SpO_2）では，被疑薬中止のまま経過を追う．

2) 追加の治療

STEP 1 中等症例（60 Torr≦PaO_2＜80 Torr，あるいは 90%≦SpO_2＜95%，または臨床的に DAD 以外を疑う）

❶ プレドニゾロン（プレドニン） 錠 5 mg 1 回 0.5〜1.0 mg/kg 1 日 1 回 食後

STEP 2 重症例（PaO_2＜60 Torr，あるいは PaO_2/F_IO_2＜300 Torr，あるいは SpO_2＜90%，または臨床的に DAD を疑う）

[1〜3 日目]

❶ メチルプレドニゾロンコハク酸エステルナトリウム（ソル・メドロール） 注 1,000 mg 1 回 1,000 mg 1 日 1 回 点滴静注

[4 日目以降]

❶ プレドニゾロン（プレドニン） 錠 5 mg 1 回 0.5〜1.0 mg/kg 1 日 1 回 食後

連携医療

感染症などとの鑑別が困難な場合は，呼吸器専門医へ紹介する．また，急速に増悪する症例や呼吸不全を呈する症例も専門医へ紹介する．

II 放射線肺炎

基本的知識

放射線肺炎は，「放射線治療の有害事象として生じた肺障害」と定義される．放射線治療終了後 1〜6ヵ月で出現することが多く，総線量 40 Gy 以上でほぼ必発である．また，一部の抗悪性腫瘍薬との併用や，間質性肺炎，慢性閉塞性肺疾患（COPD）など肺の基礎疾患の存在は，発症のリスクを高める．自覚症状は，乾性咳嗽，息切れ，発熱などであるが，無症状の場合も少なくない．血液検査で，間質性肺炎のマーカーである KL-6，SP-A，SP-D が上昇することが多く，診断の参考となる．胸部画像検査では，照射野に一致したすりガラス様陰影や浸潤影を呈し，特に胸部 CT における照射方向・範囲に一致した境界明瞭な均等影が特徴である．慢性期には不規則な線状影や索状影，牽引性気管支拡張が加わり，肺の容積が減少する．

薬物治療アルゴリズム

放射線肺炎の薬物治療に関するエビデンスは乏しい．無症状で低酸素血症がない場合は，無治療で経過観察を行う．有症状で急速に進行する症例には，副腎皮質ステロ

イドを投与する．投与期間に一定の基準はなく，治療反応性をみながら漸減し中止する．ステロイドの減量中あるいは中止後に悪化，再燃を認めることがあるため，注意深い観察が必要である．

処方例

STEP 1 中等症例（60 Torr≦PaO_2＜80 Torr，あるいは 90%≦SpO_2＜95%，または自覚症状が強い症例）

❶ プレドニゾロン（プレドニン） 錠 5 mg 1 回 0.5〜1.0 mg/kg 1 日 1 回 食後

STEP 2 重症例（PaO_2＜60 Torr，あるいは PaO_2/F_IO_2＜300 Torr，あるいは SpO_2＜90%，または急速に進行する症例）

［1〜3 日目］

❶ メチルプレドニゾロンコハク酸エステルナトリウム（ソル・メドロール） 注 1,000 mg 1 回 1,000 mg 1 日 1 回 点滴静注

［4 日目以降］

❶ プレドニゾロン（プレドニン） 錠 5 mg 1 回 0.5〜1.0 mg/kg 1 日 1 回 食後

連携医療

急速に増悪する症例や呼吸不全を呈する症例は，呼吸器専門医へ紹介する．

（花岡正幸）

11 肺血栓塞栓症

基本的知識

肺血栓塞栓症とは，下肢および骨盤などの深部静脈血栓が肺動脈を閉塞し，肺循環障害を生じさせる病態を指す．急性肺血栓塞栓症（acute pulmonary thromboembolism：APTE）は，発症後おおむね 2 週間以内のものとされ，診断が確定した例は死亡率が 2〜8%，診断がつかず適切な治療が行われない場合は約 30% であり，早期診断の重要性が示唆される．治療の主眼は，抗凝固療法および線溶療法により，血栓溶解，肺血栓塞栓症の予防，再発防止を図り，急性右心不全やショックに対する呼吸循環動態の改善を図ることである．ショックや低血圧を呈する場合が高リスク群で，非

ショック例は，肺塞栓症重症度スコア（年齢＞80 歳，癌，心肺疾患，脈拍≧110 回/分，収縮期血圧＜100 mmHg，SaO_2＜90%，計 6 点）が 0 点の場合低リスク群，1 点以上で中間リスク群に分類される．さらに中間リスク群は，右心機能障害画像所見，心筋障害検査所見（トロポニンや BNP 陽性）ともに陽性の場合は中［高］リスク群，それ以外は中［低］リスク群に分類され，治療方針を決定する．

GL 肺血栓塞栓症および深部静脈血栓症の診断，治療，予防に関するガイドライン（2017 年改訂版）．日本循環器学会〈http://www.j-circ.or.jp/guideline/pdf/JCS2017_ito_h.pdf〉（2018 年 8 月 31 日更新）［2018 年 12 月 27 日閲覧］

処方例

Step 1 低リスク，中［低］リスク群

❶ **ヘパリンナトリウム** 注 初回 80 万 IU/kg 静注，その後 18 万 IU/kg/時で点滴静注

❷ **フォンダパリヌクス（アリクストラ）** 注 体重 50 kg 未満：5 mg，体重 50～100 kg：7.5 mg，体重 100 kg 超：10 mg 1 日 1 回 皮下注

❸ **リバーロキサバン（イグザレルト）** 錠 初期 3 週は 15 mg 1 回 1 T 1 日 2 回食後，その後 1 回 1 T 1 日 1 回食後

❹ **アピキサバン（エリキュース）** 錠 初期 1 週は 5 mg 1 回 2 T 1 日 2 回，その後 1 回 1 T 1 日 2 回

❺ **エドキサバン（リクシアナ）** 錠 60 mg 1 回 1 T 1 日 1 回（体重 60 kg 以下，Ccr＜50 mL/分，p 糖蛋白阻害薬使用例では 30 mg）

❻ **ワルファリン（ワーファリン，ワルファリン K「NP」）** 錠 1 回 1～5 mg 1 日 1 回

▶初期は❶～❹のいずれかを選択（ただし，❸または❹を❶または❷使用中止後使用してもよい），❶は APTT が 1.5～2.5 倍となるように投与量を調節．❺は，❶または❷使用後❶または❷を中止してから開始，❻は❶または❷と同時あるいは 1～3 日後開始し，PT-INR 1.5～2.5（欧米では 2～3）になるように投与量を調節し，治療域になった際❶または❷は中止する．

解説

低リスク群では，早期退院，外来治療も可能．ヘパリンナトリウムは，APTT がコントロール値の 1.5～2.5 倍になるよう調節を行うが，初回投与の 6 時間後に APTT の測定を行い，変更があればさらに 6 時間後に測定し，治療域となれば，1 日 1 回の測定に変更する．ワーファリンは，ビタミン K に拮抗し，第Ⅱ，Ⅶ，Ⅸ，Ⅹ因子の合成を抑制する．主な抗凝固作用を持つⅡ因子の半減期は 2.5 日間と長いため，投与開始時には，プロテイン C やプロテイン S などの抗凝固因子も抑制され，逆に凝固能が高まる．このためヘパリンナトリウムを最初に投与する．アリクストラ，経口Xa 阻害薬（リバーロキバン，アピキサバン，エドキサバン）は重度の腎障害では禁忌である．

STEP 2 高リスク（ショック）群，中［高］リスク群

❶ ヘパリンナトリウム　注　初回 80 万 IU/kg 静注，その後 18 万 IU/kg/時間で点滴静注

❷ モンテプラーゼ（クリアクター）　13,750〜27,500 IU/kg［約 8 万/IU になるよう溶解し，約 10 mL（80 万/IU）/分で静注］

▶❶❷を併用．

▶❷は，ウロキナーゼ 1 日 24〜96 万単位を数日間点滴静注してもよい（保険適用外）．

解説

血栓溶解療法は，迅速な血栓溶解，血行動態改善作用は有するが，ショック例を除き予後改善効果は十分に明らかにされていない．ヘパリンナトリウムに併用して，高リスク群では，活動性の出血，最近の頭蓋内出血などの絶対的禁忌がなければ，血栓溶解療法を行う．中［高］リスク群では，ヘパリン治療後モニタリングし，増悪する場合，出血のリスクを慎重に考慮して投与する．

STEP 3 慢性期

❶ ワルファリン（ワーファリン，ワルファリン K「NP」）　錠　1 回 1〜5 mg　1 日 1 回

❷ リバーロキサバン（イグザレルト）　錠　1 回 15 mg　1 日 1 回　食後

❸ アピキサバン（エリキュース）　錠　1 回 5 mg　1 日 2 回

❹ エドキサバン（リクシアナ）　錠 60 mg　1 回 1 T　1 日 1 回（減量基準に該当の場合 30 mg）

▶❶〜❹のいずれか．

解説

抗凝固療法の投与期間については，術後患者など可逆性因子を持つ患者では 3ヵ月間，特発性の DVT や先天性凝固異常では，少なくとも 3ヵ月（リスク，ベネフィットで期間を決定），癌患者や再発例では，より長期とされる．慢性血栓塞栓性肺高血圧症では，ワルファリンを半永久的に使用する．

処方上の注意

ヘパリンナトリウムの副作用として，出血，ヘパリン依存性血小板減少症（heparin-incuded thrombo-cytopenia：HIT），骨粗鬆症，肝障害がある．HIT は，ヘパリン投与 5〜14 日後（以前使用例では即日）に発症し，重篤な動静脈血栓を合併する．ヘパリン投与中血小板数が 10 万/μL または前値の 50% 以下に減少したら HIT を疑い，ヘパリンを中止し，アルガトロバン投与に変更する．HIT 急性期のワルファリン使用は，凝固を亢進させるため禁忌である．

連携医療

高リスク群で，血栓溶解療法禁忌となるものでは，緊急血栓除去術や，カテーテル治療の，抗凝固療法禁忌例や，抗凝固療法中の肺血栓再発例は下大静脈フィルターの適応となるため，施行可能な施設への紹介を考慮する．

文献

1）Konstantinides SV, et al：2014 ESC guidelines on the diagnosis and management of acute pulmonary embolism. Eur Heart J **35**：3033-3069, 2014

（田邉信宏）

12 過換気症候群

基本的知識

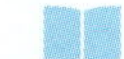

過換気症候群とは，発作的に自ら制御できない過呼吸を呈する症候群である．若い女性に比較的多く認められるといわれており，強い精神的不安やストレス，緊張などにより生じることが多いとされている．また，精神的不安やストレス以外にも，激しい運動や発熱時などを契機に生じることもある．過呼吸の状態では，血液中の二酸化炭素濃度が低下し，呼吸性アルカローシスを呈する．その結果，血管収縮や血液中のカルシウム濃度が低下し，テタニーと呼ばれる手足の痺れや筋肉の痙攣・硬直（助産師の手）が認められる．体の中には十分な酸素があるにもかかわらず，自律神経異常により呼吸困難感を自覚し，意識混濁，動悸，胸痛，腹痛ならびに悪心を呈することもある．一方で，本疾患は一般に重篤な後遺症を残すことはなく，大半が30分～1時間程度で症状が治まる．

処方例

STEP 1 初期治療

1）呼吸法

血中の二酸化炭素濃度を低下させる目的で，意識的に呼吸をゆっくり浅くさせる．可能であれば，数秒軽く息を止めてもらうことも有効である．また，頻繁に患者に話しかけることによって，患者との会話ができれば，二酸化炭素濃度も上昇しやすくなり，過換気発作も早く改善する．

2）呼吸法で改善しない場合⇒抗不安薬の投与

不安を緩和させる抗不安薬は過換気発作に有効である．しかしながら，発作が起こりそうなタイミングで服用するのが有効であり，発作後の対処としては必須ではない．

❶ アルプラゾラム（コンスタン，ソラナックス） 錠 0.4 mg　1 回 1 T　1 日 3 回　食後

❷ ロラゼパム（ワイパックス） 錠 1.0 mg　1 回 1 T　1 日 2〜3 回　食後

❸ エチゾラム（デパス） 錠 1.0 mg　1 回 1 T　1 日 3 回　食後

▶❶〜❸のいずれか．

処方上の注意

過換気発作中に抗不安薬を服用すると誤嚥する可能性もあり，安易に服用させるべきではない．また，慣習的にペーパーバック法が推奨されていることもあるが，この方法では血液中の酸素濃度が低くなりすぎたり，二酸化炭素濃度が高くなりすぎたりする可能性があり，行うのであれば，血中酸素飽和度のモニタリングかつ患者の臨床症状を確認できる病院内で施行するべきである．

（杉野圭史）

13 CO_2 ナルコーシス

基本的知識

CO_2 ナルコーシスとは，高二酸化炭素血症により重度の呼吸性アシドーシスとなり中枢神経系の異常（意識障害）を呈することであり，原因は肺胞低換気である．従来，意識障害の原因として $PaCO_2$ の中枢神経への作用が考えられていたが，脳組織の pH 値およびその低下速度の重要性が強調されるようになってきた．CO_2 ナルコーシスの 3 主症状として知られているのが，①意識障害，②高度の呼吸性アシドーシス，③自発呼吸の減弱である．意識障害患者をみた場合，まず鑑別診断として CO_2 ナルコーシスを疑うことが最も重要である[1)]．

高二酸化炭素血症を示す主な疾患を表 1 に示す．臨床の現場で遭遇する頻度の高い病態は，COPD や結核後遺症，気管支拡張症などの 2 型呼吸不全患者で在宅酸素療法施行中における不適切な酸素投与による CO_2 ナルコーシスである．対策として 2 型呼吸不全患者への酸素投与は低濃度（FiO_2 で 24〜28%）もしくは低流量（鼻カヌラで 0.5〜1.0 L/分）から開始し，酸素飽和度（SpO_2）や動脈血液ガス分析をみながら徐々に酸素濃度を上げていく controlled oxygen therapy が必要とされる．ただし，CO_2 ナルコーシスを恐れるあまり患者を低酸素血症に曝してしまってはならない．低酸素血症は不整脈や心筋梗塞をはじめとした致死的病態を引き起こす可能性があるからである．

GL 日本呼吸器学会肺生理専門委員会（編）：酸素療法ガイドライン，メディカルレビュー

表1 CO_2 ナルコーシスを生じる主な原因疾患

1. 中枢神経障害
   脳血管障害，脳炎，薬物（睡眠薬，鎮静薬，麻薬）中毒など
2. 神経筋疾患
   重症筋無力症，筋萎縮性側索硬化症，Guillain-Barré 症候群，進行性筋ジストロフィー，フグ中毒，ボツリヌス中毒など
3. 呼吸器疾患
   A）肺・気道疾患
   閉塞性肺疾患（COPD，喘息など），拘束性肺疾患，気管支拡張症など
   B）胸郭の異常
   肺結核後遺症（胸郭形成術後など），胸膜肥厚，脊椎後側彎症，肥満性低換気症候群など

社，2007
日本呼吸器学会 NPPV ガイドライン作成委員会（編）：NPPV（非侵襲的陽圧換気療法）ガイドライン，第2版，南江堂，2015

処方例

本病態には有効な薬物療法はなく，呼吸管理が治療の主体となる．薬物療法としては，在宅酸素療法中の慢性呼吸不全患者において，去痰薬や感染徴候のあるときに適切な抗菌薬投与などの急性増悪予防策が考えられる．COPD 症例に対して急性増悪予防効果が報告されたアジスロマイシン（ジスロマック）[3]などマクロライド系抗菌薬の長期投与も1つの選択肢といえるだろう．予防的なインフルエンザワクチンや肺炎球菌ワクチン投与も考慮されるべき施策である．

A 人工呼吸管理

完全なナルコーシス状態に陥った患者を救命する最終手段は，挿管・人工呼吸管理である．この場合，急速に PCO_2 を正常域に復するのではなく，少しずつ分時換気量を上げていき徐々に $PaCO_2$ を低下させ，アルカローシスにならないように注意する必要がある．ただし，本法は，その後の離脱が困難となり予後を悪化させる可能性も高く，可能な限り回避する努力が必要である．

B 非侵襲的陽圧換気（non-invasive positive pressure ventilation：NPPV）

鼻もしくはフェイスマスクを用いて人工呼吸管理を行う NPPV は近年急速に普及してきた．少しでも意識があり自発呼吸が残っている症例には挿管前に NPPV をまず試すべきである．詳細は参考文献を参照されたい[2]．

C ハイフローセラピー

ハイフローセラピーは，高流量（30～60 L/分）で高濃度（21～100%）の酸素を鼻カヌラから投与する新しい原理の呼吸管理方法のことである．近年，急性呼吸不全に対する有効性を示す論文[4]が発表されたが，一方で否定的なメタ解析結果[5]も出ており，promising な方法ではあるが今後の検討が待たれる．

5 呼吸器疾患

文献

1) 日本呼吸器学会肺生理専門委員会（編）：酸素療法ガイドライン，メディカルレビュー社，2007
2) 日本呼吸器学会 NPPV ガイドライン作成委員会（編）：NPPV（非侵襲的陽圧換気療法）ガイドライン，第2版，南江堂，2015
3) Albert RK, et al：Azithromycin for prevention of exacerbations of COPD. N Engl J Med **365**：689-698, 2011
4) Frat JP, et al：High-flow oxygen through nasal cannula in acute hypoxemic respiratory failure. N Engl J Med **372**：2185-2196, 2015
5) Sud S, et al：High-frequency oscillatory ventilation versus conventional ventilation for acute respiratory distress syndrome. Cochrane Database Syst Rev **4**：Cd004085, 2016

（佐々木信一）

14 急性肺損傷，急性呼吸窮迫症候群

基本的知識

急性呼吸窮迫症候群（acute respiratory distress syndrome：ARDS）は，先行する基礎疾患・外傷を持ち胸部 X 線で両側の肺浸潤影を認め，急性に低酸素血症が発症するが心不全，腎不全や血管内水分過剰のみでは説明ができない病態の総称である．1994 年に American-European Consensus Conference（AECC）の診断基準が発表され，酸素化能（P/F 比）の程度によって急性肺損傷（acute lung injury：ALI）と ARDS に分類されていたが，診断特異性向上を目的に新たな定義（Berlin 定義）が 2012 年に示された．Berlin 定義では，ARDS を P/F 比により軽症，中等症，重症と分類し，ALI のカテゴリーは軽症 ARDS と分類された．現状では，ARDS に対して生存率を改善する薬剤はないが，予後不良な病態であるため，下記の薬剤の使用を検討する．

処方例

❶ メチルプレドニゾロンコハク酸エステルナトリウム（ソル・メドロール） 注
1 mg/kg/日　持続点滴静注　14 日間以内　以後 14 日以内に漸減

❷ メロペネム（メロペン） 注　1 回 0.5 g　1 日 4 回　点滴静注
原因微生物が明らかでない初期段階で下記の併用を考慮する
レボフロキサシン（クラビット） 注　1 回 500 mg　1 日 1 回　点滴静注
またはアジスロマイシン（ジスロマック） 注　1 回 500 mg　1 日 1 回　点滴静注

❸ シベレスタット（エラスポール） 注 4.8 mg/kg/日 持続点滴静注 14日以内

❹ トロンボモデュリンアルファ（リコモジュリン） 注 1回380 U/kg 1日1回 点滴静注

▶❶～❸を単独または併用し，DICを合併した場合に❹の追加を考慮する．
▶敗血症性ショック合併時には，❶の代わりにソル・コーテフ注（1日200 mg，持続静注）を用いる．

解説

ARDSに対するグルココルチコイド（GC）短期大量療法の有効性は否定され，わが国で頻用されているメチルプレドニゾロンコハク酸エステルナトリウム1日1g，3日間のステロイドパルス療法の有効性も不明でありARDSに対する急性期GC大量療法は推奨されない．一方，発症早期の少量GC療法は病態を改善する可能性がある．発症2週間以内には，メチルプレドニゾロンコハク酸エステルナトリウム換算0.5～2.5 mg/kg/日の投与が有用である可能性がある．また，適切な輸液組成と昇圧薬治療でも血行動態が安定しない敗血症性ショック症例の場合には，ヒドロコルチゾンコハク酸エステルナトリウム1日200 mg程度のGCを使用する．

好中球エラスターゼ阻害薬であるシベレスタットは，ARDS診療ガイドライン2016では成人ARDS患者に使用しないことが提案されているが，ARDSの治療薬として保険収載されている．ARDSに対して臨床使用可能な数少ない薬剤の1つであり，早期症例では使用を検討する余地がある．

敗血症性ARDSでは，経静脈的に原因菌を広くカバーする抗菌薬を開始するが，原因菌が同定され薬剤感受性が判明した時点で狭域の薬剤に変更して治療を継続する．ニューモシスチス肺炎に伴う呼吸不全には急性期のGCが有用性であり，プレドニゾロン1 mg/kg/日を5日間，0.5 mg/kg/日を5日間，0.25 mg/kg/日を11日間使用する．

遺伝子組換えトロンボモデュリンであるトロンボモデュリンアルファは，敗血症性DICにおいて肺障害への有用性が報告されており，DIC合併例に対しては投与を考慮してもよい．

（谷野功典）

15 急性気管支炎

基本的知識

急性気管支炎は気管支粘膜における急性炎症であり，原因微生物はライノ，コロナ，インフルエンザ，アデノ，RSなどのウイルスが90%を占める．一部百日咳菌や肺炎マイコプラズマなども原因菌となる．基礎疾患のない成人において，その他の細菌が急性気管支炎の原因となっているかは，明確でない．慢性呼吸器疾患や免疫不全が基礎疾患としてある患者においては，ウイルス感染後に肺炎球菌などの二次性の細菌感染をきたすことがある．

急性気管支炎の臨床症状は咳嗽が特徴で，早期の臨床像は，上気道炎と区別がつかない．しかし上気道炎の症状が5～7日間で改善するのに対し，急性気管支炎の症状，特に咳嗽は5日間以上持続し，多くは1～3週間持続する．喀痰はウイルス感染が原因であっても膿性となり得る．原因菌がマイコプラズマ，百日咳菌の場合は長期化する強い咳嗽が特徴である．

インフルエンザでは急な高熱，関節痛，筋肉痛などの全身症状を伴う．慢性呼吸器疾患が基礎疾患としてある患者は，二次性の細菌感染により，膿性喀痰，発熱の遷延などをきたす．肺炎と異なり，胸部X線写真で新たな陰影は認めず，低酸素血症は呈さない．

薬物治療アルゴリズム

急性気管支炎では抗菌薬治療がほとんどの症例で不要である．抗菌薬治療が必要となる急性肺炎，マイコプラズマ，百日咳菌による気管支炎の鑑別を各種検査を用いて行う．急性肺炎は，発熱，呼吸数増加などのバイタルサインの変化や低酸素血症を呈し，病変部位に一致したcoarse cracklesを聴取することが多い．ただし，高齢者肺炎では，バイタルサインの変化を伴わないことがあり，鑑別困難な例が少なくない．

処方例

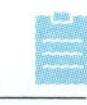

A 合併症なし

治療の基本は対症療法であり，咳嗽に対して鎮咳薬，喀痰に対して去痰薬，発熱に対して解熱鎮痛薬が症状に応じて使用される．

〈鎮咳薬〉

❶ **デキストロメトルファン（メジコン）** 錠15 mg　1回2T　1日3回
または**コデインリン酸塩** 錠20 mg　1回1T　1日3回　7～10日間

〈去痰薬〉

❷ **カルボシステイン（ムコダイン）** 500 mg　1回1T　1日3回
または**アンブロキソール（ムコソルバン）** 錠15 mg　1回1T　1日1回
7～10日間

〈解熱鎮痛薬〉

❸ **アセトアミノフェン（カロナール）** 錠200 mg　1回2T　発熱時頓服

▶症状に応じて❶～❸のいずれかを処方．

B マイコプラズマ，百日咳菌感染

Step 1 マクロライド系抗菌薬が第一選択

❶ クラリスロマイシン（クラリス，クラリシッド） 錠200 mg 1回1T 1日2回 7〜10日間

❷ アジスロマイシン（ジスロマック） 錠250 mg 1回2T 1日1回 3日間

▶❶❷のいずれか．

Step 2 マイコプラズマ感染において上記治療で効果不十分で，マクロライド耐性が示唆される場合

❶ ミノサイクリン（ミノマイシン） 錠100 mg 1回1T 1日2回 7〜10日間

❷ レボフロキサシン（クラビット） 錠500 mg 1回1T 1日2回 7〜10日間

▶❶❷のいずれか．

C 慢性呼吸器疾患の急性増悪

肺炎球菌，*Haemophilus influenzae*，*Moraxella catarrhalis* といった慢性呼吸器疾患の急性増悪に関与する微生物を標的とした抗菌薬を選択する．

Step 1

❶ クラブラン酸・アモキシシリン配合（オーグメンチン） 配合錠250 mg 1回1T 1日3回 7〜10日間

Step 2 上記で効果不十分の場合

❶ ガレノキサシン（ジェニナック） 錠200 mg 1回2T 1日1回 7〜10日間

処方上の注意

急性気管支炎に対する抗菌薬投与は下痢やアレルギーといった多様な有害事象のリスクがあり（表1），リスク・ベネフィットの観点から，不要とされている．

表1　薬剤の主な禁忌と副作用

鎮咳薬	禁忌：MAO 阻害薬投与中（メジコン） 副作用：呼吸抑制，めまい，眠気，便秘
解熱鎮痛薬	禁忌：消化性潰瘍，重篤な肝臓，腎臓，心臓疾患，アスピリン喘息 副作用：ショック，アナフィラキシー，劇症肝炎，肝障害，腎機能障害，薬疹
去痰薬	禁忌：特になし 副作用：ショック，アナフィラキシー，皮膚粘膜眼症候群
抗菌薬	禁忌：過敏症の既往 副作用：ショック，アナフィラキシー，薬疹，アレルギー反応，皮膚粘膜眼症候群，肝障害，腎機能障害

（坂本　晋）

16 マイコプラズマ肺炎

基本的知識

マイコプラズマは小集団内で流行を起こすことが特徴の1つで，成人市中肺炎の原因菌としては肺炎球菌，インフルエンザ菌に次いで多い微生物である．一方，医療・介護関連肺炎や院内肺炎への関与は低い．本菌による肺炎は軽症であることが多く，入院を必要としない場合が多いため“walking pneumonia”と呼称されている．マイコプラズマ肺炎の炎症の主体は免疫反応による間接的な細胞障害とされている．この免疫反応はマクロファージなどの貪食細胞の Toll-like receptor 1（TLR1），TLR2 および TLR6 が膜由来のリポ蛋白質を認識し，受容体を介した自然免疫反応によると考えられ，IL-8 や IL-18 などによる多臓器での細胞性免疫反応や炎症反応である．

処方例

Step 1 第一選択薬

1）外来管理可能な軽～中等症例

❶ クラリスロマイシン（クラリス，クラリシッド）　錠 200 mg　1回1T　1日2回

❷ アジスロマイシン（ジスロマック SR）　DS 2 g　1回2 g　空腹時1回

▶❶❷のいずれか．

2）入院管理が必要な症例

❶ ミノサイクリン（ミノマイシン）　注 100 mg　1回100 mg　1日2回　点滴静注

❷ アジスロマイシン（ジスロマック） 注500 mg　1回500 mg　1日1回　点滴静注

▶❶❷のいずれか.

【STEP 1 解説】

成人領域でのマクロライド耐性株は2008年以降に日本各地で分離されるようになり，以後増加したが2012年をピークに減少してきている．耐性株は14と15員環マクロライドとリンコマイシンに耐性であるが，テトラサイクリン系薬やキノロン系薬には感受性を示している．マクロライド耐性マイコプラズマ肺炎に対する各種抗菌薬の臨床効果は，*in vitro* 抗菌活性をよく反映し，マクロライド系薬はミノサイクリンやニューキノロン系薬と比較し有意に劣っている．ただし，マクロライド系薬治療群では有熱期間や咳などの臨床症状が長引くものの，最終的には治癒している．ただしマイコプラズマ病変の多くが宿主の免疫反応であることを考えると，殺菌効果が弱くても宿主免疫反応を抑制することにより肺炎を改善する方向に導くと考えられるため，日本マイコプラズマ学会ではマクロライド系薬を第一選択薬に推奨している．

STEP 2 第二選択薬

1）外来管理可能な軽～中等症例

❶ ミノサイクリン（ミノマイシン） 錠100 mg　1回1T　1日2回

❷ シタフロキサシン（グレースビット） 錠50 mg　1回2T　1日1回　朝食後

❸ レボフロキサシン（クラビット） 錠500 mg　1回1T　1日1回　朝食後

❹ ガレノキサシン（ジェニナック） 錠200 mg　1回2T　1日1回　朝食後

❺ モキシフロキサシン（アベロックス） 錠400 mg　1回1T　1日1回　朝食後

▶❶～❺のいずれか.

2）入院管理が必要な症例

❶ レボフロキサシン（クラビット） 注500 mg　1回500 mg　1日1回　点滴静注

【STEP 2 解説】

マクロライド系薬に効果が乏しい場合（投与後48～72時間で解熱しない場合）は，マクロライド耐性マイコプラズマ感染症を疑い，テトラサイクリン系，ニューキノロン系薬に変更することを推奨している．

処方上の注意

マイコプラズマにはβラクタム系抗菌薬が無効である．ただし，適切な抗菌薬を投与しても改善しない難治例や重症化する症例が存在する．急速進行する症例や呼吸不全を伴う症例では早期からのステロイド併用を考慮する.

（宮下修行）

17 ウイルス性肺炎

基本的知識

ウイルス性肺炎は病態別に，上気道感染に続発して肺炎を発症するものと，宿主の免疫低下によって体内に潜伏していたウイルスが再活性化し肺炎を発症するものに大別される．前者の原因ウイルスはインフルエンザウイルス，ライノウイルス，RS ウイルスなどに代表される，いわゆる市中感染型呼吸器ウイルスである．これらのウイルスのうち，迅速抗原検出キットが市販されているのはインフルエンザウイルス，アデノウイルス，RS ウイルス，ヒトメタニューモウイルスの 4 つであるが，後二者の使用には保険診療上の制約があり，RS ウイルス検査は①入院患者，②乳児，③パリビズマブ製剤の適応となる患者，またヒトメタニューモウイルス検査は 6 歳未満の患者で画像診断あるいは聴診初見上，肺炎が強く疑われるときのみ算定される．インフルエンザウイルス肺炎では，鼻腔ぬぐい液など上気道由来検体のインフルエンザ抗原検出キットが偽陰性になることがあり，強く疑う場合には可能な限り気管支鏡検査を行い，下気道由来検体を採取し検査すべきである．

サイトメガロウイルスや単純ヘルペスウイルス，水痘・帯状疱疹ウイルスは初感染後に体内に潜伏感染するが，HIV 感染，造血幹細胞移植や臓器移植後，血液悪性疾患に対する抗癌剤治療などにより宿主の細胞性免疫が低下するとウイルスが再活性化し，全身性ウイルス感染症の一臓器病変として肺炎を起こす．

上述したように様々なウイルスが肺炎を起こし得るが，本項ではサイトメガロウイルス肺炎に絞って解説する．なお，以下に記載している用法・用量は成人患者に対するものである．

処方例

[サイトメガロウイルス肺炎]

STEP 1 第一選択

① ガンシクロビル（デノシン） 注　1 回 5 mg/kg を 1 時間以上かけて点滴静注　12 時間毎　2〜3 週間

STEP 2 第二選択

❶ ホスカルネット（ホスカビル） 注 1回60 mg/kgを1時間以上かけて点滴静注 8時間毎 2～3週間以上
または1回90 mg/kgを2時間以上かけて点滴静注 12時間毎 2～3週間以上

処方上の注意

［薬剤の主な禁忌と副作用］

1) ガンシクロビル

禁忌：著しい骨髄抑制がある者（好中球数＜500 μL，または血小板数＜25,000 μLなど），妊婦または妊娠している可能性のある婦人．

重大な副作用：重篤な骨髄抑制（白血球減少，好中球減少，血小板減少，貧血），腎不全，膵炎，血栓性静脈炎，痙攣発作，幻覚・錯乱などの精神症状など．

2) ホスカルネット

禁忌：Ccr＜0.4 mL/分/kgの患者，ペンタミジンを投与中の患者．

重大な副作用：急性腎不全，ショック，心不全，血栓性静脈炎，痙攣発作など．

（金城武士）

18 細菌性肺炎

基本的知識

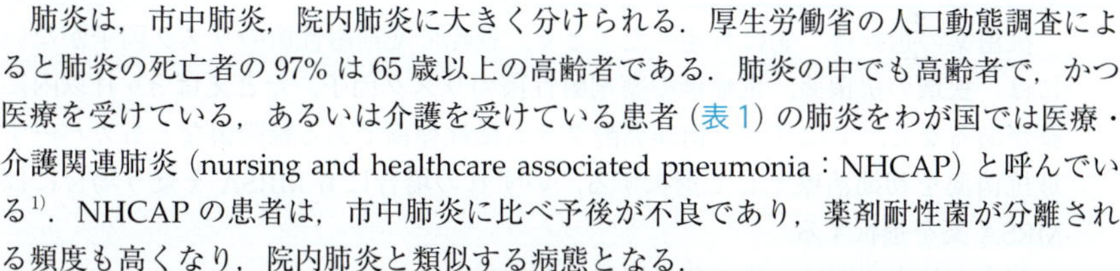

肺炎は，市中肺炎，院内肺炎に大きく分けられる．厚生労働省の人口動態調査によると肺炎の死亡者の97%は65歳以上の高齢者である．肺炎の中でも高齢者で，かつ医療を受けている，あるいは介護を受けている患者（表1）の肺炎をわが国では医療・介護関連肺炎（nursing and healthcare associated pneumonia：NHCAP）と呼んでいる[1]．NHCAPの患者は，市中肺炎に比べ予後が不良であり，薬剤耐性菌が分離される頻度も高くなり，院内肺炎と類似する病態となる．

肺炎の原因細菌を決定することは困難である．喀痰から細菌が分離培養されても，気道は口腔と交通しているため，原因菌であるとの確定は得られない．唯一，血液培養を行い，血液培養と呼吸器由来検体（喀痰や吸引痰，BAL液など）から同一の菌種が分離された場合には原因菌と診断することができる．したがって，肺炎の初期治療においては，予後を想定し，予後不良の因子や薬剤耐性菌のリスクが存在する場合には，標的を絞らず，広範に病原細菌となり得る細菌をカバーするempiric therapyの開始が推奨されている．その後，判明する微生物検査と全身状態を勘案して，標的を

表1　医療・介護関連肺炎（NHCAP）の定義

1. 療養病床に入院している，もしくは介護施設に入所している
2. 90日以内に病院を退院した
3. 介護*を必要とする高齢者，身体障害者
4. 通院にて継続的に血管内治療（透析，抗菌薬，化学療法，免疫抑制薬等）を受けている

* 介護の基準
PS3：限られた自分の身の回りのことしかできない，日中の50%以上をベッドか椅子で過ごす，以上を目安とする
1. には精神病床も含む

［日本呼吸器学会成人肺炎診療ガイドライン2017作成委員会（編）：成人肺炎診療ガイドライン2017，p viii，表1，2017より許諾を得て転載］

絞った抗菌薬に変更する（de-escalation）．一方，軽症例やこれまで医療介入を受けていない場合には，薬剤耐性菌が原因菌となることは少ないため，疫学的に頻度の高い細菌を標的として絞り抗菌薬を選択する．良質な喀痰が得られた場合には，グラム染色などを併用して原因細菌をさらに絞り込む．

迅速な抗菌薬の選択に必要な検査は，グラム染色以外では，肺炎球菌の尿中抗原，重症例ではレジオネラの尿中抗原を追加する．

原因となる細菌は，市中肺炎では肺炎球菌が最も高頻度であり，マイコプラズマがそれに続く．インフルエンザ菌，黄色ブドウ球菌，クレブシエラ・ニューモニエも重要な呼吸器原因菌であり，それ以外には頻度は少ないがモラクセラ・カタラーリス，緑膿菌，MRSAも原因となり得る．院内肺炎では，分離される細菌種としては，緑膿菌とMRSAが多いという報告があるが，これらの細菌が真の原因菌か否かの鑑別は困難である．NHCAPでは一般的には肺炎球菌などの呼吸器病原菌が多いものの，MRSAや緑膿菌も考慮に入れる必要がある．

薬物治療アルゴリズム

抗菌薬の選択は，先にも述べたごとく，軽症で薬剤耐性菌のリスク因子がない場合には，狭域の抗菌薬，重症例や薬剤耐性菌のリスク因子，たとえば3ヵ月以内に入院歴があるなど，ではブドウ糖非発酵グラム陰性桿菌である緑膿菌などもカバーする広域抗菌薬を初期治療として選択する．いずれの場合にもMRSAを疑う場合には，抗MRSA薬を選択する．

肺炎の治療期間は一般に7日間程度が推奨されている．

処方例

1 市中肺炎外来治療

A 細菌性肺炎

❶ スルタミシリン（ユナシン） 錠 375 mg 1回1T 1日4回

❷ クラブラン酸・アモキシシリン配合（オーグメンチン） 錠 125 mg・250 mg 1回250 mg 1日3〜4回

❸ アモキシシリン（サワシリン，パセトシン） カプセル 250 mg 1回1 Cap 1日3〜4回

▶❶あるいは❷❸の併用．

B 非定型肺炎（マイコプラズマなど）

❶ アジスロマイシン（ジスロマック） 錠 1回500 mg 1日1回 3日間

❷ クラリスロマイシン（クラリス，クラリシッド） 錠 1回200 mg 1日2回

▶❶❷のいずれか．

【A B 解説】

市中肺炎では可能であれば，臨床像から，細菌性とマイコプラズマなどの非定型（atypical）病原体に分けて治療を行う（表2）．鑑別が困難な場合には A と B を併用してもよい．

表2 市中肺炎における細菌性肺炎と非定型肺炎の鑑別

1. 年齢60歳未満
2. 基礎疾患がない，あるいは軽微
3. 頑固な咳がある
4. 胸部聴診上所見が乏しい
5. 痰がない，あるいは迅速診断法で原因菌が証明されない
6. 末梢血白血球数が10,000/μL未満である

		非定型肺炎疑い	細菌性肺炎疑い
1〜6	6項目中	4項目以上	3項目以下
1〜5	5項目中	3項目以上	2項目以下

6項目を使用した場合の非定型肺炎の感度は77.9%，特異度は93.0%

1〜5の5項目を使用した場合の非定型肺炎の感度は83.9%，特異度は87.0%

［日本呼吸器学会成人肺炎診療ガイドライン2017作成委員会（編）：成人肺炎診療ガイドライン2017，p 13，表4，2017より許諾を得て転載］

C 高齢者や軽度の呼吸器，循環器疾患あるいは糖尿病などの易感染性宿主の場合

❶ ガレノキサシン（ジェニナック） 錠 1回400 mg 1日1回

❷ モキシフロキサシン（アベロックス） 錠 1回400 mg 1日1回

▶❶❷のいずれか．

【C 解説】

ニューキノロン系薬を選択する場合には，結核の予後を不良としたり，耐性が出現したりするため肺結核の鑑別は必須．NSAIDsやワルファリンとの併用に注意が必要である．

2 市中肺炎入院治療（一般病床）

A 細菌性肺炎

❶ スルバクタム・アンピシリン配合（ユナシン-S） 注 1回3 g 1日3〜4回 点滴静注

❷ セフトリアキソン（ロセフィン） 注 1回2 g 1日1〜2回 点滴静注

❸ レボフロキサシン（クラビット） 注 1回500 mg 1日1回 点滴静注

▶❶〜❸のいずれか．

B 非定型肺炎（マイコプラズマなど）

❶ アジスロマイシン（ジスロマック） 注 1回500 mg 1日1回 3日間 点滴静注

3 重症市中肺炎（ICU入院相当）

❶ メロペネム（メロペン） 注 1回1 g 1日3回 点滴静注
レボフロキサシン（クラビット） 注 1回500 mg 1日1回 点滴静注

❷ タゾバクタム・ピペラシリン配合（ゾシン） 注 1回4.5 g 1日3〜4回 点滴静注
アジスロマイシン（ジスロマック） 注 1回500 mg 1日1回 点滴静注

▶❶❷のいずれか．

【3 解説】

重症肺炎の診断は，敗血症の有無，およびA-DROP[2]にて行い，重症と判断されれば，微生物検査用の検体採取後，想定される細菌性および非定型病原体を幅広くカ

バーする併用療法を速やかに開始する.

4 医療・介護関連肺炎（表1）

A 外来治療

❶ ☞処方例 1-C -❶または❷

B 入院治療

❶ ☞処方例 2-A -❶（耐性菌のリスクファクターがない場合）

❷ ☞「5. 院内肺炎」に準ずる（耐性菌のリスクファクターがある場合）

【4 解説】

NHCAP の患者には，老衰の過程や疾患末期の患者が含まれる．たとえ肺炎の治療を行っても，QOL の改善が認められず，わずかに死を先延ばしにするだけであると予想されるときには，個人あるいはその患者をよく知る家族の意思を尊重し，主治医のみならず複数のメディカルスタッフで十分に協議し，抗菌薬治療の適否，抗菌薬の選択を行う．その場合でも，肺炎の症状による苦しみを除く医療は積極的に行うべきである．それ以外の場合には，外来治療では前述の処方例 1-C -❶あるいは❷のニューキノロン系薬を腎機能に合わせて選択する．ただし，1-C -❷の場合は腎機能による調整が不要である．また，在宅や施設，外来で注射による抗菌薬投与が可能な場合には処方例 2-A -❷による 1 日 1 回の投与も可能である．入院で注射による治療を行う場合には耐性菌のリスクを評価して，市中肺炎，院内肺炎のいずれに準じるかを判断し，抗菌薬を選択する．

5 院内肺炎

A 薬剤耐性菌を考慮しない，かつ軽症の患者

❶ ☞処方例 2-A

B 薬剤耐性菌を考慮，または重症の患者

❶ メロペネム（メロペン） 注 1回1g 1日3回 点滴静注

❷ タゾバクタム・ピペラシリン配合（ゾシン） 注 1回4.5g 1日3～4回 点滴静注

5 呼吸器疾患

▶❶❷のいずれか.

C 敗血症などの超重症の患者

[MRSA 感染を疑う場合]

❶ リネゾリド (ザイボックス) 注 1回600 mg 1日2回

❷ バンコマイシン (塩酸バンコマイシン) 注 1回15 mg/kg 1日2回

▶処方例 3-❶に❶❷のいずれかを併用.

D 悪性腫瘍, 老衰などの疾患末期

個人の意思を最大限に尊重して, NHCAP と同様の治療方針とする.

【5 解説】

わが国における院内肺炎の対象となる患者は, 他国と比べ均一ではない. その原因は, 日本における病院が, 急性期から慢性期, 療養病床まで幅広く包括したものとなっているからである. たとえば, 日本の療養病床は海外ではナーシングホームなど医療施設外となる. したがって, 日本の院内肺炎の中には, 癌などの疾患末期から, 高齢者施設や在宅介護から肺炎などで入院する患者, 急性期の患者, 手術のために入院している患者, 人工呼吸器関連肺炎など多様な患者層が混在する. したがって, どのような疾病状況の患者の肺炎なのかにより, 治療方針が異なってくる. そのため, 疾患末期や老衰の患者も対象となることを考慮し, D のごとく個人の意思を尊重した診療が推奨される.

処方上の注意

重症例や, 耐性菌を疑って, 広域抗菌薬を選択した場合でも, 微生物検査の結果と, 初期治療の効果, 全身状態の安定を確認したうえで, より狭域の抗菌薬に変更する (de-escalation) ことを常に心がけることが重要である. 特に院内肺炎や NHCAP では, 繰り返す肺炎や他の感染症も繰り返すことがあり, 特定の抗菌薬を投与し続けることによって, その抗菌薬に耐性の細菌が体内に選択され増殖すれば, 次の感染症の治療における抗菌薬の選択肢を狭めることになるのでより慎重に診断し, 抗菌薬を選択すべきである.

文献

1) 日本呼吸器学会成人肺炎診療ガイドライン 2017 作成委員会 (編) : 成人肺炎診療ガイドライン 2017, 日本呼吸器学会, 2017

(朝野和典)

19 在郷軍人病（レジオネラ肺炎）

基本的知識

レジオネラ菌はレジオネラ属に属する真正細菌の総称である．本菌はグラム陰性桿菌・通性細胞内寄生菌であり，自然界の湖，小川，土壌などに存在する．25～42℃の環境で増殖し，循環風呂，温泉，銭湯，貯水槽を含めた水供給システムや冷却塔などにアメーバを宿主として存在する．ヒト-ヒト感染はなく，発症時に隔離は不要であるが，4類感染症に指定されており全数の届出が必要で，診断した場合はただちに保健所に報告をしなければならない．レジオネラ症は一過性のポンテアック熱と，レジオネラ肺炎の2病型があり，本項では後者を扱う．

高齢，男性，免疫低下状態，末期腎不全，アルコール乱用，喫煙などが感染のリスクファクターで，汚染水源への曝露が診断への手がかりとなる．全身倦怠感，頭痛，食思不振，筋痛などの症状で始まり，その後，乾性咳嗽，悪寒を伴う高熱，胸痛がみられる．①意識混迷，下痢など，呼吸器以外の症状が頻発する，②傾眠，昏睡，幻覚，四肢振戦など中枢症状が早期に出現する，③発熱の割に頻脈がみられない比較的徐脈を呈することが多い，④血液検査で低ナトリウム血症や高クレアチニンキナーゼ（CPK）血症が高頻度でみられる，などが臨床的特徴である．

診断は迅速診断として尿中レジオネラ抗原測定，喀痰を用いたLAMP（loop-mediated isothermal amplification）法などがあるが，尿中抗原検査は，感度は十分ではなく偽陰性が多いことに留意する．そのほか，抗体検査，BCYE培地での培養などがある．本症は治療が遅れると致死的であり，上記のような背景や病歴，検査結果からレジオネラ肺炎を否定できない場合は経験的に治療を開始すべきである．

処方例

STEP 1 軽症例

❶ アジスロマイシン（ジスロマック） 錠250mg 1回2T 1日1回 食後 3日間

❷ レボフロキサシン（クラビット） 錠500mg 1回1T 1日1回 食後（保険適用外）

❸ モキシフロキサシン（アベロックス） 錠400mg 1回1T 1日1回 食後

▶❶～❸のいずれかを開始する．❷に関しては海外の推奨量は1回750mgを1日1回であり，濃度依存性の薬剤であることからも理にかなってはいるが，保険適用外の使用となる点は注意が必要である．

5 呼吸器疾患

STEP 2 重症例

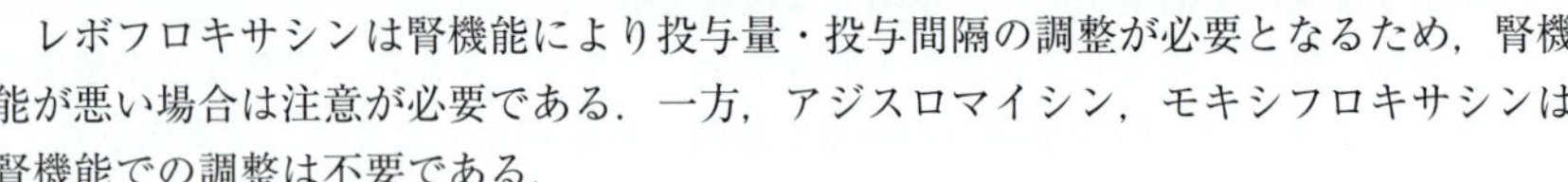

❶ アジスロマイシン（ジスロマック） 注 500 mg 1日1回 点滴静注

❷ レボフロキサシン（クラビット） 注 500 mg 1日1回 点滴静注

▶❶❷のいずれか.

【STEP 1, STEP 2 **解説**】

レジオネラ属は細胞内寄生菌であり，セファロスポリンなどβラクタム系は無効である．腸管吸収が悪いと予想されるような場合（腸炎所見や敗血症など），解熱までは点滴での治療がよい．標準的な治療期間は7～10日であるが，重度の免疫抑制が背景にある場合は21日程度の治療も推奨されている．

処方上の注意

レボフロキサシンは腎機能により投与量・投与間隔の調整が必要となるため，腎機能が悪い場合は注意が必要である．一方，アジスロマイシン，モキシフロキサシンは腎機能での調整は不要である．

レボフロキサシンやモキシフロキサシンなどキノロン系抗菌薬の使用は結核感染をマスクしてしまうため，病歴聴取や検査による結核感染のスクリーニングを十分に行ったうえで投与を行う必要がある．

連携医療

レジオネラ肺炎は重症化しやすく，呼吸状態や全身状態が不安定なときは，気道・呼吸管理を行ったうえで早期に集中管理が可能な病院への転院を検討する．また敗血症と診断した際は，敗血症治療の初期治療の基本は輸液負荷であり，十分な輸液負荷を開始したうえでの転院が重要である．

文献

1) Carratalà J：An update on Legionella. Curr Opin Infect Dis **23**：152-157, 2010
2) Lamoth F：Fastidious intracellular bacteria as causal agents of community-acquired pneumonia. Expert Rev Anti Infect Ther **8**：775-790, 2010

（河野 圭）

20 肺真菌症

基本的知識

肺真菌症には，アスペルギルス症，クリプトコックス症，ニューモシスチス肺炎，ムーコル症，ヒストプラスマ症，コクシジオイデス症，パラコクシジオイデス症などが知られている．本項では，これらの疾患の中でも診療する頻度が高いアスペルギルス症，クリプトコックス症，ニューモシスチス肺炎に対する処方内容について概説し，わが国で刊行されている下記に則った標準治療を記載した．

GL 深在性真菌症のガイドライン作成委員会（編）：深在性真菌症の診断・治療ガイドライン 2014，協和企画，2014

処方例

1 肺アスペルギルス症

A 侵襲性肺アスペルギルス症

❶ ボリコナゾール（ブイフェンド） 注 1回4 mg/kg 1日2回 点滴静注（loading dose：初日のみ1回6 mg/kg）

❷ アムホテリシンBリポソーム製剤（アムビゾーム） 注 1回2.5〜5.0 mg/kg 1日1回 点滴静注

▶❶が使用できない場合は❷．

B 慢性肺アスペルギルス症

STEP 1 治療導入時

❶ ミカファンギン（ファンガード） 注 1回150〜300 mg 1日1回 点滴静注

❷ ボリコナゾール（ブイフェンド） 注 1回4 mg/kg 1日2回 点滴静注（loading dose：初日のみ1回6 mg/kg）

▶❶❷のいずれか．

STEP 2 維持療法

❶ ボリコナゾール（ブイフェンド） 錠200 mg 1回1T（4 mg/kg） 1日2回 食間［loading dose：初日のみ錠200 mg 1回1T＋錠50 mg 1回2T（6 mg/kg） 1日2回 食間］

❷ イトラコナゾール（イトリゾール） 内用液・カプセル・錠200 mg/20 mL 1回20 mLまたは1 Cap・T 1日1回 内用液は空腹時，カプセル・錠は食直後

▶❶が使用できない場合は❷．

【A B 解説】

抗アスペルギルス活性を持つ抗真菌薬は，ポリエン系，アゾール系，キャンディン系の3系統に大別される．ポリエン系抗真菌薬で臨床現場において実用化されている

ものはアムホテリシンBのみである．真菌のエルゴステロールに直接結合することで細胞膜に孔を形成し，菌体を死滅させる．他の抗真菌薬と比較し，アスペルギルスに対して唯一，殺真菌的作用を示すが，投与時関連反応，腎障害，電解質異常など種々の副作用が強い点が問題である．現在はアムホテリシンBリポソーム製剤が実用化され，従来のアムホテリシンB製剤に劣らない治療成績を維持しつつ，各種副作用を減弱させることに成功している．

アゾール系抗真菌薬の中で抗アスペルギルス活性を持ち，日本で使用可能な薬剤は，イトラコナゾールとボリコナゾールのみである．侵襲性肺アスペルギルス症に対し，ボリコナゾールがアムホテリシンBに勝る効果が示されているため，侵襲性肺アスペルギルス症に対してはボリコナゾールが第一選択薬となっている．ただし，アゾール系薬は免疫抑制薬など種々の薬剤と相互作用を認めるため，併用薬への影響に注意が必要である．経口薬はアゾール系薬のみである．特に，慢性肺アスペルギルス症治療の際は長期外来治療が必要となるため，抗アスペルギルス活性を持つ経口薬の存在は重要である．

キャンディン系抗真菌薬は，侵襲性肺アスペルギルス症治療に対しては，サルベージ療法の位置づけである．

C アレルギー性気管支肺アスペルギルス症

❶ プレドニゾロン（プレドニン） 錠5mg 1回2T 1日2〜3回（1日20〜30mg） 食後

【C 解説】

アレルギー性気管支肺アスペルギルス症の治療の主体はステロイドであり，通常0.5 mg/kgのプレドニゾロンで治療は開始される．再燃を認める場合も少なくないため，漸減や治療の終了については慎重な判断が求められる．イトラコナゾール200 mgを1日2回内服，計16週間の併用で，ステロイド使用量の減量や，IgE低下，運動耐容能の改善効果などが認められている．ただし，初期から併用すべきか一定の見解は得られていない．少なくともステロイドのみでコントロール困難な場合や再燃を認める場合は，イトラコナゾール内服の併用を試みる価値はある．

2 肺クリプトコックス症

A 脳髄膜炎を伴わない場合

STEP 1 第一選択薬

❶ フルコナゾール（ジフルカン）　カプセル・注
　またはホスフルコナゾール（プロジフ）　注
　注 400 mg　1 日 1 回　点滴静注
　カプセル 100 mg　1 回 2〜4 Cap　1 日 1 回　食後

❷ イトラコナゾール（イトラコナゾール，イトリゾール）
　注 200 mg　1 日 1 回　点滴静注
　内用液 200 mg/20 mL またはカプセル 50 mg，錠 50 mg・100 mg・200 mg　1 回 20 mL または 4 Cap（200 mg）・T（200 mg）　1 日 1 回　内用液は空腹時，カプセルは食直後

▶❶が使用できない場合は❷.

STEP 2 重症例や第一選択薬無効例

❶ フルシトシン（アンコチル）　錠 500 mg　1 回 2〜3 T（1 回 25 mg/kg）　1 日 4 回　食後　（必ず STEP 1 の❶あるいは❷と併用する）

❷ ボリコナゾール（ブイフェンド）　錠 200 mg　1 回 1 T　1 日 2 回　食間
　（loading dose：初日のみ錠 200 mg　1 回 1 T＋錠 50 mg　1 回 2 T　1 日 2 回　食間）

❸ アムホテリシン B リポソーム製剤（アムビゾーム）　注　2.5〜5.0 mg/kg　1 日 1 回　点滴静注

▶❶〜❸のいずれか.

B 脳髄膜炎を伴う場合

❶ アムホテリシン B リポソーム製剤（アムビゾーム）　注　2.5〜5.0 mg/kg　1 日 1 回　点滴静注

❷ フルシトシン（アンコチル）　錠 500 mg　1 回 2〜3 T（1 回 25 mg/kg）　1 日 4 回　食後

❸ フルコナゾール（ジフルカン）　カプセル・注
　またはホスフルコナゾール（プロジフ）　注
　注 200〜400 mg　1 日 1 回　点滴静注（プロジフは静注）
　カプセル 100 mg　1 回 2〜4 Cap　1 日 1 回　食後

❹ **ボリコナゾール（ブイフェンド）** 注　1回4 mg/kg（loading dose：初日のみ1回6 mg/kg）　1日2回　点滴静注
錠200 mg　1回1T（4 mg/kg）　1日2回　食間
［loading dose：初日のみ錠200 mg　1回1T＋錠50 mg　1回2T（6 mg/kg）　1日2回　食間］

▶❶❷を併用．その際，❶は4週間，❷は2週間の投与を目安とする．

▶❶❷を2週間併用し，その後❸で10週以上治療する．フルコナゾールはホスフルコナゾール（プロジフ）を用いてもよい．その際は維持量の2倍量のloading doseが2日間必要である．

▶アムホテリシンBリポソーム製剤が副作用のため使用できないときは❹を考慮する．その際の治療期間は10週以上が必要である．

【A B 解説】

クリプトコックス症が肺に限局している場合は，アゾール系抗真菌薬による治療を行う．治療期間は基礎疾患の有無に応じて3〜6ヵ月である．重症例であれば，フルシトシンの併用を行う．脳髄膜炎合併例ではアムホテリシンBとフルシトシンの併用療法を行い，HIV患者では少なくとも2週間以上かつ髄液培養陰性化までは継続が必要である．その後，フルコナゾールによる10ヵ月以上の地固め療法を行うが，HIV患者ではCD4リンパ球数＞100/μLが3ヵ月以上持続するまで必要となる．なお，クリプトコックスにはキャンディン系薬の効果が乏しい．

3 ニューモシスチス肺炎

A 予防投与

❶ **ST合剤（バクタ，バクトラミン）** 錠1g　1回1T　1日1回　食後　連日または錠1g　1回2T　1日1回　食後　週3回

❷ **ペンタミジン（ベナンバックス）** 注　1回300 mg　月1回　吸入

❸ **アトバコン（サムチレール）** 懸濁液　750 mg/5 mL　1回10 mL　1日1回　食後

▶❶が使用できない場合は，❷❸のいずれかを使用する．

B 標準的治療

❶ **ST合剤（バクタ）** 錠1g　1回3〜4T　1日3回　食後　連日

❷ **ペンタミジン（ベナンバックス）** 注　1回3〜4 mg/kg　1日1回　点滴静注

❸ **アトバコン（サムチレール）** 懸濁液　750 mg/5 mL　1回5 mL　1日2回　食後

❹ プレドニゾロン（プレドニン）　錠 5 mg
1 回 8 T　1 日 2 回（1 日 80 mg）　食後　5 日間
1 回 4 T　1 日 2 回（1 日 40 mg）　食後　5 日間
1 回 2 T　1 日 2 回（1 日 20 mg）　食後　11 日間（計 21 日間）

▶❶が使用できない場合は，❷❸のいずれかを使用する．合計で 21 日間の治療を行う．

▶中等度以上の呼吸障害（PaO_2<70 Torr あるいは A-aDO_2≧35 Torr）を有する患者には❹を併用する．

【A B 解説】

治療には ST 合剤が 1 回 3～4 錠を 1 日 3 回用いられる．ST 合剤を本療法に用いる

表 1　主な抗真菌薬の禁忌・副作用

一般名	商品名	主な禁忌・慎重投与など	副作用・注意点など
アムホテリシン B リポソーム製剤	アムビゾーム	白血球輸注との併用は禁忌．腎障害時も用量調節の必要なし	・投与時関連反応（発熱，悪寒，悪心，嘔吐，頭痛，背部痛など） ・腎障害
ボリコナゾール	ボリコナゾール ブイフェンド	妊婦は禁忌．併用禁忌の薬剤あり（添付文書参照）．注射薬は，重度の腎機能障害患者（Ccr＜30 mL/分）：注射剤は原則禁忌（経口薬は投与可）	・羞明，霧視，視覚障害などの症状が現れることがあるので，自動車の運転など危険を伴う機械の操作には従事させないよう十分注意する ・肝障害 ・肝障害の回避には，ボリコナゾールの血中濃度測定による用量調節が有効
イトラコナゾール	イトラコナゾール イトリゾール	妊婦は禁忌．併用禁忌の薬剤あり（添付文書参照）．重度の肝障害がある場合は禁忌．重度の腎機能障害患者（Ccr＜30 mL/分）：注射剤は原則禁忌（経口薬は投与可）	・内用液の場合，軟便，下痢，悪心を認めることがある ・注射剤では，肝機能障害，下痢，低 K 血症の頻度が高い
フルコナゾール（ホス）フルコナゾール	フルコナゾール ジフルカン プロジフ（ホスフルコナゾール）	妊婦は禁忌．併用禁忌の薬剤あり（添付文書参照）．静注する場合は，1 分間に 10 mL を超えない速度で投与することが望ましい	・比較的安全性は高い ・腎機能低下時は用量調節が必要 ・ホスフルコナゾール使用時は loading dose の投与設計あり
ミカファンギン	ファンガード	肝障害のある患者は肝障害が悪化することがある	・比較的安全性は高い ・肝障害が出現することがある．配合禁忌薬がある（添付文書参照）
カスポファンギン	カンサイダス	併用注意薬あり（添付文書参照）	・比較的安全性は高い ・肝障害が出現することがある ・肝機能障害の程度により用量調節が必要 ・loading dose が必要
フルシトシン	アンコチル	妊婦は禁忌．併用禁忌の薬剤あり（添付文書参照）．血液透析患者では透析後に投与する	・汎血球減少 ・悪心・嘔吐 ・腎機能障害

場合は発熱や発疹などの副作用が高率に出現するため，第二選択薬としてペンタミジンの点滴静注，アトバコンの内服が使用され，合計で 21 日間の治療期間を目指す．ST 合剤の脱感作プロトコールは，『深在性真菌症の診断・治療ガイドライン 2014』を参照のこと．なお，ペンタミジンも重篤な副作用（骨髄抑制，低血圧，低血糖など）が高く，比較的忍容性が高いアトバコンは有効性が劣る．また補助療法として，低酸素血症をきたした患者へのステロイド薬投与の有効性が HIV 患者で証明されている．非 HIV 患者ではステロイドの有効性は証明されていないが，重症度に応じて併用を考慮する．

処方上の注意

ここで紹介した抗真菌薬を含む全薬剤が，少なからず種々の副作用や併用禁忌薬，使用時の注意点がある．紙面の都合上，ここでは主な抗真菌薬について概略を表 1 に記載するが，使用する際は必ず添付文書を参照すること．

（田代将人）

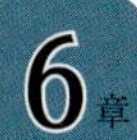

6章 消化器疾患

1 口内炎，舌炎

基本的知識

口内炎とは口腔粘膜に炎症がびまん性あるいは散在性に生じたもので，舌炎はそれが舌に生じたものである．

口内炎は，病態像により①アフタ性口内炎，②水疱性口内炎，③紅斑性口内炎など8症型に分類する．①には再発性アフタ，孤立性アフタ，Behçet病が，②にはヘルペス性口内炎が，③には真菌性口内炎（口腔カンジダ症）がある．

舌炎は，上記の口内炎も指すが，①貧血の部分症状であるPlummer-Vinson症候群（小球性低色素性貧血）の萎縮舌およびHunter舌炎（大球性高色素性貧血：巨赤芽球性貧血）の平滑舌，②口腔局所の黒毛舌，地図状舌，溝状舌，正中菱形舌炎，③全身と口腔両方が関係する舌痛症，口腔乾燥症（一部はSjögren症候群），味覚異常がある．

処方例

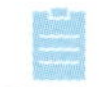

A 口内炎

1）アフタ性口内炎など

STEP 1 アフタ性口内炎などへの含嗽薬

❶ アズレン（アズノール） うがい液 1回4～6 mg（5～7滴） 1日数回 含嗽（約100 mLの水に溶解）

❷ ベンゼトニウム（ネオステリングリーン） うがい液 50倍希釈溶液として洗口

❸ フラジオマイシン（デンターグル） 含嗽用散 1日数回 洗口［60 mg（3包）を500 mLの水に溶解］

❹ ポビドンヨード（イソジン） ガーグル液 1回2～4 mL 1日数回 含嗽（15～30倍に希釈）

▶まず❶を処方する．❶は，消炎，創傷治癒促進，抗潰瘍作用がある．

▶❷は芽胞のない細菌，真菌に有効であり，毒性が低く刺激が少ないので消毒，感染予防に適する．
▶❸は蛋白合成阻害，殺菌的に働くので，二次感染に用いる．
▶❹は速効力と広い抗菌スペクトルを持つので口腔創傷の感染予防によい．

STEP 2 アフタ性口内炎などへの局所投与

❶ アズレン（アズノールST） 錠口腔用5 mg 1回1T 1日4回 上下顎の歯肉頬移行部に挿入

❷ デキサメタゾン（アフタゾロン） 口腔用軟膏 1日1～数回 塗布

❸ トリアムシノロン（オルテクサー，アフタッチ）
オルテクサー：口腔用軟膏 1日1～数回 塗布
アフタッチ：口腔用貼付薬 1回1T 1日1～2回 患部に貼付

▶口腔内含嗽薬のみで有効な場合もあるが，❶～❸を適宜処方する．

2) 真菌性口内炎

❶ アムホテリシンB（ファンギゾン） シロップ 1回50～100 mg 1日2～4回 含嗽（水で50倍希釈）

❷ ミコナゾール（フロリード） ゲル 1回2.5～5 g 1日4回 朝昼夕食後・就寝前 口腔内に塗布し，長く含んだ後嚥下

❸ イトラコナゾール（イトリゾール） 内用液 1回20 mL 1日1回 空腹時 口腔内に長く含んだ後嚥下

▶❶～❸のいずれか．ステロイドで増悪．

3) ヘルペス性口内炎，帯状疱疹

❶ アシクロビル（ゾビラックス） 軟膏 1回適量 1日数回 塗布 7日間まで

❷ バラシクロビル（バルトレックス） 錠500 mg 1回1T 1日2回 5日間まで

▶基本的には軟膏❶，難治例には内服❷を処方．早期の投与が大切．

B 舌炎

1) 舌の口内炎

「A 口内炎」の治療をする．

2) 黒毛舌

使用中の抗菌薬による菌交代症と口腔内清掃に注意する．

3) 地図状舌，溝状舌など

基本的に治療の必要はなく，急性炎症予防のため含嗽のみでよい．

4) Hunter舌炎など

原因疾患（巨赤芽球性貧血など）の治療をする．

処方上の注意

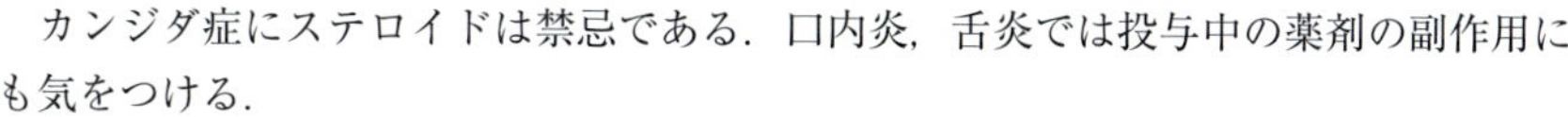

カンジダ症にステロイドは禁忌である．口内炎，舌炎では投与中の薬剤の副作用にも気をつける．

連携医療

多発性の口内炎，難治性の口内炎は口腔外科などの専門医への早期の紹介が必要である．口内炎，舌炎の原因疾患（貧血，膠原病など）が疑われるときは，内科などの専門医への紹介が必要である．

文献
1）山根源之ほか（編）：口腔内科学，p 380-383, 403-407，永末書店，2016

（草間幹夫）

2 食道炎，食道潰瘍

基本的知識

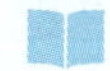

食道炎および食道潰瘍は様々な原因で発症する．胃食道逆流症（GERD），ウイルスや真菌の感染症，食物や誤嚥した異物の物理化学的な刺激などが挙げられる．最も頻度が高い原因は GERD である．GERD が原因であれば胃酸分泌抑制，逆流防止，食道粘膜保護を目的とした治療を行う．感染症であれば感染症に対する治療と食道粘膜保護を行う．物理化学的刺激では食道の安静と食道粘膜の保護を目的とした治療を行う．

GL 日本消化器病学会：胃食道逆流症（GERD）診療ガイドライン 2015，第 2 版，南江堂，2015

薬物治療アルゴリズム

GERD が原因の食道炎，食道潰瘍の治療では初期治療にも長期的な治療にもプロトンポンプ阻害薬（PPI）を中心とした胃酸分泌抑制療法を行い，難治例に対してはさらに消化管運動機能改善薬や漢方薬などを併用する．上記ガイドラインに治療フローチャートが記載されている．最近は PPI よりも胃酸分泌抑制作用が強く，酸分泌抑制の即効性も高い新しいタイプの胃酸分泌抑制薬であるボノプラザンの使用も広がっている．

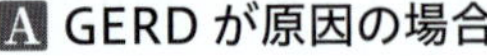

処方例

A GERD が原因の場合

STEP 1 第一選択

❶ ボノプラザン（タケキャブ） 錠 20 mg 1回1T 1日1回 朝食後 28日間

❷ エソメプラゾール（ネキシウム） カプセル 20 mg 1回1 Cap 1日1回 朝食前 56日間

❸ ラベプラゾール（パリエット） 錠 10 mg 1回1T 1日1回 朝食後 56日間
重症の場合：錠 20 mg 1回1T 1日1回 朝食後 56日間

▶❶〜❸のいずれか．重症逆流性食道炎では❶の有効性が高い．

STEP 2 STEP 1 で食道炎，食道潰瘍が治癒しない場合
[STEP 1 で❷❸を用いた治療が行われた場合]

❶ ボノプラザン（タケキャブ） 錠 20 mg 1回1T 1日1回 朝食後 28〜56日間

❷ ラベプラゾール（パリエット） 錠 10 mg 1回1T 1日2回 56日間
重度の粘膜傷害を有する場合：錠 20 mg 1回1T 1日2回 56日間

▶❶❷のいずれか．

STEP 3 STEP 1, 2 で食道炎，食道潰瘍が治癒したが，その後再発を繰り返す場合は維持療法を行う

❶ ボノプラザン（タケキャブ） 錠 10 mg 1回1T 1日1回 朝食後
効果が不十分な場合：錠 20 mg に増量

❷ エソメプラゾール（ネキシウム） カプセル 10 mg・20 mg 1回1 Cap 1日1回 朝食前

❸ ラベプラゾール（パリエット） 錠 10 mg 1回1T 1日1回 朝食後

▶❶〜❸のいずれか．

STEP 4 STEP 3 で症状が十分に消失しない場合
STEP 3 に加えて

❶ アルギン酸ナトリウム（アルロイド G） 内服液 1回 20〜60 mL 1日3〜4回 食間

❷ 水酸化アルミニウムゲル・水酸化マグネシウム配合（マルファ） 内服液 1回 4〜12 mL 1日3〜4回 食間

❸ モサプリド（ガスモチン） 錠5 mg 1回1T 1日3回 毎食前（保険適用外）

❹ 六君子湯 1回2.5 g 1日3回 毎食前

❶〜❹のいずれか．

STEP 5 非びらん性胃食道逆流症（NERD）の場合

❶ エソメプラゾール（ネキシウム） カプセル10 mg 1回1Cap 1日1回 朝食前 28日間

❷ ラベプラゾール（パリエット） 錠10 mg 1回1T 1日1回 朝食後 28日間

▶❶❷のいずれか．

【A 解説】

GERDが原因の食道炎，食道潰瘍にはボノプラザンやPPIを用いた胃酸分泌抑制療法を中心とした治療を行う．重症例や難治例に対してはボノプラザンの投薬やラベプラゾールの1日2回投与の有効性が高い．食道の病変が治癒しても症状が持続することがあり，そのような場合には制酸薬，消化管運動機能改善薬，漢方薬が併用されることがあるが有効性を示すエビデンスは高くない．再発を繰り返す例には維持療法が行われるが，長期にわたる胃酸分泌抑制療法の副作用が懸念されており，軽症例や再発の頻度が低い例には間欠的な治療を行うことが望ましい．

6 消化器疾患

B 化学的，物理的刺激による食道炎，食道潰瘍

高温の物質や腐食性化学物質，ビスホスホネートやテトラサイクリンなどの薬剤が原因となることがある．病変が比較的軽症であれば以下の治療を行う．

重症であれば抗生物質やステロイド，食道の下端部にあれば胃酸分泌抑制薬を用いることがある．

❶ アルギン酸ナトリウム（アルロイドG） 内服液 1回20〜60 mL 1日3〜4回 空腹時

連携医療

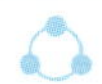

GERDが原因の食道炎，食道潰瘍でボノプラザンを用いても病変の治癒や症状の消失が得られない場合には専門医に紹介する．

ウイルス感染が原因であると疑われる場合には他臓器のウイルス感染の可能性もあるため専門医に紹介する．

化学的，物理的刺激による食道病変の場合は熱い食べ物や薬剤に起因する軽症の食

道炎を除き，全身管理が必要な症例も多い．また感染，穿孔，狭窄，後の発癌のリスクもあるため専門医に紹介する．

（木下芳一）

3 急性胃炎

基本的知識

急性胃炎および急性胃粘膜病変（acute gastric mucosal lesion：AGML）は各種刺激により惹起された胃粘膜の急性炎症・傷害により発症する．薬剤およびストレスが2大原因で，起因薬剤としては非ステロイド性抗炎症薬（NSAIDs），なかでも低用量アスピリン（LDA）が多い．発症が急激で，急性の腹部症状（上腹部痛・不快感，悪心・嘔吐など）を伴う．重症例では激しい心窩部痛，腹膜刺激症状や吐・下血を主訴にショック状態を呈することもある．

処方例

Step 1

1）プロトンポンプ阻害薬（PPI）

❶ ボノプラザン（タケキャブ）　錠20 mg　1回1T　1日1回

❷ エソメプラゾール（ネキシウム）　カプセル20 mg　1回1 Cap　1日1回

❸ ランソプラゾール（タケプロン）　OD錠30 mg　1回1T　1日1回

❹ ラベプラゾール（パリエット）　錠10 mg　1回1T　1日1回

▶❶～❹のいずれか．

2）H_2受容体拮抗薬（H_2RA）

❶ ファモチジン（ガスター）　D錠20 mg　1回1T　1日1回

❷ ラフチジン（プロテカジン）　錠10 mg　1回1T　1日1回

▶❶❷のいずれか．

3）胃粘膜保護薬

❶ レバミピド（ムコスタ）　錠100 mg　1回1T　1日3回　毎食後

❷ エカベトナトリウム（ガストローム）　顆粒1.5 g　1回1包　1日2回　朝夕食後

▶❶❷のいずれか．

【STEP 1 解説】

基本的には原因の除去を優先し，薬剤性の場合は原因薬剤を中止する．出血例では①～④のいずれかを用いるがPPIは急性胃炎に対して保険適用がなく，胃潰瘍として8週まで，十二指腸潰瘍として6週までが保険適用となっている．急性胃炎に対しては，H_2RA（ただし，潰瘍の半分量）および粘膜保護薬が保険適用となっている．酸・アルカリによる急性腐食性胃炎の場合，胃洗浄は消化管穿孔の危険があるため禁忌とされ，牛乳の投与，粘膜保護薬，下剤，輸液など対症療法を行う．急性感染性胃炎・化膿性胃炎に対しては，起炎菌に対する抗菌薬を投与するが，化膿性胃炎の重篤な例では胃切除が必要になることもある．

STEP 2 悪心・嘔吐例

① メトクロプラミド（プリンペラン） 注 1回10 mg 静注または筋注

② ドンペリドン（ナウゼリン） 錠10 mg 1回T 1日1～3回

▶①②のいずれか．

STEP 3 腹痛の強い例

① ブチルスコポラミン（ブスコパン） 注 1回20 mg 皮下注，静注，筋注

② オキセサゼイン（ストロカイン） 錠5 mg 1回1T 1日3～4回 食前と就寝前

▶①②のいずれか．

処方上の注意

腹痛・発熱に対するNSAIDs処方は，病状の悪化および潰瘍合併症の誘因となるため控える．

連携医療

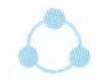

慢性関節疾患や血栓症の予防でNSAIDsやLDAを投与されている場合など，薬剤中止が困難な例も多く，再発予防のため治療科との連携が必要である．

（塩谷昭子）

4 慢性胃炎（*H. pylori* 感染胃炎）

基本的知識

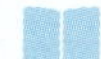

慢性胃炎とは，胃粘膜に慢性炎症性細胞浸潤と固有胃腺の萎縮をきたす病態を指す．成因のほとんどは *Helicobacter pylori* 感染であり，他に自己免疫（A型胃炎），化

学物質（NSAIDs，胆汁），放射線，肉芽種性疾患，梅毒・結核などの感染症が挙げられる．わが国における *H. pylori* 感染者は，約 3,500 万人と推定される．*H. pylori* 感染慢性胃炎は必ずしも有症状ではないが，胃・十二指腸潰瘍，胃癌，胃 MALT リンパ腫，その他の *H. pylori* 関連疾患予防のため，除菌が必要である．2013 年より *H. pylori* 感染胃炎として除菌が保険で認められている．クラリスロマイシン耐性菌が増加しており，日本ヘリコバクター学会の「*H. pylori* 感染と治療のガイドライン」では，除菌治療の薬物の選択においては，薬剤感受性試験を行い，最も高い除菌率が期待される抗菌薬の組み合わせを推奨している．

薬物治療アルゴリズム

胃内視鏡検査で *H. pylori* 感染胃炎の所見を認めた際には，培養，抗体検査などで *H. pylori* 感染を確認し，陽性であれば，除菌治療を実施する．まず，一次除菌（ボノプラザンまたは他のプロトンポンプ阻害薬＋アモキシシリン＋クラリスロマイシン）を行い，除菌に失敗したときには，二次除菌（ボノプラザンまたは他のプロトンポンプ阻害薬＋アモキシシリン＋メトロニダゾール）を行う．保険適用は二次除菌までであり，二次除菌に失敗したときには，専門施設に紹介し，自費診療による三次除菌を考慮する．

処方例

STEP 1 一次除菌

❶ ボノプラザン（タケキャブ） 錠 20 mg 1 回 1 T 1 日 2 回

❷ ラベプラゾール（パリエット） 錠 10 mg 1 回 1 T 1 日 2 回

❸ エソメプラゾール（ネキシウム） カプセル 20 mg 1 回 1 Cap 1 日 2 回

❹ アモキシシリン（アモリン，サワシリン，パセトシン） カプセル 250 mg 1 回 3 Cap 1 日 2 回

❺ クラリスロマイシン（クラリス，クラリシッド） 錠 200 mg 1 回 1 T 1 日 2 回

▶❶～❸のいずれかと❹❺の 3 剤を朝夕食後の 7 日間内服する．

STEP 2 二次除菌

❶ ボノプラザン（タケキャブ） 錠 20 mg 1 回 1 T 1 日 2 回

❷ ラベプラゾール（パリエット） 錠 10 mg 1 回 1 T 1 日 2 回

❸ エソメプラゾール（ネキシウム） カプセル 20 mg 1 回 1 Cap 1 日 2 回

❹ アモキシシリン（アモリン，サワシリン，パセトシン） カプセル 250 mg 1 回 3 Cap 1 日 2 回

⑤ メトロニダゾール (フラジール) 錠 250 mg 1回1T 1日2回

▶①〜③のいずれかと④⑤の3剤を朝夕食後の7日間内服する.

処方上の注意

3剤療法の副作用は, 軟便, 下痢, 薬疹がみられることがある. 除菌後少なくとも4週間以上の間隔をおいて除菌判定を行う. 除菌成功で胃癌のリスクは低下するが, まったくなくなるわけではないので引き続き検診などを受けるよう指導する.

(高木敦司)

5 Functional Dyspepsia (機能性ディスペプシア)

基本的知識

「症状の原因となる器質的, 全身性, 代謝性の疾患がないにもかかわらず, 胃・十二指腸に由来すると思われるディスペプシア症状が慢性に生じる」が一般的な概念である. 食後のもたれ感, 早期満腹感, 心窩部痛, 心窩部灼熱感が主な症状であり, QOLの低下と関連する.

病態：胃適応性弛緩障害, 胃排出障害, 内臓知覚過敏の1つまたは複数が機能的な因子として背景にあり, 心理社会的因子, 胃酸の存在, *Helicobacter pylori* (*H. pylori*) 感染, 家族歴・遺伝的要因, 被虐歴 (幼少期・思春期) が関与する. 生活・食事習慣, 胃の形態 (瀑状胃, 胃下垂) が影響する可能性も指摘されている.

診断：医療面接は重要であり, 中でも自己記入式質問票は客観的で有用性が高いが, 器質的疾患との鑑別は困難なことも多い. アラームサイン (体重減少, 繰り返す嘔吐, 出血, 嚥下困難, 腹部腫瘤, 発熱, 高齢など) も鑑別には必ずしも有用ではない. 上部消化管内視鏡検査は, 器質的疾患の除外には重要で原則として行う. 状況により, 腹部超音波検査, CT, シンチグラムなどの併用も考慮する. 消化管機能検査は一般的には行われていない. 診断に有用な血液マーカーはないが, *H. pylori* 感染の確認は推奨されている. 心理社会学的要因はリスク因子であり, その評価が推奨されている.

治療：良好な患者-医師関係の構築が基本である.「説明と保証」のみでも症状が改善し得る. 生活習慣 (睡眠不足など) や食事習慣 (不規則な食事摂取, 高脂肪食など) の改善も重要である. *H. pylori* 除菌治療が有効な患者も存在する. 認知行動療法 (症状出現状況を認知し, 症状改善や回避のためにどのように考え行動するかを, 患者と医療者と確認しながら進める治療法) も有効である.

以上の治療で症状が十分に軽減しない場合，薬物治療を検討する．胃酸分泌抑制がFDの症状を軽減することがあるが，日本では保険適用がない．消化管運動機能改善薬の有効性が示されておりコリンエステラーゼ阻害薬のアコチアミドがFD治療薬として承認されている．六君子湯は，胃排泄機能を改善し，FDの症状を軽減する．抗不安薬や抗うつ薬には有効なものがあり，状況に応じて使用を検討する．

薬物治療の有効性の判定は約4週間を目途に行い，抵抗性の場合には治療の変更を考える．また，症状が改善した場合には，漫然と治療を継続せず中止する．

治療アルゴリズム（図1）

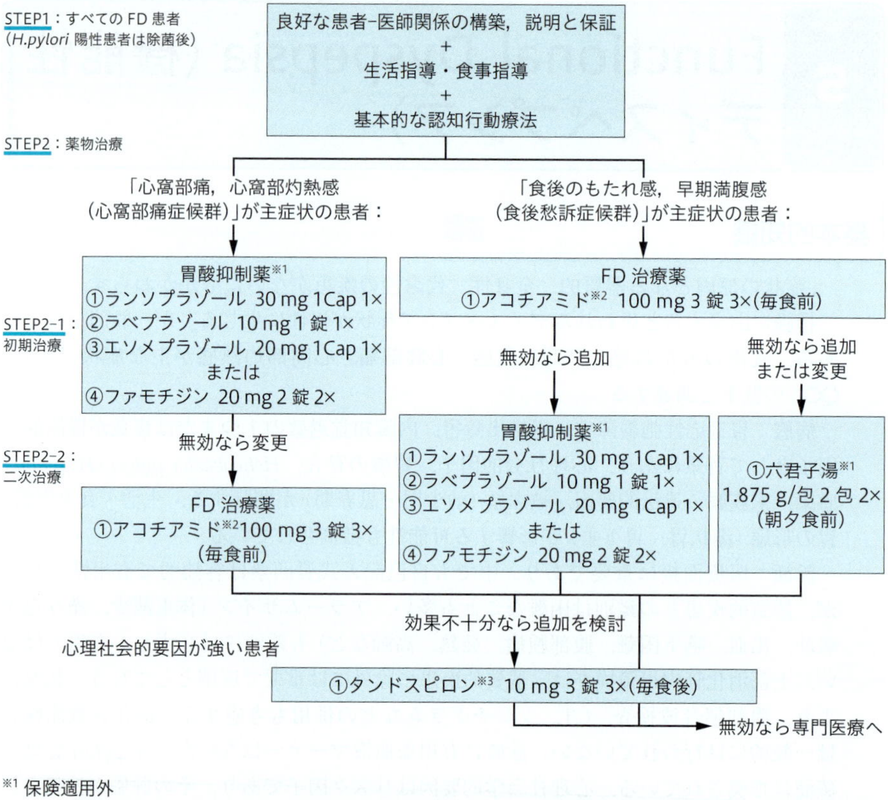

STEP1：すべてのFD患者（*H.pylori* 陽性患者は除菌後）

良好な患者-医師関係の構築，説明と保証
＋
生活指導・食事指導
＋
基本的な認知行動療法

STEP2：薬物治療

「心窩部痛，心窩部灼熱感（心窩部痛症候群）」が主症状の患者：

STEP2-1：初期治療

胃酸抑制薬※1
①ランソプラゾール 30 mg 1Cap 1×
②ラベプラゾール 10 mg 1 錠 1×
③エソメプラゾール 20 mg 1Cap 1×
または
④ファモチジン 20 mg 2 錠 2×

無効なら変更

STEP2-2：二次治療

FD 治療薬
①アコチアミド※2 100 mg 3 錠 3×（毎食前）

「食後のもたれ感，早期満腹感（食後愁訴症候群）」が主症状の患者：

FD 治療薬
①アコチアミド※2 100 mg 3 錠 3×（毎食前）

無効なら追加

胃酸抑制薬※1
①ランソプラゾール 30 mg 1Cap 1×
②ラベプラゾール 10 mg 1 錠 1×
③エソメプラゾール 20 mg 1Cap 1×
または
④ファモチジン 20 mg 2 錠 2×

無効なら追加または変更

①六君子湯※1
1.875 g/包 2 包 2×
（朝夕食前）

効果不十分なら追加を検討

心理社会的要因が強い患者

①タンドスピロン※3 10 mg 3 錠 3×（毎食後）

無効なら専門医療へ

※1 保険適用外
※2 FDの保険適用あり．使用前に上部消化管内視鏡検査などによる器質的病変の除外が必要．心窩部痛症候群での効果は確認されていない．
※3 FDでの有効性が確認されている5-HT1aアゴニスト．保険適用病名に注意．

図1 機能性ディスペプシアの治療アルゴリズム

処方例

STEP 1 基本的治療

1） 良好な患者-医師関係の構築，説明と保証，生活指導・食事指導と基本的な認知行動療法を行う．

2） *H. pylori* が陽性であれば，除菌治療を行う（処方例は，次頁「胃・十二指腸潰瘍」，p 225「慢性胃炎」参照）．

STEP 2 -1 薬物治療―初期治療

1）「心窩部痛，心窩部灼熱感（心窩部痛症候群）」が主症状の場合（保険適用外）

❶～❹は有効性が示されており1剤を投与する．

❶ ランソプラゾール（タケプロン） カプセル 30 mg 1回1Cap 1日1回 朝食後

❷ ラベプラゾール（パリエット） 錠 10 mg 1回1T 1日1回 朝食後

❸ エソメプラゾール（ネキシウム） カプセル 20 mg 1回1Cap 1日1回 朝食後

❹ ファモチジン（ガスター） 錠 20 mg 1回2T 1日2回 朝夕食後

▶❶～❹のいずれか．

2）「食後のもたれ感，早期満腹感（食後愁訴症候群）」が主症状の場合（保険適用あり）

❶ アコチアミド（アコファイド） 錠 100 mg 1回1T 1日3回 毎食前

【STEP 2-1 解説】

病型（主体症状）により，酸分泌抑制薬，または，消化管機能改善薬を用い，約4週間まで治療効果を観察する．

アコチアミドは心窩部痛症候群での効果は確認されていない．使用前に上部消化管内視鏡検査などによる器質的病変の除外が必要である．

STEP 2 -2 薬物治療―二次治療：STEP 2-1 の治療が無効であった場合

1）「心窩部痛，心窩部灼熱感」が主症状の場合

❶ アコチアミド（アコファイド） 錠 100 mg 1回1T 1日3回 毎食前

▶STEP 2-1 の胃酸分泌抑制薬を中止して，❶への変更を検討する．

2）「食後のもたれ感，早期満腹感」が主症状の場合

❶ 胃酸分泌抑制薬（STEP 2-1 心窩部痛症候群への処方❶～❹の1剤）

❷ 六君子湯 1.875 g/包 1回2包 1日2回 朝夕食前

▶❶の追加，または，❷への変更・追加を考慮する．保険適用病名に注意．

3）心理社会的要因が強い患者

❶ タンドスピロン（セディール） 錠10mg　1回1T　1日3回　毎食後

▶❶の追加を考慮する．5-HT1aアゴニストであるタンドスピロンの有効性が確認されている．心身症における身体症状が保険適用．

【STEP 2-2 解説】

アコチアミド以外でも，治療開始前に検査で器質的病変が除外されていることが望ましい．ことに薬物治療開始後も効果が不十分な場合には上部消化管内視鏡検査は必須である．

処方上の注意

アコチアミド開始時のレセプトでは上部消化管内視鏡などの検査日の記載が求められている．

アコチアミドはアセチルコリンの作用を増強するので，抗コリン薬により作用が減弱することや，コリン賦活薬と相互に作用を増強し合う可能性がある．

連携医療

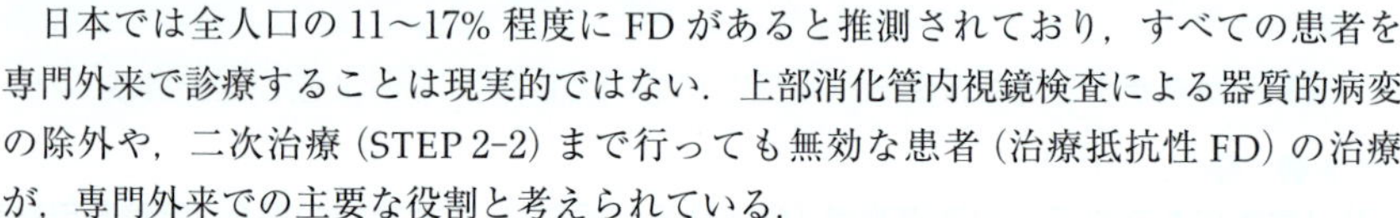

日本では全人口の11～17%程度にFDがあると推測されており，すべての患者を専門外来で診療することは現実的ではない．上部消化管内視鏡検査による器質的病変の除外や，二次治療（STEP 2-2）まで行っても無効な患者（治療抵抗性FD）の治療が，専門外来での主要な役割と考えられている．

（正田良介）

6 胃・十二指腸潰瘍

基本的知識

胃液の主成分は胃酸（塩酸）とペプシノーゲンであり，胃の粘膜は粘液などにより自らを防御している．これら攻撃因子と防御因子のバランスが崩れることにより消化性潰瘍が発生すると考えられている（バランス説）．

胃・十二指腸潰瘍（消化性潰瘍）の主な原因は，*Helicobacter pylori*（*H. pylori*）感染と低用量アスピリン（low dose aspirin：LDA）を含む非ステロイド抗炎症薬（NSAIDs）内服である．*H. pylori*感染は胃粘膜や十二指腸の胃上皮化生粘膜に感染し，直接粘膜を傷害することで潰瘍を形成する．NSAIDsはシクロオキシゲナーゼ阻害によりプロスタグランジンの合成を抑え，防御因子の働きを低下させる．

わが国での*H. pylori*感染率は低下傾向であるが，超高齢社会とともにNSAIDsやLDAなどを使用する機会が多くなり，薬剤性の胃腸傷害の頻度が増加してきている．

特に高齢者では *H. pylori* 感染率が比較的高いため，NSAIDs が処方されている者の中に *H. pylori* 感染者が多く含まれていると考えられ，そのような場合，消化性潰瘍のリスクは相加的に高まる．

消化性潰瘍治療の基本は胃酸の分泌を抑える酸分泌阻害薬の内服と *H. pylori* の除菌である．

胃酸は胃粘膜の胃底腺にある壁細胞から分泌される．壁細胞の基底膜側にあるヒスタミン受容体，アセチルコリン（ムスカリン）受容体，ガストリン受容体に刺激が加わると，細胞内の小胞膜上に存在している胃プロトンポンプ（H^+，K^+-ATPase）が胃内腔側に連結して開口し，酸を分泌する．その他，胃底腺内に存在する ECL 細胞はガストリンが作用するとヒスタミンを分泌し，それにより壁細胞の酸分泌はさらに刺激される．

酸分泌抑制薬には，ヒスタミン H_2 受容体拮抗薬（histamine H_2-receptor antagonist：H_2RA），プロトンポンプ阻害薬（proton pump inhibitor：PPI）がある．2015 年 2 月には従来の PPI と比べ強力かつ持続的に酸分泌を抑制するカリウムイオン競合型アシッドブロッカー（potassium-competitive acid blocker：PCAB）が新たに発売された．

その他の消化性潰瘍治療薬としては防御因子増強剤があり，プロスタグランジン（PG）製剤，スクラルファート水和物，水酸化アルミニウムゲルなどがある．

GL 日本消化器病学会（編）：消化性潰瘍診療ガイドライン 2015，第 2 版，南江堂，2015
日本ヘリコバクター学会ガイドライン作成委員会（編）：*H. pylori* 感染の診断と治療のガイドライン，2016 改訂版，先端医学社，2016

薬物治療アルゴリズム

以下，『消化性潰瘍診療ガイドライン 2015（改訂第 2 版）』より．

1）保存的治療

まず NSAIDs 内服の有無をチェックする．内服がある場合は可能な限り中止し，病状的に中止困難なら PPI か PG 製剤を投与する．

NSAIDs 内服がない場合，*H. pylori* 感染をチェックする．*H. pylori* 感染陽性なら除菌を行い，除菌したら治癒とする．陰性なら PPI，H_2RA，選択的ムスカリン受容体拮抗薬もしくは防護因子増強薬を投与する．

NSAIDs 潰瘍の場合も *H. pylori* 感染をチェックするが，潰瘍治癒を促進するという報告はなく，潰瘍治癒前に *H. pylori* 除菌は行わない．

2）予防

NSAIDs 投与開始予定者で *H. pylori* 陽性の場合には，潰瘍予防のため除菌を行う．しかし，投与中の場合，予防効果は認められない．

潰瘍既往歴のない患者における NSAIDs 潰瘍予防（一次予防）には，PPI やミソプロストール，レバミピドが有効であるが，保険適用となっている薬剤はない．なお，潰瘍既往歴がない場合，COX2 選択的阻害薬（セレコキシブ）服用時の一次予防は不要である．

潰瘍既往歴のある患者における NSAIDs 潰瘍予防（二次予防）には，PPI やミソプロストールが有効である．ただし，保険適用となっているのは，ランソプラゾール 15 mg，エソメプラゾール 20 mg，ボノプラザン 10 mg だけである．ミソプロストールは NSAIDs 潰瘍の治療にのみ保険適用が認められており，二次予防には認められていない．ラベプラゾールも保険適用はないことに注意が必要である．

低用量アスピリン（LDA）服用者への LDA 潰瘍の一次予防には PPI が，二次予防には *H. pylori* 除菌と PPI の投与が有効である．保険適用があるのは，ランソプラゾール 15 mg，ラベプラゾール 5 mg・10 mg，エソメプラゾール 20 mg，ボノプラザン 10 mg である．

H. pylori 除菌には消化性潰瘍再発予防効果があるので，感染陽性例には除菌治療を行い，除菌成功例においては再発予防目的の抗潰瘍薬による維持療法は必要ない．

しかし，除菌療法を行わない場合やアレルギーなどで行えない場合には，初期治療で潰瘍が治癒した後に維持療法を行う．その際の維持療法には，胃潰瘍では H_2RA やスクラルファートを用い，期間は 1 年まで行うことが推奨される．十二指腸潰瘍では PPI（保険適用外），H_2RA，スクラルファートを用い，期間は 2 年まで行うことが推奨される．

処方例

1）NSAIDs，LDA などが原因の場合（非除菌療法）

STEP 1

❶ ボノプラザン（タケキャブ） 錠 20 mg 1 回 1 T 1 日 1 回 朝食後

❷ オメプラゾール（オメプラール，オメプラゾン） 錠 20 mg 1 回 1 T 1 日 1 回 朝食後

❸ ランソプラゾール（タケプロン） OD 錠 30 mg 1 回 1 T 1 日 1 回 朝食後

❹ ラベプラゾール（パリエット） 錠 10 mg・20 mg 1 回 1 T 1 日 1 回 朝食後

❺ エソメプラゾール（ネキシウム） カプセル 20 mg 1 回 1 Cap 1 日 1 回 朝食後

▶❶～❺のいずれか．
▶H_2RA より PPI のほうが潰瘍治癒率は高い．
▶PPI 間では潰瘍治癒率に差はみられない．
▶各薬剤とも常用量の 8 週間投与（胃潰瘍）/4～6 週投与（十二指腸潰瘍）で高い潰瘍治癒率が得られている．
▶PPI に防御因子増強薬の潰瘍治癒上乗せ効果は認められないため，単独で使用する．

STEP 2 PPI がアレルギーなどで使用できない場合

❶ シメチジン（タガメット） 錠 200 mg 1 回 2 T 1 日 2 回 朝食後，就寝前

❷ ラニチジン（ザンタック） 錠 150 mg 1 回 1 T 1 日 2 回 朝食後，就寝前

❸ ファモチジン（ガスター） 錠・D 錠 20 mg 1 回 1 T 1 日 2 回 朝食後，就寝前

❹ ロキサチジン（アルタット） カプセル 75 mg 1 回 1 Cap 1 日 2 回 朝食後，就寝前

❺ ニザチジン（アシノン） 錠 150 mg 1 回 1 T 1 日 2 回 朝食後，就寝前

❻ ラフチジン（プロテカジン） 錠・OD 錠 10 mg 1 回 1 T 1 日 2 回 朝食後，就寝前

▶❶〜❻のいずれか.
▶H_2RA 間では潰瘍治癒率に差はみられない.
▶各薬剤とも常用量 8 週間投与（胃潰瘍）/6 週間投与（十二指腸潰瘍）で高い潰瘍治癒率が得られている.
▶以下では H_2RA に対する防御因子増強薬の潰瘍治癒上乗せ効果が認められている.
シメチジン＋エグアレンナトリウム（アズロキサ）（胃潰瘍）
シメチジン＋エカベトナトリウム（ガストローム）（胃潰瘍）
ラニチジン＋テプレノン（セルベックス）（胃潰瘍）
シメチジン＋アルジオキサ（イサロン）（十二指腸潰瘍）

STEP 3 選択的ムスカリン受容体拮抗薬/一部の防御因子増強剤

❶ ピレンゼピン（ガストロゼピン） 錠 25 mg 1 回 1 T 1 日 4 回 毎食後・就寝前

▶PPI，H_2RA がアレルギーなどで使用できない場合.
▶常用量では，シメチジンと同等の潰瘍治癒率.
▶常用量 12 週間投与で高い潰瘍治癒率が得られている.

❷ スクラルファート（アルサルミン） 内用液 1 回 10 mL 1 日 3 回

▶同効薬として，レバミピド（ムコスタ），テプレノン（セルベックス）がある.
▶金属を含む製剤であり，キノロン，テトラサイクリンの吸収を抑制するため，併用に注意.
▶潰瘍部分に選択的に結合し，保護層を形成する.
▶常用量 12 週間投与（胃潰瘍）/8 週間投与（十二指腸潰瘍）で高い潰瘍治癒率が得られる.

❸ ミソプロストール（サイトテック） 錠 1 回 200 μg 1 日 4 回

▶プロスタグランジンそのものであり，シクロオキシゲナーゼ阻害で合成低下したプロスタグランジンを補うことで，胃粘膜防御機能を改善させる.
▶常用量では，シメチジンや塩酸ラニチジンなどの H_2RA や，選択的ムスカリン受容体拮抗

薬と同等の潰瘍治癒率がある.

▶常用量 12 週間投与で高い潰瘍治癒率が得られている.

▶❶〜❸のいずれか.

STEP 4 その他の防御因子増強剤

❶ 水酸化アルミニウムゲル・水酸化マグネシウム配合（マーロックス） 懸濁用配合顆粒 1.2 g/包 1 日 1.6〜4.8 g 数回分服

▶どちらの成分も酸中和作用があるが，水酸化アルミニウムは胆汁酸と結合すると便秘を引き起こすため，緩下作用を持つ水酸化マグネシウムを配合している.

▶腎機能障害があると，アルミニウム脳症，アルミニウム骨症，高マグネシウム血症になるリスクがあり，特に透析患者への投与は禁忌となっている.

2) *H. pylori* が原因の場合（除菌療法）→p 225「慢性胃炎（*H. pylori* 感染胃炎）」を参照

処方上の注意

A 薬剤の主な禁忌と副作用

1) PPI

・発疹.

・消化器症状：下痢，便秘，嘔気.

▶Collagenous colitis：慢性の水溶性下痢. 生検で大腸上皮の collagen band の肥厚を認める.

・肝機能障害.

・舌炎，味覚障害.

・腎機能障害：長期利用ほどリスク高まる.

・骨粗鬆症：Ca 吸収低下をきたすため. 1 年以上の長期投与で特に注意が必要.

2) PG 製剤（ミソプロストール）

・用量依存性に下痢が高頻度で起こるが，潰瘍予防効果は減量しても変わらない.

・そのため，1 錠 200 μg を通常 1 回 1T 1 日 4 回で使用するところを，1 回 1T 1 日 2 回，1 回 1T 1 日 3 回に減量して使用を開始するほうが忍容性は向上しやすい

・子宮収縮作用があり，妊娠した場合，流産を起こすおそれがあるため，妊婦または妊娠している可能性のある婦人には投与しないこと.

B 肝・腎機能低下時の注意点

PPI は肝代謝型の薬剤のため，肝障害時には副作用出現に注意が必要である.

H_2RA は腎代謝型の薬剤のため，腎障害時には用量調整が必要である. ただし，ラフチジンは肝代謝.

C その他の注意点

1) 薬物間の相互作用

PPIなどにより胃内pHが上昇すると，弱酸性薬物（バルビツール酸類，フェニトイン，ワルファリンなど）はイオン型が多くなり，消化管からの吸収が減少する．イトラコナゾールなどのアゾール系の抗真菌薬は胃での溶解性が低下し，吸収が低下する．

シメチジンはCYP3A4やCYP1A2などの様々な薬物代謝酵素を阻害して，併用薬の血中濃度を上昇させることがあるので，薬物間相互作用には注意が必要である．

除菌の際，使用する抗菌薬により腸内細菌のビタミンK産生が低下し，ワルファリンの効果が増強することがある．

2) H_2RAの長期投与に関して

H_2受容体拮抗薬は，使用により壁細胞上のH_2受容体が増加していくため，胃酸分泌抑制効果は徐々に減弱していく．

急にH_2受容体拮抗薬を中止すると，胃酸分泌が中止後1〜5日程度亢進することがあり（リバウンド現象），潰瘍再発に注意が必要となる．

3) 除菌療法の副作用

副作用全体の内訳として下痢，軟便が10〜20%に，味覚異常，舌炎，口内炎が5〜15%に，皮疹が2〜5%に認められる．

副作用の出現率は4.4%で，下痢と味覚異常が主なものであった．

除菌と逆流性食道炎，GERDの発生・増悪の関連性に関し，明確なエビデンスは存在しない．

4) 妊娠など，特別な配慮を要する患者

ミソプロストールは子宮収縮作用があり，流産のリスクとなるため，妊婦または妊娠している可能性のある婦人には投与禁忌である．

連携医療

1) 開業医から専門医への紹介

活動性出血例，および非出血性であっても潰瘍底に露出血管を認める症例は内視鏡的止血治療の適応であり，自施設で施行困難な場合には専門医へ紹介する．

H. pyroli 除菌に成功しても，潰瘍が治癒しない場合や再発を繰り返す場合は，潰瘍の原因を精査する必要がある．

2) 専門医から開業医への紹介

出血性消化性潰瘍の治療後には，必ず *H. pylori* 感染の診断を行い，陽性なら除菌療法を行う．

PPI投与直後でも3剤併用除菌療法の除菌率に影響はない．

除菌後も胃癌などの発症リスクは続くため，定期的な上部消化管検査を行うことが推奨される．特に，除菌を行わずに維持療法を行っている場合には，胃潰瘍再発のリスクもあることから，2年間程度は6ヵ月〜1年に1回内視鏡検査を行う．

（前田　愼）

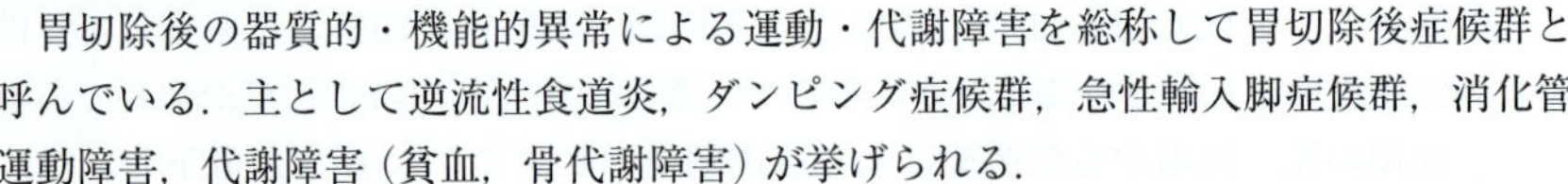

7 胃切除後症候群

基本的知識

胃切除後の器質的・機能的異常による運動・代謝障害を総称して胃切除後症候群と呼んでいる．主として逆流性食道炎，ダンピング症候群，急性輸入脚症候群，消化管運動障害，代謝障害（貧血，骨代謝障害）が挙げられる．

処方例

A 逆流性食道炎

STEP 1 酸逆流が主の場合

❶ アルギン酸ナトリウム（アルロイドG） 液 1日60 mL 3回分服

〈プロトンポンプ阻害薬またはカリウムイオン競合型アシッドブロッカー（P-CAB）〉
❷ エソメプラゾール（ネキシウム），ラベプラゾール（パリエット），ランソプラゾール（タケプロン），ボノプラザン（タケキャブ）のいずれか （用法・用量はp 221「食道炎，食道潰瘍」を参照）

❸ モサプリド（ガスモチン） 錠5 mg 1回1T 1日3回 食前または食後

❹ カモスタット（フオイパン） 錠100 mg 1回1T 1日3回 食後

▶❶～❹を適宜併用．

解説

一般の逆流性食道炎と異なりアルカリや蛋白分解酵素を主因とする場合が多いのでフオイパンを積極的に併用する．

STEP 2 胃全摘の場合

上記STEP 1から❷を除く．❹は必須．

B ダンピング症候群（dumping syndrome）

STEP 1 早期ダンピングに対して

❶ オキセサゼイン（ストロカイン） 錠5 mg 1回1T 1日3回 食前

❷ シプロヘプタジン（ペリアクチン） 錠4 mg 1回1T 1日3回 食前

▶❶❷のいずれか，併用も可．

解説

高浸透圧の食物流入による血管内脱水によって生ずる．食事療法が中心で少量・頻回に摂取させ，薬物療法は補助である．欧米ではサンドスタチンを重症例に用いる報告もある．

STEP 2 後期ダンピングに対して

[α-グルコシダーゼ阻害薬]

❶ アカルボース（グルコバイ） 錠・OD錠 1回100 mg 1日3回 食直前

❷ ボグリボース（ベイスン） 錠・OD錠 1回0.2 mg 1日3回 食直前

❸ ミグリトール（セイブル） 錠・OD錠 1回50 mg 1日3回 食直前

▶❶〜❸のいずれか．

解説

食後数時間の反応性インスリン分泌に基づく低血糖による．低炭水化物食による少量頻回の食事療法が基本で，発作時の糖質補充も有効．

C 急性輸入脚症候群

❶ ドンペリドン（ナウゼリン） 錠10 mg 1回1T 1日3回 食前

❷ モサプリド（ガスモチン） 錠5 mg 1回1T 1日3回 食前

▶❶❷のいずれか．併用も可．

解説

Billroth II 法再建で輸入脚に貯留した胆汁・膵液を食事刺激で嘔吐する．基本は食事療法で多脂性食品の摂取を避け，補助的に薬物療法を行う．

D 胃切除後貧血

STEP 1 鉄欠乏性貧血

[鉄剤の内服]

❶ クエン酸第一鉄ナトリウム（フェロミア） 錠・顆粒 （鉄として）1日100〜200 mg 1〜2回分服

❷ フマル酸第一鉄（フェルム） カプセル100 mg 1回1Cap 1日1回

❸ 乾燥硫酸鉄（フェロ・グラデュメット） 錠105 mg 1日1〜2T 1〜2回分服 空腹時または食直後

❹ 含糖酸化鉄（フェジン） 注 1日40 mg 緩徐に静注

▶❶〜❹のいずれか．

STEP 2 ビタミン B_{12} 欠乏性貧血

❶ メコバラミン（メチコバール） 注 1回0.5 mg 週2〜3回 筋注
維持療法は1〜3ヵ月おきに1回筋注

解説

胃切除後の貧血は酸分泌低下による鉄欠乏性，内因子欠乏によるビタミン B_{12} 吸収不全によるものの2種類があり，両者の合併も多い．後者は肝臓での貯蔵が枯渇した数年後に生じることに注意．

処方上の注意

食事療法や生活指導を第一次的な治療法として位置づけ，薬物療法は補うものとして認識すべきである．

（三浦総一郎）

8 吸収不良症候群

基本的知識

三大栄養素，ビタミン，ミネラルなどの消化管における吸収障害を引き起こす疾患の総称．原因は多彩で管腔内消化障害，腸粘膜吸収障害と輸送経路障害に分かれる．病態に応じた原因治療が理想だが，対症的薬物療法や栄養療法も重要であり，本項では後者につき述べる．

処方例

A 総合消化酵素剤による補充療法：管腔内消化障害がある場合

❶ ベリチーム 配合顆粒 1回4〜8 g 1日3回

❷ パンクレリパーゼ（リパクレオン） カプセル150 mg 1回4 Cap 1日3回

▶❶❷のいずれか．

解説

膵外分泌不全や，胃全摘後に有効．吸収障害においても吸収効率を高めるので補助的な使用は推奨される．

B 経腸栄養剤による補充療法 (enteral nutrition：EN)

STEP 1 吸収不良が比較的軽症の場合—半消化態栄養剤

❶ ラコール NF　配合経腸用液　1日 1,200〜2,000 mL

❷ エネーボ　配合経腸用液　1日 1,000〜1,600 mL

▶❶❷のいずれか．併用も可．

▶❶❷とも標準量の約 1/3 を所定濃度の約 1/2 で投与開始．経口の場合は数回に分割投与する．状態をみながら標準量とする．

STEP 2 吸収不良が中等度〜重症だが腸管が使用できる場合—成分栄養剤

❶ エレンタール　配合内用剤　標準量の約 1/8 (60〜80 g) を所定濃度の約 1/2 (0.5 kcal/mL) で投与開始 (経口の場合は分割投与．状態をみながら濃度および投与量を漸増し標準量［320〜640 g (1,200〜2,400 Kcal)］を目指す)

【STEP 2 解説】

腸管切除による短腸症候群や腸粘膜吸収障害による実効吸収面積減少をきたすCrohn 病，アミロイドーシス，悪性リンパ腫などの疾患に有効．腸リンパ管拡張症など輸送経路障害にも有用である．不足カロリーに応じ適量を経管または経口で投与する．成分栄養剤長期投与では必須脂肪酸や微量栄養素の欠乏に留意する．

C 完全静脈栄養 (total pareteral nutrition：TPN) による補充療法：吸収不良が重症で腸管が使用できない場合

❶ 高カロリー輸液 (トリパレン 1〜2 号液またはハイカリック液 1〜3 号注)

❷ 10〜12% アミノ酸製剤　注

❸ エレメンミック　注　1日 2 mL

❹ ダイズ油 (イントラリポス)　輸液 10% または 20%　1日 500 mL (10%) または 250 mL (20%)　点滴静注

▶❶に❷を加え混液とし❸を1日1A，❹を週 2〜3 回補充する．

【C 解説】

吸収障害が高度な場合 (糞便脂肪量多量や残存小腸短縮) では，完全静脈栄養に依存せざるを得ない．感染などによる血管閉塞が常に問題となる．

処方上の注意

経口摂取が可能なら，経静脈栄養に頼らずに種々のレベルに応じて経腸栄養剤を併用することが免疫防御面から望ましい．

(三浦総一郎)

9 虫垂炎

基本的知識

虫垂炎は虫垂内腔の閉塞と腸内細菌の増殖により惹起されると考えられている虫垂の非特異的炎症で，小児から高齢者まで幅広い年齢層にみられる．閉塞の原因の多くは糞石，食物残渣で，中高年では大腸癌による閉塞が原因となることがある．発熱と腹痛とが主症状で，腹痛は典型的には心窩部痛より右下腹部痛に移動するとされているが，右下腹部痛を含む多彩な臨床症状を呈する．悪心，嘔吐，便秘，下痢などの消化器症状を伴うことが多い．理学所見として McBurney 点の圧痛，Blumberg 徴候，筋性防御などがみられ，古典的な虫垂炎の特異的所見として Rosenstein 徴候，Rovsing 徴候などが知られている．圧痛が明らかでないときは，直腸指診による右側優位の圧痛が診断に有用なことがある．炎症の程度により，カタル性虫垂炎，蜂巣炎性虫垂炎，壊疽性虫垂炎に，穿孔や膿瘍形成の有無で単純性虫垂炎，複雑性虫垂炎に分類される．

検査所見では，白血球増多，CRP 高値などの炎症所見がみられる．欧米では，Alvarado score，pediatric appendicitis score が臨床指標として用いられている．画像診断では，腹部 X 線写真での右腸腰筋陰影消失，麻痺性イレウス所見，糞石の存在などの診断的価値が高い．最近は腹部 CT 検査で虫垂炎の重症度（単純性か複雑性か）の判定が行われる．腹部超音波検査では虫垂の腫大，腹水の描出などが有用な所見である．鑑別診断としては，結腸憩室炎，炎症性腸疾患，泌尿器疾患（右尿管結石，尿路感染症など），婦人科疾患（骨盤腹膜炎，右卵巣茎捻転，子宮外妊娠など）などが挙げられる．

薬物治療アルゴリズム

治療に関しては，軽症例，単純性虫垂炎では抗菌薬投与による保存的治療を第一選択としている報告[1]もあるが，多くのガイドラインでは，単純性虫垂炎，複雑性虫垂炎とも腹腔鏡手術を含めた虫垂切除術を第一選択として推奨している[2]．保存的治療で単純性虫垂炎の 60～85% が外科手術を回避できると報告されているが，その後の再発率は高く，現在でも虫垂切除術が治療のゴールドスタンダードである．

虫垂炎で手術を行う場合は，手術直前 1 回だけの抗菌薬投与が推奨されている[2]．虫垂切除術の感染性合併症［surgical site infection（SSI），腹腔内膿瘍など］に対する抗菌薬予防投与について，単純性虫垂炎術後では推奨されていないが，複雑性虫垂炎術後では効果があるとされている[2]．抗菌薬の選択は抗菌薬使用ガイドラインを参考にする[3]．

処方例

A 穿孔・膿瘍形成のない軽症例（単純性虫垂炎）

Step 1 経口抗菌薬の投与

[手術を行わず保存的治療を選択した場合]

❶ クラブラン酸・アモキシシリン配合（オーグメンチン） 錠 250 mg 1回1T 1日3～4回

❷ レボフロキサシン（クラビット） 錠 500 mg 1回1T 1日1回

▶❶❷に限らず，大腸菌など腸内細菌を適応とする経口抗菌薬を菌種，薬剤耐性に応じて使用．

Step 2 点滴静注抗菌薬の投与

[経口抗菌薬で改善を認めず，さらに保存的治療を選択した場合]

❶ アンピシリン・スルバクタム配合（ユナシン-S） 1回3g 1日2回 点滴静注

❷ セフトリアキソン（ロセフィン） 1回1g 1日2回 点滴静注

▶❶❷に限らず，大腸菌など腸内細菌を適応とする点滴静注抗菌薬を菌種，薬剤耐性に応じて使用．

B 穿孔・膿瘍形成などを合併する症例（複雑性虫垂炎）

基本的に手術治療を第一選択に考える．

連携医療

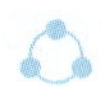

虫垂炎を疑い，手術が必要と考えられる症例は，速やかに手術実施可能な施設への紹介を考慮する．若年者，高齢者では急激に増悪する症例が，乳幼児では急速な経過で穿孔に至る症例があり，注意を要する．ACS（American College of Surgeons）による虫垂切除術の患者用パンフレットが〈https://www.facs.org/education/patient-education/patient-resources/operations〉［2019年2月19日閲覧］で参照できる．

文献

1) Krisgna K Varadhan, et al：Safety and efficacy of antibiotics compared with appendicectomy for treatment of uncomplicated acute appendicitis：meta-analysis of randomised controlled trials. BMJ **344**：e2156, 2012
2) Gorter RR, et al：Diagnosis and management of acute appendicitis. EAES consensus development conference 2015. Surg Endosc **30**：4668-4690, 2016
3) JAID/JSC 感染症治療ガイド・ガイドライン作成委員会（編）：JAID/JSC 感染症治療ガイド，日本感染症学会・日本化学療法学会，東京，2014

（佐田尚宏）

10 Crohn 病

基本的知識

Crohn 病（Crohn's disease：CD）は原因不明の慢性炎症性腸疾患である．小腸，大腸に敷石像と縦走潰瘍が発生し，組織学的に非乾酪性類上皮細胞肉芽腫がみられる．わが国の有病者数は4万人を超え，男性にやや多い．10～20歳代の若年・青年期に下痢，発熱，腹痛，体重減少などで発症する．また，痔瘻・裂肛などの肛門部病変，口腔内アフタ，結節性紅斑などの皮膚様病変を伴うことがある．狭窄，膿瘍，内・外瘻などの腸管合併症のため外科治療を余儀なくされることがある．

本症の治療目標は，病勢をコントロールしQOLを高めることである．加えて，抗TNFα抗体療法が奏効することから消化管病変の瘢痕化（粘膜治癒）を目指した治療が行われる．臨床的活動性，腸病変の程度，腸管合併症による疾患パターン（炎症型，狭窄型，瘻孔型）で抗TNFα抗体の適応を判断し，腸管合併症の予防や治療を行う．

薬物治療アルゴリズム

年齢，臨床的活動度，X線・内視鏡検査による腸病変の重症度，全身性合併症，腸管合併症を総合的に判断し治療方針を決定する．軽症・中等症では5アミノサリチル酸，ステロイド，栄養療法を選択し，中等症・重症では抗TNFα抗体療法を考慮する．痔瘻や腸管合併症は感染を十分にコントロールしたうえで治療する．寛解後も，抗TNFα抗体，アザチオプリンや6メルカプトプリン（6MP）などのチオプリン製剤，経腸栄養療法を併用し，ステロイドの長期投与を回避する．血球成分除去療法も治療オプションとして適宜使用する．

処方例

STEP 1 軽症・中等症

〈5アミノサリチル酸〉

❶ サラゾスルファピリジン（サラゾピリン）またはメサラジン（ペンタサ） 錠500 mg 1回2T 1日2～3回（1日3～4 g） 食後

〈成分栄養剤・消化態栄養剤・半消化態栄養剤〉

❷ エレンタール，ツインラインNF，エンシュア・リキッド，ラコールNF

▶❶で治療し，適宜❷を併用．

解説

小腸に主病変が存在する場合はペンタサを投与する．大腸型ではサラゾピリン投与でもよい．経腸栄養剤は 1 日 1,200 kcal 程度の投与量を目安とする．エレンタールとツインラインは経鼻チューブ，あるいは経口的に少量より開始し漸増する．患者の受容性が低い場合は半消化態栄養剤を経口投与する．

STEP 2 中等症・重症

STEP 1 に下記を加える．

❶ **プレドニゾロン（プレドニン）** 錠 5 mg　1 回 6〜8 T　1 日 1〜2 回　食後

❷ **ブデソニド（ゼンタコート）** カプセル 3 mg　1 回 9 mg　1 日 1 回　食後

❸ **リセドロン酸（アクトネル，ベネット）** 錠 2.5 mg　1 回 1 T　1 日 1 回　または錠 17.5 mg　週 1 回 1 T，または錠 75 mg　月 1 回 1 T
または**アレンドロン酸ナトリウム（フォサマック，ボナロン）** 錠 5 mg　1 回 1 T　1 日 1 回　または錠・ゼリー 35 mg　週 1 回 1 T　またはゼリー　週 1 回 1 包

〈プロトンポンプ阻害薬〉
❹ **エソメプラゾール（ネキシウム）**または**ラベプラゾール（パリエット）** カプセル・錠 20 mg　1 日 1 回 1 Cap・1 T（保険適用外）

❺ **アザチオプリン（アザニン，イムラン）** 錠 50 mg　1 回 0.5 T より開始　1 日 1 回（1 日 25 mg）　食後

❻ **メルカプトプリン（ロイケリン）** 散 30 mg/g　1 回 15 mg より開始　1 日 1 回（1 日 15 mg）　食後（保険適用外）

❼ **シプロフロキサシン（シプロキサン）** 錠 200 mg　1 回 1〜2 T　1 日 2〜3 回（1 日 600〜800 mg）（保険適用外）

❽ **メトロニダゾール（フラジール）** 錠 250 mg　1 回 1 T　1 日 3 回（1 日 750 mg）（保険適用外）

▶❶あるいは❷と❸❹を併用．❺あるいは❻を考慮する．改善に乏しい場合❼❽のいずれか，あるいは両方を投与する．

解説

プレドニゾロン 1 日 30〜40 mg を開始し，2 週間隔で漸減する．ブデソニドはステロイドのアンテドラッグであり，回盲部病変に有効な pH 依存性の徐放剤である．チオプリン製剤は寛解維持に有効であるが，副作用が少なくない．少量から開始し 1〜2 週間隔で白血球減少，脱毛，過敏症，消化器症状の有無を慎重にモニターしながら増量する．抗菌薬は補助的治療法である．

STEP 3 中等症・重症

❶ インフリキシマブ（レミケード） 注 1回5mg/kg 点滴静注 0週，2週，6週 以後8週間隔で点滴静注

❷ アダリムマブ（ヒュミラ） 注 0週160mg 2週80mg 4週40mg 皮下注 以後2週間隔で40mg 皮下注

解説

STEP 2が奏効しない場合，重症例で抗TNFα抗体療法が適応となる．悪性腫瘍，感染症，心不全を有する患者は禁忌である．特に結核菌感染，B型肝炎ウイルス感染は厳密に除外する必要がある．抗TNFα抗体療法前後における感染症の管理はガイドラインに準拠して対処する．しかし，30～40%の患者で効果減弱がみられる．インフリキシマブではチオプリンの併用である程度予防できるが，アダリムマブではコンセンサスは得られていない．効果減弱時は薬剤増量や薬剤変更で対処する．最近CDで承認されたウステキヌマブの位置づけは今後の課題である．

処方上の注意

ステロイド，チオプリン，抗TNFα抗体療法は単独で感染症のリスクを上昇させ，2剤以上の併用によりさらに上昇するので注意が必要である．欧米ではチオプリンと抗TNFα抗体療法抗体併用により悪性腫瘍のリスクが上昇することが示されている．

連携医療

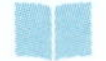

診断と治療法決定には小腸を含む全消化管検査や生物学的製剤の特徴に精通した専門医の判断が必要である．初回診断時および再発時は専門医へ紹介したほうがよい．

（松本主之）

11 潰瘍性大腸炎

基本的知識

潰瘍性大腸炎は大腸粘膜を主体に慢性炎症が生じる疾患である．原因は解明されていないが，遺伝的背景（疾患感受性遺伝子）と環境因子（食事，衛生環境など）が関係した多因子疾患と考えられている．特に腸内細菌叢の変化が病因として注目されている．病変は直腸から口側に向けてびまん性，連続性に広がるのが典型である．20～30歳代にピークがあるが，中高年以上の発症も珍しくはない．コントロール不良，罹病期間が長い患者では大腸癌発癌のリスクが高まる．難病に指定されており，登録患者数は18万人を超えている．

原因不明の疾患のため治癒という言葉を使わず，寛解（自覚症状が消失し健常時と同様な生活ができる状態）の導入・維持が治療目標となる．

薬物治療アルゴリズム

潰瘍性大腸炎の治療は寛解導入療法と寛解維持療法との組み合わせからなる．導入療法に向いているか，維持療法に向いているかというそれぞれの薬剤の適性を知ったうえで選択する．また，治療の選択には罹患範囲（直腸炎型，左側大腸炎型，全大腸炎型），重症度（劇症，重症，中等症，軽症），難治性（ステロイド依存，ステロイド抵抗性）を考慮する．外科的根治治療として全大腸摘出術があることも忘れてはならない．

処方例

STEP 1 軽症～中等症

A 寛解導入

1) 直腸炎型（直腸に炎症が限局している）

〈5-アミノサリチル酸製剤〉

❶ **メサラジン（ペンタサ）** 坐剤 1 g 1日1回（1 g）

❷ **ベタメタゾン（リンデロン）** 坐剤 0.5 g 1日1回（0.5 g）

▶❶❷のいずれか．
▶上記でコントロールできない場合は左側大腸型に準じて経口 5-アミノサリチル酸製剤を追加する．

2) 左側大腸炎型，全大腸炎型

〈経口 5-アミノサリチル酸製剤〉

❶ **サラゾスルファピリジン（サラゾピリン）** 錠 500 mg 1日6～8 T 3～4回分服
または以下のいずれか
メサラジン（ペンタサ） 錠 500 mg 1日6～8 T 2～3回分服 もしくは顆粒 1日3～4 g 2～3回分服
メサラジン（アサコール） 錠 400 mg 1日9 T 3回分服
メサラジン（リアルダ） 錠 1,200 mg 1回4 T 1日1回

❷ ❶に加えて 5-アミノサリチル酸局所製剤（坐剤，注腸製剤）を追加
直腸の炎症が強い場合：**ペンタサ** 坐剤 1 g 1日1回
左側大腸の炎症が強い場合：**ペンタサ** 注腸 1 g 1日1回

❸ ❶❷に加えてステロイド局所製剤（坐剤，注腸製剤）を適宜追加
ベタメタゾン（リンデロン） 坐剤 0.5 g 1日1回
プレドニゾロンリン酸エステルナトリウム（プレドネマ） 注腸 20 mg 1日1回
ベタメタゾンリン酸エステルナトリウム（ステロネマ） 注腸 3 mg 100 mL もしくは 1.5 mg 50 mL 1日1回
ブデソニド（レクタブル） 注腸フォーム 2 mg 14回 1回1 push 1日2回 直腸内に噴射

B 寛解維持

1) 直腸炎型［5-アミノサリチル酸製剤］

❶ メサラジン（ペンタサ） 坐剤 1 g 1日1回

❷ サラゾスルファピリジン（サラゾピリン） 錠 500 mg 1日4〜6T 2〜3回分服

❸ メサラジン（ペンタサ） 錠 500 mg 1日4T 1〜2回分服 もしくは顆粒 1日2g 1〜2回分服

❹ メサラジン（アサコール） 錠 400 mg 1日6T 3回分服

❺ メサラジン（リアルダ） 錠 1,200 mg 1日2T 1日1回

▶❶に加えて❷〜❺経口 5-アミノサリチル酸製剤のいずれかの維持量を加えるときもある.

2) 左側大腸炎型，全大腸炎型

❶ サラゾスルファピリジン（サラゾピリン） 錠 500 mg 1日4〜6T 2〜3回分服

❷ メサラジン（ペンタサ） 錠 500 mg 1日4T 1〜2回分服 もしくはペンタサ 顆粒 1日2g 1〜2回分服

❸ メサラジン（アサコール） 錠 400 mg 1日6T 3回分服

❹ メサラジン（リアルダ） 錠 1,200 mg 1日2T 1日1回

▶❶〜❹のいずれか.

STEP 2 中等症〜重症

A 寛解導入

1) 外来通院可能な患者

❶ プレドニゾロン（プレドニン） 錠 1日 30〜40 mg 2〜3回分服

▶1～2 週間で効果判定し，有効ならば漸減して 3ヵ月以内に 10 mg 未満にまで減量.

2) 入院患者（重症に近い中等症，重症）

❶ プレドニゾロンコハク酸エステルナトリウム（水溶性プレドニン） 注 1～1.5 mg/kg 点滴静注

▶1 週間以内に効果判定．無効の場合は速やかにステロイド抵抗性の治療へ移行．有効の場合は漸減して 3ヵ月以内に 10 mg 未満にまで減量.

▶上記薬物療法に加えて血球成分除去療法を追加してもよい.

▶ステロイドを使用した症例では維持療法としてチオプリン製剤の使用を考慮する.

▶重症例では外科的手術の適応も常に念頭に置く.

【A 解説】

経口 5-アミノサリチル酸製剤や局所製剤のみでコントロールできない中等症以上では副腎皮質ステロイド治療が導入される.

B 寛解維持

1) 経口 5-アミノサリチル酸製剤 最大用量

❶ サラゾスルファピリジン（サラゾピリン） 錠 500 mg 1日 6～8 T 2～3 回分服

❷ メサラジン（ペンタサ） 錠 500 mg 1日 8 T 1～2 回分服 もしくは顆粒 1日 4 g 1～2 回分服

❸ メサラジン（アサコール） 錠 400 mg 1日 9 T 3 回分服

❹ メサラジン（リアルダ） 錠 1,200 mg 1回 4 T 1日 1 回

▶❶～❹のいずれか.

2) チオプリン製剤

❶ アザチオプリン（イムラン，アザニン） 錠 50 mg 1日 1 回 1日 25 mg で開始し副作用に注意しながら適宜増量

3) プリン拮抗薬

❶ メルカプトプリン（ロイケリン） 散 力価 30 mg 1日 1 回 （保険適用外）

▶アザチオプリンで嘔気が強い患者，肝機能障害が出やすい患者で使用できることがある．散剤なので少量から用量調整が可能.

【B 解説】

ステロイドで寛解導入された症例では維持療法として 5-アミノサリチル酸製剤をまず最大用量で使用する．その後，臨床症状や内視鏡所見をみながら維持量へ減量する．またステロイド依存性への移行が考えられる場合はチオプリン製剤［アザチオプリン，メルカプトプリン（保険適用外）］の併用を考慮する.

STEP 3 劇症・難治例

1 劇症例

原則として外科的手術の適応を考慮すべきである．外科のバックアップがあるうえで，専門医による治療が行われる．

2 難治例

A ステロイド依存例：ステロイド減量中に再燃する場合やステロイド中止後に再燃する症例

1) 寛解維持療法として［チオプリン製剤］

❶ アザチオプリン（イムラン，アザニン） 錠 50 mg 1日1回
1日25 mg で開始し副作用に注意しながら適宜増量

❷ メルカプトプリン（ロイケリン） 散 力価30 mg 1日1回 （保険適用外）

▶❶❷のいずれか．

▶❷は，アザチオプリンで嘔気が強い患者，肝機能障害が出やすい患者で使用できることがある．散剤なので少量から用量調整が可能．

2) 寛解導入療法として

［抗TNF α 抗体製剤］

❶ インフリキシマブ（レミケード） 注 5 mg/kg 0週，2週，6週に点滴静注（寛解導入）
有効例では5 mg/kg点滴静注の8週毎の計画的維持投与へ移行

❷ アダリムマブ（ヒュミラ） 注 160 mg（40 mg シリンジ4本，もしくは80 mg シリンジ2本），80 mg（40 mg シリンジ2本，もしくは80 mg シリンジ1本），40 mg を0週，2週，4週目に皮下注
有効例では40 mg 皮下注を隔週で維持投与

▶❶❷のいずれか．

［カルシニューリン阻害薬］

❶ タクロリムス（プログラフ） 顆粒・カプセル 0.025 mg/kg を1日2回に朝食後および夕食後に経口投与し（0.05 mg/kg/日）高トラフを目指す（10〜15 ng/mL）

▶2週間以降は目標血中トラフ濃度を5〜10 ng/mL とし投与量を調節．

B ステロイド抵抗例：ステロイド治療に反応が認められないもしくは不十分な症例

[抗 TNF α 抗体製剤・JAK 阻害薬]

❶ インフリキシマブ（レミケード） 点滴静注 「A ステロイド依存例」参照

❷ アダリムマブ（ヒュミラ） 皮下注 「A ステロイド依存例」参照

❸ トファシチニブ（ゼルヤンツ） 錠
　導入療法：1 回 10 mg　1 日 2 回　朝夕　8 週間
　維持療法：1 回 5 mg　1 日 2 回　朝夕　効果不十分例では 1 日 20 mg まで増量可

▶❶～❸のいずれか．

[カルシニューリン阻害薬]

❶ タクロリムス（プログラフ） 経口 「A ステロイド依存例」参照

【STEP 3 解説】
難治例の寛解導入療法では血球成分除去療法を適宜追加してよい．

処方上の注意

ステロイド製剤：潰瘍性大腸炎治療においてステロイド製剤の寛解維持作用は否定されている．副作用リスク（骨粗鬆症，糖尿病，感染症など）から漫然と長期使用をしてはならない．

5-アミノサリチル酸製剤：使用例が増えるにしたがって同剤による副作用発現例も報告されている．間質性肺炎，間質性腎障害のほか，内服数週間後に高熱と水様性下痢が出現する場合がある（アレルギーと考えられている）．このような症例では潰瘍性大腸炎の悪化と鑑別が難しい場合がある．サラゾピリンでは精子減少症（内服中止で回復），薬疹に注意する．

チオプリン製剤：副作用として急性白血球減少症に注意する．内服開始後 2ヵ月以内，多くは数週間で発症する．NUDT15 遺伝子多型がリスク因子であることがわかっている．現在遺伝子検査は行えないので，開始後 1～2 週間は血液検査で白血球数をチェックする．先行症状としての脱毛，嘔気にも注意する．そのほか肝機能を定期的にチェックする．

経口タクロリムス・シクロスポリン：トラフ値のモニターが必要．腎障害に注意する．血清クレアチニン濃度だけでなく eGFR などもチェックする．ニューモシスティスなどの日和見感染症にも注意．また，長期使用で振戦や脂質異常症，耐糖能異常を認めることがある．

抗 TNFα 抗体製剤：使用する前には結核スクリーニング（問診，胸部 X 線もしくは CT，インターフェロン γ 放出試験，ツベルクリン反応），B 型肝炎スクリーニング

(HBsAg, HBsAb, HBcAb) を行う．また患者のワクチン接種歴についても調べておくことが好ましい．抗 TNFα 抗体製剤使用中は生ワクチンを接種することはできない．

連携医療

重症，劇症例では外科手術が可能な施設で経験のある専門医のもとで内科治療を行う．難治例でチオプリン製剤や経口タクロリムス，抗 TNFα 抗体製剤の使用経験がない場合は専門医にコンサルトする．ステロイドを漫然と長期使用してはならない．

（久松理一）

12 大腸憩室，大腸憩室炎

基本的知識

大腸憩室形成の主因は腸内細菌叢の変容である．それに伴う腸粘膜の軽微な炎症が自律神経を障害して腸の過敏性を招き，憩室を作る．食物繊維不足は腸内細菌叢の変化に関与する．憩室炎は，便が憩室にはまり込んで圧迫などにより憩室表面の粘膜が傷害されたところへ腸内細菌が感染して発症する．症状経過・理学所見で推測がつくが，腹部エコーや CT で確診できる．急性期に大腸内視鏡や注腸造影は行うべきでない. 右側結腸では虫垂炎との鑑別が必要だが, 概して虫垂炎のほうが発症が急である.

GL Stollman N, et al：American Gastroenterological Association Institute Guideline on the Management of Acute Diverticulitis. Gastroenterology **149**：1944-1949, 2015

薬物治療アルゴリズム

大腸憩室の一部は過敏性腸症候群と重なり，便通異常や腹痛が QOL を障害する場合は治療対象となり得る (STEP 1)．急性に憩室炎を発症した場合は STEP 2 の治療を行う．

処方例

STEP 1 大腸憩室に伴う下痢，便秘，腹痛に対して (憩室炎のない状態)

❶ ビフィズス菌 (ラックビー)　顆粒・錠　1回1～2g　1日3回　毎食後

❷ カルメロース (バルコーゼ)　顆粒　1回0.5～2g　1日3回　毎食後　多量の水とともに服用

❸ ポリカルボフィル (コロネル，ポリフル)　錠・細粒　1回500～1,000mg　1日3回　毎食後　水とともに服用

❹ **ラモセトロン（イリボー）** 錠・OD 錠 2.5 μg・5 μg 1 回 5 μg 1 日 1 回（男性） 最大 1 日 10 μg まで
同 錠・OD 錠 2.5 μg 1 回 1 T 1 日 1 回（女性） 最大 1 日 5 μg まで

▶症状がないか軽い場合は処方不要である．処方する場合は❶や❷，あるいはそれらの併用でよい．中等度の過敏性大腸様症状に対しては❸，症状が強い下痢型では❹を用いる．各々，症状に応じて継続する．この他，次項「過敏性腸症候群」を参照．

STEP 2 急性に腹痛，発熱，炎症反応を伴う大腸憩室炎に対して

❶ **シプロフロキサシン（シプロキサン）** 錠 100 mg・200 mg 1 回 100〜200 mg 1 日 2〜3 回

❷ **セフメタゾール（セフメタゾン）** 注 0.25 g・0.5 g・1 g 1 回 0.5〜1 g 1 日 2 回 点滴静注

▶軽症例は無処方で食事制限，水分補給（経口または点滴）のみで対応できる．炎症がやや強ければ❶などの経口剤を用いる．中等症以上または全身合併症がある場合は短期の入院絶食のうえで❷などの点滴抗菌薬を使う．各々 5〜10 日間，症状に応じて投与する．

処方上の注意

STEP 1：❹では効きすぎによる高度の便秘に注意する．

連携医療

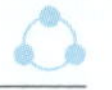

STEP 2 で抗菌薬を使用しても軽快しない場合や大きな膿瘍，穿孔，瘻孔形成，高度の腸管狭窄などをきたした場合は適宜エコー・CT 下の経皮的ドレナージや手術を行う．頻繁に再発を繰り返す場合も手術適応となり得る．治癒後は生活指導として肥満対策，食物繊維摂取，運動習慣，消炎鎮痛薬乱用回避を勧める．

（松橋信行）

13 過敏性腸症候群

基本的知識

過敏性腸症候群は，慢性的な腹痛・腹部不快感などの腹部症状と，下痢・便秘などの便通異常を呈するが，原因となる器質的異常を認めない，消化管の機能性疾患である．有病率は 10〜20% と高く，このうちの約 10% が医療機関を受診するとされる．原因は十分解明されていないが，消化管運動機能の異常と，知覚過敏が大きな要因と考えられている．診断は，器質的疾患のないことが前提であり，そのためには注意深い病歴の聴取，必要に応じて血液検査や便潜血検査，大腸内視鏡検査などが行われる．

GL 日本消化器病学会（編）：機能性消化管疾患診療ガイドライン 2014 ―過敏性腸症候群（IBS），南江堂，2014

薬物治療アルゴリズム

薬物治療の基本方針は，まず消化管機能調節薬であるトリメブチン，高分子重合体であるポリカルボフィルカルシウム，プロバイオティクス（ビフィズス菌や乳酸菌など）を単独ないしは併用して投与する．これらに加え，下痢型には 5-HT_3 受容体拮抗薬であるラモセトロンや他の止痢薬を，便秘型には粘膜上皮機能変容薬であるルビプロストン，リナクロチドや下剤を，腹痛の優位な型には主に抗コリン薬を投与する．

処方例

STEP 1 すべての過敏性腸症候群の基本治療として

❶ トリメブチン（セレキノン） 錠 100 mg　1 回 1～2 T　1 日 3 回　毎食後（毎食前）

❷ ポリカルボフィル（ポリフル，コロネル） 錠・細粒
錠 500 mg　1 回 1～2 T　1 日 3 回　毎食後
細粒 500 mg/0.6 g 包または 1,000 mg/1.2 g 包　1 回 0.6～1.2 g 包　1 日 3 回　毎食後

❸ ビフィズス菌（ラックビー） 錠　1 回 1～2 T　1 日 3 回　毎食後

▶❶のみ，あるいは❶に加えて❷または❸を，あるいは❶～❸を併用．

解説

いずれの優勢症状においても基本治療として上記が使用される．❶は，食後の下痢や腹痛が顕著な例では食前に内服してもよい．❶は便秘傾向，❷は腹部膨満感をきたすことがあり，少量（1 回 1 T）から開始する．用量を調節しながら 2～4 週間続け，効果不十分の場合には優勢症状に応じた STEP 2 に移る．

STEP 2 STEP 1 で効果不十分の場合

1）下痢型：下痢が優勢症状の場合

❶ ラモセトロン（イリボー） 錠・OD 錠 2.5 μg・5 μg
男性：5 μg　1 回 1 T　1 日 1 回　朝食後　（1 回 2 T まで増量可）
女性：2.5 μg　1 回 1 T　1 日 1 回　朝食後　（1 回 2 T まで増量可）

❷ ロペラミド（ロペミン） カプセル 1 mg　1 回 1 Cap　1 日 1 回　朝食後または頓用

▶❶❷のいずれか．

【1）**解説**】

❶は下痢型過敏性腸症候群に対する薬剤であり，男性と女性で用量が異なる．下痢

症状が強い場合には，最初からSTEP 1との併用，あるいは❶のみで治療を開始することもある．❷は乗り物に乗る前，会議の前など下痢を予防したいときに前もって頓用として使用することもある．❶❷ともに便秘に注意が必要である．

2) 便秘型：便秘が優勢症状

❶ 酸化マグネシウム　錠250 mg・330 mg　1回1〜2T　1日1〜3回　食後（保険適用外）

❷ モビコール　包　1回2包　1日1〜3回（保険適用外）

❸ ルビプロストン（アミティーザ）　カプセル12 μg・24 μg　1回24 μg　1日2回　朝夕食後（保険適用外）

❹ リナクロチド（リンゼス）　錠0.25 mg　1回2T　1日1回　夕食前

❺ モサプリド（ガスモチン）　錠5 mg　1回1T　1日3回　食前または食後（保険適用外）

▶❶〜❺のいずれか，❶あるいは❷と❸〜❺のいずれかと併用．

【2) **解説**】

便秘の症状に応じて，最初からSTEP 1との併用，あるいはSTEP 1を省くこともある．❶はわが国で頻用されているが，有効量は個人差が大きく，少量から始めていく．❷も1日1回から始めていく．❸❹は下痢をきたすことがあり，通常の半量（❸は1日1回，❹は1回1錠）から開始してもよい．便秘型過敏性腸症候群の保険適用を有するのは❹のみである．

3) 腹痛型：腹痛が優勢症状であり，STEP 1で効果不十分の場合

❶ チキジウム（チアトン）　カプセル5 mg・10 mg　1回1 Cap　1日3回　毎食後

❷ メペンゾラート（トランコロン）　錠7.5 mg　1回2T　1日3回　毎食後

▶❶❷のいずれか単独．

【3) **解説**】

STEP 1の❶（セレキノン）に抗コリン薬である❶または❷を加えることが多い．これらに加え，知覚閾値上昇効果のある抗うつ薬を使用することもある．

処方上の注意

ラモセトロンやロペラミドによる便秘，ルビプロストンやリナクロチドによる下痢に留意する．酸化マグネシウムは高齢者や腎機能低下者では高マグネシウム血症をきたすことがあり，適宜の検索が望ましい．抗コリン薬は，緑内障，心疾患，前立腺肥大などを有する患者には原則として使用しない．

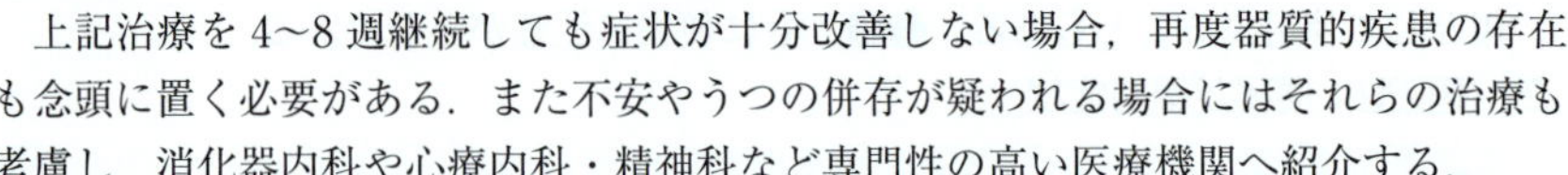

連携医療

上記治療を4〜8週継続しても症状が十分改善しない場合，再度器質的疾患の存在も念頭に置く必要がある．また不安やうつの併存が疑われる場合にはそれらの治療も考慮し，消化器内科や心療内科・精神科など専門性の高い医療機関へ紹介する．

（大和　滋）

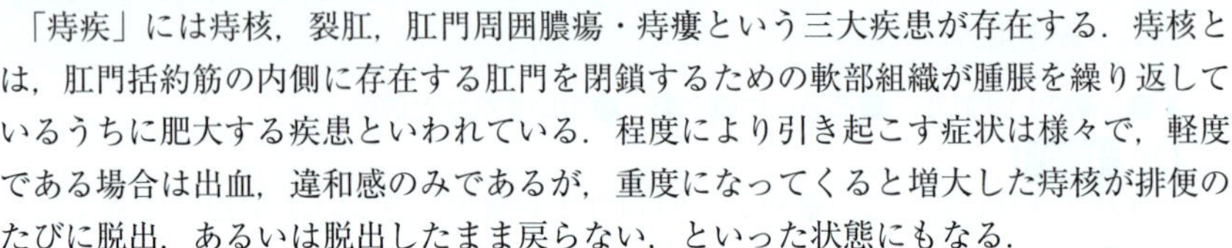

14 痔

基本的知識

「痔疾」には痔核，裂肛，肛門周囲膿瘍・痔瘻という三大疾患が存在する．痔核とは，肛門括約筋の内側に存在する肛門を閉鎖するための軟部組織が腫脹を繰り返しているうちに肥大する疾患といわれている．程度により引き起こす症状は様々で，軽度である場合は出血，違和感のみであるが，重度になってくると増大した痔核が排便のたびに脱出，あるいは脱出したまま戻らない，といった状態にもなる．

裂肛は字のごとく，硬便や下痢便の刺激により肛門上皮に裂創ができることにより始まる．軽症であれば出血，排便時のみの疼痛で自然治癒する場合もある．重症になると排便後何時間も強い疼痛が続き，肛門狭窄を併発し，ためにまた裂肛を起こすという悪循環に陥る．上記二疾患は初期からの投薬加療と生活指導が中心となる疾患であるが，肛門周囲膿瘍および痔瘻では，投薬は対症療法の意味合いが強いものとなる．肛門陰窩に感染を起こし，その感染が進展していく経過で膿瘍を形成したものを肛門周囲膿瘍と呼び，皮膚へ瘻孔・瘻管を形成したものを痔瘻と呼ぶ．外科的処置が中心となる疾患である．

処方例

A 痔核

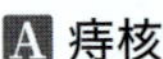

STEP 1 排便時出血のみで，疼痛などのない状態

❶ リドカイン・アミノ安息香酸エチル・次没食子酸ビスマス配合（ヘルミチンS）
坐剤　1日2回　排便後と就寝前　1〜2週間継続

❷ トリベノシド・リドカイン配合（ボラザG）　軟膏2.4g　1回1個　1日2回
排便後と就寝前　肛門内挿入　1〜2週間継続

▶ヘルミチンS坐剤は非常に高い止血効果を持つ．坐剤の先端に少量の軟膏を塗布すると挿入しやすいが，坐剤が苦手な患者には❷を使用する．坐剤は日中に使用すると排便欲求を感

じることもあるので，その場合には排便後に❷，夜は❶という使い方をすることもある．就寝前の外用薬の使用は，朝の排便をスムーズにする潤滑剤としての効果も期待できる．

STEP 2 排便時に脱出する痔核

❶ トリベノシド・リドカイン配合（ボラザG） 軟膏 2.4 g または坐剤 1回1個 1日2回 排便後と就寝前

❷ 大腸菌死菌・ヒドロコルチゾン配合（強力ポステリザン） 軟膏 2 g 1回1個 1日2回 排便後と就寝前

▶脱出する痔核の場合，薬剤は長期間投与になることがあるので，ステロイドを含有していない❶の使用が望まれるが，うっ血が強く症状も強い場合は❷を使用する．❷の場合には就寝前は前述のヘルミチンS坐剤に代えて使用するのもよい．

STEP 3 嵌頓痔核（痔核が脱出して戻らない状態）・血栓性外痔核など，急性の腫脹や強い疼痛を伴う場合

❶ ジフルコルトロン吉草酸エステル・リドカイン配合（ネリプロクト） 軟膏 2 g 1回1個 1日2回 排便後と就寝前

❷ ヒドロコルチゾン・フラジオマイシン配合（プロクトセディル） 軟膏 15 g または強力ポステリザン 軟膏 30 g 1日2回 適量塗布

❸ ブロメライン・ビタミンE配合（ヘモナーゼ） 配合錠 1回1T 1日3回 毎食後

❹ 酸化マグネシウム 細粒 1回0.5 g 1日3回 毎食後

▶❶～❸すべて併用．便秘・硬い便の場合❹も併用するが下痢にならないよう注意する．❶は強力価ステロイドを含有するため，1～2週間が使用限度である．2週間で症状はかなり改善するが，完全に回復するのは半数以下なので，力価のやや低い強力ポステリザン軟膏などに変えて外用薬を継続する．

B 裂肛

STEP 1 出血，排便時のみの疼痛

❶ ボラザG 軟膏 2.4 g 1回1個 1日2回 排便後と就寝前

❷ 強力ポステリザン 軟膏 2 g 1回1個 1日2回 排便後と就寝前

▶症状が強いようであれば❷を選択する．

STEP 2 排便後の疼痛が長時間続く場合や排便困難を訴える場合

❶ 強力ポステリザン 軟膏 2 g 1回1個 1日2回 排便後と就寝前

❷ ヘモナーゼ 配合錠 1回1T 1日3回 毎食後

6 消化器疾患

❸ **酸化マグネシウム**　細粒　1回0.5g　1日3回
ビフィズス菌（ラックビー）　微粒N1%　1回1g　1日3回　毎食後

❹ **芍薬甘草湯**　ツムラ顆粒　1回2.5g　1日3回　毎食前内服

▶❶❷を併用．排便困難がある場合には❸を併用するが，下痢も肛門への刺激となるので，適正な量とタイミングに調整して使用する．攣縮するような疼痛には❹を加えてもよいが甘草が含有されているので長期連用にならないよう注意する．

C 肛門周囲膿瘍・痔瘻

❶ **セフジニル（セフゾン）**　カプセル100mg　1回1Cap　1日3回　毎食後

❷ **鎮痛薬**　適宜

▶肛門周囲の炎症のみで，膿瘍を形成していない段階では❶を1週間，❷を適宜併用する．膿瘍を形成しており切開排膿を行った後では❶❷を3日程度使用する．セフゾンの他にフロモックス，バナン，ファロム，クラビットなども使用可能である．繰り返す場合は専門医に紹介する．

処方上の注意

ステロイド含有の製剤については長期使用による皮膚の菲薄化や緑内障の悪化（強力ポステリザン軟膏）などの合併症を起こすことがあるので注意する．ヘモナーゼは抗凝固薬の効果を増強することがある．

痔核・裂肛ともに排便習慣や食事の指導が投薬と同等に重要である．炎症性腸疾患において複雑な痔瘻を形成する場合があるが，ドレナージを良好にしたうえで生物学的製剤を使用すると症状の緩和が図れることもある．

連携医療

排便時に脱出する痔核は投薬のみで完治することはない．手術などの積極的な加療へ移行したほうがよい場合もあるため，専門医に紹介してよい．嵌頓痔核は上記投薬後，専門医へ紹介する．

裂肛では，疼痛が長く強く続く場合や，STEP 2の投薬を2週間程度行っても改善のない場合，肛門狭窄・肛門ポリープを併発している場合は専門医へ紹介する．

（古川聡美）

15 急性膵炎

基本的知識

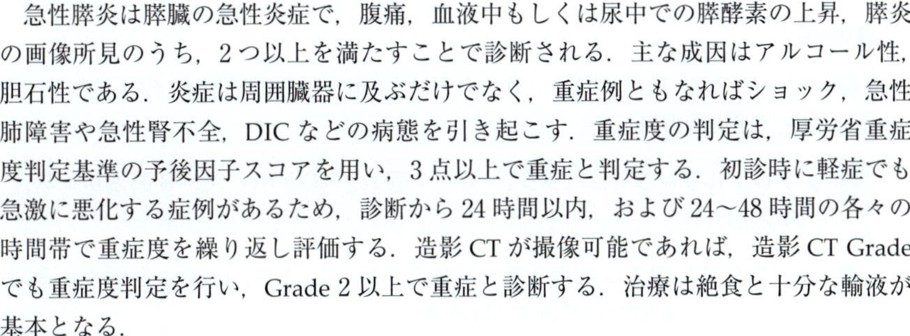
急性膵炎は膵臓の急性炎症で，腹痛，血液中もしくは尿中での膵酵素の上昇，膵炎の画像所見のうち，2つ以上を満たすことで診断される．主な成因はアルコール性，胆石性である．炎症は周囲臓器に及ぶだけでなく，重症例ともなればショック，急性肺障害や急性腎不全，DIC などの病態を引き起こす．重症度の判定は，厚労省重症度判定基準の予後因子スコアを用い，3 点以上で重症と判定する．初診時に軽症でも急激に悪化する症例があるため，診断から 24 時間以内，および 24〜48 時間の各々の時間帯で重症度を繰り返し評価する．造影 CT が撮像可能であれば，造影 CT Grade でも重症度判定を行い，Grade 2 以上で重症と診断する．治療は絶食と十分な輸液が基本となる．

GL 急性膵炎診療ガイドライン 2015 改訂出版委員会（編）：急性膵炎診療ガイドライン 2015，第 4 版，金原出版，2015

処方例

A 輸液

発症当初から十分な細胞外輸液の投与をすることが重要である．心不全，腎不全例などでは，モニタリングを行い輸液速度の調整が必要である．

1) ショック，脱水状態の患者

❶ ヴィーン F 輸液　500 mL　150〜600 mL/時程度（上限 10 mL/kg/時）　点滴静注で開始

2) 脱水状態でない患者

❶ ヴィーン F 輸液　500 mL　130〜150 mL/時程度　点滴静注

B 鎮痛薬

発症早期より十分な除痛が必要である．アセトアミノフェンや NSAIDs で疼痛コントロールが困難な場合は，麻薬拮抗性鎮痛薬や麻薬性オピオイド鎮痛薬の併用を考慮する．

STEP 1

❶ ジクロフェナク（ボルタレン）　坐剤　1 回 25〜50 mg　1 日 1〜2 回　肛門内に投与

❷ アセトアミノフェン（アセリオ） 注 1回300～1,000 mg 4～6時間毎 点滴静注（1日総量として4,000 mgを限度とする）

❸ フルルビプロフェン（ロピオン） 注 1回50 mg 6～8時間毎 点滴静注（保険適用外）

▶❶～❸のいずれか.

Step 2

❶ ペンタゾシン（ソセゴン） 注 1回15 mg 3～4時間毎 皮下注もしくは筋注（保険適用外）

❷ ブプレノルフィン（レペタン） 注 1回0.2～0.3 mg 6～8時間毎 筋注（保険適用外）

❸ フェンタニルクエン酸塩（フェンタニル） 注 1～2 μg/kgを緩徐に静注後，1～2 μg/kg/時を持続静注（保険適用外）

▶❶～❸のいずれか.

【B 解説】

麻薬性オピオイド鎮痛薬投与中における麻薬拮抗性鎮痛薬投与は，作用が拮抗するため併用は避ける.

C 抗菌薬

『急性膵炎診療ガイドライン 2015』では，軽症例に対しては抗菌薬の予防的投薬は推奨されない．一方，重症例では，発症72時間以内または診断後48時間以内での広域スペクトラムの抗菌薬の予防投与は生命予後を改善する可能性があるとしている．ただし予防的な抗真菌薬の投与は推奨されない.

❶ メロペネム（メロペン） 注0.5 g 1回1 g 1日3回 点滴静注（保険適用外）

❷ イミペネム・シラスタチン配合（チエナム） 注0.5 g 1回1 g 1日3回 点滴静注（保険適用外）

❸ ドリペネム（フィニバックス） 注0.5 g 1回0.5 g 1日3回 点滴静注（保険適用外）

❹ タゾバクタム・ピペラシリン配合（ゾシン） 注4.5 g 1回4.5 g 1日3回 点滴静注（保険適用外）

▶❶～❹のいずれか．各抗菌薬とも，急性膵炎における感染性局所合併症の予防のための使用は保険適用外である.

【C 解説】

抗菌薬の投与期間については，感染徴候を認めない場合に可能な限り短い期間（1～2週間を目安）とし，2週間を超えて継続することは避けるべきである.

D 栄養療法

❶ **エレンタール** 配合内用剤 1 袋 80 g を 300 mL となるように水または微温湯で溶解し，20 mL/時で経空腸的に開始．患者の容態により，徐々に投与量を増加

❷ **ラコール NF 半固形** 配合経腸用半固形剤 300 g/バッグ 20 mL/時で経空腸的に開始．患者の容態により，徐々に投与量を増加

▶成分栄養剤❶や，半消化態栄養剤❷などを用いる．❶から開始して，患者の状態に合わせて，❷に移行していくのも 1 つの手法である．

【D 解説】

『急性膵炎診療ガイドライン 2015』では，Treitz 靱帯を超えて空腸まで挿入した経腸栄養チューブを用いることを推奨している．ただし，空腸に経腸栄養チューブが挿入できない場合には，十二指腸内や胃内に栄養剤を投与する．

E ヒスタミン H_2 受容体拮抗薬，蛋白分解酵素阻害薬，選択的消化管除菌

消化管出血のリスクなどがなければ，ヒスタミン H_2 受容体拮抗薬は推奨されない．また，蛋白分解酵素阻害薬の投与や選択的消化管除菌の科学的根拠はなく推奨されない．

処方上の注意

急性膵炎，特に重症例では，腎不全や肝不全などの臓器障害を伴うこともあり，患者の状態に併せて，鎮痛薬，抗菌薬の投与量，投与回数の調節を要する．

連携医療

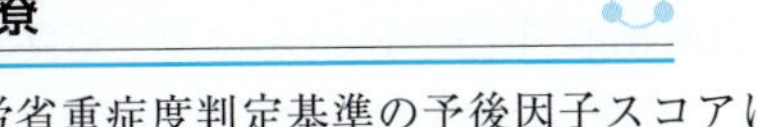

厚労省重症度判定基準の予後因子スコアにより重症と診断された場合は，ICU などがある対応可能な施設への転送を検討する．また，造影 CT で炎症の進展度や造影不良域を検討し，CT Grade により重症と判定された場合も，必要に応じて高次医療機関への転送を検討する．

（伊佐地秀司）

16 慢性膵炎

基本的知識

慢性膵炎は膵臓の内部に不規則な線維化，細胞浸潤，実質の脱落，肉芽組織などの慢性変化が生じ，進行すると膵外分泌・内分泌機能の低下をきたす病態である．多く

は非可逆性である．アルコール性が約70%を占める最多の成因であり，喫煙と併せて生活習慣病的な側面を多分に有する．

血中膵酵素値の上昇を伴う腹痛発作を繰り返す代償期と，腹痛は軽減し，脂肪便・下痢といった消化吸収障害（膵外分泌機能不全）と膵性糖尿病（膵内分泌機能不全）が前面に出てくる非代償期，その間の移行期に分けられる．2009年に早期慢性膵炎の臨床診断基準が世界で初めて日本から提唱され，病態進行阻止や改善のための早期介入が期待されている．

治療においては，①断酒，禁煙といった生活指導，②病期に応じた食事指導・栄養管理，③薬物療法，④内視鏡治療や外科治療が治療の柱となる．薬物療法や内視鏡治療などを考える際には，生活指導の徹底が前提になる．

薬物治療アルゴリズム

代償期には腹痛のコントロールと急性増悪の予防，その原因や増悪因子の除去が，非代償期には膵外内分泌機能の適切な補充が治療の中心となる．

断酒・禁煙や代償期における脂肪制限など生活習慣の改善が，病期にかかわらず治療の根幹をなす．

処方例

A 代償期

経口蛋白分解酵素阻害薬を基本とし，膵外分泌刺激抑制による膵の安静という観点から，消化酵素薬や制酸薬，抗コリン薬を適宜併用する．

STEP 1 第一選択

❶ カモスタット（フオイパン） 錠100 mg 1回1T 1日3回 毎食後

❷ ベリチーム 配合顆粒 1回1g 1日3回 毎食直後

❸ タフマックE 配合カプセル 1回1～2 Cap 1日3回 毎食直後

❹ エソメプラゾール（ネキシウム） カプセル20 mg
または ラベプラゾール（パリエット） 錠10 mg
または ランソプラゾール（タケプロン） OD錠30 mg のいずれか
1回1Tまたは1 Cap 1日1回 朝食後

❺ チキジウム（チアトン） カプセル10 mg 1回1 Cap 1日3回 毎食後

▶❶❷❹または❶❸❹を併用する．
▶軽度の腹痛が持続する場合には❺を追加する．
▶腹痛増悪時には❶を1回2Tに増量する（保険適用上，慢性膵炎急性増悪となる）．
▶❹❺は慢性膵炎について保険適用外である．

STEP 2 疼痛が強い場合

❶ ロキソプロフェン（ロキソニン） 錠 60 mg 1回1T 疼痛時

❷ ジクロフェナク（ボルタレン） 坐剤 25 mg 1回1個 疼痛時 直腸内挿入

❸ ロキソプロフェン（ロキソニン） 錠 60 mg 1回1T 1日2回 朝夕食後

▶頓用として❶ないし❷，または❸を追加する．
▶長期投与になる場合には腎機能障害に注意する．

STEP 3 疼痛コントロールが不良の場合

❶ 塩酸ペンタゾシン（ペルタゾン，ソセゴン） 錠 25 mg 1回1T 疼痛時

▶必要に応じ追加投与する場合には，3～5時間の間隔を置く．

STEP 4 疼痛による食事摂取困難時など

❶ エレンタール 配合内用剤 80 g/袋 1回1袋 1日1～3袋 適宜

▶脂肪をほとんど含まない成分栄養剤を経口摂取させることにより，疼痛軽減や栄養状態の改善が認められることがある．

B 早期

[第一選択]

❶ カモスタット（フオイパン） 錠 100 mg 1回1T 1日3回 毎食後

▶代償期と同様に断酒，禁煙や脂肪制限といった生活指導が前提となる．

C 非代償期

1) 膵外分泌機能不全に対して

STEP 1 第一選択

❶ パンクレリパーゼ（リパクレオン） カプセル 150 mg 1回2～4 Cap 1日3回 毎食直後

❷ エソメプラゾール（ネキシウム） カプセル 20 mg
またはラベプラゾール（パリエット） 錠 10 mg
またはランソプラゾール（タケプロン） OD錠 30 mg のいずれか
1回1Tまたは1 Cap 1日1回 朝食後

▶❶❷を併用．
▶低栄養が顕著でない場合には，❶リパクレオンは1回量 300 mg でも十分有効な場合がある．
▶非代償期においては，食事の脂肪制限を緩くし十分な栄養補給を行う．

6 消化器疾患

STEP 2 脂溶性ビタミン不足が想定される場合

❶ パンビタン　末　1回0.5g　1日3回　毎食後

2) 膵性糖尿病に対して

❶ インスリンアスパルト（ノボラピッド）　注　フレックスペン　1回2～20単位　1日3回　毎食直前　皮下注

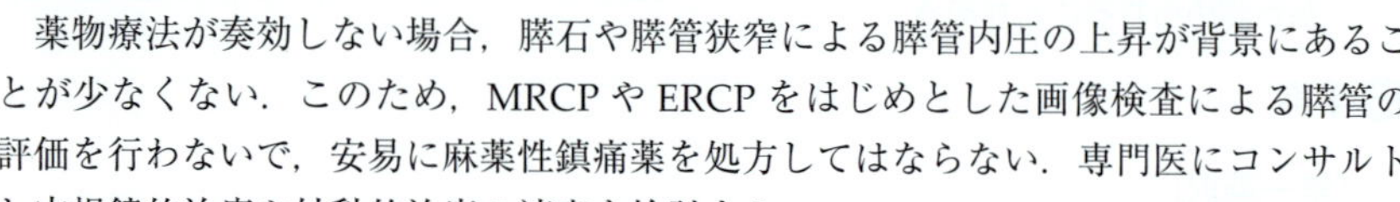

❷ インスリングラルギン（ランタス）　注　ソロスター　1回4～20単位　1日1回　朝食前または就寝前　皮下注

❸ インスリンデグルデク（トレシーバ）　注　1回4～20単位　1日1回　一定時間　皮下注

▶HbA1c値7.5%程度を目標に，❶と❷または❶と❸を併用する．

▶十分量の消化酵素薬の投与を行い，適正カロリーを摂取し栄養状態を改善させたうえで，インスリン治療を中心に血糖のコントロールを行う．

連携医療

薬物療法が奏効しない場合，膵石や膵管狭窄による膵管内圧の上昇が背景にあることが少なくない．このため，MRCPやERCPをはじめとした画像検査による膵管の評価を行わないで，安易に麻薬性鎮痛薬を処方してはならない．専門医にコンサルトし内視鏡的治療や外科的治療の適応を検討する．

その他，血糖コントロールに難渋する膵性糖尿病や急性増悪により重症急性膵炎を発症した場合など，連携医療が重要となる場面が少なくない．

（正宗　淳）

17 急性肝炎

基本的知識

急性肝炎はウイルス・薬物・自己免疫・アルコールなどの原因により肝臓にびまん性急性炎症をきたす病態である．肝細胞障害を反映して，急激な血中AST, ALT値の上昇を示す．

ウイルス性急性肝炎はA～C型，E型肝炎ウイルスや，EBVやCMVなどのウイルスが原因となる．臨床症状による原因ウイルスの鑑別は一般に困難であり，診断にはIgM-HA抗体，IgM-HBc抗体，HCV-RNA・HCV抗体，IgA-HE抗体，IgM EBV-VCA抗体・EBNA抗体，IgM-CMV抗体などの血清マーカーが用いられる．薬物性肝障害，自己免疫性肝炎，アルコール性肝炎による急性肝炎の診断はそれぞれの診断基準に従う.

肝障害の原因が排除された場合，急性肝炎は良好な経過をたどることが多いが，免疫応答が不十分な場合などは持続感染（慢性肝炎）へと移行する．ウイルス性肝炎の場合，急性肝炎発症6ヵ月後にウイルスが排除されなければ慢性肝炎と定義する．一方肝障害が強く，急性肝不全を合併した病態が劇症肝炎である．劇症化の予知には，全身状態，肝予備能，肝萎縮の経時的観察が重要である．岩手医科大学の予知式〈http://intmed1.iwate-med.ac.jp/calc/calc.html〉[2019年2月16日閲覧]がよく用いられる．

処方例

STEP 1 初期治療

肝障害の強い場合は入院にて経過観察する．栄養補給は糖質中心とし，食欲がない場合は10% グルコースにビタミンを加えたものを点滴する．

解説

急性肝炎は自然治癒傾向の強い疾患であり，通常治療を要しない．ただし，急性肝不全の徴候（プロトロンビン時間延長・意識障害）があれば，原因となる疾患に対する治療と同時に，高度な専門的治療ないし肝移植が行える施設への転送を検討する．

6 消化器疾患

STEP 2 肝炎の原因判明後

1) A型肝炎で胆汁うっ滞を伴う場合

❶ ウルソデオキシコール酸（ウルソ） 顆粒・錠 1回50～200 mg 1日3回

【1) **解説**】

A型急性肝炎が遷延したときにはウルソの投与が必要な場合がある．肝細胞障害が軽快していることを確認のうえで用いる．

2) B型肝炎で肝不全への移行が予想される場合

❶ ラミブジン（ゼフィックス） 錠100 mg 1回1T 1日1回

【2) **解説**】

遺伝子型AのHBVによるB型急性肝炎では7.5% が持続感染に移行するが，核酸アナログ製剤による予防はエビデンスがなく，健康保険も適用外である．

肝不全への移行が危惧されるB型肝炎に対する核酸アナログ投与は健康保険の適用外であるが，ガイドラインで推奨されており，人道的観点からも行うべきである．この場合の核酸アナログ製剤はエンテカビルではなくラミブジンが第一選択薬である．投与前にはHIVの重感染がないことを確認することが推奨される．

3) C型肝炎で慢性肝炎への移行が予想される場合

慢性化時点でDAA製剤の投与を行う．

[Genotype 1でeGFR<50の腎機能障害がない場合]

❶ レジパスビル・ソホスブビル配合（ハーボニー） 配合錠 1回1T 1日1回 12週

[Genotype 1 で eGFR<50 の腎機能障害がある場合]

❶ エルバスビル (エレルサ) 錠 50 mg 1 回 1 T 1 日 1 回
グラゾプレビル (グラジナ) 錠 50 mg 1 回 2 T 1 日 1 回 12 週

[Genotype 2 で eGFR<50 の腎機能障害がない場合]

❶ ソホスブビル (ソバルディ) 錠 400 mg 1 回 1 T 1 日 1 回
リバビリン (レベトール, コペガス) 錠・カプセル 200 mg 1 日 600～1,000 mg 2 回分服 朝夕 12 週

[Genotype 2 での eGFR<50 の腎機能障害がある場合]

❶ グレカプレビル・ピブレンタスビル配合 (マヴィレット) 配合錠 1 回 3 T 1 日 1 回 8 週

4) 薬物性肝障害の場合

❶ ウルソデオキシコール酸 (ウルソ) 顆粒・錠 1 回 50～200 mg 1 日 3 回

❷ プレドニゾロン (プレドニン) 錠 5 mg 1 日 30～60 mg 1～2 回分服 朝昼 速やかに漸減

【4) 解説】

プレドニンは免疫抑制作用から，遷延化・慢性化をきたす可能性があるため，肝細胞障害優位の場合以外はウルソデオキシコール酸が第一選択である．

5) 自己免疫性肝炎の場合

❶ プレドニゾロン (プレドニン) 錠 5 mg 1 日 30～60 mg 1～2 回分服 朝昼

[肝細胞障害の強い場合]

❶ メチルプレドニゾロンコハク酸エステルナトリウム (ソル・メドロール) 注 1 回 500～1,000 mg 1 日 1 回 3 日間 点滴静注 (保険適用外)

処方上の注意

肝不全への移行が予想される症例以外は急性肝障害の成因を診断してから治療を行うべきである．安易にグリチルリチン製剤の投与を行うことは肝炎を遷延化させる危険性があり，慎むべきである．

連携医療

急性肝炎の成因診断には専門家であっても迷う場合も多く，必要に応じて専門家へのコンサルテーションが推奨される．

プロトロンビン時間の延長など急性肝不全が危惧される場合は血液浄化を行うこと

のできる施設への転院が望ましい.

（四柳　宏）

18 B 型肝炎

基本的知識

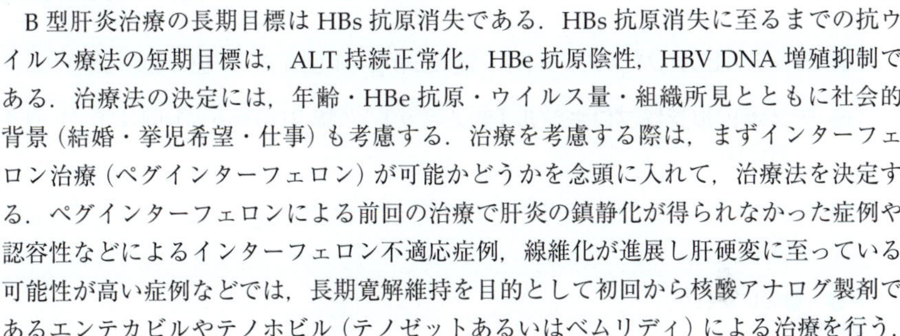

B 型肝炎治療の長期目標は HBs 抗原消失である．HBs 抗原消失に至るまでの抗ウイルス療法の短期目標は，ALT 持続正常化，HBe 抗原陰性，HBV DNA 増殖抑制である．治療法の決定には，年齢・HBe 抗原・ウイルス量・組織所見とともに社会的背景（結婚・挙児希望・仕事）も考慮する．治療を考慮する際は，まずインターフェロン治療（ペグインターフェロン）が可能かどうかを念頭に入れて，治療法を決定する．ペグインターフェロンによる前回の治療で肝炎の鎮静化が得られなかった症例や認容性などによるインターフェロン不適応症例，線維化が進展し肝硬変に至っている可能性が高い症例などでは，長期寛解維持を目的として初回から核酸アナログ製剤であるエンテカビルやテノホビル（テノゼットあるいはベムリディ）による治療を行う．

しかし安易な核酸アナログ製剤の投与は，治療の長期化を招く．また，核酸アナログ製剤は，HBs 抗原の陰性化率が低いこと，耐性ウイルスの出現の可能性があることを理解する．

GL 日本肝臓学会（編）：B 型肝炎治療ガイドライン，第 3 版，2017〈https://www.jsh.or.jp/files/uploads/HBV_GL_ver3_final_Aug07.pdf〉［2019 年 2 月 16 日閲覧］

薬物治療アルゴリズム

治療対象：HBe 抗原陽性の無症候性キャリア，および HBe 抗原陰性の非活動性キャリアは治療適応がない．無症候性キャリアではなく，非活動性キャリアの定義にも該当しない慢性肝炎は，抗ウイルス療法による治療対象となる．すなわち，HBe 抗原の陽性・陰性や年齢にかかわらず，ALT 31 U/L 以上，かつ HBV DNA 2,000 IU/mL（3.3 LogIU/mL）以上という条件を満たす慢性肝炎は治療対象とするべきである．肝硬変では HBV DNA が陽性であれば，HBe 抗原，ALT 値，HBV DNA 量にかかわらず治療対象とする．

治療目標：肝炎の活動性と肝線維化進展の抑制による慢性肝不全の回避ならびに肝細胞癌発生の抑止，およびそれによる生命予後の改善である．治療薬としては，インターフェロン療法と核酸アナログ製剤がある．肝硬変では安全性の観点から核酸アナログ製剤が第一選択である．

処方例

STEP 1 インターフェロン

❶ ペグインターフェロンアルファ-2a（ペガシス） 注 1回 90 μg または 180 μg 週1回 48週間 皮下注

STEP 2 核酸アナログ

A 初回投与例（過去に核酸アナログ製剤を投与されていない症例に対して）

❶ エンテカビル（バラクルード） 錠 0.5 mg 1回1T 1日1回 眠前

❷ テノホビルジソプロキシル（テノゼット） 錠 300 mg 1回1T 1日1回 朝食後

❸ テノホビルアラフェナミド（ベムリディ） 錠 25 mg 1回1T 1日1回 朝食後

▶❶～❸のいずれか.

解説

ペグインターフェロンによる前回の治療で肝炎の鎮静化が得られなかった症例や忍容性などによるインターフェロン不適応症例，線維化が進展し肝硬変に至っている可能性が高い症例で使用する.

B 核酸アナログ製剤投与中の症例

1）核酸アナログ製剤投与で HBV DNA が陰性化している症例

［ゼフィックスで HBV DNA が陰性化している症例］

❶ エンテカビル（バラクルード） 錠 0.5 mg 1回1T 1日1回 眠前

❷ テノホビルアラフェナミド（ベムリディ） 錠 25 mg 1回1T 1日1回 朝食後

▶❶❷のいずれか.

解説

ゼフィックスで HBV DNA が陰性化している症例ではより耐性ウイルスが出現しにくいエンテカビルまたはテノホビルアラフェナミドへの切り替えを推奨する.

［バラクルードで HBV DNA が陰性化している症例］

そのまま継続する.

［テノゼットで HBV DNA が陰性化している症例］

そのまま継続，またはベムリディに変更する.

[ゼフィックス+ヘプセラ, ゼフィックス+テノゼット, バラクルード+ヘプセラ, バラクルード+テノゼットでHBV DNAが陰性化している症例]

そのまま継続, または以下を併用する.

❶ エンテカビル(バラクルード) 錠0.5 mg 1回1T 1日1回 眠前

❷ テノホビルアラフェナミド(ベムリディ) 錠25 mg 1回1T 1日1回 朝食後

▶❶❷を併用.

解説

長期的な副作用出現の可能性を考慮し, ヘプセラ併用やテノゼット併用からベムリディ併用へ切り替えることも選択肢となる.

2) 核酸アナログ製剤投与でHBV DNAが陰性化していない症例

[ゼフィックスまたはバラクルードでHBV DNAが陰性化していない症例]

❶ テノホビルジソプロキシル(テノゼット) 錠300 mg 1回1T 1日1回 朝食後

❷ テノホビルアラフェナミド(ベムリディ) 錠25 mg 1回1T 1日1回 朝食後

❸ エンテカビル(バラクルード) 錠0.5 mg 1回1T 1日1回 眠前

▶❶, ❷, ❶+❸, ❷+❸のいずれか.

解説

国内臨床試験は行われていないが, 海外でのバラクルード耐性例に対する臨床試験においてテノゼット単独とバラクルードとテノゼット併用療法の効果が同等であることが示されている. 一方, ベムリディと他の核酸アナログ製剤の併用療法の臨床試験は行われていない.

[テノゼットまたはベムリディでHBV DNAが陰性化していない症例]

❶ エンテカビル(バラクルード) 錠0.5 mg 1回1T 1日1回 眠前

❷ テノホビルジソプロキシル(テノゼット) 錠300 mg 1回1T 1日1回 朝食後

❸ テノホビルアラフェナミド(ベムリディ) 錠25 mg 1回1T 1日1回 朝食後

▶❶, ❶+❷(テノゼット使用例), ❶+❸のいずれか.

解説

テノゼットあるいはベムリディの治療効果不良例に対するバラクルード, バラクルードとテノゼット併用療法やバラクルードとベムリディ併用療法の臨床試験は行われていない.

[ゼフィックス+ヘプセラ，バラクルード+ヘプセラ，ゼフィックス+テノゼット，バラクルード+テノゼットでHBV DNAが陰性化していない症例]

❶ エンテカビル（バラクルード） 錠0.5 mg 1回1T 1日1回 眠前

❷ テノホビルジソプロキシル（テノゼット） 錠300 mg 1回1T 1日1回 朝食後

❸ テノホビルアラフェナミド（ベムリディ） 錠25 mg 1回1T 1日1回 朝食後

▶❶+❷，❶+❸のいずれか.

解説

上記併用療法が推奨されているが，ゼフィックス+テノゼット治療効果不良例に対するバラクルード+テノゼットやバラクルード+ベムリディ併用療法の臨床試験は行われていない．またバラクルード+テノゼット併用で治療効果不良である場合，現時点で明らかに有効な代替治療法はない.

処方上の注意

インターフェロン療法の副作用として発熱，倦怠感，食欲不振などのインフルエンザ様症状を認める．またうつ病，間質性肺炎，甲状腺機能亢進症・低下症など重篤な副作用に注意が必要である．バラクルードの副作用はほとんど認められないが，内服前後2時間での食事摂取で吸収の低下が認められるため食間または眠前投与が望ましい．テノホビル製剤であるテノゼットでは，長期的な内服の副作用として，腎機能障害，低リン血症，骨軟化症などが認められる．このような副作用が認められた場合は，減量またはバラクルード，ベムリディへの変更を考慮する．ベムリディはテノホビル製剤であるが，テノゼットと比較して腎および骨に対する安全性が改善された薬剤である.

連携医療

基本的に肝臓専門医に一度紹介し，病状の評価と治療が必要かどうかを評価するのが望ましい.

（鈴木文孝）

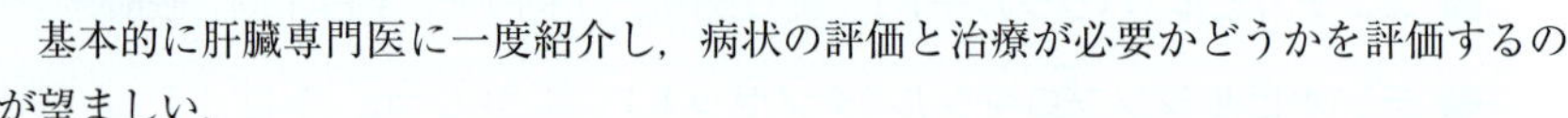

19 C型肝炎

基本的知識

C型肝炎とは，C型肝炎ウイルス（HCV）の感染により6ヵ月以上にわたり肝臓の炎症が持続し，肝細胞障害による肝機能検査値の異常を認め，ウイルス感染が持続している状態とされる．放置すると末期肝疾患，肝細胞癌，および肝臓関連死の主要原因となる．HCV 感染から 20～30 年かけて肝炎が持続的に続いた結果，緩徐進行性に肝硬変に移行するとされる．

C 型肝炎治療の目標は HCV 持続感染により惹起される，末期肝疾患，肝細胞癌，および肝臓関連死を防ぐことにある．この治療目標を達成するため抗ウイルス療法を行い，HCV の排除を目指す．

2014 年 9 月よりわが国で使用可能になった経口直接作用型抗ウイルス薬（direct acting antiviral：DAA）を用いたインターフェロン（IFN）フリー治療が，IFN ベースの治療に代わって主流となり，現在では 8～12 週の DAA 投与により 95% 以上の症例で HCV の持続的排除が可能となっている．また，DAA による IFN フリー治療の導入によって C 型肝炎の治療適応が大きく変わり，従来の IFN ベースの治療では適応外となることが多かった高齢者，代償性肝硬変患者，腎機能障害・人工透析など合併症を有する患者などに対する抗ウイルス治療も可能となった．ただし，DAA 使用に関しては以下の点に注意する必要がある．

- HCV に薬剤耐性変異が存在する場合，治療効果が減弱する場合がある．治療前に薬剤耐性変異の有無を確認することが望ましい．
- 既存の薬剤との併用注意・併用禁忌薬が存在する（日本肝臓学会 C 型肝炎治療ガイドライン第 6.2 版 2018 年 10 月編の資料 2 を参照）．
- 治療中に B 型肝炎ウイルス（HBV）の再活性化を認めたという報告があり，HBV 現感染者および既往感染者においては，投与に際して HBV のモニタリングが必要となっている．
- 非代償性肝硬変に対する安全性は確認されていない．
- DAA による治療が奏効し HCV の持続的排除が得られた症例でもその後肝細胞癌が発生するリスクがあるため，フォローアップは欠かせない．

6 消化器疾患

薬物治療アルゴリズム

ウイルスの型（ゲノタイプ，セログループ），治療歴により治療方法が異なる．

STEP 1 初回治療

［ゲノタイプ（セログループ）1 型］

❶ レジパスビル・ソホスブビル配合（ハーボニー） 配合錠 1 回 1 T 1 日 1 回 12 週

❷ エルバスビル（エレルサ） 錠 50 mg 1 回 1 T 1 日 1 回 12 週
グラゾプレビル（グラジナ） 錠 50 mg 1 回 2 T 1 日 1 回 12 週

❸ グレカプレビル・ピブレンタスビル配合（マヴィレット） 配合錠 1 回 3 T 1 日 1 回 8～12 週

▶❶～❸のいずれか．

[ゲノタイプ（セログループ）2型]

❶ ソホスブビル（ソバルディ） 錠400 mg 1回1T 1日1回 12週
リバビリン（レベトール） カプセル200 mg 1日600～1,000 mg 朝夕分服 12週

❷ グレカプレビル・ピブレンタスビル配合（マヴィレット） 配合錠 1回3T 1日1回 8～12週

❸ レジパスビル・ソホスブビル配合（ハーボニー） 配合錠 1回1T 1日1回 12週

▶❶～❸のいずれか.

STEP 2 再治療：前治療の内容および薬剤耐性変異の存在により治療内容が異なる

1) IFNによる前治療歴のある症例の再治療（DAA製剤使用歴なし）

ゲノタイプ1型・2型を問わず，初回治療に準じて治療を行う.

2) IFNによる前治療歴のある症例（DAA製剤使用歴あり）

[ゲノタイプ1型]

❶ レジパスビル・ソホスブビル配合（ハーボニー） 配合錠 1回1T 1日1回 12週

❷ グレカプレビル・ピブレンタスビル配合（マヴィレット） 配合錠 1回3T 1日1回 12週

▶❶❷のいずれか.

[ゲノタイプ2型]

❶ ソホスブビル（ソバルディ） 錠400 mg 1回1T 1日1回 12週
リバビリン（レベトール） カプセル200 mg 1日600～1,000 mg 朝夕分服 12週

❷ グレカプレビル・ピブレンタスビル配合（マヴィレット） 配合錠 1回3T 1日1回 12週

❸ レジパスビル・ソホスブビル配合（ハーボニー） 配合錠 1回1T 1日1回 12週

▶❶～❸のいずれか.

3) IFNフリーDAA製剤（DCV＋ASV併用療法およびOBV/PTV/r併用療法）による前治療歴のある症例

[ゲノタイプ（セログループ）1型]

❶ グレカプレビル・ピブレンタスビル配合（マヴィレット） 配合錠 1回3T 1日1回 8～12週

❷ 治療待機

▶NS5A 領域の薬剤耐性変異，ことに P 32 欠失の有無を測定し，存在する場合には❷治療待機が望ましい．

4) 代償性肝硬変初回治療および再治療

C 型代償性肝硬変では，肝発癌および肝不全抑制のため積極的に IFN フリーの DAA による抗ウイルス治療を行う．

[ゲノタイプ 1 型]

STEP 1（慢性肝炎に対する初回治療）と同様．

[ゲノタイプ 2 型]

STEP 1（慢性肝炎に対する初回治療）と同様．

処方上の注意

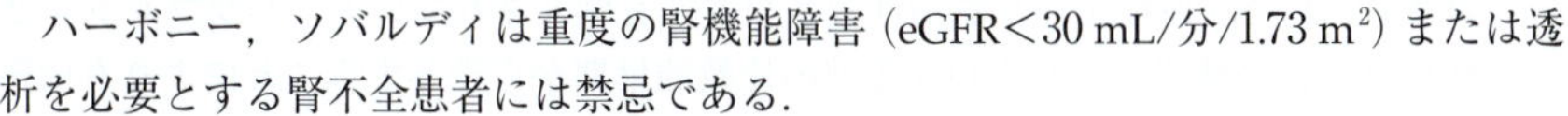

ハーボニー，ソバルディは重度の腎機能障害（eGFR＜30 mL/分/1.73 m^2）または透析を必要とする腎不全患者には禁忌である．

リバビリンはクレアチニンクリアランス 50 mL/分以下の腎機能障害，透析患者には禁忌である．

ハーボニー，エレルサ＋グラジナいずれも NS5A 領域に薬剤耐性変異が存在する場合，治療効果が減弱する可能性がある．

連携医療

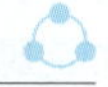

現在ウイルス肝炎助成の申請書は，肝臓専門医または地域によって消化器病専門医が記載可能となっているが，C 型肝炎の治療は原則として肝臓専門医あるいはウイルス性肝疾患の治療に十分な知識と経験を持つ医師によって行われる必要がある．抗ウイルス治療の適応判断，治療導入においては専門医にコンサルトすることが強く推奨される．

（森川賢一）

20 肝硬変，肝不全

基本的知識

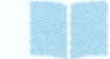

肝硬変は種々の原因で生じる慢性肝疾患の終末像であり，病理組織学的に反復する肝細胞の壊死・脱落と，炎症に続く高度の結合組織の増生・線維化を呈する病態とされている．肝硬変はその進行の程度によって，代償期と非代償期に分けられる．代償期の肝硬変では自覚症状に乏しく，全身倦怠感や食欲不振などの症状はあっても特徴的な所見を呈することは少ない．ところが原因が排除されず炎症が持続すれば長い経

過の後に肝予備能の低下をきたして非代償性肝硬変に移行し，腹水，肝性脳症，黄疸は恒常的なものとなる．肝機能や線維化の改善を目指すためにはウイルス性肝炎をはじめ原因となる疾患の治療が必要であり，肝硬変・肝不全の薬物療法は，あくまでも上記の合併症に対する治療が主となる．ウイルス性肝炎としての治療については前項目参照．

本項では下記のガイドラインに則った標準治療を記載した．

GL 日本消化器病学会（編）：肝硬変診療ガイドライン 2015，南江堂，2015

薬物治療アルゴリズム

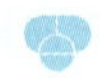

1）腹水

利尿薬は少量から段階的に使用すべきで，K 保持性利尿薬を第一選択とし，必要に応じてループ利尿薬を併用する．バソプレシン 2 受容体拮抗薬が肝硬変に対しても認可され，低 Na 血症を伴う難治性腹水などに有効とされている．バソプレシン 2 受容体拮抗薬は腎機能障害が出現する前の比較的早期から投与することにより有効率が上昇するとされている．経口剤で改善のない場合は K 保持性利尿薬，ループ利尿薬の注射薬に切り替える．この際血清アルブミン値が 2.5 g/dL 以下の場合はアルブミン静注を追加する．

2）肝性脳症

アンモニアの生成および吸収抑制のため合成二糖類，非吸収性抗生物質を用いる．経口摂取困難時は合成二糖類を希釈して浣腸投与する．非吸収性抗生物質は 2016 年より保険適用となったリファキシミンの使用が推奨される．脳症出現時は分岐鎖アミノ酸製剤の点滴を行うが，高度の肝不全状態では逆に脳症悪化をきたす場合があるので注意が必要である．経口摂取が可能となった段階で肝不全経口栄養剤に切り替える．

処方例

A 腹水

1）経口薬による治療

STEP 1 安静および塩分制限で改善しない場合

❶ スピロノラクトン（アルダクトン A） 錠 25 mg・50 mg または細粒 10%　1 回 25 mg　1 日 1 回　朝食後

▶❶の効果不十分な場合は 1 日 50 mg まで増量する．

STEP 2 STEP 1 で効果不十分な場合

❶ フロセミド（ラシックス） 錠 10 mg・20 mg または細粒 4%　1 回 20 mg　1 日 1 回　朝食後

▶STEP 1 に❶を追加する．❶の効果不十分な場合は 1 日 40 mg まで増量する．ただし，ループ利尿薬は腎機能障害を惹起する可能性があるので漫然と継続せず可能であれば減量を試みる．

STEP 3 STEP 1，STEP 2 で効果不十分な難治例

❶ **トルバプタン（サムスカ）** 錠 7.5 mg　1 回 1 T　1 日 1 回　朝食後

▶STEP 1，2 に❶を追加する．

【STEP 3 **解説**】

❶を追加投与する前に血清 BUN，クレアチニン値や尿中 Na を測定し，血管内脱水が起こっていないことや Na 利尿が不応であることを確認する必要がある．また追加後は高 Na 血症にも注意する．治療効果は，1 週間で 1.5 kg 以上の体重減少，または自覚症状の改善により判断する．

2) 注射薬による治療

大量腹水の場合，腸管浮腫に伴い経口薬の腸管からの吸収が低下している可能性があるため，経口薬の効果がない症例は注射薬へ切り替える．

❶ **カンレノ酸カリウム（ソルダクトン）** 注 200 mg　1 回 200 mg　1 日 1 回静注

❷ **フロセミド（ラシックス）** 注 20 mg　1 回 20 mg　1 日 1 回　静注

❸ **人血清アルブミン（献血アルブミン「化血研」）** 注 20%：200 mg/mL　1 回 50 mL　1 日 1 回　点滴静注

▶注射薬の場合，❶❷を併用．血清アルブミン値が 2.5 g/dL 以下の場合は❸を追加する．

【2) **解説**】

腹水の減少に伴いスピロノラクトン，フロセミドの経口薬に変更する．血清クレアチニン値が上昇する場合は血管内脱水を起こしている可能性が高く，フロセミドから減量または中止する．

3) 特発性細菌性腹膜炎を合併した場合

❶ **セフトリアキソン（ロセフィン）** 注 0.5 g・1 g　1 回 0.5～1 g　1 日 1～2 回　点滴静注

【3) **解説**】

腹水穿刺液で多核白血球が 250/mm^3 以上で細菌培養が陽性なら確診できる．しかし，治療が遅れると重篤化しやすいことから多核白血球が 250/mm^3 以上であれば腎毒性のない第三世代セフェム系抗生物質静注にて治療開始する．

B 肝性脳症

1) 意識障害なし（経口摂取可能例）

STEP 1 第一選択

❶ ラクツロース（モニラック）
　末　1回6g　1日3回
　シロップ　600 mg/mL　1日30～90 mL　3回分服
ラクチトール（ポルトラック）　原末6g/包　1回1包　1日3回

❷ リファキシミン（リフキシマ）　錠200 mg　1回2T　1日3回

▶❶❷のいずれか，または併用．効果不十分であれば❶のうちラクツロースは末・P（散）で1回12g，シロップで1回30 mL，ラクチトールは1回3包まで増量可．

STEP 2 STEP 1で効果不十分な場合
［合成二糖類，非吸収性抗生物質併用で効果不十分な場合］

❶ 分岐鎖アミノ酸製剤（リーバクト）　配合顆粒4.15 g/包　1回1包　1日3回

❷ 肝不全用経腸栄養剤
　アミノレバンEN　配合散50 g/包　1回1包　1日3回
　ヘパンED配合　内用剤80 g/包　1回1包　1日2回

▶❶❷のいずれかを追加する．❶は血清アルブミン値が3.5 g/dL以下で保険適用．

【STEP 2 解説】
合成二糖類，非吸収性抗生物質，経口蛋白製剤の併用で効果不十分な場合，適宜，亜鉛製剤（硫酸亜鉛：保険適用外）やカルニチン製剤（エルカルチン）を併用する．

2) 意識障害あり（経口摂取困難例）

❶ 分岐鎖アミノ酸製剤
　アミノレバン　注500 mL　1回500 mL　1日1～2回　点滴静注
　モリヘパミン　注500 mL　1回500 mL　1日1～2回　点滴静注

❷ ラクツロース（モニラック）　シロップ600 mg/mL　1回100 mL　1日1～2回

▶便秘が脳症の誘因と考えられる場合は，❶に加え❷を併用する．❷は同量（100 mL）の微温湯に混じて浣腸（保険適用外：用法）．

C 低蛋白血症

B 肝性脳症―1）STEP 2と同様の処方を行う．

【C 解説】
肝硬変患者の低蛋白エネルギー栄養状態に経口栄養剤投与による適切な対策を取ることが必要である．肝硬変患者では夜間から早朝にかけて飢餓状態となりやすいため，就寝前に投与することによりエネルギー状態を改善する．一般的なエネルギー摂取量は1日25～35 kcalで，蛋白質は1日1.2～1.5 g/kgとする．

D 低カルニチン血症

レボカルニチン補充により肝性脳症や身体QOLを改善することが報告されている．

> ❶ レボカルニチン（エルカルチンFF）　錠250 mg　1回2～4T　1日3回

E 瘙痒症

> ❶ ナルフラフィン（レミッチ，ノピコール）　カプセル2.5 μg　1回1 Cap　1日1回

▶効果不十分な場合に1日1回5 μgへの増量可．

【E 解説】

肝硬変患者の多くは瘙痒感の自覚を認め，κオピオイド受容体作動薬が用いられる．

F 有痛性筋痙攣（こむら返り）

> ❶ 芍薬甘草湯　ツムラ顆粒2.5 g/包　1回1包　1日3回
>
> ❷ レボカルニチン（エルカルチンFF）　錠250 mg　1回2～4T　1日3回
>
> ❸ 分岐鎖アミノ酸製剤（リーバクト）　配合顆粒4.15 g/包　1回1包　1日3回

▶❶に加え，低カルニチン血症を合併する場合は❷，低アルブミン血症を合併する場合は❸を併用する．

処方上の注意

肝硬変は薬物代謝を担う肝臓の機能低下が基本病態であるため，特に高度な肝機能低下を伴う症例では各薬剤の適応や用量，投与期間に関して細心の注意を払う必要がある．利尿薬に関しては，血管内脱水について適宜評価するとともにスピロノラクトン，フロセミドでは低Na血症，トルバプタンでは高Na血症に注意する．また，瘙痒症治療薬であるナルフラフィンに関しては高カリウム血症治療薬であるポリスチレンスルホン酸ナトリウム（ケイキサレート）やポリスチレンスルホン酸カルシウム（カリメート，アーガメイトゼリー）との同時服用した際に吸着され便に排泄されるのでこれらの薬剤とは2時間ぐらい離して服用する．

連携医療

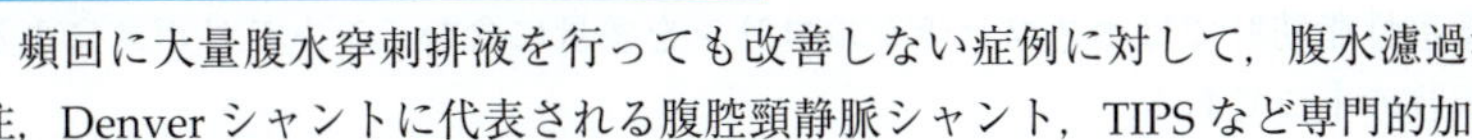

頻回に大量腹水穿刺排液を行っても改善しない症例に対して，腹水濾過濃縮再静注，Denverシャントに代表される腹腔頸静脈シャント，TIPSなど専門的加療が有効な場合があるため，専門医へ紹介する．

（鍛治孝祐）

21 脂肪肝

基本的知識

脂肪肝とは肝細胞に中性脂肪を含んだ脂肪滴が過剰に蓄積した病態を指す．病理学的には大滴性脂肪肝と小滴性脂肪肝に分類される．過剰飲酒や肥満を誘因とする脂肪肝では多くが大滴性である．今日では健診受診者の1/3が中等度以上の大滴性の脂肪肝を有するとされ，その最大の誘因は肥満と過量飲酒である．種々の内分泌疾患や膵頭十二指腸切除術後などの栄養障害でも大滴性脂肪肝を生じる．

大滴性脂肪肝ではしばしば肝臓に線維化を生じて肝硬変や肝細胞癌の発生母地となるため，各種の誘因を回避して脂肪肝を予防することが重要とされる．もし発症した場合には早期発見し，誘因の除去に努めることが大切である．飲酒が誘因の場合には禁酒，肥満が誘因の場合には減量が推奨される．糖尿病や成長ホルモン分泌不全，甲状腺機能低下症などの内分泌性脂肪肝では原疾患に対する治療が優先し，必要に応じて脂肪酸のβ酸化を亢進させるPPAR-αのリガンドの投与も考慮する．

他方，小滴性脂肪滴の出現が特徴的なのはライ症候群や急性妊娠脂肪肝などである．アセチルサリチル酸の服用が危険因子とされるライ症候群の回避には，発熱性疾患に対するアスピリンの使用を最少化することが推奨されている．急性妊娠脂肪肝の既往のある症例では，次回の妊娠時に小滴性脂肪肝を再発するリスクが高いため，発症の早期発見に努め，発症後は重症化を防ぐために早期に帝王切開による出産を行う．

処方例

[低栄養性脂肪肝]

❶ ポリエンホスファチジルコリン（EPL） カプセル 250 mg 1回 500 mg 1日3回（1日 1,500 mg） 食後

解説

脂肪肝を適応症とする薬剤はまれである．細胞膜や小胞体膜の重要な構成成分であるホスファチジルコリンを食物から十分に摂取できないときには，メチオニンから合成される．メチオニンからの合成能が遺伝的に十分でない欧米人では低栄養に伴い容易に脂肪肝を生じる．大豆由来のポリエンホスファチジルコリンを薬効成分とするEPLには，低栄養性脂肪肝の改善が期待される．膵頭十二指腸切除術後などの高度の栄養障害性脂肪肝ではホスファチジルコリンを多量に含むイントラリポスによる補充も選択肢の1つである．

他方，過栄養性脂肪肝に対しては食事療法や運動療法，適切な体重の維持，禁酒などが求められる．また，脂肪酸のβ酸化能の低下を示し，高トリグリセリド血症を伴

う症例にはPPAR-αの活性化能を有するフィブラート系薬剤の適応となる．

（西原利治）

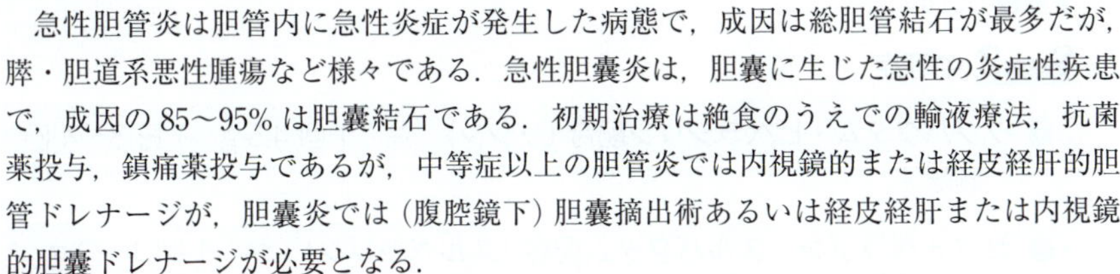

22 胆嚢炎，胆管炎

基本的知識

急性胆管炎は胆管内に急性炎症が発生した病態で，成因は総胆管結石が最多だが，膵・胆道系悪性腫瘍など様々である．急性胆嚢炎は，胆嚢に生じた急性の炎症性疾患で，成因の85〜95%は胆嚢結石である．初期治療は絶食のうえでの輸液療法，抗菌薬投与，鎮痛薬投与であるが，中等症以上の胆管炎では内視鏡的または経皮経肝的胆管ドレナージが，胆嚢炎では（腹腔鏡下）胆嚢摘出術あるいは経皮経肝または内視鏡的胆嚢ドレナージが必要となる．

GL 急性胆管炎・胆嚢炎診療ガイドライン改訂出版委員会（編）：急性胆管炎・胆嚢炎診療ガイドライン2018，医学図書出版，2018

6 消化器疾患

処方例

A 疼痛対策

Step 1 痛みが軽度のとき

❶ ブチルスコポラミン（ブスコパン）　注　1回15 mg　筋注または静注

❷ アセトアミノフェン（アセリオ）　注　1回300〜1,000 mg　点滴静注

▶❶❷のいずれか．

Step 2 痛みが強いとき

❶ ペンタゾシン（ソセゴン）　注　1回15 mg　筋注（保険適用外）

❷ アトロピン　注　1回0.5 mg　筋注

❸ ブプレノルフィン（レペタン）　注　1回0.2〜0.3 mg　筋注（保険適用外）

▶❶，❶❷併用，あるいは❸．

B 感染対策

Step 1 軽症

❶ セフォチアム（パンスポリン，ハロスポア） 注 1回1g 1日3回 点滴静注

❷ セファゾリン（セファメジンα） 注 1回1～2g 1日2～3回（1日5gまで） 点滴静注

▶❶❷のいずれか.

Step 2 中等症

❶ タゾバクタム・ピペラシリン配合（ゾシン） 注 1回4.5g 1日3～4回 点滴静注

❷ セフォペラゾン・スルバクタム配合（スルペラゾン） 注 1回1～2g 1日2～3回（1日4gまで） 点滴静注

▶❶❷のいずれか.

Step 3 重症

❶ イミペネム・シラスタチン配合（チエナム） 注 1回0.5g 1日4回 点滴静注

❷ メロペネム（メロペン） 注 1回1g 1日3回 点滴静注

❸ ドリペネム（フィニバックス） 注 1回0.25～0.5g 1日3回 点滴静注

▶❶～❸のいずれか.

【B 解説】

エビデンスはないが，胆汁移行性が良好な抗菌薬が選択されることが多い．胆管炎は敗血症に陥ると急速に状態が悪化するので，抗菌薬に固執してドレナージのタイミングを逸することがないように注意するべきである．

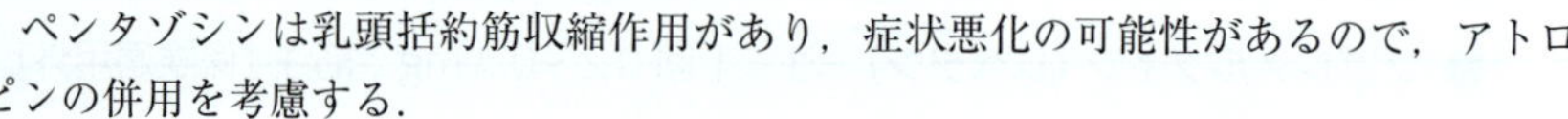

処方上の注意

ペンタゾシンは乳頭括約筋収縮作用があり，症状悪化の可能性があるので，アトロピンの併用を考慮する．

連携医療

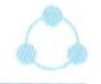

原則として入院が必要で，ドレナージが可能な専門医のいる施設に紹介するべきである．

（三浦文彦）

23 細菌性食中毒

基本的知識

細菌性食中毒は対症療法のみで軽快することが多いため，抗菌薬投与を必要とする例は多くない．初期治療においては脱水の評価と補液の必要性，原因菌に対する抗菌薬投与の2点について判断することがポイントとなる．患者背景，重症度，原因菌などから個々の症例について抗菌薬投与の必要性を判断することが重要である．原因菌が判明するまでのempiric therapyを含めて積極的に抗菌薬投与を考慮するのは以下の場合である．①血圧低下，悪寒戦慄などの菌血症が疑われる場合，②重度の下痢による脱水などで入院加療が必要な場合，③細胞性免疫不全者で菌血症のリスクが高い場合，④乳幼児，高齢者，人工血管，人工弁，人工関節の既往などの合併症のリスクが高い場合．

GL 日本感染症学会/日本化学療法学会：感染症治療ガイドライン2015 —腸管感染症—．日化療会誌 **64**：31-65, 2016
腸管出血性大腸菌感染症の診断治療に関する研究班：一次，二次医療機関のための腸管出血性大腸菌（O157等）感染症治療の手引き（改訂版）〈http://www.mhlw.go.jp/www1/o-157/manual.html〉［2019年2月16日閲覧］

処方例

STEP 1 原因菌が不明な場合（empiric therapy）

〈第一選択〉
❶ レボフロキサシン（クラビット） 錠500 mg 1回1T 1日1回 3～5日間

〈第二選択（キノロン系薬に耐性またはアレルギーの場合）〉
❷ アジスロマイシン（ジスロマック） 錠250 mg 1回2T 1日1回 3日間

❸ 耐性乳酸菌（ビオフェルミンR） 錠 1回1T 1日3回 3～5日間

▶❶または❷に❸を併用．
▶❶の代わりにシプロフロキサシン（シプロキサン） 錠200 mg 1回1T 1日2～3回 3～5日間でも可．

【STEP 1 解説】
ニューキノロン系薬の投与を第一選択とする．カンピロバクター腸炎を強く疑う場合はマクロライドを第一選択とする．抗菌薬は経口投与が原則であるが，内服ができない場合にはセフトリアキソン点滴静注 1回1～2 g 1日1回を用いる．ビオフェルミンRは抗菌薬耐性乳酸菌製剤であり，抗菌薬と併用可能である．一方，止痢薬や抗コリン薬は菌の排出を遅延させるため原則として投与しない．

STEP 2 原因菌が判明している場合（分離菌の薬剤感受性結果を参考にする）

1) サルモネラ腸炎

❶ レボフロキサシン（クラビット） 錠 500 mg　1回1T　1日1回　3～7日間

❷ アジスロマイシン（ジスロマック） 錠 250 mg　1回2T　1日1回　3日間

▶❶を第一選択とする．感受性の低下またはアレルギーがある場合には❷．

2) カンピロバクター腸炎

❶ クラリスロマイシン（クラリス） 錠 200 mg　1回1T　1日2回　3～5日間

❷ エリスロマイシン（エリスロシン） 錠 200 mg　1回1T　1日4回　3～5日間

▶❶❷のいずれか．

3) 腸管出血性大腸菌腸炎

❶ レボフロキサシン（クラビット） 錠 500 mg　1回1T　1日1回　3～5日間

❷ ホスホマイシン（ホスミシン） 錠 500 mg　1回1T　1日4回　3～5日間

▶❶❷のいずれか．

【STEP 2 **解説**】

健常者の軽症から中等症のサルモネラ腸炎に対する抗菌薬投与は症状や排菌の期間を短縮せず，逆に保菌率を高めるため勧められていない．重症例においてはニューキノロンを第一選択とする．一般的な投与期間は3～7日間であるが，菌血症の場合は14日間，膿瘍などの腸管外病変の合併では各病態に応じた投与期間となる．

カンピロバクター腸炎はキノロン系薬の耐性化が進んでいるため，現在はマクロライド系薬が第一選択となっている．

腸管出血性大腸菌腸炎については，現時点で抗菌薬治療に対しての推奨は統一されていない．欧米においては抗菌薬により毒素放出を促進し，溶血性尿毒症症候群発症の危険性が増すとしてガイドラインでも推奨されていない．わが国においては感染初期の抗菌薬投与が重症化予防に有効とする見解もあり，主治医の判断によるとされている．

処方上の注意

ニューキノロン系薬は副作用として傾眠，頭痛，不穏，めまい，痙攣などの中枢神経症状が現れることがあり，これらは感染症に伴う症状と鑑別を要する場合もある．高齢者，腎機能障害患者では血中濃度が高値となりやすいため投与量の調整が必要である．また，解熱薬との併用が禁忌となる場合もあり注意を要する．

[腎機能障害時のレボフロキサシン投与量の目安]

a) 20≦Ccr (mL/分)＜50，初回 500 mg を 1 回，2 日目以降 250 mg を 1 日 1 回投与

b) Ccr (mL/分)＜20，初回 500 mg を 1 回，3 日目以降 250 mg を 2 日 1 回投与

連携医療

サルモネラ腸炎では脱水や菌血症をきたすことがあり，菌血症においては腹腔内膿瘍，心内膜炎，骨髄炎，関節炎などの腸管外病変を起こすことがある．小児や高齢者また細胞性免疫障害者や免疫抑制薬投与者においては特に重症化しやすく脱水や菌血症の強い場合には専門医へのコンサルトが望ましい．

強い腹痛と新鮮な水様血便があれば，腸管出血性大腸菌腸炎の可能性が高くなり，溶血性尿毒症性症候群の危険性があるため専門医へのコンサルトが必要である．

(秋田　泰)

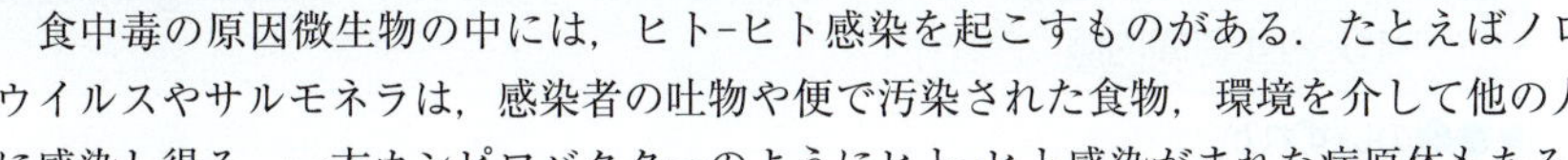

24 伝染性消化器疾患

基本的知識

食中毒の原因微生物の中には，ヒト–ヒト感染を起こすものがある．たとえばノロウイルスやサルモネラは，感染者の吐物や便で汚染された食物，環境を介して他の人に感染し得る．一方カンピロバクターのようにヒト–ヒト感染がまれな病原体もある．

食中毒以外の伝染性の消化器疾患として，日常的に経験することが多いのは *Clostridium difficile* 感染症である．2017 年に細菌の名称が変更になり，本菌は *Clostridioides difficile* となった．しかし細菌学の専門家以外には変更後の菌名は難解であり，本項では一般的に用いられている *C. difficile* infection，すなわち CDI とする．

C. difficile は偏性嫌気性菌で，空気の存在下では生存できない．しかし芽胞を形成することで様々な環境下に耐え得る．この結果，院内環境や医療従事者の手を介して他の患者に院内感染する．また近年注目されているのは市中での伝播である．芽胞が付着した食物を介して感染したり，人と濃厚接触をするペットを介して家族に伝播する可能性が示唆されている．

CDI の病態は，菌が産生する毒素による腸管の炎症である．炎症部位に白血球が集簇し，大腸粘膜に偽膜を形成することから，偽膜性腸炎と呼ばれる場合もある．治療は *C. difficile* の栄養型に対して抗菌力を有する薬剤の内服を行う．重症例では注射用抗菌薬を併用することが海外のガイドラインで記載されている．しかしわが国で検出される *C. difficile* の PCR ribotype は，北米を中心に検出される重症型のものと異なることが明らかになっている．このため注射用抗菌薬の併用を要する症例はまれと考えてよい．

診断は便を検体とするトキシン検査や培養検査で行う．トキシン A と B に加え，

菌体の抗原成分を検出する迅速検査が普及しているが，感度は培養検査に劣る．このため可能な限り迅速検査と培養検査を併用するのがよい．ただし培養検査は結果判明まで数日を要する．

CDIの問題点は再発である．治療の結果腸炎症状が治まっても，抗菌薬を中止すると2割程度の再発がある．初回治療薬，再発時の治療薬，治療期間，再発予防などがCDI診療のポイントとなる．

薬物治療アルゴリズム

内服薬はメトロニダゾールとバンコマイシンの2種類があり，メトロニダゾールが第一選択薬である．重症型のCDIを除けば，両薬剤の治療効果や再発率に差はない．

処方例

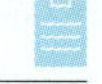

STEP 1 初めての発症例

以下の内服抗菌薬を開始するにあたり，発症の誘因となった抗菌薬が投与中であれば，これを中止する．そのうえで以下の薬剤のいずれかを開始する．

❶ メトロニダゾール（フラジール） 錠250 mg 1回1T 1日4回 または1回2T 1日3回 10〜14日間内服

❷ バンコマイシン（塩酸バンコマイシン） 散 1回125〜500 mg 1日4回 10〜14日間内服

▶❶❷のいずれか．

STEP 2 再発時

初回に使用した抗菌薬を再開する場合や，メトロニダゾールからバンコマイシンに変更して投与する場合があるが，いずれの考え方もエビデンスは十分でなく，コンセンサスは得られていない．フィダキソマイシンはバンコマイシンと比較して再発率が低いことが報告されており，再発リスクが高い症例では選択肢となる．また繰り返し再発する症例や重症例では，*C. difficile* のtoxin Bに対する抗体薬のベズロトクスマブが選択肢となる．

❶ フィダキソマイシン（ダフクリア） 錠200 mg 1日2回 10日間

❷ ベズロトクスマブ（ジーンプラバ） 注 10 mg/kg 単回点滴静注

▶❶❷のいずれか．

処方上の注意

メトロニダゾールは，時に上腹部の不快感を訴える場合がある．また長期間投与で末梢神経障害（手の痺れなど）をきたす場合があるので，反復して投与されている例では注意を要する．

バンコマイシンは腸管からはほとんど吸収されないが，腸管の炎症が著しい状態では吸収され，腎機能障害の原因となり得る．したがって炎症の強い症例，腎機能障害のある症例では，投与開始後の腎機能評価を要する．

連携医療

CDI はいったん症状が軽快しても，約 20% が再発するとされる．再発時の治療薬の選択や，個室隔離と解除など判断に迷う点が多い．院内感染対策を含めて再発例では専門医へ紹介するとよい．

（大毛宏喜）

7章 内分泌・代謝疾患

1 糖尿病

基本的知識

糖尿病の定義はインスリン作用不足による慢性の高血糖状態を主徴とする代謝症候群であるが，その成因（発症機序）は1型，2型，他の疾患，条件に伴うものに分類され，さらに病態（病期）で正常血糖，境界領域，糖尿病領域（インスリン不要，高血糖是正のためにインスリンが必要，生存のためにインスリンが必要）のどの段階かを把握する．

日本人糖尿病の90％以上を占める2型糖尿病の発症には，インスリン分泌低下やインスリン抵抗性をきたす素因を含む複数の遺伝因子，過食・運動不足・肥満などの環境因子，加齢などが関与している．生活習慣の改善が治療の柱をなす2型糖尿病を，治療戦略が異なる1型糖尿病や他の疾患，条件に伴う高血糖状態と鑑別することが臨床的に重要である．

糖尿病患者のうち65歳以上が全体の約2/3を，75歳以上が約1/3を占める．高齢者には特有の問題点があり，心身機能の個人差が著しい．それに加え，高齢者糖尿病では重症低血糖をきたしやすい．このような現状を背景に，2016年（平成28年），高齢者糖尿病の治療目標が制定された．基本的な考え方は，血糖コントロール目標は患者の特徴や健康状態，年齢，認知機能，身体機能，併発疾患，重症低血糖のリスク，余命などを考慮して個別に設定すること，重症低血糖が危惧される場合は，目標下限値を設定し，より安全な治療を行うこと，患者中心の個別性を重視した治療を行うことである．

海外では米国糖尿病学会/欧州糖尿病学会，米国臨床内分泌学会などから診療ガイドラインが出されている．一方，国内でも日本糖尿病学会から『糖尿病診療ガイドライン2016』が出されている．実践的には，日本糖尿病学会から出されている『糖尿病治療ガイド2018-2019』が役に立つ．

GL 日本糖尿病学会（編・著）：糖尿病診療ガイドライン2016，南江堂，2016
日本糖尿病学会（編・著）：糖尿病治療ガイド2018-2019，文光堂，2018

薬物治療アルゴリズム

2型糖尿病の基本的な病態（図1）は「インスリン分泌不全」もしくは「インスリン

表1　インスリン療法の適応

絶対的適応（インスリン療法を行わないと生きていけない状態）
・インスリン依存状態 ・高血糖性の昏睡（糖尿病ケトアシドーシス，高浸透圧高血糖状態） ・重症の肝障害，腎障害を合併しているとき ・重症感染症，外傷，中等度以上の外科手術（全身麻酔施行例など）のとき ・糖尿病合併妊婦（妊娠糖尿病で，食事療法だけでは良好な血糖コントロールが得られない場合も含む） ・静脈栄養時の血糖コントロール
相対的適応（インスリン療法なしでもただちに生命には関わらないがコントロールに必要な状態）
・インスリン非依存状態の例でも，著明な高血糖（たとえば空腹時血糖値 250 mg/dL 以上，随時血糖値 350 mg/dL 以上）を認める場合 ・経口薬療法のみでは良好な血糖コントロールが得られない場合 ・やせ型で栄養状態が低下している場合 ・ステロイド治療時に高血糖を認める場合 ・糖毒性を積極的に解除する場合

［日本糖尿病学会（編・著）：糖尿病治療ガイド 2018-2019，文光堂，2018 を参考に筆者作成］

抵抗性増大」であり，その結果インスリン作用不足となり，高血糖をきたす．病態把握が治療の第一歩となり，そのための検査として，内因性インスリン分泌能を評価する CPR index（下記）が有用である．

$$\text{CPR index} = \text{空腹時 CPR (ng/mL)}/\text{空腹時血糖 (mg/dL)} \times 100$$

1.2 以上あれば，経口血糖降下薬での治療が可能なことが多いが，それ未満の場合，注射療法が必要となる場合が多い．

インスリン抵抗性の簡便な指標 HOMA-IR は下記のように計算される．

$$\text{HOMA-IR} = \text{空腹時血糖 (mg/dL)} \times \text{空腹時 IRI } (\mu\text{U/mL})/405$$

正常は 1.6 以下であり，2.5 以上はインスリン抵抗性が疑われる．

インスリン治療が適応となる場合を表1に示す．インスリン治療の適応でない場合，多くの場合は2型糖尿病に該当するが，食事・運動療法を基本とし，経口血糖降下薬や注射薬を適宜追加する．その際，急速な血糖降下や低血糖を起こさないように薬物量や種類を調節する．急速な血糖改善後，有痛性神経障害が顕在化することがある．

2型糖尿病では薬物投与有無にかかわらず食事・運動療法が治療の基本であり，薬物療法だけでは十分なコントロールが得られない場合がある．

糖尿病の経過に伴い薬物治療およびその強化が必要となることが多い．作用機序などによりインスリン抵抗性改善薬，インスリン分泌促進薬，糖吸収・排泄調節系薬に分けられる（図1）．新規に経口血糖降下薬を使用する場合は，少量から開始し，肝機能・腎機能などを定期的にチェックする．まずは1種類の薬剤から使用開始し（STEP 1），3ヵ月程度経過をみても十分な効果が得られない場合は薬剤追加を考慮する（STEP 2）．

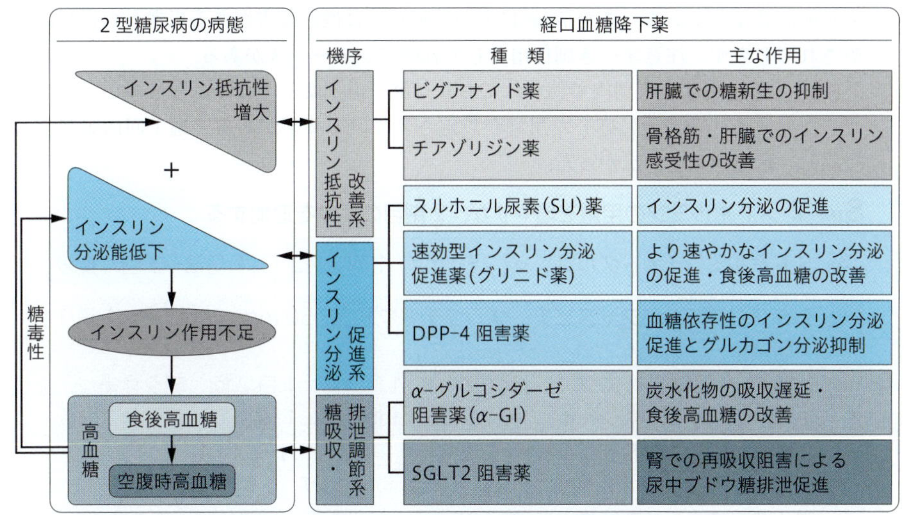

図1　病態に合わせた経口血糖降下薬の選択
［日本糖尿病学会（編・著）：糖尿病治療ガイド 2018-2019，文光堂，p 33，図 9，2018 より許諾を得て転載］

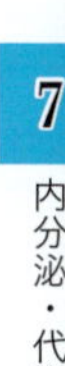

処方例

Step 1 薬物療法を導入する

❶ メトホルミン（メトグルコ）　錠 250 mg　1 回 1 T　1 日 2～3 回　食後

❷ シタグリプチン（ジャヌビア，グラクティブ）　錠 50 mg　1 回 1 T　1 日 1 回　朝食後
ビルダグリプチン（エクア）　錠 50 mg　1 回 1 T　1 日 2 回　朝夕食後
アログリプチン（ネシーナ）　錠 25 mg　1 回 1 T　1 日 1 回　朝食後
リナグリプチン（トラゼンタ）　錠 5 mg　1 回 1 T　1 日 1 回　朝食後
テネリグリプチン（テネリア）　錠 20 mg　1 回 1 T　1 日 1 回　朝食後
アナグリプチン（スイニー）　錠 100 mg　1 回 1 T　1 日 2 回　朝夕食後
サキサグリプチン（オングリザ）　錠 2.5 mg　1 回 1 T　1 日 1 回　朝食後
トレラグリプチン（ザファテック）　錠 100 mg　1 回 1 T　週 1 回
オマリグリプチン（マリゼブ）　錠 25 mg　1 回 1 T　週 1 回
のいずれか

▶❶，❷の群のいずれか．

解説

米国・欧州のガイドラインでは，禁忌がなければメトホルミンを第一選択薬としている．禁忌となるのは，肝・腎・心・循環障害のある患者，手術前後，重症感染症，

大量飲酒者などである．また 75 歳以上の高齢者や腎機能障害がある患者への投与は推奨されておらず，注意すべき副作用として乳酸アシドーシスがある．

DPP-4 阻害薬は広く国内で使われており，第一選択薬とされることも多い．最少量から開始する．腎機能に応じた用量が設定されている薬剤がある．週 1 回内服製剤も登場し，治療選択肢が広がった．

STEP 2 メトホルミンの用量を増やすか，2 剤目の薬剤を追加する

❶ メトホルミン（メトグルコ） 錠 250 mg 1 回 2～3 T 1 日 2～3 回 食後

❷ シタグリプチン（ジャヌビア，グラクティブ） 錠 50 mg 1 回 1 T 1 日 1 回 朝食後
ビルダグリプチン（エクア） 錠 50 mg 1 回 1 T 1 日 2 回 朝夕食後
アログリプチン（ネシーナ） 錠 25 mg 1 回 1 T 1 日 1 回 朝食後
リナグリプチン（トラゼンタ） 錠 5 mg 1 回 1 T 1 日 1 回 朝食後
テネリグリプチン（テネリア） 錠 20 mg 1 回 1 T 1 日 1 回 朝食後
アナグリプチン（スイニー） 錠 100 mg 1 回 1 T 1 日 2 回 朝夕食後
サキサグリプチン（オングリザ） 錠 2.5 mg 1 回 1 T 1 日 1 回 朝食後
トレラグリプチン（ザファテック） 錠 100 mg 1 回 1 T 週 1 回
オマリグリプチン（マリゼブ） 錠 25 mg 1 回 1 T 週 1 回
のいずれか

❸ ピオグリタゾン（アクトス） 錠 15 mg 1 回 1～2 T 1 日 1 回 朝食後

❹ グリクラジド（グリミクロン）
錠 20 mg 1 回 1 T 1 日 1 回 朝食後
錠 40 mg 1 回 1 T 1 日 2 回 朝夕食後 まで増量
これ以上の増量は可能だが，血糖降下作用は頭打ちで低血糖リスクが増える
または
グリメピリド（アマリール）
錠 0.5 mg 1 回 1 T 1 日 1 回 朝食後
錠 1 mg 1 回 1 T 1 日 2 回 朝夕食後 まで増量
これ以上の増量は可能だが，血糖降下作用は頭打ちで低血糖リスクが増える

❺ エンパグリフロジン（ジャディアンス） 錠 10 mg 1 回 1 T 1 日 1 回 朝食後
イプラグリフロジン（スーグラ） 錠 50 mg 1 回 1 T 1 日 1 回 朝食後
ダパグリフロジン（フォシーガ） 錠 5 mg 1 回 1 T 1 日 1 回 朝食後
ルセオグリフロジン（ルセフィ） 錠 2.5 mg 1 回 1 T 1 日 1 回 朝食後
トホグリフロジン（アプルウェイ，デベルザ） 錠 20 mg 1 回 1 T 1 日 1 回 朝食後
カナグリフロジン（カナグル） 錠 100 mg 1 回 1 T 1 日 1 回 朝食後
のいずれか

❻ **インスリングラルギン（ランタス）** 注ソロスター　1回0.1単位/kg標準体重　1日1回　皮下注　朝食前，夕食前，眠前など
上記用量から1～2週毎，順次増量し，0.3単位/kg標準体重までは増量可
インスリングラルギン（ランタスXR） 注ソロスター
インスリンデグルデク（トレシーバ） 注フレックスタッチ
インスリンデテミル（レベミル） 注フレックスペン
でも同様に導入，用量調整を行う
以上のいずれか

❼ **リラグルチド（ビクトーザ）** 1回0.3 mg　1日1回　皮下注
上記用量から1週毎，0.6 mg，0.9 mgと増量可
デュラグルチド（トルリシティ） 1回0.75 mg　週1回　皮下注
エキセナチド（ビデュリオン） 皮下注用2 mgペン　1回2 mg　週1回　皮下注
のいずれか

▶❶を増量するか，❷～❼の群のいずれかを追加する．

解説

メトホルミンを第一選択薬として用いた場合，忍容性に問題なければ，2,250 mgまで増量できる

DPP-4阻害薬（❷）を第二選択薬として用いる際も，最少量から開始する．腎機能低下や高齢では低血糖のリスクが高まるので，併用薬剤の用量に注意する．

ピオグリタゾンは体重増加，浮腫をきたすため，心不全患者には禁忌である．

SU薬（❹）は低血糖や必要以上の高インスリン血症が生じないよう，少量から開始し徐々に増量する．グリベンクラミド（オイグルコン，ダオニール）は血糖降下作用が大きいが，低血糖を起こしやすく，新規に処方されることは少なくなってきた．SU薬服用下で意識低下を伴う低血糖を起こした場合は，必ず入院可能な施設に紹介する．

SGLT2阻害薬（❺）はインスリン作用とは独立して血糖を低下させ，体重減少効果も期待できる．若年～中年の腎機能が保たれている肥満症例がよい適応である．また，心血管疾患既往患者における総死亡低下，心保護作用，腎保護作用が報告されている．尿路性器感染症や脱水，皮疹のリスクがあることを説明し，脱水防止対策を講じる．また，シックデイ時には必ず休薬するよう指導する．

インスリン療法（❻）には絶対的適応と相対的適応がある（表1）．1型糖尿病では強化インスリン療法（インスリン頻回注射，あるいは持続皮下インスリン注入療法）を基本にする．2型糖尿病では，食事療法，運動療法に加え経口血糖降下薬を使用しても血糖が改善しない場合にインスリン導入を検討する．長期間血糖コントロール不良な状態が続いている場合は，膵保護や合併症進行の観点からも早めにインスリンを導入するほうがよい．持効型製剤の1日1回注射法は外来で導入可能であり，目標血糖を目指して投与量を調整していく方法がインスリン導入時の主流になっている．

GLP-1受容体作動薬（❼）には1日1，2回注射製剤と週1回注射製剤がある．併用

薬剤の制限，最大使用量が欧米の半分程度といった問題点があったが，インスリンも含めた様々な製剤と併用できるようになり，リラグルチドに関するLEADER Trialの成果が高く評価され，市場が拡大している．導入時にはビクトーザやトルリシティなどの長時間作用性GLP-1受容体作動薬が用いられることが多い．

STEP 3　3剤目の薬剤追加

STEP 2に掲げた薬剤以外に以下の薬剤も候補になる．

❶ アカルボース（グルコバイ）　錠50 mg　1回1T　1日3回　毎食直前
ボグリボース（ベイスン）　錠0.2 mg・0.3 mg　1回1T　1日3回　毎食直前
ミグリトール（セイブル）　錠50 mg　1回1T　1日3回　毎食直前
のいずれか

❷ ナテグリニド（スターシス，ファスティック）　錠90 mg　1回1T　1日3回　毎食直前
ミチグリニド（グルファスト）　錠10 mg　1回1T　1日3回　毎食直前
レパグリニド（シュアポスト）　錠0.25 mg　1回1T　1日3回　毎食直前
のいずれか

❸ エキセナチド（バイエッタ）　注　1回5 μg　1日2回　皮下注　朝夕食前
上記用量から1回10 μgと増量可
またはリキシセナチド（リキスミア）　注　1回10 μg　1日1回　皮下注　朝食前
上記用量から1回15 μg，20 μgと増量可

▶STEP 2の❷～❼の群，STEP 3の❶～❸の群のいずれかを追加する．

解説

α-グルコシダーゼ阻害薬（α-GI）（❶）は食後高血糖を改善し単独で低血糖をきたすことはない．腹部膨満や便通異常，放屁増加の原因となるため，腹部手術歴や腸閉塞の既往などがある患者では注意が必要である．食直前投与が原則ではあるが，食直後投与でも十分な血糖降下作用があることが報告されている．

グリニド薬（❷）は速効性があり，SU薬と比べると効果時間も短く作用も弱い．食後高血糖の改善に適している．しかし，内服のタイミングが食直前に限られるため，アドヒアランスのよい患者でないと十分な効果が期待できない．

DPP-4阻害薬は忍容性の高い比較的安全な薬剤であるが，国内でも広く使われているが，SU薬との併用では低血糖をきたしやすいため，減量が必要である．SU薬の目安として，グリメピリド（アマリール）1日2 mgを超えて使用している患者は1日2 mg以下に減じる．グリクラジド（グリミクロン）1日40 mgを超えて使用している患者は1日40 mg以下に減じる．グリベンクラミド（オイグルコン，ダオニール）1日1.25 mgを超えて使用している患者は1日1.25 mg以下に減じる．

短時間作用性GLP-1受容体作動薬（❸）は胃から小腸への食物移行を遅らせるので，

インスリン分泌を促進することなく，食後血糖上昇を抑制できる．体重減少も期待できるが，消化器症状が起こりやすい．

STEP 4 より複合的なインスリン療法

❶ **インスリンアスパルト（ノボラピッド），インスリンリスプロ（ヒューマログ），インスリングルリジン（アピドラ）**のいずれか
1回4単位　1日3回　皮下注　朝昼夕食直前
責任インスリンの考え方で増量可

❷ **ノボラピッド30ミックス**　注フレックスペン，または**ヒューマログミックス25**　注ミリオペン
1回4単位　1日2回　皮下注　朝夕食直前

❸ **ライゾデグ**　配合注フレックスタッチ　1回4〜20単位　1日1回　皮下注　主たる食事の直前　または1日2回　皮下注　朝食直前と夕食直前

▶基礎インスリン ± 経口血糖降下薬に❶を追加する．基礎インスリンをやめて，❷❸のいずれかに切り替える．基礎インスリン ± 経口血糖降下薬にSTEP 2 ❼を追加する．ただし，DPP-4阻害薬とは併用できない．

解説

基礎インスリンを用いたSTEP 2 ❻に，STEP 4 ❶を加えることで頻回インスリン注射療法に移行する．追加インスリンは毎食必要となることが多いが，必ずしも3回に拘ることはない．投与したインスリン量がその後の血糖値を決めており，このインスリンを責任インスリンという．昼食前の血糖値に対する責任インスリンは朝食前に注射した超速効型インスリンである．血糖調節は責任インスリンの増減によって行う．インスリン増量に伴う体重増加と低血糖に注意する．

生活スタイルが一定で，内因性インスリン分泌がある程度残っており，注射回数を2回までに抑えたいときに，❷の混合型インスリンを用いることがある．NPH製剤が含まれているため，注射直前に撹拌する必要がある．

❸はトレシーバとノボラピッドの配合製剤であり，基礎インスリンだけでは血糖コントロールが十分ではない場合，1回の注射で追加インスリンも補充できる．

インスリン製剤の特性を理解したうえで，個々の患者の状況に応じてインスリン治療レジメを組み立てる．基礎インスリンと（長時間作用性）GLP-1受容体作動薬を組み合わせることで，強化インスリン療法と同等の血糖コントロールが得られるうえに，注射回数が減少し，体重増加も抑制されるメリットがある．また，強化インスリン療法でも十分な血糖コントロールが得られない場合に，GLP-1受容体作動薬を組み合わせると，血糖・体重コントロールが改善する場合がある．

STEP 5 配合剤

❶ ピオグリタゾン・メトホルミン配合（メタクト） 配合錠 LD（15 mg/500 mg），HD（30 mg/500 mg） 1回1T 1日1回 朝食後
ピオグリタゾン・グリメピリド配合（ソニアス） 配合錠 LD（15 mg/1 mg），HD（30 mg/3 mg） 1回1T 1日1回 朝食前または朝食後
ピオグリタゾン・アログリプチン配合（リオベル） 配合錠 LD（15 mg/25 mg），HD（30 mg/25 mg） 1回1T 1日1回 朝食前または朝食後
ビルダグリプチン・メトホルミン配合（エクメット） 配合錠 LD（50 mg/250 mg），HD（50 mg/500 mg） 1回1T 1日2回 朝食後
ミチグリニド・ボグリボース配合（グルベス） 配合錠 10 mg/0.2 mg 1回1T 1日3回 毎食直前
アログリプチン・メトホルミン配合（イニシンク） 配合錠 25 mg/500 mg 1回1T 1日1回 食直前または食後
テネリグリプチン・カナグリフロジン配合（カナリア） 配合錠 20 mg/100 mg 1回1T 1日1回 朝食前または朝食後
シタグリプチン・イプラグリフロジン配合（スージャヌ） 配合錠 50 mg/50 mg 1回1T 1日1回 朝食前または朝食後
のいずれか

▶すでに使われている薬剤を❶のいずれかに切り替える．

解説

服薬する製剤の種類および錠数が減少し，服薬アドヒアランスの向上が期待できる．副作用として，それぞれの単剤服用における症状，検査値異常に注意する．

処方上の注意

糖尿病治療では，高血圧症や脂質異常症などの生活習慣病と比較して，日常生活での制約が大きく，患者の精神的ストレスが大きくなりやすい．治療がうまくいかないという後悔，罪悪感に加えて，家族の非協力や環境（職場や学校）の問題がある．また，時間的，経済的な負担が増えることへの不安も大きい．

インスリンに対しての恐怖心や一生やめられないのではないかといった誤解から，インスリン導入に対し抵抗がある患者も多い．その場合，インスリン治療の必要性を時間をかけて説明し，納得してもらってから開始する．

糖尿病治療では，生涯にわたる治療継続が重要であり，そのためには，まずは受診中断を避けることが極めて重要である．

連携医療

専門医への紹介：血糖コントロールが長期にわたって改善しない場合，慢性合併症が進行してきた場合，インスリン頻回注射が適応となる場合，高血糖，低血糖が頻発するなど，血糖コントロールが不安定なとき．

専門医からの紹介：経口血糖降下薬のみで血糖コントロールが良好な場合，基礎インスリン注射と経口血糖降下薬で血糖コントロールが良好な場合，GLP-1 受容体作動薬 ± 経口血糖降下薬で血糖コントロールが良好な場合.

眼科医との連携：網膜症を認める場合や長期間にわたり HbA1c 高値が持続している場合は，眼科専門医と緊密な連携のうえ，血糖降下速度を加減する.

(寺内康夫)

2 糖尿病性昏睡

基本的知識

糖尿病性ケトアシドーシス (DKA) は，インスリン作用の著明な低下とグルカゴンなどのインスリン拮抗ホルモンの増加により，糖利用の低下，脂肪分解の亢進をきたす．インスリン欠乏とグルカゴン過剰下では，ミトコンドリアでの β 酸化が亢進し，遊離脂肪酸が肝臓で急速に酸化，ケトン体産生が著しく亢進し，代謝性アシドーシスを引き起こす.

高浸透圧高血糖状態は著しい高血糖 (600 mg/dL 以上) と高度な脱水に基づく高浸透圧血症により，循環不全をきたす．感染，脱水，薬剤などが誘因となる．DKA と比し，血糖や浸透圧はより高値となることが多い．高齢者では口渇認識が低下していることも高血糖助長の一因とされる．高血糖が惹起されると，脱水，ショックを引き起こし，死に至ることもある.

GL 日本糖尿病学会 (編・著)：糖尿病治療ガイド 2018-2019，文光堂，2018

薬物治療アルゴリズム

意識状態，呼吸数とその性状，血圧，脈拍，体重を必ず評価する．DKA に特徴的な呼吸に Kussmaul 呼吸があり，アシドーシスを呼吸性に代償するための規則的で持続性の深呼吸である．DKA では意識障害，嘔吐，腹痛などの症状を呈することが多い．DKA，高浸透圧高血糖状態，いずれもインスリン治療が絶対適応となり，ただちに初期治療を開始する.

1) DKA

治療の中心は大量の輸液とインスリン投与による脱水，高浸透圧，アシドーシスの補正である．一般に水分欠乏量は体重の 5～10% と類推され，最初の 2～3 時間は生理食塩液を 500～1,000 mL/時で投与する．以後は尿量をみながら輸液量を調節する．ポンプを用いて速効型インスリンを 5～10 単位/時で静脈内持続注入する．この際，急激な浸透圧低下は脳浮腫を起こす可能性があるため，急激な血糖低下を避ける．血糖値が 250～300 mg/dL となったら 5% ブドウ糖を含んだ輸液へ変更し，インスリン投与速度を減量する．ブドウ糖の流入に伴いカリウム，リンが細胞内へ移行するため，治療とともに血清電解質が低下するので，適宜補充する．pH 7.0 以上では原則として重炭酸ナトリウムでのアシドーシス補正は行わない．

2) 高浸透圧高血糖状態

DKA の治療に準ずるが，DKA より血糖値の降下が速やかであり，インスリン投与量は速効型インスリン 5 単位/時以下で済むことが多い．DKA の治療時と同様，急激な浸透圧低下は脳浮腫を起こす可能性があるため，急激な血糖低下は避ける．

処方例

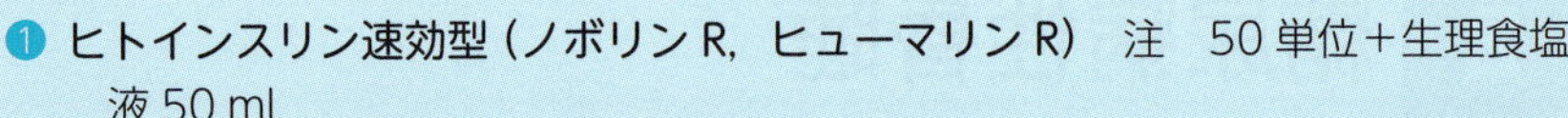

❶ ヒトインスリン速効型（ノボリン R，ヒューマリン R） 注 50 単位＋生理食塩液 50 mL

▶インスリンが 1 単位/mL になるよう調製したものを用意し，ポンプで速効型インスリンの投与速度を管理する．

処方上の注意

治療経過中に DKA では脳浮腫，腎不全などが，高浸透圧高血糖状態では脳浮腫，脳梗塞，心筋梗塞，心不全が起こり得る．また，高浸透圧高血糖状態ではしばしば横紋筋融解症や血栓形成を認めるので，CPK，LDH などの筋酵素，凝固線溶系のマーカーについても注意する．

（寺内康夫）

3 低血糖

基本的知識

経口血糖降下薬やインスリンで治療中の糖尿病患者に高頻度にみられるが，糖尿病治療に関連しない低血糖もある．

健常人は通常血糖値 55 mg/dL 以下でカテコラミンが分泌され，発汗，動悸などの交感神経症状が出現する．50 mg/dL 以下になると中枢神経症状（頭痛，目のかすみ，眠気など）が出現し，30 mg/dL 以下で意識障害・昏睡に至る．高齢者の低血糖症による異常行動は認知症と誤診されることがある．低血糖症状には個人差があり，交感神経症状が現れずに大脳機能低下症状が出現することがある（無自覚性低血糖）．

糖尿病治療に関連する低血糖は，インスリン注射薬，経口血糖降下薬（特に SU 薬）の使用中に起こる低血糖であり，薬剤の過剰投与，体調不良による食事摂取の低下時（シックデイ）や運動時に起こりやすい．

糖尿病治療に関連しない低血糖には，インスリノーマ，糖尿病治療薬以外の薬剤による低血糖，膵外性腫瘍による低血糖，反応性低血糖症などがある．

薬物治療アルゴリズム

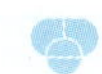

グルコース静注により，まず速やかな血糖上昇を図る．しかし，絶食が長く続いていた場合には肝グリコーゲン分解による血糖上昇は期待できないため，持続的グルコース静注が必要になる．SU 薬による低血糖性昏睡の場合，遷延するインスリン分泌刺激のため，意識が一時的に回復してもまた意識障害を起こすことがあり，入院させる．

処方例

STEP 1 患者・家族が行う処置：ブドウ糖の投与

❶ グルカゴン（グルカゴン G ノボ） 注 1 回 1 mg 皮下注または筋注

▶グルカゴンに添付の溶解液を加えて，家族が注射し，医療機関へ運ぶ．

解説

ブドウ糖をすぐ摂取させる．経口摂取が可能な場合はブドウ糖（粉末，固形）またはブドウ糖を含む液体を飲ませる．α-グルコシダーゼ阻害薬服用中は必ずブドウ糖を服用させる．経口摂取が不可能な場合，ブドウ糖を唇と歯肉の間に塗る．

STEP 2 医療機関での処置

❶ 50% ブドウ糖液 1 回 20～40 mL 静注（救急カートに常備）

❷ 5% ブドウ糖液 点滴静注

▶意識レベルが低下しているときはまず❶を行う．低血糖が遷延する可能性があるときは❷を続ける．

STEP 3 反応性低血糖症

❶ ボグリボース（ベイスン） 錠 0.2 mg 1 回 1 T 1 日 3 回 毎食直前

糖質の体内吸収を遅らせ，食後後期のインスリン過剰分泌を軽減させる．

処方上の注意

SU 薬による低血糖は遷延することが多い．DPP-4 阻害薬は比較的安全な薬剤であるが，SU 薬との併用では低血糖をきたしやすいため，減量が必要である．

昏睡が遷延した場合は脳浮腫を起こすことがある．また，昏睡を含めた重症低血糖が網膜症の進行，神経障害に伴う疼痛の増悪，認知機能低下につながる可能性がある．

糖尿病治療に関連する低血糖は，食事の遅れ，食事量または糖質の摂取が少ない場合，いつもより強く長い身体活動の最中または運動後や，長時間運動した日の夜間および翌朝に起こりやすいので，患者や家族に再発予防の指導を行う．

（寺内康夫）

4 脂質異常症

基本的知識

脂質異常症の診断はLDLコレステロール値140 mg/dL以上（スクリーニングには総コレステロール値220 mg/dL以上を用いる），トリグリセライド値150 mg/dL以上であり，HDLコレステロール値40 mg/dL未満も管理の対象になる．原発性高脂血症（家族性高コレステロール血症など），二次性高脂血症（糖尿病，甲状腺機能低下症など）の病因診断を行うことが重要である．治療としては，薬物療法を検討する前に生活習慣の改善を考えなくてはならない．脂質異常症が冠動脈疾患の最も重要なリスクファクターであることを念頭に，脂質異常症以外の危険因子（男性45歳以上，女性55歳以上，高血圧，糖尿病，喫煙，冠動脈疾患の家族歴，低HDLコレステロール血症）の数，重症度などを考慮してトータルリスクを考える必要がある．治療は，上記脂質検査値のリスクに応じた目標値を目安として行うことになる．2017年に改訂された日本動脈硬化学会の『動脈硬化性疾患予防ガイドライン2017』では，クリニカルクエスチョン（CQ）とシステマティックレビュー（SR）が導入されたことによって，ガイドラインのメッセージが明確になるとともにその根拠となるエビデンスの質についても客観的評価がされ，利用者の利便性が図られている．また，絶対リスク評価方法について，これまでのNipponDATA80をもとにした冠動脈疾患死亡予測から吹田研究結果による冠動脈疾患発症予測へと大きく変更されている．欧米に比べ冠動脈疾患死亡の少ない日本においては，予防的に発症を予測するというアプローチは極めて妥当といえる．一方，高リスク病態として，冠動脈疾患二次予防グループの中でもハイリスク群と小児を含む家族性高コレステロール血症についても積極的な治療の必要性を強調している．

薬物治療アルゴリズム

日本人は欧米人に比べ冠動脈疾患発症の絶対リスクは低いが，LDLコレステロールと冠動脈疾患の相対危険度は欧米と同様であり，薬物，特にスタチンを用いたLDLコレステロール低下療法の意義は日本人でも確認されている．一次予防の高リスク患者においてはLDLコレステロール120 mg/dL未満を目標に管理することが推奨されるため，生活習慣の改善による効果が期待できない場合には薬物治療の併用を考慮する．また，二次予防症例ではイベント発症後早期から積極的なLDLコレステロール低下療法が推奨される．また，LDLコレステロールだけでなく高トリグリセリド血症も動脈硬化性疾患予防には重要であり，トリグリセリド値が400 mg/dL以上を示す高トリグリセリド血症の場合にはLDL-コレステロールではなくnon-HDLコレステロールを指標として治療することが推奨される．

現在，日本の臨床で用いられているHMG-CoA還元酵素阻害薬（スタチン）は6

製剤あり，いずれも優れたコレステロール低下作用を有している．しかし，化合物毎にコレステロール低下作用の強弱・水溶性/脂溶性・代謝経路など異なっている点に留意が必要である．

アトルバスタチン，ピタバスタチン，ロスバスタチンはLDLコレステロールの低下作用が40～50%と強力であり，重症例や冠動脈疾患二次予防など強力な脂質低下作用が必要な症例に適している．これらの薬剤は体内における半減期が長く，腸管循環によって薬剤効果が長時間作用することがその脂質低下効果と関連するといわれている．プラバスタチン，シンバスタチンのLDLコレステロール低下作用は20%程度であるが，エビデンスは豊富であり，日常臨床で十分な脂質低下作用といえる．スタチン以外のLDLコレステロール低下剤としては，小腸のコレステロールトランスポーターに作用するエゼチミブ，最近新たなコレステロール低下剤として注目されているPCSK9阻害薬のエボロクマブ，アリロクマブやMTP阻害薬のロミタピドがある．

高トリグリセリド血症，特に低HDLコレステロール血症を伴う場合，フィブラート系薬［フェノフィブラート（リピディルなど）］，ニコチン酸製剤，EPA［イコサペント酸エチル（エパデールなど）］も適応になる

処方例

1）高LDLコレステロール血症

STEP 1 軽症から中等症の高LDLコレステロール血症（LDL-C140～180）

❶ プラバスタチン（メバロチン） 錠10 mg 1T 1日1回

❷ シンバスタチン（リポバス） 錠5 mg 1T 1日1回

❸ フルバスタチン（ローコール） 錠30 mg 1T 1日1回

❹ エゼチミブ（ゼチーア） 錠10 mg 1T 1日1回

❺ ロスバスタチン（クレストール） 錠2.5 mg 1T 1日1回

▶❶～❺のいずれか．

STEP 2 中等症から重症の高LDLコレステロール血症（LDL-C180～200）

❶ アトルバスタチン（リピトール） 錠10 mg 1～2T 1日1回

❷ ピタバスタチン（リバロ） 錠2 mg 1～2T 1日1回

❸ ロスバスタチン（クレストール） 錠5 mg 1～2T 1日1回

❹ レギュラースタチン（メバロチン，リポバス，ローコール）

❺ エゼチミブ（ゼチーア） 錠10 mg 1回1T 1日1回 食後

▶❶～❹のいずれかに加えて❺．

7 内分泌・代謝疾患

2) 家族性高コレステロール血症ヘテロ接合体あるいは冠動脈疾患二次予防でハイリスク症例

家族性高コレステロール血症（FH）はLDL受容体の遺伝的変異によって著明な高LDLコレステロール血症を呈する．ホモ接合体の患者は総コレステロールが500 mg/dL以上と非常に高く，若年で心筋梗塞を発症することもあるため，速やかに治療を開始することが望ましい．治療法は血中からのLDLコレステロールを除去するためのLDLアフェレーシスと薬物療法が中心となるが，ホモ接合体ではLDL受容体の欠損のためスタチンの効果が十分でなく，LDLアフェレーシスが確実な治療法である．FHに対する薬物療法としては最近，ホモ接合体を対象としたロミタピドとヘテロ接合体でも用いることのできるPCSK9阻害薬がわが国でも承認された．

❶ エボロクマブ（レパーサ） 注140 mg 2週に1回 皮下注

❷ アリロクマブ（プラルエント） 注75 mg 2週に1回 皮下注

▶スタチンの最大耐用量に❶❷のいずれかを加える．

3) 家族性高コレステロール血症ホモ接合体あるいは重症家族性高コレステロール血症ヘテロ接合体

LDLアフェレーシスおよびスタチンに加えて

❶ ロミタピド（ジャクスタピッド） カプセル20 mg 1～2 Cap 1日1回

▶本薬剤は脂質の吸収に影響を与えることが知られているので，脂溶性ビタミンを中心としたサプリメントの服用が勧められている．

4) 高トリグリセリド血症

STEP 1 軽症から中等症の高トリグリセリド血症（TG160～500）

❶ イコサペント酸エチル（エパデール，エパデールS） 小型軟カプセル600 mg/包 1回1包 1日3回

❷ オメガ-3脂肪酸エチル（ロトリガ） 粒状カプセル2 g/包 1回1包 1日2回

❸ エゼチミブ（ゼチーア） 錠10 mg 1T 1日1回

▶❶～❸のいずれか．

STEP 2 中等症から重症の高トリグリセリド血症（TG500～）

❶ ベザフィブラート（ベザトールSR） 徐放錠200 mg 1回1T 1日2回

❷ フェノフィブラート（リピディル，トライコア） 錠53.3 mg・80 mg 1回2T 1日1回

❸ ペマフィブラート（パルモディア） 錠0.1 mg 1回1T 1日2回

▶❶～❸のいずれか．

5) 混合型高脂血症（高 LDL コレステロール血症と高トリグリセリド血症の合併）

スタチンとフィブラート系薬の同時投与は横紋筋融解に関して注意をしつつ考慮する．エゼチミブにもトリグリセリド低下作用があるため，中等症以下の高トリグリセリド血症にはエゼチミブ併用，中等症から重症の高トリグリセリド血症には腎機能障害がなければペマフィブラートを併用する．

[中等症から重症の高 LDL コレステロール血症と中等症以下の高トリグリセリド血症が合併する場合]

❶ プラバスタチン（メバロチン） 錠 10 mg 1回1T 1日1回

❷ シンバスタチン（リポバス） 錠 5 mg 1回1T 1日1回

❸ フルバスタチン（ローコール） 錠 30 mg 1回1T 1日1回

❹ ロスバスタチン（クレストール） 錠 2.5 mg 1回1T 1日1回

❺ エゼチミブ（ゼチーア） 錠 10 mg 1回1T 1日1回

▶❶〜❹のいずれかに加えて❺.

[中等症以下の高 LDL コレステロール血症と中等症から重症の高トリグリセリド血症が合併する場合]

上記❶〜❸のいずれかに加えてペマフィブラート（パルモディア）を処方する．

[中等症から重症の高 LDL コレステロール血症と中等症から重症の高トリグリセリド血症が合併する場合]

❶ ロスバスタチン（クレストール） 錠 5 mg 1回1〜2T 1日1回

❷ ピタバスタチン（リバロ） 錠 2 mg 1回1〜2T 1日1回

❸ ペマフィブラート（パルモディア） 錠 0.1 mg 1回1T 1日2回

▶❶❷のいずれかに，腎機能障害がなければ❸を加える.

処方上の注意

脂質異常症の薬物治療にあたっては，まず食事療法，運動療法，さらに禁煙指導などの生活習慣の改善を十分に行うことが肝要である．また本症の患者では複数疾患を合併することが多く，併用薬も多くなることがあるため，副作用の出現には十分気をつける必要がある．また，PCSK9 阻害薬の使用にあたっては，施設要件や患者背景を含めた必要事項を診療報酬明細書の摘要欄に記載する必要があることに留意する．

（吉田雅幸）

5 痛風，高尿酸血症

基本的知識

痛風は，長期にわたって持続する高尿酸血症を基礎病態として関節内に析出した尿酸塩結晶によって引き起こされる痛風発作と呼ばれる急性関節炎を主要症状とする疾患である．背景に存在する高尿酸血症の多くは遺伝的素因に加えて肥満，常習飲酒，プリン体や果糖の過剰摂取などの不適切な生活習慣によって発症しやすい．

痛風発作に対する治療の原則は，通常量より多めの非ステロイド抗炎症薬（NSAIDs）を投与して，速やかに耐えがたい疼痛除去を図ることである．痛風発作の再発を防ぐには体内に蓄積した尿酸塩結晶を完全に消失させる必要があり，尿酸降下薬によって血清尿酸値を 6.0 mg/dL 以下にコントロールすることが勧められる．高尿酸血症の是正には「肥満の解消」，「飲酒習慣の改善」，「プリン体と果糖の過剰摂取制限」に集約される生活指導が薬物治療に優先する．高尿酸血症が腎障害や心血管障害のリスクを高めることが疫学研究で示されているが，それを証明する大規模な介入試験は行われていない．したがって，無症候性高尿酸血症に対する薬物治療の適応は慎重であるべきである（図 1）．

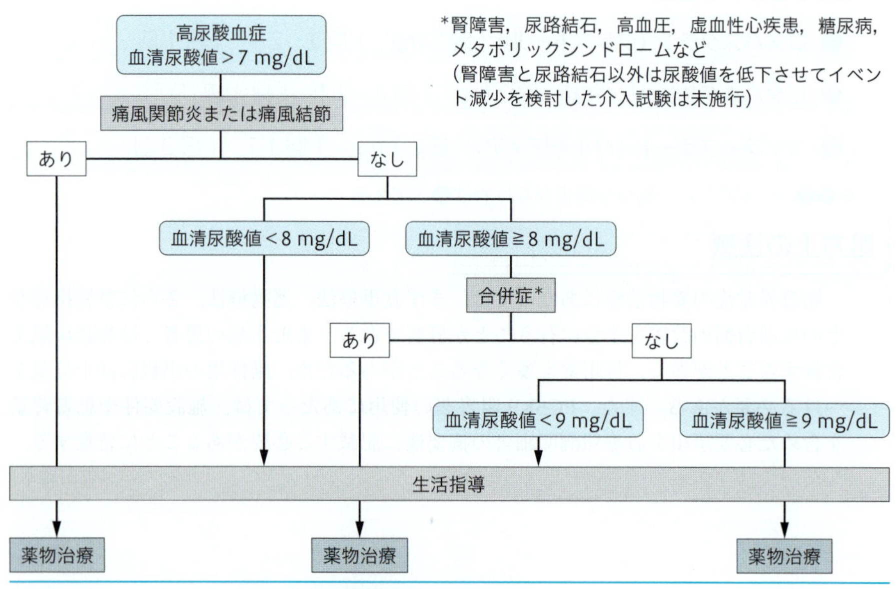

図 1　高尿酸血症の治療フローチャート
［日本痛風・核酸代謝学会（編）：高尿酸血症・痛風の治療ガイドライン，第 2 版，2012 年追補版，メディカルレビュー社，p 81，2012 より許諾を得て転載］

GL 日本痛風・核酸代謝学会（編）：高尿酸血症・痛風の治療ガイドライン，第２版，2012年追補版，メディカルレビュー社，2012

処方例

A 発作時の治療

STEP 1 発作の予感時（関節の違和感，熱感など，発作の前駆症状がみられたとき）

❶ コルヒチン　錠 0.5 mg　1 回 1 T　症状発現時頓用

解説

コルヒチンは痛風発作の初期段階であるマクロファージによる尿酸塩結晶の貪食に引き続いて起こるインフラマソームの活性化を阻害して，発作極期に至ることを防止する．コルヒチンを１錠服用しても疼痛が生じるときは STEP 2 の処置を行う．

STEP 2 発作時（患部は赤く腫れあがり，熱をもって安静にしていても耐えがたい痛みを訴えるとき）

1) 通常の患者

❶ ジクロフェナク（ボルタレン）　錠 25 mg　1 回 2 T　1 日 3 回（保険適用外）

❷ ジクロフェナク（ボルタレン）　坐剤 50 mg　1 回 1 個　1 日 3 回（保険適用外）

❸ ナプロキセン（ナイキサン）　錠 100 mg　初回：1 回 4～6 T，その後：1 回 2 T　1 日 3 回

▶❶～❸のいずれか．胃粘膜保護薬（ムコスタ，セルベックスなど）を併用．長くても 2～3 日．その後は投与量を減じ，症状に合わせて 1 日に 2～3 回投与を続ける．❶と❷は保険適用がない．

2) アスピリン喘息患者，腎機能低下（eGFR＜30 mL/分/1.73 m^2）患者

❶ プレドニゾロン（プレドニン）　錠 5 mg　1 回 4 T　1 日 1 回

▶長くても 2～3 日．その後は徐々に減量し 10 日で中止．ステロイドは急に中止するとリバウンドが起こりやすい．

B 高尿酸血症の治療

❶ ベンズブロマロン（ユリノーム）　錠 25 mg　1 回 1～2 T　1 日 1 回
クエン酸 K・クエン酸 Na 配合（ウラリット）　配合錠　1 回 2 T　1 日 2～3 回

❷ アロプリノール（ザイロリック）　錠 100 mg　1 回 1 T　1 日 1～2 回

❸ フェブキソスタット（フェブリク）　錠 20 mg　1 回 1～2 T　1 日 1 回

❹ トピロキソスタット（ウリアデック，トピロリック） 錠 40～60 mg 1回1T 1日2回

▶尿酸排泄低下型には❶，尿酸産生過剰型には❷～❹のいずれか．少量から開始して，徐々に増量し，血清尿酸値を 6.0 mg/dL 以下にコントロールする．一生投与．

▶いずれも痛風発作が治まってから開始するが，❶は 12.5 mg から，❷は 50 mg から，❸は 10 mg から，❹は 20 mg 2 回からの開始が勧められる．

▶発作の誘発が危惧される場合はコルヒチン 1 錠を血清尿酸値が安定するまで連用すると効果的である（コルヒチンカバー）．

処方上の注意

ベンズブロマロンは薬物代謝酵素 CYP2C9 を阻害する．特にワルファリンとの併用時に注意が必要である．頻度は低いがベンズブロマロンは重篤な肝障害を起こすことがある．このため投与初期 6ヵ月間は最低でも 2 回の肝機能検査が義務づけられている．ベンズブロマロンは腎機能低下が進行すると尿酸降下作用が劣るため，重度の腎機能低下（eGFR＜30 mL/分/1.73 m^2）ではフェブキソスタットかトピロキソスタットが勧められる．

アロプリノールは腎機能低下では活性代謝物のオキシプリノールの血中濃度が上昇して副作用の危険が増すため，腎機能低下では少量投与にとどめる．

フェブキソスタットとトピロキソスタットはアロプリノールと同じ尿酸生成抑制薬であるが肝臓で不活化され，尿中と糞便中に均等に排出されるため腎機能低下時にも用量調節を必要としない．

連携医療

慢性化した痛風は発作の自然寛解を認めにくく，全身症状の強い多発する関節炎をきたすことがある．痛風結節を認める場合が多いが，痛風結節が認められない場合でも関節内には遊離した大量の尿酸塩結晶が認められ治療に難渋するため，専門医への紹介を考慮する．

（藤森 新）

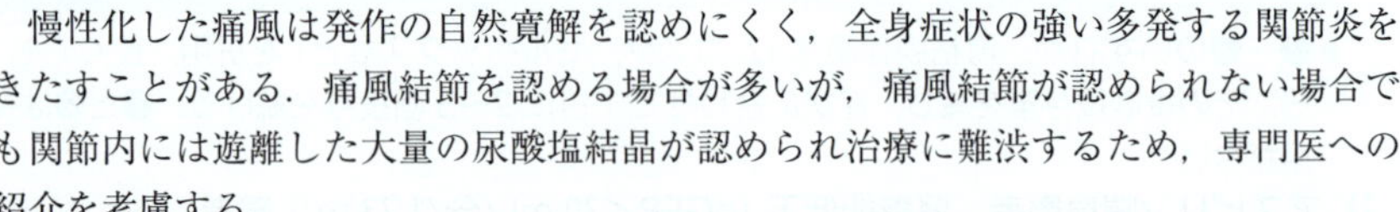

6 Basedow 病

基本的知識

Basedow 病は甲状腺の TSH 受容体に対する刺激抗体が産生され，甲状腺機能が亢進し，血中甲状腺ホルモンが高値となる疾患である．典型例では頻脈，体重減少，手指振戦，発汗増加などの甲状腺中毒症所見やびまん性甲状腺腫大，特有の眼球突出や眼瞼腫脹，視神経障害などの眼症状を示す．前脛部に限局性粘液水腫を認めることも

ある．しかし，これらの症状をほとんど示さず，偶然血中甲状腺ホルモンの高値が発見されたり，動悸や体重減少，倦怠感だけを訴えて受診することも多い．

原因は自己免疫性疾患とされ，若い女性に多い．高齢者は甲状腺中毒症があっても典型的な症状を示さないことがあり注意を要する．

Basedow 病の診断は，日本甲状腺学会の『甲状腺疾患診断ガイドライン 2013』に基づく．検査所見として遊離 T_4，遊離 T_3 のいずれか一方または両方高値，TSH 低値，抗 TSH 受容体抗体（TRAb）陽性または刺激抗体陽性，放射性ヨード（またはテクネシウム）甲状腺摂取率高値でシンチグラフィでびまん性の取り込みがある．2013 年の改定で，尿中ヨウ素の測定が無痛性甲状腺炎との鑑別で追記された．Basedow 病では甲状腺におけるヨウ素摂取率亢進を反映して尿中ヨウ素は低下し，無痛性甲状腺炎では甲状腺濾胞の破壊を反映して尿中ヨウ素は高値を呈する．放射性ヨード摂取率検査が実施不能な施設や，妊婦・授乳婦における鑑別診断に有用と考えられる．

薬物治療アルゴリズム

日本甲状腺学会『バセドウ病治療ガイドライン 2011』に基づく．Basedow 病の治療には，抗甲状腺薬による薬物療法の他，^{131}I 内用療法あるいは外科的治療がある．これらの治療法について長所・短所を説明したうえで治療法を選択する．日本では薬物療法が圧倒的に多く，米国では ^{131}I 内用療法が多い．

[妊娠時や分娩後の治療]

妊娠 4～7 週にチアマゾール（メルカゾール）に曝露されることにより児の頭皮欠損症や臍腸管遺残や臍帯ヘルニアなどの奇形が報告されており，挙児希望のある女性ではプロピルチオウラシル（チウラジール）に変更する（日本甲状腺学会ホームページ：「これから妊娠されるバセドウ病の患者さんへ」参照）．

妊娠中は多くの症例で甲状腺機能が改善し，チアマゾールの減量あるいは中止が必要になるので FT_4 値，TSH 値を 1ヵ月に一度は測定し，FT_4 値を基準値内高値に保つ．分娩後は Basedow 病が再発したり，無痛性甲状腺炎を併発する症例もあり分娩後 6ヵ月間は，注意深く甲状腺機能を観察する．必要があれば抗甲状腺薬を使用するが，母乳中への移行の低いプロピルチオウラシルでの治療が望ましく，プロピルチオウラシルは 300 mg まで，チアマゾールは 10 mg まで使用可能である．

処方例

STEP 1 FT_4 が 5 ng/dL 未満の～中等症例

① チアマゾール（メルカゾール） 錠 5 mg　1 回 3 T　1 日 1 回

STEP 2 FT_4 が 7 ng/dL 以上の重症例

❶ チアマゾール（メルカゾール） 錠 5 mg 1 回 3 T 1 日 2 回

❷ プロプラノロール（インデラル） 錠 10 mg 1 回 1 T 1 日 3 回 毎食後

❸ アテノロール（テノーミン） 錠 50 mg 1 回 1 T 1 日 1 回

❹ ニプラジロール（ハイパジール） 錠 3 mg 1 回 1 T 1 日 2 回

▶❶と❷～❹のいずれかを併用．

解説

抗甲状腺薬には，チアマゾールとプロピルチオウラシルの 2 種類があるが，効果が確実で副作用が少ないなどから，妊娠前後などを除いてチアマゾールが第一選択薬である．必ず薬剤の副作用についても説明する．血清 FT_4 値を参考に初期投与量を決定し，FT_4 と TSH を測定しながら漸減する．FT_4 値はキットによりばらつきがあるので絶対的な数値ではないが，FT_4 値を目安として用量を決定する．甲状腺中毒症に伴う交感神経刺激症状とされる頻脈，動悸，振戦には β 遮断薬を投与する．

FT_4 が 5～7 ng/d L 未満の場合で，早期に甲状腺ホルモンを正常化させたい場合などはチアマゾールを 6 錠用いる．

減量方法は FT_4 が正常化したら減量し，TSH も正常化したらさらに減量，甲状腺機能が正常化する量でしばらく維持する．FT_4 値の測定が採血同日に結果が出ない場合は，2 週間前に FT_4 が低下し始めていれば減量できる．

薬剤中止の目安は，チアマゾール 1 錠を隔日投与にして 6ヵ月以上正常であることとされるが，再発を予測する正確な指標はなく，若年者や TRAb 陽性，大きな甲状腺腫などは再発しやすいとされる．

処方上の注意

副作用のチェックのため治療開始後少なくとも 3ヵ月間は，2～3 週毎に診察し，肝機能や血算，血液像などを検査する．チアマゾールにて軽度な副作用（皮疹・蕁麻疹，軽度の肝機能障害，筋肉痛など）が出現した場合，プロピルチオウラシルに変更して経過をみる．無顆粒球症や重篤な肝機能障害の場合はいずれの薬も交差反応の可能性があり原則他の治療に変更する．また，特にプロピルチオウラシルの場合，1 年以上の長期投与例では抗好中球細胞質抗体（MPO-ANCA）関連血管炎症候群が起こることがあり検尿などを検査していく．

代謝が亢進しているので，激しい運動やストレスは避け安静にし，禁煙を勧める．

どの治療法にも長所や短所があるのでよく説明するとともに，抗甲状腺薬服用中，高熱や激しい咽頭痛がある場合はただちに受診するよう伝える．

連携医療

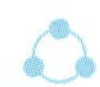

甲状腺クリーゼは，日本甲状腺学会の「甲状腺クリーゼの診断基準」に基づく．意

識障害などの中枢神経症状や発熱（38℃以上），頻拍（130回/分以上），心不全，消化器症状などにより診断され，疑われる場合はICUなどの設備がある施設に至急搬送する．

甲状腺中毒症と甲状腺機能亢進症は同義語ではない．甲状腺中毒症には，甲状腺機能が亢進せず甲状腺が壊れる（破壊性）などして甲状腺ホルモンが漏出し，むしろ甲状腺機能が低下した病態もあり鑑別しなくてはならない．甲状腺機能亢進症のほとんどはBasedow病だが，まれに妊娠中の高hCGによるものや甲状腺の機能性結節のPlummer病などがある．破壊性のものは無痛性甲状腺炎，亜急性甲状腺炎があり他項で述べられておりまったく治療法が異なる．

（山田正信）

7 甲状腺機能低下症（橋本病）

基本的知識

1）病態

甲状腺機能低下症は，甲状腺ホルモンの合成や分泌障害，作用機構の障害により身体に必要な甲状腺ホルモンの作用が低下した病態である．多くが甲状腺を原因とする原発性甲状腺機能低下症であり，特に慢性甲状腺炎（橋本病）が多い．亜急性甲状腺炎や無痛性甲状腺炎の回復期にも甲状腺機能低下症が発症することがあるが多くが可逆的である．また，まれではあるが下垂体や視床下部の障害による中枢性甲状腺機能低下症があり，間脳下垂体部の腫瘍や照射などが原因となる．

2）診断

診断は，血中FT_4とTSHの測定で行う．FT_4が低値でTSHが高値であれば原発性が最も疑われ，FT_4が基準値内でTSHのみが高値のときは潜在性甲状腺機能低下症と呼ばれる．FT_4が低値でTSHが正常あるいは低値であれば，中枢性甲状腺機能低下症もしくは低T_3症候群（重症例）が疑われる．

臨床症状は，特異的なものは少なく，倦怠感や浮みなどを主訴として訪れることが多い．典型例では口唇や舌が厚く浮腫状の顔貌，嗄声，脱毛，眉毛外側1/3が薄い，皮膚は乾燥し粗造，手掌のカロチンの沈着による黄染，手足にはnon-pitting edema，徐脈，アキレス腱反射の弛緩相の延長などが認められる．橋本病によるものであれば硬い甲状腺腫が触知される．中枢性では，下垂体腫瘍による視野や視力障害，そしてその他の下垂体前葉ホルモン系の機能低下に伴う症状，月経の異常やホルモンの過剰による症状がある．

検査所見において，慢性甲状腺炎は抗TPO抗体など自己抗体が陽性となる．中枢性甲状腺機能低下症では，原因の検索として間脳下垂体部のMRIなどの画像検査や各種下垂体前葉ホルモンの分泌試験を行う．

問診では，ヨードの過剰摂取，使用薬剤（リチウムやアミオダロンなど）や中枢性の甲状腺機能低下症の原因として意識障害を伴う頭部外傷の既往，妊娠出産時の様子などに注意する．

薬物治療アルゴリズム

原発性甲状腺機能低下症の場合は，血清の TSH 値を指標として L-T_4 製剤を少量から漸増させる．妊娠症例や高齢者は，目標血清 TSH 値や L-T_4 製剤の投与法が異なる．

処方例

A 原発性甲状腺機能低下症

STEP 1 通常例

① レボチロキシンナトリウム（チラーヂン S） 錠 25 μg 1 回 1 T 1 日 1 回 起床時

▶約 1 ヵ月後に 1 日 50 μg に増量．その後も 1 ヵ月毎に血清 TSH と FT_4 値を測定しながら漸増する．

STEP 2 若年もしくは中年の明らかな心疾患のない症例

① レボチロキシンナトリウム（チラーヂン S） 錠 50 μg 1 回 1 T 1 日 1 回 起床時 から開始し漸増

STEP 3 心疾患の明らかな例や高齢者など

① レボチロキシンナトリウム（チラーヂン S） 散 0.01% 1 回 125 mg（12.5 μg 含有） 1 日 1 回 起床時 から開始し漸増

▶循環器系の治療を併用し，さらにゆっくりの増量が必要．

【A 解説】

L-T_4 製剤であるチラーヂン S を少量（1 日 25 μg）から開始しゆっくりと漸増する．高齢者では，無症状でも冠動脈硬化症などが強い症例もあり，投与後は代謝の亢進による狭心症や冠不全に注意深い観察が必要である．ゆっくりと増量し，血清 TSH を基準値内になるように維持量を決定する．通常は 1.5～2.5 μg/kg/日以下で維持される．

妊娠を希望する症例は血清 TSH 値を 2.5 μU/mL 未満に調整し，妊娠第 1 三半期においては TSH を 2.5 μU/mL 未満，第 2 三半期においては 3.0 μU/mL 未満にする．一定の見解が得られていないが，抗 TPO 抗体を持つ場合は積極的に治療する．妊娠前から L-T_4 製剤で治療中の症例は，妊娠と同時に 30～50% の増量が必要とされる．

また，高齢者には冠動脈疾患の有無や動脈硬化症の評価が必要である．

B 中枢性甲状腺機能低下症や他の副腎不全の合併の場合

❶ ヒドロコルチゾン（コートリル） 錠 10 mg 1日 1.5 T 朝食後 1 T 夕食後 0.5 T

❷ レボチロキシンナトリウム（チラーヂン S） 錠 25 μg 1回 1 T 1日 1回 朝食後 から漸増

▶❶の約 1 週間後より❷を開始.

【B 解説】

副腎機能不全を合併している場合には，甲状腺ホルモンの投与により代謝が亢進し副腎不全を悪化させないよう必ず副腎皮質ホルモンの投与を先に行う.

中枢性甲状腺機能低下症において血清 TSH 値は治療の指標にならず，FT_4 値を基準値内かつやや高めに調節する.

C 粘液水腫性昏睡

重度の甲状腺機能低下症に，なんらかの誘因で意識障害，低体温，呼吸不全，循環不全などを起こした病態を粘液水腫性昏睡と呼び致死的な救急疾患である．ICU にて保温し，呼吸や循環動態を管理しながら治療する．副腎不全を合併することもあるので否定されるまで水溶性ヒドロコルチゾンを投与する．意識障害がある場合は，わが国には静注用 L-T_4 製剤がないため，胃管から投薬するか坐剤を調剤して使用する.

❶ ヒドロコルチゾン（サクシゾン） 注 100 mg 静注 その後 8 時間毎に 100 mg を副腎不全の合併が否定されるまで投与

❷ レボチロキシンナトリウム（チラーヂン S） 錠 50 μg（50～200 μg） 1回 1 T 1日 1回

❸ レボチロキシンナトリウム（チラーヂン S） 散 0.01% 500 mg（50 μg 含有）を生理食塩液などで懸濁し胃管から

❹ レボチロキシンナトリウム（チラーヂン S） 錠 50 μg 1 T を粉砕しふるいにかけ，50℃以下で溶解したホスコ H-15 0.5 g とホスコ E-75 0.5 g に加え冷却し坐剤を調剤する

▶❶と❷～❹のいずれかを併用.

【C 解説】

初期投与量は年齢や冠動脈疾患の有無を考慮し増減するが，大量の甲状腺ホルモン製剤の投与に関する有用性は結論が出ていない.

連携医療

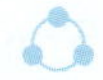

粘液水腫性昏睡は致死率が高いので ICU などのある施設にただちに紹介する．中

枢性が疑われる症例も各種下垂体ホルモンの分泌検査や画像検査が行える専門施設に紹介する．

原発性で L-T_4 製剤の維持投与量が決定し，血清 TSH 値が安定すれば，かかりつけ医に紹介し 3〜6ヵ月毎の血清 TSH 値や FT_4 値の測定で経過観察を依頼する．

（山田正信）

8 亜急性甲状腺炎

基本的知識

亜急性甲状腺炎は，中年女性に多く発症する炎症性疾患である．典型的には感冒様症状後に硬い甲状腺腫と自発痛を認める．その他の症状は 38℃以上の発熱，甲状腺中毒症状として動悸，息切れ，全身倦怠感，体重減少がみられる．疼痛部位はしばしば移動する（クリーピング現象）．血液検査では，血清 CRP 軽度増加，赤沈中等度亢進がみられる．甲状腺の破壊が起こるので FT_3，FT_4 軽度から中等度上昇，TSH 抑制，TSH レセプター抗体はまれに陽性になることがあり，この場合は Basedow 病に移行することがある．抗サイログロブリン抗体，抗甲状腺ペルオキシダーゼ抗体は陰性または弱陽性である．甲状腺エコーでは，甲状腺腫大と疼痛部に一致して境界不鮮明な低エコー領域が認められる．肉体労働，運動によって悪化するので完治するまではできるだけ安静が望ましい．

処方例

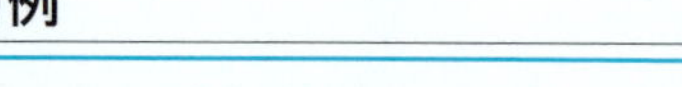

STEP 1 疼痛が軽度の場合

❶ ロキソプロフェン（ロキソニン） 錠 60 mg 1 回 1 T 1 日 3 回 毎食後 疼痛と甲状腺腫の程度に応じて漸減

❷ アテノロール（テノーミン） 錠 25 mg 1 回 1 T 1 日 1 回 朝食後

▶動悸が強い場合は❶❷を併用．

解説

疼痛が軽度の場合に使用する．亜急性甲状腺炎が改善すると甲状腺腫と疼痛は消失する．状況に応じて胃薬を併用する．症状改善に応じてロキソプロフェンを減量していく．アテノロールは動悸を強く訴える場合に使用する．

STEP 2 疼痛が強い場合

❶ プレドニゾロン（プレドニン） 錠 5 mg 朝食後 2 T，昼食後 1 T 1 日 3 T 2 週間内服

▶2 週間後疼痛が消失し，甲状腺腫も縮小または消失すればプレドニン錠 5 mg　1 回 2 T　朝食後を 4 週間内服する.

▶4 週間後，甲状腺腫が消失すればプレドニン錠 5 mg　1 回 1 T　朝食後を 4 週間内服する.

▶4 週間後，甲状腺腫と疼痛がなければ中止する.

解説

疼痛が強いときに使用する．プレドニゾロン開始量 1 日 15 mg で，2 週間毎に 5 mg の減量にて 6 週間で投与終了した群とそれ以上投与した群の間に臨床的な差を認めていないという報告があるが，あまりに急いで減量するとしばしば再燃する．動悸を強く訴える場合はアテノロールを併用する.

処方上の注意

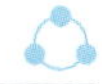

甲状腺中毒症に対してチアマゾールなどの抗甲状腺薬は無効であり，副作用の観点から使用すべきでない.

連携医療

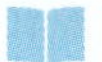

プレドニゾロンを減量すると再燃する場合は橋本病の急性増悪の可能性がある．また頸部発赤と腫脹を認める場合は急性化膿性甲状腺炎の可能性があるので専門医にコンサルトする.

（吉村　弘）

9 副甲状腺機能亢進症

基本的知識

原発性副甲状腺機能亢進症は，副甲状腺ホルモン（PTH）過剰分泌により，高カルシウム（Ca）血症・低リン血症などの電解質異常，骨折，尿路結石，消化管潰瘍などを呈する．副甲状腺腺腫・過形成・癌腫による原発性と，慢性腎不全などによる低 Ca 血症に起因する続発性とに大別される．著しい高 Ca 血症による内分泌緊急症を高 Ca 血症性クリーゼと呼ぶ．また，腎不全に伴うビタミン D 活性化障害による続発性副甲状腺機能亢進症では，逆に低 Ca 血症に起因して，PTH の過剰分泌が起きる.

無症候性原発性副甲状腺機能亢進症については下記の米国のガイドラインが参考となる．手術適応は①血清 Ca 値：施設基準上限＋1 mg/dL 超，②クレアチニンクリアランス（CCr）：60 mL/分未満，③骨塩量 T スコア−2.5 SD 未満もしくは病的既発骨折の存在，④ 50 歳未満のいずれかである．非手術例には，血清 Ca 値と Cr 値は年 1 回，骨塩量は 1～2 年毎の検査が推奨される.

GL Bilezikian JP, et al：Guidelines for the management of asymptomatic primary hyperparathyroidism：summary statement from the third international workshop. J

Clin Endocriol Metab **94**：335-339, 2009

処方例

STEP 1 急性高 Ca 血症（高 Ca 血症クリーゼ）の是正

❶ エルカトニン（エルシトニン） 注 1 回 40 単位 1 日 2 回 筋注もしくは皮下注

解説

高 Ca 血症クリーゼでは，脱水の補正後，高 Ca 血症是正のためにカルシトニン製剤（エルカトニン）を用いる．カルシトニン製剤はエスケープ現象のため，長期の使用には耐えないが，速効性があり治療開始早期に使用する価値はある．副甲状腺癌が原因であれば，静注ビスホスホネート（BP）薬を用いることができる．

STEP 2 慢性期高 Ca 血症の是正

［副甲状腺癌による高 Ca 血症，副甲状腺摘出術不能または術後再発の原発性副甲状腺機能亢進症］

❶ シナカルセト（レグパラ） 錠 1 日 50〜300 mg 1〜4 回分服 毎食後

解説

根治的治療は摘出手術であるが，手術不能例での高 Ca 血症の是正には，シナカルセトが有効である．経口 BP 薬が骨量を回復させるとの報告があるが，BP 薬の保険適用病名は骨粗鬆症である．

処方上の注意

カルシトニン製剤では，悪心，顔面潮紅などの副作用の他，アナフィラキシーショックも報告されているので，投与直後は慎重に状態を観察すること．BP 薬を併用した際には低 Ca 血症にも注意する．シナカルセトは悪心の副作用とともに，抗真菌薬・抗うつ薬との相互作用による血中濃度上昇も注意する．

（鈴木敦詞）

10 副甲状腺機能低下症

基本的知識

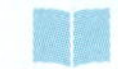

副甲状腺機能低下症は，副甲状腺ホルモン（PTH）の分泌低下により，低カルシウム（Ca）血症・高リン血症などの電解質異常を呈する疾患である．PTH の分泌低下により，ビタミン D の活性化が損なわれ，腸管からの Ca の吸収が低下する．また，

腎臓でのリン排泄が低下するとともに，Ca の再吸収が低下する．遺伝子異常に起因するものが多い[1]．また，甲状腺癌などでの頸部手術後にも続発性の副甲状腺機能低下症がみられる．

処方例

STEP 1 重篤な低 Ca 血症に対する急速補正

❶ **グルコン酸カルシウム（カルチコール）** 注 8.5%　1 回 10～20 mL　10 分以上かけて静注　続いて**カルチコール** 注 8.5%　50 mL（5% ブドウ糖液 500 mL で希釈）　4～8 時間で緩徐に点滴静注

解説

痙攣，テタニー症状などの神経・筋症状からの離脱を目指す．経静脈的にグルコン酸 Ca を投与するが，必ず心電図モニターを実施しながら行う．血清 Ca 濃度を指標にグルコン酸 Ca の投与を行うが，低 Ca 血症が是正され，症状が消失した場合，経口薬による維持療法（STEP 2）に切り替える．

STEP 2 慢性期の血清 Ca 濃度維持療法

❶ **アルファカルシドール（アルファロール，ワンアルファ）** アルファロール：カプセル，ワンアルファ：錠　1 回 1～4 μg　1 日 1 回

❷ **カルシトリオール（ロカルトロール）** カプセル　1 回 0.25～1.0 μg　1 日 1～2 回

▶❶❷のいずれか．

解説

血清 Ca 値を 7.0～8.0 mg/dL を目標値として活性型ビタミン D_3 製剤を投与する．経口薬への切り替え当初を除けば，一般に経口 Ca 製剤の併用は不要である．PTH そのものを補充しているわけではないので，あくまで低 Ca 血症の是正に主眼を置いた治療である．

処方上の注意

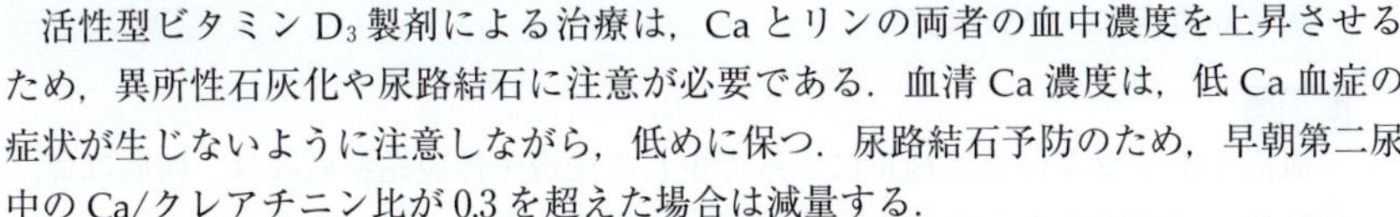

活性型ビタミン D_3 製剤による治療は，Ca とリンの両者の血中濃度を上昇させるため，異所性石灰化や尿路結石に注意が必要である．血清 Ca 濃度は，低 Ca 血症の症状が生じないように注意しながら，低めに保つ．尿路結石予防のため，早朝第二尿中の Ca/クレアチニン比が 0.3 を超えた場合は減量する．

文献

1) 日本内分泌学会：低カルシウム血症の鑑別診断の手引き

（鈴木敦詞）

11 ADH 分泌異常症（SIADH）

基本的知識

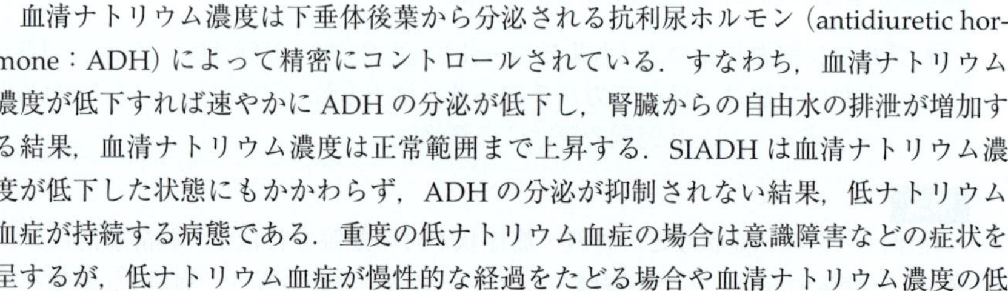

血清ナトリウム濃度は下垂体後葉から分泌される抗利尿ホルモン（antidiuretic hormone：ADH）によって精密にコントロールされている．すなわち，血清ナトリウム濃度が低下すれば速やかに ADH の分泌が低下し，腎臓からの自由水の排泄が増加する結果，血清ナトリウム濃度は正常範囲まで上昇する．SIADH は血清ナトリウム濃度が低下した状態にもかかわらず，ADH の分泌が抑制されない結果，低ナトリウム血症が持続する病態である．重度の低ナトリウム血症の場合は意識障害などの症状を呈するが，低ナトリウム血症が慢性的な経過をたどる場合や血清ナトリウム濃度の低下が軽度の場合は，明らかな症状を呈しないこともある．

SIADH の原因としては中枢神経系疾患，肺疾患，薬剤などがあるが，薬剤が SIADH の原因と考えられる場合は薬剤の中止または変更をまずは考慮する．

処方例 

STEP 1 初期治療．血清ナトリウム濃度が 120 mEq/L 以上で，症状があっても軽微な場合

❶ 水分制限　1 日 15～20 mL/kg

❷ 塩化ナトリウム　1 回 1～4 g　1 日 3 回

解説

水分制限を行う．また，水分制限で効果が不十分の場合は食塩投与を行う．
食事に含まれる水分は 1 日の水分摂取量に含めない．

STEP 2 血清ナトリウム濃度が 120 mEq/L 未満で，意識レベルの低下などの症状を認める場合

❶ 3% 食塩水　静脈内投与

解説

血清ナトリウムの急速補正によって生じる浸透圧性脱髄症候群は，四肢麻痺，仮性球麻痺，意識障害などを呈する病態で，致死的となることもある．そのため血清ナトリウム濃度の補正速度は 1 日 10 mEq/L を超えないようにする．

STEP 3 異所性 ADH 産生腫瘍による SIADH の場合

❶ モザバプタン（フィズリン）　錠 30 mg　1 回 1 T　1 日 1 回　食後

解説

本剤は ADH の V_2 受容体拮抗薬である．投与開始 3 日間で有効性が認められた場合に限り，引き続き 7 日間まで継続投与することができる．

処方上の注意

異所性 ADH 産生腫瘍の場合であってもまずは水分制限を行うべきである．

連携医療

血清ナトリウム濃度が 120 mEq/L 未満の場合は入院下での血清ナトリウム濃度の補正が必要であり，専門医がいる施設に紹介したほうがよい．

（有馬　寛）

12 Addison 病，急性副腎不全（副腎クリーゼ）

基本的知識

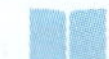

副腎皮質機能低下症は副腎皮質からのステロイドホルモン分泌が生体の必要量以下に低下した状態である．副腎に原因を有する原発性と，視床下部や下垂体に原因があり二次的に生じる続発性に分類される．原発性副腎皮質機能低下症の原因には先天性疾患，後天性疾患があるが，一般的には特発性，癌の副腎転移，悪性リンパ腫・結核・HIV 感染症などの後天性器質性疾患による機能低下症を Addison 病と呼ぶ．原発性副腎皮質機能低下症ではコルチゾール，アルドステロン，副腎性男性ホルモンの合成が障害され，それぞれのホルモンの慢性的な欠乏症を生じる（慢性副腎皮質機能低下症）．正常副腎は強いストレスに曝露された際に通常の数倍の副腎皮質ホルモン（特にコルチゾール）を分泌する．しかし，原発性，続発性にかかわらず副腎皮質機能低下症患者ではなんらかの誘因（副腎皮質ホルモン投与の急激な減量や中断，感染症，外傷，嘔吐・下痢，薬物など）が加わった場合，副腎皮質ホルモン欠乏のためショック状態となる．これを急性副腎不全（副腎クリーゼ）と呼ぶ．

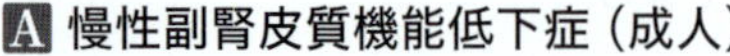

処方例

A 慢性副腎皮質機能低下症（成人）

Step 1 グルココルチコイド（コルチゾール）補充

❶ ヒドロコルチゾン（コートリル） 錠 10 mg　1 日 10〜20 mg　1〜3 回分服

❷ プレドニゾロン（プレドニン） 錠 5 mg　1 日 2.5〜5 mg　1〜2 回分服

▶❶が推奨されるが薬剤が入手できない場合は❷を用いる.

解説

補充療法中の潜在性ステロイド欠乏およびステロイド過剰による合併症を回避するために，健常時の内因性コルチゾールの生理的分泌量および分泌リズム（日内変動）に則した補充療法を目指す．ヒドロコルチゾン（HC）が最も生理的であり，2 回分割時は朝：夕＝2：1，3 回分割時は朝：昼：夕＝3：2：1 とする．HC が入手できない場合はプレドニゾロンを用いて 1 日 2.5〜5 mg（HC 換算で 1 日 10〜20 mg）を補充する．プレドニゾロンは HC に比べて半減期が長いため朝 1 回か朝・夕に 2 分割する．デキサメタゾンは力価が強く半減期が長く，補充量の微調整が困難であることから単独では補充療法として推奨されない．適切な補充量の設定には ACTH，コルチゾールなどのホルモン値測定は有用ではなく，血清 Na，血清 K，骨密度，臨床症状（倦怠感の有無，Cushing 徴候の有無など）を参考にする．小児では HC（3〜4 回分割投与）を乳児期 1 日 10〜20 mg/m^2，幼児期および学童期 1 日 10〜15 mg/m^2 を目安として投与する．

Step 2 ミネラルコルチコイド（アルドステロン）補充

❶ フルドロコルチゾン（フロリネフ） 錠 0.1 mg　1 日 0.025〜0.1 mg　1〜2 回分服

解説

HC はミネラルコルチコイド（アルドステロン）作用を有するためミネラルコルチコイド補充が必要でない症例も多い．特に塩分摂取量が多い場合はミネラルコルチコイド欠乏が臨床的に問題とならない．そのため HC・プレドニゾロンのみでは低 Na 血症，低血圧などの塩喪失症状が残存する場合にフルドロコルチゾンを併用する．ミネラルコルチコイドの過剰は高血圧，浮腫，心不全などの原因となる．適切な補充量の設定には血清 Na，血清 K，血漿レニン活性，臨床症状（体重，血圧，浮腫の有無，塩分嗜好の有無など）を参考にする．

B 急性副腎不全（副腎クリーゼ）

STEP 1 緊急時の対応

❶ ヒドロコルチゾン（水溶性ハイドロコートン，ソル・コーテフ） 注 1 回 50～100 mg 静注

❷ 生理食塩液 注 500～1,000 mL/時の速度で点滴静注（心機能監視下）

▶❶❷を併用.

解説

急性副腎不全を疑う場合は ACTH，血漿コルチゾール測定用の検体を採取した後に，ただちに HC および生理食塩液投与を開始する．急性期の HC 投与量は多くても問題がないが，1 日 200 mg 以上の投与は意味がないという意見もある．生理食塩液は脱水，電解質異常が改善するまで投与を継続する．

STEP 2 継続治療

❶ ヒドロコルチゾン（水溶性ハイドロコートン，ソル・コーテフ） 注 100～200 mg（5% ブドウ糖液 500 mL に混注） 24 時間点滴静注

❷ ヒドロコルチゾン（水溶性ハイドロコートン，ソル・コーテフ） 注 1 回 25～50 mg 6 時間毎に静注

▶❶❷のいずれか.

解説

STEP 1 に引き続きヒドロコルチゾン（HC）の持続投与を行う．意識状態やバイタルサインが安定したら HC 投与量を漸減し，最終的には経口薬に切り替える．

処方上の注意 !

［慢性副腎皮質機能低下症］

自己免疫性多腺性内分泌不全症による原発性副腎皮質機能低下症や間脳下垂体疾患などが原因の続発性副腎皮質機能低下症で甲状腺機能低下症を合併している場合は甲状腺ホルモン補充の前にグルココルチコイド補充を開始する．

リファンピシン，フェニトイン，フェノバルビタール，カルバマゼピン，バルプロ酸，ピオグリタゾンなどの，薬物代謝酵素を誘導してグルココルチコイド分解を促進する薬剤と併用する場合は補充量を増量する必要がある．

急性感染症，周術期，強度の高い運動などの身体的ストレス時には急性副腎不全の予防のために補充量を通常の 2～3 倍に増量する必要がある．増量のプロトコールはあらかじめ患者に伝え，緊急時用のカード（病名，処置，連絡先を記載）を携帯させる．

連携医療

慢性副腎皮質機能低下症は原因検索および至適ステロイド投与量の調整ため，速や

かに専門医へ紹介する．急性副腎不全は緊急時の初期治療の後に全身状態が安定したら転院を念頭に置いて専門医に相談する．

（田辺晶代）

13 Cushing 病，Cushing 症候群

基本的知識

Cushing 症候群の治療の第一選択は手術療法であるが，手術が困難である場合や術後の残存病変に対して薬物治療を行う．また，腫瘍摘出術の周術期および術後に一定期間のヒドロコルチゾン補充療法が必要である．

処方例

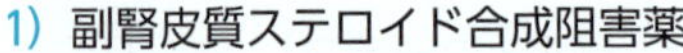

1）副腎皮質ステロイド合成阻害薬

STEP 1

❶ **メチラポン（メトピロン）** カプセル 250 mg　1 日 250〜1,000 mg　1〜4 回分服　患者の状態により適宜増減

【STEP 1 **解説**】

メチラポンは 11β-水酸化酵素を特異的に阻害してコルチゾール合成・分泌を可逆的に阻害する．ミトタン，トリロスタンと比べて速効性があるため，早急にコルチゾールを低下させる必要がある場合の第一選択となる．ミトタンに比較して副作用が軽度で，トリロスタンよりコルチゾール合成阻害効果が強い．

STEP 2

❶ **ミトタン（オペプリム）** カプセル 500 mg　1 回 500〜1,000 mg　1 日 3 回から開始
有効量まで漸増し，以後，症状，血中・尿中ステロイド濃度，副作用などにより適宜増減

❷ **トリロスタン（デソパン）** 錠 60 mg　1 日 240 mg　3〜4 回分服
維持量として 1 日 240〜480 mg　3〜4 回分服
年齢，症状により適宜増減

▶❶❷のいずれか．

【STEP 2 **解説**】

ミトタンの作用機序は細胞毒性による副腎皮質細胞変性とステロイド合成酵素阻害で，副腎癌に対して腫瘍縮小効果も示す．健常副腎のステロイド産生能も非可逆的に

破壊するため，副腎癌以外への投与は慎重に選択する．ミトタンは種々の薬剤との併用注意が必要であるが，特にスピロノラクトンはミトタンの抗腫瘍効果を減弱することが報告されている．副腎癌に対するミトタンの有効性，毒性の予測には血中濃度測定が必要である．14 μg/mL 以上が有効な治療閾値とされるが，それ以下でも効果を認めることもある．

トリロスタンの作用機序は 3β-ヒドロキシステロイド脱水素酵素の特異的かつ競合的な阻害で，その作用は可逆的である．コルチゾール合成阻害作用よりアルドステロン合成阻害作用が強い．

2) 周術期補充療法

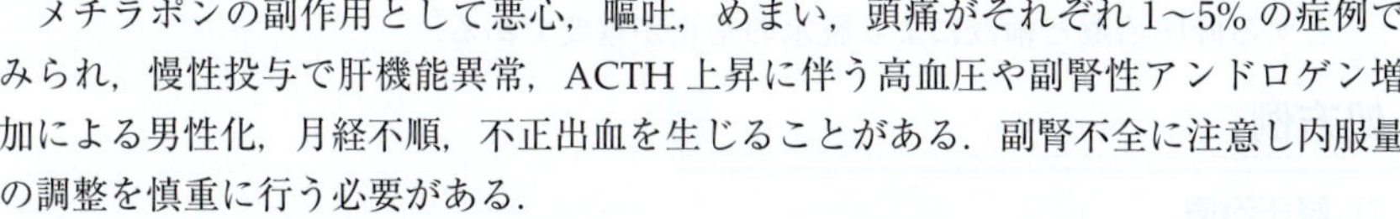

❶ ヒドロコルチゾン（水溶性ハイドロコートン，ソル・コーテフ）　注　100～200 mg（5% ブドウ糖液 500 mL に混注）　24 時間点滴静注
あるいは 1 回 25～50 mg　6 時間毎に静注

【2) 解説】

手術当日にヒドロコルチゾン 1 日 150～200 mg を投与，その後漸減し，術後 1 週間程度でヒドロコルチゾン 1 日 30 mg の経口投与に変更する．ステロイドによる高血糖に注意を要する．

処方上の注意

メチラポンの副作用として悪心，嘔吐，めまい，頭痛がそれぞれ 1～5% の症例でみられ，慢性投与で肝機能異常，ACTH 上昇に伴う高血圧や副腎性アンドロゲン増加による男性化，月経不順，不正出血を生じることがある．副腎不全に注意し内服量の調整を慎重に行う必要がある．

ミトタンは 80% 以上の例で消化器症状，中枢神経症状などを生じ，増量不可能な場合がある．血中濃度が 20 μg/mL を超えると中枢神経症状の発現頻度が増加する．半減期が長く蓄積効果があるため，同一投与量でも血中濃度，副作用の発現頻度は経時的に増加する．通常，副作用は可逆的であり，いったん休薬後，少量から再開する．非可逆性の副腎皮質機能低下症をきたし，副腎不全を回避するため比較的多量のステロイド補充を要する．

トリロスタンの副作用として消化器症状，肝機能異常，発疹などの過敏症状がそれぞれ 5～10% の症例でみられる．

連携医療

ステロイド合成阻害薬は種々の副作用，副腎不全のリスクがあるため，専門医による治療が推奨される．また，術後補充療法はヒドロコルチゾンの適切な漸減・中止が必要であり，専門医との密接な連携のもとで行うことが望ましい．

（田辺晶代）

14 褐色細胞腫

基本的知識

褐色細胞腫は副腎髄質や傍神経節に存在する交感神経幹クロム親和性細胞（chromaffin cell）から発生するカテコラミン（アドレナリン，ノルアドレナリン，ドーパミンの総称）を自律的に過剰産生する腫瘍である．傍神経節から発生する場合を特にパラガングリオーマと呼ぶ．カテコラミンとその受容体による薬理作用の働きにより多彩な症状を呈する．すなわち5Hとして，高血圧・頭痛・発汗過多・高血糖・代謝亢進が挙げられる．高血圧は持続性・発作性，さらに起立性低血圧を伴う場合もある．診断には日本内分泌学会による「褐色細胞腫・悪性褐色細胞腫の診断アルゴリズム」が参考になる．生化学的診断では尿中メタネフリン・ノルメタネフリン測定が最も信頼性が高い画像診断ではCT，MRI，^{123}I-MIBGを用いるのが標準的である．転移巣などの小病変描出にはFDG-PETが優れている．

薬物治療アルゴリズム

外科的な腫瘍摘出が基本となる．手術に先がけて，十分なα受容体遮断薬を主体とする降圧治療と輸液による脱水の是正が重要である．

処方例

1）降圧治療

❶ ドキサゾシン（カルデナリン） 錠0.5 mg・1 mg・2 mg・4 mg 1日1～16 mg 1～4回分服

▶上記のα-アドレナリン受容体遮断薬を最初に用いる．少量から開始して，血圧に応じて漸増する．

2）頻脈・不整脈を併発する場合：β遮断薬を併用

❶ アテノロール（テノーミン） 錠 1回25～100 mg 1日1回

▶β遮断薬の単独投与は禁忌．必ず治療1）の開始後に追加する．

3）降圧が不十分な場合

❶ アムロジピン（アムロジン，ノルバスク） 錠 1日2.5～10 mg 1～2回分服

4）高血圧クリーゼの場合

種々の要因（薬剤：プリンペラン，糖質コルチコイド，グルカンゴンなど，侵襲的な検査，周術期管理が不十分な手術など）で誘発され得る．

❶ フェントラミン（レギチーン） 注 10 mg/mL 1 回 2～5 mg 静注後 1 回 100 mg（10 mg/mL）（5% ブドウ糖液 90 mL に溶解） 2 mL/時で持続点滴静注

（竹越一博）

15 原発性アルドステロン症

基本的知識

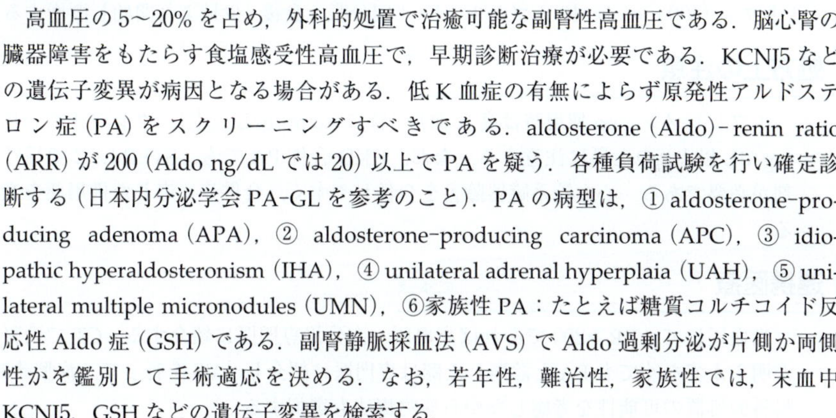

高血圧の 5～20% を占め，外科的処置で治癒可能な副腎性高血圧である．脳心腎の臓器障害をもたらす食塩感受性高血圧で，早期診断治療が必要である．KCNJ5 などの遺伝子変異が病因となる場合がある．低 K 血症の有無によらず原発性アルドステロン症（PA）をスクリーニングすべきである．aldosterone（Aldo）-renin ratio（ARR）が 200（Aldo ng/dL では 20）以上で PA を疑う．各種負荷試験を行い確定診断する（日本内分泌学会 PA-GL を参考のこと）．PA の病型は，① aldosterone-producing adenoma（APA），② aldosterone-producing carcinoma（APC），③ idiopathic hyperaldosteronism（IHA），④ unilateral adrenal hyperplaia（UAH），⑤ unilateral multiple micronodules（UMN），⑥家族性 PA：たとえば糖質コルチコイド反応性 Aldo 症（GSH）である．副腎静脈採血法（AVS）で Aldo 過剰分泌が片側か両側性かを鑑別して手術適応を決める．なお，若年性，難治性，家族性では，末血中 KCNJ5，GSH などの遺伝子変異を検索する．

処方例

Step 1

❶ エプレレノン（セララ） 錠 25 mg 1 日 1～4 T 1～2 回分服 食後

❷ アムロジピン（アムロジン，ノルバスク） 錠・OD 錠 5 mg 1 日 1～2 T 1～2 回分服 食後

▶❶単独，あるいは血圧に応じて❷を併用.

解説

IHA であれば❶のみで降圧可能である．エプレレノンは半減期が短く朝夕食後の 2 分割投与する．APA は病勢が強く，エプレレノン 1 日 100 mg 必要な例が多い．なお，DM 腎症を合併するとエプレレノンは禁忌である．スピロノラクトン（sp）を使用の際はエプレレノンの半量で有効である．❶単独で効果が不十分であれば❷の併用が有効である．

STEP 2 難治性（治療抵抗性）高血圧例

❶ スピロノラクトン（アルダクトンA）　錠25 mg　1日4〜8 T　1〜2回分服

❷ ニフェジピン徐放剤（アダラートCR）　錠40 mg　1日1〜2 T　1〜2回分服
食後

▶❶単独，あるいは血圧に応じて❷を併用．

解説

APAにてエプレレノン1日100 mgで無効例がある．その際は❶単独で治療する．❷の併用が必要な症例は病歴が長い例が多い．

これら薬剤が無効な際は，病型診断の見直しが必要である．

GSHであれば，デキサメタゾン（0.5 mg）1日2〜4錠　2回分服食後，癌であれば，ミトタン（500 mg）1〜10カプセル　1〜4回分服　食後（少量より開始し漸増する）．

処方上の注意

エプレレノン，sp使用時は高K血症（特に5.5 mEq/L以上），クレアチニン値（1.5 mg/dL以上）の上昇に注意する．なお，CKD合併PAでも，STEP 1，2で挙げた薬剤が必要である．心血管系臓器障害を合併しやすく，合併症に応じた併用薬を選択する．

連携医療

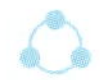

高血圧にてARR＞200であれば高血圧・内分泌専門医に紹介する．CTで副腎病変が明らかでなくてもPAと診断した際は専門医に紹介しAVSを行って，病型診断し，外科的処置の可能性を考慮しながら薬物療法も選択する．

（西川哲男）

16 成長ホルモン分泌不全性低身長

基本的知識

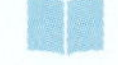

低身長の診断は成長曲線の作成から始まる．身長増加がある年齢から遅くなり標準身長曲線から外れてきたり，初めから成長率が低かったりなどのパターンを明らかにして原因を考える．体重増加も重要で低栄養や慢性疾患に伴う低身長では体重減少や増加率の減少がみられ，身長増加率の低下と体重増加がある場合は小児のCushing症候群などを考えなければならない．他の疾患が否定的であった場合は，身長，身長増加率，成長ホルモン分泌刺激試験の結果などから診断し，成長ホルモン分泌不全性低身長症の診断の手引きに基づき診断する．小児慢性特定疾病の医療費助成の申請を

行うが，助成の基準（開始基準）が成長ホルモン分泌不全性低身長症の場合と脳腫瘍など器質的な原因による成長ホルモン分泌不全性低身長症の場合で異なる．継続基準と終了基準（男子：156.4 cm に達したとき，女子：145.4 cm に達したとき）も記載されている．

I　成長ホルモン治療

治療開始は診断がついた場合，なるべく早期からが望ましい．

処方例

❶ ソマトロピン（ジェノトロピン，ノルディトロピンなど）　注　週に 0.175 mg/kg を毎日（6 日以上）分割して夜に皮下注（自己注射）

▶各社からペン型注入器などを用いた成長ホルモン製剤が発売されている．

II　他のホルモン補充

成長ホルモン以外のホルモン分泌不全がある場合，それらのホルモン補充についても注意が必要である．治療開始時に成長ホルモンによってコルチゾールの代謝が促進され一過性の相対的副腎不全になる場合があるので，補充量の一時的増量やシックデイの対応の指示が必要である．性ホルモンの補充については，思春期の身長増加に相当する部分が達成できるが，逆に長管骨の骨端線閉鎖を促す負の側面もあるので，症例毎に対応を考える必要がある．思春期発来が適切な時期に起こるという心理社会的に重要な意味もあるので総合的な判断が必要である．

III　トランジションの対応

特に視床下部下垂体の先天性，器質的疾患による成長ホルモン分泌不全症や複合下垂体機能低下症ではトランジション期の成長ホルモン補充の継続や一時中断後の再開が重要になる．重症成人成長ホルモン分泌不全症については難治疾患申請で公的扶助が行われる．成人期の重症成人成長ホルモン分泌不全症を治療せずに放置すると骨量や筋肉量の成熟障害，QOL の低下などが起こり，時に脂肪肝から肝硬変への短期間での進行もみられる．そのため，小児期の成長ホルモン補充が（制度上の制約のため）中止になった場合も，再度成人後に再開する必要があるかを調べ，治療を行うことで一生にわたる不利益がないようにする必要がある．このことを本人および家族に説明し，症例によっては成人の内分泌専門医への橋渡しを行う必要がある．

処方上の注意

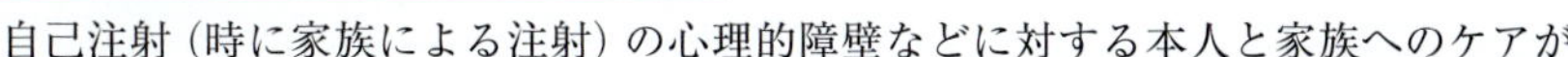

自己注射（時に家族による注射）の心理的障壁などに対する本人と家族へのケアが

治療を継続するために必要である．

悪性腫瘍，糖尿病は禁忌となっている．脳腫瘍，心疾患，腎疾患の場合は投与を慎重に判断する．副作用として浮腫，頭痛などがみられ，用量を一時的に下げて改善後に再度調節するなどの工夫が必要である．

（高野幸路）

8章

腎・泌尿器疾患

1 慢性腎臓病（CKD）

基本的知識

慢性腎臓病（CKD）は腎障害を示唆する検査所見（検尿異常，画像異常，血液異常，病理所見など）の存在とGFR60 mL/分/1.73 m^{2}未満のいずれか，もしくは両方が3ヵ月以上持続することによって診断される．CKDの原因としては，糖尿病性腎症，IgA腎症を代表とする慢性腎炎，腎硬化症や多発性嚢胞腎などが挙げられる．CKDは末期腎不全のみならず，心血管病（CVD）のリスク因子であり，双方のリスクを的確に評価するためにはGFRと蛋白尿によってマトリックス化されたCKD重症度分類を利用する（表1）．ヒートマップとなっており，緑，黄色，オレンジから赤の区分になるほど，リスクが増大する．またCKDは原則として原疾患を問わない概念だが，糖尿病は例外的にリスクをさらに高くする因子であり，できる限り付記することとなっている．

CKDの治療には，それぞれの原疾患に特異的な治療とすべてのCKD患者に共通する増悪因子を対象とした，GFRの低下を抑え，蛋白尿を減らし，CVD合併を予防するための一般的治療がある．前者の代表は，糖尿病性腎症に対する血糖降下療法やIgA腎症に対する副腎皮質ホルモン療法である．後者の代表としては，減塩やたんぱく質制限などの食事療法，高血圧や腎性貧血などに対する薬物療法，および体重の適正化や禁煙などの生活習慣の改善などが挙げられる．

GL 日本腎臓学会（編）：エビデンスに基づくCKD診療ガイドライン2018，東京医学社，2018

薬物治療アルゴリズム

降圧療法はCKDの一般的治療の中心である．降圧目標は140/90 mmHg未満を目指すが，糖尿病や蛋白尿を伴うハイリスク患者の場合は130/80 mmHg未満を目指す．降圧薬の選択も糖尿病や蛋白尿を伴う場合にはレニン・アンジオテンシン（RA）系阻害薬を第一選択として，降圧不十分な場合にはカルシウム拮抗薬や利尿薬を併用する．糖尿病や蛋白尿を伴わない場合には，以上の3つの降圧薬のいずれか単独，もしくは併用で降圧する．CKDステージが進行するとRA系阻害薬により腎血流が低下し腎機能が悪化する危険性が高くなるため，新たな投与は慎重に行い，場合によっ

表1　CKD重症度分類

原疾患		蛋白尿区分		A1	A2	A3
糖尿病		尿アルブミン定量 (mg/日) 尿アルブミン/Cr比 (mg/gCr)		正常	微量アルブミン尿	顕性アルブミン尿
				30未満	30～299	300以上
高血圧 腎炎 多発性囊胞腎 移植腎 不明 その他		尿蛋白定量 (g/日) 尿蛋白/Cr比 (g/gCr)		正常	軽度蛋白尿	高度蛋白尿
				0.15未満	0.15～0.49	0.50以上
GFR区分 (mL/分 /1.73m^2)	G1	正常または高値	≧90			
	G2	正常または軽度低下	60～89			
	G3a	軽度～中等度低下	45～59			
	G3b	中等度～高度低下	30～44			
	G4	高度低下	15～29			
	G5	末期腎不全 (ESKD)	<15			

重症度は原疾患・GFR区分・蛋白尿区分を合わせたステージにより評価する．CKDの重症度は死亡，末期腎不全，心血管死発症のリスクを のステージを基準に， ， ， の順にステージが上昇するほどリスクは上昇する．(KDIGO CKD guideline 2012を日本人用に改変)

注：わが国の保険診療では，アルブミン尿の定量測定は，糖尿病または糖尿病性早期腎症であって微量アルブミン尿を疑う患者に対し，3ヵ月に1回に限り認められている．糖尿病において，尿定性で1+以上の明らかな尿蛋白を認める場合は尿アルブミン測定は保険で認められていないため，治療効果を評価するために定量検査を行う場合は尿蛋白定量を検討する．

[日本腎臓学会 (編)：エビデンスに基づくCKD診療ガイドライン2018，東京医学社，p3，表1，2018より許諾を得て転載]

ては減量や中止も考慮する．また75歳以上の高齢者CKDでは，厳格な降圧療法の有効性が明らかではなく，虚血性腎症を合併することが多くなることから，カルシウム拮抗薬を第一選択薬として150/90 mmHg未満を目標に緩やかに降圧する．

CKDが進行するにつれて腎性貧血を合併し，患者のQOLを低下させ，またこれ自身が透析導入やCVDのリスク因子と考えられる．腎臓におけるエリスロポエチン分泌不全が主たる原因であり，治療としては体内で鉄が十分に利用できるという前提で，赤血球造血刺激因子製剤 (ESA) を投与し，血液ヘモグロビン濃度を11～13 g/dLの範囲に管理する．

CKDに合併する高尿酸血症，脂質異常症，低カルシウム血症 (ビタミンD欠乏)・高リン血症，代謝性アシドーシスはCKDの増悪因子となることが徐々に明らかにされてきており，それぞれに対して薬物療法の介入がなされるが，現時点で明確な治療目標値は設定されていない．

処方例

1 降圧療法

A 糖尿病もしくは蛋白尿合併あり

STEP 1 第一選択

❶ アジルサルタン（アジルバ）　錠 20 mg・40 mg　1 回 1 T　1 日 1 回　就寝前

❷ イミダプリル（タナトリル）　錠 10 mg　1 回 1 T　1 日 1 回　就寝前

▶❶❷のいずれか.

STEP 2 第二選択

❶ アムロジピン（アムロジン，ノルバスク）　錠 5 mg・10 mg　1 回 1 T　1 日 1 回　朝食前

❷ アゾセミド（ダイアート）　錠 30 mg・60 mg　1 回 1 T　1 日 1 回　朝食前

▶❶もしくは❷を併用.

【A 解説】

糖尿病もしくは蛋白尿合併がある CKD には，RA 系阻害薬を第一選択とし，130/80 mmHg 未満への降圧を目指す．CKD 患者では生理的な夜間の血圧低下が減弱し，早朝高血圧を呈することから，就寝前の内服が望ましい．75 歳以上の高齢者 CKD では，少量から開始する．また十分な降圧が得られない場合でも，過剰な RA 系阻害により急性腎不全や高カリウム血症を併発する可能性があり，増量や併用は避ける．STEP 1 で十分な降圧が得られない場合には，第二選択として❶もしくは❷を併用する．その際，❶は汎用性が高いが，浮腫を伴う患者では❷を優先する．早朝高血圧が難治性の場合には，就寝前に α 遮断薬［ドキサゾシン（カルデナリン）］や中枢性降圧薬［グアナベンズ（ワイテンス）］などを併用する．

B 糖尿病・蛋白尿合併なし

❶ アムロジピン（アムロジン，ノルバスク）　錠 5 mg・10 mg　1 回 1 T　1 日 1 回　朝食前

❷ アジルサルタン（アジルバ）　錠 20 mg・40 mg　1 回 1 T　1 日 1 回　就寝前

❸ アゾセミド（ダイアート）　錠 30 mg・60 mg　1 回 1 T　1 日 1 回　朝食前

▶蛋白尿，糖尿病合併のない CKD には，❶～❸のいずれかの降圧薬を用いて 140/90 mmHg 未満への降圧を目指す．十分な降圧が得られない場合には，単剤を増量するよりもいずれかの組み合わせの併用を行う．ただし 75 歳以上の高齢者 CKD では，❷を用いる場

合には少量から開始し，腎血流の低下を予防するために❷と❸の併用は避けるようにする．

2 腎性貧血治療

❶ ダルベポエチンアルファ（ネスプ） 注 1回20～60 μg 2週に1回 皮下注

❷ エポエチンベータペゴル（ミルセラ） 注 1回50～150 μg 4週に1回 皮下注

▶血清鉄飽和度および血清フェリチン値にて十分に鉄利用可能な状態を確認したうえで，上記の処方を行う．

▶鉄欠乏性貧血が否定的で腎性貧血と確定された場合，Hb値が11 g/dL未満となったら❶もしくは❷を開始し，Hb値を11～13 g/dLを目標に管理する．13 g/dLを超えるとCVDの合併リスクが高まるため，❶もしくは❷を減量する．

3 その他

A 高尿酸血症

❶ フェブキソスタット（フェブリク） 錠20 mg・40 mg 1回1T 1日1回 朝食後

❷ トピロキソスタット（ウリアデック，トピロリック） 錠60 mg 1回1T 1日2回 朝夕食後

▶高尿酸血症がCKD進展やCVD合併のリスク因子であることが示されつつあり，CKD患者においても蓄積性の少ない❶もしくは❷を用いて，血清尿酸値を7 mg/dL未満を目標に管理する．

B 脂質異常症

❶ ロスバスタチン（クレストール） 錠2.5 mg・5 mg 1回1T 1日1回 朝食後

❷ エゼチミブ（ゼチーア） 錠10 mg 1回1T 1日1回 朝食後

▶CKD患者において血清LDLコレステロール値を120 mg/dL未満に保つことが推奨されており，まずは❶を使用する．管理困難な場合には増量はせず，❷を併用する．

C 低カルシウム血症・高リン血症

1）低カルシウム血症

❶ αカルシドール（アルファロール） カプセル0.25 μg 1回1 Cap 1日1回 朝食後

2) 高リン血症

❶ **炭酸ランタン（ホスレノール）** 顆粒 250 mg 1回1〜2包 1日3回 毎食直後

❷ **クエン酸第二鉄（リオナ）** 錠 250 mg 1回1〜2T 1日3回 毎食直後

▶❶❷を併用.

【C 解説】

CKDに合併する低カルシウム血症・高リン血症の管理では，血清リン値を正常範囲に保つことが基本となり，蛋白質制限食と非カルシウム含有リン吸着薬を用いたうえで，少量のビタミンD製剤を併用する．血清リン値に応じて，リン吸着薬の服用量は適宜，増減する．

D 代謝性アシドーシス

❶ **炭酸水素ナトリウム（重曹）** 原末 0.5〜1 g 1回1包 1日3回 毎食後

【D 解説】

代謝性アシドーシスはCKD進展や死亡リスクを高めるため，重曹を用いて血中重炭酸濃度24 mEq/L前後を目標に管理する．重曹の服用量は適宜，増減する．

処方上の注意

「CKDにはとにかくRA系阻害薬を投与」という安易な処方は避け，上記の適応を見定めて選択し，特に75歳以上の高齢者への投与開始時には少量より開始し，血清クレアチニン値やカリウム値を慎重にモニターする．血清クレアチニン値が前値より増加する場合には，減量もしくは中止を考慮する．またCKDが進展し，eGFRが15 mL/分/1.73 m^2を下回る段階（CKDステージG5）に至った場合，腎血流を確保するためにRA系阻害薬や利尿薬の減量もしくは中止も考慮する．

高リン血症の治療薬としてカルシウム含有リン吸着薬（炭酸カルシウム）が保険適用となっており，安価なために処方しやすいが，カルシウム過剰供給による血管石灰化のリスクを高める危険性から避けるべきである．

その他の注意点：CKDを伴う75歳以上の高齢者への降圧薬投与では，腎血流が低下するリスクが高いことから，蛋白尿や糖尿病合併の有無にかかわらずカルシウム拮抗薬を第一選択とし，血圧150/90 mmHg未満を目標に緩徐な降圧を目指す．RA系阻害薬や利尿薬を併用する場合には，少量から開始する．

連携医療

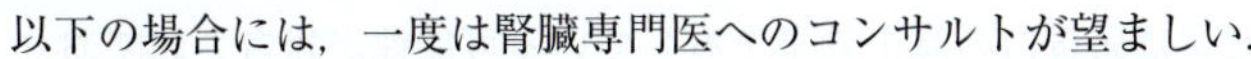

以下の場合には，一度は腎臓専門医へのコンサルトが望ましい．

・CKDの原因が不明な場合
・蛋白尿 0.5 g/g クレアチニン以上または未満でも尿潜血陽性の場合
・40歳未満でeGFR 60 mL/分/1.73 m^2 未満の場合

・40 歳以上で eGFR 45 mL/分/1.73 m^2 未満の場合

（岡田浩一）

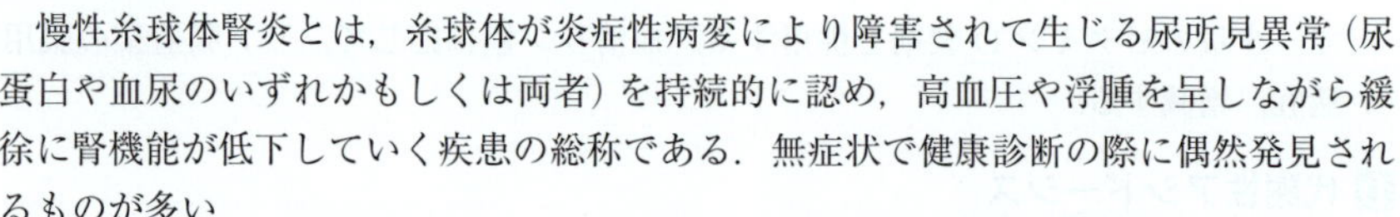

2 慢性糸球体腎炎

基本的知識

慢性糸球体腎炎とは，糸球体が炎症性病変により障害されて生じる尿所見異常（尿蛋白や血尿のいずれかもしくは両者）を持続的に認め，高血圧や浮腫を呈しながら緩徐に腎機能が低下していく疾患の総称である．無症状で健康診断の際に偶然発見されるものが多い．

腎臓そのものに病態の主座がある原発性と，種々の免疫疾患・膠原病・感染症などの全身性疾患に糸球体腎炎が合併した続発性に分類されるが，確定診断は腎生検による組織学的検索によりなされる．炎症の進展を抑制する治療として，ステロイドや免疫抑制薬を使用することがあるが，適応および治療法は診断やその病型によって異なるため，基本的には腎生検による確定診断後に行う．また，糸球体疾患の予後を規定する因子として，血圧と蛋白尿の程度が最も重要であり，早期より薬物による積極的な治療介入を検討する．高血圧合併例における降圧目標は，130/80 mmHg 未満が各種ガイドラインで推奨されている．

GL 日本腎臓学会（編）：エビデンスに基づく CKD 診療ガイドライン 2018，東京医学社，2018
日本高血圧学会高血圧治療ガイドライン作成委員会（編）：高血圧治療ガイドライン 2014，ライフサイエンス出版，2014

処方例

1）尿蛋白陽性例

❶ **ジピリダモール（ペルサンチン-L）** カプセル 150 mg　1 回 1 Cap　1 日 2 回　朝夕食後

❷ **ジラゼプ（コメリアン）** 錠 100 mg　1 回 1 T　1 日 3 回　毎食後（軽度から中等度の IgA 腎症以外は保険適用外）

▶❶❷のいずれか．

解説

IgA 腎症において，ジピリダモールは尿蛋白の減少効果および腎機能障害の進行抑制効果を，ジラゼプは尿蛋白の減少効果を有している可能性が報告されており，十分なエビデンスはないものの治療選択肢として検討してもよい．

2) 高血圧合併例

❶ ロサルタン（ニューロタン） 錠 25 mg・50 mg 1回1T 1日1回 100 mg まで増量可

❷ イルベサルタン（アバプロ，イルベタン） 錠 50 mg・100 mg 1回1T 1日1回 1日 200 mg まで増量可

▶❶❷の他の ARB でもよい.

❸ イミダプリル（タナトリル） 錠 5 mg・10 mg 1回1T 1日1回 ただし 2.5 mg から開始

❹ エナラプリル（レニベース） 錠 5 mg・10 mg 1回1T 1日1回

▶❸❹の他の ACE 阻害薬でもよい.

❺ アムロジピン（ノルバスク，アムロジン） 錠・OD 錠 2.5 mg・5 mg 1回1T 1日1回 1日1回 10 mg まで増量可

❻ アゼルニジピン（カルブロック） 錠 8 mg・16 mg 1回1T 1日1回で開始 1日最大 16 mg

▶❺❻の他の Ca 拮抗薬でもよい.

▶❶～❹，あるいは❺❻を使用し，降圧不十分な際は併用する．軽度以上の蛋白尿（尿蛋白 0.15 g/gCr 以上）合併高血圧症例では，ARB や ACE 阻害薬（RAS 阻害薬）を第一選択とする.

（鈴木祐介）

3 急速進行性糸球体腎炎

基本的知識

急速進行性腎炎（RPGN）は腎炎性尿所見（血尿，蛋白尿，円柱尿），貧血を伴い，数週～数ヵ月の経過で急速に腎機能の障害をきたす臨床症候群であり，単一の疾患を示すものではない．病理学的には腎生検組織において，半月体形成性（管外増殖性）壊死性糸球体腎炎が典型像である．全身性血管炎によるものが多く，腎病変のみならず他臓器病変にも注意を払う．確定診断・病型診断には，腎生検が必須であるが，全身状態などを考慮し，治療を先行させる場合も多い.

薬物治療アルゴリズム

症例数の多い ANCA 陽性 RPGN の治療を以下に示す．臨床重症度と透析の有無，年齢により治療方針を決める．ANCA 関連腎炎の発症に感染症が関与する場合もあり，治療開始にあたっては感染症の併発のないことを確認する.

処方例

STEP 1 初期治療

❶ メチルプレドニゾロンコハク酸エステルナトリウム（ソル・メドロール） 注 1日500〜1,000 mg 点滴静注 3日間

❷ プレドニゾロン（プレドニン） 錠 1日0.6〜0.8 mg/kg 1日1回 朝 連日投与 4〜8週間

▶入院安静を基本とする．❶に引き続き❷を実施．高齢者，炎症所見を欠き，緩徐な進行を示し，他臓器病変などのない場合には❶を省く．初期投与4〜8週後に，CRPなどの炎症所見，腎機能の推移，血尿，蛋白尿の推移，ANCAなどの自己抗体の推移を参考に減量を開始する．8週経過時点で20 mg未満を目安とする．

▶高度腎機能障害例では血漿交換療法の併用を考慮する．

STEP 2 ステロイド単独で炎症持続や治療中の再燃例

STEP 1で炎症が治まらない場合，再燃例や臨床重症度Ⅳで実年齢70歳未満，腎機能も比較的良好な場合には本治療を行う．

❶ シクロホスファミド（エンドキサン） 注・錠 1日25〜50 mg（保険適用外） 連日投与 総投与量5 g以内

❷ シクロホスファミド（エンドキサン） 注・錠 0.5〜0.75 g/m^2 点滴静注 1ヵ月毎

❸ リツキシマブ（リツキサン） 注 1回375 mg/m^2 週1回 4回投与

▶❶〜❸のいずれか．

【STEP 2 解説】

エンドキサン注と経口投与，リツキサン注の間には同等の効果が期待できる．エンドキサン注は経口投与よりも副作用が軽減される．エンドキサンの投与では腎機能を考慮し投与量を50〜75%に減量する．高度腎機能障害や高齢者では感染合併のリスクが増す．

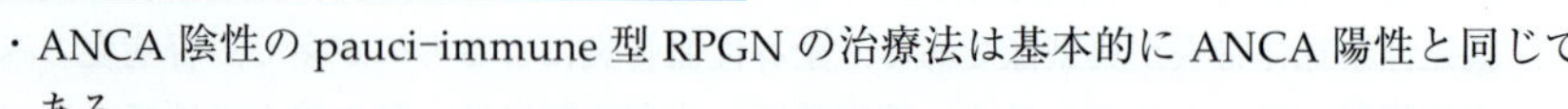

処方上の注意

- ANCA陰性のpauci-immune型RPGNの治療法は基本的にANCA陽性と同じである．
- 免疫複合体型RPGNの初期治療では，同病型の各腎炎の病態に準じた治療を行う．
- 特発性免疫複合体型RPGNでは，pauci-immune型RPGNに準じた免疫抑制療法を行う．
- その他の原因（感染症，薬剤性腎障害など）によるRPGNの初期治療では，原因に対する治療（感染症のコントロールや原因薬剤の中止など）を原則とする．

（山縣邦弘）

4 ネフローゼ症候群

基本的知識

ネフローゼ症候群は，腎糸球体障害による蛋白透過性亢進に基づく大量の尿蛋白とこれに伴う低アルブミン血症を特徴とする症候群である．診断基準は，3.5 g/日以上の蛋白尿の持続と 3.0 g/dL 以下の血清アルブミンの 2 項目である．明らかな原因疾患がないものを一次性，原因疾患を持つものを二次性に分類する．小児では，一次性の約 9 割が微小変化型ネフローゼ症候群である．成人では一次性のうち，微小変化型と膜性腎症がそれぞれ 4 割，巣状分節性糸球体硬化症が 1 割を占める．二次性には，糖尿病，全身性エリテマトーデス，アミロイドーシス，B 型肝炎に伴うものなどがある．一次性は，病型により治療法や予後が異なるため，成人ではできるだけ腎生検を行って組織診断を明らかにすることが望まれる．一次性には主としてステロイド・免疫抑制薬が用いられる．二次性は原疾患の治療を行う．治療の効果は，治療後一定時期の尿蛋白量により判定する．

処方例

A ステロイド・免疫抑制療法

〈経口ステロイド単独〉

❶ プレドニゾロン（プレドニン） 錠 5 mg 1 日 4〜10 T 1 日 1〜2 回

〈ネオーラルとステロイド併用〉

❷ シクロスポリン（ネオーラル） カプセル 25 mg 1 回 2〜4 Cap 1 日 1 回
プレドニゾロン（プレドニン） 錠 5 mg 1 日 4〜8 T 1 日 1〜2 回

〈ステロイドパルス治療〉

❸ メチルプレドニゾロンコハク酸エステルナトリウム（ソル・メドロール） 注 500〜1,000 mg
ソリタ-T3 号 G 輸液 500 mL 1 日 1 回
2 時間以上かけて点滴静注 3 日間
翌日からステロイド内服開始（用量は❶に準じる）

▶❶〜❸のいずれか．

B 補助療法・支持療法

❶ **ロサルタン（ニューロタン）** 錠 25 mg・50 mg・100 mg 1回1T 1日1回
または**イミダプリル（タナトリル）** 錠 2.5 mg・5 mg 1回1〜2T 1日1回
（代表的なACE阻害薬とARBを挙げたが，他剤でもよい）

❷ **フロセミド（ラシックス）** 錠 20 mg・40 mg 1日20〜80 mg 1〜2回分服

▶❶❷のいずれか，あるいは両方.

【A B 解説】

病気の種類や患者の状態により治療法は異なる．免疫抑制治療を始める前に病型診断，病勢の判定，感染症の除外，全身状態の把握を含めた十分な患者評価を行う．

a）一次性ネフローゼ症候群

[微小変化型ネフローゼ症候群]

初期治療としては，経口ステロイド単独（A-❶）が用いられる．プレドニン 0.8〜1 mg/kgBW/日（最大 60 mg）で開始する．通常は 4 週間以内に完全寛解が得られる．寛解後 1〜2 週間持続し，その後 2〜4 週毎に 5〜10 mg ずつ漸減する．

頻回再発例，ステロイド依存例，ステロイド抵抗例には，ステロイドに加えネオーラルをはじめとする免疫抑制薬を併用する（A-❷）．難治例にはリツキシマブ（リツキサン）注を用いることもあるが，成人における安全性・有効性は確立していない．

難治例にはステロイドパルス治療（A-❸）を行うが，初期治療に用いられることもある．

[膜性腎症]

初期治療としては，シクロホスファミド（エンドキサン）を含めた免疫抑制治療のエビデンスが強いが，わが国では副作用の懸念からステロイド単独あるいはネオーラルとの併用が好まれる．経口ステロイド単独（プレドニン 1 日 0.6〜0.8 mg/kg）（A-❶）あるいはネオーラルとステロイド併用（A-❷）を用いる．

[巣状分節性糸球体硬化症]

治療法は微小変化型ネフローゼ症候群と同様であるが，難治例には LDL 吸着の実施を検討する．

b）二次性ネフローゼ症候群

臨床所見から判断されることが多いが，確定診断には腎生検が必要である．原疾患の治療を優先する．たとえば，ループス腎炎にはステロイド・免疫抑制治療を行う．糖尿病には免疫抑制薬は行わず，補助療法・支持療法のみを行う．

一次性・二次性を問わず，補助療法・支持療法は共通している．蛋白尿軽減の目的では，アンジオテンシン変換酵素（ACE）阻害薬あるいはアンジオテンシンⅡ受容体拮抗薬（ARB）を使用する．浮腫軽減のためには経口ループ利尿薬を用いる．重症例には静注ループ利尿薬を用いる．

連携医療

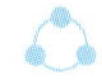

ネフローゼ症候群の診断は比較的容易であるが，一次性と二次性の判定，病型の臨床診断は困難であり，確定診断には腎生検を要する．ネフローゼ症候群と診断された時点で腎臓専門医に紹介するのがよい．

（丸山彰一）

5 糖尿病性腎症，高血圧性腎硬化症

基本的知識

糖尿病性腎症は糖尿病の3大合併症の1つである．本症の罹患患者数は増加の一途をたどり，透析導入の原疾患の第1位を占める．古典的な臨床経過として，10年以上検査所見異常を認めない状態（第1期：腎症前期）が続き，その後，微量アルブミン尿（第2期：早期腎症）から顕性蛋白尿（第3期：顕性腎症）へと進行し，腎不全（第4期：腎不全期）に至る．本症では心臓血管系の合併症が多いのも特徴である．

高血圧性腎硬化症は長期間の高血圧によって腎臓の小葉間動脈から輸入細動脈に硝子化・線維性肥厚が生じ，腎血流量の低下を介して腎実質の硬化が生じる病態である．高齢化やメタボリック症候群の増加を背景に罹患患者数は増加している．

本項では上記疾患の薬物治療につき，下記のガイドラインに準じた標準治療を記載した．

GL 日本腎臓学会（編）：エビデンスに基づくCKD診療ガイドライン2018，東京医学社，2018
日本高血圧学会高血圧治療ガイドライン作成委員会（編）：高血圧治療ガイドライン2014，ライフサイエンス出版，2014

薬物治療アルゴリズム

糖尿病性腎症の薬物治療は血糖（p 285「糖尿病」参照）・血圧・脂質管理が中心となる．降圧薬はレニン・アンジオテンシン系（RAS）阻害薬が第一選択であり，アンジオテンシン変換酵素（ACE）阻害薬やアンジオテンシンⅡ受容体拮抗薬（ARB）を使用する．降圧不十分の場合，増量または他剤との併用（Ca拮抗薬または利尿薬を追加）を行う．体液過剰を合併する症例では，利尿薬を併用する．

高血圧性腎硬化症の血圧治療アルゴリズムも，CKDのそれと同様である（p 323「慢性腎臓病（CKD）」参照）．RAS阻害薬，Ca拮抗薬，利尿薬を第一選択とし，アルブミン尿（蛋白尿）陽性例ではRAS阻害薬を選択する．降圧目標達成のために，他剤併用も積極的に行う．

処方例

1 糖尿病性腎症

A 血糖管理

腎機能正常例の血糖管理は，p 285「糖尿病」に準じる．

STEP 1 腎機能低下例（CKD ステージ G3 以降：eGFR<60 mL/分/1.73 m^2）

❶ リナグリプチン（トラゼンタ） 錠 5 mg 1 回 1 T 1 日 1 回
（他の DPP-4 阻害薬でもよい．リラグルチド注も慎重に使用可）

❷ ボグリボース（ベイスン） 錠 0.2 mg・0.3 mg 1 回 1 T 1 日 3 回 食直前

❸ レパグリニド（シュアポスト） 錠 0.25 mg・0.5 mg 1 回 1 T 1 日 3 回 食直前

▶❶～❸のいずれか．重症例には併用を検討する．

STEP 2 STEP 1 で効果不十分の場合

❶ インスリン製剤（詳細は p 285「糖尿病」を参照）

【A 解説】

早期腎症の発症予防・進展抑制のための血糖コントロール目標は，HbA1c 値 7.0% 未満である．腎機能正常例では個々の病態に応じて治療薬を選択する．

腎機能低下例では，多くの経口糖尿病治療薬で中止または用量調節が必要になる．インスリンも半減期が延長することから，減量を必要とする．良好な血糖管理と（低血糖のリスク回避など）安全性のバランスを考慮しつつ，保守的な薬剤選択と用量調節を行うことが重要でなる．

SGLT2 阻害薬は近位尿細管に発現するナトリウム・グルコース共輸送体 2 を阻害し，尿中グルコース排泄を促進させる新規経口血糖降下薬である．本剤では低血糖のリスクが少なく体重減少や浸透圧・Na 利尿を介する血圧低下などの多面的な作用も期待できる．近年行われた大規模臨床試験において心血管イベント・腎イベントリスクを低下させる可能性が報告されており，注目を集めている．ただし eGFR が低下した症例では治療効果が減弱し，eGFR<50 mL/分/1.73 m^2 では血糖降下作用が期待できない．処方例については p 285「糖尿病」参照．

B 血圧管理

STEP 1 第一選択

❶ オルメサルタン（オルメテック） 錠・OD錠 10 mg・20 mg 1回1T 1日1回（他のARBでもよい）

❷ エナラプリル（レニベース） 錠 2.5 mg・5 mg 1回1T 1日1回 朝食後（他のACE阻害薬でもよい）

▶❶❷のいずれか．

STEP 2 STEP 1で効果不十分の場合

❶ アムロジピン（アムロジン，ノルバスク） 錠・OD錠 2.5 mg・5 mg 1回1T 1日1回（他のCa拮抗薬でもよい）

❷ トリクロルメチアジド（フルイトラン） 錠 1 mg・2 mg 1回1T 1日1回 朝食後（他のサイアザイド系利尿薬でもよい）

▶❶❷のいずれかを，STEP 1の薬剤と併用する．

▶RAS阻害薬の降圧効果は塩分摂取量が多いと減弱するため，利尿降圧薬との併用は効果的である．

STEP 3 体液貯留傾向（浮腫）を呈する症例

❶ フロセミド（ラシックス） 錠 20 mg・40 mg 1回1〜2T 1日1回 朝食後（他のループ利尿薬でもよい）

❷ トリクロルメチアジド（フルイトラン） 錠 1 mg・2 mg 1回1〜2T 1日1回 朝食後

▶❶❷のいずれかを上記STEP 1，2の薬剤と併用する．

▶❷ eGFR<30 mL/分/1.73 m^{2}では選択しない．

【B 解説】

高血圧合併例では，塩分制限（6 g），運動習慣の確立，体重の是正，禁煙など生活習慣の見直しを行うと同時に内服治療を開始して，130/80 mmHg未満を目指す．RAS阻害薬が第一選択である．高齢者の降圧目標は転倒リスクなどを考慮して総合的に判断する．まずは150/90 mmHg未満を目標とし，忍容性がある場合は140/90 mmHg未満を目指す．

C 脂質管理

STEP 1

❶ アトルバスタチン（リピトール） 錠・OD錠 5 mg・10 mg 1回1～2T 1日1回（他のスタチン系薬剤でもよい）

STEP 2 STEP 1にて目標に達しない場合

❶ エゼチミブ（ゼチーア） 錠 10 mg 1回1T 1日1回 食後

【C 解説】

糖尿病性腎症では心血管イベント予防の観点から，LDLコレステロール値 120 mg/dL未満（一次予防），同 100 mg/dL未満（二次予防）を目標とする．

D その他合併症

電解質異常，腎性貧血，骨ミネラル代謝異常（CKD-MBD）などのCKDに共通する合併症の処方については，p 323「慢性腎臓病（CKD）」を参照.

2 高血圧性腎硬化症

❶ テルミサルタン（ミカルディス） 錠 20 mg・40 mg 1回1T 1日1回

❷ イミダプリル（タナトリル） 錠 2.5 mg・5 mg 1回1T 1日1回

❸ ニフェジピン（アダラートCR） 徐放錠 20 mg・40 mg 1回1T 1日1回 朝食後

❹ インダパミド（ナトリックス） 錠 1 mg・2 mg 1回0.5～1T 1日1回 朝食後

▶正常アルブミン尿の場合，❶～❹のいずれかを，微量アルブミン尿または顕性蛋白尿の場合，❶❷のいずれかを開始．降圧不十分な場合，（❶または❷）に❸または❹を追加する．

【2 解説】

CKDの降圧治療に準じて治療を進める（p 323「慢性腎臓病（CKD）」を参照）．降圧目標は正常アルブミン尿で 140/90 mmHg未満，微量アルブミン尿または顕性蛋白尿では 130/80 mmHg未満である．

処方上の注意 !

1）薬剤の禁忌（表1）と主な副作用

糖尿病や蛋白尿を合併するCKD症例にRAS阻害薬を使用する際は，治療開始後の一過性腎機能低下や高カリウム血症に注意する．

表 1　糖尿病治療薬の使用上の注意

経口糖尿病治療薬	
スルホニル尿素 (SU) 薬	原則，eGFR＜30 では禁忌
ビグアナイド薬	eGFR＜60 では慎重投与，eGFR＜30 では禁忌
α-グルコシダーゼ阻害薬	ボグリボース，アカルボースは用量調節の必要なし．ミグリトールは eGFR＜30 で慎重投与
DPP-4 阻害薬	残腎機能に応じた内服量調節が必要（リナグリプチン，テネリグリプチンを除く）
チアゾリジン誘導体	eGFR＜30 では禁忌
グリニド系薬	原則，eGFR＜30 では禁忌．ミチグリニド，レパグリニドは慎重投与可能
SGLT2 阻害薬	eGFR＜50 では血糖降下作用が期待できない
皮下注射の糖尿病治療薬	
GLP-1 アナログ製剤	エキセナチドは eGFR＜30 で禁忌．リラグルチドは通常量使用可能
インスリン製剤	（適宜，投与量を調節する）

RAS 阻害薬の併用療法（たとえば ACE 阻害薬と ARB）は，急性腎障害や高カリウム血症のリスクが高くなるため，原則として行わない．

フィブラート系薬は，eGFR＜30 mL/分/1.73 m^2 では使用しない．

2) 腎機能低下時の注意点

腎機能低下例ではインスリンクリアランスや薬物動態の変化，糖新生の低下などにより，遷延性低血糖が起こりやすい．腎機能に応じて糖尿病治療薬を選択するとともに，厳格な血糖コントロールが困難な症例ではインスリン製剤を使用する．

連携医療

糖尿病性腎症や高血圧性腎硬化症においても，CKD に準じた病診連携を図る．

（田中哲洋）

6 急性腎障害

基本的知識

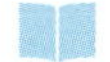

急性腎障害（acute kidney injury：AKI）は，これまで急性腎不全（acute renal failure：ARF）と呼ばれていた急激な腎機能低下を呈する病態と異なり，血清クレアチニン濃度の倍増，無尿，血液浄化療法を必要とする高度の腎不全といった機能不全のみならず，それに先行する組織障害をも包括した概念であり，治療に対する反応性が保たれたより早期の病態を含めた疾患概念である．2012 年 Kidney Disease：Improving Global Outcomes (KDIGO) より AKI のための診療ガイドラインが発表され，AKI 診断基準と重症度分類が提示された．AKI は以下の内のいずれかにより定義される．① 48 時間以内に血清クレアチニン濃度が 0.3 mg/dL 以上上昇した場合，②血清クレアチニン濃度がそれ以前 7 日以内にわかっていたか予想される基礎値より 1.5 倍以上の増加があった場合，③尿量が 6 時間にわたって 0.5 mL/kg/時以下に減少した場合．

GL AKI (急性腎障害) 診療ガイドライン作成委員会 (編)：急性腎障害 (AKI) 診療ガイドライン 2016．日腎会誌 **59**：419-533，2017

処方例

STEP 1 初期治療

❶ 酢酸・乳酸リンゲル液を全開投与あるいは 100〜500 mL/時

❷ **ノルアドレナリン**　注　6 mg (生理食塩液に混和し) 計 20 mL　0.3〜3 mL/時　持続静注
またはバソプレシン (ピトレシン)　注　20 単位 (生理食塩液に混和し) 計 20 mL　0.5〜2.0 mL/時　持続静注

▶血管内脱水に対しては❶，敗血症性ショックなどの末梢血管拡張に対しては❷を用い，適宜❶と❷を併用する．

解説

確固たるエビデンスに基づいた急性腎障害に対する特異的薬物治療は現時点では存在しない．脱水の解除，血行動態改善による腎灌流の維持，腎毒性物質・薬物の中止・除去，などの支持・保存的治療が中心となる．

KDIGO あるいはわが国の AKI 診療ガイドラインでは，体液過剰の症例以外に AKI を治療する目的での利尿薬投与や低用量ドーパミンは推奨されておらず，心房性ナトリウム利尿ペプチドについても十分なエビデンスは得られていない状況である．

STEP 2 血液浄化療法

❶ 間欠的血液透析 (全身循環が安定している場合)

❷ 持続的血液濾過透析 (循環動態が不安定な場合)

▶❶❷のいずれか．

解説

AKI に対する腎代替療法として間欠的血液透析あるいは持続的血液濾過透析が施行されるが，致死的な電解質および酸塩基平衡異常 (心電図変化を伴う高 K 血症，pH7.2 以下の代謝性アシドーシス) などの絶対適応とされている．BUN あるいは血清クレアチニン濃度を目安とした開始基準は推奨されていない．

(土井研人)

7 末期腎不全

基本的知識

末期腎不全とは慢性腎臓病（CKD）の重症度分類においてステージ G5 の eGFR 15 mL/分/1.73 m^2 未満のものと定義され，透析・腎移植への準備を始めていなければならない状態である．腎代替療法移行前から治療を行うことは，生命予後に関与しているため非常に重要である．根本的治療はないため，合併症対策を行うことが治療の中心となる．

薬物治療アルゴリズム

高血圧，蛋白尿の合併が多く，基本的には ARB を第一選択とし可能であれば増量する．体液過剰による難治性高血圧である場合は，利尿薬，Ca 拮抗薬が併用される．必要により 3～4 剤併用する．電解質異常，代謝性アシドーシスに対しては補正を行う．CKD-MBD に対しては，血清リン値のコントロールを行い，活性型ビタミン D 製剤を使用する．貧血には赤血球造血刺激因子製剤（ESA）を使用し，高尿酸血症，脂質異常症のコントロールも行う．進行性の腎障害である場合には，球形吸着炭の使用を考慮してよい．

処方例

A 高血圧症・体液貯留

STEP 1 浮腫，蛋白尿を認める場合

❶ オルメサルタン（オルメテック） OD錠 40 mg 1回1T 1日1回 朝食後

❷ トラセミド（ルプラック） 錠 4 mg 1回1T 1日1回 朝食後

❸ シルニジピン（アテレック） 錠 20 mg 1回1T 1日1回 眠前

▶❶から開始し，❷❸の順に併用．

STEP 2 浮腫，高血圧が改善しない場合

❶ アジルサルタン（アジルバ） 錠 40 mg 1回1T 1日1回 朝食後

❷ トラセミド（ルプラック） 錠 8 mg 1回1T 1日1回 朝食後

❸ トリクロルメチアジド（フルイトラン） 錠 2 mg 1回1T 1日1回 朝食後

8 腎・泌尿器疾患

④ アムロジピン（ノルバスク，アムロジン） 錠10 mg 1回1T 1日1回 朝食後

▶①から開始し，②③④の順に併用.

【A 解説】

推奨目標血圧は130/80 mmHg未満である．体液貯留のコントロールが不十分な場合には，降圧目標に達しないことが多く，サイアザイド系利尿薬を併用することもある．ループ利尿薬よりもサイアザイド系利尿薬の使用を優先することも多い．塩分過剰状態でARBの効果は乏しく，利尿薬併用は効果的であるが低Na血症に注意を要する．降圧優先のため強力なL型Ca拮抗薬を使用することもあるが，蛋白尿減少効果を考慮し，N型，T型Caチャネル拮抗薬も第二，三選択となり得る．

B 電解質異常（カリウム）・酸塩基平衡異常

[高カリウム血症・代謝性アシドーシス]

① 炭酸水素ナトリウム 原末 1回1g 1日3回 毎食後

② ポリスチレンスルホン酸ナトリウム（ケイキサレート） DS 3.27g 1回2包 1日1回 夕食後

▶代謝性アシドーシスが存在する場合は①から開始し②を併用．代謝性アシドーシスが存在しない場合は②のみ使用.

【B 解説】

高カリウム血症は代謝性アシドーシスの補正が重要である．血清リン値4.5 mg/dL以下，Hb11～13 mg/dL，尿酸値6.0 mg/dL以下，nonHDL-C 130 mg/dL以下を目標とし，総合的にみていくことが重要である．

C CKD-MBD

[高リン血症，二次性副甲状腺機能亢進症]

① 炭酸ランタン（ホスレノール） 顆粒500 mg 1回500 mg 1日3回 毎食直後

② アルファカルシドール（アルファロール） カプセル0.25 μg 1回1 Cap 1日1回 朝食後

▶高リン血症に対して①から開始．二次性副甲状腺機能亢進症が改善しなければ②を併用.

D 貧血

① ダルベポエチンアルファ（ネスプ） 注射液 1回30～180 μg 月1回 静注

【D 解説】

目標値はHb 11～13 g/dLであるが，Hb値で13 g/dLを超える場合には休薬する.

体液貯留を認める場合にはHb値は低く出るため注意を要する.

E 高尿酸血症

❶ フェブキソスタット（フェブリク） 錠10 mg・20 mg・40 mg 1回1T 1日1回 朝食後

F 脂質異常症

❶ アトルバスタチン（リピトール） 錠5 mg・10 mg 1回1T 1日1回 朝食後

G その他

❶ 球形吸着炭（クレメジン） 速崩錠2 g 1回1包 1日3回 毎食後2時間

表1 薬剤の主な禁忌と副作用

薬剤	禁忌・副作用
ARB	禁忌：妊婦，DRI投与中の患者
	副作用：高カリウム血症，血管浮腫，急性腎不全
Ca拮抗薬	禁忌：妊婦
	副作用：血管浮腫，肝機能障害
利尿薬	禁忌：低ナトリウム血症，低カリウム血症，無尿，肝性昏睡
	副作用：低ナトリウム血症，低カリウム血症，肝障害，血小板減少
	サイアザイド系利尿薬では，再生不良性貧血，間質性肺炎，肺水腫
炭酸水素ナトリウム	禁忌：ナトリウム制限を必要とする患者
	副作用：アルカローシス，浮腫，胃部膨張
イオン交換樹脂	副作用：腸穿孔，腸潰瘍，腸壊死，心不全誘発，低カリウム血症
リン吸着薬	副作用：腸管穿孔，イレウス，消化管出血，消化管潰瘍，胃腸障害
活性型ビタミンD	副作用：高カルシウム血症による急性腎不全
エリスロポエチン製剤	副作用：脳梗塞，脳出血，高血圧脳症，赤芽球癆，心筋梗塞，肺梗塞
尿酸治療薬	禁忌：メルカプトプリン，アザチオプリン投与中
	副作用：肝機能障害
脂質改善薬	副作用：横紋筋融解症，肝機能障害
球形吸着炭	禁忌：消化管に通過障害を有する患者
	副作用：便秘，腹部膨満

処方上の注意

ARBの高カリウム血症や急性腎障害，利尿薬の脱水や低ナトリウム血症，活性型ビタミンDの高カルシウム血症，過降圧，イオン交換樹脂やリン吸着薬による便秘などに注意を要す（表1）．

連携医療

CKDステージG3bになる前に専門医への紹介が望ましい．特に浮腫がある場合には早めに専門医にコンサルトするとよい．

（正木崇生）

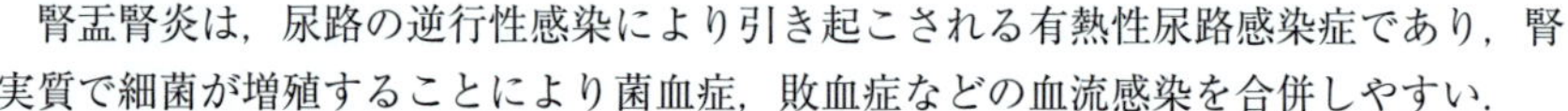

8 腎盂腎炎

基本的知識

腎盂腎炎は，尿路の逆行性感染により引き起こされる有熱性尿路感染症であり，腎実質で細菌が増殖することにより菌血症，敗血症などの血流感染を合併しやすい．

急性単純性と複雑性に分類され，急性単純性は性的活動期の女性に好発し，複雑性は前立腺肥大症，神経因性膀胱，尿路結石，尿路悪性腫瘍などの基礎疾患，尿路カテーテル留置や糖尿病・ステロイド内服などの全身性易感染状態を合併することが多い．

先行する膀胱炎症状に加え，発熱，全身倦怠感などの全身症状と患側の肋骨・脊椎角部圧痛または叩打痛などの局所症状が出現する．同時に悪心，嘔吐などの消化器症状を認めることも多い．

原因菌は膀胱炎の原因微生物と同様で，グラム陰性桿菌が約80%を占め，そのうち約90%は*E. coli*である．尿検査で膿尿や細菌尿が認められ，原因菌の証明と薬剤感受性を調べるため尿培養検査は必須である．特に全身性炎症反応症候群を伴う場合には菌血症の存在を疑い，血液培養2セットを採取すべきである[1]．

薬物治療アルゴリズム

抗菌薬はβ-ラクタム系薬・キノロン系薬などの腎排泄型の薬剤が推奨される．抗菌薬治療開始後3日目を目安にempiric therapyの効果を判定し，各種培養検査による感受性試験結果が判明次第，definitive therapyに切り替える[2]．解熱などの症状の寛解後24時間を目処に注射薬から経口薬へ切り替え，抗菌薬投与期間は合計で14日間とする．

軽症例では経口薬による外来治療が可能な場合もあるが，初回来院時の単回注射薬の併用も推奨される．

重症例（結石関連腎盂腎炎・尿路原性敗血症・敗血症性ショックなど）では抗菌薬の併用を推奨する．また，気腫性腎盂腎炎，膿腎症，腎膿瘍などの特殊な病態では，腹部CTや超音波検査などで迅速かつ的確に診断し，必要に応じた泌尿器科的処置を行う必要がある．

重症度に応じて抗菌薬の選択を変更するが，重症判定の目安は，外来治療可能と判断した症例を「軽症・中等症」，入院加療が必要と判断した症例を「重症」とする[3]．

処方例

1 急性単純性

A 軽症・中等症

Step 1 第一選択

❶ レボフロキサシン（クラビット） 錠500mg 1回1T 1日1回 7〜14日間

❷ シプロフロキサシン（シプロキサン） 錠200mg 1回1T 1日3回 7〜14日間

▶❶❷のいずれか．

Step 2 第二選択

❶ セフジトレンピボキシル（メイアクトMS） 錠100mg 1回2T 1日3回 14日間

❷ セフカペンピボキシル（フロモックス） 錠75mg・100mg 1回150mg 1日3回 14日間

▶❶❷のいずれか．

B 重症

Step 1 第一選択

❶ セフォチアム（パンスポリン，ハロスポア） 注 1回1（〜2）g 1日3〜4回 点滴静注

❷ セフトリアキソン（ロセフィン） 注 1回1〜2g 1日1〜2回 点滴静注

▶❶❷のいずれか．

Step 2 第二選択

❶ アミカシン 注 1回200〜400mg 1日1回 筋注・点滴静注

> ❷ タゾバクタム・ピペラシリン配合(ゾシン) 注 1回4.5g 1日3回 点滴静注

▶❶❷のいずれか.

2 複雑性

A 軽症・中等症

急性単純性と同様.

B 重症

Step 1 第一選択

> ❶ セフタジジム(モダシン) 注 1回1(〜2)g 1日3回 点滴静注

> ❷ セフトリアキソン(ロセフィン) 注 1回1〜2g 1日1〜2回 点滴静注

▶❶❷のいずれか.

Step 2 第二選択

> ❶ アミカシン 注 1回200〜400mg 1日1回 筋注・点滴静注

> ❷ セフェピム(マキシピーム) 注 1回1(〜2)g 1日3回 点滴静注

▶❶❷のいずれか.

処方上の注意

急性単純性の場合, *E. coli* や *K. pneumoniae* は β-ラクタム系薬・キノロン系薬・アミノグリコシド系薬などに感受性が高いが, 近年 ESBL 産生やキノロン耐性 *E. coli* が漸増しているため, 抗菌薬の選択には注意が必要である.

複雑性の場合, 原因菌はキノロン耐性菌, ESBL 産生菌やメタロ-β-ラクタマーゼ産生菌などの多剤耐性菌が増加傾向にあるので注意が必要である. より重篤な腎盂腎炎の場合(尿路原性敗血症・敗血性ショックなど)には, 2種類以上の抗菌薬併用療法も推奨される.

文献

1) Yasufuku T, et al：Selection of first-line i. v. antibiotics for acute pyelonephritis in patient required emergency hospital admission. J Infect Chemother **17**：231-237, 2011
2) Lee SS, et al：Impact of discordant empirical therapy on outcome of community-acquired bacteremic acute pyelonephritis. J Infect **62**：159-164, 2011
3) Kim KS, et al：A simple model to predict bacteremia in women with acute pyelonephritis. J Infect **63**：124-130, 2011

(伊藤孝史)

9 尿路結石

基本的知識

排石促進目的の薬物療法は，10 mm 未満の尿管結石が対象であり，症状発現後1ヵ月以内に自然排石を認めない場合は外科的治療が推奨されている．

処方例

1 疼痛緩和目的

STEP 1 第一選択

❶ ジクロフェナク（ボルタレン）　サポ（坐剤）50 mg・25 mg　1回1個

❷ インドメタシン（インテバン）　サポ（坐剤）50 mg・25 mg　1回1個

▶❶❷のいずれか．

▶体格・年齢などに応じて減量を考慮する．消化性潰瘍，肝・腎障害，アスピリン喘息，妊婦などは禁忌である．

STEP 2 STEP 1 が無効もしくは禁忌の場合

❶ ペンタゾシン（ソセゴン）　注　1回15〜30 mg　筋注または静注

❷ ブチルスコポラミン（ブスコパン）　注　1回20 mg　筋注または静注

▶❶❷のいずれか．併用も可．❷は尿管の攣縮を抑制する鎮痙薬として使用されるが，補助薬剤としての使用と認識する．❷は，緑内障，前立腺肥大症などは禁忌である．

2 排石促進目的

❶ ウラジロガシエキス（ウロカルン）　錠225 mg　1回2T　1日3回

❷ チキジウム（チアトン）　カプセル5 mg・10 mg　1回1 Cap　1日3回

❸ 猪苓湯　2.5 g/包　1回1包　1日3回

❹ タムスロシン（ハルナール）　D錠0.2 mg　1回1T　1日1回（保険適用外）

▶❶〜❹のいずれか．併用も可．❶〜❸は，エビデンスレベルの高い報告はないが，効果を否定するものではない．❹は保険適用外である．α_1 ブロッカーあるいはカルシウム拮抗薬は，自然排石率が増加することが報告されている．

3 再発予防目的

A Ca 含有結石

❶ クエン酸 K・クエン酸 Na 配合（ウラリット） 配合錠 1回2〜4T 1日3回

❷ トリクロルメチアジド（フルイトラン） 錠1mg・2mg 1回1T 1日1〜2回

❸ アロプリノール（ザイロリック） 錠50mg・100mg 1回1T 1日2〜3回
またはフェブキソスタット（フェブリク） 錠10mg・20mg・40mg 1回1T 1日1回

❹ 酸化マグネシウム 末または細粒 1回0.1g〜0.2g 1日2〜3回

▶❶〜❹のいずれか．または併用可．
▶❶は特に，低クエン酸尿，遠位尿細管性アシドーシスで有用性が高い．
▶❷サイアザイド利尿薬は，高カルシウム尿症，正カルシウム尿症に有効であり，5年程度の長期投与における有用性が高い．
▶❸は高尿酸血症または高尿酸尿を伴うシュウ酸 Ca 結石に対して使用する．
▶❹はシュウ酸 Ca 結石の再発予防薬として保険収載されているが，有効なエビデンスはない．

B 尿酸結石

❶ クエン酸 K・クエン酸 Na 配合（ウラリット） 配合錠 1回2〜4T 1日3回

❷ アロプリノール（ザイロリック） 錠50mg・100mg 1回1T 1日2〜3回
またはフェブキソスタット（フェブリク） 錠10mg・20mg・40mg 1回1T 1日1回

▶❶❷のいずれか．または併用可．尿酸結石は，予防だけでなく，溶解も期待できる．
▶過度の尿アルカリ化はリン酸 Ca，尿酸 Na の析出を促進するため，予防目的では，尿 pH は 6.0〜7.0 を目標とする．

C シスチン結石

❶ クエン酸 K・クエン酸 Na 配合（ウラリット） 配合錠 1回2〜4T 1日3回

❷ チオプロニン（チオラ） 錠100mg 1回1〜5T 1日4回

▶❶❷のいずれか．または併用可．シスチン結石は，予防だけでなく，溶解も期待できる．
▶❷は，シスチンをキレートし可溶化する．

処方上の注意

妊婦に対しての疼痛緩和において NSAIDs は禁忌であり，アセトアミノフェン，麻薬（モルヒネ，コデイン，オキシコドンなど）を使用する．

連携医療

薬物療法でコントロールのできない疼痛や，急性腎盂腎炎を併発している場合は，緊急で尿管ステント留置または腎瘻造設が必要とする場合があるため，早急に泌尿器科専門医へ紹介する．

文献

1）古澤彩美ほか：尿路結石症診療のポイント．Medicina **54**：327-330, 2017
2）志賀直樹：尿路結石症．泌尿器科診療の手引き，関戸哲利（編），医学図書出版，p 141-150, 2014
3）柑本康夫：再発予防．泌外 **28**：919-924, 2015

（森田伸也）

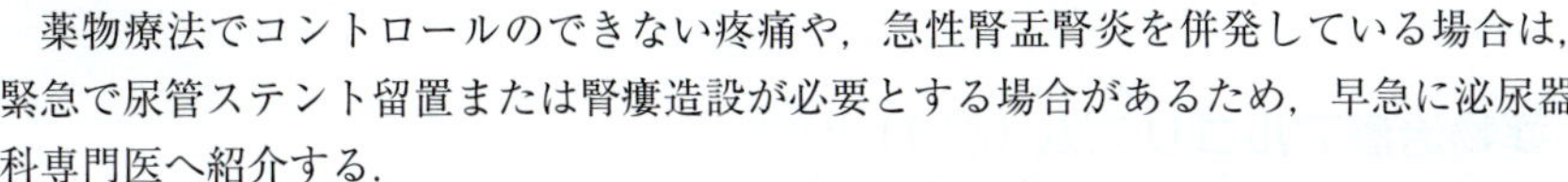

10 頻尿，排尿痛

基本的知識

頻尿は排尿回数が多いという患者の愁訴で，昼間頻尿（通常，日中の排尿が 7 回以下とされている），夜間頻尿（夜間に排尿のために 1 回以上起きる）に分けられる．頻尿はあくまでも回数の問題なので，尿量自体が多い場合（多尿，24 時間尿量が 40 mL/kg×体重以上）と膀胱容量の減少している場合，もしくは両者の混合している場合に分けて考える必要がある．夜間に関しては，夜間多尿は 24 時間尿量のうち夜間尿量が多い状態とされ，高齢者では 33% 以上，若年者では 20% 以上が提唱されている．

尿意切迫感（突然起こる，我慢できないような強い尿意）を主訴とし，通常は頻尿を伴うものを過活動膀胱（overactive bladder：OAB）と呼んでいる．過活動膀胱の詳細はp 353「過活動膀胱，頻尿」参照．

頻尿のうち排尿痛を伴うものは急性膀胱炎，急性前立腺炎などの下部尿路の感染症であることが多く，過活動膀胱を伴うことが多い．ただし，難治性，反復性の場合は膀胱，前立腺などに基礎疾患を有することがある．特に膀胱上皮内癌は過活動膀胱の症状で発症することも多いので注意を要する．

基本的初期評価（図 1）として病歴，身体所見，血清 PSA 値（男子），症状評価（質問票，CLSS，IPSS，OABSS など），排尿記録，残尿測定（超音波で施行可能），血清クレアチン値，前立腺超音波検査（男子，前立腺体積の測定），尿検，尿細胞診などが挙げられる．

薬物療法では抗コリン薬，β_3 受容体作動薬が中心になるが，前立腺肥大症を併発した例では α_1 阻害薬との併用が有効である．抗コリン薬は腸閉塞，閉塞隅角緑内障では禁忌なので量歴の聴取は重要である．

GL 日本泌尿器科学会（編）：男性下部尿路症状・前立腺肥大症診療ガイドライン，リッチヒルメディカル，2017

薬物治療アルゴリズム（図 1）[1)] 

多尿が原因の中心である場合は多尿の治療を優先させることが重要で，その意味で排尿記録などによる排尿状態の観察は必須である．

処方例

A 前立腺肥大症なし

❶ ソリフェナシン（ベシケア） 錠 1日1回5 mg 1日1回10 mgまで増量可（Ccr<30では1日1回2.5 mgより投与 1日1回5 mgまで）

❷ イミダフェナシン（ウリトス，ステーブラ） 錠 1回0.1 mg 1日2回 朝夕食後 効果不十分1回0.2 mg 1日0.4 mgまで増量可

❸ トルテロジン（デトルシトール） カプセル 1日1回4 mg
腎機能障害時：1日1回2 mg

❹ フェソテロジン（トビエース） 錠 1日1回4 mg 1日1回8 mgまで増量可 Ccr<30では1日4 mg

❺ オキシブチニン（ネオキシ） テープ72.5 mg 1日1回 1枚を下腹部，腰部または大腿部に貼付 24時間毎に貼り替える

❻ ミラベグロン（ベタニス） 錠 1日1回50 mg

▶❶～❻のいずれかを処方．症状が強い場合は抗コリン薬（❶～❺）が有効，1回排尿量が少ない例では❻が有効．

B 前立腺肥大症あり

STEP 1

❶ タムスロシン（ハルナール） D錠0.1 mgまたは0.2 mg 1回1T 食後

❷ ナフトピジル（フリバス） 錠またはOD錠25 mg 1回1T 食後 効果不十分のときは1～2週間おいて50 mg，75 mgに漸増

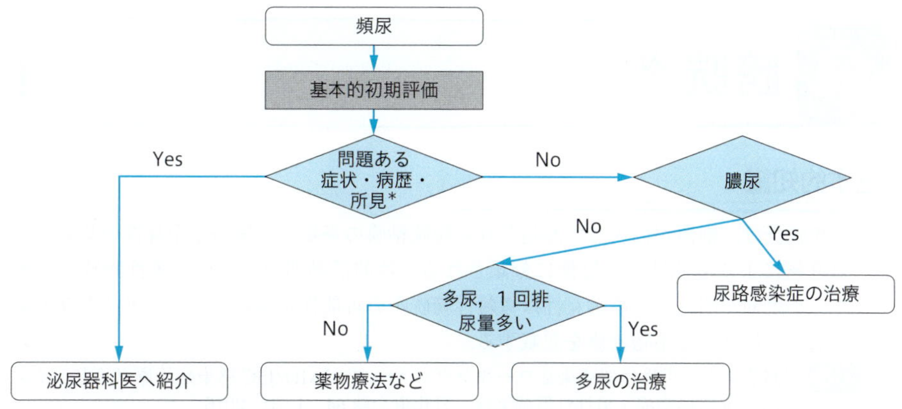

*：問題ある症状・病歴・所見：膀胱・尿道の疼痛・不快感，尿閉，再発性尿路感染症，肉眼的血尿，前立腺・膀胱を含む骨盤部の手術・放射線治療，神経疾患，下腹部膨隆（尿閉を示唆），前立腺の異常（硬結，圧痛，著明な腫大），血尿，有熱性の膿尿，PSA高値（4 ng/mL以上），尿細胞診陽性，多い残尿（100 mL以上），膀胱結石，画像検査異常，腎機能障害など

図1　薬物投与のフローチャート
（男性下部尿路症状・前立腺肥大症診療ガイドライン，一般医向け診療アルゴリズムを参考に筆者作成）

❸ シロドシン（ユリーフ）　錠　1回4 mg　1日2回　朝夕食後　症状に応じて適宜減量

❹ デュタステリド（アボルブ）　カプセル0.5 mg　1日1回0.5 mg

▶❶〜❸のいずれか．前立腺体積30 mL以上では❹の併用も効果的．

Step 2　上記で効果が不十分な場合

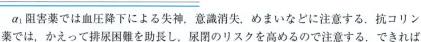

残尿量が50 mL以下であれば上記に加え，A-❶〜❺（ソリフェナシン，イミダフェナシン，トルテロジン，フェソテロジン，オキシブチニン）を併用する．

処方上の注意

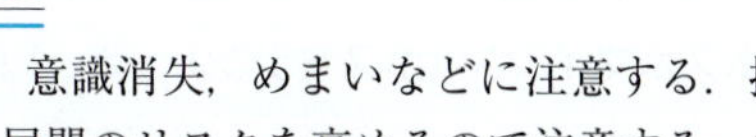

α_1阻害薬では血圧降下による失神，意識消失，めまいなどに注意する．抗コリン薬では，かえって排尿困難を助長し，尿閉のリスクを高めるので注意する．できれば処方開始後に残尿量が増加していないかをチェックする．

連携医療

図1にあるように，問題ある症状・病歴・所見を認めた場合は泌尿器科医に紹介することが必要である．

（久米春喜）

11 膀胱炎

基本的知識

膀胱炎は，細菌が侵入して惹起される膀胱粘膜の炎症で，尿路や全身性の基礎疾患の有無により単純性と複雑性に分類される．性的活動期の女性は単純性膀胱炎が多く，小児期や閉経後の高齢女性は複雑性膀胱炎の可能性が高い．以下のガイドラインに沿った標準的な薬物治療を記載する．

GL 尿路感染症・男性性器感染症ワーキンググループ：JAID/JSC 感染症治療ガイドライン 2015 —尿路感染症・男性性器感染症．日化療会誌 **64**：1-30，2016

処方例

A 急性単純性膀胱炎（閉経前）

STEP 1 第一選択

❶ レボフロキサシン（クラビット） 錠 1回500 mg 1日1回 3日間

❷ シプロフロキサシン（シプロキサン） 錠 1回200 mg 1日2～3回 3日間

▶❶❷のいずれか．他のキノロン系薬でもよい．

STEP 2 第二選択

❶ セファクロル（ケフラール） カプセル 1回250 mg 1日3回 7日間*

❷ クラブラン酸・アモキシシリン配合（オーグメンチン） 錠 1回125/250 mg 1日3回 7日間*

❸ ホスホマイシン（ホスミシン） 錠 1回1 g 1日3回 2日間**

▶❶～❸のいずれか．他のセフェム系薬でもよい．

* グラム陽性球菌が疑われる場合，または検出されている場合には選択しない．

** ESBL 産生菌が疑われる場合，または検出されている場合に選択する．

【A 解説】

起炎菌は *E. coli* が7割を占め，薬剤感受性は β ラクタマーゼ阻害薬（BLI）配合ペニシリン系薬，セフェム系薬，キノロン系薬いずれも高い．グラム陽性球菌は，β ラクタム系薬の感受性が低くキノロン系薬を選択する．

B 高齢女性（閉経後）の膀胱炎

STEP 1 第一選択

❶ セファクロル（ケフラール） カプセル 1回250 mg 1日3回 7日間

❷ クラブラン酸・アモキシシリン配合（オーグメンチン） 錠 1回125/250 mg 1日3回 7日間

▶❶❷のいずれか．他のセフェム系薬でもよい．

STEP 2 第二選択

❶ レボフロキサシン（クラビット） 錠 1回500 mg 1日1回 3日間*

❷ シプロフロキサシン（シプロキサン） 錠 1回200 mg 1日2〜3回 3日間*

❸ ホスホマイシン（ホスミシン） 錠 1回1 g 1日3回 2日間**

▶❶〜❸のいずれか．他のキノロン系薬でもよい．

*, ** A STEP 2参照.

【B 解説】

E. coli のキノロン耐性率が高く，BLI配合ペニシリン系薬，セフェム系薬を選択する．

C 複雑性膀胱炎

STEP 1 第一選択

❶ レボフロキサシン（クラビット） 錠 1回500 mg 1日1回 7〜14日間

❷ シプロフロキサシン（シプロキサン） 錠 1回200 mg 1日2〜3回 7〜14日間

▶❶❷のいずれか．他のキノロン系薬でもよい．

STEP 2 第二選択

❶ セフジニル（セフゾン） カプセル 1回100 mg 1日3回 7〜14日間

❷ セフポドキシムプロキセチル（バナン） 錠 1回200 mg 1日2回 7〜14日間

▶❶❷のいずれか．他のセフェム系薬でもよい．

STEP 3 難治例

❶ メロペネム（メロペン） 注 1回0.5 g 1日2回 3〜14日間 点滴静注

❷ ドリペネム（フィニバックス） 注 1回0.25g 1日2回 3〜14日間 点滴静注

❸ イミペネム・シラスタチン配合（チエナム） 注 1回0.5g 1日2回 3〜14日間 点滴静注

▶❶〜❸のいずれか．他のセフェム系薬でもよい．

【C 解説】

過去の抗菌薬治療によりESBL産生菌，MRSAなどの耐性菌の可能性もあり，広域スペクトルで強い抗菌力の薬剤を選択する．

D 妊婦の膀胱炎

STEP 1 第一選択

❶ セフジニル（セフゾン） カプセル 1回100mg 1日3回 5〜7日間

❷ セフカペンピボキシル（フロモックス） 錠 1回100mg 1日3回 5〜7日間

▶❶❷のいずれか．他のセフェム系薬でもよい．

STEP 2 第二選択

❶ クラブラン酸・アモキシシリン配合（オーグメンチン） 錠 1回125/250mg 1日3回 7日間***

❷ ホスホマイシン（ホスミシン） 錠 1回1g 1日3回 2〜3日間***

▶❶❷のいずれか．

***妊娠中の投与に関する安全性は確立していないので，治療上の有益性が危険性を上回ると判断される場合にのみ投与する．

【D 解説】

セフェム系薬が推奨される．耐性菌の場合はクラブラン酸・アモキシシリン配合やホスホマイシンを考慮する．

E 透析患者の膀胱炎

STEP 1 第一選択

❶ レボフロキサシン（クラビット） 錠 初日1回500mg，2日目以後1日1回250mg隔日 7〜14日間

❷ シプロフロキサシン（シプロキサン） 錠 1回200mg 1日1回 7〜14日間

▶❶❷のいずれか．

STEP 2 第二選択

❶ **セフジニル（セフゾン）** カプセル 1日1回100 mg 7～14日間****

❷ **セフポドキシムプロキセチル（バナン）** 錠 1回200 mg 1日2回 7～14日間

▶❶❷のいずれか．

**** 透析日には透析終了後に投与．

STEP 3 難治例

❶ **メロペネム（メロペン）** 注 初日1回1g，2日目以後1日1回0.5g 7～14日間 点滴静注****

❷ **セフピロム** 初日1回1g，2日目以後1日1回0.5g 7～14日間 点滴静注****

❸ **スルバクタム・アンピシリン配合（ユナシン-S）** 1回1.5g 1日1回 7～14日間 点滴静注****

▶❶～❸のいずれか．他のキノロン系薬でもよい．

**** 透析日には透析終了後に投与．

【E 解説】

透析患者はもともと膿尿や細菌尿を認めることが多く症状増悪時のみ治療する．

処方上の注意

妊婦の膀胱炎は，胎児への影響を考慮し，妊娠初期ではキノロン系薬，テトラサイクリン系薬，ST合剤，妊娠後期ではサルファ剤の使用を避ける．投与期間も慎重に検討する．

（石田 良）

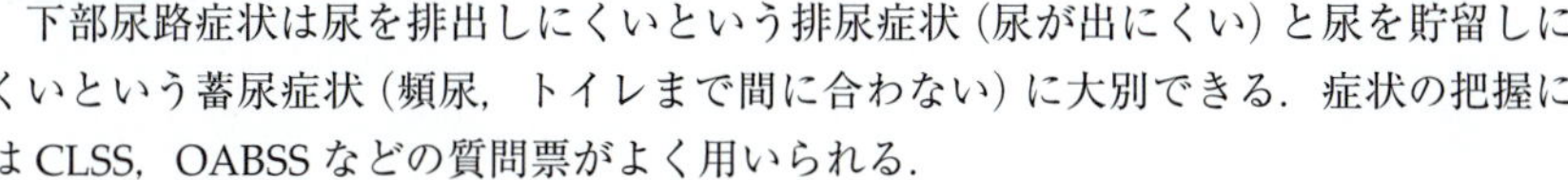

12 過活動膀胱，頻尿

基本的知識

下部尿路症状は尿を排出しにくいという排尿症状（尿が出にくい）と尿を貯留しにくいという蓄尿症状（頻尿，トイレまで間に合わない）に大別できる．症状の把握にはCLSS，OABSSなどの質問票がよく用いられる．

蓄尿症状が主な場合は，過活動膀胱が疑われる．過活動膀胱とは，「突然起こる，我慢できないような強い尿意」の尿意切迫感を必須とした症状症候群である．通常は

8 腎・泌尿器疾患

夜間頻尿と頻尿を伴うが，尿失禁を伴うかどうかは問わない．夜間頻尿を主訴として来院した場合には，排尿日誌を用いて夜間に尿量が多い夜間多尿を除外する．飲水過多による頻尿もよくみられ，この場合も排尿日誌が診断に有効である．男性では，前立腺肥大症で残尿が多くて１回で排出できずに頻尿を呈する場合があり，残尿検査が必要である．

なお，神経因性膀胱とは，神経系疾患による下部尿路の全体の機能障害を総称する用語である．障害の部位や程度を正確に評価するためには尿流動態検査が必要であり，自己導尿なども選択肢に挙がるため，専門医への紹介が勧められる．

GL 日本排尿機能学会（編）：過活動膀胱診療ガイドライン，第２版，リッチヒルメディカル，2015

処方例

[過活動膀胱]

❶ ソリフェナシン（ベシケア） 錠 5 mg 1 回 1 T 1 日 1 回

❷ イミダフェナシン（ウリトス，ステーブラ） 錠 0.1 mg 1 回 1 T 1 日 2 回

❸ トルテロジン（デトルシトール） カプセル 4 mg 1 回 1 Cap 1 日 1 回

❹ フェソテロジン（トビエース） 錠 4 mg 1 回 1 T 1 日 1 回

❺ オキシブチニン（ネオキシ） テープ 73.5 mg 1 日 1 回 貼り替え

❻ プロピベリン（バップフォー） 錠 20 mg 1 回 1 T 1 日 1 回

❼ ミラベグロン（ベタニス） 錠 50 mg 1 回 1 T 1 日 1 回

▶❶〜❼のいずれか．

解説

過活動膀胱の場合，残尿が 100 mL（高齢者では 50 mL）以下であることを確認したうえで，❶〜❻の抗コリン薬もしくは❼の β_3 作動薬を処方する．抗コリン薬では，口内乾燥，便秘，認知機能低下などの副作用に注意が必要である．口内乾燥が強い場合には，経皮吸収型の❺も選択肢となるが，貼付部位の皮膚反応に注意が必要である．また，抗コリン薬と異なる機序の β_3 作動薬❼は，口内乾燥や便秘が少ない．

高齢などで副作用が心配な場合には，低用量から開始する．効果不十分な場合には，❶ 10 mg，❷ 0.4 mg，❹ 8 mg，❻ 40 mg/日まで増量が可能である．

（福原　浩）

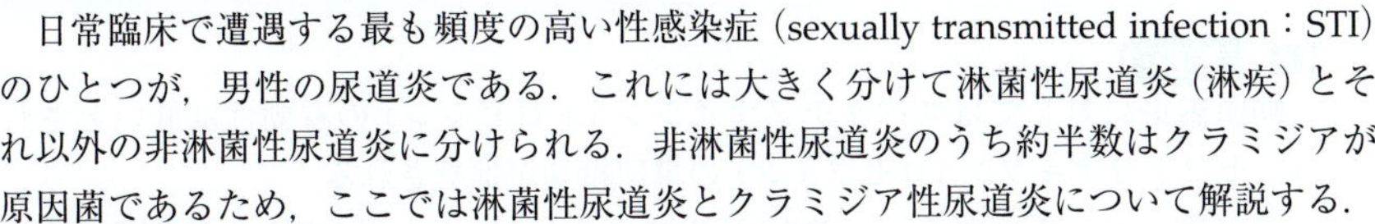

13 淋疾，非淋菌性尿道炎

基本的知識

日常臨床で遭遇する最も頻度の高い性感染症（sexually transmitted infection：STI）のひとつが，男性の尿道炎である．これには大きく分けて淋菌性尿道炎（淋疾）とそれ以外の非淋菌性尿道炎に分けられる．非淋菌性尿道炎のうち約半数はクラミジアが原因菌であるため，ここでは淋菌性尿道炎とクラミジア性尿道炎について解説する．

A 淋菌性尿道炎

淋菌（*Neisseria gonorrhoeae*）による感染症であり，その感染力は非常に高い．尿道の炎症のみならず，上行性感染により男性では精巣上体炎，女性では頸管炎や卵管炎，さらには骨盤内の炎症まで引き起こすことがある．

比較的短い潜伏期（2～7 日）の後に，強い排尿時痛と黄白色の尿道分泌物（排膿）が出現する．確定診断は検鏡法，培養法，核酸増幅法で行われる．

B クラミジア性尿道炎

クラミジア（*Chlamydia trachomatis*）による感染症である．潜伏期も 1～3 週と比較的長く，淋菌性尿道炎と比較して排尿時痛や排膿などの症状も軽微であるため感染時期が特定できないことも少なくない．確定診断には核酸増幅法が用いられる．

GL 2016 ガイドライン委員会（編）：性感染症 診断・治療ガイドライン 2016．日性感染症会誌 **27**［Suppl］：1-176, 2016

薬物治療アルゴリズム

淋菌の 70～80% 以上がペニシリン系，テトラサイクリン系，ニューキノロン系抗菌薬への耐性を持つとされている．セファロスポリン系への耐性も増加しており，有効な薬剤は限られているのが現状である．

クラミジア性尿道炎に対しては，マクロライド系抗菌薬の単回投与が選択される．また感受性のあるキノロン系やテトラサイクリン系が用いられることもある．

処方例

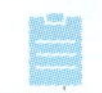

A 淋菌性尿道炎

下記の 2 種類の抗菌薬を単回投与する．

STEP 1

① セフトリアキソン（ロセフィン） 注 1回1.0g 静注（単回投与）

STEP 2 STEP 1が無効の場合

① スペクチノマイシン（トロビシン） 注 1回2.0g 筋注（単回投与）

【A 解説】

咽頭感染に対してはスペクチノマイシン（トロビシン）の有効性は低いとされており，セフトリアキソン（ロセフィン）の単回投与が推奨される．

その他，アジスロマイシンDS（ジスロマックSR成人用DS 2g）が淋菌性尿道炎に適応があるが，上記2種類の抗菌薬がアレルギーなどの原因によって使用できないときにのみに選択されるべきであり，第一選択とはならない．

B クラミジア性尿道炎

STEP 1

① アジスロマイシン（ジスロマックSR） 成人用DS 1回2g 1日1回 1日間

② アジスロマイシン（ジスロマック） 錠 1回1,000mg 1日1回 1日間

▶①②のいずれか．

STEP 2 劇症症例

① ミノサイクリン（ミノマイシン） 注 1回50mg 1日2回 点滴静注 3〜5日間 その後内服に変更

処方上の注意

比較的若年者が多いため，適切な初期治療を行い長引かせないことが重要である．またパートナーの治療も並行して行うべきであるが，妊婦に対しての薬剤選択は十分考慮されるべきである．

連携医療

それぞれ第一選択薬で治療効果が不十分である場合，あるいは尿道炎のみならず精巣上体炎などの上行性感染症の兆候があるときには専門医への受診を勧める．また，女性は一般的に症状が出にくいため放置されがちである．そのため感染の拡大や不妊症などの合併症を予防するためにパートナーへの適切な対応が不可欠である．

（杉元幹史）

14 前立腺肥大症

基本的知識

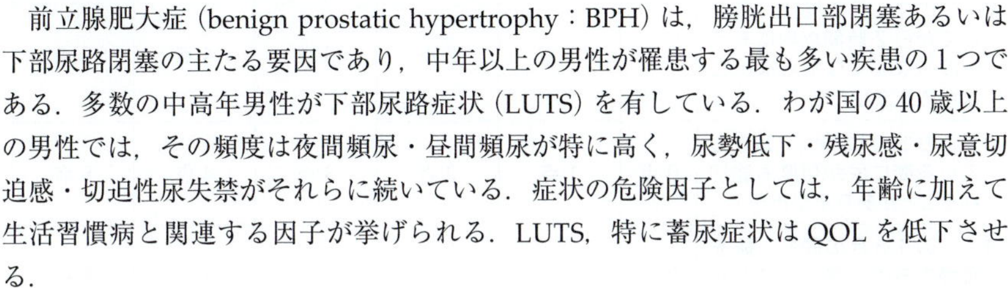

前立腺肥大症（benign prostatic hypertrophy：BPH）は，膀胱出口部閉塞あるいは下部尿路閉塞の主たる要因であり，中年以上の男性が罹患する最も多い疾患の1つである．多数の中高年男性が下部尿路症状（LUTS）を有している．わが国の40歳以上の男性では，その頻度は夜間頻尿・昼間頻尿が特に高く，尿勢低下・残尿感・尿意切迫感・切迫性尿失禁がそれらに続いている．症状の危険因子としては，年齢に加えて生活習慣病と関連する因子が挙げられる．LUTS，特に蓄尿症状はQOLを低下させる．

診断のための基本評価として，症状と病歴の聴取・身体所見・尿検査・血清PSA測定がある．選択評価には，質問票による症状・QOL評価〔国際前立腺症状スコア［International Prostate Symptom Score：IPSS（表1）］〕・排尿記録・残尿測定（図1）・尿培養・尿細胞診・血清クレアチニン測定・前立腺超音波検査などがある．

下部尿路症状・障害が前立腺肥大症のためと推測される場合，患者が治療を希望せず，治療の必要性も認めない場合は，経過観察を考慮する．患者が治療を希望するか，治療が必要な場合は，まず生活指導や α 遮断薬などの内服治療を考慮する．

IPSSは，排尿障害の症状に関する7項目の質問からなり，それぞれ0〜5点の評価を行い，各項目点数を合計し（総計35点），軽症（0〜7点），中等症（8〜19点），重症（20〜35点）に分類する．

処方例

STEP 1 α_1 遮断薬またはPDE 5阻害薬いずれかを処方する

［α_1 遮断薬］

❶ タムスロシン（ハルナール） D錠0.2 mg 1回1T 1日1回

❷ ナフトピジル（フリバス） 錠・OD錠75 mg 1回1T 1日1回

❸ シロドシン（ユリーフ） 錠・OD錠4 mg 1回1T 1日2回

▶❶〜❸のいずれか．投与は有効な限り続ける．

▶α_1 遮断薬の主な副作用としては，起立性低血圧，易疲労性，射精障害，鼻づまり，頭痛，眠気，下痢などがある．眼科手術時には，術中虹彩緊張低下症候群に注意が必要である．

▶❶ハルナールは0.1 mg錠が存在し，❷フリバスは25 mgと50 mg錠が，❸ユリーフは2 mg錠がある．副作用があれば減量することも検討する．

▶薬剤により α_1 受容体のサブタイプ選択性が異なるため，❶〜❸内での薬剤の変更は有効である可能性がある．

表1　国際前立腺症状スコア（IPSS）

どの位の割合で次のような症状がありましたか？	まったくない	5回に1回の割合より少ない	2回に1回の割合より少ない	2回に1回の割合くらい	2回に1回の割合より多い	ほとんどいつも	点数
1. この1ヵ月の間に，尿をした後にまだ尿が残っている感じがありましたか？	0点	1点	2点	3点	4点	5点	
2. この1ヵ月の間に，尿をしてから2時間以内にもう一度しなくてはならないことがありましたか？	0点	1点	2点	3点	4点	5点	
3. この1ヵ月の間に，尿をしている間に尿が何度も途切れることがありましたか？	0点	1点	2点	3点	4点	5点	
4. この1ヵ月の間に，尿を我慢するのが難しいことがありましたか？	0点	1点	2点	3点	4点	5点	
5. この1ヵ月の間に，尿の勢いが弱いことがありましたか？	0点	1点	2点	3点	4点	5点	
6. この1ヵ月の間に，尿をし始めるためにおなかに力を入れることがありましたか？	0点	1点	2点	3点	4点	5点	
7. この1ヵ月の間に，夜寝てから朝起きるまでに，ふつう何回尿をするために起きましたか？	0回	1回	2回	3回	4回	5回以上	
	0点	1点	2点	3点	4点	5点	

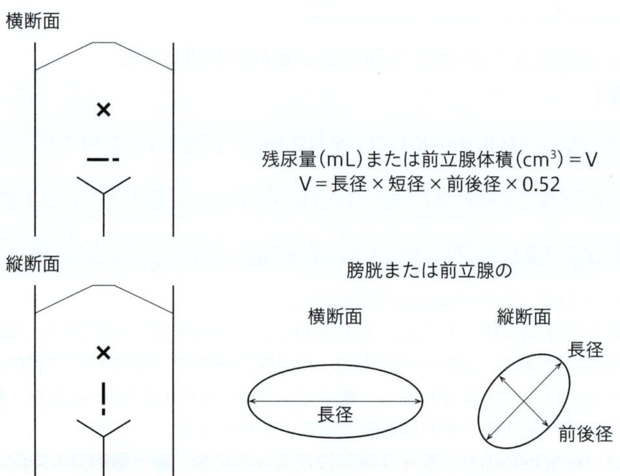

図1　経腹的超音波検査による残尿量と前立腺体積の求め方

[PDE 5 阻害薬]

❶ タダラフィル（ザルティア） 錠 5 mg 1 回 1 T 1 日 1 回

▶下部尿路症状に対する効果は α_1 遮断薬と同等である．
▶❶は勃起障害にも効果がある．
▶硝酸薬または NO 供与剤投与中の患者への投与は禁忌となる．
▶診療報酬明細書の記載にあたり，尿流測定・残尿測定・前立腺超音波検査などの診断に用いた検査について，実施年月日を摘要欄に記入する必要がある．

STEP 2 STEP 1 で効果が少ないとき

STEP 1 の α_1 遮断薬と PDE 5 阻害薬を併用する．

STEP 3 前立腺体積が大きな場合

❶ デュタステリド（アボルブ） カプセル 0.5 mg 1 回 1 Cap 1 日 1 回

▶前立腺腫大が 30 mL 以上の場合，α_1 遮断薬または PDE 5 阻害薬に併用する．
▶前立腺特異抗原（prostate specific antigen：PSA）値の低下をきたすので，投与前と投与中の定期的な PSA 測定と併せて前立腺癌の評価を行うことが必要である．薬剤投与により PSA 値は約 50% 減少するので，測定値を 2 倍した値を目安にする．
▶副作用の出現率は，ED・射精障害・性欲低下・女性化乳房など性機能に関するものが多く，治療開始から 1 年以内に発現することが多い．

STEP 4 残尿感や排尿時違和感が強いとき

❶ エビプロスタット 配合錠 DB 1 回 1 T 1 日 3 回

❷ セルニチンポーレンエキス（セルニルトン） 錠 63 mg 1 回 2 T 1 日 3 回

❸ 八味地黄丸 エキス顆粒 1 回 2.5 g 1 日 3 回

❹ 牛車腎気丸 エキス顆粒 1 回 2.5 g 1 日 3 回

▶❶～❹のいずれか．
▶α_1 遮断薬または PDE 5 阻害薬に併用する．
▶❸❹は副作用が少なく，抗酸化・抗炎症作用を有する生薬であり，慢性骨盤痛症候群（慢性前立腺炎など）に対しても有用である．

STEP 5 過活動膀胱を伴う前立腺肥大症の場合

❶ ソリフェナシン（ベシケア） 錠 5 mg 1 回 1 T 1 日 1 回

❷ フェソテロジン（トビエース） 錠 4 mg 1 回 1 T 1 日 1 回

❸ イミダフェナシン（ウリトス，ステーブラ） 錠 0.1 mg 1 回 1 T 1 日 2 回

❹ プロピベリン（バップフォー） 錠 20 mg 1 回 1 T 1 日 1 回

❺ ミラベグロン（ベタニス） 錠 50 mg 1 回 1 T 1 日 1 回

- ▶ α_1 遮断薬（STEP 1 のいずれか）に❶～❹いずれかの抗コリン薬または β_3 刺激薬（❺）を併用する.
- ▶残尿が少ないこと（50 mL 以下）を確認したうえで使用する.
- ▶❶～❹はいずれも閉塞隅角緑内障の使用は禁忌となるため（開放型は使用可），眼科での確認を要する.
- ▶❶ベシケアは 2.5 mg 錠が存在し，❷トビエースは 8 mg が存在する.
- ▶❶ベシケアは 1 日 10 mg まで，❷トビエースは 1 日 8 mg まで，❸ウリトスは 1 日 0.4 mg まで，❹バップフォーは 1 日 40 mg まで増量が可能である.
- ▶抗コリン薬・β_3 刺激薬は便秘・口渇を副作用で生じることが多く，内服を断念することが多い. 用量を加減もしくは❶～❺内での薬剤の変更をすることは有効である可能性がある.

STEP 6 上記薬剤を 2 剤まで併用しても効果が少ない場合

解説

泌尿器科専門医に相談する.

STEP 5 までの使用期間を 6ヵ月の上限とし，漫然と治療継続するべきではなく，経済性の観点からも，手術療法も検討するべきである.

前立腺肥大症は，①薬物療法の効果が不十分，②中等度から重度の症状，③尿閉・尿路感染症・血尿・膀胱結石などの合併症がある（または危惧される）場合には手術が適用とされる.

前立腺肥大症に対する手術療法の主流は，組織の切除（resection，ablation）や蒸散（vaporization）を主体とする術式である. monopolar TURP を標準術式として，bipolar TURP，HoLEP，PVP などの術式も普及しつつある. それぞれの術式にはそれぞれの特徴があり，手術療法の術式選択は，前立腺肥大症の特性，前立腺以外の患者特性，医療施設の設備，術者の習熟度などを考慮して行う必要がある.

（野間康央）

15 前立腺炎，前立腺症

I 前立腺炎

基本的知識

前立腺炎は種々の原因によって前立腺に炎症が生じ，会陰部痛や排尿痛，残尿感など多彩な症状を呈する症候群である. 米国国立衛生研究所（NIH）はこの症候群を 4 つのカテゴリーに分類している.

A カテゴリー I　急性細菌性前立腺炎

大腸菌などによる細菌感染であり，膿尿・排尿痛・頻尿・残尿感など顕著な局所急性症状を呈する．発熱・倦怠感などの全身症状を呈し，敗血症症候群になることもある．

B カテゴリーII　慢性細菌性前立腺炎

前立腺の慢性的な細菌感染や再発による．症状は急性細菌性前立腺炎より軽度であり，無症状の場合もある．

C カテゴリーIII　慢性前立腺炎/慢性骨盤痛症候群

会陰部・鼠径部や陰囊の疼痛や違和感，排尿症状や性機能障害など多彩な症状を呈する．細菌感染は伴わない．かつて前立腺症と診断されていた大部分は，慢性骨盤痛症候群と理解される．前立腺マッサージ後の初尿中に白血球を認めるものをⅢ A（炎症性），認めないものをⅢ B（非炎症性）としている．

D カテゴリーIV　無症候性炎症性前立腺炎

カテゴリーⅢ Aのように炎症性前立腺炎の所見はあるが，疼痛・違和感や排尿症状などがない無症候性のものである．偶然発見されことがあり，治療の必要はない．

前立腺炎症候群の診断は①症状，②直腸診による前立腺触診時の圧痛，③前立腺マッサージ後の初尿中白血球の有無と尿培養による．ただし，前立腺マッサージは菌血症を誘発する可能性があり，急性細菌性前立腺炎では施行しない．

薬物治療アルゴリズム

カテゴリー分類に準じた治療・処方となる．

処方例

A カテゴリーI　急性細菌性前立腺炎

治療法は日本感染症学会・日本化学療法学会による感染症治療ガイドラインで示されている．

1) 重症病態

Step 1

経験的治療（empiric therapy）で3日間注射剤治療を行う．

❶ フロモキセフ（フルマリン）　注　1回1g　1日2〜4回　静注　3〜7日間

Step 2

その後，初回提出尿培養・薬剤感受性成績から根治的治療（definitive therapy）に切り替える．

STEP 3

症状寛解後，経口抗菌薬に変更する．

❶ レボフロキサシン（クラビット） 錠 500 mg 1回1T 1日1回 14日間

2）軽症，中等度病態

3日程度の経口抗菌薬による経験的治療後，根治的治療に変更する．

❶ レボフロキサシン（クラビット） 錠 500 mg 1回1T 1日1回 14日間

❷ シタフロキサシン（グレースビット） 錠 50 mg 1回1T 1日2回 14日間

▶❶❷のいずれか．

B カテゴリーⅡ 慢性細菌性前立腺炎

細菌培養の結果に基づいた抗菌薬を，4週間と比較的長期に投与する．前立腺肥大症や過活動膀胱など他疾患による症状が併発している場合もある．

C カテゴリーⅢ 慢性前立腺炎/慢性骨盤痛症候群

前立腺炎症候群の約90%がこのカテゴリーであり，通常診療で最も遭遇する病態である．確立した診断法や治療法がなく，長期に症状の寛解・増悪を繰り返すことが多い．非細菌性であるがカテゴリーⅡ同様に，抗菌薬を長期使用する．他に，植物製剤や漢方薬を併用することもある．

❶ セルニチンポーレンエキス（セルニルトン） 錠 63 mg 1回2T 1日3回

D カテゴリーⅣ 無症候性炎症性前立腺炎

治療の必要はない．

処方上の注意

腎機能障害があると，投与量の調整が必要となる場合がある．

連携医療

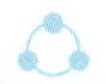

急性細菌性前立腺炎は重篤化する可能性がある．抗生物質の点滴静注などの初期治療を開始しながら，早期に専門医に紹介することが望ましい．慢性前立腺炎/慢性骨盤痛症候群は，治癒困難な慢性疾患であり，専門医にコンサルトするとよい．

Ⅱ 前立腺症

前立腺症という診断名を現在使用することはない．慢性骨盤痛症候群と理解してよい．

長時間の坐位を避ける指導や，心因性の原因の可能性も考慮する．

（佐藤　滋）

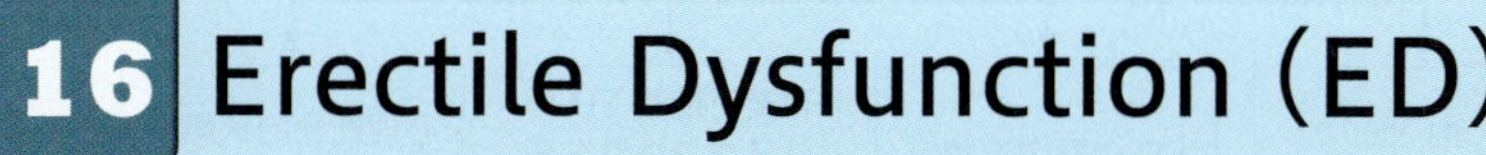

16 Erectile Dysfunction (ED)

基本的知識

現在，世界中の成人男性の 5～20% が ED であるとされる．さらにこの数字は人口の高齢化とともに増加し，2025 年には倍増すると予想されている．

主なリスクファクターとしては，加齢・喫煙・高血圧・糖尿病・脂質代謝異常・肥満および運動量低下・うつ病・下部尿路症状（LUTS）および前立腺肥大症・薬剤などが挙げられる．表 1 に薬剤性 ED の原因となるものを示す．問題なのは，原因薬剤を除去しても勃起機能が必ずしも回復するとは限らないとされることである．したがって，ED を起こす可能性のある薬剤を投与する前にこの特殊な副作用について，患者と十分話し合うことが求められる．また逆に，上記リスクファクターに対する薬物治療が ED の原因薬剤となるものも多く注意が必要である．

表 1　ED を引き起こす可能性のある薬剤

降圧薬	利尿薬（サイアザイド系，スピロノラクトン） Ca 拮抗薬 交感神経抑制薬 β 遮断薬
精神神経用薬	抗うつ薬（三環系抗うつ薬，SSRI，MAO 阻害薬） 抗精神病薬（フェノチアジン系，ブチロフェノン系，スルピリド，その他） 催眠鎮静薬（バルビツール系） 麻薬
ホルモン剤	エストロゲン製剤 抗アンドロゲン薬 LH-RH アナログ 5α 還元酵素阻害薬
抗潰瘍薬	スルピリド，メトクロプラミド，シメチジン
脂質異常症治療薬	スタチン系 フィブラート系
呼吸器官・アレルギー用剤	ステロイド剤 テオフィリン β 刺激薬・抗コリン薬 抗ヒスタミン薬（クロルフェニラミン，ジフェンヒドラミン） プソイドエフェドリン

SSRI：選択的セロトニン再取込み阻害薬，MAO：モノアミン酸化酵素
（Montorsi F, et al (eds)：Sexual Medicine：Sexual Dysfunctions in Men and Women, Editiion 2010, Editions 21, p 357, table 4, 2010 を参考に筆者作成）

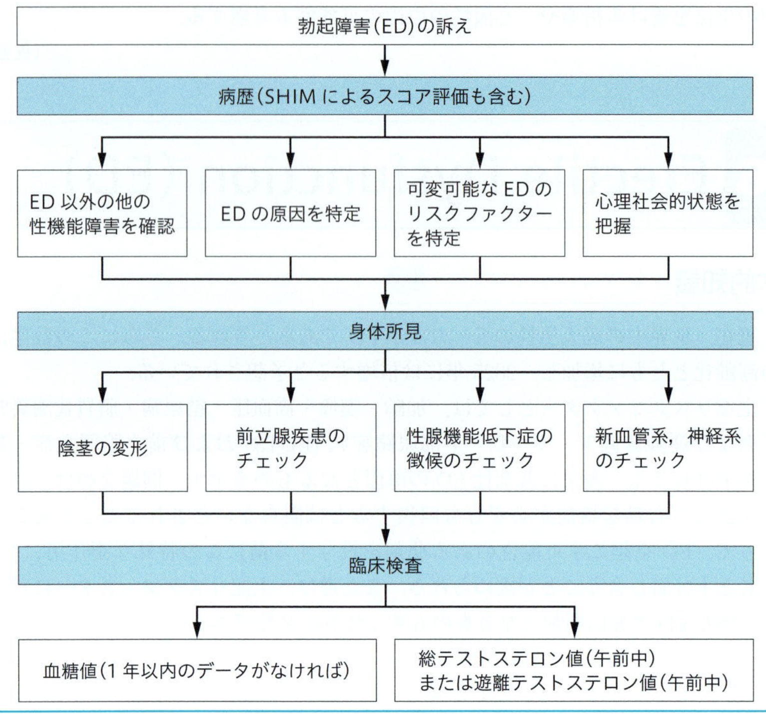

図 1　ED 診断のアルゴリズム
(日本性機能学会・日本泌尿器学会 (編)：ED 診療ガイドライン，第 3 版，p 28，2018 より許諾を得て転載)

心血管疾患と ED がリスクファクターを共有し，病理学的基礎 (内皮障害) を共有することが報告されているため，原因のはっきりしない ED の患者においては，心疾患の合併を常に念頭に置くべきである．

診断に関しては，問診・合併症・薬物嗜好歴・運動・勃起機能問診票 (SHIM：Sexual Health Inventory For Men・IIEF 5：International Index of Erectile Function)・身体所見・臨床検査などを行い図 1 のような流れで診断を行う．

勃起機能問診票において SHIM・IIEF 5 ともには 25 点満点，21 点以下が ED と診断され，重症：1〜5 点，中等症：8〜11 点，軽度ないし中等度：12〜16 点，軽症：17〜21 点である (IIEF には 1〜4 点はない)．SHIM は初診時，IIEF は内服治療後の評価などと使い分ける．

薬物治療アルゴリズム (図 2)

治療可能な ED (低テストステロン症・若年者の外傷性後動脈性 ED・心因性 ED) であれば治療を行い (専門医に紹介)，またリスクファクターの排除・患者およびパートナーの教育を行ったうえで，薬物療法は第一選択となる．

PDE 5 阻害薬は，PDE 5 の作用を競合的に阻害し，海綿体平滑筋細胞内の cyclic

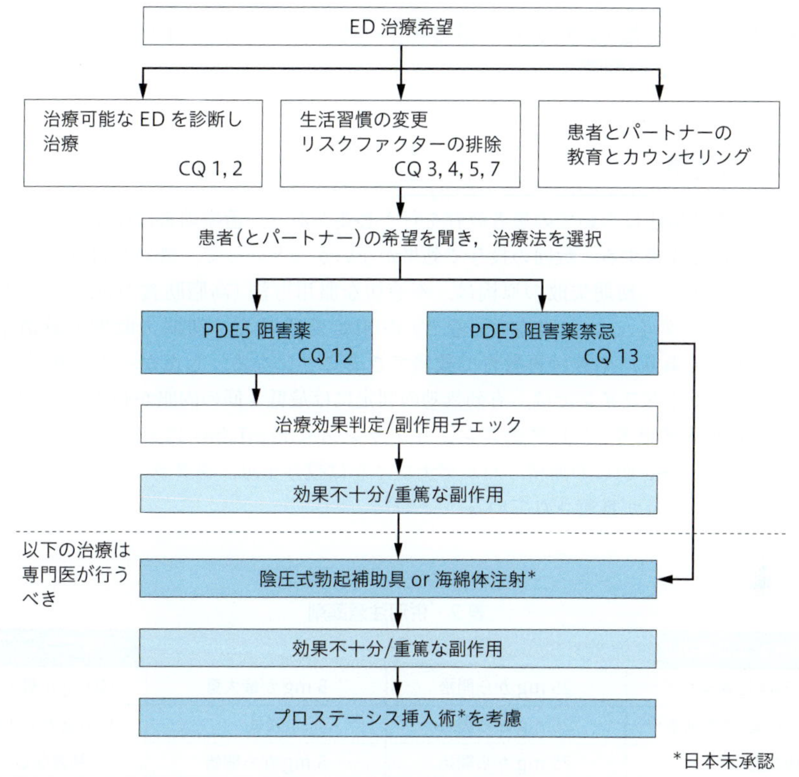

図 2　ED 治療のアルゴリズム
(日本性機能学会・日本泌尿器学会 (編)：ED 診療ガイドライン，第 3 版，p 44，2018 より許諾を得て転載)

GMP 濃度を高めることで，性的刺激に反応して起こる陰茎海綿体平滑筋の弛緩に由来する勃起を促進する．現在，わが国では，シルデナフィル，バルデナフィル，タダラフィルの 3 薬剤が処方可能である．

これら 3 剤は，効果的で忍容性のあることが証明されている．

後述する腎機能・肝機能が問題なければ，端的に述べると，長期実績のシルデナフィル，勃起力ではバルデナフィル 20 mg，便利さではタダラフィルに優位性がある．

処方例

❶ **シルデナフィル (バイアグラ)**　錠 25 mg・50 mg　1 回 1 T　1 日 1 回　性行為 1 時間前

❷ **バルデナフィル (レビトラ)**　錠 5 mg・10 mg・20 mg　1 回 1 T　1 日 1 回　性行為 1 時間前

❸ タダラフィル（シアリス） 錠 5 mg・10 mg・20 mg 1回1T 1日1回
性行為2時間前

▶❶〜❸のいずれか．

処方上の注意

最適な使用法についての患者教育を行う必要があり，治療効果は投与を繰り返すことによって改善する．数回の投与で効果がないからといって，無効と判断するのは時期尚早である．初期失敗の原因は，不適切な服用方法（高脂肪食の後，性的刺激なし，内服のタイミング間違い，など）が81%を占めた．初期失敗例の救済率は，42〜59%であり，半数は再教育で救済できることになる．したがって，欧州泌尿器科学会のガイドラインでは，有効無効の判定には最低4回の内服が必要としている．

腎機能障害患者（クレアチニンクリアランス＜30 mL/m）においては，シルデナフィルは25 mgからの漸増，バルデナフィルは投与不可，タダラフィルは5 mgが最大量，での投与が推奨されている．

表2 併用注意薬剤

条件および併用薬	シルデナフィル*1	バルデナフィル*2	タダラフィル*3
CYP3A4阻害薬など注1	25 mgから開始	5 mgが最大量	10 mgが最大量
抗HIV薬/抗真菌薬注2	25 mgから開始	禁忌	10 mgが最大量
65歳以上	25 mgから開始	5 mgから開始	制限なし
腎機能障害（重度）注3	25 mgから開始	透析患者は禁忌	5 mgが最大量
肝機能障害（中等度）注4	25 mgから開始	5 mgから開始	10 mgが最大量
α遮断薬	25 mgから開始	5 mgから開始	制限なし
降圧薬	制限なし	制限なし	制限なし
アルコール注5	拡張期血圧低下	影響なし	影響なし
硝酸薬	禁忌	禁忌	禁忌
不整脈関連	アミオダロンは禁忌	QT延長症候群 クラスIA，III抗不整脈薬 アミオダロンは禁忌	なし
食事の影響	吸収・効果発現の遅延	高脂肪食で効果減弱	なし

注1 エリスロマイシン，シメチジン，クラリスロマイシン，グレープフルーツジュースなど
注2 リトナビル，インジナビル，サキナビル，ケトコナゾールなど
注3 Ccr（クレアチニンクリアランス）＜30 mL/min
注4 Child-Pugh class B
注5 日本人の健康男性数名〜10数名にアルコール（0.5〜0.6 g/kg）を投与したデータ
*1 バイアグラ・インタビューフォーム，2017年6月改訂第15版
*2 レビトラ・インタビューフォーム，2016年10月改訂第14版
*3 シアリス・インタビューフォーム，2017年5月改訂第7版
（日本性機能学会・日本泌尿器学会（編）：ED診療ガイドライン，第3版，p51，表6，2018より許諾を得て転載）

肝機能障害患者 (Child-Pugh class B) においては，シルデナフィルは 25 mg からの漸増，バルデナフィルは 5 mg からの漸増，タダラフィルは 10 mg が最大量，での投与が推奨されている．

食事の影響に関しては，シルデナフィルは食後の服用にて吸収率が低下し効果が減弱する．バルデナフィルでは，高脂肪食後の服用にて同様に効果が減弱する．タダラフィルは食事の影響をまったく受けない．

アルコールの影響に関しては，シルデナフィルのみ拡張期血圧を優位に低下させるが，バルデナフィル・タダラフィルに関しては影響を受けないというデータがある．

処方上の注意

[相互作用と副作用] (表 2)

PDE 5 阻害薬と硝酸薬との併用は，危険なレベルまで血圧低下を起こすので禁忌である．α 遮断薬との併用に関しては，降圧作用が増強されるため，併用注意とされており，低用量からの投与が勧められている．PDE 5 阻害薬にはクラス特異的な副作用がある．頭痛，消化不良，顔面紅潮，鼻づまり，視覚異常 (物が青みがかって見える，まぶしいなど，PDE 5 阻害作用による．後述の NAION とは無関係)，などが代表的である．

NAION (non-arteritic anterior ischemic optic neuropathy，非動脈炎性前部虚血性視神経症) は突然の，無痛性の視野欠損 (多くは片側) を症状とする原因不明の視神経症である．

患者には，この副作用について説明し，視覚異常を自覚した場合には，薬剤の服用を止め，眼科医を受診することを勧めるべきである．

(遠藤勇気)

9章 血液・造血器疾患

1 鉄欠乏性貧血

基本的知識

鉄は食事から1日に平均約1mgが吸収され，尿，便，汗などとともに1日に約1mgが失われる．人体の鉄の出納が負に傾くと，貯蔵鉄が失われて鉄欠乏性貧血が出現する．消化管出血，月経過多，痔出血，急速な成長期などが原因となる．特に女性では，月経のために鉄の吸収よりも喪失のほうが多くなりがちであり，鉄欠乏に陥りやすい．

処方例

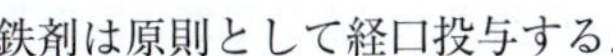

鉄剤は原則として経口投与する．

Step 1 経口鉄剤

❶ クエン酸第一鉄ナトリウム（フェロミア） 錠50mg 1回1T 1日1～2回

❷ 乾燥硫酸鉄（フェロ・グラデュメット） 錠105mg 1回1T 1日1回

❸ フマル酸第一鉄（フェルム） カプセル100mg 1回1Cap 1日1回

❹ 溶性ピロリン酸第二鉄（インクレミン） シロップ（鉄として6mg/mL） 1回10mL 1日1～2回

▶❶～❹のいずれか．
▶消化器症状などの副作用のために服用が困難な場合は，❶～❸のいずれかを替えて試みるとよい．
▶❶～❸のいずれかを試みても服用困難な場合は，❹のシロップ剤を試みるとよい．

Step 2 非経口鉄剤

経口鉄剤の服用が困難な場合，腸管からの吸収が著しく悪い場合，あるいは手術予定などのために急速に鉄を補給する必要がある場合には注射薬を用いる．

❶ 含糖酸化鉄（フェジン） 注 1回40～120mg＋ブドウ糖液10mL 1日1回 2～3分以上かけて緩徐に静注または点滴静注

解説

経口鉄剤と緑茶，コーヒーなどタンニン含有物を一緒に摂取しても差し支えない．患者が錠剤よりも顆粒を好む場合は，フェロミア顆粒 1.2 g (1.2 g 中，鉄 100 mg) を投与する．

静注用鉄剤は，過剰投与にならないよう必要量を計算して投与する．総投与量は，患者のヘモグロビン濃度を X g/dL とすれば，

$$総投与量\ (mg) = [2.2 \times (16 - X) + 10] \times 体重\ (kg)$$

によって計算する．

（浦部晶夫）

2 巨赤芽球性貧血

基本的知識

ビタミン B_{12} および葉酸は，DNA 合成に不可欠である．巨赤芽球性貧血は，ビタミン B_{12} あるいは葉酸の欠乏により DNA 合成が障害され，血球形態に巨赤芽球様変化という特徴的な所見が認められる貧血である．ビタミン B_{12} 欠乏は，胃からの内因子分泌障害，胃全摘，小腸での吸収障害などで出現するが，内因子分泌障害によるものを悪性貧血と呼ぶ．葉酸欠乏は食事性のものが多い．

処方例

A ビタミン B_{12} 欠乏の場合

❶ メコバラミン（メチコバール） 注 1回500 μg 1日1回 筋注

❷ ヒドロキソコバラミン（フレスミンS） 注 1回1,000 μg 1日1回 筋注

❸ シアノコバラミン（ビタミン B_{12} 注 “Z”） 注 1回1,000 μg 1日1回 筋注

▶❶〜❸のいずれか．

解説

ビタミン B_{12} 欠乏の場合は，処方はいずれも 1 日 1 回筋注する．入院であれば 7 日間連日筋注し，以後は週 1 回〜2 週に 1 回として計 20 回投与する．外来であれば週 1 回投与を貧血が改善するまで続け，その後 2〜4 週に 1 回投与で計 20 回投与する．その後の維持療法としては 2〜3ヵ月に 1 回，500〜1,000 μg を筋注する．

ビタミン B_{12} 欠乏性の巨赤芽球性貧血に対してはビタミン B_{12} の経口大量投与も有効

である（たとえば，メチコバール錠 500 μg，1 回 1 T，1 日 3 回，連日投与など）．ただし，内服は保険適用外である．注射のほうが医療費は安価で，かつ効果は確実である．

B 葉酸欠乏の場合

❶ 葉酸（フォリアミン） 錠 5 mg 1 回 1 T 1 日 3 回
❷ 葉酸（フォリアミン） 注 1 回 15 mg 1 日 1 回 筋注

▶通常❶，経口投与困難例では❷.

解説

葉酸欠乏の場合は通常経口投与でよい．経口投与が困難な場合は筋注にする．まったく緑黄色野菜を食べないなど食事性の葉酸欠乏であれば食事指導もする．しばしばみられるアルコール依存症患者での葉酸欠乏に対しては生活指導も行う．

（浦部晶夫）

3 再生不良性貧血

基本的知識

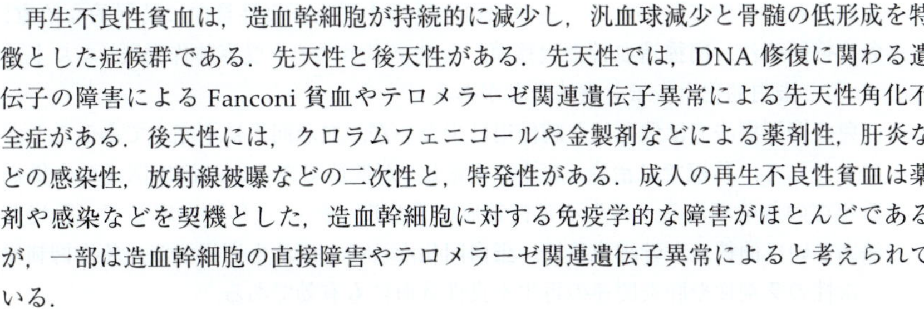

再生不良性貧血は，造血幹細胞が持続的に減少し，汎血球減少と骨髄の低形成を特徴とした症候群である．先天性と後天性がある．先天性では，DNA 修復に関わる遺伝子の障害による Fanconi 貧血やテロメラーゼ関連遺伝子異常による先天性角化不全症がある．後天性には，クロラムフェニコールや金製剤などによる薬剤性，肝炎などの感染性，放射線被曝などの二次性と，特発性がある．成人の再生不良性貧血は薬剤や感染などを契機とした，造血幹細胞に対する免疫学的な障害がほとんどであるが，一部は造血幹細胞の直接障害やテロメラーゼ関連遺伝子異常によると考えられている．

重症の再生不良性貧血の合併症の主なものには真菌などの感染症，出血，輸血による鉄過剰症などがある．抗胸腺細胞グロブリン（ATG）とシクロスポリン（CsA）の併用の免疫抑制療法の奏効率は約 7 割であり，そのうち約 1/3 の例のみが治癒し，1/3 は長期間 CsA 投与の依存性となり，残り 1/3 は再発あるいは晩期合併症である二次性クローン性異常（骨髄異形成症候群，急性骨髄性白血病，発作性夜間ヘモグロビン尿症）に移行する．40 歳未満で HLA の一致する同胞ドナーが得られる場合には，診断後に速やかに骨髄移植を行った場合に 80〜90% の長期生存率が期待できる．

治療アルゴリズム

再生不良性貧血の治療は，造血回復を目指す再生不良性貧血に特異的な治療と支持

表1　再生不良性貧血の重症度基準

stage	重症度	基準
stage 1	軽　症	下記以外で輸血を必要としない
stage 2	中等症 a b	以下の2項目以上を満たし， 赤血球輸血を必要としない 赤血球輸血を必要とするが，その頻度は毎月2単位未満 網赤血球　60,000/μL 未満 好中球　1,000/μL 未満 血小板　50,000/μL 未満
stage 3	やや重症	以下の2項目以上を満たし，毎月2単位以上の赤血球輸血を必要とする 網赤血球　60,000/μL 未満 好中球　1,000/μL 未満 血小板　50,000/μL 未満
stage 4	重　症	以下の2項目以上を満たす 網赤血球　40,000/μL 未満 好中球　500/μL 未満 血小板　20,000/μL 未満
stage 5	最重症	好中球 200/μL 未満に加えて，以下の1項目以上を満たす 網赤血球　20,000/μL 未満 血小板　20,000/μL 未満

注1）定期的な赤血球輸血とは毎月2単位以上の輸血が必要なときを指す．
注2）この基準は1998（平成10）年度に設定された5段階基準を修正したものである．
（文献1より引用）

療法の2つに分けられる．支持療法には輸血，G-CSF，鉄キレート療法などがあり，それぞれ対症的に行われる．造血回復を目指す再生不良性貧血に特異的な治療には，免疫抑制療法，同種造血幹細胞移植，トロンボポエチン受容体作動薬（エルトロンボパグ），蛋白同化ホルモン療法などがある．

免疫抑制療法では致死的な副作用は少ないが，血球回復は不完全であることが多いのに対して，移植では治癒（血算の正常化）が期待できるが，治療関連の合併症による死亡の危険がある．再生不良性貧血の重症度（表1）と年齢に応じて，免疫抑制療法あるいは同種造血幹細胞移植，蛋白同化ホルモン療法を選択する．免疫抑制療法は二次性の薬剤性や肝炎関連の再生不良性貧血にも有効である．

軽症～中等症（stage 1～2）で輸血を必要としない例では自然寛解の可能性があるので，数ヵ月は経過を観察する．血球減少が進行性の場合や血小板数5万/μL 以下の場合には免疫抑制療法を行う．また，罹病期間が長くなるほど免疫抑制療法の奏効率が低下するので，改善のみられない場合にも行う．免疫抑制療法では，社会的な事情や腎機能を考慮して経口薬の CsA 単独，あるいは入院の必要な ATG/CsA エルトロンボパグの併用を選択する．治療が無効の場合にはエルトロンボパグあるいは蛋白同化ホルモンへの変更や追加を検討する．

やや重症～最重症（stage 3～5）あるいは輸血依存性の場合，40歳未満で HLA 一致同胞ドナーが得られる場合には同種骨髄移植を行う．HLA 一致同胞ドナーが得られない場合，あるいは40歳以上の場合，また患者が移植を希望しない場合には ATG/CsA エルトロンボパグ併用の免疫抑制療法を行う．

処方例

A 造血回復を目指す再生不良性貧血に特異的な治療

STEP 1 免疫抑制療法

❶ **シクロスポリン（ネオーラル）**　カプセル　1回2.5 mg/kg　1日2回　朝夕食前

❷ **抗ヒト胸腺細胞ウサギ免疫グロブリン（サイモグロブリン）**　注　1回2.5～3.75 mg/kg　1日1回　12時間以上かけて点滴静注　5日間連続投与

❸ **メチルプレドニゾロンコハク酸エステルナトリウム（ソル・メドロール）**　注　1回2 mg/kg　1日1回　点滴静注　5日間
その後**プレドニゾロン（プレドニン）**錠に変更して，1週間毎に1 mg/kg/日，0.5 mg/kg/日，0.2 mg/kg/日と漸減中止

❹ **エルトロンボパグ（レボレード）**　錠　1回25 mg　1日1回
血小板数に応じて2週間毎に最大100 mgまで増量
サイモグロブリンと併用の場合には1回75 mg 1日1回で開始

❺ **フィルグラスチム（グラン，フィルグラスチム）**　注　1回400 μg/m²　1日1回　皮下注あるいは点滴静注（再生不良性貧血では皮下注は保険適用外）
または**レノグラスチム（ノイトロジン）**　注　1回5 μg/kg　1日1回　皮下注あるいは静注（成人再生不良性貧血では皮下注は保険適用外）

▶軽症～中等症（stage 1～2）では社会的な事情や腎機能を考慮して経口薬の❶単独，あるいは入院の必要な❶～❹の併用を選択する．やや重症～最重症（stage 3～5）あるいは輸血依存性の場合，❶～❹の併用を行う．最重症例あるいは感染リスクの高い場合には❺を併用．
▶❶では血中シクロスポリンの内服2時間後レベル600 ng/Lを目標に投与量を調節．

解説

CsAは少なくとも6ヵ月間投与を続け，最大の反応が得られた後に，緩徐に減量する．CsA投与中は，血圧や肝腎機能を定期的にモニターする．

ATGとCsA併用投与の3ヵ月後に反応がみられない場合には，蛋白同化ホルモンを追加投与する．6ヵ月の時点で無効の場合，あるいは再発の場合にはATGの再投与を行う．免疫抑制療法に抵抗性の例や再発例では，ATGの再投与を行うが，HLA8座の完全一致の非血縁ドナーが得られる場合には，非血縁移植も考慮する．

STEP 2 蛋白同化ホルモン療法

❶ **メテノロン（プリモボラン）**　錠　1日10～20 mg　2～3回分服

❷ ダナゾール（ボンゾール） 錠 1日200〜400 mg 2〜3回分服（保険適用外）

▶❶❷のいずれか.

▶肝毒性があるので，定期的に肝機能を検査する．女性ではプリモボランの男性化作用が許容できないことがあり，ボンゾールの投与を考慮する．

B 支持療法

STEP 1 感染で好中球減少症を伴う場合には，十分量の抗菌薬の投与とともにG-CSFを投与

❶ フィルグラスチム（グラン，フィルグラスチム） 注 1回400 μg/m² 1日1回 皮下注あるいは点滴静注（再生不良性貧血では皮下注は保険適用外）

❷ レノグラスチム（ノイトロジン） 注 1回5 μg/kg 1日1回 皮下注あるいは静注（成人再生不良性貧血では皮下注は保険適用外）

▶❶❷のいずれか.

STEP 2 輸血

貧血症状の程度に応じて，目安としてヘモグロビン7 g/dL以上を保つように赤血球を輸血する．血小板輸血は5,000/μL以上を保つことを目安に行う．口腔内出血などの粘膜出血がみられる場合や，発熱あるいは感染症を合併する場合には重篤な出血をきたしやすいので血小板数を2万/μL以上に保つようにする．輸血は，同種造血幹細胞移植時の拒絶のリスクを高め，赤血球輸血は鉄過剰症をきたすので，必要最小限にとどめる．

STEP 3 鉄キレート療法

❶ デフェラシロクス（ジャドニュ） 錠 1回12 mg/kg 1日1回

▶血清フェリチン値が1,000 ng/mL以上となった場合には経口鉄キレート薬を投与して，輸血後鉄過剰症による臓器障害を予防する．

処方上の注意

ATG投与では投与初期のアナフィラキシー，悪寒，発熱，発疹，体液貯留などと，7〜14日後の血清病に注意する．血小板数を安全なレベル（3万/μL）に保つように血小板を輸血する．ATGは入院で投与し，血清病を発症する約1ヵ月間は入院とする．

文献

1）再生不良性貧血の診断基準と診療の参照ガイド作成のためのワーキンググループ：再生不良性貧血診療の参照ガイド2018年度改訂〈http://zoketsushogaihan.com/file/guideline_H30/02.pdf〉［2019年2月16日閲覧］

（臼杵憲祐）

4 溶血性貧血

基本的知識

溶血性貧血は，赤血球の破壊の亢進による貧血である．その機序は，網内系の赤血球の取り込みの増加（血管外溶血），あるいは循環血液中での破壊（血管内溶血）である．溶血性貧血は，網赤血球の増加，ビリルビン高値（間接ビリルビン優位），LDH高値，ハプトグロビンの低値などから診断する．溶血性貧血の症例の半数は自己免疫性溶血性貧血であり，1/4は発作性夜間ヘモグロビン尿症，約1割は遺伝性球状赤血球症である．

遺伝性球状赤血球症は，先天性溶血性貧血のうち最も頻度が高く，ほとんどは常染色体優性遺伝であるが，まれに常染色体劣性遺伝の亜型があり，1/3は孤発例である．クームス試験陰性で，小型球状赤血球がみられてMCHCが高値で，家族歴があれば，遺伝性球状赤血球症と診断される．赤血球破壊部位である脾を摘除することで，赤血球の膜異常はそのまま存在しながらも赤血球破壊が著しく軽減されるため，摘脾が著効を示す．脾臓は免疫担当臓器であるため，脾摘は学齢期（6歳以上）になってからの施行が望ましい．なお，遺伝性球状赤血球症に限らず，一般に摘脾後には肺炎球菌による敗血症のリスクが高くなるために，摘脾前に肺炎球菌ワクチン（ニューモバックスNP）を接種することが勧められる．

温式自己免疫性溶血性貧血は，溶血性貧血のうち最も多い．赤血球膜上の抗原と反応する自己抗体が産生され溶血が引き起こされる貧血で，クームス試験陽性を認める．温式抗体は通常，IgGである．

発作性夜間ヘモグロビン尿症は，補体による血管内溶血を主徴とする後天性の溶血性貧血である．病因は，glycosyl-phosphatidyl-inositol（GPI）アンカー蛋白の生合成系の遺伝子PIG-Aに後天的変異を持った造血幹細胞（PNH細胞）のクローン性拡大である．GPIアンカー蛋白の生合成の障害で，GPIアンカー蛋白である補体制御蛋白CD55やCD59が赤血球膜上で欠損することによって補体感受性が亢進して溶血を起こしている．再生不良性貧血などの骨髄不全としばしば合併・相互移行し，溶血に加えて，骨髄不全の症状と血栓症が特徴である．

I 温式自己免疫性溶血性貧血

薬物治療アルゴリズム

副腎皮質ホルモン，摘脾術，免疫抑制薬が三本柱であり，副腎皮質ホルモンが第一選択である．副腎皮質ホルモンの維持量が1日15 mg以上の場合，また再燃を繰り返したり副作用・合併症が出現するときは，二次・三次選択である摘脾や免疫抑制

薬，抗体製剤を積極的に考慮する．

処方例

Step 1

❶ プレドニゾロン（プレドニン） 錠 1日1 mg/kg 2〜3回分服 4週間

▶プレドニゾロン1 mg/kgで投与を開始するが，高齢者や合併症がある場合には0.5 mg/kgで開始する．通常は3週間までに寛解（ヘモグロビン10 g/dL以上）に到達する．寛解が得られたら，はじめの1ヵ月で0.5 mg/kgまで減量し，その後は2週間に5 mgずつ減量して，10〜15 mgの初期維持量とする．その後はさらにゆっくりと減量して1日5 mgあるいは10 mg隔日の最少維持量とする．最少維持量以下で年余にわたり安定している場合には中止を考慮する．

Step 2 摘脾

❶ 肺炎球菌ワクチン（ニューモバックスNP） 注0.5 mL（575 μg） 1回0.5 mL 摘脾前に1回 筋注または皮下注

▶奏効率は60%程度である．摘脾の2週間以上前に肺炎球菌ワクチンを接種する．

Step 3

❶ リツキシマブ（リツキサン） 注 1回100 mg/bodyあるいは375 mg/m^2 1週間毎に4回 点滴静注（保険適用外）

❷ アザチオプリン（アザニン，イムラン） 錠 1日50〜100 mg 1〜2回分服（保険適用外）

❸ シクロホスファミド（エンドキサン） 錠 1日50〜100 mg 1〜2回分服（保険適用外）

▶❶〜❸のいずれか．

Ⅱ 発作性夜間ヘモグロビン尿症（paroxysmal nocturnal hemoglobinuria：PNH）

薬物治療アルゴリズム

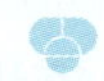

溶血に対しては補体C5に対するヒト化単クローン抗体であるエクリズマブを投与する．髄膜炎菌感染症のリスクが高まるため，エクリズマブ投与に先立って髄膜炎菌のワクチンであるメナクトラを接種することが望ましい．PNH患者の妊娠管理は，母児の合併症のリスクが大きく慎重な管理を要するため，PNH妊娠の参照ガイドを参考にエクリズマブの導入を検討する．

骨髄不全の治療は再生不良性貧血に準じて免疫抑制療法，ダナゾール（ボンゾール）の投与を考慮する．

処方例 

STEP 1

❶ 4価髄膜炎菌ワクチン（メナクトラ）　注　1回0.5 mL　エクリズマブ投与開始前に1回　筋注

❷ エクリズマブ（ソリリス）　注　1回600 mg　25～45分かけて点滴静注　週1回の間隔で計4回
その後　1回900 mg　25～45分かけて点滴静注　2週に1回

▶❶の後に❷.

STEP 2 鉄・葉酸の補充（鉄あるいは葉酸の欠乏がある場合に追加する）

❶ 葉酸（フォリアミン）　錠5 mg　1回1T　1日3回

❷ クエン酸第一鉄ナトリウム（フェロミア）　錠50 mg　1回1T　1日1回

▶STEP 1に加えて❶❷を併用.

STEP 3 溶血発作時の対処

❶ プレドニゾロン（プレドニン）　錠　1日0.5～1 mg/kg　2～3回分服

❷ 人ハプトグロビン　注　1回4,000単位　緩徐に静注

▶❶❷を併用.

文献

1) 自己免疫性溶血性貧血 診療の参照ガイド（平成28年度改訂版），特発性造血障害に関する調査研究班 荒井俊也〈http://zoketsushogaihan.com/file/guideline_H28/07.pdf〉［2019年1月16日閲覧］
2) 発作性夜間ヘモグロビン尿症診療の参照ガイド 平成28年度改訂版，特発性造血障害に関する調査研究班 荒井俊也〈http://zoketsushogaihan.com/file/guideline_H28/05.pdf〉［2019年1月16日閲覧］
3) PNH妊娠の参照ガイド（付記）．特発性造血障害に関する調査研究班 黒川峰夫〈http://zoketsushogaihan.com/file/guideline_H26/PNH-ninpu.pdf〉［2019年1月16日閲覧］

（臼杵憲祐）

5 赤血球増加症

基本的知識

赤血球増加症には身体全体の赤血球数が増加する「絶対的赤血球増加症」と，循環赤血球量は正常範囲だが，循環血漿量の減少による Ht 値の上昇を認める「見かけの赤血球増加症」に区別される.

絶対的赤血球増加症は赤血球量の絶対的増加によって定義される疾患群で，主に，一次性と二次性に分類される．一次性赤血球増加症は血液細胞側に異常があるもので真性多血症に代表される．真性多血症のほぼ全例で *JAK2* 遺伝子変異が検出される．二次性赤血球増加症の多くはエリスロポエチン産生亢進によって赤血球系細胞の過剰増殖をきたしたもので，基礎疾患の治療によって改善する．また真性多血症と鑑別することにより，不必要な抗腫瘍薬投与による二次性白血病を回避することができる.

真性多血症は WHO 分類 2017 年に準じて診断する．治療は血栓症の予防を中心に行われる．はじめに血栓症のリスク分類を行い，年齢 (60 歳以上) あるいは血栓症の既往歴がある場合には高リスク群，上記のいずれもない場合には低リスク群に分類される．治療の基本は瀉血療法と抗腫瘍薬投与による細胞減少療法で，抗血栓療法も並行して行われる．瀉血療法は高リスク群・低リスク群に共通して行われる．日本血液学会の『造血器腫瘍診療ガイドライン 2018 年版』(金原出版) も参照されたい.

薬物治療アルゴリズム

抗血栓療法は高リスク群・低リスク群に共通して行われる．アスピリンは少量 (1 日 100 mg) であれば出血の危険も少なく，安全に血栓症を予防でき，肢端紅痛症 (四肢末端の異常感覚，紅斑) には有効である．高リスク群には細胞減少療法を行う．抗腫瘍薬の中でもヒドロキシカルバミド (HU，ハイドレア) は速やかな効果がみられ，しかも中止によって速やかな骨髄回復が得られるので使いやすく，他の抗腫瘍薬に比して白血病原性も少ないため，最も好んで用いられる．ヒドロキシカルバミドによる適切な治療を行っても十分な効果が認められない場合，またはヒドロキシカルバミドによる治療が不適当と判断される場合にルキソリチニブ (ジャカビ) を投与する．インターフェロンアルファ (スミフェロン) は白血病原性や催奇形性，胎盤通過性がないので，妊婦への使用も可能であるが，保険適用外である．ラニムスチン (サイメリン) は本疾患に唯一保険適用が認められている薬剤で 2～3ヵ月に 1 回の静注で有効である.

処方例

STEP 1

❶ ヒドロキシカルバミド（ハイドレア） カプセル 500 mg 1回1〜4 Cap 1日1回 朝食後 または1回1〜2 Cap 1日2回 朝夕食後（最大1日2,000 mg）

STEP 2 STEP 1 が効果不十分（不応）または不適当（不耐容）な場合

❶ ルキソリチニブ（ジャカビ） 錠 5 mg 1回4T 1日2回 8・20時（1回25 mg 1日2回を超えないこと）

❷ ブスルファン（マブリン） 散 1% 1回2〜4 mg（ブスルファンとして） 1日1回 朝食後

❸ ラニムスチン（サイメリン） 注 1回50〜90 mg/m^2 を生理食塩液または5% ブドウ糖液 100〜250 mL に溶解し，30〜90分かけてゆっくり点滴静注 次回の投与は血液所見の推移に従って6〜8週の間隔を空けて行う

❹ インターフェロンアルファ（スミフェロン） 注 1回300万IU 1日1回 皮下注（保険適用外）

▶❶〜❹のいずれか．

解説

ハイドレア不応・不耐容の定義は「European LeukemiaNet（Barosi G, et al：Leukemia **21**：277-280, 2007）」を参照．血栓症を予防する薬物療法の他に，高血圧症や脂質異常症，糖尿病などの生活習慣病，肥満，喫煙は心血管合併症の危険因子であることから，これらの改善に努めるよう指導する．

処方上の注意

アスピリンを投与する場合には，血小板数が多い症例では von Willebrand 因子（vWF）の消費による vWF 活性低下を認め（後天性 von Willebrand 症候群），アスピリンが出血を助長するため，vWF 活性が 30% 以下の場合には，高リスク群では抗腫瘍薬（主にハイドレア）であらかじめ血小板数を下げてからアスピリンを投与し，低リスク群ではアスピリンの投与は控える．細胞減少療法に用いる抗腫瘍薬は発癌性の問題を考慮し，特に妊娠可能年齢の婦人や精子形成に影響する若い男子に対する使用は極力避ける．その他にブスルファン（マブリン）や MCNU（サイメリン）が用いられるが，明らかに二次発癌の発生が高まることを説明・同意してもらう必要がある．患者の日常生活や生命予後に影響する各薬剤の主な副作用を表1にまとめた．新規薬剤であるルキソリチニブ（ジャカビ）は貧血や血小板減少などの血液毒性，免疫抑制による日和見感染症，播種性結核症の他にB型肝炎ウイルスの再活性化がみられる

表1　薬剤の主な禁忌と副作用

薬剤	禁忌・副作用
ヒドロキシカルバミド	禁忌：本剤の成分に対し過敏症の既往歴のある患者，妊婦または妊娠している可能性のある婦人 副作用：骨髄機能抑制（血小板減少，貧血，白血球減少），間質性肺炎，皮膚潰瘍，口内炎，発熱
ルキソリチニブ	禁忌：本剤の成分に対し過敏症の既往歴のある患者，妊婦または妊娠している可能性のある婦人 副作用：骨髄機能抑制（血小板減少，貧血，白血球減少），感染症（細菌・真菌・ウイルス・原虫・抗酸菌），進行性多巣性白質脳症，体重増加
ブスルファン	禁忌：本剤の成分に対し重篤な過敏症の既往歴のある患者 副作用：骨髄抑制（血小板減少，貧血，白血球減少），静脈閉塞性肝疾患，間質性肺炎，肺線維症，白内障
ラニムスチン	禁忌：記載なし 副作用：骨髄抑制（血小板減少，貧血，白血球減少），間質性肺炎

ことがあるので，日本肝臓学会が公表した「免疫抑制・化学療法により発症するB型肝炎対策ガイドライン」に準拠した診療を行う．

（小松則夫）

6　骨髄増殖性腫瘍

骨髄増殖性腫瘍は造血幹細胞のレベルでの異常であり，血球増加，脾腫，病型移行，急性白血病化するなどの臨床的類似性を有する．慢性骨髄性白血病（p 386「白血病」参照），真性多血症（p 378「赤血球増加症」参照），本態性血小板血症，原発性骨髄線維症などが含まれるが，慢性骨髄性白血病を除くこれらの3疾患はフィラデルフィア陰性古典的骨髄増殖性腫瘍として扱われている．最近ではJAK2阻害薬が開発され，骨髄線維症（原発性・真性多血症や本態性血小板血症から移行した二次性骨髄線維症）や既存の治療が不適当と判断される真性多血症に保険適用が認められている．

I　本態性血小板血症

基本的知識

骨髄増殖性腫瘍の1つで，巨核球の異常な増殖と血小板増加を特徴とする．学校・会社検診で偶然診断されることも多く，脳梗塞や脳出血，心筋梗塞を契機に診断されることもある．8割以上の症例で*JAK2*V617F変異（50%），*CALR*変異（20%），*MPL*変異（数%）のいずれかの遺伝子変異を認める．頭痛，失神，非定型胸痛，視力障害，網状皮斑，肢端紅痛症などの血管運動性症状や血栓出血症状がみられる．血小板減少療法によって血栓症の頻度は低下する．血小板数の増加が著しい症例では，後天性 von Willebrand 症候群の合併によって出血しやすく，一般には血小板数が 150 万/μL を超えると，そのリスクが高い．

一部の症例は骨髄線維症や急性白血病に移行する．予後に大きく影響するのは血栓症と出血で，これらの発症をいかに予防するかが重要な課題である．反応性血小板増加症では 100 万/μL を超えることはまれで，経過も一過性のことが多い．

血栓症の危険因子（年齢，血栓症の既往）に血小板数を加味したリスクの層別化が行われる．低リスク群は 60 歳未満，かつ血栓症・出血の既往歴がない，かつ血小板数 150 万/μL 未満とする．中間リスク群は低リスク群の条件を満たし，かつ心血管系合併症の危険因子（高血圧症や脂質異常症，糖尿病，肥満，喫煙）または *JAK2*V617F 陽性とする．高リスク群は 60 歳以上，または血栓症・出血の既往歴がある，または血小板数 150 万/μL 以上とする．

GL 日本血液学会（編）：造血器腫瘍診療ガイドライン 2018 年版，金原出版，2018

薬物治療アルゴリズム

低リスク群は原則経過観察とする．心血管系合併症の危険因子を有する中間リスク群はそれらの基礎疾患の治療が優先されるが，同時に抗血栓療法を行う．アスピリンは少量（1 日 100 mg）であれば出血の危険も少なく，安全に血栓症を予防でき，肢端紅痛症（四肢末端の異常感覚，紅斑）には有効である．高リスク群では細胞減少療法と抗血栓療法を並行して行う．細胞減少療法薬としてはこれまで主にヒドロキシカルバミド（HU，ハイドレア）が用いられてきたが，現在では白血病誘発性のないアナグレリド（アグリリン）もファーストラインで使用することができる．

処方例

STEP 1 中間・高リスク群

❶ アスピリン（バイアスピリン） 錠 100 mg 1 回 1 T 1 日 1 回 朝食後

STEP 2 高リスク群

❶ ヒドロキシカルバミド（ハイドレア） カプセル 500 mg 1 回 1～4 Cap 1 日 1 回 朝食後 または 1 回 1～2 Cap 1 日 2 回 朝夕食後（1 日最大 2,000 mg）

❷ アナグレリド（アグリリン） カプセル 0.5 mg 1 回 1 Cap 1 日 2 回 朝夕食後（目標の血小板数まで 0.5 mg/週のペースで増量する）（1 日最大 10 mg）

▶❶❷のいずれか．

STEP 3 STEP 2 が効果不十分，または不適当な場合

❶ ブスルファン（マブリン） 散 1% 1 回 2～4 mg（ブスルファンとして） 1 日 1 回 朝食後

❷ ラニムスチン（サイメリン） 注 1 回 50～90 mg/m² を生理食塩液または 5% ブドウ糖液 100～250 mL に溶解し，30～90 分かけてゆっくり点滴静注 次回の投与は血液所見の推移に従って 6～8 週の間隔をあけて行う

❸ インターフェロンアルファ（スミフェロン） 注 1 回 300 万 IU 1 日 1 回 皮下注（保険適用外）

▶❶～❸のいずれか．

処方上の注意

STEP 2-❶，STEP 3-❶～❸の副作用については p 378「赤血球増加症」を参照．

アナグレリド（アグリリン）の副作用として，貧血，動悸，頭痛，下痢，末梢性浮腫などがみられる．アナグレリドによる動悸や頭痛は服薬後 3ヵ月以内に改善することが多いことを説明する．特に動悸についてはカフェイン摂取を控えるよう指導する．

肥満，喫煙，糖尿病，高血圧，脂質異常症は心血管系合併症の危険因子なので，これらの疾患の治療や習慣の改善を同時に行う必要があることを説明し理解させる．

Ⅱ 原発性骨髄線維症

基本的知識

骨髄増殖性腫瘍の 1 つで，骨髄線維化，脾腫，白赤芽球症，髄外造血を特徴とする．高齢者に多く，8 割以上の症例で *JAK2*V617F 変異（50%），*CALR* 変異（20%），*MPL* 変異（数 %）のいずれかの遺伝子変異を認める．線維化の程度は罹患期間に比例する．病期は線維化を認めない早期/前線維化期（early/prefibrotic stage）と線維化期（fibrotic stage）に分けられる．発熱，盗汗，体重減少，瘙痒感，全身倦怠感，腹部不快感，早期満腹感，骨痛などがみられる．1/4 の患者は診断時無症状である．*JAK2*V617F 変異，*CALR* 変異，*MPL* 変異のいずれも有さないトリプルネガティブ群では反応性の骨髄線維症を慎重に除外して診断を確定する必要がある．トリプルネガティブの場合には予後が悪いといわれている．

薬物治療アルゴリズム

予後予測スコアリングシステムによって治療方針を決定する．詳細は日本血液学会の『造血器腫瘍診療ガイドライン 2018 年版』（金原出版）も参照されたい．蛋白同化ホルモンによって約 4 割の症例は貧血が改善し，輸血非依存性になる．化学療法は肝脾腫の増大，白血球増加，血小板増加，代謝亢進症状などを緩和することを目的に行

われるが，骨髄抑制が遷延する危険性が高いので，投与量の減量を考慮する必要がある．ジャカビはJAK阻害薬の1つで，原発性骨髄線維症，本態性血小板血症・真性赤血球増加症から移行した二次性骨髄線維症に対して，脾腫の縮小や全身症状・QOLの改善を認め，一部の症例では骨髄線維化の改善もみられる．

処方例

STEP 1 貧血の改善

❶ メテノロン（プリモボラン）　錠5mg　1回1〜2T　1日2回　朝夕食後または1日3回　朝昼夕食後（保険適用外）

❷ ダナゾール（ボンゾール）　錠100mg　1回1〜2T　1日2回　朝夕食後または1日3回　朝昼夕食後（保険適用外）

▶❶❷のいずれか．

STEP 2 全身症状の改善や脾臓容積縮小の目的

❶ ルキソリチニブ（ジャカビ）　錠5mg　1回2T　1日2回　8・20時（1回25mg　1日2回を超えないこと）

処方上の注意

メテノロンやダナゾールの効果は投与後3ヵ月ごろからみられる．メテノロンでは肝障害，嗄声，ダナゾールでは血栓症，肝障害などの副作用に注意する．

ルキソリチニブ錠は免疫抑制による日和見感染症がみられるので（p 380，表1参照），内服中に発熱や呼吸器症状，発疹などがみられた場合には主治医に連絡してもらう．また急な服薬中断によって離脱症候群（発熱，骨痛，急性呼吸促迫症候群，疲労感など）がみられることがあるので，自己中断しないよう，指導する．

（小松則夫）

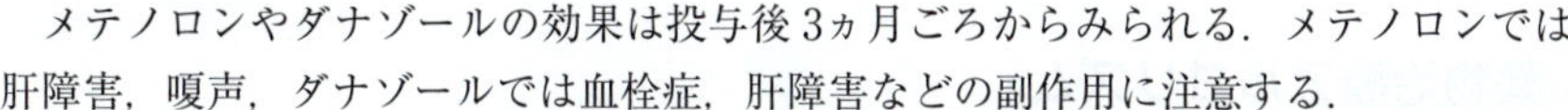

7 骨髄異形成症候群

基本的知識

骨髄異形成症候群（myelodysplastic syndrome：MDS）は，遺伝子異常を持つ造血幹細胞のクローン性増殖と血液系細胞の形態的異形成と骨髄での無効造血所見を認め，原因不明の血球減少症と急性骨髄性白血病への移行を特徴とする疾患群である．

表 1　国際予後判定システム改訂版（IPSS-R）による層別化

	配点						
予後因子の配点	0	0.5	1	1.5	2	3	4
核型	Very good	—	Good	—	Intermediate	Poor	Very poor
骨髄の芽球比率	≦2%	—	>2%～<5%	—	5～10%	>10%	—
ヘモグロビン（g/dL）	≧10	—	8～<10	<8	—	—	—
血小板（/μL）	≧10 万	5 万～<10 万	<5 万	—	—	—	—
好中球絶対数（/μL）	≧800	<800	—	—	—	—	—

Very good：−Y，del（11q）
Good：正常核型，del（5q），del（12p），del（20q），1 つが del（5q）である 2 つの異常核型
Intermediate：del（7q），+8，+19，i（17q），その他の 1 つあるいは 2 つの独立したクローン
Poor：−7，inv（3）/t（3q）/del（3q），1 つが −7/del（7q）である 2 つの異常核型，複雑核型（異常 3 個）
Very poor：複雑核型（異常 4 個以上）

	リスク群	点数	生存期間中央値	25% の症例が急性骨髄性白血病へ移行するまでの期間
低リスク群	Very low	≦1.5	8.8 年	—
	Low	>1.5～3	5.3 年	10.8 年
	Int	>3～4.5	3 年	3.2 年
高リスク群	High	>4.5～6	1.6 年	1.4 年
	Very high	>6	0.8 年	0.73 年

IPSS-R の計算ウェブサイト〈http://www.mds-foundation.org/ipss-r-calculator〉［2019 年 2 月 16 日閲覧］

薬物治療アルゴリズム

血球減少の程度や白血病移行のリスクによって，層別化される．層別化には IPSS-R（国際予後判定システム改訂版）によるリスク分類（表 1）が広く用いられており，Very low/Low/Int を低リスク群，High/Very high を高リスク群として層別化して治療法を決定する．

処方例

A 低リスク群

STEP 1 5q-症候群（5 番染色体長腕欠失単独の異常核型あるいはそれに 7 番染色体以外の染色体異常 1 つを伴う骨髄異形成症候群）

❶ レナリドミド（レブラミド） カプセル　1 回 10 mg　1 日 1 回　1～21 日目

▶3 週間投与して 1 週間休薬，これを 1 コースとして 4 週間毎に繰り返す．

STEP 2 サイトカイン療法：輸血非依存性あるいは依存性の程度が軽症でエリスロポエチンの血中レベルが高くない（目安として血清濃度 500 mU/mL 以下）例

❶ ダルベポエチンアルファ（ネスプ）　注　1回240 μg　週1回　皮下注

❷ フィルグラスチム（グラン）　注　1回100 μg/m²　週1〜2回　皮下注

❸ レノグラスチム（ノイトロジン）　注　1回5 μg/kg　週1〜2回　皮下注

▶❶は半減期を長くした長時間作用性のエリスロポエチン製剤である．4〜6週間で反応がみられるが，6〜8週間でみられない場合や環状鉄芽球のあるMDSではG-CSF製剤の❷または❸を併用する．❶投与の16週間で効果がみられない場合には投与を中止する．

STEP 3 免疫抑制療法：若年，骨髄低形成，HLA-DR15などの例

❶ シクロスポリン（ネオーラル）　カプセル　1日4 mg/kg　2回分服　朝夕食後（保険適用外）

❷ 抗ヒト胸腺細胞ウサギ免疫グロブリン（サイモグロブリン）　注　1回2.5〜3.75 mg/kg　1日1回　12時間以上かけて点滴静注　5日間連続投与（保険適用外）

❸ メチルプレドニゾロンコハク酸エステルナトリウム（ソル・メドロール）　注　1回2 mg/kg　1日1回　点滴静注　5日間

▶社会的な事情や腎機能を考慮して経口薬の❶単独，あるいは入院の必要な❶〜❸の併用投与を選択する．❶では血中シクロスポリンのトラフレベル150〜250 μg/Lを目標に投与量を調節する．

▶❸は，その後プレドニゾロン錠に変更して，1週間毎に1 mg/kg/日，0.5 mg/kg/日，0.2 mg/kg/日と漸減中止する．

STEP 4 脱メチル化薬：上記のいずれも適応とならず，繰り返す感染症や高度の輸血依存性を呈する例

❶ アザシチジン（ビダーザ）　注　1回75 mg/m²　1日1回　皮下投与または10分間の点滴静注　1〜7日目

▶1週間投与して2週間休薬，これを1コースとして3週間毎に繰り返す．

STEP 5 造血幹細胞移植

若年の全身状態が良好な症例で，重要臓器の障害がなく，リスクの悪化傾向があり，繰り返す感染症や高度の輸血依存性，免疫抑制療法などの治療に対して不応性の症例では同種移植を考慮する．

B 高リスク群

STEP 1 造血幹細胞移植：合併症や全身状態から可能と判断される例

根治的治療法である同種移植を速やかに行う.

STEP 2 脱メチル化薬：造血幹細胞移植が適応とならない症例や移植を望まない例

A 低リスク群の STEP 4 参照.

処方上の注意

[低リスク群]

抗ヒト胸腺細胞ウサギ免疫グロブリン投与ではアナフィラキシーを起こすことがあるので，サイモグロブリン投与では 1 V (25 mg) の 1/10 量 (2.5 mg) を 1 時間以上をかけて点滴静注する試験投与を行う．投与初期のアナフィラキシー，悪寒，発熱，発疹，体液貯留などと，7〜14 日後の血清病に注意する．血小板数を安全なレベル (3 万/ μL) に保つように血小板を輸血する．抗ヒト胸腺細胞ウサギ免疫グロブリンは入院で投与し，血清病を発症する期間の約 1ヵ月間は入院とする.

脱メチル化薬療法では，好中球減少や血小板減少の副作用がみられたら，適宜，添付文書に従って減量や投与の延期をする．血算の改善効果はすぐには現れずに 4〜6 コース後に現れることが多いので，治療効果がみられなくても 4〜6 コースは続ける.

文献

1) 骨髄異形成症候群診療の参照ガイド 平成 28 年度改訂版，特発性造血障害に関する調査研究班 荒井俊也〈http://zoketsushogaihan.com/file/guideline_H28/04.pdf〉[2019 年 1 月 19 日閲覧]

2) Greenberg P, et al：NCCN Clinical Practice Guidelines in Oncology (NCCN Guidelines). Myelodysplastic Syndromes. Version 2. 2017〈http://www.jnccn.org/content/15/1/60.full.pdf+html〉[2019 年 1 月 19 日閲覧]

(臼杵憲祐)

8 白血病

I 急性白血病

基本的知識

急性白血病は，遺伝子変異を起こした造血細胞 (白血病細胞) が自律的に増殖して正常な造血を阻害し，多くは血液中に白血病細胞が増加する血液の腫瘍性疾患である．治療には抗癌薬による化学療法と輸血や感染症対策などの支持療法，骨髄移植や臍帯血移植などの造血幹細胞移植治療がある．

GL 日本血液学会（編）：造血器腫瘍診療ガイドライン 2018 年版，金原出版，2018

治療アルゴリズム

寛解導入療法と，寛解が得られた後に行う寛解後療法からなる．白血病細胞の形態，特殊染色や FACS 検査，遺伝子変異解析の結果から，急性骨髄性白血病（acute myeloid leukemia：AML）と急性リンパ性白血病（acute lymphoblastic leukemia：ALL）に分けられる．AML は急性前骨髄球性白血病（acute promyelocytic leukemia：APL, M3）とそれ以外の non-M3 AML では寛解導入療法が異なり，ALL は BCR-ABL 陽性 ALL とそれ以外の ALL に分けて治療を行う．寛解後療法には移植，様々な地固め・強化療法の化学療法がある（詳細は日本血液学会のガイドラインを参照のこと）．なお，急性白血病の治療では，治療関連合併症の併発に適切に対応することが重要である．特に，感染症と出血に対する支持療法が重要である．

処方例

A non-M3 AML に対する治療

STEP 1 寛解導入療法

❶ シタラビン（キロサイド） 注 100 mg/m^2 24 時間持続点滴静注 7 日間

❷ イダルビシン（イダマイシン） 注 12 mg/m^2 30 分点滴静注 1, 2, 3 日目

❸ ダウノルビシン（ダウノマイシン） 注 50 mg/m^2 30 分点滴静注 1, 2, 3, 4, 5 日目

▶❶❷あるいは❶❸の併用．

STEP 2 地固め療法：シタラビン大量療法

❶ シタラビン（キロサイド） 注 2,000 mg/m^2 3 時間持続点滴静注 1 日 2 回 12 時間毎 5 日間 3 コース繰り返す

STEP 3 地固め療法：多剤併用療法

❶ シタラビン（キロサイド） 注 200 mg/m^2 24 時間持続点滴静注 5 日間

❷ ミトキサントロン（ノバントロン） 注 7 mg/m^2 30 分点滴静注 1, 2, 3 日目

❸ ダウノルビシン（ダウノマイシン） 注 50 mg/m^2 30 分点滴静注 1, 2, 3 日目

❹ アクラルビシン（アクラシノン） 注 20 mg/m^2 30 分点滴静注 5 日間

❺ エトポシド（ベプシド，ラステット） 注 100 mg/m^2 60分点滴静注 5日間

❻ ビンクリスチン（オンコビン） 注 0.8 mg/m^2 静注 8日目

❼ ビンデシン（フィルデシン） 注 2 mg/m^2 静注 10日目

▶1コース目❶❷，2コース目❶❸，3コース目❶❹，4コース目❶❺❻❼の併用．

【A 解説】

予後良好群に対してはシタラビン大量療法が，予後中間群，不良群に対しては同種造血幹細胞移植が推奨されるが，適切なドナーが不在の場合は，非交差耐性のアントラサイクリン系薬を含んだ多剤併用療法を実施する．

B 急性前骨髄球性白血病（acute promylocytic leukemia：APL）

STEP 1 寛解導入療法

❶ トレチノイン（ベサノイド） カプセル 1日45 mg/m^2 3回分服 連日

❷ イダルビシン（イダマイシン） 注 12 mg/m^2 30分点滴静注 1, 2（, 3）日目

❸ シタラビン（キロサイド） 注 100 mg/m^2 24時間持続点滴静注 1～5（～7）日目

▶治療開始時の白血球数と白血病細胞数によって❶あるいは❶～❸の併用投与を行い，❷❸の投与日数も調節する．

▶また，❶単独で治療中に白血病細胞数の増加がみられた際には❷❸を追加する．

STEP 2 地固め療法：多剤併用療法

❶ シタラビン（キロサイド） 注 200 mg/m^2 24時間持続点滴静注 5日間

❷ ミトキサントロン（ノバントロン） 注 7 mg/m^2 30分点滴静注 1, 2, 3日目

❸ ダウノルビシン（ダウノマイシン） 注 50 mg/m^2 30分点滴静注 1, 2, 3日目

❹ イダルビシン（イダマイシン） 注 12 mg/m^2 30分点滴静注 1, 2, 3日目

❺ シタラビン（キロサイド） 注 140 mg/m^2 24時間持続点滴静注 5日間

▶1コース目❶❷，2コース目❶❸，3コース目❹❺の併用．

STEP 3 維持療法

❶ トレチノイン（ベサノイド） カプセル 1日45 mg/m^2 3回分服 14日間/3ヵ月 8コース

❷ タミバロテン（アムノレイク） 錠 1日6 mg/m^2 2回分服 14日間/3ヵ月 8コース

▶❶❷のいずれか．

C 急性リンパ性白血病

Step 1 寛解導入療法

❶ ビンクリスチン（オンコビン） 注 1.3 mg/m^2 静注 1, 8, 15, 22日目

❷ ダウノルビシン（ダウノマイシン） 注 60 mg/m^2 30分点滴静注 1, 2, 3日目

❸ シクロホスファミド（エンドキサン） 注 1,200 mg/m^2 3時間点滴静注 1日目

❹ プレドニゾロン（プレドニン） 錠 1日60 mg/m^2 1〜21日目 以降漸減中止

❺ L-アスパラギナーゼ（ロイナーゼ） 注 3,000 U/m^2 2時間点滴静注 9, 11, 13, 16, 18, 20日目

▶❶〜❺を併用．

Step 2 地固め療法

❶ ビンクリスチン（オンコビン） 注 1.3 mg/m^2（最大2 mg/body） 静注 1日目

❷ ドキソルビシン（アドリアシン） 注 60 mg/m^2 24時間点滴静注 1日目

❸ シクロホスファミド（エンドキサン） 注 1,000 mg/m^2 3時間点滴静注 1日目

❹ プレドニゾロン（プレドニン） 錠 1日60 mg/m^2 1〜3日目

❺ メトトレキサート（メソトレキセート） 注 500 mg/m^2 24時間点滴静注 1日目

❻ ドキソルビシン（アドリアシン） 注 45 mg/m^2 24時間点滴静注 2日目

❼ プレドニゾロン（プレドニン） 錠 1日60 mg/m^2 2〜4日目

❽ エトポシド（ベプシド，ラステット） 注 100 mg/m^2 1時間点滴静注 1〜4日目

❾ シタラビン（キロサイド） 注 200 mg/m^2 24時間持続点滴静注 1〜4日目

⑩ メルカプトプリン（ロイケリン） 散 1日60 mg/m² 1～4日目

⑪ プレドニゾロン（プレドニン） 錠 1日60 mg/m² 1～4日目

▶1コース目❶❷❸❹，2コース目❶❺❻❼，3コース目❶❷❸❹，4コース目❽❾❿⓫の併用で，5～8コースは同じものでプレドニゾロンをデキサメタゾン10 mg/m²経口にしての併用．各コースで中枢神経再発予防のメトトレキサートの髄注投与を追加する．

Step 3 維持療法

❶ メルカプトプリン（ロイケリン） 散 1日60 mg/m² 連日

❷ メトトレキサート（メソトレキセート） 錠 1日20 mg/m² 週1回

❸ ビンクリスチン（オンコビン） 注 1.3 mg/m² 静注 1日目 4週間毎

❹ プレドニゾロン（プレドニン） 錠 1日60 mg/m² 1～5日目 4週間毎

▶❶～❹の併用投与を2年間行う．❶❷は血算によって調節する．

D BCR-ABL陽性 急性リンパ性白血病

Step 1

❶ ダサチニブ（スプリセル） 錠 1日140 mg 8日目以降連日

❷ プレドニゾロン（プレドニン） 錠 1日40 mg/m² 1～28日目 以降漸減中止

▶❶❷を併用．❶は毒性によって用量を調節しながら継続する．

【D 解説】

高齢者では上記のチロシンキナーゼ阻害薬単独の治療を行うが，造血幹細胞移植が可能な症例では多剤併用化学療法とチロシンキナーゼ阻害薬との併用療法も考慮される．

連携医療

白血球の分画異常（特に芽球の出現と増加）を伴う白血球増加などで急性白血病が疑われる場合には，速やかに血液内科専門医にコンサルトを行う．また，汎血球減少を呈する場合もあり，特に好中球減少や血小板減少が著しい場合も同様である．

II 慢性骨髄性白血病

基本的知識

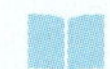

慢性骨髄性白血病は，慢性期，移行期，急性期（急性転化）へと進展する自然経過をたどる造血幹細胞の腫瘍である．慢性期には，末梢血顆粒球の進行性の増加，骨髄

過形成と脾腫を特徴として緩徐に経過する．白血病細胞には9番と22番染色体の相互転座によって生じるフィラデルフィア（Ph）染色体が検出される．この相互転座によって生じるBCR-ABL融合遺伝子の産物はチロシンキナーゼをコードしており，慢性骨髄性白血病の発病のメカニズムを担っている．BCR-ABLチロシンキナーゼの特異的阻害薬である分子標的薬のグリベックが開発されてからは，慢性骨髄性白血病の予後は著しく改善された．第二世代のチロシンキナーゼ阻害薬であるダサチニブ（スプリセル）とニロチニブ（タシグナ）も市販されている．

処方例

STEP 1 慢性期

❶ イマチニブ（グリベック） 錠 1回400 mg 1日1回 食後

❷ ダサチニブ（スプリセル） 錠 1回100 mg 1日1回

❸ ニロチニブ（タシグナ） カプセル 1回300 mg 1日2回 食事の1時間以上前または食後2時間以降（初期治療に耐性/不耐容例では1回400 mg 1日2回）

❹ ボスチニブ（ボシュリフ） 錠 1回500 mg 1日1回

❺ ポナチニブ（アイクルシグ） 錠 1回45 mg 1日1回

▶初期治療では❶～❸のいずれか．初期治療に抵抗性あるいは不耐容の場合，❶～❺のいずれか．

【STEP 1 解説】

高齢者，高血圧，心疾患の既往，自己免疫疾患があれば❷以外を選択し，膵炎や糖尿病，不整脈があれば❸以外を選択する．❺では重篤な血管閉塞性事象が現れることがあるが，T315I変異例にも有効である．

治療開始後の期間別の治療効果の判定基準に沿って薬剤の投与継続，変更を行う．❷では胸水，❷と❸では心電図のQT延長，❹では下痢に注意する．

STEP 2 移行期あるいは急性期（急性転化）

❶ イマチニブ（グリベック） 錠 1回300～400 mg 1日2回 食後

❷ ダサチニブ（スプリセル） 錠 1回140 mg 1日1回

❸ ニロチニブ（タシグナ） カプセル 1回400 mg 1日2回 食事の1時間以上前または食後2時間以降（タシグナは移行期のみ）

▶移行期では❶～❸のいずれかを，急性転化では❶または❷を処方する．

STEP 3 チロシンキナーゼ阻害薬単独に抵抗性の移行期あるいは急性期：VP 療法

❶ ビンクリスチン（オンコビン） 注 1.2 mg/m^2（最大 2 mg/body） 静注 day 1

❷ プレドニゾロン（プレドニン） 錠 1 mg/kg 1〜5 日目

▶❶❷の併用投与を 1 週間毎に繰り返す.

【STEP 3 解説】

チロシンキナーゼ阻害薬単独に抵抗性の場合には，芽球が骨髄性であってもリンパ性でも VP 療法を試みる．チロシンキナーゼ阻害薬に VP 療法を併用してもよい．無効であれば，急性白血病に準じた多剤併用化学療法を行う．造血幹細胞移植が可能な年齢であれば，移植を検討する．

処方上の注意

いずれのチロシンキナーゼ阻害薬も代謝酵素チトクローム P450（CYP3A）で代謝されるので，CYP3A の活性に影響を及ぼす薬剤との併用には注意する．また，グレープフルーツジュースの服用は避ける．

Ⅲ 慢性リンパ性白血病

基本的知識

慢性リンパ性白血病は単一な小型円形から軽度の異型を持つ B リンパ球の腫瘍で，CD5 と CD23 の発現がみられ，日本ではまれな腫瘍である．多くは緩徐な経過を示すが，一部に進行が速く予後不良なものがみられる．

処方例

STEP 1 初期治療：FCR 療法

❶ フルダラビン（フルダラ） 注 25 mg/m^2 点滴静注 1〜3 日目

❷ シクロホスファミド（エンドキサン） 注 250 mg/m^2 点滴静注 1〜3 日目

❸ リツキシマブ（リツキサン） 注 初回 375 mg/m^2 2 回目以降 500 mg/m^2 点滴静注 1 日目

▶❶＋❷＋❸を 28 日サイクルで繰り返す.

STEP 2 救援療法

❶ オファツムマブ（アーゼラ） 注 初回 300 mg 2 回目以降 1 回 2,000 mg 点滴静注

▶週1回で8回目まで投与を繰り返し，8回目の投与4〜5週後から，4週間に1回で12回目まで投与を繰り返す．

（臼杵憲祐）

9 悪性リンパ腫

基本的知識

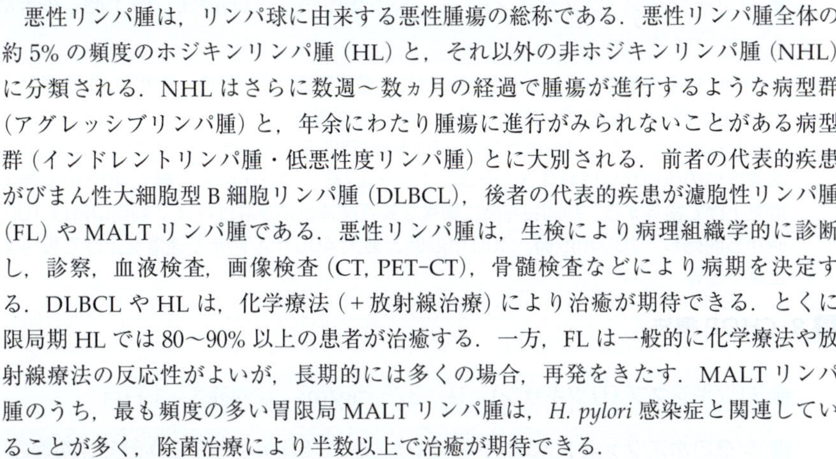

悪性リンパ腫は，リンパ球に由来する悪性腫瘍の総称である．悪性リンパ腫全体の約5%の頻度のホジキンリンパ腫（HL）と，それ以外の非ホジキンリンパ腫（NHL）に分類される．NHLはさらに数週〜数ヵ月の経過で腫瘍が進行するような病型群（アグレッシブリンパ腫）と，年余にわたり腫瘍に進行がみられないことがある病型群（インドレントリンパ腫・低悪性度リンパ腫）とに大別される．前者の代表的疾患がびまん性大細胞型B細胞リンパ腫（DLBCL），後者の代表的疾患が濾胞性リンパ腫（FL）やMALTリンパ腫である．悪性リンパ腫は，生検により病理組織学的に診断し，診察，血液検査，画像検査（CT, PET-CT），骨髄検査などにより病期を決定する．DLBCLやHLは，化学療法（＋放射線治療）により治癒が期待できる．とくに限局期HLでは80〜90%以上の患者が治癒する．一方，FLは一般的に化学療法や放射線療法の反応性がよいが，長期的には多くの場合，再発をきたす．MALTリンパ腫のうち，最も頻度の多い胃限局MALTリンパ腫は，*H. pylori* 感染症と関連していることが多く，除菌治療により半数以上で治癒が期待できる．

薬物治療アルゴリズム

1) DLBCL

初回治療としてR-CHOP療法などのアントラサイクリン併用化学療法を行う．限局期（stage Ⅰ，Ⅱ）の場合にはR-CHOP療法3コースと局所放射線療法の併用療法も選択肢となる．予定治療終了時の画像検査（PET-CTなど）で完全奏効が得られた場合，経過観察を行う．再発・治療抵抗性例ではR-CHOP療法と交差耐性の少ない多剤併用化学療法を行う．これが奏効した場合には，年齢や臓器機能などから可能な場合，自家造血幹細胞移植併用大量化学療法に進む．

2) FL

有症状や高腫瘍量の場合，ベンダムスチン・リツキシマブ（BR）併用療法，R-CHOP療法，R-CVP療法などのリツキシマブ併用化学療法を行う．無症状・低腫瘍量の場合，無治療経過観察やリツキシマブ単剤療法などが選択肢となる．限局期の未治療例では局所放射線療法が行われる．再発例では，前治療の内容や奏効期間を考慮して治療選択を行う．

3) HL

限局期例では ABVD 療法 2〜4 コースと局所放射線療法の併用療法を行う．進行期例では ABVD 療法を行い，終了時に PET 陽性病変が残存した場合，局所放射線療法を追加する．抗 CD30 抗体薬物複合体（ブレンツキシマブベドチン）や抗 PD-1 抗体は再発・難治性 HL に対する選択肢である．

処方例 

A リツキシマブ単剤療法

❶ リツキシマブ（リツキサン） 注 375 mg/m^2 点滴静注 週 1 回 4 または 8 回投与

▶一般的に外来通院で行う．治療当日に起こる輸注関連反応（発熱，悪寒など）の予防・軽減のため投与開始 30 分前に抗ヒスタミン薬，消炎鎮痛薬（アセトアミノフェンなど），ステロイドなどを用いる．リツキサンは，初回投与時は 50 mg/時（30 分間）より開始し，輸注関連反応の所見がなければ 30 分毎に 100 mg/時，150 mg/時と最大 400 mg/時まで速度を上げて投与する．初回投与時に重篤な輸注関連反応がなければ 2 回目以降は 100 mg/時から開始し，200 mg/時，300 mg/時と最大 400 mg/時まで速度を上げて投与することができる．

B R-CHOP 療法

❶ リツキシマブ（リツキサン） 注 375 mg/m^2 点滴静注 1 日目

❷ シクロホスファミド（エンドキサン） 注 750 mg/m^2 30 分で点滴静注 1 日目

❸ ドキソルビシン（アドリアシン） 注 50 mg/m^2 5 分で点滴静注 1 日目

❹ ビンクリスチン（オンコビン） 注 1.4 mg/m^2（最大 1 回 2 mg） 静注 1 日目

❺ プレドニゾロン（プレドニン） 錠 100 mg（または 40 mg/m^2） 1〜5 日目

▶❶〜❺を併用．

▶一般的に外来通院で行う．21 日毎，6〜8 コース．

▶❶は各コースとも CHOP 療法とは別の日に投与することがある．

C ベンダムスチン・リツキシマブ（BR）療法

❶ リツキシマブ（リツキサン） 注 375 mg/m^2 点滴静注 1 日目

❷ ベンダムスチン（トレアキシン） 注 90 mg/m^2 点滴静注 1・2 日目

▶❶❷を併用．

▶一般的に外来通院で行う．21 日毎，6～8 コース．
▶❶は各コースとも❷とは別の日に投与することがある．

D ABVD 療法

❶ ドキソルビシン（アドリアシン） 注 25 mg/m^2 点滴静注 1・15 日目

❷ ブレオマイシン（ブレオ） 注 10 mg/m^2（最大 1 回 15 mg） 点滴静注 1・15 日目

❸ ビンブラスチン（エクザール） 注 6 mg/m^2（最大 1 回 10 mg） 静注 1・15 日目

❹ ダカルバジン 注 375 mg/m^2 点滴静注 1・15 日目

▶❶～❹を併用．
▶一般的に外来通院で行う．いずれも 28 日毎．限局期では放射線療法に先行して 2～4 コース，進行期では主に化学療法単独で 6 コース行う．

処方上の注意

A リツキシマブ単剤療法

血液中にリンパ腫細胞が多くみられる場合（≧25,000/μL など）や，脾腫がみられる場合に重篤な輸注関連反応（血圧低下や低酸素血症など）の頻度が高い．

B R-CHOP 療法

FL などの CD20 陽性インドレント B 細胞リンパ腫ではアドリアシンを用いない R-CVP 療法を用いることもある．T 細胞リンパ腫など CD20 陰性リンパ腫では CHOP 療法を行う．代表的な副作用には脱毛，末梢神経障害，便秘，好中球減少症などがある．

C BR 療法

代表的な副作用にリンパ球減少症，皮疹，血管痛，悪心・嘔吐などがある．治療後数ヵ月にわたって CD4 リンパ球減少症が続くため，日和見感染症に対する予防・対策が必要とされる．

D ABVD 療法

代表的な副作用には好中球減少症，ダカルバジンによる悪心・嘔吐，血管痛・静脈炎，ブレオによる肺障害などがある．ABVD 療法では治療日に好中球数の回復（>1,000/μL）がみられないことが多いが，感染症などの合併がない限り延期・減量を行わず治療を継続することが多い．

連携医療

1) 好中球減少症と発熱性好中球減少症

R-CHOP 療法や ABVD 療法は，通院治療で行われるのが一般的だが，治療 7〜14 日後には好中球数＜500/μL の好中球減少症をきたすことが多い．発熱性好中球減少症（FN）では血液培養の検体を採取した後，緑膿菌をはじめとするグラム陰性桿菌による敗血症の可能性を考えた抗菌薬治療をただちに開始する．ただし，患者の状態がよい場合には経口キノロン薬も選択肢となる．治療数日後に予防的に顆粒球コロニー刺激因子（G-CSF）や持続型 G-CSF を用いることにより好中球減少期間の短縮，ひいては FN のリスク軽減が期待できる．ビンクリスチンやビンブラスチンなどのビンカアルカロイド系抗腫瘍薬の副作用として末梢神経障害を起こすことが多く，年余にわたって続くこともある．異常感覚や疼痛を伴う神経障害に対してはリリカなどを用いる．関連して便秘をきたすことが多く，治療期間中は酸化マグネシウムやピコスルファートなどを積極的に用いる．

2) ステロイドの副作用

もともと耐糖能異常がある患者では R-CHOP 療法のステロイド投与日に高血糖をきたすことがある．特に昼以降の血糖値が高値となる特徴がある．その他，不眠症や，短期ステロイド投与にもかかわらずステロイド離脱に伴う全身倦怠感をきたすことがある．

3) アントラサイクリン心筋症

アントラサイクリンを含む化学療法を受けた患者では，治療後長期間にわたって新たにアントラサイクリン心筋症をきたすリスクがある．このような治療歴がある患者で心不全を示唆する症状がみられた場合にはアントラサイクリン心筋症の可能性を考慮する．

（伊豆津宏二）

10 多発性骨髄腫

基本的知識

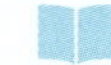

多発性骨髄腫（multiple myeloma：MM）は，造血器腫瘍全体の約 10% を占めており，10 万人に 5.4 人の発症率で上昇傾向にある．腰痛を主とした骨破壊による疼痛，正球性貧血，M 蛋白血症による腎機能低下などから本症を疑われることが多い．

検査結果をもとに，IMWG（International Myeloma Working Group）により提唱されている診断基準，R-ISS 病期分類に従って診断を行う．治療開始の基準となる臓器障害の定義は SLiM-CRAB（60% 以上の形質細胞，FLC 比が 100 以上，MRI で 2ヵ所以上の溶骨性病変，高カルシウム血症・腎障害・貧血・骨病変など）のいずれかを認めることである.

薬物治療アルゴリズム

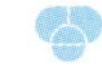

1) 治療開始時期 → SLiM-CRAB.
2) MM の初期治療はどうするか？ → VMP, VRD, Rd 療法.
3) 治療効果を得るために不本意な脱落を防ぐ.
   → 新規治療薬の AE を理解し，モニタリングをできるようにする.
4) 治療をどう評価するか？ → 完全寛解を獲得したら微小残存病変 (MRD) を測定.
5) いつ治療をやめられるか？ → MRD 陰性を 2 年間で数回獲得後.

費用対効果の観点からバイオマーカーによる個別化医療も必要．今後，診断＆予測 (治療による効果を予測)，モニタリング (治療による反応をみる)，および毒性 (薬剤の安全性を評価) の各マーカーを検討する必要あり.

良性 M 蛋白血症 (MGUS) と無症候性骨髄腫 (smoldering multiple myeloma：SMM) については治療対象とせず，3〜6ヵ月毎に診断しながら経過観察し，病勢の進行を認めた時点で治療を開始する.

初回治療としては，70 歳以下で臓器障害などがなければ，自家末梢血幹細胞移植を伴う大量化学療法の適応となる.

移植適応例では，寛解導入療法として 3〜4 コースのボルテゾミブをベースとした VCD 療法/VRD 療法後に，末梢血造血幹細胞を採取し，メルファランを用いた大量化学療法を実施し，自家末梢血幹細胞移植を行う．その後地固め療法・維持療法として新規薬剤 (ボルテゾミブ，サリドマイド，レナリドミド) の投与を行うケースもある．年齢 70 歳以上もしくは移植が適応とならない症例では，標準化学療法としてメルファラン・プレドニゾロン (MP) 療法にボルテゾミブを加えた MPB 療法や Rd 療法を通常用いる．また，全身状態の悪い症例では MP＋サリドマイド療法が選択されるケースもある.

処方例

1 初期治療

A 標準化学療法

1) MPB (VMP) 療法：以下 a)，b) のいずれかを用いる

a)

❶ ボルテゾミブ (ベルケイド) 注 3 mg 1 回 1.3 mg/m² 1 日 1 回 皮下注 1，4，8，11，22，25，29，32 日目 (1〜4 コース) 1，8，22，29 日目 (5〜9 コース)

❷ メルファラン（アルケラン） 錠 2 mg 1 回 9 mg/m^2 1 日 1 回 朝食前 4 日間

❸ プレドニゾロン（プレドニン） 錠 5 mg 1 回 30 mg/m^2 1 日 2 回 4 日間

▶❶〜❸を併用（6 週間が 1 コース）.

b) MPB の減量型（BROAD-J）

❶ ボルテゾミブ（ベルケイド） 注 3 mg 1 回 1.3 mg/m^2 1 日 1 回 皮下注 1，8，15，22 日目

❷ メルファラン（アルケラン） 錠 2 mg 1 回 6 mg/m^2 1 日 1 回 朝食前 4 日間

❸ プレドニゾロン（プレドニン） 錠 5 mg 1 回 20 mg/m^2 1 日 2 回 4 日間

▶❶〜❸を併用（5 週間が 1 コース）.

2) VRDLite 療法

❶ ボルテゾミブ（ベルケイド） 注 3 mg 1 回 1.3 mg/m^2 1 日 1 回 皮下注 1，8，15，22 日目

❷ レナリドミド（レブラミド） 錠 5 mg 1 回 15 mg 1 日 1 回 1〜21 日 1 週間休薬

❸ デキサメタゾン（レナデックス） 錠 4 mg 1 回 20 mg 1 日 1 回 1，2，8，9，15，16，22，23 日目

▶❶〜❸を併用（4 週間が 1 コース）.

3) BD 療法

❶ ボルテゾミブ（ベルケイド） 注 3 mg 1 回 1.3 mg/m^2 1 日 1 回 皮下注 1，4，8，11 日目

❷ デキサメタゾン（デカドロン） 錠 0.5 mg 1 回 10 mg 1 日 2 回 1，2，4，5，8，9，11，12 日目

▶❶❷を併用（3 週間が 1 コース）.

B 自家末梢血幹細胞移植を伴う大量化学療法

1) 造血幹細胞採取法

1 回移植分の必要量は CD34 陽性細胞数 2×10^6/kg 超である.

❶ **シクロホスファミド（エンドキサン）** 注 100 mg・500 mg　1 回 2 g/m² 1 日 1 回　4 時間で点滴静注　2 日間
または，採取 9～12 時間前に**プレリキサホル** 240 μg/kg を皮下注し幹細胞をリクルートする（原則として前日の末梢血 CD34 陽性細胞数が 20 個以下で併用）

❷ **レノグラスチム（ノイトロジン）** 注 100 μg・250 μg　1 回 5～10 μg/kg　1 日 1 回　皮下注，または**フィルグラスチム（グラン）** 注 150 μg・300 μg　1 回 400 μg/m²　1 日 1 回　皮下注　十分な予定採取量が採れるまで投与

▶❶に続き約 2 週間後に❷を行い 4～5 日目に採取.

2) 自家末梢血幹細胞移植（PBSCT）前処置

❶ **メルファラン（アルケラン）** 注 50 mg　1 回 100 mg/m²　1 日 1 回　点滴静注　2 日間

2 再発，難治性症例治療

ポマリドミド（ポマリスト），カルフィルゾミブ（カイプロリス），エロツズマブ（エムプリシティ），イキサゾミブ（ニンラーロ）などが用いられる．放射線照射も適宜用いられる.

3 合併症対策

腎不全の予防のためにも 1 日 2～3 L の尿量を確保させる．高カルシウム血症や骨病変に対してゾメタ注などのビスホスホネート製剤やランマーク（抗 RANKL 抗体）が有効である.

処方上の注意 !

ボルテゾミブは主な副作用として末梢神経障害があり，新型 PI であるカルフィルゾミブは高血圧，心不全に注意．サリドマイドは，副作用としては末梢神経障害，深部静脈血栓症がある．また，催奇形性のリスクがあるため，TERMS による薬剤管理は必須である．レナリドマイドは，末梢神経障害は少ないが骨髄抑制が強く起こるため注意が必要である．また，長期投与により二次発癌を起こすリスクがあるため漫然と投与することは避ける．処方に際し，サリドマイド同様に薬剤管理には適正管理手順（RevMate）が必須である.

（鈴木憲史）

11 アミロイドーシス

基本的知識

アミロイドの蓄積には，アミロイド前駆蛋白の産生，プロセッシング（前駆蛋白の切断），ミスフォールド，凝集，沈着の過程があり，それぞれのステップを抑える治療法［抗 SAP 抗体，イキサゾミブ，Bortezomib, Melphalan and Dexamethasone (BMDex) 療法］が開発されつつある．限局性アミロイドーシスで腫瘤による機能障害があれば外科的切除が原則である．全身性アミロイドーシスには AL 型，AA 型，ATTR 型（遺伝性と野生型），β_2MG アミロイドーシスなどがあり，それぞれ治療方針が異なる．高頻度（約 70%）で進行の早い AL アミロイドーシスでは血清フリーライトチェーン (FLC)κ と λ の乖離での早期診断が重要であり，早期治療介入で 10 年以上の生存も半数以上で可能である．

処方例

A AL アミロイドーシス

1) 薬物療法：メルファラン/デキサメタゾン (MD) 療法

❶ メルファラン（アルケラン） 錠 1 回 6 mg/m^2 1 日 1 回 4 日間

❷ デキサメタゾンリン酸エステルナトリウム（デカドロン） 注 1 回 40 mg 点滴静注 1〜4 日目 28 日毎

自家末梢血幹細胞移植併用大量化学療法 (ASCT) の適応のない症例では MD 療法が推奨される．

2) 幹細胞移植：メルファラン 140〜200 mg/m^2 点滴静注を前処置とした自家末梢血幹細胞移植療法

【A 解説】

AL アミロイドーシスは，異常形質細胞より産生される単クローン性免疫グロブリン（M 蛋白）の軽鎖（L 鎖）に由来するアミロイド蛋白が沈着し，臓器障害をきたす疾患である．臨床症状は心・腎・肝・消化管・神経障害など沈着部位により多岐にわたる．心臓障害は拘束性の拡張障害で右心系優位の心不全症状，低血圧，不整脈などで発症することが多い．心エコー上，特徴的な心室中隔の肥厚，油滴状変化がみられる．血清 BNP 値が予後因子としても重要である．腎障害では蛋白尿やネフローゼ症候群の原因精査のため腎生検を行い，確定診断に至ることが多い．

まず，血清，尿の免疫電気泳動（検出感度 50%），免疫固定法（同 80%）および free light chain (FLC)（同 98%）を測定し M 蛋白を同定する[1]．

次に骨髄穿刺を行い，形質細胞の細胞表面マーカーでCD38＋，CD19－の発現パターンから単クローン性形質細胞群であることを確認する．胃粘膜や腹壁脂肪吸引（18Gの針を使用）検査や，障害臓器の生検を行い，コンゴーレッド染色やAL染色を行いアミロイドの沈着を確定する．

B AA型アミロイドーシス

90％は関節リウマチに続発し，慢性炎症刺激により肝臓で産生される血清アミロイドA（serum amyloid A：SAA）の代謝産物アミロイドA（AA）が腎臓や消化管などに沈着し，難治性下痢や蛋白尿を呈する．抗IL-6レセプター抗体療法（アクテムラ）やTNFα阻害薬（レミケード）が有効．

C FAP型アミロイドーシス

遺伝性アミロイドーシスは主に肝臓で産生される遺伝子変異型トランスサイレチン（TTR）が成人期までに神経，心臓，腎臓，消化管などへ沈着し臓器障害を起こす．肝臓移植がアミロイド産生を止めるので有効．V30M変異にはタファミジスメグルミン（ビンダケル）20 mg 1日1回内服治療が末梢神経障害進行抑制効果あり．

D 老人性全身性アミロイドーシス（SSA）

高齢者の心臓に野生型（正常型）トランスサイレチン（＝プレアルブミン）が沈着して発症．心房細動から始まり最終的には心不全になるが，経過は緩徐で対症療法にて対応する．

E β_2MG透析アミロイドーシス

長期透析患者の血中で増加する小分子蛋白β_2MGが前駆蛋白で骨関節に沈着し症状を出す．透析膜（high flux膜）の改良や腎臓移植が有効である．

連携医療

全身性ALアミロイドーシスは頻回の心不全症状や眼瞼色素沈着（アライグマ徴候）が出現した後では治療が難渋する．骨髄腫に対する新規薬剤（サレド，ベルケイド，レブラミド）も海外でALアミロイドーシスに対して有効との報告があり，障害臓器の移植も一部で行われている．各種病型により治療法が違うため専門医への紹介およびコンサルトが必要である．

文献

1）安藤由喜夫（監）：最新 アミロイドーシスのすべて―診療ガイドライン2017とQ & A，医歯薬出版，2017

（鈴木憲史）

9 血液・造血器疾患

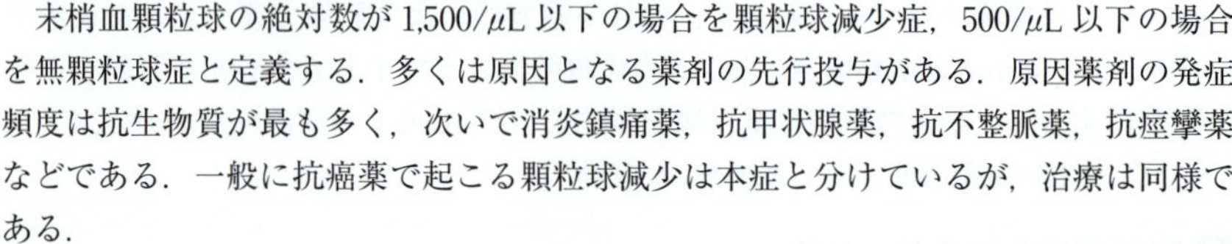

12 顆粒球減少症（無顆粒球症）

基本的知識

末梢血顆粒球の絶対数が1,500/μL以下の場合を顆粒球減少症，500/μL以下の場合を無顆粒球症と定義する．多くは原因となる薬剤の先行投与がある．原因薬剤の発症頻度は抗生物質が最も多く，次いで消炎鎮痛薬，抗甲状腺薬，抗不整脈薬，抗痙攣薬などである．一般に抗癌薬で起こる顆粒球減少は本症と分けているが，治療は同様である．

処方例

A 感染予防

イソジンによるうがいの励行と肛門周囲膿瘍の予防対策が重要である．

❶ **ポビドンヨード（イソジン）** ガーグル　1日4回のうがい

❷ **ポビドンヨード（イソジン）** ゲル　または**ゲンタマイシン（ゲンタシン）** 軟膏　1日2回または排便後　肛門周囲塗布

▶❶❷を併用.

B 顆粒球造血の回復促進

❶ **フィルグラスチム（グラン）** 注　1回75μg　1日1回　皮下注

❷ **レノグラスチム（ノイトロジン）** 注　1回50μg　1日1回　皮下注

▶❶❷のいずれか．顆粒球数が2,000/μL以上になるまでG-CSF製剤の連日皮下注射を行う．ただし，急性白血病（特にM3-APL）で顆粒球減少＋重症感染症の初診時には禁忌.

C 感染症の治療

STEP 1

38℃以上の発熱がみられたら，喀痰，尿，静脈血の細菌培養と胸部X線写真撮影後ただちに広域スペクトラムの抗生物質を十分量投与する．

❶ **セフェピム（マキシピーム）** 注　1回1g　1日2回　点滴静注

❷ **メロペネム（メロペン）** 注　1回1g　1日2回　点滴静注

▶❶❷のいずれか.

STEP 2 3日間以上解熱しない場合は，抗生物質の変更と抗真菌薬を追加

① ミカファンギン（ファンガード） 注 1回75〜150 mg 1日1回 点滴静注

▶培養で起炎菌が確定したなら，初期治療薬に感受性があっても，より狭いスペクトラムの第一選択薬に変更する（de-escalation）.

D 重金属（砒素，金，水銀，銅，鉛など）が原因となるまれな場合

① ジメルカプロール（バル） 注 1回2.5 mg/kg 初日は6時間毎 2日目からは1日1回 筋注

処方上の注意

細菌感染の危険率は500/μL以下で高く，100/μL以下で必発となり，口内炎，肛門周囲膿瘍から敗血症，肺炎で重症になることがある．また，アレルギー体質や特異体質などが関連する場合が多く，薬歴などの詳しい問診が必要である．

骨髄検査が鑑別に必要となる．ウイルス（CMV，EBV，HSVなど）のIgM抗体価測定，抗核抗体などで膠原病の否定も必要である．顆粒球減少症の原因究明と感染症の危険性について説明し，状況によって無菌室隔離が必要になることをあらかじめ話しておく．まれに，HAX1遺伝子異常などを伴う先天性顆粒球減少症がある．

（鈴木憲史）

13 特発性血小板減少性紫斑病

基本的知識

特発性血小板減少性紫斑病（ITP）は自己免疫疾患と考えられている．急性型と慢性型に分けられる．急性型は小児，特に8歳以下に多くみられる．慢性型は，発症は20歳前後に多く，特に女性に多い．

臨床症状は皮膚・粘膜の出血斑，鼻出血，消化管出血，血尿，臓器出血．

経過としては急性：1〜2週から3〜4ヵ月で軽快．または慢性：寛解と再燃を繰り返す例が多い．

PAIgG（血小板関連IgG）は特異性が低く，診断的意義は少ない．むしろ幼若血小板比率（IPF%）の上昇が重要である．血小板造血因子（TPO）が正常〜軽度増加がみられる．また，EDTA依存性偽性血小板減少症を鑑別することも重要である．

治療として緊急時は血小板輸血，ガンマグロブリン大量点滴静注．そして，ピロリ菌陽性の場合はヘリコバクター除菌（約30%の症例に有効）次に副腎皮質ステロイド（プレドニゾロン換算で0.5〜1 mg/Kg）無効なら免疫抑制療法および摘脾療法に進む．

表1　ロミプロスチムとエルトロンボパグ

ロミプロスチム (romiplostim)	エルトロンボパグ (eltrombopag)
ペプチド化合物	非ペプチド化合物
皮下注射	経口投与
トロンボポエチン受容体の細胞膜外ドメインに結合	トロンボポエチン受容体の膜貫通ドメインと相互作用

(ITP治療の参照ガイド作成委員会，藤村欣吾ほか：成人特発性血小板減少性紫斑病治療の参考ガイド2012年版．臨床血液 **53**：433-442，2012を参考に筆者作成)

血小板造血因子 (TPO) が正常〜軽度増加程度であることから，リコンビナントTPOが試用されたが，むしろ抗体が産生され，内因性TPOが抑制され血小板が減少し実用化できなかったという歴史がある．次に，トロンボポエチン受容体作動薬 (ロミプロスチムとエルトロンボパグ) が骨髄巨核球を刺激し，難治性ITPに対する治療薬として使用されている．2種類のロミプロスチムとエルトロンボパグが国内で2011年承認された (表1)．

GL ITP治療の参照ガイド作成委員会，藤村欣吾ほか：成人特発性血小板減少性紫斑病治療の参考ガイド2012年版．臨床血液 **53**：433-442，2012

処方例

STEP 1 ステロイド療法・脾臓の摘出 (摘脾)．*H. pylori* 除菌無効あるいは *H. pylori* 陰性の場合

❶ プレドニゾロン (プレドニン)　錠1 mg・5 mg　1日0.5〜1 mg/kg　1日1回　1ヵ月間　効果が認められたら漸減し維持

解説

除菌後も症状改善がみられない場合や *H. pylori* 陰性の場合には，第一選択としてステロイドを投与し (約80%が反応し血小板増加がみられるが，減量に伴い血小板も低下する場合が多い)，ステロイドが無効もしくは継続治療が困難な場合には，摘脾を検討する．

投与法はプレドニゾロン換算0.5〜1 mg/kgを1ヵ月投与し，効果が認められたら漸減し維持療法とする．しかしながら，ステロイドの投与継続が副作用などの忍容性の問題から困難な場合も多く，摘脾後も症状の改善がみられない，あるいは摘脾ができない症例に対しては，STEP 2の治療を考慮する．

STEP 2 TPO受容体作動薬 (ロミプロスチムとエルトロンボパグ)

❶ ロミプロスチム (ロミプレート)　注　1回1〜10 μg/kg　週1回　皮下注

❷ エルトロンボパグ (レボレード)　錠12.5 mg・25 mg　1回12.5〜50 mg　1日1回　就寝前

▶❶❷のいずれか．

解説

1) トロンボポエチン受容体作動薬の注意点

ITPの治療開始は血小板数3万/μL以下であり，目標は血小板数を正常化させることではなく，重篤な出血を予防し得る血小板数を維持すればよいので，出血傾向の消失と血小板数3～5万/μL以上を目標とする．

トロンボポエチン受容体作動薬は投与開始後，1～2週間で血小板数が5万/μLを超えるが，投与を中止すると約2週間で血小板数が治療前値まで低下するため，投与中止時には注意が必要となる．ゆえに血小板数が安定するまで毎週1回，安定後は毎月1回，血小板数を確認することが望ましい．また，血栓症の合併を避けるため，血小板数が40万/μLを超えないよう注意する．また，長期連用による骨髄線維化が危惧されている．

2) ロミプロスチム

ロミプロスチムは，4つのトロンボポエチン受容体結合ペプチドを含む注射製剤である．2008年の『Lancet』誌に掲載された第Ⅲ相臨床試験（脾臓摘出群63名，脾臓非摘出群62名の難治性ITP患者を対象の報告（Kuter DJ, et al：Lancet **371**：395-403, 2008）によると，脾臓摘出の有無にかかわらず，ロミプロスチムの有効性と安全性が確認された．なお，血小板数が5万/μLを超えた患者割合は，プラセボ群7.1%に対しロミプロスチム群は83.1%と高い有効性を示した．なお，有害事象はプラセボ群とロミプロスチム群間で統計学的な有意差を認めなかった．

3) エルトロンボパグ

こちらも同様に難治性ITP患者197名を対象に実施されたプラセボ対照無作為化比較試験（第Ⅲ相，RAISE試験）の結果が（Cheng G, et al：Lancet **377**：393-402, 2011）報告されている．観察期間6ヵ月中，血小板数が5万～40万/μLに収まる患者を有効と判定した．エルトロンボパグ群の79%，プラセボ群の28%で血小板が増加し，プラセボに対するエルトロンボパグの有効性に関するオッズ比は8.2倍であった．なお，併用ITP治療薬を減らせたのは，プラセボ群では32%に対し，エルトロンボパグ群では59%と高値を示したとの結果も報告されており，かつ有害事象は両群間で有意差はなかった．

4) QOLを改善し得る薬剤の可能性

エルトロンボパグの『Lancet』掲載による報告ではSF-36v2とFACT-Th6 scoresを用いた結果，多岐にわたり有意差を持ってQOLが改善されたことが示されている．また，ロミプロスチムも同様にQOL改善[1)]が認められた．

これまで脾臓摘出術の無効例の約10%が出血により命を落としていたが，新薬の登場により救命できるようになった．欧米と比べて日本では副腎皮質ステロイドによる治療期間が長く，投与量も多い傾向にある．ガイドラインを参考にステロイドの維持量をできるだけ少なくし，無効または忍容性に問題がある場合はセカンドライン以降の治療を検討することが望ましい．

また，2017年3月新規ITP治療薬として，公知申請による保険適用がリツキシマブ（リツキサン）で認められた．使用法は1回量375 mg/m^{2}を1週間間隔で4回点滴静注である.

文献

1) Kuter DJ, et al：Romiplostim or standerd of care in patients with immune thrombocytopenia. N Engl J Med **363**：1889-1899, 2010

(鈴木憲史)

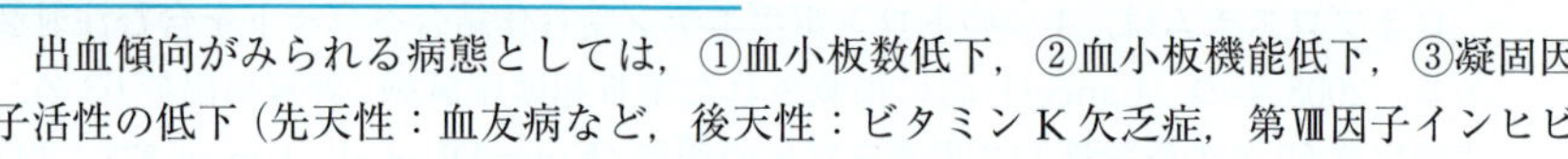

14 出血傾向

基本的知識

出血傾向がみられる病態としては，①血小板数低下，②血小板機能低下，③凝固因子活性の低下（先天性：血友病など，後天性：ビタミンK欠乏症，第Ⅷ因子インヒビター，肝不全など），④過度の線溶活性化，⑤血管壁の脆弱性が挙げられる.

処方例

A 血小板数低下，血小板機能低下による出血傾向

❶ **濃厚血小板** 1日10～20単位
血小板数，出血症状の推移をみながら必要があれば繰り返す

▶血小板数や血小板機能の急速な回復が期待できない場合に行うが，半減期の問題もあり，1回輸注に伴う止血効果は1～2日である.

【処方上の注意】

濃厚血小板は，反復投与により抗血小板抗体が出現し，効果が減弱することがあるため，臨床的に必要な場合のみ輸注する.

B ビタミンK欠乏による出血傾向

STEP 1

❶ **メナテトレノン（ケイツー）** 注 1日10～30 mg 点滴静注 必要に応じて継続

【処方上の注意】

閉塞性黄疸では胆汁の分泌がないため，ビタミンKの経口投与は無効であり，経静脈的に投与する.

Step 2 緊急時

❶ 新鮮凍結人血漿　400〜600 mL　輸注

▶通常はビタミンK欠乏に伴う出血傾向は，ビタミンK補充のみで奏効するが，致命的な出血傾向のため瞬時の余裕もない場合に行う．

【B 解説】

食事摂取低下時，抗生物質投与（ビタミンK産生源である腸内細菌を死滅させる），閉塞性黄疸時（ビタミンKは脂溶性ビタミンであり，その吸収に胆汁が必要）に発症しやすい．検査所見では，PT延長が特徴的である．疑診症例では，ビタミンK補充を行うと半日以内にPTの明らかな改善がみられるため，治療診断の意義もある．

C 肝不全による出血傾向

❶ 新鮮凍結人血漿　1日400〜600 mL　輸注　必要に応じて継続

❷ 濃厚血小板　1日10〜20単位　輸注　必要に応じて継続

▶❶に加えて❷．

【C 解説】

肝不全合併においては，凝固因子産生低下のみならず血小板数低下もみられやすい．放置し得ない出血傾向があれば，血中フィブリノゲン100 mg/dL以上，血小板数2万〜3万/μL以上を維持できるよう上記をそれぞれ輸注する．

【処方上の注意】

濃厚血小板の安易な輸注を避ける（前述）．

D 線溶活性化による出血傾向

❶ トラネキサム酸（トランサミン）　注　1日1.5〜3.0 g（主として線溶亢進型DICに対して，必ずヘパリン類とともに）

❷ トラネキサム酸（トランサミン）　カプセル　1日750〜1,500 mg（上記以外）

▶❶❷のいずれか．

【D 解説】

臨床的には線溶亢進型DICが最も遭遇しやすい病態であるが（大動脈瘤など），一次線溶症例に対しても有効である．また，必ずしも線溶活性化に伴う出血傾向でなくとも効果がみられる場合もある．

【処方上の注意】

1）血尿に対してトラネキサム酸を用いると尿閉をきたすことがあるため原則として投与禁忌である．

2）DICに対して用いて血栓症に伴う突然死の報告もあるため，使用の可否について専門家とのコンサルトが必要である．

（朝倉英策）

15 血友病と類縁疾患

I 血友病

基本的知識

血友病はX連鎖劣性遺伝の先天性凝固障害症であり，出血症状，特に関節や筋肉内などの深部出血を幼少時から反復する．第Ⅷ因子（F Ⅷ）の量的・質的異常症である血友病Aと，第Ⅸ因子（F Ⅸ）の異常症の血友病Bがある．本症の臨床的重症度はF Ⅷ（F Ⅸ）活性と相関しており，<1% は重症，1〜<5% は中等症，5〜40% は軽症に分類される．反復する関節内出血は血友病性関節症を引き起こし，日常生活動作に大きな影響を与える．

GL 藤井輝久ほか：インヒビターのない血友病患者に対する止血治療ガイドライン．血栓止血誌 **19**：510-519, 2013
酒井道生ほか：インヒビター保有先天性血友病患者に対する止血治療のガイドライン．血栓止血誌 **19**：520-539, 2013

薬物治療アルゴリズム

止血治療は，欠乏するF Ⅷ（F Ⅸ）製剤を静注する補充療法が基本である．製剤1単位/kg の投与でF Ⅷ活性は約 2%，F Ⅸ活性は約 0.7〜1% 上昇する．出血部位や重症度に応じた目標因子ピーク活性値を設定して（止血治療ガイドライン参照），必要輸注量（単位）= 体重（kg）× 目標ピーク値（%）× 0.5（0.75〜1）として表される．F Ⅷ（F Ⅸ）の血中半減期が 8〜12（12〜24）時間であることを参考に投与間隔や投与期間を決定する．最近，半減期延長型F ⅧおよびF Ⅸ製剤も使用可能となり，前者では従来型の約 1.5 倍，後者は約 3〜5 倍延長するとされる．しかし個々により半減期は異なること，年少になるに従い半減期が短くなることに留意する．軽症および中等症血友病Aは酢酸デスモプレシン（DDAVP）の静脈内投与も有効である．現在，血友病性関節症を防ぐ目的として幼児期からの定期補充療法が普及している．

処方例

A 定期補充療法

1）血友病A

❶ オクトコグベータ（コバールトリイ） 注　1回 20〜40 単位/kg　静注　週 2〜3回

2) 血友病 B

❶ ノナコグアルファ（ベネフィクス） 注 1回40～50単位/kg 静注 週2回

▶重症型を中心にトラフレベル1%以上を目標に，従来型製剤では25～40単位/kgを血友病Aでは週3回，血友病Bでは週2回の投与を行う（止血治療ガイドライン参照）.

B 出血時療法

1) 重度関節内出血（血友病 A）

❶ ツロクトコグアルファ（ノボエイト） 注 1回20～40単位/kg 1日1～2回静注 3～5日間

2) 抜歯（血友病 B）

❶ 乾燥濃縮人血液凝固第Ⅸ因子（ノバクトM） 注 20～80単位/kg 抜歯前に静注 以後1日1～2回静注 1～3日間

❷ トラネキサム酸（トランサミン） 錠 1日30～50 mg/kg 3回分服 7日間

▶❶❷を併用.

【2) 解説】

止血治療中にFⅧ（FⅨ）に対する同種抗体（インヒビター）が出現し，注入効果が減弱～消失することがある.

3) 筋肉内出血（インヒビター保有血友病 A）

❶ エプタコグアルファ（ノボセブンHI） 注（rFⅦa） 90～120 μg/kg 2～3時間毎 1日1～3回静注 1～3日間

❷ 乾燥人血液凝固因子抗体迂回活性複合体（ファイバ） 注（aPCC） 50～100単位/kg 1日1～2回静注 1日最大200単位/kgまで 1～3日間

▶ハイレスポンダー症例では❶❷のいずれかを用いる．なお，エミシズマブ投与中では適正使用ガイドに従うこと.

【A B 解説】

1) インヒビター値や免疫反応性によりバイパス止血療法もしくは中和療法を選択する（血栓止血誌 **19**：520-539, 2013）．aPCCはFⅨ含有のため血友病Bはもちろん，微量FⅧも含有のため，血友病Aでも免疫既往応答が生じることがある．rFⅦaは小児では半減期が短く，2時間毎投与が推奨されている.

2) インヒビター保有血友病Aの出血抑制にエミシズマブ（ヘムライブラ）週1回の皮下注射が可能となった．なお使用時は適正使用ガイドに従うこと.

Ⅱ　von Willebrand 病（VWD）

基本的知識

VWD は von Willebrand 因子（VWF）の量的・質的異常に起因する常染色体優性遺伝の出血性疾患であり，主に粘膜出血を呈する．量的減少（1 型），質的異常（2 型），完全欠損（3 型）に分類される[1]．

薬物治療アルゴリズム

止血治療薬は，高分子 VWF マルチマーに富む VWF/F Ⅷ濃縮製剤の補充療法と DDAVP の緩徐な静注である．前者は全病型に有効，後者では 2B 型は禁忌，3 型は無効である．どちらを選択するかは病型や出血症状の程度により決定する．

処方例

A DDAVP

① **デスモプレシン**　注 4 μg/mL　（生理食塩液 20 mL で希釈し）0.2～0.4 μg/kg を 10～20 分間かけ緩徐に静注

解説

本剤が有効な病型で出血症状が軽度な場合は第一選択となる．24 時間以内に反復投与すると効果は減弱する．頻脈，頭痛，顔面発赤などの副作用があり，心疾患合併や妊婦には慎重投与を要する．

B VWF/F Ⅷ濃縮製剤

① **乾燥濃縮人血液凝固第Ⅷ因子（コンファクト F）**　F Ⅷ換算で 20～50 単位/kg を止血まで 1 日 1 回静注

解説

出血症状の程度，重症度により投与量や期間を決定する[1]．

文献

1）高橋芳右：von Willebrand 病．みんなに役立つ血友病の基礎と臨床，改訂 3 版，白幡聡，福武勝幸（編），医薬ジャーナル社，2016

（野上恵嗣）

16 播種性血管内凝固症候群

基本的知識

播種性血管内凝固症候群（disseminated intravascular coagulation：DIC）は基礎疾患（急性白血病，重症感染症，固形癌，外傷，血管炎，大動脈瘤，産科合併症など）の存在下に，持続的で著明な凝固活性化の結果，全身の主として細小血管内に微小血栓が多発する重篤な病態である．進行した場合には，出血症状や臓器症状がみられる（図 1）．

基礎疾患の治療が最も重要であるが，多くの場合それだけでは不十分で，血管内凝固を阻止するための抗凝固療法が必要となる．

線溶活性化が特に著明な DIC（線溶亢進型 DIC）では出血症状がみられやすい．線溶亢進型 DIC の代表的な基礎疾患としては，急性前骨髄球性白血病（APL），大動脈瘤，血管関連腫瘍，転移性前立腺癌などが知られている．一方，線溶活性化が抑制された DIC（線溶抑制型 DIC）では臓器症状がみられやすい．代表的基礎疾患は敗血症である．

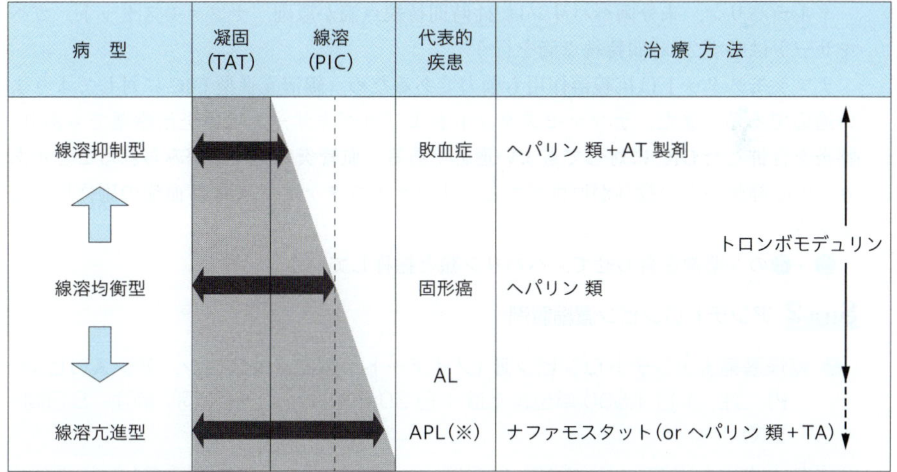

（※）APL（急性前骨髄球性白血病）にトレチノインを投与している場合は，TA（トラネキサム酸）は禁忌．
トレチノインそのものが DIC 治療薬．
トレチノイン投与中に DIC を発症した場合には，トロンボモデュリンまたはヘパリン 類が望ましい．

図 1　播種性血管内凝固症候群（DIC）の病型分類と治療

処方例

Step 1 抗凝固療法

❶ **トロンボモデュリンアルファ（リコモジュリン）** 注　1日1回 380 U/kg　約30分かけて点滴静注
ただし腎障害症例では 130 U/kg に減量

❷ **ダナパロイド（オルガラン）** 注　1回 1,250 単位　1日2回　静注

〈低分子ヘパリン〉
❸ **ダルテパリン（フラグミン）** 注　75 単位/kg/24 時間　持続点滴

❹ 標準ヘパリン（未分画ヘパリン）　注　5～10 単位/kg/時　持続点滴

❺ **ナファモスタット（フサン）** 注　0.1～0.2 mg/kg/時（標準的な体重であれば 200 mg/24 時間程度）　持続点滴（特に線溶亢進型 DIC に奏効）

❻ **ガベキサート（エフオーワイ）** 注　1～2 mg/kg/時（標準的な体重であれば 2,000 mg/24 時間程度）　持続点滴

▶❶～❻のいずれか.
▶❹では，慢性 DIC 症例に対しては 1 日 100～200 単位/kg を 2 分割して皮下注する方法もある.

解説

トロンボモデュリンアルファは抗凝固作用のみでなく抗炎症効果も期待されている.

ダルテパリン，未分画ヘパリンは 24 時間持続点滴が原則．ナファモスタット，ガベキサートは必ず 24 時間持続点滴を行う.

ナファモスタットは抗線溶作用も強力であるため，線溶亢進型 DIC に対してよりよい適応である．また，ナファモスタットおよびガベキサートは膵炎治療薬でもあり，膵炎を合併した DIC に対してもよい適応である．血管炎の副作用がみられることがあり，中心静脈からの投与が原則である．ナファモスタットでは高 K 血症の副作用に留意する.

❷～❹の 3 薬剤を合わせて，ヘパリン類と総称している.

Step 2 アンチトロンビン濃縮製剤

❶ **乾燥濃縮人アンチトロンビンⅢ（ノイアート，献血ノンスロン，アンスロビン P）** 注　1日 1,500 単位または 1日 30 単位/kg　1日1回　静注　5日間まで

❷ **アンチトロンビンガンマ（アコアラン）** 注　1日 36 単位/kg　1日1回　静注　5日間まで

▶❶❷のいずれか.

解説

抗凝固療法として，ヘパリン類（ダナパロイド，低分子ヘパリン，標準ヘパリン）を用いた場合，これらの薬剤の抗凝固活性は血中のアンチトロンビン（AT）を介しているため，血中 AT 活性が低下（通常 70% 以下）した症例に対して用いる．特に肝不全合併症や重症感染症症例での使用頻度が高い．

STEP 3 補充療法

❶ **濃厚血小板** 1 日 10〜20 単位

❷ **新鮮凍結人血漿** 1 日 400〜600 mL

▶❶は，血小板数の推移をみながら必要があれば繰り返す．

▶❶は，抗凝固療法を行っても血小板数の回復が期待できない症例（たとえば急性白血病症例）において使用頻度が高い．できるだけ血小板数 2 万〜3 万/μL 以上に維持する．

▶❷は，血中フィブリノゲン 100 mg/dL 以下に低下しないように，必要に応じて繰り返す．肝不全合併例や重症感染症例での使用頻度が高い．

▶❶❷を必要に応じて繰り返す．

解説

血小板数の低下や凝固因子の低下（血中フィブリノゲンの低下，プロトロンビン時間の延長）が著しく，重症出血の懸念が強い際に行う．

STEP 4 抗線溶療法

❶ **トラネキサム酸（トランサミン）** 注 1.5〜3.0 g/24 時間 必ずヘパリン類と併用

解説

DIC における凝固活性化に伴う線溶活性化は，生じた微小血栓を溶解しようとする生体の防御反応の側面もあり，抗線溶療法は原則禁忌である（特に敗血症に代表されるような線溶抑制型 DIC においては絶対禁忌）．ただし，著しい線溶活性化を伴った DIC 症例（血中 α_2 PI<50%，PIC>10.0 μg/mL）では，ヘパリン類とともに抗線溶療法を行うと出血症状に対して著効することがある．

連携医療

DIC に対して抗線溶療法を行うと血栓症に伴う突然死の報告もあるため，本治療前には専門家とのコンサルトが必要である．

（朝倉英策）

17 ヘモクロマトーシス（鉄過剰症）

基本的知識

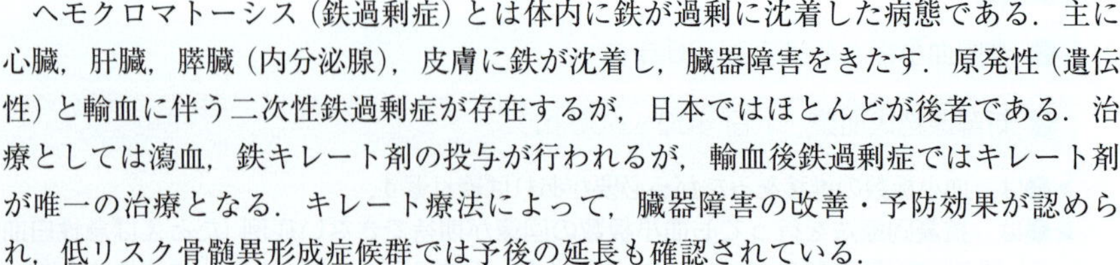

ヘモクロマトーシス（鉄過剰症）とは体内に鉄が過剰に沈着した病態である．主に心臓，肝臓，膵臓（内分泌腺），皮膚に鉄が沈着し，臓器障害をきたす．原発性（遺伝性）と輸血に伴う二次性鉄過剰症が存在するが，日本ではほとんどが後者である．治療としては瀉血，鉄キレート剤の投与が行われるが，輸血後鉄過剰症ではキレート剤が唯一の治療となる．キレート療法によって，臓器障害の改善・予防効果が認められ，低リスク骨髄異形成症候群では予後の延長も確認されている．

GL 厚生労働省特発性造血障害に関する調査研究班：輸血後鉄過剰症の診療ガイド，2008年度〈http://www.jichi.ac.jp/zoketsushogaihan/tetsufinal.pdf〉［2019年1月16日閲覧］

処方例

❶ デフェラシロクス（エクジェイド） 懸濁用錠 1回20 mg/kg 1日1回 懸濁して空腹時に内服

❷ デフェラシロクス（ジャドニュ） 顆粒 1回12 mg/kg 1日1回 内服

❸ デフェロキサミン（デスフェラール） 注 初期量：1回500 mg 1日2回 筋注，維持量：1回500 mg 1日1回 筋注

▶❶～❸のいずれか．

▶❶は副作用を避けるため，1日5～10 mg/kg程度から投与を開始し，徐々に増量してもよい．1ヵ月当たりの輸血量が赤血球濃厚液7 mL/kg未満（4単位未満）の場合は，初期投与量は10 mg/kg以下から開始する．効果が認められない場合は1日30 mg/kgまで増量可能．

▶❷ジャドニュは❶エクジェイドの60％量として換算する．処方の際は用量に注意すること．

解説

血清フェリチン値1,000 ng/mL以上が治療開始の目安．慢性炎症など高フェリチン血症をきたす基礎疾患がある場合は，総輸血量40単位以上（小児の場合はヒト赤血球濃厚液100 mL/体重kg以上）を参考にする．治療開始後，フェリチン値が500 ng/mL以下に低下すれば投与を中止する．フェリチン値が低下しない場合は増量を考慮する．主な副作用は，皮疹・消化器症状・肝障害・腎障害であり，副作用発現時は，減量・中止を考慮する．

デフェラシロクス（エクジェイドおよびジャドニュ）は高価な薬剤であり，1日1,000 mgの使用で薬価は9,500円（2017年2月時点）．1ヵ月の薬価は約29万円になるため，使用開始時には医療費についても説明しておくのが望ましい．

エクジェイドの適応疾患は「輸血による慢性鉄過剰症（注射用鉄キレート剤治療が不適当な場合）」であるが，デスフェラールは効果発現に週5〜7日の投与が必要であり，外来では投与困難．このため，外来患者では事実上エクジェイド，ジャドニュが第一選択薬と考えられる．また，原発性鉄過剰症の場合，保険上はデスフェラールのみが適応となる．

鉄過剰症による臓器障害は一定期間経過してから現れるため，1年以上の余命が期待できる患者への投与が推奨されている．

処方上の注意

エクジェイドとジャドニュは高度腎障害（クレアチニンクリアランス40 mL/分未満，あるいは血清クレアチニンが施設基準値の2倍以上）の場合は投与禁忌である．高度肝障害（Child-Pugh分類クラスC）患者への投与は避ける．中等度肝障害（Child-Pugh分類クラスB）の場合は開始用量を所定の半量以下にする．

（鈴木隆浩）

10章

神経・筋疾患

1 単純ヘルペス脳炎

基本的知識

単純ヘルペス脳炎（herpes simplex encephalitis：HSE）は成人における散発性の急性ウイルス性脳炎の中で最も頻度が高く，どの年齢にも発症するが50～60歳にピークがある．大部分は急性発症の様式をとり，初期症状として，発熱，頭痛，倦怠感，上気道感染症状が認められる．神経所見として，頭痛，悪心・嘔吐，項部硬直など髄膜刺激症候と意識障害が高頻度に認められる．

HSEの病変部位として，側頭葉と辺縁系が好発部位であり，MRI画像所見では側頭葉，前頭葉（側頭葉内側面，前頭葉眼窩，島回皮質，角回）に病巣を認めることが多く診断に有用である．また脳脊髄液検査は確定診断と鑑別診断のために必須であり，確定診断には脳脊髄液を用いた高感度PCR法でHSV DNAが検出されることが最も重要である．

GL 日本神経感染症学会ほか（監）：単純ヘルペス脳炎診療ガイドライン2017，南江堂，2017

処方例

A 抗ウイルス薬

STEP 1 第一選択

① アシクロビル（ゾビラックス） 注 1回10 mg/kg＋ソルデム3A輸液200 mL 8時間毎 1時間以上かけて点滴静注 14～21日間

【STEP 1 解説】

抗ウイルス薬としてアシクロビル（ゾビラックス）が第一選択薬であり，免疫正常例では14～21日間，免疫不全例では21日間の投与を行い，髄液HSV DNA高感度PCRの陰性化を確認して終了する．

HSE患者の救命率を上げ後遺症を軽減するためには，「ウイルス性脳炎が疑われるすべての患者」に対して，PCRの確定診断を待つことなくアシクロビルを投与開始することが重要であり，受診からアシクロビル開始まで「6時間以内」が望ましい．

STEP 2 STEP 1 治療不応例

① ビダラビン（アラセナ-A） 注 1 回 15 mg/kg＋5% ブドウ糖液 500 mL 1 日 1 回 2～4 時間かけて点滴静注 10～14 日間

▶STEP 1 のアシクロビルと併用.

【STEP 2 解説】

十分量のアシクロビルが投与されても脳脊髄液 PCR においてウイルス量が減少しない場合や画像所見が拡大する場合には，アシクロビル耐性単純ヘルペスウイルスの可能性があり，その場合はアシクロビルにビダラビン（アラセナ-A）を追加併用することが勧められる.

B 副腎皮質ステロイド

① デキサメタゾンリン酸エステルナトリウム（デカドロン，オルガドロン） 注 1 回 0.15 mg/kg 静注 8 時間毎 4 日間 その後は症状をみながら漸減・中止する

② メチルプレドニゾロンコハク酸エステルナトリウム（ソル・メドロール） 注 1 回 1,000 mg＋ソルデム 3A 輸液 200 mL 1 日 1 回 3 日間

▶①②のいずれか. STEP 1 のアシクロビル投与開始と同時に併用.

【B 解説】

成人の HSE では副腎皮質ステロイド併用は確立されていないが，副腎皮質ステロイドはウイルス感染時の宿主免疫反応による細胞傷害性を伴う炎症反応を抑制すると考えられ，一定の医学的根拠もあり勧められる.

C 痙攣発作時の治療

STEP 1 第一選択

① ジアゼパム（セルシン，ホリゾン） 注 1 回 5～10 mg 静注（緩徐に）

STEP 2 STEP 1 治療不応例

① レベチラセタム（イーケプラ） 注 1 回 500 mg＋生理食塩液 100 mL 15 分かけて点滴静注 1 日 2 回

② ホスフェニトイン（ホストイン） 注 1 回 22.5 mg/kg＋生理食塩液 100 mL 投与速度は 3 mg/kg/分または 150 mg/分のいずれかを超えない

③ ミダゾラム（ドルミカム） 注 1 回 0.1～0.3 mg/kg 静注 静注に引き続き 0.1～0.5 mg/kg/時で持続静注

▶痙攣発作出現時に①②のいずれか. 痙攣重積出現時には③を考慮する.

【C 解説】
痙攣発作にはジアゼパム（セルシン）を投与し，発作が再発したり止まらない場合はレベチラセタム（イーケプラ）かホスフェニトイン（ホストイン）を投与し，痙攣重積出現時には呼吸管理下でミダゾラム（ドルミカム）の持続点滴を行う．

処方上の注意

腎機能が低下している患者では，アシクロビルの投与間隔を延長するか1回量を減量する．アシクロビル投与により約20%の患者に急性閉塞性腎症を生じ，結晶尿により腎障害を生じるため，十分な補液を行う．その他の副作用として，アシクロビル脳症，アナフィラキシー，中毒性表皮壊死融解症（toxic epidermal necrolysis：TEN），皮膚粘膜眼症候群（Stevens-Johnson症候群），骨髄抑制，肝機能障害，間質性肺炎などがある．

アラセナ-Aは輸液約10 mLをバイアル中に加えて，約15秒間振り混ぜ懸濁させ，この懸濁液をもとの輸液に戻して40℃以上で約5分間保ち完全に溶解させる必要があり，点滴使用時には薬液温度を体温まで下げて用いる．

連携医療

転機不良因子として抗ウイルス薬治療開始の遅れ，具体的には入院から抗ウイルス薬開始までの時間が48時間を超えることが指摘されており，抗ウイルス薬による治療を迅速に開始することが重要である．また，高齢者，高度の意識障害例，CTで病変が確認される例では予後不良である．臨床症状と検査所見からHSEが疑われる場合には，速やかに専門医に紹介することが望ましい．

（中嶋秀人）

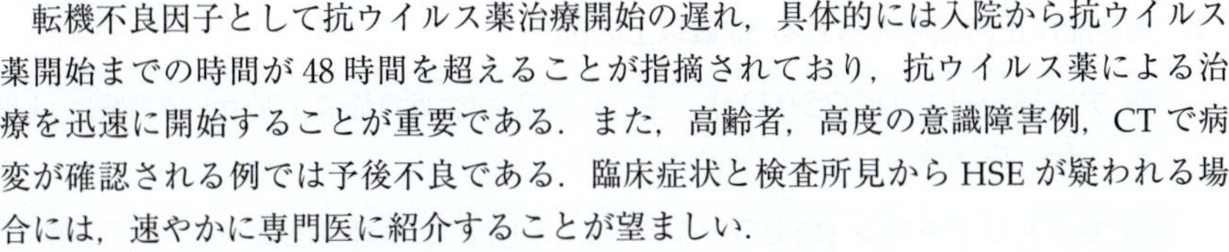

2 髄膜炎

I 細菌性髄膜炎

基本的知識

細菌性髄膜炎（bacterial meningitis：BM）は緊急性が高く，未治療では極めて予後不良であり致死率は15～30%と高い．BMの4徴候とされる発熱，意識障害，項部硬直，頭痛のうち2つ以上認められる場合は本症を疑わねばならず，BMの疑いがあれば起因菌の判明前でも躊躇なく治療を開始する必要がある．そのため，年齢層別の起炎菌の頻度と患者の基礎疾患などのリスクから起炎菌を想定して抗菌薬を選択し，起炎菌の同定と抗菌薬の感受性結果が判明すれば，その結果に基づいて適宜変更する．

年齢階層別の起炎菌頻度として，新生児や4ヵ月未満では出産時垂直感染による発症が多く，B 群溶連菌，大腸菌，インフルエンザ菌が多く肺炎球菌が続く．4ヵ月～5歳ではインフルエンザ菌と肺炎球菌が多い．6～49 歳は肺炎球菌が多くを占め，50 歳以上では肺炎球菌が最も多いが，黄色ブドウ球菌，緑膿菌，リステリア菌などが増加する．さらにドレナージやシャントなど外科手術を受けた後ではブドウ球菌が最も多くグラム陰性桿菌が続くが肺炎球菌は少ない．

GL 日本神経学会ほか (監)：細菌性髄膜炎診療ガイドライン 2014，南江堂，2014

処方例

A 抗菌薬

1) 免疫能が正常と考えられる 16～50 歳未満の例

❶ メロペネム (メロペン) 注　1 回 2 g (生理食塩液 100 mL で溶解)　8 時間毎　点滴静注

❷ バンコマイシン　注　1 回 10～20 mg/kg (生理食塩液 100 mL で溶解)　8 時間毎　点滴静注

▶❶で開始し，効果が得られない場合は適宜❷を追加する．

2) 免疫能が正常と考えられる 50 歳以上の例

❶ アンピシリン (ビクシリン)　注　1 回 2 g (生理食塩液 100 mL で溶解)　4 時間毎　点滴静注

❷ セフトリアキソン (ロセフィン)　注　1 回 2 g (生理食塩液 100 mL で溶解)　12 時間毎　点滴静注

❸ バンコマイシン　注　1 回 10～20 mg/kg (生理食塩液 100 mL で溶解)　8 時間毎　点滴静注

❹ メロペネム (メロペン)　注　1 回 2 g (生理食塩液 100 mL で溶解)　8 時間毎　点滴静注

▶❶～❸併用または❸❹併用のいずれか．

3) 慢性消耗疾患や免疫不全状態を有する例

❶ アンピシリン (ビクシリン)　注　1 回 2 g (生理食塩液 100 mL で溶解)　4 時間毎　点滴静注

❷ セフタジジム (モダシン)　注　1 回 2 g (生理食塩液 100 mL で溶解)　8 時間毎　点滴静注

❸ バンコマイシン　注　1 回 10～20 mg/kg (生理食塩液 100 mL で溶解)　8 時間毎　点滴静注

❹ **メロペネム（メロペン）** 注　1回2g（生理食塩液100 mLで溶解） 8時間毎 点滴静注

▶❶〜❸併用または❸❹併用のいずれか.

4) 頭部外傷や外科的侵襲（脳室ドレナージやシャント術）後の例

❶ **メロペネム（メロペン）** 注　1回2g（生理食塩液100 mLで溶解） 8時間毎 点滴静注

❷ **バンコマイシン** 注　1回10〜20 mg/kg（生理食塩液100 mLで溶解） 8時間毎　点滴静注

▶❶❷を併用.

【A 解説】

日本における肺炎球菌の薬剤耐性化率は高く，肺炎球菌性BM成人例の8割がペニシリン非感受性である．また50歳以上や外科的侵襲後ではブドウ球菌の頻度が増加し耐性化率も上昇する．そのため起因菌未確定時の初期選択薬としてはメロペネムとバンコマイシンが主となる．

起因菌が判明した場合は感受性検査結果に従って適切な抗菌薬に変更し，原則的には検出された菌のみを対象にした抗菌薬を選択する．抗菌薬投与期間として肺炎球菌14日間，インフルエンザ菌と髄膜炎菌は7日間が推奨されているが，症状改善後7〜10日間は投与継続が望ましい．

B 副腎皮質ステロイド

❶ **デキサメタゾンリン酸エステルナトリウム（デカドロン，オルガドロン）** 注　1回0.15 mg/kg　静注　6時間毎　4日間

▶抗菌薬投与10〜20分前に投与する.

【B 解説】

抗菌薬と副腎皮質ステロイド併用は成人の肺炎球菌性BMの死亡率や後遺症を改善する．インフルエンザ菌と髄膜炎菌では副腎皮質ステロイド併用の有用性は証明されていないが，悪化するエビデンスはなく使用してもよい．しかし高度の免疫不全状態の例や頭部外傷・外科的侵襲後の例では推奨されない．

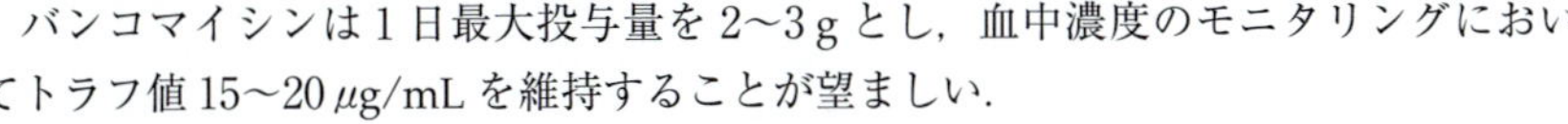

処方上の注意

バンコマイシンは1日最大投与量を2〜3gとし，血中濃度のモニタリングにおいてトラフ値15〜20 μg/mLを維持することが望ましい．

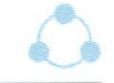

連携医療

成人BMでは抗菌薬開始が病院到着後6時間を超えると有意に死亡率が高くなり，臨床症状と検査所見からBMが疑われ場合には，速やかに専門医に紹介することが

望ましい．迅速に CT・MRI など検査が行えない場合や転院の場合には，まず抗菌薬を開始する．

Ⅱ　結核性髄膜炎

基本的知識

結核性髄膜炎（tuberculous meningitis：TBM）はまれな疾患であるが致死率 14〜28%，後遺症率 20〜30% と予後不良である．TBM は亜急性に進展するため，頭痛が次第に増強して脳神経麻痺や痙攣，意識障害など病状が進行して診断に至ることが少なくない．TBM が疑われるすべての患者では，ただちに抗結核薬治療を開始することが重要である．

TBM の脳 CT・MRI 所見の特徴として，水頭症，脳底部髄膜の造影剤増強効果，脳梗塞，結核腫があり，診断は①脳脊髄液塗抹で抗酸菌陽性，②脳脊髄液培養で結核菌同定，③脳脊髄液 PCR による結核菌遺伝子の検出，のいずれかにより確定する．

GL 亀井聡ほか：標準的神経治療：結核性髄膜炎．神経治療学 **32**：511-532, 2015

処方例

A 抗結核薬

❶ イソニアジド（イスコチン，ヒドラ）　錠 100 mg　1 回 3 T　1 日 1 回　朝食後

❷ リファンピシン（リファジン）　カプセル 150 mg　1 回 3 Cap　1 日 1 回　朝食後（体重 50 kg 以上の場合：1 回 4 T　1 日 1 回　朝食後）

❸ ピラジナミド（ピラマイド）　原末　1 回 0.75 g　1 日 2 回　朝夕食後（体重 50 kg 以上の場合：1 回 1.0 g　1 日 2 回　朝夕食後）

❹ エタンブトール（エサンブトール，エブトール）　錠 250 mg　1 回 3 T　1 日 1 回　朝食後

❺ ピリドキサール（ピドキサール）　錠 10 mg　1 回 1 T　1 日 3 回　毎食後

▶❶〜❺を併用．

B 副腎皮質ステロイド

❶ デキサメタゾンリン酸エステルナトリウム（デカドロン，オルガドロン） 注
1 回 0.15 mg/kg 静注 12 時間毎
（意識障害あるいは巣症状を伴う場合：1 回 0.2 mg/kg 静注 12 時間毎）

▶1 週毎に 1 回 0.05 mg/kg 減量し，1 日 3 mg からは内服とし，3 週間以上かけて 1 mg ずつ減量．

【A B 解説】

抗結核薬は❶～❹の 4 剤を 2ヵ月間投与し，その後は❶と❷の 2 剤を 10ヵ月間投与する．❶イソニアジド（イスコチン）によるビタミン B_6 欠乏性末梢神経障害の予防のために，❺ビタミン B_6（ピリドキサール）を併用する．

重症度にかかわらず副腎皮質ステロイドの併用が推奨され，HIV 合併例においても死亡率は増加しないことが示されている．

初期治療への反応が低い場合は，イソニアジドを 1.5 倍量に増量し，それでも効果不十分であるならイソニアジドの髄注を考慮する．

処方上の注意

薬剤性肝炎が生じた場合，血清トランスアミナーゼが正常の 5 倍を上回るならピラジナミドを中止し，イソニアジド・リファピシン・エタンブトールは続行する．エタンブトールでは視神経障害について定期的に検査を行う．

Ⅲ クリプトコックス髄膜炎

基本的知識

クリプトコックス髄膜炎（cryptococcus meningitis：CM）はまれな疾患であるが致死率 10～25% と予後不良である．CM は頭痛，発熱，全身倦怠感，意識障害，人格変化，記憶障害などの症状が亜急性に進行することが多い．CM は HIV 感染症，悪性腫瘍，膠原病，高齢者，ステロイド投与など種々の免疫抑制状態に発症しやすいが，CM 患者の 3 割は健常者であり基礎疾患のない患者にも発症する．

CM の脳 CT・MRI 所見の特徴として，髄軟膜の造影剤増強効果，水頭症，脳梗塞，肉芽腫性病変（cryptococcoma）が挙げられる．CM の診断には髄液の墨汁染色が有用である．脳脊髄液・血清のクリプトコックス GXM 抗原も感度，特異度が高く有用であるが，β-D グルカンはクリプトコックス感染症では上昇しない．

GL 深在性真菌症のガイドライン作成委員会（編）：深在性真菌症の診断・治療ガイドライン 2014，協和企画，2014

処方例

A 抗真菌薬

STEP 1 標的治療

❶ アムホテリシン B（アムビゾーム） 注 1 回 2.5～6 mg/kg＋5% ブドウ糖液 250 mL 1 日 1 回 1～2 時間かけて点滴静注 4 週間

❷ フルシトシン（アンコチル） 錠 500 mg 1 回 25 mg/kg 1 日 4 回 2 週間

▶❶❷を併用.

STEP 2 標的治療後

❶ フルコナゾール（ジフルカン） カプセル 100 mg 1 回 2～4 Cap 1 日 1 回 朝食後 8 週間以上

【A 解説】

STEP 1 終了後，STEP 2 にスイッチする．アムホテリシン B（ファンギゾン）の腎毒性など副作用を軽減したリポゾーマル製剤（アンビゾーム）はファンギゾンと同等の効果が期待でき忍容性も高い．5-FC（アンコチル）の併用はアンビゾーム単独群より生命予後が優れている．

脳脊髄液圧亢進を示す症例では，初圧が 20 cmH_2O 程度になるまで繰り返しドレナージを行う．5-FC 併用ができず，初期治療への反応が低い場合はアムホテリシン B（ファンギゾン）の髄注を考慮する．

B 副腎皮質ステロイド

❶ プレドニゾロン（プレドニン） 錠 5 mg 1 回 8～12 T 1 日 1 回 朝食後

▶抗真菌薬と併用．2～3 週間投与し，以降漸減して 4～8 週間で中止する．

【B 解説】

高用量の副腎皮質ステロイド投与が CM の死亡率悪化に関連するという報告がある．しかし，HIV 感染症など免疫不全のない患者の難治例や cryptococcoma 合併例では副腎皮質ステロイド併用の効果が期待できる．

（中嶋秀人）

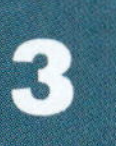

3 脳出血

基本的知識

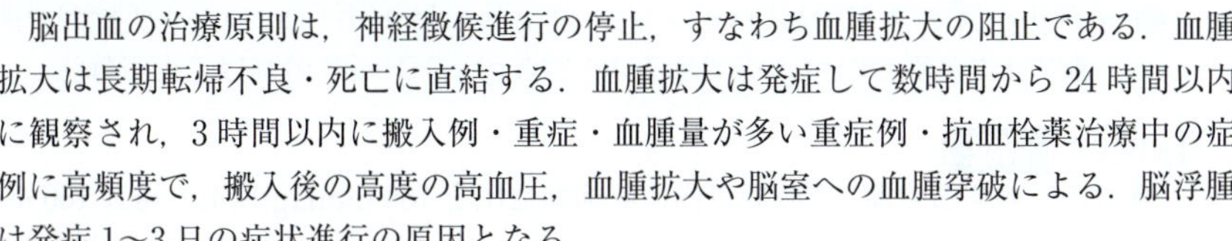

脳出血の治療原則は，神経徴候進行の停止，すなわち血腫拡大の阻止である．血腫拡大は長期転帰不良・死亡に直結する．血腫拡大は発症して数時間から24時間以内に観察され，3時間以内に搬入例・重症・血腫量が多い重症例・抗血栓薬治療中の症例に高頻度で，搬入後の高度の高血圧，血腫拡大や脳室への血腫穿破による．脳浮腫は発症1〜3日の症状進行の原因となる．

薬物治療アルゴリズム

高血圧への降圧療法を第一とする．凝固止血系異常がある症例への止血治療を第二とする．次に，急性期脳浮腫治療となる．また，発症8時間以内の外科治療のタイミングを逸さないことである．

処方例

STEP 1 超急性期治療

1) 降圧

❶ **ニカルジピン（ペルジピン）** 注 25 mg　血圧上昇時：収縮期血圧値 160 mmHg 未満を目標に 5 分間隔で測定し 1〜3 mL 点滴静注，その後 1〜10 mL/時で点滴静注

❷ **ジルチアゼム（ヘルベッサー）** 50 mg（生理食塩液 50 mL に 3 V 150 mg を溶解） 体重 50 kg に対して 1 mL/時で開始，1〜10 mL/時で調整

❸ **ニトログリセリン（ミオコール，ミリスロール）** 注　50 mg/100 mL　0.5〜5 μg/kg/分で調整

▶❶〜❸のいずれか．

2) 抗凝固薬中和による止血

[ワルファリンに対して]

❶ **新鮮凍結人血漿** ワルファリンにより PT-INR が 1.6 以上および 2.6 以上の延長：それぞれ 5，10 単位静注

❷ **乾燥濃縮人プロトロンビン複合体（ケイセントラ）** 注　PT-INR 2 以上 4 未満：1 回 25 IU/kg，4 以上 6 未満：1 回 35 IU/kg，6 以上：1 回 50 IU/kg 3 IU/kg/分以下で静注

❸ **メナテトレノン（ケイツーN）** 注 10 mg　10〜20 mg　点滴静注

▶❶または❷に❸を併用.
▶❶は解凍時間による治療の遅延，感染症や容量負荷による心不全の危惧がある.
▶❷は，投与量を守り，過凝固による血栓症発症に注意を払う.

[ダビガトランに対して]

❶ **イダルシズマブ（プリズバインド）** 注 2.5 g［ダビガトラン（プラザキサ）内服症例で止血が断定できない急性期では 1 回 5 g］　10〜20 分かけて点滴静注

【STEP 1 解説】

高血圧に対する治療：1 時間以内に収縮期血圧を 180 mmHg 以上の場合 160 mmHg 未満まで，150 mmHg 以上の場合 140 mmHg 未満に低下させ，その後発症 24 時間の収縮期血圧を 130 mmHg に目標設定し，発症 7 日まで 24 時間にわたる安定的な降圧療法を経口降圧薬へ調整することが実践的である．脳出血急性期に用いる降圧薬として，迅速な降圧が得られる，カルシウム拮抗薬（第一選択ニカルジピン，頻拍症例ではジルチアゼム）や冠動脈疾患合併例では亜硝酸薬の微量点滴静注が推奨される．現場では，血管拡張作用による再出血や頭蓋内圧亢進時における急激な降圧による脳虚血に注意を払いながら投与する．回復期に嚥下機能を評価して経口可能または経鼻チューブより，早期に長時間作用性カルシウム拮抗薬，アンジオテンシン変換酵素（ACE）阻害薬，アンジオテンシンⅡ受容体拮抗薬（ARB），類サイアザイド系利尿薬・カリウム保持型利尿薬を用いた経口治療へ，各クラス効果を考慮しながら切り替えることが推奨される．発症 7 日間の 24 時間にわたる安定的な降圧治療において，多クラスの降圧薬の併用療法を行い，また単剤大量療法による副作用回避も基本である．また，嚥下障害症例での服薬錠剤数を減ずるため，硝酸薬（ニトログリセリン）や β 遮断薬（ビソプロロール）の外用薬も重宝される．通常の高血圧性脳出血急性期で血液凝固系に異常がない場合，血液凝固因子を含めた血液製剤の投与は行わない．血管強化薬（カルバゾクロム）や抗プラスミン薬（トラネキサム酸）の有用性は示されていない．抗血栓療法中に合併した高血圧性脳内出血は，原則抗血栓薬の中止，ワルファリンに対しては新鮮凍結人血漿に比べて，プロトロンビン複合体投与は迅速に PT-INR を 1.35 ないし 1.2 未満まで中和できる．中和療法へのリバウンド予防のためビタミン K を併用する．また，直接経口抗凝固薬ダビガトランに対して抗体療法イダルシズマブ（プリズバインド），Xa 阻害薬（リバーロキサバン，アピキサバン，エドキサバン）内服中の脳内出血に対して，経口活性炭（クレメジン）による除去または新鮮凍結人血漿か保険適用外のプロトロンビン複合体いずれかの使用を考慮してもよい.

STEP 2 急性期治療

[脳浮腫]

❶ **濃グリセリン（グリセレブ，グリセオール）** 注 10% 200 mL　200 mL を 2 時間で点滴静注　1 日 2〜4 回

▶頭蓋内圧亢進・脳浮腫による意識レベル低下，CT上血腫周囲の脳浮腫・脳ヘルニアが原因であるときに投与される．心不全や高血糖，高ナトリウム血症の悪化に注意を払う．

【STEP 2 解説】

脳浮腫薬は，浮腫によるテント上中央線変位が少なくとも1cm以上ある場合，テント下病変で脳幹の偏倚，第4脳室の偏倚狭細化の場合に考慮する．超急性期は血腫による頭蓋内圧亢進により止血されていることを考慮し，脳浮腫が出現する発症12時間以降から開始する．

処方上の注意

診断後，降圧や止血の治療を早く導入，目標まで早く到達，その後安定的な維持を必要とする．

（大槻俊輔）

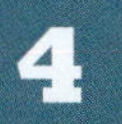

4 脳梗塞，一過性脳虚血発作

基本的知識

脳梗塞とは，症状完成型脳卒中（脳梗塞，脳実質の脳出血，くも膜下出血，脳動静脈奇形に伴う脳出血）の一種である．脳動脈に血栓，凝固塊，脂肪塊，石灰片，腫瘍塊などが楔入し，閉塞動脈から末梢の循環を障害する．その結果，脳細胞が壊死する病態である．一過性脳虚血発作（transient ischemic attack：TIA）は症状非完成型脳卒中で，発症24時間以内に神経脱落症状が完全に消失する．TIAの病態は脳梗塞と同様に脳の虚血に基づく．TIAは脳梗塞として病態が完成する危険性が高いことから，症状完成型脳卒中と同様に救急疾患としての認識が必要である．脳静脈に血栓が詰まる病態は静脈性脳梗塞，もしくは脳静脈血栓症と称し別の病態として扱う．

脳梗塞・TIAの診断に必要な事項は，①病歴聴取，②一般身体所見および神経学的所見の評価，③頭部CT/MRI，超音波を用いた検査の評価である．発症からできるだけ早期に①心原性脳塞栓症・TIAもしくは②非心原性脳梗塞・TIAのように脳虚血の原因（発症機序）を解明することが重要である．脳梗塞の治療では，発症から治療開始までの時間（超急性期脳梗塞），閉塞血管の有無を評価する．また，亜急性期から慢性期には，脳梗塞発症機序を念頭に各症例に適した処方を検討する．

薬物治療アルゴリズム

超急性期脳梗塞では，発症4.5時間以内の症例に対しアルテプラーゼ（グルトパまたはアクチバシン）静注療法の適応を検討する．脳主幹動脈の閉塞が持続している症例には，カテーテルを用いた機械的栓子摘出術の対象となり得る．発症から来院までの時間が短いTIA（urgent TIA）は，その後TIAを再発し場合よっては脳梗塞へ進展

する危険性が高い．urgent TIA を発症し症状が消失した後に脳梗塞を発症した場合にはアルテプラーゼ静注療法の適応となり得るため，入院治療とする．亜急性期から慢性期脳梗塞・TIA 例には，心房細動を有する心原性脳塞栓症・TIA は，直接経口抗凝固薬（DOAC）もしくはワルファリンを処方する．非心原性脳梗塞・TIA には抗血小板薬を使用する．特殊な原因（血液疾患，自己免疫疾患，悪性腫瘍など）に基づく脳梗塞・TIA は，基礎疾患への治療を優先する．中高年に発症した脳梗塞・TIA 例は，動脈硬化の危険因子（高血圧，糖尿病，脂質異常症，喫煙習慣）を有することが多い．脳梗塞・TIA の再発予防に必須である動脈硬化の危険因子に対する処方の詳細は，他項を参照されたい．

処方例

A 超急性期（発症 4.5 時間以内）脳梗塞症例

❶ **アルテプラーゼ（グルトパ，アクチバシン）** 注　0.6 mg/kg　点滴静注
10% を急速静注し，残りを 1 時間で持続静注

❷ **エダラボン（ラジカット）** 注　1 回 30 mg 100 mL　30 分かけて点滴静注
1 日 2 回　朝夕　7～14 日間　腎機能障害がある場合は投与不可

❸ **ファモチジン（ガスター）** 注 20 mg　静注　1 日 1 回　朝
高齢や重症の脳卒中患者の胃潰瘍予防目的に投与

❹ **ニカルジピン（ペルジピン）** 注　20 mL の生理食塩液で希釈し，ニカルジピンとして 0.01%（1 mL あたり 0.1 mg）溶液を 0.5 μg/kg/分（体重 50 kg の人では 0.25 mL/分）から持続静注開始
（頻回に血圧を評価しながら，最大 6 μg まで増量．血圧をモニターしながら点滴速度を調節）

❺ **ジルチアゼム（ヘルベッサー）** 注　100 mg（生理食塩液 50 mL で溶解）　3 mL/時から持続静注開始

❻ **硝酸イソソルビド（フランドル）** テープ 40 mg　1 枚貼付

❼ **濃グリセリン・果糖（グリセオール）** 注　1 回 200～300 mL を 2～3 時間かけて点滴静注　1 日 2～3 回

- ▶❶～❸を併用．
- ▶『rt-PA（アルテプラーゼ）静注療法．適正治療指針』の治療の適応外事項を満たす項目がある場合は❶の使用不可[1)]．
- ▶血栓溶解療法を予定する患者では，収縮期血圧＞185 mmHg または拡張期血圧＞110 mmHg 以上の場合に❹～❻のいずれか 1 つを開始，十分な降圧が図れない場合には適宜併用する．
- ▶浮腫性変化に起因する神経症状増悪が予想される症例は，❼を処方する．

▶アルテプラーゼ静注療法の治療適応外，またはアルテプラーゼ静注療法後に脳主幹動脈閉塞が持続している症例は機械的栓子摘出術を検討する．

B 急性期～慢性期非心原脳梗塞・TIA

❶ **エダラボン（ラジカット）** 点滴静注バッグ 1回30 mg 100 mL 30分かけて点滴静注 1日2回 朝夕 7～14日間
発症後24時間以内に受診した脳梗塞症例に投与

❷ **オザグレルナトリウム（カタクロット，キサンボン）** 注 80 mg（生理食塩液100 mLで溶解） 2時間かけて点滴静注 1日2回 朝夕 初日から7～14日間

❸ **アルガトロバン（スロンノンHI，ノバスタンHI）** 注 60 mg（生理食塩液250 mLで溶解） 11 mL/時 最初の2日間は1日60 mgを持続静注，その後5日間は1回10 mg＋生理食塩液100 mLを1日2回 間欠投与

❹ **アスピリン（バイアスピリン）** 錠100 mg 1回2T 1日1回

❺ **シロスタゾール（プレタール）** OD錠100 mg 1回1T 1日2回

❻ **クロピドグレル（プラビックス）** 錠75 mg 1回1T 1日1回

▶点滴治療が必要と判断した非心原性脳梗塞・TIA症例は❶に追加して❷❸のいずれかを投与する．内服可能な非心原性脳梗塞・TIA症例は❹～❻のいずれかを投与する．脳主幹動脈に血管病変を有する症例，症状が進行する症例は，急性期のみ❹～❻のうち2剤併用投与を検討する．

▶動脈硬化以外の特殊な原因に起因する脳梗塞は，原因疾患の治療を開始する．

C 急性期～慢性期心原性脳塞栓症・TIA［弁膜症を伴わない心房細動（NVAF）症例］

❶ **エダラボン（ラジカット）** 注 1回30 mg 100 mL 30分かけて点滴静注 1日2回 朝夕 7～14日間
発症後24時間以内に受診した心原性脳塞栓症に投与

❷ **アスピリン（バイアスピリン）** 錠100 mg 1回2T 1日1回

❸ **ワルファリン（ワーファリン）** 錠1 mg 1回2～3T 1日1回から開始，INR2.0～3.0（70歳以上ではINR1.6～2.6）となるように調節．INRが治療域に達し次第アスピリンを中止

❹ **ダビガトラン（プラザキサ）** カプセル75 mg 1回4 Cap 1日2回
（Ccr 30～60 mL/分の腎機能低下患者・高齢者：**プラザキサ** カプセル110 mg 1回1 Cap 1日2回）

❺ **リバーロキサバン（イグザレルト）** 錠 15 mg 1 回 1 T 1 日 1 回
（Ccr 30〜49 mL/分の腎機能低下患者：**イグザレルト** 錠 10 mg 1 回 1 T 1 日 1 回）

❻ **アピキサバン（エリキュース）** 錠 5 mg 1 回 1 T 1 日 2 回（80 歳以上の高齢者，体重 60 kg 以下，血清 Cr 1.5 mg/dL 以上の腎機能低下患者のうち 2 つ以上に該当する場合：**エリキュース** 錠 2.5 mg 1 回 1 T 1 日 2 回）

❼ **エドキサバン（リクシアナ）** 錠 60 mg 1 回 1 T 1 日 1 回（体重 60 kg 以下，または Ccr 15〜50 mL/分の患者：**リクシアナ** 錠 30 mg 1 回 1 T 1 日 1 回）

▶抗凝固療法は，小梗塞もしくは塞栓症再発リスクが高い場合は 4 日目から開始，中梗塞は 7 日目から開始，大梗塞で出血性梗塞の合併がない場合は 12 日目から開始，出血性梗塞を合併する場合は 14 日目以降に開始する．❶〜❸を併用する．もしくは❶に❹〜❼のいずれかを併用投与する．

D 急性期〜慢性期心原性脳塞栓症・TIA（心臓弁膜症を有する，もしくは機械弁置換術後の症例）

❶ **エダラボン（ラジカット）** 注 1 回 30 mg 100 mL 30 分かけて点滴静注 1 日 2 回 朝夕 7〜14 日間
発症後 24 時間以内に受診した心原性脳塞栓症に投与

❷ **ヘパリン** 注 10,000〜15,000 単位を生理食塩液などで希釈し，1 日かけてポンプで持続静注（APTT 値は投与前値の約 2 倍を超えない程度で調節）

❸ **ワルファリン（ワーファリン）** 錠 1 mg 1 回 2〜3 T 1 日 1 回から開始し INR 2.0〜3.0 となるように調節，INR が治療域に達し次第ヘパリンを中止

▶❶〜❸を併用．❸のコントロールが良好となったら❷を中止する．

【D 解説】

心原性 TIA では，初診時の頭部 CT/MRI で出血性梗塞がなければただちに抗凝固療法を開始する．

E 急性期脳梗塞・TIA の胃粘膜障害，上部消化管出血発症予防

❶ **ボノプラザン（タケキャブ）** 錠 20 mg 1 回 1 T 1 日 1 回（脳梗塞・TIA は保険適用外）

❷ **ファモチジン（ガスター）** D 錠 20 mg 1 回 1 T 1 日 1 回（脳梗塞・TIA は保険適用外）

❸ **テプレノン（セルベックス）** カプセル 50 mg 1 回 1 Cap 1 日 3 回（脳梗塞・TIA は保険適用外）

❹ **レバミピド（ムコスタ）** 錠 100 mg　1 回 1 T　1 日 3 回（脳梗塞・TIA は保険適用外）

❺ **アスピリン・ランソプラゾール配合（タケルダ）** 配合錠　1 回 1 T　1 日 1 回

▶ ❶～❹のいずれか．アスピリンを使用している症例は，❺への変更を検討する．

F 動脈硬化の危険因子

1）高血圧症

急性期脳梗塞・TIA では，収縮期血圧 >220 mmHg または拡張期血圧 >120 mmHg の高血圧が持続する場合や，大動脈解離・急性心筋梗塞・心不全・腎不全などを合併している場合に限り，慎重な降圧療法を行うことを考慮する．神経症状が安定している高血圧合併症例では，禁忌がない限り，発症前から投与されている降圧薬を脳卒中発症後 24 時間以降に再開することを考慮する．脳梗塞・TIA の再発予防（二次予防）では，降圧療法が推奨される．目標とする血圧レベルは少なくとも 140/90 mmHg 未満とするよう強く勧められる．両側内頸動脈狭窄，主幹動脈閉塞症例では，降圧療法を考慮してもよいが過度の降圧に注意する．ラクナ梗塞，抗血栓薬内服中では，可能であればより低い血圧レベルが推奨され，血圧は 130/80 mmHg 未満を目指すことを考慮してもよい（脳卒中治療ガイドライン 2015）．

❶ **テルミサルタン（ミカルディス）** 錠 20 mg　1 回 2 T　1 日 1 回（1 回 1 T　1 日 1 回から開始）　1 日最大服用量は 80 mg まで

❷ **テルミサルタン・アムロジピン配合（ミカムロ）** 配合錠 AP　1 回 1 T　1 日 1 回から開始

❸ **テルミサルタン・ヒドロクロロチアジド配合（ミコンビ）** 配合錠 AP　1 回 1 T　1 日 1 回から開始

▶ ❶から投与を開始する．降圧目標に到達しない場合は，適宜❷❸へ変更する．
▶ ❷❸は高血圧治療の第一選択薬として用いない．

2）脂質異常症

高用量のスタチン系薬は脳梗塞の再発予防に勧められる．低用量のスタチン系薬で脂質異常症を治療中の患者において，エイコサペンタエン酸（EPA）製剤の併用が脳卒中再発予防に勧められる（脳卒中治療ガイドライン 2015）．

❶ **ロスバスタチン（クレストール）** 錠 2.5 mg　1 回 1 T　1 日 1 回から開始

❷ **フェノフィブラート（リピディル，トライコア）** 錠 53.3 mg　1 回 1 T　1 日 1 回から開始　106.6～160 mg を食後経口服用

❸ **オメガ-3 脂肪酸エチル（ロトリガ）** 粒状カプセル 2 g　1 回 2 g　1 日 1 回食直後から開始

▶ 高 LDL 血症に対して❶を，高 TG 血症に対して❷もしくは❸を投与する．

▶❶は早期にLDL-コレステロール値を低下させる必要がある場合には5 mgより服用を開始してもよい．服用開始後あるいは増量後，4週以降にLDL-コレステロール値の低下が不十分な場合には，漸次10 mgまで増量．10 mgを服用してもLDL-コレステロール値の低下が十分でない，家族性高コレステロール血症患者などの重症患者に限り，1日最大20 mgまで投与可能．腎機能障害，高齢者に処方する場合には横紋筋融解症に注意．

3) 糖尿病

血糖コントロールを推奨する．インスリン抵抗性改善薬（ピオグリタゾン）による糖尿病治療を考慮する（脳卒中治療ガイドライン2015）．具体的な処方は，p 285「糖尿病」を参照されたい．

処方上の注意

DOACの薬剤毎に減量基準は異なる．したがって，DOACを処方する場合には，添付文書および厚生労働省発医薬品等安全性関連情報（緊急安全情報，安全速報，使用上の注意の改訂など〈http://www.mhlw.go.jp/stf/seisakunitsuite/bunya/kenkou_iryou/iyakuhin/iyaku/index.html〉［2019年1月16日閲覧］）を適宜参照する．

連携医療

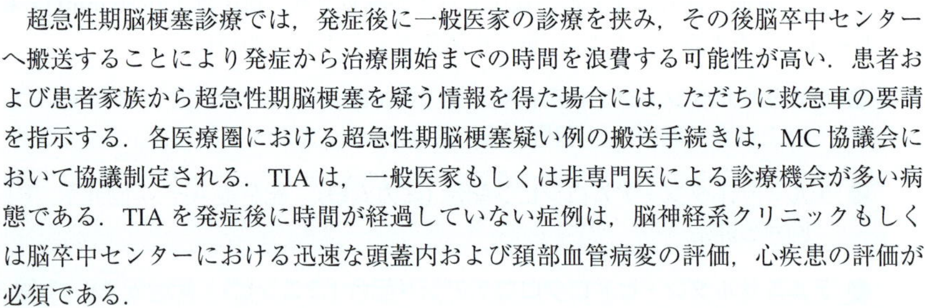

超急性期脳梗塞診療では，発症後に一般医家の診療を挟み，その後脳卒中センターへ搬送することにより発症から治療開始までの時間を浪費する可能性が高い．患者および患者家族から超急性期脳梗塞を疑う情報を得た場合には，ただちに救急車の要請を指示する．各医療圏における超急性期脳梗塞疑い例の搬送手続きは，MC協議会において協議制定される．TIAは，一般医家もしくは非専門医による診療機会が多い病態である．TIAを発症後に時間が経過していない症例は，脳神経系クリニックもしくは脳卒中センターにおける迅速な頭蓋内および頚部血管病変の評価，心疾患の評価が必須である．

文献

1) 日本脳卒中学会脳卒中医療向上・社会保険委員会：rt-PA（アルテプラーゼ）静注療法．適正治療指針 第二版〈http://www.jsts.gr.jp/img/rt-PA02.pdf〉［2019年1月16日閲覧］

（井口保之）

5 くも膜下出血

基本的知識

1分以内にピークとなる雷鳴頭痛で搬送された症例は意識レベルにかかわらず，脳動脈瘤破裂によるくも膜下出血と想定する．救急搬送時，初期治療として気道確保，呼吸と循環動態の安定化，意識レベル，瞳孔左右差と対光反射，NIHSS，重症度

WFNS 評価を行い，頭部 CT へ進める．

薬物治療アルゴリズム

頭痛に対する鎮痛，再破裂予防のための 160 mmHg 以上の高血圧に対する降圧と鎮静が初期薬物治療の要である．術後は呼吸循環管理以外に遅発性血管攣縮の予防となる．

処方例

STEP 1 超急性期治療

1) 降圧

❶ **ニカルジピン（ペルジピン）** 注 25 mg　血圧上昇時：収縮期血圧値 160 mmHg 未満を目標に 5 分間隔で 1〜3 mL 静注，その後 2〜10 mL/時で持続投与

▶意識レベルの変容がないことを確認しながら 140 mmHg 未満を目標にする．重症で頭蓋内圧亢進時の不用意の降圧は脳灌流圧低下からの脳虚血を誘発する．

2) 鎮痛

❶ **ペンタゾシン（ソセゴン）** 注　1 回 15〜30 mg　静注

❷ **フェンタニル** 注　（生理食塩液 30 mL に溶解し）3A（25 μg/mL）として 1〜2 mL 静注　維持量 3 mL/時（最低 1 mL/時），上限 0.1 mL/kg/時

▶❶第一選択，❷第二選択．

▶❷は，呼吸抑制があるので挿管を前提とする．

3) 鎮静

❶ **プロポフォール（ディプリバン）** 注　原液使用．人工呼吸の鎮静導入：0.03 mL/kg/時で静注を開始し，0.03〜0.30 mL/kg/時で適切な鎮静深度を維持

❷ **ミダゾラム（ドルミカム）** 注　50 mg（生理食塩液 40 mL で希釈し 50 mL とし）0.03 mg/kg を 1 分以上かけて静注，0.06 mg/kg まで追加可能．0.03〜0.18 mg/kg/時の持続静脈内投与で維持

❸ **デクスメデトミジン（プレセデックス）** 注　1 V 2 mL 200 μg（2 V に生理食塩液 46 mL を加え 50 mL，8 μg/mL とし）初期負荷投与速度 6 μg/kg/時で 10 分間導入，その後維持投与速度 0.2〜0.7 μg/kg/時で調整

▶❶＋❸，または❷＋❸挿管を行う．

▶❶は，効果発現が早いが，呼吸抑制と血圧低下が強い．小児・妊婦，卵・大豆アレルギーには禁忌．

▶❷は，呼吸抑制が強く，薬剤耐性がある．

▶❸は，ボーラス不可．呼吸抑制は少ないが，効果発現まで 40〜60 分要する．

【STEP 1 **解説**】

発症直後は再破裂を予防するため，安静を保ち，十分な鎮痛，鎮静，降圧し，侵襲的な処置や検査を避ける．再出血予防を鑑みた全身麻酔および外科的治療への安全な橋渡しを行う．

STEP 2 術後治療　血管攣縮予防

❶ **オザグレルナトリウム（カタクロット，キサンボン）** 注　1 日量 80 mg を（生理食塩液 200 mL で希釈し）24 時間かけて持続静注．投与はくも膜下出血術後早期に開始し 2 週間持続

❷ **ファスジル（エリル）** 注　1 回 30 mg　（生理食塩液 50〜100 mL で希釈し）1 日 2〜3 回 30 分かけて点滴　術後 2 週間投与

▶❶❷単独か，または併用．

▶❶トロンボキサン合成酵素阻害薬，❷ Rho キナーゼ阻害薬．

【STEP 2 **解説**】

開頭クリッピング術またはコイル塞栓術術後，脳槽ドレナージにより血腫の早期除去を行うとともに，発症 4〜14 日に発生する脳主幹動脈の遅発性血管攣縮およびこれに伴う脳虚血症状の改善として，ニカルジピンとともに選択される．また，症候性遅発性脳血管攣縮が生じた場合，トリプル H 療法（循環血液量増加，血液希釈，人為的高血圧）や血管内治療（血管形成術やファスジル選択的動注療法）が行われる．高用量マグネシウム，エダラボン，ステロイドホルモン，脂質低下薬スタチンの有用性も示されている．

処方上の注意

急激な呼吸循環障害の場合，水電解質異常，ARDS，たこつぼ心筋症を念頭に入れる．

連携医療

くも膜下出血は出血源の診断や急性期治療に高い専門性が要求されるため，一般医療機関に搬入された場合は専門施設に速やかに搬送する必要がある．移送中の血圧管理，鎮痛鎮静を図る必要があり，病態の変化に即応するために医師の同乗が望ましい．

（大槻俊輔）

6 Guillain–Barré 症候群

基本的知識

Guillain–Barré 症候群（GBS）は，運動麻痺を主徴とする自己免疫性の末梢神経障害である．典型的には，先行感染症状（上気道炎や胃腸炎症状など）が出現・消褪してから数日後に，急速進行性（日ごとに進行）の四肢筋力低下と四肢腱反射の低下・消失がみられ，脳脊髄液で蛋白細胞解離（蛋白濃度が上昇する一方で細胞数は正常）が確認でき，発症から1ヵ月以内に改善傾向を示す．ただし，病初期には蛋白細胞解離はみられないことが多く，また四肢筋力低下を伴わず脳神経領域の筋力低下（眼筋麻痺や顔面神経麻痺，球麻痺）のみを呈するなど，非典型的な症例もまれでないことに注意する．診断には末梢神経伝導検査が必須であるが，単に伝導異常の存在を確認するだけでなく，「GBS らしい」かどうかの判断が求められる．血中の自己抗体（糖脂質抗体）が約6割の症例で検出され，診断に有用である（保険収載されている抗体や検査委託先は限られるため注意が必要）．その他，血液検査（筋炎や低カリウム性ミオパチー，脚気ニューロパチー，血管炎などの鑑別）や脊髄 MRI（脊髄疾患の鑑別）を行う．発症から1ヵ月以上経過しても増悪するようなら，慢性炎症性脱髄性ニューロパチーの可能性を想定すべきである．

薬物治療アルゴリズム

軽症例（介助なしで5 m 歩行が可能）や回復期（発症4週以降か，すでに回復傾向を示している時期）には免疫治療の積極的な適応はなく，原則として経過観察とする．中等症以上（5 m の歩行に介助を要するか，介助歩行不可）で，かつ急性進行期（発症4週以内でかつ回復傾向を示していない時期）には速やかに免疫治療を開始する．

免疫治療として，経静脈的免疫グロブリン療法（intravenous immunoglobulin：IVIg）と単純血漿交換療法の2つに関して有効性が確立しているが，簡便性が重視され IVIg が第一選択とされる．

GL 日本神経学会（監）：ギラン・バレー症候群，フィッシャー症候群診療ガイドライン 2013，南江堂，2013

処方例

A 免疫療法

STEP 1 第一選択治療

❶ 乾燥スルホ化人免疫グロブリン（献血ベニロン-I） 注 1日400 mg/kg 5日間 点滴静注

▶点滴速度などは添付文書に従う．

STEP 2 第一選択治療として行ったIVIgの効果が不十分，ないしは無効なとき

上記STEP 1をもう1クール追加施行する．

【STEP 2 **解説**】

IVIgを1クール実施したにもかかわらず症状の進展が止まらない場合や改善がみられない場合，ないしIVIg後に一度軽快傾向を示した後に再度悪化した場合に，次の一手として有効性の確立した治療法はない．単純血漿交換療法を追加するという手も考え得るものの，単純血漿交換とIVIgとを併用（順序は単純血漿交換→IVIgではあるが）してもIVIg単独治療と比べ治療効果に差はなく，また，IVIgでせっかく投与した免疫グロブリンを血漿交換で破棄してしまうことになり，単純血漿交換療法を追加施行することは勧められない．IVIgの効果が乏しいのは血中の免疫グロブリン量が不足していることが原因であるとの考え方から，エビデンスが不足している現状では，IVIgを1クール追加施行するのが妥当と考えられる．

B 補助・対症療法

呼吸不全や感染症（誤嚥性肺炎）に加え，不整脈・血圧変動や深部静脈血栓症などの出現に注意し，モニター監視下での全身管理を行う．特に，呼吸機能が保たれていても嚥下障害が高度（唾が飲み込めないのを目安にする）の場合には，誤嚥性肺炎の予防のため気管内挿管だけでも積極的に行う．膝立てが自力でできない程度にまで下肢筋力低下が進行した場合には，深部静脈血栓症の予防目的でヘパリン投与や弾性ストッキング着用，間欠的圧迫法を行う．

STEP 1 膝立てが自力でできない程度にまで下肢筋力低下が進行した場合

❶ ヘパリン 注 1日10,000〜15,000単位（生理食塩液などで希釈）を持続点滴

処方上の注意

IVIgが禁忌（免疫グロブリン製剤に対してショック・過敏症の既往がある）や高リスク（IgA欠損症や腎障害，高血液粘度の存在，脳血管障害・心臓血管障害の既往）では，単純血漿交換療法の選択を考慮する．IgA欠損症の除外にはしばしば時間がかかるため，血中IgA測定結果を待たずにIVIgを開始する際には，アナフィラキシー

反応の出現に注意し，点滴速度を遅くするなどして慎重に開始する．

医療連携

GBS が疑われた場合には重症度にかかわらず速やかに専門病院へ搬送する．筋力低下に伴う呼吸筋麻痺よりも，自律神経障害（不整脈）や深部静脈血栓症，感染症などが致死的な転帰につながることが多く，また重症化の予防や後遺症の軽減には可及的早期の免疫治療が必要であるためである．

（古賀道明）

7 Parkinson 病

基本的知識

Parkinson 病の有病率は人口 10 万人当たり 150～200 人とされている．65 歳くらいから年齢とともに発症率は上昇し，人口の高齢化とともに罹患患者数は増加し，現在わが国で約 15 万～20 万人の患者が存在する．静止時振戦，筋強剛，無動，姿勢反射障害が運動症状として知られているが，非運動症状として立ちくらみ，便秘，排尿障害，発汗過多などの自律神経障害やうつ，不安，アパシー，衝動制御障害などの精神障害，レム睡眠行動異常症などの睡眠障害，幻視，視覚性認知障害などが合併することも問題である．病理学的には黒質ドパミン神経細胞内に α-シヌクレイン蛋白が蓄積して Lewy 小体を形成し，ドパミン神経細胞死をきたすとともに脳内のドパミンが枯渇するため種々の運動症状が生じる．さらに α-シヌクレイン蛋白は皮膚や腸管などの末梢自律神経，嗅球など末梢から蓄積が始まり，中枢へと伝播していくことが明らかにされ，全身疾患としての Parkinson 病治療が求められるようになってきた．

Parkinson 病の治療は①ドパミン系薬物治療，②非ドパミン系薬物治療，③脳深部刺激術，④リハビリテーションなどが主体となる．さらに精神・認知機能障害，自律神経障害の治療も必要である．これらの治療については日本神経学会『パーキンソン病診療ガイドライン 2018』にも記載されているが，本項では実臨床での薬物治療につき概説する．

GL 日本神経学会（監）：パーキンソン病診療ガイドライン 2018，医学書院，2018

薬物治療アルゴリズム

Parkinson 病の運動症状に対してはレボドパ製剤が治療の中心となるが，半減期が短いことや，長期，高用量の使用にて薬効不安定（ウェアリング・オフ，ジスキネジア）となることが問題である．脳内ドパミンをできるだけ安定的に供給し，ドパミン受容体を持続的に刺激する（continuous dopaminergic delivery：CDD/continuous dopaminergic stimulation：CDS）治療が求められており，レボドパの分解を抑制するCOMT阻害薬，MAO-B阻害薬や半減期の長いドパミンアゴニストなどの使用が運動合併症予防に必要となる．また，安定的にドパミンを供給する目的で胃瘻を造設し，空腸にゲル状のレボドパ・カルビドパをポンプで持続注入する（LCIG）治療も保険で可能となった．

日本神経学会『パーキンソン病診療ガイドライン2018』では，精神症状発現リスクが高く，当面の症状改善を急ぐ場合は年齢にかかわらずレボドパで治療開始することを推奨している．一方，精神症状のリスクは高くないが，比較的若年（65歳未満）で運動合併症のリスクが高い場合はドパミンアゴニストもしくはMAO-B阻害薬，運動合併症のリスクが高くなければレボドパで治療開始することを推奨している．欧米では以前より，運動症状が軽度の場合はMAO-B阻害薬で開始し，運動症状が中等度で認知症がなければドパミンアゴニストで開始，運動症状が高度で認知症のある高齢者ではドパミンで開始することを推奨していた[1]．わが国でもMAO-B阻害薬単独治療が2015年に保険上承認されたため，欧米のガイドラインに準じて比較的若年で運動合併症のリスクが高い場合，MAO-B単独療法も推奨されている．

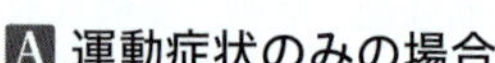

処方例

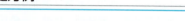

A 運動症状のみの場合

重症度はHoehn-Yahr（H-Y）の分類に準じる（1度：片側症状，2度：両側症状，3度：姿勢反射障害，4度：歩行障害，5度：寝たきり）．

STEP 1 初期（H-Y 1～2度）

1）若年発症，認知・精神症状なし

［ドパミンアゴニスト（主として非麦角系を用いる）］

❶ **プラミペキソール（ミラペックス）** 徐放錠 1.5 mg　1回1～3T　1日1回　食後
初期量1日1回0.375 mgより開始し，2週目に0.75 mg，以後1週毎に1日量0.75 mgずつ増量．標準1日量1.5～4.5 mg．最高1日4.5 mgまで

❷ **ロピニロール（レキップ）** 徐放錠 2 mg　1回1～8T　1日1回　食後
初期量1日1回2 mgより開始し，2週目に4 mg，以後1週毎に1日量2 mgずつ増量．最高1日16 mgまで

❸ **ロチゴチン（ニュープロ）** パッチ　夜間寝返り不良，睡眠障害，むずむず足症候群にも有効
2.25 mg・4.5 mg・9 mg・13.5 mg・18 mgの5種．1日1枚皮膚に貼付．初期量1日1回4.5 mgより開始し，経過を観察しながら1週毎に4.5 mgずつ増量．1日最高36 mgまで

[MAO-B 阻害薬]

❹ **セレギリン（エフピー）** OD 錠 2.5 mg 1 回 1～2 T 1 日 1～2 回 朝昼食後

❺ **ラサギリン（アジレクト）** 錠 0.5 mg 1 回 1～2 T 1 日 1 回 朝食後

▶❶～❺のいずれか.

解説

かつては麦角系ドパミンアゴニスト（ペルゴリド，カベルゴリンなど）が使用されていたが，高用量長期使用にて心臓弁膜症，肺線維症などの副作用が報告されたため，現在では非麦角系が第一選択となる．アゴニストの急な減薬，中止は不安，焦燥，うつなど離脱症候群をきたすことがあり，注意する．❹❺は単剤で使用でき，ドパミンの中枢での分解抑制，ドパミン神経保護効果が期待される．

2) **高齢者，認知・精神症状あり（もしくは運動合併症のリスクが低い）**

❶ **レボドパ配合剤** レボドパとして 100 mg 1 回 1～2 T 1 日 3 回 食後
初期量 100～200 mg から開始し，症状を観察しながら漸増．標準維持量 1 日 300～600 mg

❷ **ゾニサミド（トレリーフ）** 錠・OD 錠 25 mg 1 回 1～2 T 1 日 1 回朝食後

▶❶は，レボドパ・ベンゼラジド配合（マドパー，ネオドパゾール，イーシー・ドパール），レボドパ・カルビドパ配合（メネシット，ネオドパストン），さらに COMT 阻害薬（エンタカポン）を加えた合剤（スタレボ）の使用により，より血中濃度安定化が期待できる.

▶状況に応じて❷を単独，もしくは❶に併用.

▶❷は，特にウェアリング・オフや振戦が優位な場合に有効.

STEP 2 中期（H-Y 2～3 度） 運動合併症の対処が必要

1) **若年発症，認知・精神症状なし**

❶ **ドパミンアゴニストまたは MAO-B 阻害薬＋レボドパ** （使用量は前述）

2) **高齢者，認知・精神症状あり**

❶ **レボドパ** （使用量は前述）[＋MAO-B 阻害薬を検討]

3) **ウェアリング・オフをきたす場合**

❶ **エンタカポン（コムタン）** 錠 100 mg 1 回 1～2 T 1 日 3 回 食後

❷ **レボドパ・カルビドパ・エンタカポン配合（スタレボ）** 錠 100 mg 1 回 1～2 T 1 日 3 回 食後

▶❶をレボドパ配合剤と併用．症状が安定すれば❷に切り替え可能.

4) ジスキネジアをきたす場合

❶ アマンタジン（シンメトレル） 錠 100 mg 1回1T 1日2〜3回 食後

5) on-off が激しい場合

❶ レボドパ・カルビドパ配合（デュオドーパ） 配合経腸用液

▶もしくは，視床下核または淡蒼球内節深部脳刺激術（STN/Gpi-DBS）を検討.

6) すくみ足，起立性低血圧をきたす場合

❶ ドロキシドパ（ドプス） OD 錠 100 mg 1回1〜3T 1日3回 食後

Step 3 進行期（H-Y 4〜5 度） 運動合併症，非運動症状，認知障害への対処が必要

❶ レボドパ （使用量は前述）

▶レボドパ・カルビドパ配合（メネシット，ネオドパストン），レボドパ・ベンゼラジド配合（マドパー，ネオドパゾール，イーシー・ドパール），レボドパ・カルビドパ・エンタカポン配合（スタレボ）の使用でさらなるレボドパ血中濃度の安定化が期待できる.

1) ウェアリング・オフ，姿勢異常，歩行障害，ドパミン抵抗性の症状

❶ イストラデフィリン（ノウリアスト） 錠 20 mg 1回1〜2T 1日1回 朝食後

2) ジスキネジア・嚥下障害

❶ アマンタジン（シンメトレル） （使用量は前述）

【A 解説】

Parkinson 病の治療の基本はレボドパであるが，高用量，長期内服にてジスキネジアやウェアリング・オフなどの運動合併症をきたしやすいため，病期に応じて他の治療薬の選択が求められる．特に早期で運動症状が軽度であり，日常生活に支障をきたさないレベルでかつ，認知・精神症状がない場合，MAO-B 阻害薬もしくはドパミンアゴニストで始めることが推奨されている．しかし，症状が生活上の支障となる場合や，高齢で認知機能障害があれば，早晩レボドパを追加したほうがよい．病状が進行し，運動合併症をきたした場合，レボドパの血中濃度を安定させる CDD/CDS 治療を目指し（COMT 阻害薬併用，またはその合剤の使用），ドパミンアゴニストも徐放剤や貼付剤を適宜使用する．著しい症状の変動がみられる場合は胃瘻を造設し，直接空腸内にレボドパを持続投与するレボドパ・カルビドパ経腸ゲル（LCIG）や，深部脳刺激術（DBS）を考慮する場合もある．進行期 Parkinson 病では幻視などの精神症状や認知機能障害，嚥下障害などが問題となるため，場合によりドパミンアゴニストの減量，中止を考慮する．難治性の振戦にゾニサミド，姿勢異常や傾眠，うつなどドパミン抵抗性の症状にイストラデフィリンなどの非ドパミン薬が有効な場合もあるが十分なエビデンスはない．

表 1　薬剤の主な禁忌と副作用

	副作用	禁忌
レボドパ製剤	消化器症状（吐き気，嘔吐，食欲不振），動悸，ジスキネジア，幻視・幻覚，妄想など	閉塞隅角緑内障患者
ドパミンアゴニスト	麦角系：心臓弁膜症，肺線維症，嘔気，食欲低下，浮腫 非麦角系：突発性睡眠，傾眠，幻覚，妄想など	麦角系：心臓弁膜症 非麦角系：妊婦
MAO-B 阻害薬	ジスキネジア，興奮，精神症状（幻覚，妄想，錯乱，せん妄），不眠など	SSRI，SNRI，三環系抗うつ薬内服患者
COMT 阻害薬	ジスキネジア，便秘，着色尿，幻覚，悪心，傾眠，貧血など	悪性症候群，横紋筋融解症の既往
ゾニサミド	眠気，食欲不振，ジスキネジア，悪心，幻覚，めまい	妊婦
イストラデフィリン	ジスキネジア，便秘，幻視，幻覚，傾眠，悪心など	妊婦，重度の肝障害のある患者
抗コリン薬	幻覚，せん妄，認知機能低下，悪性症候群，閉塞隅角緑内障など	緑内障，重症筋無力症
コリンエステラーゼ阻害薬	悪心，嘔吐，食欲不振，下痢，食欲減退，頭痛，QT 延長症候群など	ピペリジン誘導体に過敏症の既往
非定型抗精神病薬	悪性症候群，横紋筋融解症，錐体外路症状，高プロラクチン血症など	高齢認知症者の死亡リスク増加

B 非運動症状を合併する場合

非運動症状として，自律神経症状（習慣性便秘，起立性低血圧，排尿障害），精神症状（うつ・アパシー，不安など），認知機能障害（視覚性認知障害，遂行機能障害など），睡眠障害（レム睡眠行動異常症など）などがある．これらの症状への対処については別項を参照されたい．

処方上の注意（表 1）

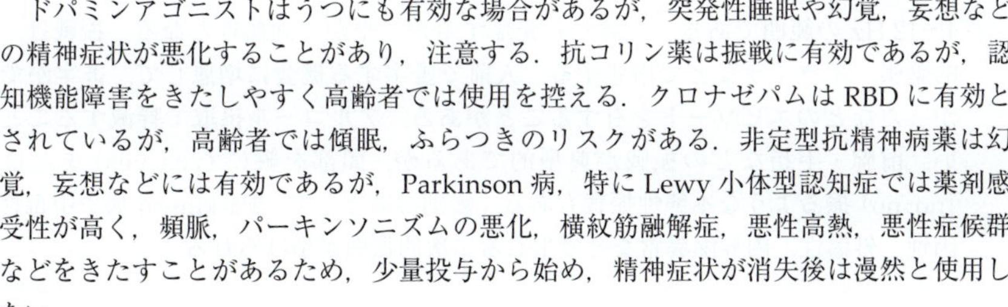

ドパミンアゴニストはうつにも有効な場合があるが，突発性睡眠や幻覚，妄想などの精神症状が悪化することがあり，注意する．抗コリン薬は振戦に有効であるが，認知機能障害をきたしやすく高齢者では使用を控える．クロナゼパムは RBD に有効とされているが，高齢者では傾眠，ふらつきのリスクがある．非定型抗精神病薬は幻覚，妄想などには有効であるが，Parkinson 病，特に Lewy 小体型認知症では薬剤感受性が高く，頻脈，パーキンソニズムの悪化，横紋筋融解症，悪性高熱，悪性症候群などをきたすことがあるため，少量投与から始め，精神症状が消失後は漫然と使用しない．

連携医療

ウェアリング・オフ，ジスキネジアなどの運動合併症で薬効不安定な発症 3〜5 年程度の例，早期から症状の日内変動が激しい例，病的賭博，性欲亢進や爆買いなどの衝動制御障害がみられる例，幻覚・認知機能障害が目立つ例，初期から起立性低血圧や慢性習慣性便秘などの自律神経障害が高度の例に対してはなるべく早期から専門医にコンサルトしたほうがよい．

特に発症早期で比較的症状の安定している患者であればかかりつけ医での投薬継続，管理を依頼されることがある．症状が安定していても年余にわたり進行する例が大半であるので，症状の変化，進行に注意する．特に運動合併症，精神症状，認知機能，睡眠障害，自律神経障害があれば定期的に専門医にコンサルトするのがよい．急性増悪期には脱水や感染症を契機として横紋筋融解症，悪性症候群をきたすことがあるので，血液検査を速やかに施行する．

文献

1) Schapira AH, et al：Drug selection and timing of initiation of treatment in early Parkinson's disease. Ann Neurol **64**［Suppl 2］：S47-55, 2008

（髙橋牧郎）

8 本態性振戦

基本的知識

不随意で律動性のある身体の動きである振戦の中で，最も多いのが本態性振戦である．本態性振戦では，振戦以外の神経症状を有さない．有病率は 2.5～10% であるが，なかでも高齢者に多い．また，家族性を持つ患者も多い．本態性振戦は原因が定かでないものの中枢性の振戦であり，小脳-下オリーブ核系の機能異常が関連していると考えられている．

本態性振戦は姿勢時振戦であり，前腕を前方に挙上するなど随意的にある姿勢をとったときに出現し，安静に戻すと軽減・消失する特徴を有する．振戦の周期は 4～12 Hz の範囲である．一側から発症するが，やがて両側性となる．振戦は，精神的緊張，イライラなどで増悪する．人前で書字する機会に増悪して，書字ができなかったなどのエピソードを有することがある．アルコール摂取で軽減することが多い．前腕・手指などの振戦が典型的であるが，頭部を縦に（yes-yes）または横に（no-no）振るような本態性振戦もある．鑑別診断として，Parkinson 病や中毒性，心因性，外傷性，内分泌異常などで生じる二次的振戦が挙げられる．

処方例

STEP 1

❶ アロチノロール 錠 5 mg・10 mg 1 回 5 mg 1 日 2 回 朝夕食後
1 日 10 mg から開始 症状を観察しつつ 1 日 20 mg，1 日 30 mg へと漸増

❷ プロプラノロール（インデラル） 錠 10 mg・20 mg 1 回 10 mg 1 日 2 回 朝夕食後
1 日 20 mg から開始 症状を観察しつつ 1 日 30 mg，1 日 40 mg，最大 60 mg まで漸増（保険適用外）

▶❶❷のいずれか.
▶❷は，投与回数を 1 回にできる.

解説

これらの薬剤は，選択的もしくは非選択的交感神経 β 受容体遮断薬である．効果は❶❷で同等と考えられるが，保険適用されているのは❶のみである．軽症例では，精神的負荷のかかる場合に適時服用することから始めることもよい．

STEP 2

❶ クロナゼパム（リボトリール，ランドセン） 錠 0.5 mg・1 mg・2 mg 1 回 0.5 mg 1 日 1 回 朝食後
1 日 0.5 mg から開始 症状を観察しつつ 1 日 2 mg まで増量可能 服用は 1 日 1～3 回で調整（保険適用外）

解説

STEP 1 の薬剤で治療効果が乏しい場合に，単剤またはアドオンで用いる．保険適用外である．投与開始からしばらくは眠気が強い場合があり，注意が必要である．

処方上の注意

患者の日常生活に支障がないことが治療のゴールであるので，患者の満足度を計りながら投薬量に注意しつつ処方を考える必要がある．

（小森哲夫）

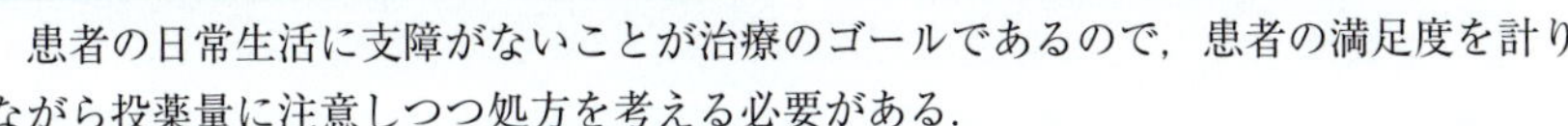

9 顔面痙攣と四肢の不随意運動

基本的知識

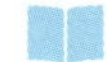

不随意運動は，その動きの速さや部位などにより症候学的に分類され，注意深い診

察と記述が要求される．その原因には生理的なものから神経変性疾患，内科的疾患など多数あり治療方針が異なる場合があるため精査鑑別を行うことが重要である．薬物治療は，大部分が適応外使用であり注意が必要である．また，顔面痙攣の治療指針として，「日本神経治療学会（監）：標準的神経治療：片側顔面痙攣〈http://www.jsnt.gr.jp/guideline/img/keiren.pdf〉［2019 年 1 月 16 日閲覧］」がある．

処方例

A 顔面痙攣

❶ カルバマゼピン（テグレトール） 錠 100 mg 1 回 3 T 1 日 2 回 朝夕食後

❷ バクロフェン（ギャバロン，リオレサール） 錠 5 mg 1 回 1 T 1 日 3 回 毎食後

❸ ガバペンチン（ガバペン） 錠 300 mg 1 回 1 T 1 日 3 回 毎食後

▶❶～❸のいずれか．

解説

顔面痙攣は，顔面神経の被刺激性亢進により生じる顔面神経支配筋の発作性反復性かつ不随意な収縮で多くの場合片側性である．他にクロナゼパム（リボトリール，ランドセン）も用いられる．これらはいずれも適応外使用であり注意が必要である．内服薬治療不十分例には，A 型ボツリヌス毒素（ボトックス注）を考慮するが，これは適応があり有効性も確立されている．

B 四肢の主な不随意運動

1）ミオクローヌス

❶ レベチラセタム（イーケプラ） 錠 500 mg 1 回 1 T 1 日 2 回 朝夕食後

❷ クロナゼパム（リボトリール，ランドセン） 錠 0.5 mg 1 回 1 T 1 日 3 回毎食後

❸ ピラセタム（ミオカーム） 内服液 1 回 12 mL 1 日 3 回 毎食後

▶❶～❸のいずれか．

【1） **解説**】

上記の他，バルプロ酸（デパケン R，セレニカ R）やベンゾジアゼピン系薬も用いられる．ピラセタムは皮質性ミオクローヌスに対して適応がある．それ以外の薬剤は適応外使用となる．ミオクローヌスをきたす疾患には脳炎脳症が含まれ，原因疾患の検索が必要である．

2) ジストニア

❶ レボドパ(マドパー配合錠, ネオドパストンなど) 錠 1回1T 1日1回 朝食後から開始

❷ トリヘキシフェニジル(アーテン) 錠2mg 1回1T 1日3回 毎食後

❸ クロナゼパム(リボトリール, ランドセン) 錠0.5mg 1回1T 1日3回 毎食後

▶❶〜❸のいずれか.

【2) 解説】

他にバクロフェン(ギャバロン, リオレサール), ゾルピデム酒石酸塩(マイスリー)などが用いられるが適応外使用となる. 眼瞼痙攣, 痙性斜頸には, ボツリヌス毒素(ボトックス注, ナーブロック筋注)を考慮する. 眼瞼痙攣は開瞼困難が主症状であるが, 顔面痙攣と混同しないよう留意する.

処方上の注意

薬疹やふらつき, めまいなどが出現するため, 上記の薬剤は少量から漸増する. また, カルバマゼピンやバルプロ酸では薬剤相互作用に注意し, 血中濃度モニタリングが必要である.

連携医療

脳神経外科専門医と連携可能な疾患は, 顔面痙攣(神経血管除圧術が有効)ジストニア症例(脳深部刺激療法)である. また, ボツリヌス毒素療法については資格を有する専門医と連携する.

不随意運動を呈する疾患は専門的検査や診療を要する場合があるため, 症状が改善しないまたは進行する場合には神経内科専門医と連携を図る.

(川井元晴)

10 神経痛

基本的知識

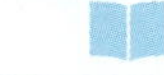

神経痛は, 単一の末梢神経の領域に生じる痛みを指し, 三叉神経痛, 後頭神経痛, 舌咽神経痛や帯状疱疹後神経痛などがある.

古典的(典型的)三叉神経痛は, 特発性あるいは動脈(特に上小脳動脈)か静脈による神経根の圧迫・伸展によって生じる. なお, 腫瘍(髄膜腫と神経腫), 嚢胞や血管

奇形などによっても同じ症状を生じ得る．後頭神経痛は，特発性がほとんどである．帯状疱疹後神経痛は，帯状疱疹が治った後に残存するものである．神経痛は，神経障害性疼痛に含まれるため，下記のガイドラインに則った標準治療を記載した．

GL 日本ペインクリニック学会神経障害性疼痛薬物療法ガイドライン改訂版作成ワーキンググループ（編）：神経障害性疼痛薬物療法ガイドライン，第2版，真興交易医書出版部，2016

薬物治療アルゴリズム

神経障害性疼痛全般に対しては，第一選択薬として，カルシウム（Ca^{2+}）チャネル$\alpha 2\delta$リガンド（プレガバリン，ガバペンチン），セロトニン・ノルアドレナリン再取り込み阻害薬（ディロキセチン），三環系抗うつ薬（アミトリプチリン，ノルトリプチリン，イミプラミン）が推奨され，第二選択薬としてワクシニアウイルス接種家兎炎症皮膚抽出液，トラマドールが推奨され，第三選択薬としてトラマドール以外のオピオイド鎮痛薬（フェンタニル，モルヒネ，オキシコドン，ブプレノルフィンなど）が挙げられる．

帯状疱疹後神経痛に対しては，三環系抗うつ薬，Ca^{2+}チャネル$\alpha 2\delta$リガンドが最初に考慮される薬物として推奨される．オピオイドの有効性は前2者より低い．また，ワクシニアウイルス接種家兎炎症皮膚抽出液は有効性が示されており，検討すべき薬物である．

三叉神経痛は，上記とはまったく異なり，カルバマゼピンが第一選択薬として推奨される．カルバマゼピン以外で有効性が期待できる薬物としてバクロフェン，ラモトリギン，A型ボツリヌス毒素が挙げられる．後頭神経痛も三叉神経痛に準じた治療を行う．

処方例

A 三叉神経痛

STEP 1

❶ カルバマゼピン（テグレトール） 錠100 mg 1回1〜2T 1日1〜3回 食後・就寝前

▶1日100 mg（夕〜就寝前など）より開始し，痛みが治まるまで早期に漸増．通常1日600 mgまでだが，症状により1日800 mgまで増量可能．

STEP 2 STEP 1で効果不十分な場合

❶ バクロフェン（ギャバロン，リオレサール） 錠5 mg・10 mg 1回1T 1日3回 毎食後 （保険適用外）

❷ **ラモトリギン（ラミクタール）** 錠 25 mg・100 mg 1 回 1～2 T 1 日 1～2 回 朝夕食後 （保険適用外）

▶❶❷のいずれか，もしくは両方を追加．

▶❶は 1 日 15 mg より開始し，1 日 30 mg まで増量可能．❷は最初の 2 週間は 1 日 25 mg とし，次の 2 週間は 1 日 50 mg，5 週目は 1 日 100 mg（1 日 1～2 回）とし，その後 1～2 週間毎に最大 1 日 100 mg ずつ漸増し，1 日 200～400 mg（1 日 2 回）までとする．

B 帯状疱疹後神経痛

STEP 1

❶ **アミトリプチリン（トリプタノール）** 錠 10 mg・25 mg 1 回 1～2 T 1 日 1～3 回 食後，就寝前

❷ **ノルトリプチリン（ノリトレン）** 錠 10 mg・25 mg 1 回 1～2 T 1 日 1～3 回 食後，就寝前（保険適用外）

❸ **プレガバリン（リリカ）** カプセル 75 mg 1 回 1～2 Cap 1 日 2 回 朝夕食後

❹ **ガバペンチン（ガバペン）** 錠 200 mg 1 回 1～3 T 1 日 1～3 回 食後，就寝前（保険適用外）

▶❶❷のいずれか，❸❹のいずれか，のうち 1 つもしくは複数を用いて治療を開始し，効果不十分の場合は他の薬剤を追加あるいは変更する．

▶❶あるいは❷は 1 日 10 mg（就寝前）より開始して，漸増し 1 日 150 mg（1 日 3 回）までとする．❸は 1 日 150 mg より開始し，1 週間以上かけて 1 日 300 mg まで漸増し最高用量は 1 日 600 mg までとする．❹は 1 日 200 mg（就寝前）より開始して，漸増し最高用量は 1 日 2,400 mg（1 日 3 回）までとする．

STEP 2 STEP 1 で効果不十分な場合

❶ **ワクシニアウイルス接種家兎炎症皮膚抽出液（ノイロトロピン）** 錠 4 単位 1 回 2 T 1 日 2 回 朝夕食後

STEP 3 STEP 2 で効果不十分な場合

❶ **トラマドール（トラマール）** OD 錠 25 mg 1 回 1～3 T 1 日 4 回 食後

▶❶は 1 日 25 mg（朝食後など）から開始し，忍容性が認められる場合には，3～7 日当たり 50～100 mg を分割投与によって漸増する．1 日 300 mg（1 日 4 回）までとする．

処方上の注意

カルバマゼピンやプレガバリンは初回投与時，通常量を服用しても「眠気」や「ふらつき」が強い場合があるので，カルバマゼピンなら 50 mg，プレガバリンなら 25

mg から開始し，忍容性を確認してから漸増するなどを考慮する．

プレガバリンとガバペンチンは，クレアチニンクリアランス値を参考に投与量および投与間隔を調整する．

連携医療

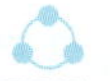

薬物療法に抵抗性の場合，神経ブロック療法ができるペインクリニックに紹介する．三叉神経痛の場合，神経血管減圧術やガンマナイフなどを検討するため脳神経外科にコンサルトする．

（黒川勝己）

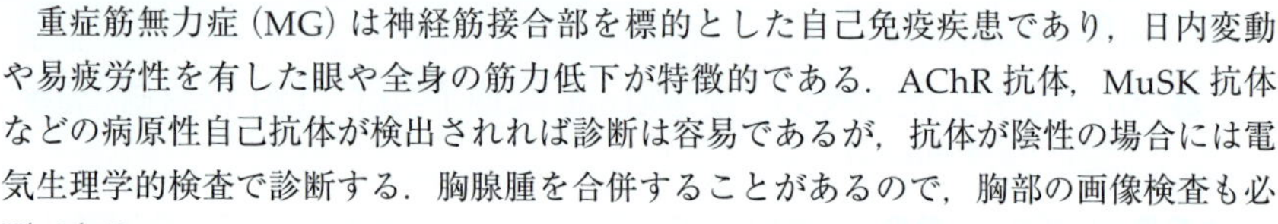

11 重症筋無力症

基本的知識

重症筋無力症（MG）は神経筋接合部を標的とした自己免疫疾患であり，日内変動や易疲労性を有した眼や全身の筋力低下が特徴的である．AChR 抗体，MuSK 抗体などの病原性自己抗体が検出されれば診断は容易であるが，抗体が陰性の場合には電気生理学的検査で診断する．胸腺腫を合併することがあるので，胸部の画像検査も必要である．

対症療法として抗コリンエステラーゼ薬，免疫療法としてステロイドや免疫抑制薬が治療の中心となる．以前は高用量ステロイド長期投与が日常的に行われていたが，その副作用などによる生活の質の低下が問題となってきた．このため必要に応じ積極的に免疫グロブリン投与や血漿交換を行う．胸腺腫があれば胸腺摘除術を行う．胸腺腫がない全身型の症例で胸腺摘除術を行うかどうかは年齢や胸腺画像所見などをみて検討する．

MG には症状が眼筋に限局する眼筋型と，眼症状以外の筋力低下を伴う全身型とに分けられるが，両者でその処方内容や順序は異なる．

処方例

A 眼筋型 MG

Step 1

❶ ピリドスチグミン（メスチノン） 錠 60 mg 1回1T 1日2回 朝夕食後（症状により増減）

❷ ロートエキス（ロートエキス） 散 1回20〜40 mg 1日2回 朝夕食後（症状により増減）

❸ ナファゾリン（プリビナ） 点眼液 適宜点眼（保険適用外）

▶❷は❶による腹痛，下痢などのムスカリン作用が強い場合に併用投与する．
▶❸は定期的に点眼しても，必要時に点眼してもよい．

STEP 2

❶ プレドニゾロン（プレドニン） 錠5 mg 1回1T 1日1回 朝食後

❷ ファモチジン（ガスター） 徐放錠10 mg 1回1T 1日1回 朝食後

▶❶❷を併用．
▶❶で効果不十分の場合，これ以上増量せずSTEP 3へ進むことが望ましい．

STEP 3

❶ メチルプレドニゾロンコハク酸エステルナトリウム（ソル・メドロール） 注 1回1,000 mg 1日1回 （生理食塩液100 mLに溶解して）点滴

▶STEP 1〜2で効果がみられないときに考慮する．後療法は必要ない．
▶3日間を1クールとして，効果がみられるまで数クール繰り返す．

STEP 4

❶ タクロリムス（プログラフ） カプセル1 mg 1回3 Cap 1日1回 夕食後

▶STEP 1〜3で反応に乏しい場合に併用する．

B 全身型MG

STEP 1

❶ ピリドスチグミン（メスチノン） 錠60 mg 1回1T 1日2回 朝夕食後 症状により増減

❷ ロートエキス（ロートエキス） 散 1回20〜40 mg 1日2回 朝夕食後 症状により増減

❸ プレドニゾロン（プレドニン） 錠5 mg 1回1T 1日1回 朝食後 効果が不十分の場合増量するが，1日20 mgを超えないことが望ましい

❹ ファモチジン（ガスター） 徐放錠10 mg 1回1T 1日1回 朝食後

▶❶で開始し，1ヵ月以内に❸❹（併用）を追加投与．
▶❷は❶による腹痛，下痢などムスカリン作用が強い場合に追加投与．

STEP 2 STEP 1 で効果不十分の場合

❶ タクロリムス（プログラフ） カプセル 1 mg 1 回 3 Cap 1 日 1 回 夕食後

❷ シクロスポリン（ネオーラル） カプセル 25 mg 1 回 3～5 Cap 1 日 2 回 朝夕食後

▶❶❷のいずれか．

STEP 3 STEP 1，STEP 2 で効果不十分の場合

❶ メチルプレドニゾロンコハク酸エステルナトリウム（ソル・メドロール） 注 1 回 1,000 mg 1 日 1 回（生理食塩液 100 mL に溶解して）点滴
全身型の場合，必ず入院して行う．下記の「処方上の注意」参照

❷ 人免疫グロブリン（献血ヴェノグロブリン IH） 注 1 回 400 mg/kg 1 日 1 回 点滴 5 日間連続で点滴を行う

❸ 血液浄化療法（単純血漿交換もしくは免疫吸着療法）

▶❶～❸のいずれか．

STEP 4 STEP 1～3 で効果不十分の場合

❶ エクリズマブ（ソリリス） 注 1 回 900 mg 1 日 1 回（生理食塩液 180 mL に溶解） 週 1 回 計 4 回点滴静注

❷ エクリズマブ（ソリリス） 注 1 回 1,200 g 1 日 1 回（生理食塩液 240 mL に溶解） 2 週に 1 回 点滴静注

▶❶の終了後に❷．

処方上の注意

ピリドスチグミン（メスチノン）の投与量は症状に応じて 1 日 60～240 mg と増減可能である．免疫療法が奏効して症状が改善したら減量中止する．メスチノンによるムスカリン作用が強くなければロートエキス散は不要である．

メチルプレドニゾロン（ソル・メドロール注）の点滴は，眼筋型の場合は外来で 1,000 mg×3 日間投与も可能であるが，全身型の場合，本剤投与後に初期増悪が起こり得るため必ず入院のうえ行う．初回は量を減らして 1 日のみ投与とするなど注意深く行う．初期増悪の程度を観察して，以後の投与量と投与頻度を決める．

胸腺腫を合併している MG では胸腺摘除術は絶対適応である．胸腺腫非合併例については議論のあるところであるが，発症年齢 50 歳以上であれば基本的には手術適応はない．若年発症例で胸腺過形成が認められるものは胸腺摘除を考慮してもよい．

（村井弘之）

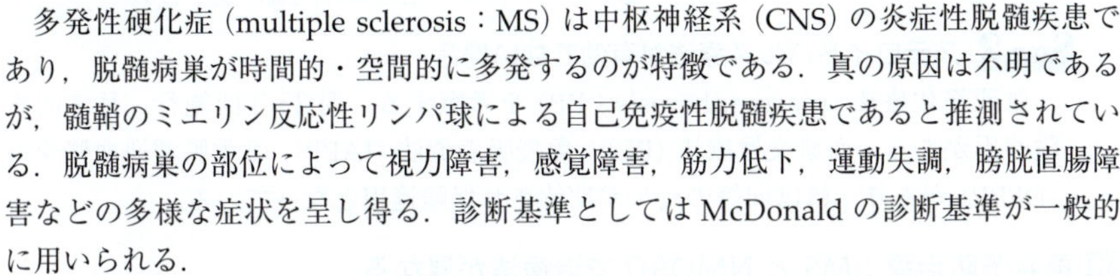

12 多発性硬化症，視神経脊髄炎

基本的知識

多発性硬化症（multiple sclerosis：MS）は中枢神経系（CNS）の炎症性脱髄疾患であり，脱髄病巣が時間的・空間的に多発するのが特徴である．真の原因は不明であるが，髄鞘のミエリン反応性リンパ球による自己免疫性脱髄疾患であると推測されている．脱髄病巣の部位によって視力障害，感覚障害，筋力低下，運動失調，膀胱直腸障害などの多様な症状を呈し得る．診断基準としてはMcDonaldの診断基準が一般的に用いられる．

視神経脊髄炎（neuromyelitis optica：NMO）は，かつてアジアに多いMSの亜型と考えられていた．その後抗アクアポリン（AQP）4抗体が，アストロサイトに発現するAQP4を標的とし，補体依存性にアストロサイト障害をきたす病態であることが判明し，現在ではMSと異なる病態の疾患であると認識されている．典型的な症状は視神経炎，急性脊髄炎や難治性吃逆などであり，一般にMSに認められる症状より重篤であることが多い．また最近はWingerchuckの診断基準（2015年）を用いてneuromyelitis optica spectrum disorder（NMOSD）という疾患概念で呼ばれている．日本では指定難病として多発性硬化症/視神経脊髄炎として一括して取り扱われているが，その約1/4をNMOSDが占める．

薬物治療アルゴリズム

MS/NMOSDの治療は急性増悪期の治療，寛解期の再発予防を目的とした治療，および慢性期の後遺症に対する対症療法に分けて考える．急性増悪期の治療はMS，NMOSDともに同じであるが，再発予防的治療が異なる．MSの場合診断確定後できるだけ早期に疾患修飾薬（disease modifying drug：DMD）を導入することが予後改善にとって重要である．NMOSDにMSのDMDを使用した場合，増悪することもあるのでMSとNMOSDの鑑別をしっかりすることが重要である．

処方例

A 急性増悪期（再発期）治療：MSとNMOに共通

Step 1 急性増悪期

① メチルプレドニゾロンコハク酸エステルナトリウム（ソル・メドロール）　注
1,000 mg（ソリタ-T3号輸液など維持輸液溶液100〜200 mLに溶解し）1〜2時間で点滴静注．3日間連続を1クールとし，症状改善が不十分のときは数日間の間隔で2〜3クール施行

10 神経・筋疾患

❷ **ランソプラゾール（タケプロン）** カプセル 15 mg　1 回 1 Cap　1 日 1 回　朝食後
または**ラベプラゾール（パリエット）** 錠 10 mg　1 回 1 T　1 日 1 回　朝食後

▶まずステロイドパルス療法❶を試みる．1,000 mg のメチルプレドニゾロンを 3 日間点滴静注する．これを 1 クールとし効果が不十分な場合はさらに 1～2 クール追加する．
▶❶の治療中は胃潰瘍防止の目的で❷プロトンポンプ阻害薬の内服が望ましい．

STEP 2 ステロイドパルス療法が有効でない場合

血液浄化療法（plasmapheresis：PP）を考慮する．週 2～3 回施行．月 7 回まで保険適用がある．血漿交換療法（PE），免疫吸着療法（IAPP），2 重膜濾過血漿交換療法（DFPP）があり，ほぼ同等の効果が期待され保険適用となっている．

B 再発予防治療：MS と NMOSD で治療法が異なる

1）MS の再発予防治療

以下の DMD のいずれかを使用する．

❶ **インターフェロンベータ**（IFN-β）
IFN-β 1b（ベタフェロン） 注　800 万 IU を隔日に皮下注（自己注射）
IFN-β 1a（アボネックス） 注　30 μg を週 1 回筋注（自己注射）

❷ **グラチラマー（コパキソン）** 注 20 mg　1 回 20 mg　1 日 1 回　皮下注（自己注射）

❸ **フィンゴリモド（ジレニア，イムセラ）** カプセル 0.5 mg　1 回 1 Cap　1 日 1 回　朝食後

❹ **フマル酸ジメチル（テクフィデラ）** カプセル 120 mg　1 回 1 Cap　1 日 2 回　朝夕食後
120 mg カプセルで 1 週間継続後に 240 mg カプセルに変更し 1 日 2 回朝夕食後服用

❺ **ナタリズマブ（タイサブリ）** 300 mg を生理食塩液 100 mL に溶解し月に 1 度点滴静注

▶❶～❺のいずれか．
▶❶は，いずれも投与初期に発熱，筋肉痛，頭痛などのインフルエンザ様症状を伴うことが多いので，これらを軽減するために少量投与から開始し，消炎鎮痛薬の併用も考慮．
▶❷は，比較的重篤な副作用が少ない DMD である．
▶❸は，RRMS で IFN-β が有効でなかった患者，副作用で IFN-β が継続できない患者，あるいは疾患活動性が高い患者がよい適応と考えられる
▶❹は，リンパ球数 500/μL 以下が 6ヵ月以上続いたときは中止を考慮する．
▶❺は，活動性の高い RRMS がよい適応となる．副作用として進行性多巣性白質脳症（PML）が発症するリスクがあるので抗 JC ウイルス抗体が陽性の場合は他剤を考慮するのが望ましい．

2）NMOSD の再発予防的治療

STEP 1

❶ プレドニゾロン（プレドニン）　錠 5 mg　1 回 2〜3 T　1 日 1 回　朝食後

STEP 2

効果が不十分で再発を繰り返す場合，糖尿病，骨粗鬆症など副作用のためにステロイドを十分量投与できないときは以下の免疫抑制薬を併用し，ステロイドを減量，あるいは免疫抑制薬に置き換える．保険適用はない．

❶ アザチオプリン（イムラン，アザニン）　錠 50 mg　1 回 1〜2 T　1 日 1 回　朝食後

❷ タクロリムス（プログラフ）　カプセル 1 mg　1 回 3 Cap　1 日 1 回　夕食後

▶❶❷のいずれか．

C 慢性期対症療法

1）痙縮

❶ バクロフェン（リオレサール，ギャバロン）　錠 10 mg　1 回 1 T　1 日 3 回　毎食後

❷ エペリゾン（ミオナール）　錠 50 mg　1 回 1 T　1 日 3 回　毎食後

▶❶❷のいずれか．

2）痺れ，痛み

❶ プレガバリン（リリカ）　カプセル 75 mg　1 回 1 Cap　1 日 2 回　朝夕食後

❷ カルバマゼピン（テグレトール）　錠 100 mg　1 回 1 T　1 日 2 回　朝夕食後

❸ ガバペンチン（ガバペン）　錠 200 mg　1 回 1 T　1 日 3 回　毎食後

▶❶〜❸のいずれか．有痛性筋痙攣には❷か❸を使用．

3）排尿障害

[頻尿]

❶ ソリフェナシン（ベシケア）　錠 5 mg　1 回 1 T　1 日 1 回　朝食後

❷ イミダフェナシン（ウリトス，ステーブラ）　錠 0.1 mg　1 回 1 T　1 日 2 回　朝夕食後

▶❶❷のいずれか．

[排尿困難]

❶ ジスチグミン（ウブレチド）　錠 5 mg　1 回 0.5〜1 T　1 日 1〜4 回

❷ ウラピジル（エブランチル） カプセル 15 mg 1 回 1 Cap 1 日 2 回 朝夕食後

▶❶❷のいずれか，あるいは併用.

処方上の注意

フィンゴリモドでは免疫抑制による感染症に注意が必要であり，投与前に帯状疱疹や水痘などの既往や予防接種の有無を確認し，必要に応じてワクチン接種を考慮する.

フィンゴリモドの副作用として不整脈が報告されており，投与前に心電図で不整脈のないことを確認．初回投与後 6 時間は心電図モニター下で，1 時間毎にバイタルチェックを行う．モニターは翌日まで 24 時間装着し，除脈，不整脈に対応できるようにしておく．また，黄斑浮腫の副作用があり，投与前に眼底検査で異常がないことを確認する．投与後 3ヵ月後，および異常感を感じたときは眼底検査を速やかに施行する．さらに，リンパ球減少症の副作用があり，投与後 1〜2ヵ月間は 2 週間毎にリンパ球数（2 週連続で 200/μL 以下になれば休薬考慮）をチェックする．また肝機能障害の有無もチェックする.

（中辻裕司）

11章 精神疾患

1 統合失調症

基本的知識

統合失調症は，主要な精神疾患の1つで，10歳代後半～30歳代に発症する頻度の高い疾患である．米国精神医学会が作成した『精神疾患の診断・統計マニュアル第5版』(DSM-5) では，妄想，幻覚，まとまりのない会話，ひどくまとまりのないまたは緊張病性の行動，陰性症状 (情動表出の減少と意欲欠如) の5症状のうち2症状が認められるなどの診断基準を満たせば，統合失調症と診断される．統合失調症は慢性的な疾患であり，治療により安定を得られた後も，再発・再燃がしばしば認められ，その度に症状だけでなく社会機能が低下していくことが知られている．治療としては抗精神病薬が，症状が活発な急性期だけでなく再発予防のための維持期にも有効であり，統合失調症治療の中心となる．ただし，陰性症状や抑うつ症状，認知機能障害などに対する抗精神病薬の効果は限定的であり，心理社会的アプローチを組み合わせ包括的に治療遂行することが求められる．

GL 日本神経精神薬理学会 (編)：統合失調症薬物治療ガイドライン，医学書院，東京，2016

処方例

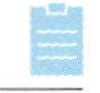

A 初発精神病性障害

Step 1

❶ オランザピン (ジプレキサ)　錠・ザイディス錠 5 mg　1日1回1T　就寝前

❷ リスペリドン (リスパダール)　錠・内用液・OD錠 2 mg　1日1回1T (内用液の場合は1包)　就寝前

❸ アリピプラゾール (エビリファイ)　錠・内用液・OD錠 12 mg　1日1回1T (内用液の場合は1包)　朝食後

▶❶～❸のいずれか．

解説

効果不十分の場合は，❶❷は3倍量まで，❸は倍量まで増量する．その際，薬剤性錐体外路症状など，副作用の出現に十分注意する．

初発精神病性障害は，器質性精神障害などが除外されたうえで，幻覚，妄想，興奮，昏迷，緊張病症状などの著しい行動障害を初めて呈した状態である．

非定型抗精神病薬が推奨されるが，まずは禁忌でない限り上記のいずれかを選択することが多く，少なくとも2〜4週間投与し効果判定を行う．

初発精神病性障害の薬物療法は，再発予防の観点から少なくとも1年間は継続することが勧められる．

STEP 2 STEP 1のいずれかを十分量，4週間以上投与しても効果がない場合

❶ クエチアピン（セロクエル） 錠 100 mg 1回1T 1日2回 朝食後・就寝前

❷ ペロスピロン（ルーラン） 錠 4 mg 1回1T 1日3回 毎食後

❸ ブロナンセリン（ロナセン） 錠 4 mg 1回1T 1日2回 朝夕食後

▶❶〜❸のいずれか．

解説

別の抗精神病薬へのスイッチングを行う．たとえば，STEP 1で❶が無効であった場合は，STEP 1の❷か❸，あるいはSTEP 2の❶〜❸が選択される．

効果不十分の場合は，STEP 2-❶❸は3倍量まで，STEP 2-❷は4倍量まで増量する．その際，STEP 1と同様，副作用の出現には十分に注意する．

抗精神病薬のスイッチングの手法は，漸減漸増法や上乗せ漸減法などがあるが，離脱症状や副作用の出現に注意して安全に行うべきである．

B 再発・再燃時の統合失調症

STEP 1

❶ オランザピン（ジプレキサ） 錠・ザイディス錠 10 mg 1日1回1T 就寝前

❷ リスペリドン（リスパダール） 錠・内用液・OD錠 2 mg 1日1回1T（内用液の場合は1包） 就寝前

❸ アリピプラゾール（エビリファイ） 錠・内用液・OD錠 12 mg 1日1回1T（内用液の場合は1包） 朝食後

❹ クエチアピン（セロクエル） 錠 100 mg 1日2回3T 朝食後1T・就寝前2T

❺ ペロスピロン（ルーラン） 錠 4 mg 1回1T 1日3回 毎食後

❻ ブロナンセリン（ロナセン） 錠 4 mg 1回1T 1日2回 朝夕食後

▶❶〜❻のいずれか．

解説

再発・再燃の場合，抗精神病薬の増量やスイッチングを考慮する前に，現在の抗精神病薬の投与量や投与期間，アドヒアランスが適切かどうかを確認する．

服薬中止により再発・再燃した場合には，過去に使用した抗精神病薬の有効性や忍容性を参考に，再開する抗精神病薬の種類を選択され，アドヒアランスが良好な場合の再発・再燃時は，増量する余地があればまずは増量する．

STEP 2

基本的な考え方としては，A 初発精神病性障害における STEP 2 と同様である．

抗精神病薬同士もしくは他の向精神薬との併用療法の効果は不確実で，副作用は増強される可能性があるため，抗精神病薬単剤での治療を行うことが勧められる．

C 維持期統合失調症

STEP 1

❶ オランザピン（ジプレキサ） 錠・ザイディス錠 5 mg　1 日 1 回 1 T　就寝前

❷ リスペリドン（リスパダール） 錠・内用液・OD 錠 2 mg　1 日 1 回 1 T（内用液の場合は 1 包） 就寝前

▶❶❷のいずれか．

解説

A 初発精神病性障害や B 再発・再燃時の統合失調症は症状が活発で状態が不安定な急性期の統合失調症と定義されるのに対し，維持期統合失調症とは症状が改善・消失し病状が安定しつつある・安定している時期の統合失調症と定義される．

基本的には現在の抗精神病薬を，毎日規則的に服薬継続を行うことが推奨される．上記❶と❷はその一例である．

STEP 2 STEP 1 で再発・再燃が認められた場合

❶ リスペリドン（リスパダールコンスタ） 注　1 回 25 mg　2 週間に 1 回筋注

❷ アリピプラゾール（エビリファイ） 注　1 回 400 mg　4 週間に 1 回筋注

▶❶❷のいずれか．

解説

B 再発・再燃時の統合失調症に従って治療を行っていく．

現在症状が安定しているが，アドヒアランスの低下により再発が懸念される場合や患者が希望する場合は，❶や❷の使用が強く勧められる．

持続性注射剤の抗精神病薬を開始する際は，事前に❶ならばリスペリドンによる効果・副作用を，❷ならばアリピプラゾールによる効果・副作用を一定期間確認してから使用を検討するべきである．

D 治療抵抗性統合失調症

Step 1

❶ クロザピン（クロザリル） 錠 25 mg 1日1回 0.5 T 就寝前

解説

治療抵抗性統合失調症とは，これまでに2種類以上の抗精神病薬を十分な量，十分な期間投与したにもかかわらず，十分な反応が得られない反応性不良または錐体外路症状などの副作用によって抗精神病薬を十分な量まで増やせない耐容性不良の統合失調症のことである．

クロザピンには無顆粒球症，耐糖能異常，心筋炎などの重篤な副作用があるため，わが国ではクロザリル患者モニタリングサービスに登録されている医療機関で登録医師のみが処方可能である．

クロザピンは必ず入院して開始し，原則18週間の入院が必要である．また効果と副作用に応じて増量が可能であるが，慎重に行うことが望ましいとされる．

Step 2 クロザピンが使用できない，もしくは無効の場合

修正型電気けいれん療法が勧められるが，処方薬ではないため詳細は成書に譲る．

E その他の臨床的諸問題を抱える統合失調症

1）精神運動興奮を呈する場合

❶ オランザピン（ジプレキサ） 注 1回 10 mg 1日1回 筋注

❷ ハロペリドール（セレネース） 注 1回 5 mg 1日1回 静注

▶❶❷のいずれか．

▶❶はジアゼパムやフルニトラゼパムの非経口投与との併用は不可なので注意が必要．

【1）**解説**】

統合失調症の精神運動興奮を呈する場合は，可能な限り抗精神病薬の経口投与を最優先に行うことが推奨される．

経口投与が困難な場合は，上記❶や❷の使用が考慮されるが，常に経口投与の可能性については検討すべきである．特に❷については心電図モニター下での施行が望ましい．

2）緊張病を呈する場合

❶ ロラゼパム（ワイパックス） 錠 0.5 mg 1回2T 1日2回 朝夕食後

【2）**解説**】

緊張病とは，緊張病性昏迷と緊張病性興奮を繰り返す病態であり，統合失調症でもしばしばみられる．

器質性精神障害や悪性症候群の初期症状である可能性があるため，鑑別診断のため

の精査を勧める.

統合失調症による緊張病の場合は，まずは B 再発・再燃時の統合失調症に基づいて抗精神病薬の投与を行うが，反応がない場合は上記を検討する.

ロラゼパムを最大用量まで用いても効果がない場合は，修正型電気けいれん療法を検討する.

処方上の注意

抗精神病薬は統合失調症治療において不可欠なものであるが，同時に有害事象が問題となることもあり，投与前に身体的に安全か確認することが必要である．まず悪性症候群は，抗精神病薬の投与開始あるいは増量時にみられる場合があり，致死的となる可能性があるため抗精神病薬を中止のうえ，全身管理を行わなければならない．また非定型抗精神病薬はハロペリドールなどの定型抗精神病薬と比較すると錐体外路症状は出現しにくいが，高用量の使用ではしばしば出現するため注意が必要である．さらにオランザピンとクエチアピンは現在糖尿病あるいは糖尿病の既往のある患者には禁忌であるため，処方選択の際は注意されたい.

文献

1) David Taylor, et al：The Maudsley Prescribing Guidelines in Psychiatry, 12th Ed, WILEY Blackwell, 2015
2) Leucht S, et al：Comparative efficacy and tolerability of 15 antipsychotic drugs in schizophrenia：a multiple-treatments meta-analysis. Lancet **382**（9896）：951-962, 2013

（坪井貴嗣）

2 双極性障害

基本的知識

双極性障害（躁うつ病）は，躁とうつの病相が周期的に繰り返される疾患で，わが国の双極性障害の方の割合は0.7%といわれている．米国精神医学会では，明確な躁病エピソードを示すのを双極Ⅰ型障害，軽躁病エピソードしか示さないものを双極Ⅱ型障害に分類している．躁病エピソードでは，入院を考えなければいけないほど爽快な気分で，ほとんど寝ることなく動き回り続け，家族や周囲の人に休む間もなくしゃべり続ける．意欲的に仕事や勉強に取り組むものの，次々と新しい発想が湧き，注意散漫で1つのことに集中できず，仕上げることが困難となる．また高額な買い物をして借金をつくったり，激昂して社会的逸脱行為に至ったりする場合もある．軽躁病エピソードでは，周囲に迷惑をかけることは少なく，いつもより活動的，積極的になるが，少し行き過ぎという感じを受ける場合が多い．いずれの場合も，本人は自分の変化を自覚できておらず，むしろ調子がいい，問題はないと自覚していることが多い.

双極性障害を疑うべき大うつ病エピソードの臨床的な特徴としては，若年発症であること，過食や過眠といった非定型的な症状を有すること，精神病症状を有することなどが挙げられている．

米国精神医学会が作成しているDSMでは，うつ病とともに「気分障害」の下位分類の1つに分類されていたが，2013年に改訂されたDSM-5では生物医学的研究結果などを踏まえて「気分障害」という上位概念はなくなり，双極性障害はうつ病とは別の疾患と認識されるようになった．

治療法に関しては薬物療法だけでなく，病相予防の観点からも心理社会的治療も重要である．また，双極性障害は，不安症や物質依存症の併存率や自殺率が高いことが知られており，包括的な治療計画や対応が必要である．

薬物治療アルゴリズム

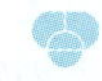

諸外国にも様々な治療アルゴリズムや治療ガイドラインが存在するが，ここでは日本うつ病学会が作成している双極性障害に関する治療ガイドラインの薬物療法に関す

表1　双極性障害の推奨治療

	最も推奨される治療	(次に) 推奨される治療	その他の推奨されうる治療	推奨されない治療
躁病エピソード	躁状態が中等度以上の場合：リチウムと非定型抗精神病薬（オランザピン，アリピプラゾール，クエチアピン，リスペリドン）の併用 躁状態が軽度の場合：リチウム	バルプロ酸 非定型抗精神病薬（オランザピン，アリピプラゾール，クエチアピン，リスペリドン，パリペリドン，アセナピン） カルバマゼピン バルプロ酸と非定型抗精神病薬の併用	気分安定薬2剤以上の併用 気分安定薬と定型抗精神病薬（クロルプロマジン，スルトプリド，ハロペリドール，レボメプロマジン，チミペロン，ゾテピン）の併用 電気けいれん療法	ラモトリギン トピラマート ベラパミル　など
抑うつ病エピソード		クエチアピン リチウム オランザピン ラモトリギン	リチウムとラモトリギンの併用 電気けいれん療法	三環系抗うつ薬の使用 抗うつ薬による単独治療　など
維持療法	リチウム	ラモトリギン オランザピン クエチアピン リチウムまたはバルプロ酸とクエチアピンの併用 アリピプラゾール リチウムとアリピプラゾールの併用 リチウムとバルプロ酸の併用 バルプロ酸	カルバマゼピン リスペリドン持効性注射薬（十分な心理教育を行ってもなお服薬不遵守の患者） パリペリドン 上記以外の気分安定薬同士，あるいは気分安定薬と非定型抗精神病薬の組み合わせ リチウムと甲状腺ホルモン剤の組み合わせ（甲状腺機能低下あるいは急速交代型などの場合） 上記の治療に対するラメルテオンの付加的投与（不眠を伴う患者）	三環系抗うつ薬の使用 抗うつ薬単剤による予防治療　など

（日本うつ病学会治療ガイドライン，Ⅰ．双極性障害 2017，2018年1月25日を参考に筆者作成）

る箇所をまとめて一表にした（表1）．一般的には，その時点での状態像によって推奨される治療薬が異なっているが，気分安定薬や非定型抗精神病薬が中心となっている．大うつ病エピソードに対する抗うつ薬の使用については現在も議論のあるところであるが，三環系抗うつ薬の使用，抗うつ薬による単独治療に関しては避けるのが無難であると考える．基本的にはできるだけ単剤治療が望ましいことと，その薬剤も副作用をチェックしながらフォローアップをしていくことが鍵であると考える．

処方例

A 大うつ病エピソード

- ❶ リチウム（リーマス）　錠　1日400～1,200 mg　1～2回分服
- ❷ クエチアピン（セロクエル）　錠　1回50～200 mg　1日3回
- ❸ ラモトリギン（ラミクタール）　錠　1回50～200 mg　1日2回

▶❶～❸のいずれか．

▶リチウムは，両エピソードに有効だけではなく，病相予防効果も確認されている．有効かつ安全な血清リチウム濃度（0.4～1.2 mEq/L）を維持するために，定期的なモニタリングは必要である．

B 躁病エピソード

STEP 1

- ❶ リチウム（リーマス）　錠　1日600～1,200 mg　2～3回分服
- ❷ オランザピン（ジプレキサ）　錠　1回10～20 mg　1日1回
- ❸ リスペリドン（リスパダール）　錠　1回2～6 mg　1日1回
- ❹ アリピプラゾール（エビリファイ）　錠　1回24～30 mg　1日1回
- ❺ クエチアピン（セロクエル）　錠　1回100～200 mg　1日3回

▶❶と❷～❺のいずれかを併用．

STEP 2

効果がないようであれば，気分安定薬の変更も検討する．

- ❶ バルプロ酸（デパケン）　錠　1日400～1,200 mg　2～3回分服
- ❷ カルバマゼピン（テグレトール）　1日400～1,200 mg　1～2回分服

▶❶❷のいずれか．

【B 解説】

リチウムの抗躁効果は比較的弱く，効果発現もやや遅いため，初めから非定型抗精

11 精神疾患

神病薬の併用が必要である.

なお，軽躁病エピソードの薬物療法に関しては，双極Ⅰ型障害と比べると十分なエビデンスはない．抗躁効果を有するリチウム単剤で対応できることもあるが，それ以外では躁病エピソードでの薬物療法に準ずるのがよいと考える.

なお，気分安定薬の選択については十分なコンセンサスがあるとはいえない．バルプロ酸は安全域が比較的広く重篤な副作用も少ないため，リチウムやカルバマゼピンよりも使いやすく，不機嫌，易怒性が認められる症例や混合状態の症例に対してはリチウムより有効とされている．一方で，病相予防効果や大うつ病エピソードにおける効果については弱い．カルバマゼピンの気分安定作用はわが国の研究者によって発見されたが，重篤な副作用がまれに出現することから，他の気分安定薬と比べると使用機会は少ない.

C 維持期

❶ リチウム（リーマス） 錠 1日200〜800 mg 1〜3回分服に漸減
あるいは急性エピソードの投薬量を状態・副作用をみながら漸減

処方上の注意

双極性障害に使用される気分安定薬の副作用について挙げる（表2）．リチウムは中毒症状に注意が必要である．軽度（1.2 mEq/L 以上）では悪心，口渇，手指振戦を認め，重度（2 mEq/L 以上）では痙攣や乏尿を呈することも知られているため，定期的な血中濃度のモニタリングが必須である．利尿剤や ACE 阻害薬との併用はリチウムの腎臓での再吸収を促進し，アスピリンを除く NSAIDs はリチウムのクリアランスを低下させるため血中濃度の増加には注意が必要である．また，てんかんなどの脳波異常のある患者や妊婦は禁忌である.

バルプロ酸は胃腸症状や肝機能障害に注意が必要である．投与初期には，高アンモニア血症を呈することも知られているため，定期的な血液検査が必要である．女性においては催奇形性があるだけでなく，男性ホルモンを上昇させ，多嚢胞卵巣症候群を生じ，多毛，肥満などがみられることがあるため，妊娠可能な女性への使用はできる

表2 気分安定薬の副作用

薬剤	神経認知障害	鎮静	体重増加	その他
リチウム	＋＋	0/＋	＋＋	消化器系（初期），甲状腺機能低下，腎障害（腎性尿崩症），振戦，皮膚症状
バルプロ酸	＋/＋＋	＋/＋＋	＋＋	振戦，脱毛，肝障害および生殖機能における変化，多嚢胞性卵巣症候群，催奇形性，膵炎（まれ）
カルバマゼピン	＋/＋＋	＋	＋	血液障害，発疹，複視，運動失調，薬物相互作用
ラモトリギン	0	0	0	発疹，起立性低血圧

（Goodwin FK, et al：Manic-Depressive Illness, 2007 を参考に筆者作成）

だけ控える．

カルバマゼピンでは，特に薬疹に注意が必要である．放置すると Stevens-Johnson 症候群をきたす可能性があるため，速やかに中止し，皮膚科に紹介するのがよい．また顆粒球減少症などの血液異常を認めることがあるため，定期的な血液検査は必要である．肝代謝酵素である CYP3A4 を誘導することが知られており，併用する抗精神病薬の血中濃度を低下させることがある．

ラモトリギンもカルバマゼピンと同様に発疹に注意し，少量から漸増し，発疹が出た時点で服薬を中止にするような指導が必要である．

連携医療

軽症のうつ病はプライマリケア医や心療内科医で対応することも多いが，うつ状態が重度（年単位で遷延する，希死念慮が目立つ，妄想を有するなど）であったり，経過中に軽躁・躁状態を認めた場合には双極性障害を疑い，精神科専門医療機関に紹介する．

（田　亮介）

3 うつ病

基本的知識

世界保健機構（WHO）によると，2020 年にうつ病はすべての疾患の中で 2 番目に経済的打撃を与えると予想されている．うつ病では，気分の落ち込みや何事にも興味が持てず楽しくない状態などが持続することがみられる．他にも睡眠や食欲の障害，疲れやすさ，思考力や集中力の低下，動作や話し方がゆっくり，自分を責めて生きていても仕方ないと思うなどが主な症状である．不幸にも自殺につながることが多く，2013 年より国の医療計画にうつ病を中心とする精神疾患が加えられた．重症化を防ぐうえで早期察知・対応が大切とされるが，時に身体症状が前景に立つために身体疾患と判断され，治療が遅れてしまうことが多い．また，いざ治療を開始しても約 1/3 の患者が寛解に至らず，病状が遷延して社会機能が低下することになるため気をつけなければならない．

薬物療法上は，抗うつ薬が主となる．抗うつ薬は主にモノアミンであるセロトニン，ノルアドレナリンなどのトランスポーターの再取り込み阻害によって効果が発現するとされている．最初に登場したイミプラミンはその化学構造式から三環系抗うつ薬（TCA）と呼ばれ，類似の薬物が多数合成された．しかし抗コリン作用や抗 α_1 作用といった患者の QOL に影響を及ぼす副作用，さらには過量服薬での致死性が多いことなどが問題となり，四環系抗うつ薬を経て新規抗うつ薬と呼ばれる選択的セロトニン再取込み阻害薬（selective serotonin reuptake inhibitor：SSRI），セロトニン・ノルアドレナリン再取込み阻害薬（serotonin noradrenaline reuptake inhibitor：SNRI），そしてトランスポーター阻害によらないノルアドレナリン作動性・特異的セロトニン作動性抗うつ薬（noradrenergic and specific serotonergic antidepressant：NaSSA）が開発され，現在主流となっている．

薬物治療アルゴリズム

軽症例では支持的精神療法と心理教育がまず施行され，その後必要な場合に新規抗うつ薬が勧められる．

新規抗うつ薬の中でどれか一剤が推奨されるということはなく，効果・副作用などにおけるプロフィールの違いで選択する．鎮静の強弱（NaSSAや三環系，四環系，トラゾドンにあり），不安への効果の有無（SSRIにあり），胃腸症状の副作用の有無（SSRI，SNRIで強い），相互作用の多少（エスシタロプラム，ミルタザピン，ベンラファキシンに少ない），服用回数，費用などが使い分けのポイントとなる．

中等症～重症例では新規抗うつ薬だけでなく，時に三環系などの従来型抗うつ薬も検討されるが，前述の抗コリン作用，抗 α_1 作用，過量服用での致死性に留意しなければならない．

治療の目安としては，寛解（症状がなくなること）を目指し，副作用を最小化するためにまずは少量から開始し，漸増させる．寛解達成後8ヵ月は継続させる．最初の抗うつ薬で寛解に至らなかった場合は，別の抗うつ薬に変薬する．2剤使用したものの寛解に至らなかった場合は，さらに別の抗うつ薬に変薬するか併用（抗うつ薬2剤の使用），あるいは第二世代抗精神病薬やリチウム，甲状腺ホルモンなどを増強（追加）する．

焦燥・興奮が強い，あるいは希死念慮があるなどの場合，非鎮静系薬（SSRI，SNRI）は時にそうした症状を賦活してしまう可能性があるため，鎮静することを意識し，鎮静系薬（NaSSA，三環系，四環系薬，トラゾドン）を処方する．その際，より鎮静効果に優れた抗精神病薬を併用することが多い．

処方例

1 通常のうつ病

A 重症度での使い分け

Step 1 軽症：仕事や学校を休まないでいられるレベル

❶ セルトラリン（ジェイゾロフト） 錠・OD錠25 mg 1回1T 1日1回 夕食後 効果をみながら2～4Tまで漸増する

❷ エスシタロプラム（レクサプロ） 錠10 mg 1回1T 1日1回 夕食後 効果が不十分な場合，2Tまで増量する

▶❶❷のいずれか.
▶❷の服用後に心電図上 QT 間隔の延長がないことを確認する.
▶❶❷は寛解を目指し，漸増する.
▶いずれも投与早期に胃腸症状が出現し得ることを説明し，モサプリドを頓用処方とする.

STEP 2 中等症・重症：仕事や学校を休む必要があるレベル

❶ ミルタザピン（リフレックス，レメロン） 錠 15 mg 1 回 1 T 1 日 1 回 就寝前 効果をみながら 2～3 T まで漸増する

❷ ベンラファキシン（イフェクサー SR） 徐放カプセル 37.5 mg 1 回 1 Cap 1 日 1 回 夕食後 効果をみながら 2～6 T まで漸増する

❸ デュロキセチン（サインバルタ） 錠 20 mg 1 回 1 T 1 日 1 回 朝食後 効果をみながら 2～3 T まで漸増する

▶❶～❸のいずれかを開始し漸増する.
▶❶では，投与早期に眠気が出現し得ることを説明する.
▶いずれも投与早期に胃腸症状が出現し得ることを説明し，モサプリドを頓用処方とする.

B 症状による使い分け

STEP 1 食欲不振，不眠が顕著な場合

❶ ミルタザピン（リフレックス，レメロン） 錠 15 mg 1 回 1 T 1 日 1 回 就寝前 効果をみながら 2～3 T まで漸増する

STEP 2 焦燥感が強い，希死念慮がある場合

❶ ミルタザピン（リフレックス，レメロン） 錠 15 mg 1 回 1 T 1 日 1 回 就寝前 効果をみながら 2～3 T まで漸増する

❷ オランザピン（ジプレキサ） ザイディス錠 2.5 mg 1 回 1 T 1 日 1 回 就寝前 効果をみながら 2～4 T まで漸増する

▶❶❷のいずれか.
▶いずれも投与早期に眠気が出現し得ることを説明する.

2 双極性障害の要素を持つうつ病の場合

双極性障害の家族歴を持つ，若年者，精神病性うつ病などは将来双極性障害に転ずる可能性が高いと思われるため双極性障害に準じた治療をすることが多い.

❶ リチウム（リーマス） 錠 200 mg 1 日 1 T 1 日 1 回 就寝前
定期的に血中濃度を測定することを説明し，至適血中濃度となるように漸増
ミルタザピン（リフレックス，レメロン） 錠 15 mg 1 回 1 T 1 日 1 回 就寝前

❷ ラモトリギン（ラミクタール） 錠 25 mg 1回1T 1日1回 夕食後

▶❶❷のいずれか．
▶併用薬の有無によって用量調節が異なるため注意する．薬疹について説明し，出現した場合，ただちに中止するよう指導する．
▶2 週以上期間をあけて 2～8 T まで指定されたペースで漸増する．

処方上の注意

表 1 のような副作用に注意する．

表 1　各カテゴリーの抗うつ薬にみられる副作用

分類	副作用
三環系	抗コリン作用（口渇，便秘，尿閉），抗 α_1 作用（眠気，起立性低血圧），心電図上 QT 間隔延長
四環系，トラゾドン	眠気，体重増加
SSRI	嘔気，下痢，不眠，焦燥，性機能障害，易出血性
SNRI	血圧上昇，頻脈，頭痛，尿閉，嘔気
NaSSA	眠気，食欲増進，体重増加

（渡邊衡一郎）

4 不安症（パニック症，社交不安症，全般不安症）

基本的知識

不安症（群）とは，病的，つまり患者自身では止めることのできない過剰で持続的な恐怖および不安を共通の症状とする一群の精神疾患である．1つひとつの疾患には，分離不安症，選択性緘黙，限局性恐怖症，社交不安症，パニック症，広場恐怖症，全般不安症などがあり，それぞれは，恐怖や不安，または回避行動などを引き起こす対象および状況の種類，そしてそれらに関連する認知的観念によって，区別される．これらのうち代表的な不安症である，パニック症，社交不安症，全般不安症の 3 疾患について述べる．

パニック症は，突然生じる反復性のパニック発作（数分以内にピークに達する，強烈な恐怖または激しい不快の高まり）を経験したことで，「またあの発作が起きたらどうしよう」と耐えず不安に思い（＝予期不安），そのため自己の行動が制限されてしまう（例：発作が生じた場所を避ける）病態である．

社交不安症は，社会的交流や注視される可能性のある状況を恐怖し，回避するが，もしそのような状況下に曝露した場合，強い不安が常に誘発される（例：パニック発作）病態である．

全般不安症は，全般的かつ持続的で制御困難な不安（浮動性不安）が存在し，日常生活上の様々な領域（例：仕事や学校，家庭など）についての過度の憂慮と，落ち着きのなさや緊張感，易疲労感，集中困難，易怒性，筋緊張，睡眠障害などの様々な身体・精神症状を呈する．

不安症の治療法には，薬物療法や認知行動療法（CBT）に代表される精神療法，あるいはその双方の併用がある．薬物療法では抗うつ薬を用いるが，複数の国際的な治療ガイドラインでは，副作用の少なさから選択的セロトニン再取込み阻害薬（SSRI）やセロトニン・ノルアドレナリン再取込み阻害薬（SNRI）が第一選択とされている．

処方例

1 パニック症

A 長期投与する薬物

STEP 1

❶ セルトラリン（ジェイゾロフト） 錠・OD錠 25 mg 1回1～4T 1日1回 食後

❷ パロキセチン（パキシル） 錠 10 mg 1回1～3T 1日1回 夕食後

▶❶❷のいずれか．

【STEP 1 **解説**】

一般に，抗うつ薬の投与方法は，漸増である．したがって，初期投与量は原則1日1錠とし，パニック発作の有無を確認しながら，1～2週間の間隔で1錠ずつ4錠まで増量していく．

STEP 2

❶ エスシタロプラム（レクサプロ） 錠 10 mg 1回1～2T 1日1回 夕食後

❷ ベンラファキシン（イフェクサーSR） 徐放カプセル 75 mg 1回1～3 Cap 1日1回 食後

▶❶❷のいずれか．

【STEP 2 **解説**】

STEP 1で効果が不十分な場合，他の抗うつ薬に変更する．具体的な薬剤としては，STEP 1以外のSSRIやSNRIのベンラファキシン，あるいは三環系抗うつ薬のイミプラミンやクロミプラミンなども有効であるが，忍容性の問題からSSRIやSNRIへの変更がよいが，わが国ではいずれも適応外使用となるので注意されたい．なお，STEP 1で用いた抗うつ薬は，通常，1〜2 週間の間隔で 1 錠ずつ漸減・終了とし，STEP 2 で用いる抗うつ薬は STEP 1 と同様の方法で漸増していく．また，❷ベンラファキシンの初期用量は，1 日 1 回 37.5 mg 錠 1 錠とし，1 週間後より 1 回 75 mg 錠を 1 日 1 回服用，その後 1〜2 週間の間隔で 1 錠ずつ 3 錠まで増量可である．

B 短期投与する薬物

❶ アルプラゾラム（ソラナックス，コンスタン） 錠 0.4 mg　1 回 1 T　パニック発作時

【B 解説】

発症間近（1 年以内）の急性期にパニック発作が頻発する場合，SSRI の効果が発現する約投与開始後 1ヵ月間は，発作時にベンゾジアゼピン系抗不安薬の頓用で対応することも可能である．なお，通常，投与間隔は少なくとも 1 時間以上は空け，1 日 3 回までの服用とし，耐性や依存に十分注意する必要がある．

2 社交不安症

A 長期投与する薬物

STEP 1

❶ エスシタロプラム（レクサプロ） 錠 10 mg　1 回 1〜2 T　1 日 1 回　夕食後

❷ フルボキサミン（デプロメール，ルボックス） 錠 75 mg　1 回 1 T　1 日 2 回　朝・夕食後

▶❶❷のいずれか．

【STEP 1 解説】

❷フルボキサミンに関しては，初期用量を 1 日 1 回 25 mg 錠 1 錠とし，1 週間後より 25 mg 錠を 1 日 2 回服用，その後 1〜2 週間の間隔で 50 mg 錠 1 日 2 回，75 mg 錠 1 日 2 回と漸増していく．

STEP 2

❶ 塩酸セルトラリン（ジェイゾロフト） 錠・OD 錠 25 mg　1 回 1〜4 T　1 日 1 回　食後

❷ ベンラファキシン（イフェクサー SR） 徐放カプセル 75 mg　1 回 1〜3 Cap　1 日 1 回　食後

▶❶❷のいずれか．

【STEP 2 解説】
上記薬剤については効果が証明されているが，わが国では適応外である．

B 短期投与する薬物

① ロフラゼプ酸（メイラックス）　錠 1 mg　1回1T　1日2回　食後

② ジアゼパム（セルシン，ホリゾン）　錠 2 mg　1回1T　1日2〜3回　食後

▶①②のいずれか．

【B 解説】
SSRIの効果が発現する投与開始後約1〜2ヵ月間，耐性・依存が生じにくいとされる半減期の長めのベンゾジアゼピン系抗不安薬の使用も可能である．なお，リボトリールも効果があるが，わが国では適応外である．

3 全般不安症

A 長期投与する薬物

① デュロキセチン（サインバルタ）　カプセル 20 mg　1回1〜3 Cap　1日1回　朝食後

② ベンラファキシン（イフェクサー SR）　徐放カプセル 75 mg　1回1〜3 Cap　1日1回　食後

③ エスシタロプラム（レクサプロ）　錠 10 mg　1回1〜2T　1日1回　夕食後

▶①〜③のいずれか．

【3 解説】
わが国では適応のある抗うつ薬はないが，各種治療ガイドラインではSNRIやSSRIが第一選択となっている．初期用量や増量方法はパニック症を参照．なお本症では，ベンゾジアゼピン系抗不安薬は長期投与となりやすいため，短期的にも用いないほうがよい．

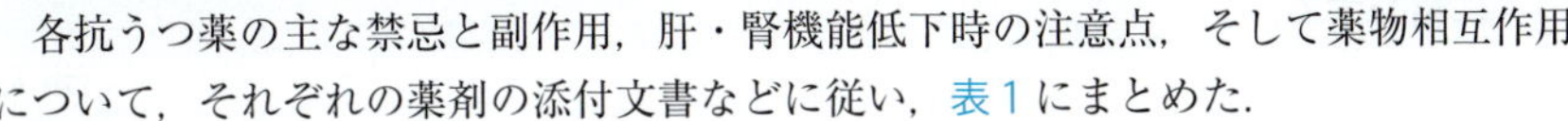

処方上の注意

各抗うつ薬の主な禁忌と副作用，肝・腎機能低下時の注意点，そして薬物相互作用について，それぞれの薬剤の添付文書などに従い，表1にまとめた．

連携医療

うつ病や双極性障害などの併存が想定される場合，CBTを希望する場合，精神科などの専門医療機関への通院歴がある場合，ベンゾジアゼピン系薬（抗不安薬・睡眠導入薬）がすでに大量に投与されている場合，薬物の副作用が強く用量を増やせな

表1　主な抗うつ薬の注意点

抗うつ薬	代謝に関係するCYP	各抗うつ薬が阻害するCYP	禁忌事項	承認時副作用（5%以上）	肝・腎機能低下時の注意点
フルボキサミンマレイン酸塩	2D6	1A2[a], 2C9, 2C19[a], 2D6, 3A4	・MAO[b]阻害剤セレギリン塩酸塩（エフピー） ・ピモジド（オーラップ） ・チザニジン塩酸塩（テルネリン） ・ラメルテオン（ロゼレム）	眠気，嘔気，悪心	【慎重投与】 ・肝障害のある患者 ・重篤な腎障害のある患者
パロキセチン塩酸塩	2D6	2D6	・MAO阻害剤 ・ピモジド	倦怠感，傾眠，浮動性めまい，悪心，口渇，食欲減退，便秘	・肝・腎機能障害時，本剤の血中濃度が上昇
塩酸セルトラリン 塩酸セルトラリン口腔内崩壊錠	2B6, 2C9, 2C19, 3A4	—	・MAO阻害剤 ・ピモジド	倦怠感，傾眠，頭痛，浮動性めまい，悪心，口内乾燥，下痢，胃部不快感	・肝・腎機能障害時，本剤の血中濃度が上昇
エスシタロプラムシュウ酸塩	2C19（代謝物は2D6, 3A4）	2D6	・MAO阻害剤 ・ピモジド ・QT延長患者	倦怠感，頭痛，傾眠，浮動性めまい，悪心，口渇	【慎重投与】 ・肝機能障害のある患者 ・高度の腎機能障害のある患者
デュロキセチン塩酸塩	1A2, 2D6	—	・MAO阻害剤 ・高度肝・腎障害患者	倦怠感，傾眠，頭痛，めまい，悪心，食欲減退，口渇，便秘，下痢	【慎重投与】 ・軽度～中等度の肝・腎障害のある患者
ベンラファキシン塩酸塩	2D6, 3A4	—	・MAO阻害剤 ・重度肝・腎障害患者	傾眠，不眠症，頭痛，浮動性めまい，悪心，嘔吐，口内乾燥，腹部不快感，動悸，肝機能検査値異常，排尿困難，体重減少，発汗，無力症	【慎重投与】 ・軽度～中等度の肝・腎障害のある患者

[a]：フルボキサミンマレイン酸塩が特に強く阻害するCYPは下線で示している
[b]：MAO（monoamine oxidase，モノアミン酸化酵素）

い，あるいは適用量を1ヵ月以上投与しても改善がまったくみられない場合，専門医に紹介する．

（塩入俊樹）

5 強迫症（強迫性障害）

基本的知識

強迫症（obsessive-compulsive disorder：OCD）は，一般人口中の生涯有病率が1～2% 程度，男女比はほぼ同等で，平均発症年齢は，男性がより若年の傾向であるが，20 歳前後とされている．OCD は侵入的で不適切なものと認識される持続的な思考，衝動，またはイメージなどの強迫観念と，手洗いや確認，心の中の行為などの繰り返しの行動（強迫行為）からなり，通常両者は併存する．すなわち，強迫行為の多くは，観念に伴い増大した不安の緩和や中和化，あるいは苦痛の予防などを目的としている．OCD の診断では，これらが強い苦痛を生じていること，時間を浪費させていること（通常は 1 時間以上），日常や社会的，職業的機能に著しい障害をきたしていることなどが必須である．

OCD の治療は，選択的セロトニン再取込み阻害薬（selective serotonin reuptake inhibitor：SSRI）を主とした薬物，および認知行動療法（cognitive-behavioral therapy：CBT）である．CBT では曝露反応妨害法を用いることが一般的で，これまで恐れ回避していたことに直面化し（曝露），不安を軽減するための強迫行為をあえてしない（反応妨害）ことを段階的に練習する．さらに OCD 自体や治療の理解を促すうえで心理教育が重要である．寛解の達成や再発予防を強化するために CBT を実施することが望ましく，薬物から始め，治療的動機づけを強化・確認後，CBT に導入するといった併用療法が一般的である．

処方例

STEP 1 初期治療

❶ フルボキサミン（ルボックス，デプロメール） 錠 25 mg 1 回 1～3 T 1 日 2～3 回（1 日 150～225 mg） 食後

❷ パロキセチン（パキシル） 錠 10 mg 1 日 1 回 2～5 T（1 日 20～50 mg） 夕食後

❸ クロミプラミン（アナフラニール） 錠 25 mg 1 回 1～3 T 1 日 1～3 回（1 日 100～225 mg）食後（保険適用外）

▶❶❷のいずれかで効果がなければ❸.

解説

OCD の薬物療法の第一選択は SSRI であり，わが国での適応を有する❶あるいは❷をまずは用いる．これらの有効性はおおむね同等であり，いずれも効果や副作用を確認しつつ漸増し，十分量，十分期間（8～12 週）用いて反応を評価することが肝要であ

11 精神疾患

る．副作用として，吐き気といった胃腸症状や不安増強などを一過性に認めることがある．❶あるいは❷を用いても効果が得られなければ，適応外処方であるが❸に変更する．

STEP 2 STEP 1 で効果不十分の場合

❶ リスペリドン（リスパダール） 錠 1 mg 1回1T 1日 1〜3回（1日1〜3 mg） 食後（保険適用外）

❷ アリピプラゾール（エビリファイ） 錠 3 mg 1〜2T 1日1回 朝食後（保険適用外）

❸ クロナゼパム（ランドセン，リボトリール） 錠 2 mg 1回1T 1日 1〜3回（1日 2〜6 mg） 食後（保険適用外）

▶SSRI の効果が不十分と判断される場合，❶❷のいずれかを，STEP 1 の❶か❷に追加する．
▶当初不安焦燥感が著しい場合，❸を追加する．

解説

SSRI 抵抗性 OCD の治療では非定型抗精神病薬による増強療法が推奨されているが，保険適用ではないので，効果や副作用を確認しつつ慎重に投与する．

処方上の注意

小児や高齢者に用いる場合，副作用や薬物間相互作用に注意しつつ，より低用量から慎重に投与する．

連携医療

SSRI の反応が乏しい場合，うつ病や物質乱用などを併存している場合，希死念慮や自殺企図を認める場合などは，精神科へのコンサルトが望ましい．

（松永寿人）

6 その他の不安症（身体症状症，解離症群）

基本的知識

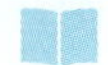

身体症状症は，苦痛を伴う身体症状と，その症状に対する反応として過度な思考や感情によって診断される．従来の診断基準では身体症状に対し医学的説明ができないことが強調されていた．患者はその身体症状に関連した診療科を受診することも多い．

解離症群は，意識や知覚などの不連続によって診断される．心的外傷の後に起こりやすい．離人感・現実感消失症，解離性健忘（自伝的情報が想起できない），解離性同一症（2つ以上のパーソナリティが存在する）などに分かれる．

いずれの疾患でも治療ガイドラインは確立していない．患者の苦痛に共感し，症状と共存する生活を指導しながら，下記のような症状に焦点を当てて薬物療法を行う．

処方例

A 不安，抑うつ，強迫が強い場合

❶ **エスシタロプラム（レクサプロ）** 錠10 mg　1回0.5〜1T　1日1回（1日5〜10 mg）　夕食後（保険適用外）　20 mgまで漸増

❷ **セルトラリン（ジェイゾロフト）** 錠・OD錠　1回25 mg　1日1回　100 mgまで漸増
または**パロキセチン（パキシル），フルボキサミン（ルボックス，デプロメール）**など他のSSRIでも可（保険適用外）

▶❶❷のいずれか．

B 疼痛が強い場合

❶ **デュロキセチン（サインバルタ）** カプセル20 mg　1回1 Cap　1日1回（1日20 mg）　朝食後（保険適用外）　60 mgまで漸増

❷ **ベンラファキシン（イフェクサーSR）** 徐放カプセル　1回37.5 mg　1日1回　1週間後より1日1回75 mg　225 mgまで漸増
または**ミルナシプラン（トレドミン）**など他のSNRIでも可（保険適用外）

▶❶❷のいずれか．

【A B 解説】
うつ病に対する治療に準じ，効果がみられるまで漸増する．最大量でも効果がみられない場合もしくは副作用で不耐の場合は，他の薬剤に切り替える．

C 精神病症状，興奮が強い場合

❶ **リスペリドン（リスパダール）** 錠1 mg　1回1〜2T　1日1〜2回（1日1〜3 mg）　食後，眠前（保険適用外）

❷ **オランザピン（ジプレキサ）** 錠・サイディス錠　1回5〜10 mg　1日1回
または**クエチアピン（セロクエル）** 錠　1回50〜100 mg　1日1〜3回　など抗精神病薬のいずれか（保険適用外）

▶❶❷のいずれか．

【C 解説】
標的症状を定めて処方する．4〜8 週間で効果を評価し，漫然とした処方がなされないようにする．多剤併用療法はできるだけ避け，シンプルな処方を心がける．

連携医療

専門医に紹介する必要性は必ずしも高くないが，患者は医師の姿勢に敏感なことが多いため，どの医療機関でも患者の症状を受け入れ支持的に接する姿勢が求められる．

（櫻井　準）

7 摂食障害

基本的知識

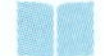

摂食障害は，極端な摂食制限，過食，自己誘発性嘔吐，過剰運動といった行動の異常と，身体像のゆがみ，痩身への執着などの精神面の異常で定義される疾患であり，主に神経性やせ症（anorexia nervosa：AN）と神経性過食症（bulimia nervosa：BN）に分類される．その程度に応じて様々な合併症を呈するが，月経不順や無月経，胃腸症状，体重変化，易疲労感を主訴に受診することが多い．外来治療が原則であるが，著明な低体重や急激な体重減少，全身衰弱，重篤な身体合併症（低血糖昏睡，不整脈，電解質異常など）を認める場合には，入院治療により合併症の治療ならびに低体重と低栄養状態の改善を図る．

処方例

AN に対する薬物療法には非常に限られたエビデンスしかない．併存症に対して，様々な薬物を使用してもよいが，AN の人々の多くが身体的に脆弱な状態にあることを考え，慎重に行われるべきである．

STEP 1 過食・嘔吐症状が強い場合

❶ フルボキサミン（デプロメール，ルボックス） 錠 25 mg　1 回 1〜3 T　1 日 2 回　食後（保険適用外）

❷ セルトラリン（ジェイゾロフト） 錠 25 mg　1 回 1〜4 T　1 日 1 回　食後（保険適用外）

▶ ❶❷のいずれか．

▶ うつ状態やうつ病を合併する場合は保険適用となる．24 歳以下には慎重投与．少量から開始して漸増し，中止する場合も漸減する．

解説

SSRIはBNにおける過食/むちゃ食いや嘔吐の頻度を減らすというエビデンスはある．効果があるケースでは，比較的早期に効果が現れるが，長期の効果は不明である．

STEP 2 過活動や強迫症状が強い場合

① オランザピン（ジプレキサ） 錠・サイディス錠5mg 1回0.5～2T 1日1回（保険適用外）

解説

オランザピンはANにおける過活動に対する有効性を示す報告はあるものの，十分なエビデンスはない．保険適用ではなく，投与開始は慎重に考慮する．

処方上の注意

貧血や低栄養状態の悪化を防ぐために，低体重（標準体重の70%以下）の場合には原則として女性ホルモン療法は行わない．

採血上fT_3低値を示すことが多いが，これは飢餓状態に伴う適応的な変化であるため，甲状腺ホルモン投与は禁忌である．

向精神薬，下剤，利尿薬などは乱用，大量服薬されることがあり，処方する場合にはアドヒアランスに十分な注意を要する．服薬の確認は特に注意して行う．

連携医療

摂食障害を疑った場合には，その病態に応じて，専門にしている心療内科，内科/小児科，精神科，婦人科の中の適切な科に早めに相談し，紹介することが勧められる．

（森屋淳子）

11 精神疾患

8 薬物依存症

基本的知識

薬物依存症とは，依存性薬物を繰り返し使用した結果，その薬物を使用することが生活における最大の関心事となり，様々な不利益にもかかわらず，薬物使用に強い執着を呈する状態（＝渇望）を指す．本人なりに薬物使用を控えよう，使用量を減らそうという努力を試みているが，しばしば不成功に終わっている．

薬物依存症の治療において薬物療法が担う役割は限定的である．海外で乱用者が多いオピオイドの場合には，オピオイド受容体の部分アゴニストやアンタゴニストを用いた薬物療法が確立されているが，わが国で社会問題となっている覚醒剤の場合には，現時点までに有効性が確認された薬物療法は存在しない．

実際の臨床では，依存症そのものに対してではなく，薬物使用の結果として生じる不安・焦燥，抑うつ気分や睡眠障害に対して治療薬が必要となる事態がある．

処方例

A 不安・焦燥，抑うつ気分

❶ ロフラゼプ酸（メイラックス） 錠 1回0.5〜1 mg 1日2回 朝夕食後

B 睡眠障害

STEP 1

❶ スボレキサント（ベルソムラ） 錠 1回15〜20 mg 1日1回 就寝前

STEP 2 改善しない場合には上記に追加して

❶ ラメルテオン（ロゼレム） 錠 1回8 mg 1日1回 就寝前

C 薬物使用の影響で被害念慮を伴う場合

B -STEP 2に追加して

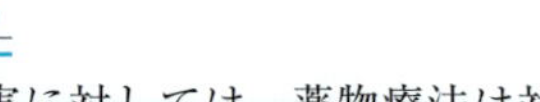

❶ リスペリドン（リスパダール） 錠 1回0.5〜2 mg 1日1回 就寝前（保険適用外）

処方上の注意

薬物使用による不安・焦燥や睡眠障害に対しては，薬物療法は対症療法にすぎず，あくまでも薬物依存に対する専門治療を優先すべきである．

加えて，薬物依存患者は比較的容易に睡眠薬や抗不安薬の乱用を呈する傾向がある．安易な睡眠薬・抗不安薬の処方は禁物であり，やむを得ず処方する場合には，乱用リスクの高い薬剤（抗不安薬ではエチゾラム，アルプラゾラム，睡眠薬ではトリアゾラム，フルニトラゼパム，ゾルピデム）を極力避ける．

なお，覚醒剤使用の影響で被害念慮（「悪口をいわれている」「盗聴/盗撮されている」など）を呈している患者に対しては，一時的にリスペリドンなどの抗精神病薬の処方が必要な場合もある．その際には，アカシジアなどの錐体外路系の副作用は，統合失調症患者の場合よりも高率に出現する印象があり，特に注意する．

連携医療

患者本人および家族を精神保健福祉センター（都道府県・政令指定都市に最低1箇

所設置）に紹介する．同機関には地域の社会資源に関する情報が集まっており，一部では，薬物依存回復プログラムも実施している．家族の相談にも対応しているので，本人に治療意欲がない場合にも有用である．

（松本俊彦）

9 アルコール依存症

基本的知識

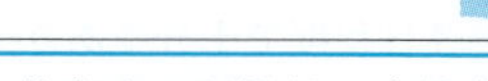

アルコール依存症は習慣的に多量飲酒を続けることにより，アルコールへの耐性，強迫的な飲酒欲求，飲酒のコントロール喪失，離脱症状などが形成される病態である．中高年の男性に多いが，近年女性や高齢者の割合が高まってきている．断酒を目指すことが治療の原則であるが，近年は軽症者を中心に，飲酒量低減を目指す考え方も受け入れられつつある．

処方例

STEP 1 アルコール離脱症状の治療

❶ ジアゼパム（セルシン，ホリゾン） 錠 2 mg・5 mg　1 回 1～2 T　1 日 3 回（保険適用外）

❷ リスペリドン（リスパダール） 内用液　1 回 0.5～1 mg　1 日 1～2 回（保険適用外）

▶❶で効果不十分な場合，❷を併用する．

解説

アルコールの離脱症状には，ベンゾジアゼピンが第一選択である．軽度の振戦，不安，イライラなど離脱症状が軽度である場合は，振戦せん妄の予防という意味も兼ねて，ジアゼパムを 6 mg 程度投与する．振戦せん妄となり幻覚などの重度の離脱症状がある場合は，ジアゼパムを 15～20 mg 程度に増量するが，効果不十分時はリスペリドンなどの抗精神病薬を併用することもある．

STEP 2 断酒維持期の治療

❶ アカンプロサート（レグテクト） 錠 333 mg　1 回 2 T　1 日 3 回

❷ ジスルフィラム（ノックビン） 原末　1 回 0.2 g　または**シアナミド（シアナマイド）** 液　1 回 7 mL　1 日 1 回

▶❶❷のいずれか，または❶❷を併用する．

解説

断酒維持期に用いられる薬物として，アカンプロサートと抗酒薬がある．アカンプロサートは，飲酒欲求を抑える作用があり，プラセボと比較して6ヵ月後の断酒率を約10%改善する．断酒が前提であり，多量飲酒者の飲酒量を低減する効果はない．抗酒薬は服薬中に飲酒すると吐き気，顔面紅潮，頭痛などの不快な反応が現れる．きちんと服用継続すれば心理的に飲酒の歯止めとなる．海外ではナルメフェンなどのオピオイド拮抗薬が依存症者の飲酒量低減のために用いられており，2018年10月現在，国内での承認申請中である．

処方上の注意

離脱期のベンゾジアゼピン投与は通常2～3日程度で十分であり，漫然と長期に投与することは避ける．抗精神病薬を併用する際は，離脱期に心血管系のイベントのリスクが高いため，クロルプロマジン（コントミン）などの低力価の抗精神病薬は避ける．

アカンプロサートの主な副作用は下痢であり，投与初期に現れることが多いが，重篤な副作用は少なく，高齢者でも使いやすい．抗酒薬の投与は，飲酒してしまったときに危険な状態となる可能性があるため，心臓病の既往がある者や肝硬変の合併する者への投与は避け，高齢者には慎重に投与すべきである．

（木村　充）

10 自閉スペクトラム症，注意欠如・多動症

基本的知識

自閉スペクトラム症（ASD）は，DSM-ⅢからDSM-Ⅳ-TRまで用いられた広汎性発達障害（自閉症，アスペルガー障害などを包括する診断概念）を引き継ぐDSM-Ⅴでの診断名である．ただ，完全に引き継いでいるわけではなく，過去の広汎性発達障害の一部は社会コミュニケーション症に分類されている．

ASD自体は，行動面の特徴から診断される症候群であって，その診断基準に含まれる行動に薬物療法の対象となるものはない．薬物療法の対象となるのは，ASDでみられる「易刺激性（保険適用は，ASD以外にこの症状が必要）」，精神運動興奮であって，自閉的な対人関係の持ち方や，言語発達の遅れではない．

薬物療法によって，精神運動興奮に関連した行動を抑制して，適応的な行動の習得や，生活のしやすさが期待できる．ただ，ASDでの精神運動興奮の原因には，働きかけ方などの環境要因，本人の能力の問題などもあり得ることから，精神運動興奮を

薬物療法だけで抑えようと考えることは不適切である．薬物療法は，環境調整，人格面や言語理解の発達の促しを含めた総合的な働きかけの1つとして位置づけられるべきものである．

注意欠如・多動症（ADHD）は，不注意，衝動性，多動に関連する症状から診断される状態であり，不注意優勢型，多動衝動性優勢型，混合型に分けられている．小児であれば，集団行動からの外れやすさ，授業中のうわの空，忘れ物の多さなどが問題になりやすいが，同時に，熱中（過集中）なども認められやすい．成人では，仕事でのミスの多さ，不用意な発言の多さなどが問題になる．薬物療法で改善が期待できるが，不注意や衝動性は他の状態でもよく認められるので，除外診断を考えることも必要である．また，ASD同様，ただ行動症状を抑制するだけでなく，習慣の改善や人格成長を促すなど薬物療法以外の働きかけも重要である．

処方例

薬物療法の標的症状は，興奮，不穏，不眠，強迫行動，チック，衝動性の高さ，不機嫌，他害行為など，精神運動興奮に関連するASDの随伴症状である．

A 上記のすべての随伴症状に対して

❶ **リスペリドン（リスパダール）**
小児の場合：内用液 1 mg/1 mL　1回 0.3 mL　1日1回　就寝前から開始
成人の場合：錠 0.5 mg・1 mg・2 mg　1回 0.5 mg　1日1回　就寝前から開始し，状態に応じて 0.5 mg ないし 1 mg の範囲で漸増

- 小児では効果がなければ 0.1 mL ないし 0.2 mL 単位で数日毎に漸増．日中の眠気などの過鎮静がこない範囲で 3 mL 程度を上限の目安に処方．小児の場合，鼻血が出やすくなることがあり，その場合はしばらく控える．
- 小児も成人も興奮が激しい場合は，上限の 8 mg を服用せざるを得ない場合もあるが，その場合は過鎮静や遅発性ジストニアなどの副作用に十分注意し，環境調整などでの症状の減弱も検討する．

❷ **アリピプラゾール（エビリファイ）**　錠 1 mg・3 mg・6 mg・12 mg　内用液 0.1%　分包 1 mL（1 mg），3 mL（3 mg），6 mL（6 mg），12 mL（12 mg）
1日1回 1 mg から開始し，6 mg までの範囲で漸増

▶❶❷のいずれか．

B 注意の転導性，多動に対して

ADHDの診断基準を満たす，6歳以上の患者に対して，

❶ **メチルフェニデート（コンサータ）**　錠 18 mg・27 mg・36 mg　1回 18 mg
1日1回朝から開始して，症状により 54 mg まで 9 mg ずつ漸増

- 食思不振の副作用は，小児の場合，身体成育や学校での給食指導に影響するので注意．

11 精神疾患

- 覚醒作用があり夜間不眠につながるので，起床から朝食後までの内服を原則にする．
- 本剤はコンサータ錠適正流通管理委員会で流通管理されており，処方にあたっては，申請，受講，委員会による承認（登録）が済んでいることが必要である．詳しくはコンサータ錠適正流通管理委員会のサイトを参照．

❷ **アトモキセチン（ストラテラ）** カプセル 5 mg・10 mg・25 mg・40 mg 内用液 0.4%（4 mg/mL）
18 歳未満の場合：1 日 0.5 mg（内用液の場合，0.125 mL）以下/kg を 1 日 2 回食後で開始．1 週間以上の間隔をあけて漸増（増量幅は 1 日 0.1 mL/kg までの範囲で）．維持量は 1 日 1.8 mg（0.45 mL）/kg 以下ないし 120 mg（30 mL）以下
18 歳以上の場合：1 日 20 mg を 1～2 回分服で開始し，1～2 週間の間隔で，症状をみながら 80～120 mg まで漸増

- 薬剤性の高血圧と頻脈，最大用量付近でみられることがある不機嫌に注意する．消化器症状が出れば，症状に合わせて対応．

❸ **グアンファシン（インチュニブ）** 錠 1 mg・3 mg 1 回 1 mg 1 日 1 回から開始し，1 週間以上の間隔をあけて 1 mg ずつ漸増．0.08 mg/kg を上限の目安とする

- 現在は，服用開始時 6 歳以上 18 歳未満である必要がある．
- 終日の眠気と，動悸の副作用，服薬開始後 1～2 週間の血圧低下に注意する．
- 中枢性徐脈が生じるため，房室ブロック（Ⅱ度，Ⅲ度）の患者には禁忌である．
- 本剤を処方してきた個人的経験でメチルフェニデート，アトモキセチンと比較して鎮静作用が強い印象がある．

▶❶～❸のいずれか．

処方上の注意

向精神薬の処方は少量から開始するのが原則である．ただ，少量では鎮静よりも賦活が強く出る場合もあり，アリピプラゾールでは 1 mg で入眠困難や早朝覚醒が生じることもある．また，増量は慎重に状態を評価してからにすべきだが，漫然と長期間の「様子見」をすべきではなく，副作用がなく効果もないと判断したら速やかに増量したほうがよい．

効果の判定にあたっては，特に小児の場合は，薬効だけでなく環境因子（親子関係や学校）を考慮すべきである．

連携医療

リスペリドンで 3 mg，アリピプラゾールで 6 mg，メチルフェニデートで 27 mg までで改善がみられない，あるいは上記の単剤での治療が難しいようであれば，専門医への紹介を検討する．

（橋本大彦）

11 てんかん

基本的知識

てんかんでは大脳皮質神経細胞の過剰興奮に起因する発作を繰り返す．このてんかん発作によって意識障害，痙攣，神経症状，精神症状，自律神経症状などが一過性に出現する．てんかん発作は部分発作（焦点発作）と全般発作に分けられる．部分発作は一側大脳半球の一部から始まり，発作中の意識は清明なこともあれば，減損することもあり，それぞれ単純部分発作，複雑部分発作と呼ばれる．発作焦点としては前頭葉と側頭葉が多い．部分発作が大脳皮質全体に広がると強直間代発作となり，二次性全般化と呼ばれる．全般てんかんのほとんどは小児期に発症し，成人発症例は少ない．成人期に発症する全般てんかんとしては若年ミオクロニーてんかんと良性成人型家族性ミオクローヌスてんかんが知られている．前者では覚醒後 30 分～数時間以内に生じる両上肢のミオクロニー発作と強直間代発作が特徴であり，後者では手指振戦（ミオクローヌス）が特徴的である．ともに光過敏性を認めることが多い．

鑑別すべき疾患には失神，解離症，一過性全健忘，睡眠時随伴症（パラソムニア），発作性ジスキネジア，片頭痛などがある．脳波検査は必須だが，必ずしもてんかん性脳波異常を検知できるわけではない．

以下の処方例は日本神経学会の『てんかん診療ガイドライン 2018』を参考にしている．

処方例

A 部分てんかん

❶ レベチラセタム（イーケプラ）　錠 500 mg　1 回 1 T　1 日 2 回

❷ カルバマゼピン（テグレトール）
開始時：錠 100 mg　1 回 1 T　1 日 1 回
維持期：錠 200 mg　1 回 1 T　1 日 2～3 回

❸ ラモトリギン（ラミクタール）
開始時：錠 25 mg　1 回 1 T　隔日 1 回
維持期：錠 100 mg　1 回 1 T　1 日 2 回

- ▶❶～❸のいずれか．
- ▶❶は初期用量が有効用量でもある．高齢者の場合は眠気などの副作用を避けるために 250 mg 錠を用いて治療を開始することもある．
- ▶❷カルバマゼピンと❸ラモトリギンは少量から開始し，2 週間以上間隔をあけて徐々に増量する．そして，Stevens-Johnson 症候群，中毒性表皮壊死症，薬剤過敏症症候群の発生に注意する．特に❸ラモトリギンは増量法が添付文書に細かく規定されているので，必ずこれに従う．

解説

レベチラセタムとラモトリギンは2015年から単剤で処方できるようになった．2種類の抗てんかん薬を用いても発作が抑制できない場合は専門医へ紹介する．

B 全般てんかん

❶ バルプロ酸（デパケンR） 錠200 mg 1回1T 1日2回（開始時）

❷ レベチラセタム（イーケプラ） 錠500 mg 1回1T 1日2回

❸ ラモトリギン（ラミクタール）
開始時：錠25 mg 1回1T 隔日1回
維持期：錠100 mg 1回1T 1日2回

▶❶〜❸のいずれか．
▶❶バルプロ酸は徐放剤であるデパケンRやセレニカRを用いることが多い．発作を抑制できない場合は血中濃度80 μg/mLを目標に増量を図る．
▶❸ラモトリギンは増量法が添付文書に細かく規定されているので，必ずこれに従う．

解説

成人期発症の全般てんかんの発作は比較的抑制しやすい．

バルプロ酸は全般てんかんの第一選択薬だが，催奇形性が高い（10%）だけでなく，児の低い知能指数や自閉症の発症とも関連することが指摘されている．特に投与量1日1,000 mg以上または血中濃度60 μg/mL以上の場合，リスクが高くなる．妊娠の可能性のある女性の場合，催奇形性が相対的に低いレベチラセタムやラモトリギンを用いることが推奨されている．

ミオクロニー発作にはクロナゼパム（リボトリール）も有効である．

表1 抗てんかん薬の主な副作用

共通の副作用	神経症状（眠気，複視，眼振，運動失調） 精神症状（いらいら，知的活動鈍麻，もうろう状態，自発性の低下）
多くの薬剤でみられる副作用	皮膚症状（皮膚粘膜眼症候群，中毒性表皮壊死症，薬剤過敏症症候群） 血液障害（顆粒球減少，血小板減少，再生不良貧血） 肝障害，間質性肺炎，SLE様症状
カルバマゼピン	皮膚症状の出現頻度が高い 低Na血症，抗利尿ホルモン不適合分泌症候群，無菌性髄膜炎
バルプロ酸	投与初期の嘔気・食欲低下 食欲亢進，脱毛，振戦，高アンモニア血症，急性膵炎，多嚢胞性卵巣
ラモトリギン	皮膚症状の出現頻度が高い．無菌性髄膜炎
レベチラセタム	易刺激性，精神病症状，腎障害では用量調節が必要

処方上の注意

抗てんかん薬全般に共通する副作用には神経症状と精神症状がある（表1）．こうした副作用は抗てんかん薬によって神経細胞の活動性が用量依存的に抑制された結果として生じる．皮膚症状，血液障害，肝障害も出現しやすいので，定期的な診察と検査を必ず行う．

（吉野相英）

12 認知症，老年期せん妄

基本的知識

1）認知症

認知症は「一度正常に達した認知機能が後天的な脳の障害により持続性に低下し，日常生活，社会生活に支障をきたすようになった状態」と定義される．2013年に発行された米国精神医学会の診断基準 DSM-5 では，従来の dementia の置き換えとして neurocognitive disorders（NCDs）という用語が採用されている．NCDs の病因別亜型分類として，Alzheimer 病（AD），前頭側頭型認知症，Lewy 小体を伴う認知症，血管性認知症，外傷性脳損傷，医薬品誘発性認知症，HIV 感染，プリオン病，Parkinson 病，Huntington 病，他の医学的疾患，複数の病因，特定不能に分類されている．Alzheimer 病は，高齢者の認知症の60%以上を占めるが，認知症様症状をきたす疾患は多岐にわたり，その病型に則した治療方法を選択する必要がある．特に早期の診断と治療により回復可能な treatable dementia を見逃さないためにもかかりつけ医と専門医の連携による正確な認知症の病型診断が不可欠である．

2）老年期せん妄

せん妄とは，軽度から中等度の意識レベルの低下を背景にして，様々な認知機能障害や精神症状を伴う症候群である．高齢者において認知機能が急激に低下した場合や，認知症の行動・心理症状（BPSD）が急性に発現・増悪した場合，認知症の急性増悪と考えるのではなく，まずはせん妄を疑うべきである．せん妄の治療の基本は原因の究明と除去であり，原因を取り除くことのみでせん妄の多くは軽快する．やむを得ない場合，慎重に薬剤を使用する．

処方例

A Alzheimer 型認知症

STEP 1 軽度認知症（社会活動は障害されているが，日常生活は自立）

❶ **ドネペジル（アリセプト）** 錠・D 錠 5 mg 1 回 1 T 1 日 1 回 朝食後
（3 mg から開始し，2 週間の試験投与後副作用がないことを確認し維持量の 5 mg に増量）

❷ **ガランタミン（レミニール）** 錠・OD 錠 8 mg・12 mg 1 回 1 T 1 日 2 回 朝夕食後
（1 回 4 mg を 1 日 2 回から開始，4 週間毎に 1 回量を 4 mg ずつ増量，最大量は 1 回 12 mg 1 日 2 回）

❸ **リバスチグミン（イクセロン，リバスタッチ）** パッチ 18 mg 1 回 1 枚 1 日 1 回 24 時間毎に貼り換え
（4.5 mg パッチから開始して，4 週間毎に 4.5 mg ずつ増量し，18 mg まで漸増）

▶❶～❸のいずれか．

STEP 2 中等度認知症（日常生活においても部分的介助が必要）

❶ **メマンチン（メマリー）** 錠 20 mg 1 回 1 T 1 日 1 回 朝食後または夕食後
（1 日 1 回 5 mg から開始して，1 週間毎に 5 mg ずつ増量し，20 mg まで漸増）

▶STEP 1 の❶～❸いずれかの継続，または❶の併用．

STEP 3 高度認知症（入浴，排泄，着替えなどを介助なしでは行えない）

❶ **ドネペジル（アリセプト）** 錠・D 錠 10 mg 1 回 1 T 1 日 1 回 朝食後
（5 mg 内服 4 週間以上継続後に 10 mg に増量する）

❷ **メマンチン（メマリー）** 錠 20 mg 1 回 1 T 1 日 1 回 朝食後または夕食後
（1 日 1 回 5 mg から開始して，1 週間毎に 5 mg ずつ増量し，20 mg まで漸増）

▶❶❷のいずれか，または併用．

【A 解説】

Alzheimer 病（AD）では，アセチルコリン作動性神経細胞が脱落，アセチルコリンの活性の低下が認められ，記銘力障害の原因と考えられている．軽症の AD では 3 種類のコリンエステラーゼ阻害薬（choline esterase inhibitor：ChE 阻害薬）のうちのいずれかで治療を開始する．どの薬剤で開始するかの明確な選択基準はない．症状の進行抑制が期待される効果であり，認知症症状の改善が認められない場合でも，原則として処方を継続する．認知症状の進行が認められる場合，薬の変更，増量，併用を考慮する．

B Lewy 小体型認知症

❶ ドネペジル（アリセプト） 錠・D 錠 5 mg 1 回 1 T 1 日 1 回 朝食後
（3 mg から開始し，2 週間の試験投与後副作用がないことを確認し維持量の 5 mg に増量，5 mg 内服 4 週間以上継続後に 10 mg に増量可）

【B 解説】
広汎な Lewy 小体の出現を特徴としており，アセチルコリン系に加え，ドパミン系，セロトニン系など複数の神経システムの障害が認められる．ChE 阻害薬の中で保険適用があるのはドネペジルのみではあるが，その他の ChE 阻害薬にも同様の効果が期待できる．メマリーの単剤または併用療法も効果が期待されるが，保険適用はない．

C 老年期せん妄

STEP 1 内服可能な場合

❶ リスペリドン（リスパダール） 内用液 1 mg/包 1 回 0.5 包 1 日 1 回 夕食後または就寝前

❷ ペロスピロン（ルーラン） 錠 4 mg 1 回 0.5 T 1 日 1 回 夕食後または就寝前

❸ クエチアピン（セロクエル） 錠 25 mg 1 回 1 T 1 日 1 回 夕食後または就寝前

❹ オランザピン（ジプレキサ） ザイディス錠 2.5 mg 1 回 1 T 1 日 1 回 夕食後または就寝前

▶❶〜❹のいずれか（クエチアピン，オランザピンは糖尿病患者では禁忌）．
▶少量から開始して，効果，副作用をみながら漸増する．

STEP 2 内服できない場合

❶ ハロペリドール（セレネース） 注 1 回 5 mg＋生理食塩液 50 mL 点滴静注 夕食後または就寝前

▶0.5 A〜1 A（2.5 mg〜5 mg）を持続点滴に混ぜるか，生理食塩液で希釈して側管から投与．
▶無効の場合は，さらに同量の追加投与を繰り返す．
▶ハロペリドールの静脈内投与にて，薬剤誘発性 QT 延長症候群をきたすことがあり，高用量投与となる場合には，心電図モニターを装着させることが望ましい．

処方上の注意

クエチアピン，ペロスピロンは他の 2 剤と比較して半減期が短く，睡眠覚醒リズムの点からは高齢者投与に好ましい．副作用として錐体外路症状の出現に注意，クエチアピンが最も錐体外路症状を呈しにくいとされている．

高齢の認知症患者は，向精神薬に対して過剰反応や有害事象を生じやすい．漫然とした過剰投与や長期投与を避けるためには，少量から開始して，薬効判定を短期間隔で細かく評価する必要がある．

（矢田健一郎）

13 原発性過眠症（ナルコレプシーなど）

基本的知識

中枢性過眠症[1]は“夜間の睡眠は十分なのに日中に眠気が連日出現する”病態を指す．代表的な疾患としてナルコレプシーと特発性過眠症が知られる．ナルコレプシーは病態や診断基準が厳密に決められており，それ以外の過眠症の大きな部分を特発性過眠症が占める．いずれも思春期に初発する．

ナルコレプシーは①情動脱力発作（笑いなどの情動で誘発される両側性対称性発作性の持続2分以下の脱力），②反復睡眠潜時試験にて2回以上のレム睡眠の出現（前夜に施行された終夜睡眠ポリグラフ検査記録がある場合，その検査における入眠直後レム期も反復睡眠潜時試験のレム睡眠出現としてカウントしてよい）および睡眠潜時の短縮，③髄液中オレキシン低値（保険適用外）のいずれかがみられることが診断要件である．レム睡眠が病的に増加することが特徴で，レム関連症状として情動脱力発作のほか睡眠麻痺（非常に鮮明な知覚体験を伴う入眠期および覚醒期の脱力：いわゆる金縛り），入眠時幻覚（入眠直後に出現する恐怖を伴う夢見様体験）などもみられる．ナルコレプシーの診断に該当しない中枢性過眠症を暫定的に特発性過眠症と考えてよい．

眠気に対しては精神刺激薬が投薬される．わが国ではモダフィニル（モディオダール），メチルフェニデート（リタリン），ペモリン（ベタナミン）の3薬剤が発売され，前2者はナルコレプシーに適応が認められる．

情動脱力発作にはクロミプラミン（アナフラニール）の適応外使用が厚生労働省により認められている[2]．

薬物治療アルゴリズム 

軽症例では計画的に短時間の午睡をとるのみで日常生活が可能となる例もあるため，まずは投薬をせずに生活調整の可能性を模索する．生活障害が残存する場合，投薬加療を行う．ナルコレプシーではモダフィニル少量から開始し，効果不十分の場合，昼にメチルフェニデート即効錠を追加する．特発性過眠症に対してはペモリン少量から開始し，徐々に増量する．一般に治療目標は“起きようと思えば起きていられる”状態となることであって，“起きる意図がなくても目が覚めている状態”としてはならない．

処方例

1 ナルコレプシー

A 加療開始時

❶ モダフィニル（モディオダール）　錠 100 mg　1 回 0.5 T　1 日 1 回　朝食後

▶状態をみながら 1 日 200 mg 程度まで増量可．

B 情動脱力発作が頻回の場合

❶ クロミプラミン（アナフラニール）　錠 10 mg　1 回 1 T　1 日 1 回　朝食後

▶状態をみながら徐々に増量．増量で明らかな副作用がみられる場合などは休薬を検討．

C モディオダールで効果不十分な場合

❶ モダフィニル（モディオダール）　錠 100 mg　1 回 2 T　1 日 1 回　朝食後

❷ メチルフェニデート（リタリン）　錠 10 mg　1 回 2 T　1 日 1 回　昼食後

▶❶❷のいずれか．

2 特発性過眠症

A 加療開始時

❶ ベタナミン（ペモリン）　錠 10 mg　1 回 2 T　1 日 1 回　朝食後

▶状態をみながら 100 mg 程度まで増量可．

処方上の注意

精神刺激薬の使用原則として“必要日服薬”を推奨する．これは，連用により精神機能全体の賦活を招き，夜間の睡眠が悪化することが少なくないためで，薬剤使用中に日中の眠気増悪の訴えがみられた場合，まず疑うべきことは耐性の発現ではなく夜間の睡眠状態の増悪である．必要日服薬とした場合，非服薬日に長時間睡眠が出現するが，連用により睡眠状態が悪化している証左でもある．なお，睡眠悪化による眠気を精神刺激薬の増量で対処すると，薬効が消失する時間帯に非常に強い眠気が出現する．

モダフィニル，ベタナミンは有効時間12時間程度，メチルフェニデートは4時間程度とされる．そのため，午後にモダフィニル，ベタナミンを投与すると睡眠が悪化し，日中の眠気の増悪を招くことがあるので注意を要する．

情動脱力発作はクロミプラミン投与にて抑制されるが，クロミプラミンによるレム抑制作用については耐性発現を念頭に置く必要があり，症状の出現に合わせて増量するが，ある程度の量に到達した時点で休薬期間を設定する．

代表的な有害事象に頭痛，めまい，吐き気，動悸などがあるが，消化器症状については実際に消化器の問題がみられる場合があり，精査加療も考慮する．

※メチルフェニデート（リタリン）の処方にあたってはリタリン流通委員会への登録が必要である．

文献

1）日本睡眠学会　診断分類委員会：中枢性過眠症群．睡眠障害国際分類，第3版［日本睡眠学会　診断分類委員会（訳）：International Classification of Sleep Disorders, 3rd Ed, Eds. by American Academy of Sleep Medicine］，p 97-134，ライフ・サイエンス社，2018

2）厚生労働省保険局医療課長：公知申請に係る事前評価が終了した医薬品の保険上の取扱いについて，保医発0426第1号，平成25年4月26日

（中島　亨）

12章

アレルギー疾患

1 薬剤アレルギー

基本的知識

薬剤過敏症は，薬剤に感受性のある特定例でみられる，薬剤本来の薬理反応からは予測できない反応と定義され，①薬剤アレルギー，②偽アレルギー反応，③薬剤不耐症，④特異体質反応に分類される．薬剤アレルギーは，薬物またはその代謝産物を抗原として，それに対応する抗体あるいは感作リンパ球との間で発現した免疫反応であり，Ⅰ型（即時型），Ⅱ型（細胞傷害型），Ⅲ型（免疫複合体型），Ⅳ型（遅延型）に分けられる．Ⅰ型アレルギーはIgE依存性即時型反応であり，代表はペニシリンアレルギーである．

アナフィラキシーとは，医薬品などに対する急性の過敏反応により，多くの場合は30分以内で，蕁麻疹などの皮膚症状や，腹痛や嘔吐などの消化器症状や，息苦しさなどの呼吸器症状，血圧低下などの循環器症状などの全身症状を示すことと定義される．多くの場合，初めに皮膚症状がみられ，その後，視覚異常，消化器症状，呼吸器症状などが出現する．進行すると，血圧が低下し，アナフィラキシーショックとなる．アナフィラキシーには，皮膚症状が90%以上合併する（痒みだけも含む）．鑑別疾患として迷走神経反射が挙げられるが，迷走神経反射では徐脈となるのに対して，アナフィラキシーでは頻脈となることが知られている．アナフィラキシーの主な発症機序は，アレルゲンに対するIgE抗体を介したⅠ型アレルギーであるが，IgEが関与せず直接ヒスタミンなどのmediatorを放出することによって同様の反応を呈する場合もある．これらは症状や治療法が同様であることから，臨床的にはアナフィラキシーとして一括して扱われる．

薬疹はⅣ型アレルギーによって生じることが多く，薬剤の使用開始から感作されるまで4～5日以上の日数を要する．重症薬疹として，Stevens-Johnson症候群（SJS）や中毒性表皮壊死症（TEN）が挙げられる．皮膚，眼粘膜や口唇粘膜などの粘膜移行部から粘膜にかけて著明な紅斑，びらん，水疱，潰瘍を認め，急速に融合し，びまん性紅斑となり，多くは高熱，全身倦怠感などを伴う．表皮剝離の範囲が全身の10%以下の場合にSJS，それ以上の場合にTENと診断される．TENは最重症の薬疹であり，死亡率は30%に及ぶ．この他の重症薬疹としてdrug-induced hypersensitivity syndrome（DIHS）が挙げられる．DIHSは，発症までに長期間を要するだけでなく，原因薬剤を中止しても増悪することがあり，通常の薬疹の経過とは大きく異なる．

DIHSでは原因薬剤が極めて限られる．DIHSではHHV-6などのヘルペスウイルスの再活性化が関与しており，薬疹として非定型的な経過をとると考えられる．

薬物治療アルゴリズム

薬剤アレルギーの診断は，基本的には，薬剤投与歴と臨床症状から行う．固定薬疹は，皮疹の性状だけから診断が可能であるが，薬疹の臨床型は固定したものではなく，移行し，同一個体に異なった臨床型の皮疹が共存することもしばしば観察される．

アナフィラキシーは，非ステロイド性消炎鎮痛解熱薬，抗菌薬，抗腫瘍薬，造影剤，輸血製剤，生物学的製剤などによる．

前述のように，DIHSの原因薬剤は限られる．抗痙攣薬，ジアフェニルスルフォン，サラゾスルファピリジン，アロプリノール，ミノサイクリン，メキシレチンなどの3週以上の内服歴がある場合は，DIHSを考慮する必要がある．

処方例

薬剤アレルギーを疑う場合は，初めに全薬剤を中止する必要ある．

A 蕁麻疹

❶ *d*-クロルフェニラミン（ポララミン） 錠2mg 1回1T 1日3回 毎食後

❷ プレドニゾロン（プレドニン） 錠5mg 1回2T 1日2回 朝夕食後

▶❶を用いるが，症状が強い例では❷を併用する．

解説

軽い症状であれば，薬を処方せずに様子をみる．薬剤投与が必要であれば，抗ヒスタミン薬や副腎皮質ステロイドを処方する．重症薬疹では，副腎皮質ステロイドは処方せず，早急に専門医に紹介する．

B アナフィラキシー

❶ アドレナリン（ボスミン） 注 1回0.3〜0.5mg アナフィラキシー時，筋注

解説

アナフィラキシー例，呼吸器症状出現例では，アドレナリン筋肉注射を行う．

C アナフィラキシー既往患者の長期管理

❶ アドレナリン（エピペン） 注 1回0.3mg 筋注

▶アナフィラキシーの際，呼吸器症状などのアレルギー出現時速やかに注射（体重30kg以上）．

解説

アナフィラキシー例では，抗原同定，回避指導とアドレナリン自己注射システム（エピペン）の導入が必要である．

D 造影剤過敏症患者における前投与

❶ プレドニゾロン（プレドニン）　錠5mg　1回10T　1日3回　造影剤投与13時間前，7時間前，1時間前

❷ ジフェンヒドラミン（レスタミンコーワ）　錠10mg　1回5T　1日1回　造影剤投与1時間前

▶❶❷を併用．

解説

造影剤過敏症を予防するためには，造影剤過敏症の既往を確認し，また喘息の有無を確認する必要がある．造影剤による副作用歴がある場合に再び副作用が発現する率は4～6倍であり，また喘息患者ではアナフィラキシーを起こしたときに，重篤な喘息症状が出現しやすいことが知られている．造影剤過敏症の既往がある場合，造影剤使用は禁忌であるが，副腎皮質ステロイドやヒスタミン H_1 受容体拮抗薬の前投与で，副作用の発症率を約1/3まで減らせることが報告されており，造影剤の使用がどうしても必要な場合は，前投与が考慮される．

処方上の注意

アナフィラキシー緊急時の第一選択治療はアドレナリンの筋肉内注射であり，エピペンは，患者，またその家族が迅速に使えるように開発されたその緊急注射用のキットであり，アナフィラキシーの徴候や症状を感じたときに速やかに注射すると，ショック症状を軽減させる効果がある．緊急時は衣服の上からの注射でもよい．蕁麻疹，嘔気などの消化器症状，声がれや呼吸困難，喘鳴などの呼吸器症状，また発汗やめまい，ふるえなどの初期症状がみられた場合は，ショック症状が発現する前に速やかに注射するよう指導しておくことが確実である．また手技を患者が確実に施行できるように十分に確認しながら指導する必要がある．なお症状が軽減しても使用した際には必ず医療機関を受診して診療を受けるように指導する．

抗菌薬に関連するアレルギー歴がある場合は，ショックの既往があるかを確認する．ショックの既往がある場合は，①当該抗菌薬の投与は禁忌，②類似抗菌薬の投与は原則禁忌だが，同じβラクタム系薬でも系統が異なる抗菌薬は，皮膚反応試験陰性を確認したうえで，慎重に投与することを許容する．ショックの既往がない場合は①当該抗菌薬の投与は原則禁忌だが，皮膚反応試験陰性を確認したうえで，慎重に投与することを許容する，②類似の抗菌薬は慎重投与とする（『抗菌薬投与に関連するアナフィラキシー対策のガイドライン』より）．

歯科治療での局所麻酔薬使用による全身性副反応・偶発症の頻度は，0.5～0.65％で

あり，その中で，80～90% が血管迷走神経失神（脳貧血発作）と考えられている．しかし局所麻酔薬により，アナフィラキシー（ショック）を呈した症例も報告されており，副反応・偶発症がアレルギー反応によるものであるのかを見極めることは，極めて重要である．即時型反応においては不明であるが，遅発型反応では，エステル型同士では交差反応があるが，アミド型同士では交差反応はないとされている．したがって，病歴から薬剤アレルギーが示唆されない場合，未使用のアミド型を選択するのは，1つの方法と考えられる．添加物が入っている製剤でアレルギーが出現した場合，添加物の入っていない製剤を選択するなどの工夫を行う．

連携医療

アナフィラキシー例では，抗原同定，回避指導とアドレナリン自己注射システム（エピペン）の導入が必要である．プリックテスト，プリック・プリックテスト，アレルゲン特異的 IgE 抗体検査などで，病因アレルゲンを可能な限り同定する．原因アレルゲンが判明した場合は基本的にその回避指導を行う．さらにアドレナリン自己注射システムの導入が必要であり，これらの指導が難しい場合，専門医への紹介が望まれる．

DIHS などの重症薬疹が疑われる場合は，初期のステロイド治療が病態を悪化させる可能性があり，早期に専門医に紹介することが重要である．

（中込一之）

2 花粉症

基本的知識

花粉症は原因花粉抗原により季節性アレルギー性鼻炎を呈したものであり，わが国の場合はスギ花粉症がその代表である．地域の気象条件によって花粉飛散時期が多少異なるので，生活環境での花粉飛散状況を知ることが大切である．主な花粉症の原因となる花粉では（関東から東海を例にすると），スギ・ヒノキ花粉は 2～5 月まで，イネ科花粉は 5～7 月まで，ブタクサ花粉は 8～10 月までに花粉が飛散する．北海道と沖縄にはスギ花粉は飛散しない．北海道の花粉症はシラカンバが主なもので，4～6 月に飛散する．

スギ花粉症の有病率は 1998 年と 2008 年の調査によると 16.2% から 26.5% に増加し，同時に低年齢化も指摘されている．

『鼻アレルギー診療ガイドライン 2016 年版（第 8 版）』に基づいた標準的治療を記載する．

薬物治療アルゴリズム

アレルギー性鼻炎の病型は，くしゃみ・鼻漏型と鼻閉型に大別される．重症度は軽症から最重症まであり，くしゃみ回数，擤鼻回数および鼻閉の程度によって判断する．

花粉症の薬物療法で特徴的なのは初期療法である．症状が軽微な時期から薬物療法を開始することによって，重症化する患者を減少させる効果がある．第二世代抗ヒスタミン薬とロイコトリエン（LTs）受容体拮抗薬は花粉飛散開始予想日（関東では2月中旬）か，症状が少しでも出現したタイミングで開始する．他の薬剤については花粉飛散予想日の1週間前から内服を開始する．

薬物療法の基本的な考え方は，くしゃみ・鼻漏型には内服薬に第二世代抗ヒスタミン薬などを処方し，鼻閉型の内服薬には抗 LTs 受容体拮抗薬や抗プロスタグランジン（PG）D_2・トロンボキサン（TX）A_2 薬などを用い，重症度が上がるとさらに鼻噴霧用ステロイドを追加する（表1）．

アレルゲン免疫療法は舌下免疫療法の実用化により簡便で安全な治療法になった．これまでは医療機関でアレルゲンを皮下注射していたが，舌下免疫療法は治療薬を患者が自宅で毎日舌下投与する．舌下免疫療法を開始するためには医師は講習会またはeラーニングを受講し，処方可能医として登録する必要がある．

処方例

A 軽症（くしゃみ・鼻漏型，鼻閉型）

❶ フェキソフェナジン（アレグラ） 錠・OD錠 60 mg 1回1T 1日2回

❷ ベポタスチン（タリオン） 錠・OD錠 10 mg 1回1T 1日2回

❸ レボセチリジン（ザイザル） 錠 5 mg 1回1T 1日1回 就寝前

▶❶〜❸のいずれか．他の第二世代抗ヒスタミン薬でもよい．

B 中等症以上（くしゃみ・鼻漏型）

❶ ビラスチン（ビラノア） 錠 20 mg 1回1T 1日1回 空腹時

❷ デスロラタジン（デザレックス） 錠 5 mg 1日1T 1日1回

❸ フルチカゾンプロピオン酸エステル（フルナーゼ） 液 各鼻腔に1回噴霧 1日2回

▶❶❷のいずれかに❸を追加する．❶または❷は他の第二世代抗ヒスタミン薬，❸は他の鼻噴霧用ステロイドでもよい．

表 1　重症度に応じた花粉症に対する治療法の選択

<table>
<tr><th>重症度</th><th>初期療法</th><th>軽症</th><th colspan="2">中等症</th><th colspan="2">重症・最重症</th></tr>
<tr><td>病型</td><td></td><td></td><td>くしゃみ・鼻漏型</td><td>鼻閉型または鼻閉を主とする充全型</td><td>くしゃみ・鼻漏型</td><td>鼻閉型または鼻閉を主とする充全型</td></tr>
<tr><td rowspan="5">治療</td><td rowspan="2">①第 2 世代抗ヒスタミン薬
②遊離抑制薬
③ LTs 受容体拮抗薬
④抗 PGD$_2$・TXA$_2$ 薬
⑤Th2 サイトカイン阻害薬
⑥鼻噴霧用ステロイド

くしゃみ・鼻漏型には①，②，⑥．鼻閉型または鼻閉を主とする充全型には③，④，⑤，⑥のいずれか 1 つ．</td><td>①第 2 世代抗ヒスタミン薬
②遊離抑制薬
③ LTs 受容体拮抗薬
④抗 PGD$_2$・TXA$_2$ 薬
⑤ Th2 サイトカイン阻害薬
⑥鼻噴霧用ステロイド

①～⑥のいずれか 1 つ．
①～⑤で治療を開始したときは必要に応じて⑥を追加．</td><td>第 2 世代抗ヒスタミン薬
＋
鼻噴霧用ステロイド</td><td>LTs 受容体拮抗薬または抗 PGD$_2$・TXA$_2$ 薬
＋
鼻噴霧用ステロイド
＋
第 2 世代抗ヒスタミン

もしくは

第 2 世代抗ヒスタミン薬・血管収縮薬配合剤
＋
鼻噴霧用ステロイド</td><td>鼻噴霧用ステロイド
＋
第 2 世代抗ヒスタミン薬</td><td>鼻噴霧用ステロイド
＋
LTs 受容体拮抗薬または抗 PGD$_2$・TXA$_2$ 薬
＋
第 2 世代抗ヒスタミン薬

もしくは

鼻噴霧用ステロイド
＋
第 2 世代抗ヒスタミン薬・血管収縮薬配合剤

必要に応じて点鼻用血管収縮薬を 1～2 週間に限って用いる．
症状が特に強い症例では経口ステロイドを 4～7 日間処方する．</td></tr>
<tr><td colspan="3">点眼用抗ヒスタミン薬または遊離抑制薬</td><td colspan="2">点眼用抗ヒスタミン薬，遊離抑制薬またはステロイド</td></tr>
<tr><td colspan="4"></td><td colspan="2">鼻閉型で鼻腔形態異常を伴う症例では手術</td></tr>
<tr><td colspan="6">アレルゲン免疫療法</td></tr>
<tr><td colspan="6">抗原除去・回避</td></tr>
</table>

［鼻アレルギー診療ガイドライン作成委員会（編）：鼻アレルギー診療ガイドライン 2016 年版（第 8 版），p 69，表 38，2016 より許諾を得て転載］

C 鼻閉型

Step 1 中等症

❶ **プランルカスト（オノン）**　カプセル 112.5 mg　1 回 2 Cap　1 日 2 回　朝夕食後

❷ **モンテルカスト（シングレア，キプレス）**　錠・OD 錠　10 mg　1 回 1 錠　1 日 1 回　就寝前

❸ フルチカゾンフランカルボン酸エステル（アラミスト） 液 各鼻腔に2回噴霧 1日1回

▶❶❷のいずれかに❸を追加する．❸は他の鼻噴霧用ステロイドでもよい．

STEP 2 重症・最重症

❶ フェキソフェナジン・プソイドエフェドリン配合（ディレグラ） 錠30mg・60mg 1回2錠 1日2回 空腹時

❷ デキサメタゾンシペシル酸エステル（エリザス） 各鼻腔に1回噴霧 1日1回

▶❶に❷を追加する．❷は他の鼻噴霧用ステロイドでもよい．

D すべての病型・重症度：舌下免疫療法

❶ 標準化スギ花粉エキス（シダキュア） スギ花粉舌下錠2000JAU・5000JAU 投与開始後1週間は2000JAUを1回1T 1日1回，投与2週目以降は5000JAUを1回1T 1日1回 舌下に1分間保持した後，飲み込む

▶現在シダトレン（舌下液）を処方している症例も有効性を考慮して時期をみてシダキュアへ切り替えるべきである．

処方上の注意

第二世代抗ヒスタミン薬は，眠気の副作用の発現や作業効率低下を起こさないために非鎮静性の薬剤を使用すべきである．フェキソフェナジン，ロラタジン，ビラスチン，デスロラタジンの4剤は，自動車運転に対する注意事項が添付文書に記載されておらず，処方しやすい．

鼻噴霧用ステロイドは即効性がないためにアドヒアランスが低くなる傾向がある．内服薬同様に規定通り使用するように服薬指導すべきである．

（後藤 穣）

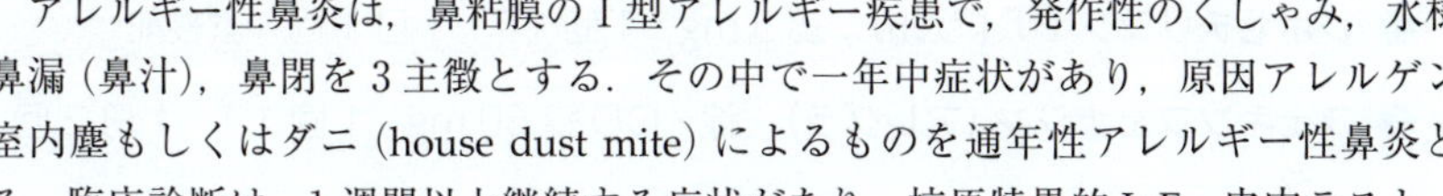

3 通年性アレルギー性鼻炎

基本的知識

アレルギー性鼻炎は，鼻粘膜のI型アレルギー疾患で，発作性のくしゃみ，水様性鼻漏（鼻汁），鼻閉を3主徴とする．その中で一年中症状があり，原因アレルゲンが室内塵もしくはダニ（house dust mite）によるものを通年性アレルギー性鼻炎とする．臨床診断は，1週間以上継続する症状があり，抗原特異的IgE，皮内テスト，プリックテストにてアレルゲンを同定した場合につけられる．

薬物療法には，対処療法である内服と点鼻がある．根治的な治療としてアレルゲン免疫療法がある．内服薬として，抗ヒスタミン薬，ロイコトリエン（LTs）受容体拮抗薬，抗プロスタグランディン D_2・トロンボキサン A_2薬（抗 PG・TX 薬），Th2 サイトカイン阻害薬，ケミカルメディエター遊離抑制薬，漢方がある．点鼻薬としては，鼻噴霧用ステロイドがある．根治的治療薬としてダニエキス配合舌下錠がある．抗ヒスタミン薬には，眠気の有害事象が強い第一世代とヒスタミン H_1 受容体選択性が高い第二世代がある．第二世代の処方をガイドラインは推奨している．

薬物治療アルゴリズム

第一選択薬は第二世代抗ヒスタミン薬であり，1 剤選んで処方する．気温や湿度によって症状の変動が激しいため，症状が少ないときには，最低限の内服もしくは内服なしにする．鼻閉を主訴とする患者では，LTs 受容体拮抗薬もしくは鼻噴霧用ステロイドを処方する．同じく鼻閉を主訴とする中年女性では，抗 PG・TX 薬が著効することがある．眠気の副反応を極度に嫌い，効果発現に時間がかかろうとも問題ないという患者に Th2 サイトカイン阻害薬，ケミカルメディエター遊離抑制薬を処方する．これらの内服薬で効果がなかったり，眠気などの有害事象が強かったりした場合には，漢方薬を処方する．症状が強い場合は，抗ヒスタミン薬と LTs 受容体拮抗薬もしくは鼻噴霧用ステロイドとの併用を行う．根治的な治療を望まれた場合は，ダニエキス配合舌下錠による舌下免疫療法を行う．

処方例

A 軽症，くしゃみ・鼻漏型

[抗ヒスタミン薬]

❶ デスロラタジン（デザレックス） 錠 5 mg 1 回 1 T 1 日 1 回 いつでも可

❷ ビラスチン（ビラノア） 錠 20 mg 1 回 1 T 1 日 1 回 食事の 1 時間以上前または 2 時間以上後

❸ ルパタジン（ルパフィン） 錠 10 mg 1 回 1 T 1 日 1 回 いつでも可

❹ ベポタスチン（タリオン） 錠・OD 錠 10 mg 1 回 1 T 1 日 2 回 朝夕

❺ オロパタジン（アレロック） 錠・OD 錠 5 mg 1 回 1 T 1 日 2 回 朝・就寝前

❻ レボセチリジン（ザイザル） 錠 5 mg 1 回 1 T 1 日 1 回 就寝前

❼ フェキソフェナジン（アレグラ） 錠・OD 錠 60 mg 1 回 1 T 1 日 2 回 朝夕

〈ケミカルメディエーター遊離抑制薬〉
⑧ **ペミロラスト（アレギサール，ペミラストン）** 錠 10 mg 1回1T 1日2回 朝夕食後

〈Th2 サイトカイン阻害薬〉
⑨ **スプラタスト（アイピーディ）** カプセル 100 mg 1回1 Cap 1日3回 朝昼夕食後

▶①～⑨のいずれか.

【A 解説】
患者の好みにより1日1回型か1日2回型かを決定する．重症患者は2回型を好む傾向にある．2～3週間で効果がない場合には，別の第二世代抗ヒスタミン薬に変更する．いずれの抗ヒスタミン薬でも眠気が強い場合には⑧⑨もしくはB-②～④を選択する．

B 鼻閉型

① **フェキソフェナジン・プソイドエフェドリン配合（ディレグラ）** 錠 30 mg・60 mg 1回2T 1日2回 朝と夕の空腹時

〈LT 受容体拮抗薬〉
② **モンテルカスト（シングレア，キプレス）** 錠・OD錠 10 mg 1回1T 1日1回 就寝前

③ **プランルカスト（オノン）** カプセル 112.5 mg 1回2T 1日2回 朝夕食後

〈抗 PG・TX 薬〉
④ **ラマトロバン（バイナス）** 錠 75 mg 1回1T 1日2回 朝夕食後

▶①～④のいずれか.

C 重症型および鼻閉型

① **モメタゾンフランカルボン酸エステル水和物（ナゾネックス）** 液 各鼻腔に2噴霧（1日200 μg） 1日1回

② **フルチカゾンフランカルボン酸エステル（アラミスト）** 液 各鼻腔に2噴霧（1日110 μg） 1日1回

▶①②のいずれか.

【C 解説】
①②の鼻噴霧用ステロイドは単独よりも，A-①～⑦と併用することが多い.

D 最重症

❶ ベタメタゾン・*d*-クロルフェニラミン配合（セレスタミン） 錠 0.25 mg・2 mg 1回1T 1日1～4回

❷ プレドニゾロン（プレドニン） 錠 5 mg 1回4T 1日2回 朝夕食後

▶❶❷のいずれか.

【D 解説】

症状改善により漸減，中止する．長期には使用しない．

E 根治治療を望む場合

❶ ダニエキス配合（アシテア，ミティキュア） 舌下錠 300 IR，10,000 JAU 1日1回

【E 解説】

最低でも2年間の治療が必要である．70% の症例で効果あり．

F 漢方

❶ 小青竜湯 袋 3 g 1回1袋 1日3回 食前・食間

処方上の注意

禁忌と副作用は表1の通りである．

表1 主なアレルギー性鼻炎治療薬の禁忌・副作用

薬剤	禁忌・副作用
抗ヒスタミン薬	副作用：眠気，口渇，倦怠感をきたすことがある．ショック，アナフィラキシー様症状，肝機能障害，黄疸
フェキソフェナジン・プソイドエフェドリン配合錠	副作用：動悸，不眠，高血圧
LTs 受容体拮抗薬	副作用：アナフィラキシー，肝炎，血管浮腫，腹痛，白血球減少，血小板減少
抗 PG・TX 薬	副作用：肝機能障害，肝炎，黄疸
Th2 サイトカイン阻害薬	副作用：肝機能障害，ネフローゼ症候群
鼻噴霧用ステロイド	禁忌：感染症，真菌症 副作用：鼻症状（出血，刺激感，乾燥感，疼痛，発赤），咽喉頭刺激感，不快臭
ダニエキス配合舌下錠	禁忌：重症気管支喘息，悪性腫瘍・自己免疫疾患などの全身性疾患 副作用：ショック，口腔内腫脹，喘息，咽喉頭違和感

（藤枝重治）

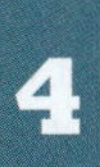

昆虫アレルギー（ハチ毒アレルギー）

基本的知識

昆虫アレルギーは，①刺咬によるもの（ハチ，蚊，蟻），②吸入によるもの（蝶，蛾，ゴキブリ，ユスリカ，トビケラ），③接触によるもの（毒蛾，毛虫）に大別される．なかでも，ハチ刺傷によるアナフィラキシーでは，年間 20 名前後の死亡者が報告されている．一般に，刺傷歴がなく数匹以内のハチ刺傷例ではアナフィラキシーを呈することはなく，局所の出血，激しい疼痛と発赤・腫脹を伴い数日以内に消失する．しかし一部では，刺傷後 5〜30 分以内に全身アナフィラキシー反応を呈し，原因の多くは IgE を介した即時型アレルギーである．ハチ毒の成分には，ヒスタミンなどの化学伝達物質が存在するため，多量のハチ毒に曝露されることで，アナフィラキシー類似症状を呈することがある．ハチ刺傷によりなんらかの全身症状が出現する可能性は約 20% で，意識消失に至る危険性は数 % と報告されている．また再刺傷によって，半数以上のハチ毒アレルギー患者では，前症状より重症化する．さらに刺傷間隔が短いほど（数年以内），アナフィラキシーを起こす危険性が高い．ハチ毒アレルギーの診断には，問診とハチ毒（スズメバチ，アシナガバチ，ミツバチ）特異的 IgE 抗体測定が必要である．しかし抗体価は，刺傷直後や数年以上刺傷経験がない場合，陰転化する．このため詳細な問診聴取と検査時期を改めて測定する必要がある．

処方例

［アナフィラキシーに対する予防］

❶ アドレナリン（エピペン） 注 1 回 0.3 mg（体重 30 kg 以上の主に成人），または 1 回 0.15 mg（体重 30 kg 以下の主な小児） 筋注

❷ ハチ毒エキスを用いたアレルゲン免疫療法[1]（保険適用外）

▶ハチと同じ生活環境で活動し，ハチ毒特異的 IgE 抗体陽性者，またはハチ刺傷によるアナフィラキシー発症既往のある人は❶を処方．ハチ刺傷によるアナフィラキシー発症既往があり，かつハチ毒特異的 IgE 抗体陽性者は❶に加え，❷を検討（保険適用がなく施行している医療機関も限られているため，専門医に相談する必要がある）．

▶❶はエピペン登録医のみ処方可能．

解説

ハチ刺傷による全身アナフィラキシー症状の発現は極めて速いため，なんらかの全身症状が出現したら，ただちにエピペンを注射するように患者指導を徹底する必要がある．

処方上の注意

アドレナリン注射により，妊婦，妊娠している可能性のある婦人または産婦では，胎児の酸素欠乏をもたらしたり，分娩第二期を遅延する恐れがあり，エピペンを処方しないことが望ましい．また，アドレナリンとの併用禁忌薬剤として，α遮断薬が挙げられる（α遮断作用により，アドレナリンのβ刺激作用が優位になると考えられている）．

文献

1）Ross RN, et al：Effectiveness of specific immunotherapy in the treatment of hymenoptera venom hypersensitivity：a meta-analysis. Clin Ther **22**：351-358, 2000［エビデンスレベルⅠa］

（平田博国）

5 食物アレルギー，アナフィラキシー

基本的知識

食物アレルギーの臨床病型のうち，代表的なものは即時型症状（蕁麻疹，アナフィラキシーなど）であり，特殊型として，食物依存性運動誘発アナフィラキシー（food-dependent exercise-induced anaphylaxis：FDEIA）と口腔アレルギー症候群（oral allergy syndrome：OAS）がある．いずれもIgE依存性の機序で発症し，OAS以外は重症化しやすい．アナフィラキシーとは，皮膚・粘膜症状（蕁麻疹・瘙痒・紅潮，口唇・舌・口蓋垂の腫脹など）に加え，呼吸器症状（呼吸困難，喘鳴など），血圧低下による症状（失神，意識消失など），持続する消化器症状（嘔吐，腹痛など）のうち少なくとも1つが合併する場合を指し，原因食物としては，鶏卵，乳製品，小麦，ソバ，ピーナッツが多い．FDEIAの原因は小麦と甲殻類が多く，これらの摂取から4時間以内の運動，NSAIDsや食品添加物（サリチル酸化合物）の摂取，飲酒，入浴などで誘発される．OASの多くは，花粉の経気道感作後に，その花粉と交差反応をする生の果物や野菜の摂取により口腔・咽頭粘膜症状をきたすものであり，花粉-食物アレルギー症候群（pollen-food allergy syndrome：PFAS）とも呼ばれる．

予防と治療のアルゴリズム

食物アレルギーの予防は，原因食物の除去が原則である．ただし，アナフィラキシーの既往がある場合は，アドレナリン自己注射（エピペン）の常備が望ましい．特

に原因アレルゲンが不明の場合や小麦アレルギーのように外食などによる誤食の可能性が高い患者では必須である．アナフィラキシーの重症化因子としての気管支喘息や心疾患が存在すれば，それらのコントロールを徹底する．アナフィラキシー予防の目的で，経口免疫療法を行うことがあるが，リスクの問題から標準的治療法としては推奨されていない．

処方例

A 皮膚・粘膜症状のみの場合（アナフィラキシーではない場合）

治療の原則は原因食物の除去である．薬物療法はあくまでも補助療法であり，症状が安定すれば中止する．

❶ フェキソフェナジン（アレグラ）　錠 60 mg　1 回 1 T　1 日 2 回（1 日 120 mg）

【A 解説】

通常，7 歳以上 12 歳未満の小児には半分量（30 mg 錠を 1 回 1 T，1 日 2 回　1 日 60 mg）で使用する．使用目的は，皮疹・瘙痒感のコントロールあるいは誤食時への対応であり，効果発現には 30 分～1 時間を要する．

B アナフィラキシーの場合（初期対応）

アナフィラキシーと診断した場合あるいは強く疑われる場合は，下肢を挙上するとともに，ただちにアドレナリン注射，酸素吸入，補液を開始する．酸素は 6～8 L/分をマスクで開始し，補液は 1～2 L の等張性輸液を全開で点滴投与する．アドレナリンは気道閉塞や血圧低下を抑制することにより生命の危機的な状況を是正する．抗ヒスタミン薬や静注・経口ステロイド，β_2 刺激薬の吸入はあくまで第二選択である．

STEP 1 第一選択

❶ アドレナリン（ボスミン）　注
成人：0.3 mg（最大 1 回 0.5 mg）　筋注（大腿部中央の前外側）
小児（体重 35～40 kg）：0.01 mg/kg（最大 0.3 mg）　筋注

▶必要に応じて反復投与する．
▶高齢者や心疾患を有する患者では 1 回 0.1 mg に減量するなどの調節をする．

【STEP 1 解説】

アナフィラキシーにおいてはアドレナリンの絶対的禁忌は存在しない．すなわち，アナフィラキシーと見誤って他疾患にアドレナリンを使用するリスクよりも，アナフィラキシーを見逃してアドレナリン投与が遅れてしまうリスクのほうがはるかに大きい．

STEP 2 第二選択（アドレナリン以外）

❶ *d*-クロルフェニラミン（ポララミン） 注 5 mg 点滴静注 年齢，症状により適宜増減

❷ ヒドロコルチゾン（サクシゾン，ソル・コーテフ） 注
成人：100～200 mg 点滴静注
小児：最大 100 mg 点滴静注

❸ サルブタモール（ベネトリン） 吸入液 0.5%
成人：1.5～2.5 mg 吸入（0.3～0.5 mL）
小児：0.5～1.5 mg 吸入（0.1～0.3 mL）

▶❶～❸を必要に応じて（通常，❶と❷は実施）．

【STEP 2 解説】

抗ヒスタミン薬❶は皮膚・粘膜症状以外のアナフィラキシー症状には無効である．副腎皮質ステロイド❷は作用発現に数時間を要するが，二相性アナフィラキシーの予防効果を期待して使用する．β_2 刺激薬❸の吸入は喘息様の呼吸困難や喘鳴には有効だが喉頭閉塞には無効である．

STEP 3 アナフィラキシーの再発予防

❶ アドレナリン（エピペン） 注 0.15 mg・0.3 mg
必要時に筋注（大腿部中央の前外側）
成人：通常 0.3 mg 製剤
小児：0.01 mg/kg（体重に応じて 0.15 mg あるいは 0.3 mg）

エピペン処方上の注意

エピペンは，原則として処方された本人（未成年者の場合は保護者）が打つべきだが，学校教職員や保育所職員が児童の生命を守るために本人に代わって打たざるを得ない場合があり，その使用に問題はないと考えられている．初回処方時に加えて 1 年毎の更新時にも患者に十分な使用法・注意点を指導する．また「エピペンがあくまで応急処置であり，使用後は必ず医療機関を受診する」という指示を確実に伝える．

連携医療

皮膚症状のみの軽い食物アレルギーでも，原因を特定できぬままに症状誘発を繰り返すことによりアナフィラキシーへ進展する可能性がある．特異的 IgE 抗体検査だけで診断をすることは危険であり，一度は専門医へ紹介する必要がある．

（中村陽一）

13章 膠原病，その他の全身疾患

1 関節リウマチ

基本的知識

関節リウマチ（rheumatoid arthritis：RA）は，慢性の多関節炎を特徴とする自己免疫疾患である．罹病期間が長くなると，関節の骨破壊などにより関節機能が低下し，日常生活動作に支障が生じる．罹患関節の滑膜組織では滑膜細胞の増殖，炎症細胞の浸潤，炎症性サイトカインの産生，破骨細胞の活性化，血管新生などがみられ，病態の解明も進んでいる．

近年，抗 tumor necrosis factor（TNF）抗体などの生物学的製剤が RA の治療に用いられるようになり，治療法は大きく変化し，予後も改善している．

GL 日本リウマチ学会（編）：関節リウマチ診療ガイドライン 2014，メディカルビュー社，2014

薬物治療アルゴリズム（図 1）

RA 治療の第一選択としてメトトレキサート（methotrexate：MTX）が挙げられている．MTX を投与できない患者以外は MTX にて治療を開始する．MTX を投与できない場合は，他の従来型抗リウマチ薬（conventional synthetic disease modified anti-rheumatic drug：csDMARD）を用いる．3～6ヵ月を目処に治療効果を判定する．治療目標は臨床的寛解であるが，達成できない場合でも低疾患活動性を目指す．効果が認められた場合は治療を継続する．

治療効果がみられない場合，予後不良因子を有する場合は，生物学的製剤の投与を行う．予後不良因子を認めない患者では他の csDMARD への変更または追加投与を行う．詳細を以下に記載する．

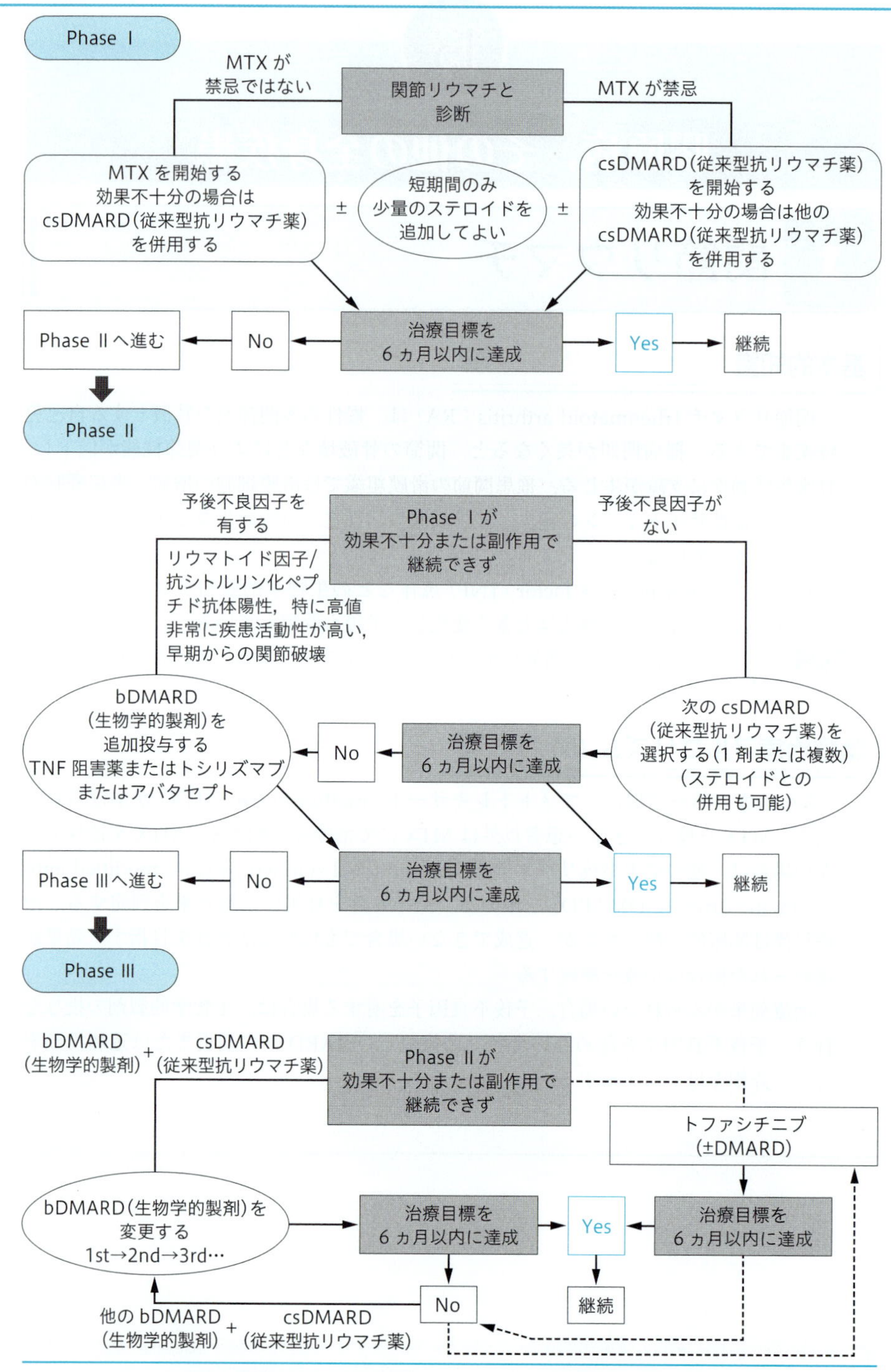

図1　関節リウマチ診療ガイドライン 2014 治療アルゴリズム
(日本リウマチ学会：関節リウマチ診療ガイドライン 2014，p 47 より改変し許諾を得て転載)

処方例

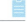

STEP 1 初回治療

1) MTX の投与が可能な場合

❶ **メトトレキサート（リウマトレックス）** カプセル 2 mg　1 回 3 Cap　1 日 1 回　朝食後，または 1 日 2 回　朝夕食後（朝 2 Cap，夕 1 Cap）　1 週間に一度，または初日に 1 回 1 Cap　1 日 2 回　朝夕食後，翌日 1 回 1 Cap　1 日 1 回　朝食後　1 週間毎に

❷ **葉酸（フォリアミン）** 錠 5 mg　1 回 1 T　1 日 1 回　朝食後　1 週間に一度 MTX 内服の翌日または 2 日後に内服（週 1 回のみ）

▶ここでは❶ MTX 6 mg/週の投与例を示したが，MTX 6 mg～8 mg/週程度から開始．1 週間に 1 日，または 2 日にわたり内服し，1 週間毎に繰り返し内服する．副作用に留意しながら，2～4 週で増量していく．最大量は 16 mg/週．間質性肺炎，血球減少，リンパ増殖性疾患，肝障害，口内炎などの副作用に注意する．効果不十分の場合は，下記 STEP 2 に示す csDMARD の併用を行う．

▶❷は❶の副作用を軽減する作用があるため，❶に併用投与する．

2) MTX の投与ができない場合

腎機能障害，間質性肺炎，妊娠希望などにより MTX の内服ができない場合，以下の csDMARD より選択して投与する．治療効果が不十分の場合 csDMARD の併用を行う．

❶ **ブシラミン（リマチル）** 錠 100 mg　1 回 1 T　1 日 1 回　朝食後
（300 mg まで増量可能だが，その際には副作用に注意する）

❷ **サラゾスルファピリジン（アザルフィジン EN）** 錠 500 mg　1 回 1 T　1 日 2 回　朝夕食後

❸ **レフルノミド（アラバ）** 錠　初回量：1 回 100 mg　1 日 1 回　朝食後　3 日間投与（ローディング）後，維持量：1 回 20 mg　1 日 1 回
（体重などにより 10 mg へ減量することもある）

❹ **タクロリムス（プログラフ）** 錠 1 mg　1 回 3 T　1 日 1 回　夕食後

❺ **イグラチモド（ケアラム，コルベット）** 錠 25 mg　1 回 1 T　1 日 1 回　朝食後　4 週間以上投与し，副作用などがみられなければ，1 回 1 T　1 日 2 回　朝夕食後に増量

▶❶～❺のいずれか．

▶❶は蛋白尿の副作用があるため，検尿も定期的に行う．

▶❷はアレルギー（薬疹，発熱）に注意する．

▶❸は副作用として間質性肺炎があり，間質性肺炎を併発している患者には投与を避けることが望ましい．

▶❹は高齢者の場合は 1.5 mg より投与開始し，副作用などがなければ 3 mg まで増量する．腎機能障害などに注意する．

▶❺は MTX との併用での効果も報告されている．肝障害，血球減少などに注意する．ワルファリンとの併用で，ワルファリンの作用増強による出血のリスクがあるため，ワルファリンとの併用は禁忌．

3）前述の STEP 1 の 1），2）に少量のステロイドを加える場合もある

❶ プレドニゾロン（プレドニン） 錠 5 mg 1 回 1 T 1 日 1 回 朝食後

▶プレドニゾロン換算にて 10 mg 程度まで（一般に 5 mg 以下）の使用とし，短期間の使用が望ましい．

STEP 2 STEP 1 にて効果不十分（治療開始 6 ヵ月以内に目標を達成できない場合），または副作用で投与継続ができない場合

1）患者が予後不良因子を有する場合［リウマトイド因子（RF），抗シトルリン化ペプチド（CCP）抗体が高値，疾患活動性が高い，早期からの関節破壊を認める場合］

csDMARD に加えて生物学的製剤（❶～❿）を選択して追加投与する．

❶ インフリキシマブ（レミケード） 注 1 回 3 mg/kg 点滴静注 初回，2 週後，6 週後，以降 8 週間隔 効果乏しい場合 10 mg/kg まで増量可．6 mg/kg で 4 週間隔までの投与間隔の短縮も可能

❷ エタネルセプト（エンブレル） 注 1 回 25 mg または 50 mg 週に 1 回 皮下注，または 25 mg 週に 2 回 皮下注

❸ アダリムマブ（ヒュミラ） 注 1 回 40 mg 2 週に 1 回 皮下注 80 mg まで増量可

❹ ゴリムマブ（シンポニー） 注 1 回 50 mg（MTX を併用時） 皮下注 4 週に 1 回 100 mg まで増量可
MTX 非併用時は 100 mg 皮下注

❺ セルトリズマブペゴル（シムジア） 注 初回，2 週後，4 週後に 400 mg 皮下注，以降 200 mg を 2 週間隔，または 400 mg を 4 週間隔

❻ トシリズマブ（アクテムラ） 注 1 回 8 mg/kg 4 週間隔 点滴静注

❼ トシリズマブ（アクテムラ） 注 1 回 162 mg 2 週間隔 皮下注

❽ サリルマブ（ケブザラ） 注 1 回 200 mg 2 週間隔 皮下注 患者の状態により 1 回 150 mg に減量

❾ アバタセプト（オレンシア） 注 500 mg（体重 60 kg 未満），750 mg（60～100 kg），1,000 mg（100 kg 超） 初回，2 週後，4 週後，以降 4 週間隔 点滴静注

⑩ **アバタセプト（オレンシア）** 注 初回に⑨投与後，同日中に125 mg 皮下注，その後1週間隔で125 mg 皮下注．初回より皮下注のみの投与も可能

▶csDMARD に❶～⑩を選択して追加．

▶❶は MTX の併用が必須である．

▶❸は MTX の併用が強く勧められる．

2) 予後不良因子を有さない場合

上記，STEP 1の2)に記載している csDMARD を追加，または変更する．

3) STEP 2の2)にても治療目標を6ヵ月以内に達成できない場合

上記1)の中から生物学的製剤を選択して投与する．

STEP 3 STEP 2にても治療目標を6ヵ月以内に達成できない場合

1) 生物学的製剤を変更する

STEP 2の1)の生物学的製剤の中から2剤目に変更する．

または，Janus kinase (JAK) 阻害薬であるトファシチニブ，バリシチニブに変更する．STEP 2としてJAK 阻害薬を用いることも可能である．

❶ **トファシチニブ（ゼルヤンツ）** 錠5 mg 1回1T 1日2回 朝夕食後

❷ **バリシチニブ（オルミエント）** 錠4 mg 1回1T 1日1回 朝食後 患者の状態に応じて2 mg に減量

▶❶は，1日1回 朝食後でも効果がみられることもある．

2) 生物学的製剤の変更，または JAK 阻害薬での投与でも治療目標を達成できない場合

さらに，生物学的製剤の変更，またはJAK 阻害薬の投与を試みる．治療目標を達成できるまで，投与薬剤を変更する．

処方上の注意

MTX 含めた csDMARD にも副作用は起こり得る．各々の薬剤の特徴や起こりうる副作用を理解したうえで治療薬の選択と副作用のモニタリングが必要である．治療効果の判断は3～6ヵ月以内に行う．

生物学的製剤は，MTX に効果が乏しい場合など積極的に用いるべきであるが，生物学的製剤の使用により重篤な感染症の発現頻度の上昇が指摘されている．投与開始時には結核含めて感染症のスクリーニング検査が必要であり，また投与中も感染症発症に留意する必要がある．投与開始前には，胸部X線，ツベルクリンまたは，T スポットなどによる結核のスクリーニングを行い，結核感染の既往が疑われる場合はイソニアジドの予防投与を行う．ニューモシスチス肺炎の発症も報告されており，胸部X線，β-D-グルカンの測定を行う．感染リスクのある患者にはST 合剤などによる予防も検討する．B 型肝炎既感染からの再活性化のリスクも指摘されており，HBs 抗原だけではなく，HBs 抗体，HBc 抗体の測定も行い，既感染が疑われる際にはB 型肝炎ウイルス定量を定期的に行い，ウイルスが認められる場合はB 型肝炎の治療が必要となる．

JAK 阻害薬も RA に対して使用できるようになり，良好な治療効果がみられている．今後も新たな JAK 阻害薬の上市が予定されている．JAK 阻害薬も生物学的製剤同様に感染症に注意が必要である．特に帯状疱疹の発症頻度の増加が指摘されている．2014 年日本リウマチ学会のガイドラインではトファシチニブは生物学的製剤よりも後の投与に位置づけられているが，世界的に広く使用され治療効果や副作用が明らかになり，2016 年の欧州リウマチ学会の治療指針では JAK 阻害薬と生物学的製剤は同等に扱われている[1]．

連携医療

RA の診断には他の膠原病などの鑑別が必要になり，また治療においても副作用などの注意すべき点も多い．生物学的製剤，JAK 阻害薬などの分子標的治療薬による治療の進歩も目覚ましい．そのため，専門医での治療が望ましい．

文献

1）EULAR recommendations for the management of rheumatoid arthritis with synthetic and biological disease-modifying antirheumatic drugs：2016 update. Smolen JS, Landewé R, Bijlsma J, et al. Ann Rheum Dis. 2017 Mar 6. pii：annrheumdis-2016-210715. doi：10.1136/annrheumdis-2016-210715.［Epub ahead of print］

（南木敏宏）

2 強直性脊椎炎

基本的知識

強直性脊椎炎（ankylosing spondylitis：AS）は，脊椎，骨盤（仙腸関節），四肢の腱付着部に原因不明の慢性炎症をきたす自己免疫疾患で，脊椎関節炎（spondyloarthritis：SpA）の代表的疾患である．多くが 30 歳前の若年層に発症し，主な症状は，脊椎を中心とした身体のこわばり，腰背部痛で，進行すると各部位の拘縮（運動制限）や強直を生じ，ADL の低下を招くことがあり，早期の診断と治療介入が望まれている．リウマトイド因子は陰性で，原因は不明であるが，HLA-B27 遺伝子との強い関連性がみられ，遺伝的要因が発症に関与していると考えられている．AS の診断は，改訂 New York 基準が診断に用いられており[1]，炎症性背部痛，脊椎の可動域制限，仙腸関節の X 線所見により診断される．しかし AS の X 線変化が現れるまで数年かかることも少なくなく，AS を脊椎関節炎（SpA）として早期に診断し，治療介入する必要性も指摘されており，2009 年国際脊椎関節炎評価学会（ASAS）より，SpA の分類基準が作成され（図 1），早期に SpA として診断することも推奨されている[2]．

GL 日本リウマチ学会：強直性脊椎炎（AS）に対する TNF 阻害療法施行ガイドライン（2010 年 10 月改訂版），2010

45 歳以下に発症した 3 ヵ月以上持続する腰痛があり

仙腸関節の画像所見(a) と 1 つ以上の脊椎関節炎の特徴(b)	または	HLA-B27 陽性 と 2 つ以上の他の脊椎関節炎の特徴(b)
画像所見(a) ・MRI で脊椎関節炎による仙腸関節炎の活動性(急性)炎症所見を強く疑われるもの ・改訂ニューヨーク基準での仙腸間節のX 線所見		脊椎関節炎の特徴(b) ・炎症性腰背部痛 ・関節炎 ・付着部炎(踵) ・尿道炎 ・指炎 ・乾癬 ・クローン病/腸炎 ・NSAIDs への良好な反応 ・脊椎関節炎の家族歴 ・HLA-B27 陽性 ・CRP 上昇

図 1　ASAS の体軸性脊椎関節炎の分類基準（文献 2 より引用）

薬物治療アルゴリズム

2015 年に欧州リウマチ学会（EULAR）と米国リウマチ学会（ACR）が共同で AS の治療に関するリコメンデーションを公表している[3,4]．治療は，AS の病期によって異なり，安定期（stable AS），活動期（active AS），進行期（advanced AS）に分類されている．安定期には，疼痛や硬直に対して，リハビリテーション，COX-2 阻害薬などの NSAIDs が第一選択肢として挙げられている．抗リウマチ薬に関しては，AS に対する有用性のエビデンスは少なく，唯一サラゾスルファピリジンが末梢関節炎に効果が認められているが，RA のアンカードラッグであるメトトレキサートの AS の脊椎病変に対する効果は認められていない．基本的にステロイドの全身投与は推奨されていない．TNF 阻害薬は上述の抗リウマチ薬治療によってもコントロール不良の AS に対して用いられる．現在，国内において AS に対する保険適用が認められている抗 TNF 製剤は，インフリキシマブ，アダリムマブの 2 剤である．これら抗 TNF 製剤の投与によって AS の活動性の改善が認められている．進行期の AS に認められる股関節の破壊により強い痛み，機能障害を認める場合や，高度の脊椎変形による ADL 障害に対しては，手術療法を考慮する．

処方例

STEP 1 末梢関節炎に対して

〈NSAIDs〉
❶ セレコキシブ（セレコックス） 錠　1 回 200 mg　1 日 2 回

〈DMARDs〉
❷ サラゾスルファピリジン（アザルフィジンEN） 錠 1回500 mg 1日2回

▶❶❷のいずれか．

STEP 2 NSAIDs，DMARDsで治療効果が認められない末梢関節炎や体軸関節の症状を認める場合

❶ インフリキシマブ（レミケード） 注 （生理食塩液に溶解し）5 mg/kgを緩徐に（2時間以上かけて）点滴静注
初回，2週後，6週後，以後6〜8週間隔

❷ アダリムマブ（ヒュミラ） 注 40 mgを2週に1回皮下注．効果不十分な場合1回80 mgまで増量可（メトトレキサートなどの抗リウマチ薬を併用する場合は80 mgへの増量は行わないこと）

▶❶❷のいずれか．
▶❷では自己注射に移行する場合に，患者の自己注射に対する適性を見極め，十分な指導を実施した後で移行すること．

処方上の注意

[投与禁忌]

1）活動性結核を含む感染症を有している．

・B型肝炎ウイルス（HBV）感染者に対しては，TNF阻害薬投与に伴いウイルスの活性化および肝炎悪化が報告されており，投与すべきではない．C型肝炎ウイルス（HCV）感染者に対しては，一定の見解は得られていないが，TNF阻害療法開始前に感染の有無に関して検索を行い，陽性者においては慎重な経過観察を行うことが望ましい．

・非結核性抗酸菌感染症に対しては有効な抗菌薬が存在しないため，同感染患者には投与すべきでない．

2）胸部X線写真で陳旧性肺結核に合致する陰影（胸膜肥厚，索状影，5 mm以上の石灰化影）を有する．ただし，本剤による利益が危険性を上回ると判断された場合には必要性およびリスクを十分に評価し，慎重な検討を行ったうえで本剤の開始を考慮する．

3）結核の既感染者．ただし，本剤による利益が危険性を上回ると判断された場合には，必要性およびリスクを十分に評価し，慎重な検討を行ったうえで本剤の開始を考慮する．

4）NYHA分類Ⅲ度以上のうっ血性心不全を有する．Ⅱ度以下は慎重な経過観察を行う．

連携医療

診断が困難な症例や診断された症例において，X線で異常が認められなくても，背部痛など症状が持続する場合は，MRI検査などが有用なことがあり，専門医への紹介が望ましい．また，安定期において，症状が持続・進行する症例，炎症反応がみられる症例は，TNF阻害薬の適応を含め，専門医への紹介が望ましい．

安定期の症例においては，非薬物療法，NSAIDs，抗リウマチ薬の継続を専門医から依頼されることがある．また，活動期のASにおいても，TNF阻害薬により，症状，炎症所見がコントロールできている症例において，TNF阻害薬の投与などの維持治療を依頼されるケースもある．

文献

1) van der Linden S, et al：Evaluation of diagnostic criteria for ankylosing spondylitis. A proposal for modification of the New York criteria. Arthritis Rheum **27**：361-368, 1984
2) Braun J, et al：2010 update of the ASAS/EULAR recommendations for the management of ankylosing spondylitis. Ann Rheum Dis **70**：896-904, 2011
3) van der Heijde D, et al：2010 Update of the international ASAS recommendations for the use of anti-TNF agents in patients with axial spondyloarthritis. Assessment of SpondyloArthritis international Society. Ann Rheum Dis **70**：905-908, 2011
4) Sieper J, et al：New criteria for inflammatory back pain in patients with chronic back pain：a real patient exercise by experts from the Assessment of SpondyloArthritis international Society（ASAS）. Ann Rheum Dis **68**：784-788, 2009

（右田清志）

3 リウマチ性多発筋痛症（PMR）

基本的知識

リウマチ性多発筋痛症（polymyalgia rheumatic：PMR）は，50歳以上，特に65～80歳の高齢者（男女比1：1.2）に多く発症する原因不明の炎症性疾患で，肩の痛みが特徴的だが，頸部，腰部，大腿，時に体幹の筋肉の痛みやこわばりを生じる．近年，急速に高齢化が進んだことから患者数は急増している．全身症状として発熱（多くは37℃台），倦怠感，食欲低下，体重減少，うつ症状などを呈する．赤沈亢進や血清CRP増加などがみられるが，血清筋原性酵素の増加はない．一部に側頭動脈炎（巨細胞性動脈炎）の合併が知られている．いくつかの診断基準が提唱されているが，高齢者に生じる特徴的な症状があれば，診断は比較的容易である．悪性腫瘍合併率が高いとされ，スクリーニングを要する．

処方例

STEP 1 初期治療

❶ **プレドニゾロン（プレドニン）** 錠5mg 1回1〜2T 1日2〜3回（1日10〜20mg） 食後

❷ **リセドロン酸（アクトネル，ベネット）**または**アレンドロン酸（フォサマック，ボナロン）** 用法・用量は各薬剤の添付文書を参照

▶❶❷を併用．❷は連日・週1回・月1回製剤がある．

解説

症状によって1日10〜20mgのプレドニゾロンを開始するが，1回5mg，1日3回食後投与が多い．初期治療を2〜3週行った後は，1mg錠などで1〜3mgずつ慎重に漸減する．ステロイド性骨粗鬆症予防のためエビデンスのあるビスホスホネートを併用する．再燃しなければステロイド中止を目指すが，副作用が懸念される例や1年以内に中止できない例には，STEP 1にSTEP 2を併用することがある．

STEP 2 ステロイド漸減困難例

❶ **メトトレキサート（リウマトレックス）** カプセル2mg 1週単位6mg 1〜3回分割投与（保険適用外）

❷ **インフリキシマブ（レミケード），エタネルセプト（エンブレル），トシリズマブ（アクテムラ）**などの関節リウマチに承認されている生物学的製剤のいずれか（保険適用外）

▶❶❷のいずれか．❶は，5〜6日の休薬必須，週単位で16mgまで増量可．❶❷ともにp 503「関節リウマチ」を参照．

解説

上記の抗リウマチ薬にはPMRに対する有効性を示す報告はあるものの，十分なエビデンスはない．保険適用ではなく，投与開始は慎重に考慮する．効果があればステロイドの漸減・中止を目指す．

処方上の注意

一部のステロイド減量・中止困難例では関節リウマチ治療薬を併用することがある．

連携医療

側頭動脈炎や悪性腫瘍の合併検索も考慮すると，まずは専門医に紹介することを勧める．ステロイド漸減時からはかかりつけ医が観察可能である．ただ，観察期も常にステロイドの漸減・中止を意識することが重要で，漸減しにくい場合は専門医に再度紹介したほうがよい．

（川合眞一）

4 Sjögren 症候群

基本的知識

Sjögren 症候群（SS）は，40～60 歳代女性に好発し，唾液腺や涙腺などの外分泌腺を標的とする臓器特異的自己免疫疾患である．腺組織では細胞浸潤が認められ，それらによる腺破壊により唾液・涙液などの分泌低下をきたし，眼や口腔の乾燥症状を呈する．また，同時に種々の自己抗体産生と肺・肝・腎などに多彩な臓器病変（いわゆる腺外症状）を併発し得る全身性自己免疫疾患でもある．

診断に関しては，涙腺あるいは口唇腺組織検査，口腔検査，眼科検査，血清自己抗体検査の 4 項目中いずれか 2 項目以上を満たすものを SS と診断する．

治療は，自己免疫疾患の代表的疾患の 1 つであるが，ステロイドによる分泌腺機能の改善は期待できないため，腺型症状には患者の主訴である乾燥症状に対する対症療法にとどまる．腺外症状にはステロイドをはじめとする免疫抑制薬を使用することがある．

処方例

STEP 1 腺型症状

1）口腔乾燥症状に対して

❶セビメリン（サリグレン，エボザック） カプセル 30 mg 1 回 1 Cap 1 日 3 回 食後で開始し，忍容性があれば 3 回まで増量

❷ ピロカルピン（サラジェン） 錠 5 mg 1 回 1 T 1 日 1 回 食後で開始し，忍容性があれば 3 回まで増量

▶❶❷のいずれか．

2）眼乾燥症状に対して

❶ ヒアルロン酸ナトリウム（ヒアレイン，ヒアレインミニなど） 液 1 回 1～2 滴 1 日数回 点眼

3）活動性の低い腺外症状に対して

❶ ロキソプロフェン（ロキソニン） 錠 60 mg 1 回 1 T 1 日 3 回 毎食後など

【STEP 1 **解説**】

セビメリン，ピロカルピンでは，下痢や多汗などが出現することがあり，患者毎に投与量の調節が必要で，状況で胃薬を併用考慮する．点眼は防腐剤を含むものは，頻回の点眼で角膜障害を引き起こす可能性があり，防腐剤無添加のものも考慮する．関

節症状などの腺外症状に対しては，3)-❶ロキソプロフェンで対応する．

STEP 2 中等症以上

1) 口腔乾燥症状に対して

❶ NaCl・KCl・$CaCl_2$等配合（サリベート） エアゾール 1回1秒 1日数回 噴霧

❷ アズレン（アズノール） うがい液（4%） 希釈して1日数回 うがい

❸ 麦門冬湯 ツムラ顆粒 1回3g 1日3回（保険適用外）

▶❶～❸のいずれか．あるいは併用．

2) 眼乾燥症状に対して

❶ レバミピド（ムコスタ） 点眼液 1回1滴 1日4回 点眼

❷ ジクアホソル（ジクアス） 点眼液（3%） 1回1滴 1日6回 点眼

▶❶❷のいずれか．

3) 活動性の低い腺外症状に対して

臓器の障害部位や程度にもよるが，大量ステロイドを中心に，免疫抑制薬が必要になることもある．膠原病の他項を参照されたい．

【STEP 2 解説】

セビメリン内服でも自覚症状がとれない場合は，1)-❶～❸のいずれかを，状況で併用も考慮する．眼球乾燥症状はムチン産生作用のある2)-❶❷のどちらかを使用する．上記点眼薬などで対応できないほど乾燥が強い場合，涙点プラグや自己血清点眼なども考慮する．

処方上の注意

唾液分泌量を減少させる内服薬にも留意する必要がある．

連携医療

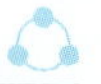

診断に関しても眼科，口腔外科医や耳鼻科医との連携が必要であり，乾燥症状が重度の場合や腺外症状が強い場合，連携を持てる専門医への紹介を考慮する．

（松本　功）

5 全身性エリテマトーデス (SLE)

基本的知識

全身性エリテマトーデス (systemic lupus erythematodes：SLE) は，若年女性に多い全身性自己免疫疾患で，多臓器病変と多彩な自己抗体の存在を特徴とする．臨床症状は多彩かつ複雑で，発熱や倦怠感などの全身症状に加え，関節，皮膚，腎，中枢神経，血球，血管，漿膜，消化管，膀胱など，ほとんどの臓器が障害され得る．軽症の場合から生命を脅かす場合もあり，SLE の治療方針決定の際は，総合的評価指標 SLEDAI や BILAG などを用いながら，障害臓器，重症度，疾患活動性の評価が大切である．

高頻度かつ重症になり得る障害臓器が腎臓である (ループス腎炎)．臨床的なループス腎炎は SLE 患者の約半数にみられ，ISN/RPS 分類を含む組織所見が確定診断と重症度判定に大切である．その他の重症病態として，中枢神経ループス，血管炎，肺出血，血球貪食症候群，血栓性血小板減少性紫斑病などがある．

治療は，障害臓器と重症度，進行スピードなどから決定するが，基本はステロイドと免疫抑制薬である．治療の目標は，疾患活動性や臨床症状の制御による，不可逆的臓器障害防止と予後改善である．

薬物治療アルゴリズム

寛解導入療法と寛解維持療法に分けられる．寛解導入療法ではステロイドを基本とし，免疫抑制薬としてシクロホスファミドまたはミコフェノール酸モフェチルが用いられる．初期ステロイド量は障害臓器や重症度から決定され，重症例はステロイドパルス療法が行われる．寛解維持療法ではステロイドを漸減しつつ，ミコフェノール酸モフェチル，タクロリムス，シクロスポリン，アザチオプリン，ヒドロキシクロロキンなどの免疫抑制薬が用いられる．

処方例

A 寛解導入療法

STEP 1 基本的治療

❶ プレドニゾロン (プレドニン)　錠 5 mg　1 日 1～12 T　1～3 回分服　食後

【STEP 1 解説】

寛解導入時の基本である．強力な抗炎症作用と抗免疫作用を持ち，即効性がある．発熱，関節炎，軽症の皮疹などでは，プレドニゾロン 1 日 5～20 mg の少量が，漿膜炎や広範な皮疹などには1日20～40 mg程度の中等量が投与される．重要臓器障害に対しては大量投与（0.8～1.0 mg/kg）が必要となる．初期量を2～4週間継続し，その後1～2週毎に10%程度ずつ減量する．最近ではステロイドの副作用を鑑み，早期から免疫抑制薬を併用して早めにステロイドを減量する傾向がある．

STEP 2 STEP 1で効果不十分な場合

❶ **メチルプレドニゾロンコハク酸エステルナトリウム（ソル・メドロール）** 注 1回1,000 mg（5%ブドウ糖液250 mLで混和） 2時間かけて点滴静注（公知申請で承認）

【STEP 2 **解説**】

STEP 1のステロイド治療で効果不十分例，急速な効果が必要な例でステロイドパルス療法が行われる．メチルプレドニゾロンコハク酸エステルナトリウム1日1,000 mg×3日間を1コースと呼び，パルス終了後プレドニゾロン1.0 mg/kgを後療法とする．

STEP 3 併用免疫抑制薬

❶ **シクロホスファミド（エンドキサン）** 注 1回500～750 mg/m^2 点滴静注 4週毎に計6回

❷ **ミコフェノール酸モフェチル（セルセプト）** カプセル250 mg 1回4 Cap 1日2回 朝夕食後

▶❶❷のいずれか．

【STEP 3 **解説**】

シクロホスファミド大量間欠静注療法は，強力な寛解導入療法の一環として使用されるが，副作用も多いため十分な注意を要する．近年日本でも，同等の有効性と副作用が低頻度のミコフェノール酸モフェチルがループス腎炎に対して使用可能となり，寛解導入療法の幅が広がった．

B 寛解維持療法

❶ **タクロリムス（プログラフ）** カプセル1 mg 1回3 Cap 1日1回 夕食後

❷ **シクロスポリン（ネオーラル）** カプセル25 mg 2～5 mg/kg 1日1回 朝食後

❸ **アザチオプリン（イムラン，アザニン）** 錠50 mg 1回1 T 1日2回 朝夕食後

❹ **ミコフェノール酸モフェチル（セルセプト）** カプセル250 mg 1回2～6 Cap 1日2回 朝夕食後

❺ **ミゾリビン（ブレディニン）** 錠50 mg 1回1 T 1日3回 毎食後

❻ ヒドロキシクロロキン（プラケニル）　錠 200 mg　1 回 1～2 T　1 日 1 回　朝食後

❼ メトトレキサート（リウマトレックス）　カプセル 2 mg　1 回 2 Cap　週 3 回　朝夕食後（保険適用外）

❽ ベリムマブ（ベンリスタ）　注　1 回 10 mg/kg を初回，2 週後，4 週後，以後 4 週間隔で点滴静注　または皮下注 200 mg　1 回 200 mg　1 週間に 1 回皮下注

▶❶～❽のいずれか，または時に併用．厳密には細かい保険適用あり，❼は保険適用なし．

【B 解説】

シクロスポリン，タクロリムスは，薬物血中濃度をモニタリングしながら用量調節する．ヒドロキシクロロキンは日本でも近年使用可能となり，定期的な眼科診察は必須だが，副作用も少なく，臓器障害予防や再燃予防に効果がある．シクロスポリンはネフローゼ症候群に，タクロリムス・ミコフェノール酸モフェチル・ミゾリビンはループス腎炎に，アザチオプリン・ヒドロキシクロロキンは SLE に対して保険適用がある．メトトレキサートは SLE に保険適用がないが，関節炎主体例に使用されることがある．ベリムマブは，近年承認された生物学的製剤で，主に自己抗体陽性の SLE 患者に用いられるが，重要臓器障害に対する有効性は証明されていない．

処方上の注意

大量ステロイドも免疫抑制薬も，最も重篤な合併症は感染症であり，ニューモシスチス肺炎，結核症，B 型肝炎再活性化などに対して適切な予防が必要である．ステロイド長期投与に対する骨粗鬆症などへも配慮する．

連携医療

SLE の治療は原則として経験豊富な専門医が行うべきである．継承時や寛解維持期でも，専門医と連携での管理が望ましい．

（金子祐子）

6 全身性強皮症

基本的知識

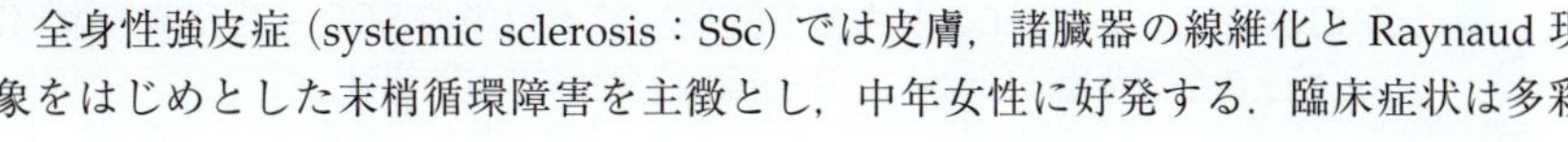

全身性強皮症（systemic sclerosis：SSc）では皮膚，諸臓器の線維化と Raynaud 現象をはじめとした末梢循環障害を主徴とし，中年女性に好発する．臨床症状は多彩で，患者毎に病変分布や重症度が大きく異なり，また発症からの期間により病態も変

化する．初発症状として Raynaud 現象，手指腫脹が多く，診断には米国/欧州リウマチ学会による分類基準が参考になる．

完成した線維化や血管病変は可逆性に乏しいため長期予後はいまだ不良である．死因として間質性肺疾患，肺動脈性肺高血圧症が多く，心，腎，消化管の機能不全がそれらに次ぐ．一度生じた障害の回復は困難なため，早期治療介入の重要性が提唱されている．その実現には予後予測に基づいた病型分類が不可欠である．経過中の最大の皮膚硬化範囲に基づく病型分類では，皮膚硬化が肘・膝を越えて近位まで広がるびまん皮膚硬化型（diffuse cutaneous SSc：dcSSc）と遠位にとどまる限局皮膚硬化型（limited cutaneous SSc：lcSSc）に分ける．dcSSc では発症後 1～2 年間は皮膚硬化が進行するが，5 年以内にピークに達するとその後は緩徐に改善する．一方，lcSSc は経過を通じて皮膚硬化は軽度で変化に乏しい．

薬物治療アルゴリズム

皮膚硬化や内臓病変の程度は個々の患者で大きく異なるため，病型分類，罹病期間，各臓器病変の重症度と進行予測を勘案した個別化医療を実践する．早期 dcSSc における進行性の皮膚硬化，進行性の間質性肺疾患が疾患修飾療法の主な対象となる．それ以外は障害臓器に対する対症療法が主体となる．

処方例

A 早期 dcSSc における進行性の皮膚硬化

❶ **メトトレキサート（リウマトレックス）** カプセル 2 mg　1 週単位 6～16 mg　2～4 回分服（12 時間毎）（保険適用外）

❷ **葉酸（フォリアミン）** 錠 5 mg　1 週単位 5 mg　1 回（上記最終投与から 24 時間以上あける）（保険適用外）

❸ **トシリズマブ（アクテムラ）** 関節リウマチに承認されている用量・用法（保険適用外）

▶病態に応じて❶❷を併用，または❸の単独，あるいは❶～❸の併用を選択 [p 503「関節リウマチ」を参照]．

B 進行性の間質性肺疾患

❶ **シクロホスファミド（エンドキサン）** 錠 50 mg　1 回 1～2 T　1 日 1 回　朝食後

❷ **シクロホスファミド（エンドキサン）** 注　1 ヵ月単位 500～750 mg/m^2（500 mL 以上の生理食塩液に溶解）2 時間以上かけて点滴静注

❸ グラニセトロン（カイトリル） 注 1ヵ月単位 1回3mg ❷投与直前に15分かけて点滴静注

❹ プレドニゾロン（プレドニン） 錠5mg 1回2～4T 1日1回 朝食後

❺ アザチオプリン（イムラン，アザニン） 錠50mg 1回1～2T 1日1回 朝食後

❻ ミコフェノール酸モフェチル（セルセプト） カプセル250mg 1回2～6Cap 1日2回 朝夕食後（保険適用外）

▶シクロホスファミドの総投与量増加に伴い発癌リスクが上昇するため，❶の投与期間は1年以内，❷は1ヵ月毎に計6～12回とし，その後は維持療法として❺に切り替える．❷投与時には❸を併用し，病態に応じて❹を併用する．ただし，プレドニゾロンは1年以内に漸減，中止する．❻は初期，維持療法を通じて継続使用．

C Raynaud現象

❶ アムロジピン（アムロジン，ノルバスク） 錠・OD錠2.5mg 1回1～2T 1日1回 朝食後（保険適用外）

❷ ジルチアゼム（ヘルベッサー） 錠30mg 1回1T 1日1～3回 毎食後（保険適用外）

❸ ベラプロスト（プロサイリン，ドルナー） 錠20μg 1回1～2T 1日3回 毎食後（保険適用外）

▶❶で開始し，低血圧で継続困難な場合は❷に変更．効果不十分な場合は❸を併用．

D 逆流性食道炎

❶ ランソプラゾール（パリエット） 錠10mg 1回1～2T 1日1回 朝食後

❷ ボノプラザン（タケキャブ） 錠10mg 1回1～2T 1日1回 朝食後

❸ モサプリド（ガスモチン） 錠5mg 1回1T 1日3回 毎食前（保険適用外）

▶❶または❷を10mgより開始し，重症あるいは効果不十分の場合は倍量まで増量．8週間以内に減量するが，再燃時には再増量．❸を必要に応じて併用．

E 肺動脈性肺高血圧症

❶ マシテンタン（オプスミット） 錠10mg 1回1T 1日1回 朝食後

❷ シルデナフィル（レバチオ） 錠20mg 1回1T 1日3回 毎食後

❸ セレキシパグ（ウプトラビ） 錠 0.2 mg 1 回 1 T から開始して，忍容性を確認しながら最大 1 回 8 T まで増量 1 日 2 回 朝夕食後

❹ フロセミド（ラシックス） 錠 10 mg 1 回 1〜8 T 1 日 1 回 朝食後

▶重症度に応じて❶〜❸を単剤もしくは併用で開始し，必要に応じて増量や薬剤追加する．右心不全徴候があれば❹を併用.

F 腎クリーゼ

❶ エナラプリル（レニベース） 錠 2.5 mg 1 回 1〜8 T 1 日 1 回 朝食後

❷ アムロジピン（アムロジン，ノルバスク） 錠・OD 錠 5 mg 1 回 1〜2 T 1 日 1 回 朝食後

▶❶を少量より開始し，血圧が正常域に低下するまで 3 日毎に増量．最大用量でも降圧が十分でなければ❷を追加.

G 手指潰瘍

❶ アルプロスタジル（パルクス，リプル） 注 1 回 5〜10 μg 1 日 1 回 緩徐に静注または点滴静注

❷ トラフェルミン（フィブラスト） スプレー 1 日 1 回 潰瘍面から 5 cm 離して 5 噴霧

❸ スルファジアジン銀（ゲーベン） クリーム 1 日 1 回 潰瘍面に塗布

❹ ボセンタン（トラクリア） 錠 62.5 mg 1 回 1〜2 T 1 日 2 回 朝夕食後

▶❶〜❸を併用．必要に応じて再発予防のため❹を追加.

処方上の注意

他の膠原病と異なりステロイドの有用性を示すエビデンスはなく，早期 dcSSc に使用するとむしろ腎クリーゼのリスクを上げるため安易に使用しない.

連携医療

早期診断・治療が極めて重要なため，Raynaud 現象，手指腫脹など疑い例は速やかに専門医に紹介すべきである．一方，進行期を過ぎ，かつ機能障害が軽度にとどまる例でははかかりつけ医での診療が可能である.

（桑名正隆）

7 多発性筋炎，皮膚筋炎

基本的知識

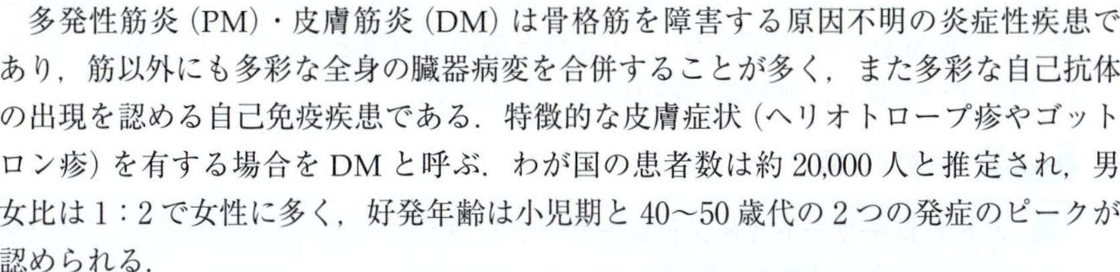

多発性筋炎 (PM)・皮膚筋炎 (DM) は骨格筋を障害する原因不明の炎症性疾患であり，筋以外にも多彩な全身の臓器病変を合併することが多く，また多彩な自己抗体の出現を認める自己免疫疾患である．特徴的な皮膚症状 (ヘリオトロープ疹やゴットロン疹) を有する場合を DM と呼ぶ．わが国の患者数は約 20,000 人と推定され，男女比は 1：2 で女性に多く，好発年齢は小児期と 40〜50 歳代の 2 つの発症のピークが認められる．

PM/DM には種々の病型・病態があり，病型分類は治療反応性と予後の推定から重要である．注意すべき臓器病変または合併症として間質性肺炎が約半数に認められ，悪性腫瘍が 5〜10% に合併する．DM の特徴的皮疹を認めるが筋症状や筋原性酵素上昇がない場合を無筋症性皮膚筋炎 (CADM) と呼び，抗 MDA5 抗体陽性で予後不良の急性間質性肺炎を高頻度に合併するので注意を要する．

また，PM/DM には多彩な筋炎特異的自己抗体が検出される．近年わが国で抗 ARS 抗体，抗 MDA5 抗体，抗 Mi-2 抗体，抗 TIF-1γ 抗体検査の保険適用が認められた．それぞれ特徴的な病型・病態と関連し，診断・病態把握・治療方針決定に有用である．

薬物治療アルゴリズム

PM/DM の病型分類，筋外症状 (特に間質性肺炎の有無)，自己抗体検査は治療方針を立てるうえで重要である．

病型によって治療介入は異なり，皮膚症状のみであれば経過観察，進行性の間質性肺炎の合併があれば早期から強力な免疫抑制療法を行う．一般には筋症状に対してステロイド大量投与，またはステロイド中等量と免疫抑制薬の併用で初期治療を行う．効果が認められればステロイドを漸減し，効果不十分の場合は免疫抑制薬の変更または追加を行う．

処方例

A 筋炎に対する治療

Step 1 ステロイド療法

❶ プレドニゾロン (プレドニン)　錠 5 mg　1 日 8〜12 T　3 回分服　毎食後

❷ **メチルプレドニゾロンコハク酸エステルナトリウム（ソル・メドロール）** 注　1回1,000 mg（生理食塩液100 mLにて溶解）　1日1回　1時間以上かけて点滴静注　3日間連続

▶❶を基本とし，効果不十分の場合は❷を追加する．

【STEP 1 **解説**】

ステロイドは薬物治療の第一選択薬であり，約80%は初回のステロイド治療に反応する．初期量を2〜4週間投与し，CK値と筋力の回復をモニターしながら，1〜2週毎に10%ずつ減量し，維持量（5〜10 mg）を目指す．

STEP 2 免疫抑制薬

❶ **メトトレキサート（メソトレキセート）**　錠2.5 mg　1日4〜6T　1〜2回分服　週1回（保険適用外）

❷ **シクロスポリン（ネオーラル）**　カプセル10 mg・25 mg・50 mg　1回3〜5 mg/kg　1日2回　朝夕食後（保険適用外）（血中トラフ値が100〜200 ng/mLとなるように増減）

❸ **タクロリムス（プログラフ）**　カプセル0.5 mg・1 mg　1日3 mg　2回分服　朝夕食後（間質性肺炎がない場合は保険適用外）（血中トラフ値が5〜10 ng/mLとなるように増減）

❹ **アザチオプリン（イムラン，アザニン）**　錠50 mg　1回1〜2T　1日1回　朝食後

❺ **シクロホスファミド（エンドキサン）** 注　1回500 mg/m^2（生理食塩液500 mLにて溶解）　2時間以上かけて点滴静注　4週間に1回　計6回行い，維持療法として❶〜❹のいずれかに切り替える

▶STEP 1のステロイドに加えて❶〜❺のいずれかを用いる．

【STEP 2 **解説**】

PSL 1 mg/kg以上を4週間以上投与しても反応性が乏しい場合（ステロイド抵抗性筋炎），ステロイド単独で再燃を繰り返す場合には免疫抑制薬を併用する．また，初期からの併用によりステロイドは中等量（PSL 0.5 mg/kg）で済む場合がある．

STEP 3 免疫グロブリン療法

❶ **献血ヴェノグロブリンIH**　注　1回400 mg/kg　1日1回　3時間かけて点滴静注　5日間連続

【STEP 3 **解説**】

ステロイド抵抗性筋炎に対し免疫グロブリン大量静注療法の効果が証明されている．速やかな効果が得られ1〜数ヵ月持続するが，その後は徐々にCK値が上昇する．製剤により適応が限られることに注意する．

B 間質性肺炎に対する治療

❶ **プレドニゾロン（プレドニン）** 錠 5 mg　1 日 1 mg/kg　3 回分服　毎食後

❷ **タクロリムス（プログラフ）** カプセル 0.5 mg・1 mg　1 日 3 mg　2 回分服　朝夕食後（トラフ値が 5～10 ng/mL となるように増減）

❸ **シクロホスファミド（エンドキサン）** 注　1 回 500～1,000 mg（生理食塩液 500 mL にて溶解）2 時間以上かけて点滴静注　2 週間に 1 回　計 6 回行い，維持療法として 4 週毎に半年間使用

▶抗 ARS 抗体陽性例では❶と❷で開始し，効果不十分例および再燃例には❸を併用する．抗 MDA5 抗体陽性例では当初より❶～❸の 3 剤を併用する．

【B 解説】

PM/DM に合併する間質性肺炎は重要な予後因子であり，独自にその治療を考えなければならない場合がある．病型・自己抗体によって治療反応性・臨床経過・生命予後が大きく異なる．抗 ARS 抗体陽性 PM/DM の間質性肺炎では治療反応性は比較的よいが再燃を繰り返すことが多い．抗 MDA5 抗体陽性 DM および CADM の間質性肺炎はしばしば急速に進行し，早期より強力な治療を必要とする．

処方上の注意

ステロイド，免疫抑制薬には種々の副作用があり，時に重篤となる．薬剤固有の副作用に精通し，常に副作用の出現には十分な注意を払い，出現時には速やかに対処を行う．また必要な場合には予防を行う．

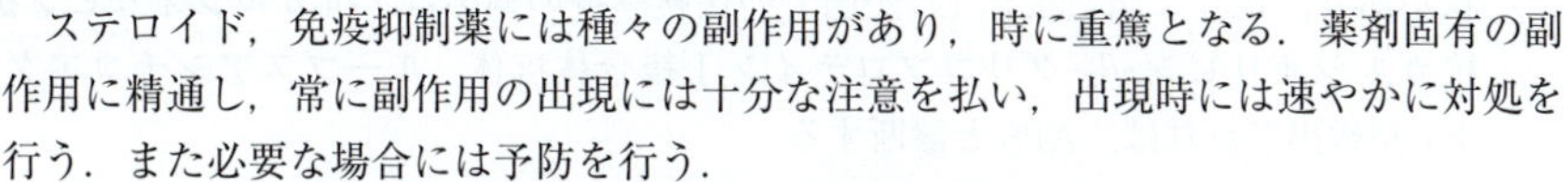

ただし，ステロイドは副作用の出現時にも急速な減量や中止をしてはならない．投与を維持しつつ適切な対処を行うことが重要である．

1) 感染症対策：治療開始前に潜在性結核，B 型肝炎（抗原および抗体）をスクリーニングする．大量ステロイドと免疫抑制薬併用時には，経過中にサイトメガロウイルス抗原，β-グルカン，真菌抗原を定期的にモニタリングする．ST 合剤の予防投与も勧められる．

2) ステロイド骨粗鬆症：骨密度をモニタリングし，ビスホスホネート製剤か活性化ビタミン D 製剤を投与する．

3) 出血性膀胱炎：シクロホスファミドの重大な副作用である．予防には投与時に十分な補液を行い，メスナ（ウロミテキサン）を併用する．

4) 薬物相互作用：シクロスポリン，タクロリムスは薬物相互作用が多いので併用薬には注意を要する．アゾール系抗真菌薬，マクロライド系抗菌薬，Ca ブロッカーは血中濃度を上昇させる．

連携医療

PM/DM の初期治療で効果が得られない場合，間質性肺炎を合併する場合には膠

原病専門医へのコンサルトが望ましい.

抗 MDA5 抗体陽性 DM・CADM 例は生命予後が悪く，早期からの強力な治療介入が重要であるため，治療開始前に早急に膠原病専門医へ紹介することが勧められる.

（三森経世）

8 抗リン脂質抗体症候群

基本的知識

抗リン脂質抗体症候群（APS）は，自己免疫血栓症および自己免疫妊娠合併症であり，抗リン脂質抗体が存在する患者に血栓症や妊娠合併症が起これば APS と定義する．APS は単独で発症すれば原発性 APS と分類され，全身性エリテマトーデスの一部分症として発症する場合は続発性 APS と呼ばれる.

APS の臨床症状のうち血栓症は，動脈血栓症（特に脳梗塞），深部静脈血栓症，肺塞栓症である．日本人 APS では，欧米人の逆で，脳梗塞が静脈血栓症よりも多い．妊娠合併症は不育症であり，通常の流産が胎盤形成以前の妊娠初期に圧倒的に多いことに対して，APS 患者の流産はむしろ妊娠中・後期によく起こる．これらの臨床症状があり，抗リン脂質抗体（わが国での保険診療の適応は，抗カルジオリピン抗体，抗カルジオリピン-β_2-グリコプロテイン I 複合体抗体，ループスアンチコアグラント）が検出されれば，APS と診断する.

処方例

A 静脈血栓症のときの二次予防

❶ ワルファリン（ワーファリン） 錠 1 mg 1 回 1～7 mg 1 日 1 回

解説

APS は血栓症再発を予防することが治療上の重要な点である．静脈血栓で発症した APS は静脈血栓で，また動脈血栓で発症した APS は動脈血栓で再発することが圧倒的に多いので，それぞれの病態にあった治療指針をとる．静脈血栓で発症した場合，通常の深部静脈血栓症の治療に準ずるが，長期的な治療が必要である．INR＝2.0 を超え，かつ D-ダイマーが陰性となるように調節する.

B 動脈血栓症のときの二次予防

❶ アスピリン（バイアスピリン） 錠 100 mg 1 回 1 T 1 日 1 回

❷ シロスタゾール（プレタール） 錠 100 mg 1回1T 1日2回

❸ クロピドグレル（プラビックス） 錠 75 mg 1回1T 1日1回

▶❶～❸のいずれか，もしくは❶＋❷または❶＋❸の併用.

解説

動脈血栓の病態の基本は，血小板血栓である．脳梗塞治療のガイドラインに準じて，血小板凝集抑制薬が治療の中心である．

処方上の注意

ステロイドや免疫抑制薬の効果は実証されておらず，通常は行われない．血栓症の急性期については，他の原因による血栓症の急性期と同様である．APS の流産の機序は不明であるが，アスピリンとヘパリンによる抗血栓療法で生児が得られることがある．ワルファリンは妊婦には禁忌である．

文献

1）Fujieda Y, et al：Predominant prevalence of arterial thrombosis in Japanese patients with the antiphospholipid syndrome. Lupus **21**：1506-1514, 2012

（渥美達也）

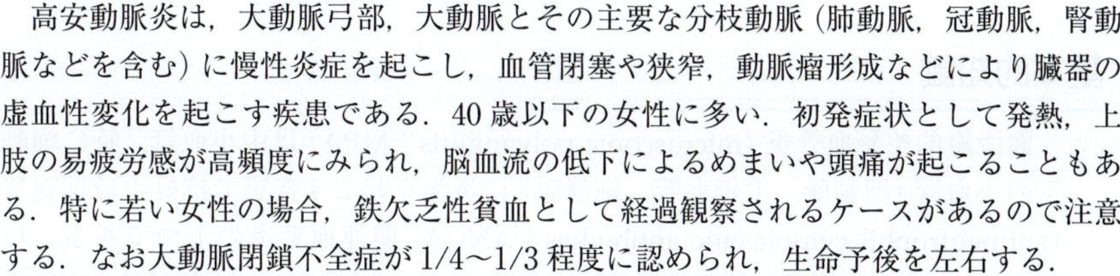

9 血管炎症候群（高安動脈炎，顕微鏡的多発血管炎）

I 高安動脈炎

基本的知識

高安動脈炎は，大動脈弓部，大動脈とその主要な分枝動脈（肺動脈，冠動脈，腎動脈などを含む）に慢性炎症を起こし，血管閉塞や狭窄，動脈瘤形成などにより臓器の虚血性変化を起こす疾患である．40 歳以下の女性に多い．初発症状として発熱，上肢の易疲労感が高頻度にみられ，脳血流の低下によるめまいや頭痛が起こることもある．特に若い女性の場合，鉄欠乏性貧血として経過観察されるケースがあるので注意する．なお大動脈閉鎖不全症が 1/4～1/3 程度に認められ，生命予後を左右する．

診断には造影 CT や造影 MRI により上記の血管異常の確認が必要である．CRP 上昇や赤血球沈降速度亢進が認められるが，日常臨床で測定できる検査所見で自己抗体などの特異的なマーカーはない．最近，活動性評価をするための FDG-PET 検査が保険適用になった（診断を確定するために行うことは保険適用外であり注意）.

13 膠原病，その他の全身疾患

薬物治療アルゴリズム

治療はステロイドが中心となるが，難治例や再燃例では免疫抑制薬が併用される．また重症の大動脈弁閉鎖不全症では外科的手術が考慮される．

処方例

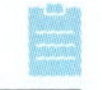

STEP 1 初期治療

❶ プレドニゾロン（プレドニン） 錠5mg 1回2T 1日3回 毎食後

解説

発熱や炎症反応が抑えられないときにはさらに増量するが，大量投与が必要となる症例は少ない．血管炎に伴う虚血症状に対して，少量アスピリン（1日100mg）が併用される場合も多い．

STEP 2 STEP 1で疾患活動性を十分に抑えられないが減量により再燃する場合

❶ トシリズマブ（アクテムラ） 注162mg 皮下注 毎週1回

❷ メトトレキサート（メソトレキセート） 錠2.5mg 1回2T 1日2回 朝夕食後 週1回（保険適用外）

❸ アザチオプリン（イムラン，アザニン） 錠50mg 1回1～2T 1日1回 朝食後

▶STEP 1に❶～❸のいずれかを併用．

解説

プレドニゾロン減量に伴い再燃傾向が認められる症例の場合，上記の❶～❸のいずれかを併用する．トシリズマブはIL-6シグナル遮断薬であり，この中では最も推奨される．

Ⅱ 顕微鏡的多発血管炎

基本的知識

顕微鏡的多発血管炎（microscopic polyangiitis：MPA）は中小血管，特に細動脈以下の小血管（細動脈，毛細血管，細静脈）に炎症を起こす疾患で抗好中球細胞質抗体（antineutrophil cytoplasmic antibodies：ANCA）関連血管炎の1つである．わが国におけるANCA関連血管炎（ANCA-associated vasculitis：AAV）で最も高頻度であり，ミエロペルオキシダーゼ（MPO）-ANCAが血清中に認められる．厚生労働省基準（2002年）を参考に診断するが，急性期に急速進行性糸球体腎炎，間質性肺炎，肺胞出血などを高率に合併するため，入院管理のもと十分な免疫抑制療法を行う必要が

ある．

薬物治療アルゴリズム

寛解導入療法と寛解維持療法を分けて考えるのが一般的である．ただし現時点では寛解の定義が明確となっていない．MPO-ANCA の値が疾患活動性の指標となるため，寛解維持療法に移行する前に可能な限り陰性化させておくことが重要である．

処方例

STEP 1 寛解導入療法

❶ **メチルプレドニゾロンコハク酸エステルナトリウム（ソル・メドロール）** 注 1 回 1,000 mg（ソリタ-T3 号輸液 500 mL にて希釈） 1 日 1 回 3 日間 3 時間以上かけて点滴静注

❷ **プレドニゾロン（プレドニン）** 錠 5 mg 1 日 1 mg/kg 3 回分服 毎食後

❸ 血漿交換療法 病態に合わせて連日～週 3 回 2 週間程度

❹ **シクロホスファミド（エンドキサン）** 注 1 回 0.5 g/m^2（ソリタ-T3 号輸液 500 mL にて希釈） 点滴静注 毎月 1 回 4 週毎

❺ **リツキシマブ（リツキサン）** 注 1 回 375 mg/m^2（5% ブドウ糖輸液 500 mL にて希釈） 1 週間隔で 4 回

▶急速進行型の病態がある場合には❶を行った後❷に移行する．上記がない場合には❷から開始してもよい．肺胞出血症例では❶の後に❷に移行することに加えて❸と❹を併用する．その他の重症病態やステロイドの効果不十分例では❷に❹あるいは❺を追加併用する．❹あるいは❺が使用できない場合，ミコフェノール酸モフェチルも使用されることがあるが，現時点では保険適用外である．

STEP 2 寛解維持療法

❶ **アザチオプリン（イムラン，アザニン）** 錠 50 mg 1 回 1～2 T 1 日 1 回

【STEP 1，STEP 2 **解説**】

寛解が達成されたら，通常アザチオプリンによる維持療法に移行する．シクロホスファミドにより寛解維持を行う場合は寛解導入後 2～3ヵ月おきに投与間隔を延ばして 1.5 年程度継続する．リツキシマブによる寛解維持療法の報告もあるが，わが国ではエビデンスが少ない．

処方上の注意

通常，プレドニゾロンは初期量を 2 週間継続する．有効と判断されれば 1～2 週おきに 10% ずつ減量する．1 日 15 mg 未満ではさらに慎重に減量し，維持量は 1 日 7.5 mg 以下を目安に可能な限り少なくする．ステロイドの副作用である日和見感染，糖

尿病，高血圧，緑内障，脂質異常症，骨粗鬆症，白内障などには継続して注意する．特にMPAに対するリツキシマブの使用は，重症感染症の管理が可能な膠原病専門施設に限る．また骨粗鬆症に伴う骨折は若年でも高頻度であるため，ステロイド性骨粗鬆症の治療ガイドラインに基づいた骨粗鬆症薬を必ず併用する．

連携医療

高安動脈炎と顕微鏡的多発血管炎は極めて専門性の高い疾患であり，指定難病にもなっている．少なくとも初発時や急性期は専門施設で治療を行うべきである．寛解導入後も予期せぬ合併症にも常に対応できるよう専門施設と連携を密にすることが肝要である．

（藤井隆夫）

10 Behçet 病

基本的知識

Behçet 病は，口腔粘膜の再発性アフタ性潰瘍，外陰部潰瘍，皮膚病変，眼病変を主症状とし，急性発作を繰り返すことを特徴とする全身性炎症性疾患である．副症状として頻度が高いものに関節炎があり，他には副睾丸炎，消化器病変，血管病変，中枢神経病変などをきたし得る．

Behçet 病の多くの病変は，血管炎がその病態の根本にあると考えられており，その罹患血管は動静脈のすべてのサイズに認められる．さらに，細菌成分や非感染性組織障害に対する急性炎症性反応の亢進が認められる．シルクロードに沿った地域において発症率が高いことが知られており，HLA-B51 や HLA-A26 と疾患感受性との関連が知られている．

GL 大野重昭ほか：Behçet 病（ベーチェット病）眼病変診療ガイドライン．日眼会誌 **116**：394-426, 2012
石ヶ坪良明ほか：厚生労働科学研究（難治性疾患克服研究事業）神経ベーチェット病の診療のガイドライン（平成 25 年 12 月），2013

薬物治療アルゴリズム

上記のように Behçet 病の症状は多岐にわたり，重要臓器に障害を与えるもの（眼症状，神経病変，血管病変，消化器病変）と，生活の質に影響するが臓器障害を引き起こさないもの（皮膚粘膜病変，関節炎）がある．重要臓器病変ではステロイドに加えて免疫抑制薬や抗 TNFα 抗体を使用するなど積極的に免疫抑制療法を行う．また，コルヒチンは様々な病態に有効であることが示されており，基礎療法としてまず投与されることも多い．慢性進行性中枢神経病変を除いては，一般に加齢とともに病勢は

沈静化することが多いため，病勢の強い時期には免疫抑制療法を強化するが，病勢が安定した際には免疫抑制療法の減量中止を考慮する．

処方例

1 口腔内アフタ性潰瘍，外陰部潰瘍

STEP 1

1) 口腔内アフタ性潰瘍

❶ トリアムシノロンアセトニド（アフタッチ） 錠 1患部に1回1Tずつ 1日1～2回 患部に付着させる

❷ トリアムシノロンアセトニド（オルテクサー） 口腔用軟膏 0.1% 1日1～4回 患部に適量を塗布

▶❶❷のいずれか．

2) 外陰部潰瘍

❶ ベタメタゾンジプロピオン酸エステル（リンデロン-DP） 軟膏 1日1～4回 適量を患部に塗布

STEP 2 STEP 1で効果がない場合

❶ コルヒチン 錠 0.5 mg 1回1T 1日1～3回 食後（保険適用外）

▶STEP 1と併用，もしくはSTEP 2単独で使用．

STEP 3 STEP 2で効果がない場合

❶ プレドニゾロン（プレドニン） 錠 5 mg 1回1T 1日1～2回 食後 1週間のみ投与

▶STEP 1，2と併用，もしくはSTEP 3単独で使用．

2 結節性紅斑

STEP 1

❶ コルヒチン 錠 0.5 mg 1回1T 1日1～3回 食後（保険適用外）

STEP 2 STEP 1で効果がない場合

❶ プレドニゾロン（プレドニン） 錠 5 mg 1日4T 1～2回分服 2週間投与後漸減し，中止を目指して可能な限り少量投与

▶STEP 1と併用，もしくはSTEP 2単独で使用．

【2 解説】
安静による改善が認められることがある.

3 毛嚢炎様皮疹

STEP 1

❶ ミノサイクリン（ミノマイシン） 錠 100 mg 1 回 1 T 1 日 1〜2 回 食後

4 関節炎

STEP 1

❶ コルヒチン 錠 0.5 mg 1 回 1 T 1 日 1〜3 回 食後

STEP 2 STEP 1 で効果がない場合

❶ ロキソプロフェン（ロキソニン） 錠 60 mg 1 回 1 T 1 日 3 回

▶STEP 1 と併用，もしくは STEP 2 単独で使用.

STEP 3 STEP 2 で効果がない場合

❶ プレドニゾロン（プレドニン） 錠 5 mg 1 回 2 T 1 日 1〜2 回 2 週間投与後漸減し，可能な限り少量投与，もしくは中止する

▶STEP 1，2 と併用，もしくは STEP 3 単独で使用.

5 眼病変

A 発作期の消炎治療

STEP 1 軽度の前眼部発作

❶ ベタメタゾンリン酸エステルナトリウム（リンデロン） 点眼液 0.1% 1 日 1〜16 回 点眼

❷ トロピカミド配合（ミドリン P） 点眼液 1 日 1〜8 回 点眼

▶❶❷を併用.

STEP 2 重度の前眼部発作（前房蓄膿が生じるような強い虹彩網様体炎）

❶ **デキサメタゾンリン酸エステルナトリウム（デカドロン）** 注 2 mg/0.5 mL 結膜下注射

▶STEP 1 と併用.

STEP 3 後眼部発作（網膜ぶどう膜炎）

❶ **デキサメタゾンリン酸エステルナトリウム（デカドロン）** 注 4 mg/1.0 mL 後部テノン囊下注射

❷ **プレドニゾロン（プレドニン）** 錠 5 mg 1 日 6～8 T 1～2 回分服 1 週間のみ投与

▶❶❷のいずれか.

B 発作抑制治療（寛解期治療）

STEP 1

❶ **コルヒチン** 錠 0.5 mg 1 回 1 T 1 日 1～3 回 食後（保険適用外）

STEP 2 STEP 1 で効果がない場合

❶ **シクロスポリン（ネオーラル）** カプセル 25 mg 1 回 4 Cap 1 日 2 回

▶STEP 1 と併用，もしくは STEP 2 単独で使用.

▶血中濃度（目標トラフ値 100～250 ng/mL）と腎機能障害の発現がないか観察しつつ投与量（1 日 3～5 mg/kg）を調節する.

STEP 3 STEP 2 で効果がない場合

❶ **インフリキシマブ（レミケード）** 注 100 mg 1 回 5 mg/kg 点滴静注 初回，2 週後，6 週後，以後 8 週間隔

▶STEP 1 と併用，もしくは STEP 3 単独で使用.

【5 解説】

Behçet 病眼病変は，眼炎症発作期に炎症を沈静化させる消炎治療（発作期治療）と，眼炎症発作を予防し寛解期を持続させる発作抑制治療（寛解期治療）とに大別される．発作期治療はその炎症の部位と程度に応じてステロイドの局所投与を行う．後眼部ぶどう膜に炎症をきたし視機能障害が懸念される例では，インフリキシマブの早期導入を行う．副腎皮質ステロイド薬内服は基本的には再発抑制には用いられない.

6 血管病変

A 中–大動脈炎

STEP 1

❶ プレドニゾロン（プレドニン） 錠5mg 1日8～12T 1～2回分服 4週間投与後漸減し，可能な限り少量投与，もしくは中止する

STEP 2 STEP 1で効果がない場合

❶ シクロホスファミド（エンドキサン） 注500mg 1回500～750mg 点滴静注 4週間に1回

❷ アザチオプリン（イムラン，アザニン） 錠50mg 1回1T 1日1～2回（保険適用外）

❸ シクロスポリン（ネオーラル） カプセル25mg 1回2～4Cap 1日2回（保険適用外）

▶STEP 1と併用して6ヵ月間の寛解導入（❶），寛解維持（❷，❸）に用いる．

STEP 3 STEP 2で効果がない場合

❶ インフリキシマブ（レミケード） 注100mg 1回5mg/kg 点滴静注 初回，2週後，6週後，以後8週間隔

▶STEP 1と併用，もしくはSTEP 3単独で．

B 静脈炎，静脈血栓症

STEP 1

❶ ワルファリン（ワーファリン） 錠1mg 1回2～5T 1日1回（PT-INRが2～2.5となるように調節）

STEP 2 STEP 1で効果がない場合

❶ プレドニゾロン（プレドニン） 錠5mg 1日8～12T 1～2回分服 4週間投与後漸減し，可能な限り少量投与，もしくは中止する

▶STEP 1と併用．

STEP 3 STEP 2で効果がない場合

❶ インフリキシマブ（レミケード） 注100mg 1回5mg/kg 点滴静注 初回，2週後，6週後，以後8週間隔

▶STEP 1 もしくは STEP 1，2 と併用.

【6 解説】

Behçet 病における静脈血栓症は，血管炎による内皮細胞障害が原因と考えられており，抗凝固療法に加えて副腎皮質ステロイドの投与を考慮する．炎症が落ち着いた動脈病変に対しては，放射線科的血管内治療や外科的対処を行う．

7 中枢神経病変

A 急性型

STEP 1

❶ メチルプレドニゾロンコハク酸エステルナトリウム（ソル・メドロール） 注 1,000 mg　1 回 1,000 mg　1 日 1 回　3 日間　点滴静注

❷ プレドニゾロン（プレドニン） 錠 5 mg　1 日 8〜12 T　1〜2 回分服　4 週間投与後漸減し，可能な限り少量投与，もしくは中止する

▶❶❷を併用.

STEP 2 STEP 1 で効果がない場合

❶ インフリキシマブ（レミケード） 注 100 mg　1 回 5 mg/kg　点滴静注　初回，2 週後，6 週後，以後 8 週間隔

▶STEP 1 と併用，もしくは STEP 2 単独で.

B 慢性進行型

STEP 1

❶ メトトレキサート（メソトレキセート） 錠 2.5 mg　1 回 1〜4 T　1 日 2 回　週 1 回（保険適用外）

❷ 葉酸（フォリアミン） 錠 5 mg　1 回 1 T　1 日 1 回　週 1 回（保険適用外）

▶❶の翌々日に❷.

STEP 2 STEP 1 で効果がない場合

❶ インフリキシマブ（レミケード） 注 100 mg　1 回 5 mg/kg　点滴静注　初回，2 週後，6 週後，以後 8 週間隔

▶STEP 1 と併用.

【7 解説】

頭痛，発熱などの髄膜炎症状や局所神経症状をきたす急性型の治療の中心は副腎皮質ステロイドである．シクロスポリンは急性型中枢神経病態を引き起こすことが知ら

れており，疑われるときには投与しない．

慢性型は緩徐に小脳失調や高次脳機能障害をきたすが，メトトレキサートの少量間欠投与が有効である．メトトレキサート使用にても進行する場合にはインフリキシマブを追加投与する．

8 腸管病変

STEP 1

❶ **メサラジン（ペンタサ，アサコール）** 錠　1日2.25～3.0 g（保険適用外）

❷ **サラゾスルファピリジン（サラゾピリン）** 錠　1日3.0～4.0 g（保険適用外）

▶❶❷のいずれか．

STEP 2 STEP 1で効果がない場合

❶ **プレドニゾロン（プレドニン）** 錠5 mg　1日8～12 T　1～2回分服　2週間投与後漸減し，可能な限り少量投与，もしくは中止する

▶STEP 1と併用．

STEP 3 STEP 2で効果がない場合

❶ **インフリキシマブ（レミケード）** 注100 mg　1回5 mg/kg　点滴静注　初回，2週後，6週後，以後8週間隔

❷ **アダリムマブ（ヒュミラ）** 注　初回160 mg，2週後80 mg，4週後40 mg　皮下注　有効例に対し隔週40 mg　皮下注

▶❶❷のいずれかをSTEP 1，2と併用．

【8 解説】

軽症の寛解導入，軽～中等症の維持療法としては5-ASA製剤が第一選択に用いられる．中等症以上では，寛解導入療法として副腎皮質ステロイドを投与するが，難治例では抗TNFα製剤を用いる．維持療法にはTNFα製剤を用い，ステロイドを先に漸減中止する．さらに効果不十分例ではアザチオプリンなどの免疫抑制薬の併用を検討する．外科治療は高度の狭窄，穿孔，膿瘍形成，大量出血をきたす症例では絶対適応であり，難治例，瘻孔の合併などにより著しくQOLの低下した症例は相対的適応となる．

処方上の注意

コルヒチンは用量依存性に下痢，腹痛などの消化器症状が増加する．1日1 mgが限度となる患者は多い．インフリキシマブ投与においては，結核，非結核性抗酸菌症，ニューモシスチスなどの日和見感染症，B型肝炎再活性化に注意が必要である．

連携医療

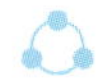

寛解導入，ステロイド漸減，寛解維持の初期は専門医のもとで行うのが望ましい．寛解維持が安定して達成されている状況においては積極的に連携医療を行うことが望ましい．また再燃が疑われる症状・所見が出現した場合には専門医の受診が望ましい．

文献

1) 石ヶ坪良明ほか：厚生労働科学研究難治性疾患克服研究事業　血管型ベーチェット病診療ガイドラインステートメント案（平成 26 年 2 月 23 日），2014
2) 石ヶ坪良明ほか：平成 24 年度厚生労働科学研究（難治性疾患克服研究事業）腸管ベーチェット病診療コンセンサス・ステートメント（2013 年 9 月 1 日改訂），2013

（河野　肇）

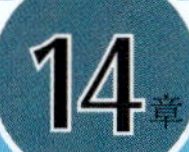

感染症

1 かぜ症候群

基本的知識

かぜ症候群の定義は文献やガイドラインによって異なる．一例を挙げると，日本呼吸器学会では，「上気道（鼻，咽頭，喉頭）のみならず近年では下気道（気管，気管支，肺）にまで広がって急性炎症をきたす疾患の総称」と定義している．この定義の通り，気道症状を伴わない発熱のみ，関節痛のみ，倦怠感のみといった病態を，安易にかぜ症候群として取り扱うべきではない．かぜのほとんどがウイルスによる急性感染症であるため，抗菌薬を要さない．原因となるウイルスに対する抗ウイルス薬はインフルエンザウイルス以外には存在しないため，原則対症療法となる．一概にかぜ症候群といっても病型によって治療が多少異なるため，ここではＡ鼻炎症状，Ｂ咽頭痛，Ｃ咳嗽症状，の３つに大別して記載する．

GL 松島敏春ほか：「呼吸器感染症に関するガイドライン」成人気道感染症診療の基本的考え方，日本呼吸器学会，2003

処方例

Ａ 鼻炎症状に対して

❶ フルチカゾンプロピオン酸エステル（フルナーゼ） 点鼻液 50 μg 1 回 1 噴霧 1 日 2 回 数日間（保険適用はアレルギー性鼻炎，血管運動性鼻炎のみ）

❷ クロモグリク酸ナトリウム（インタール） 点鼻薬 2％ 1 回 1 噴霧 1 日 6 回 数日間（保険適用はアレルギー性鼻炎のみ）

❸ ナファゾリン（プリビナ） 液 0.05％ 1 回 2～4 滴 1 日数回 数日間まで

❹ ロラタジン（クラリチン） 錠 10 mg 1 回 1 T 1 日 1 回 数日間

▶❶❷のいずれか．鼻閉感の強い場合は❸❹のいずれか．

解説

ロラタジンを含む抗ヒスタミン薬は感冒による鼻炎症状に対する単剤使用でのエビデンスは乏しく，逆に乾燥により鼻炎症状を悪化させることもあるため，基礎にアレルギー性鼻炎がない場合，積極的には選択しない．さらに抗ヒスタミン薬全般において，眠気や抗コリン作用による尿閉や口渇，瞳孔散大といった副作用があり，高齢者や前立腺肥大，緑内障患者では使用に注意が必要である．ナファゾリンなどのうっ血除去薬は肥厚性鼻炎のリスクがあるため3～5日の使用にとどめるべきである．

B 咽頭痛に対して

1. アセトアミノフェン（カロナールなど）　末・細粒・錠　1回400～500 mg　疼痛時頓用　1日3～4回まで

C 咳嗽症状に対して

1. デキストロメトルファン（メジコン）　散・錠　1回15～30 mg　1日3～4回　数日間

処方上の注意

PL顆粒を代表とする総合感冒薬は各症状に対する薬剤の合剤であるが，含有するプロメタジンの抗ヒスタミン作用や抗コリン作用による前述の副作用が，またサリチル酸アミド（NSAIDs）による胃腸障害や腎障害が懸念される一方で，アセトアミノフェンの容量は1包あたり150 mgと解熱および鎮痛効果を期待する割に少なくやや使用しづらい側面があり，可能であれば各症状に特化した薬剤を単剤ずつ使用するほうが効果と副作用を把握しやすい．いずれにせよ，上述の薬剤を含めてかぜ症候群に対して対症的に処方される薬剤のいずれにおいてもプラセボと比較した場合の効果に関して十分なエビデンスは乏しいため，副作用や他剤との相互作用の十分な検討のもとに，使用するにせよ極力短期間にとどめたい．

なお，かぜ症候群の諸症状については本項で挙げた薬剤の他に，漢方薬が有効なこともあり，p 823「重要漢方処方」も参照されたい．

（西村　翔）

2 インフルエンザ（成人）

基本的知識

インフルエンザウイルスに感染すると，1～2日の潜伏期間を経て突然発症する．初発症状は主に発熱，悪寒，頭痛，筋肉痛，関節痛，倦怠感，食欲不振などの全身症状である．咽頭痛，鼻閉・鼻汁，乾性咳嗽などの呼吸器症状も同時もしくはやや遅れて出現する．下気道感染を合併しなければ胸部聴診上明らかな副雑音を聴取することはまれで，胸部X線写真も明らかな異常は認めない．末梢血白血球数やCRPの上昇

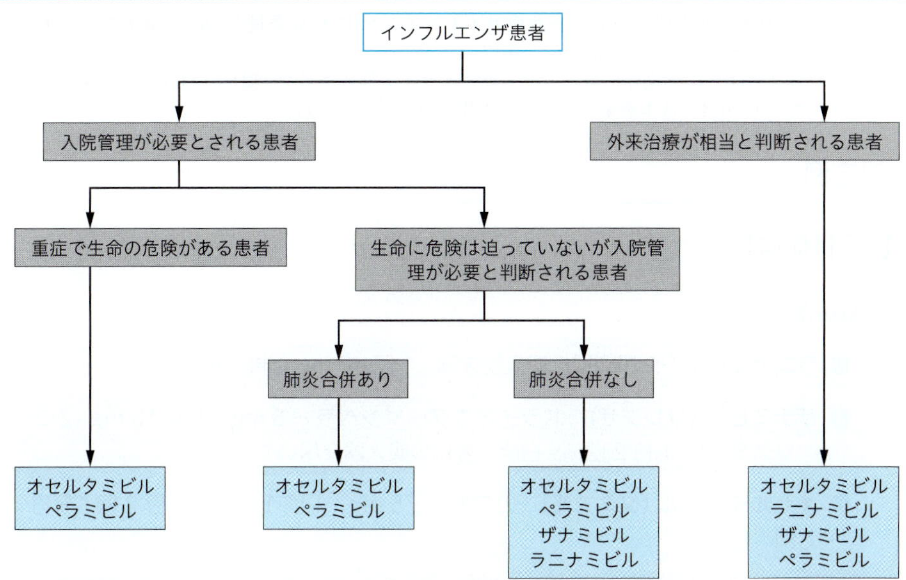

図1　ノイラミニダーゼ阻害薬の使用アルゴリズム
日本感染症学会の提言[1)]を参考にフローチャートに示した．

は軽度で，これらが著しく高値の場合は細菌感染の合併などを考える．迅速診断キットにより10〜15分程度でA型，B型の判定が可能で，臨床的に汎用される．

薬物治療アルゴリズム 

わが国では抗インフルエンザウイルス薬として4種類のノイラミニダーゼ阻害薬が使用可能である（図1）．すなわち，内服薬のオセルタミビルリン酸塩カプセル，吸入薬のザナミビル水和物ドライパウダーインヘラーとラニナミビルオクタン酸エステル水和物吸入粉末剤，点滴静注薬のペラミビル水和物注射液である．これらの使い分けについては日本感染症学会の提言[1)]をもとに図に示した．さらに2018年3月，キャップエンドヌクレアーゼ阻害薬であるバロキサビルマルボキシルが販売開始された．本薬剤についても日本感染症学会が2018年10月1日付でホームページ上に紹介している[2)]が，その臨床上の位置づけについては今後の課題である．いずれも治療が必要と判断した場合はできるだけ早く（48時間以内）開始することが重要である．以下，処方例はいずれも成人に用いる場合を示す．

GL 1）日本感染症学会：抗インフルエンザ薬の使用適応について（改訂版），2011年3月1日〈http://www.kansensho.or.jp/guidelines/110301soiv_teigen.html〉［2019年1月18日閲覧］
2）日本感染症学会：キャップ依存性エンドヌクレアーゼ阻害薬（Cap-Dependent Endonuclease Inhibitor）Baloxavir marboxil（ゾフルーザ®）について〈http://www.kansensho.or.jp/guidelines/1810_endonuclease.html#summary〉［2019年1月18日閲覧］

3) 日本呼吸器学会成人肺炎診療ガイドライン 2017 作成委員会 (編)：成人肺炎診療ガイドライン，日本呼吸器学会，2017
4) JAID/JSC 感染症治療ガイド・ガイドライン作成委員会 (編)：JAID/JSC 感染症治療ガイド 2014，日本感染症学会・日本化学療法学会，2014

処方例

1 合併症なし

STEP 1 軽症

❶ **ラニナミビル (イナビル)** 吸入粉末剤 1 回 40 mg 単回吸入

❷ **ザナミビル (リレンザ)** ドライパウダーインヘラー 5 mg 1 回 10 mg (2 ブリスター) 1 日 2 回 5 日間 専用の吸入器を用いて吸入

❸ **オセルタミビル (タミフル)** カプセル 75 mg 1 回 1 Cap 1 日 2 回 5 日間

❹ **ペラミビル (ラピアクタ)** 注 1 回 300 mg 15 分以上かけて単回点滴静注

▶4 種類のノイラミニダーゼ阻害薬❶～❹のいずれを選択してもよい．経口や吸入が困難な場合や，その他の事情により静注治療が適当であると医師が判断した場合には❹の使用も考慮できる．

STEP 2 中等症

❶ **オセルタミビル (タミフル)** カプセル 75 mg 1 回 1 Cap 1 日 2 回 5 日間

❷ **ペラミビル (ラピアクタ)** 注 1 回 300 mg 15 分以上かけて単回点滴静注

▶入院管理が必要な患者には，全身投与 (内服薬もしくは点滴静注薬) を選択する．ただし肺炎の合併がなければ吸入製剤でもよい．例として❶❷のいずれかで治療する．

STEP 3 重症

❶ **オセルタミビル (タミフル)** カプセル 75 mg 1 回 1 Cap 1 日 2 回 5 日間

❷ **ペラミビル (ラピアクタ)** 注 1 回 300 mg 15 分以上かけて単回点滴静注

❸ **ペラミビル (ラピアクタ)** 注 1 回 600 mg 1 日 1 回 15 分以上かけて単回点滴静注．症状に応じて連日反復投与．投与量の上限は 1 回 600 mg まで

▶❶～❸のいずれか．

▶重症で生命の危険がある患者，あるいは生命に危険は迫っていないが入院管理が必要と判断される患者にも，内服薬もしくは点滴静注薬が選択される．

▶特に経口や吸入が困難な例には❸を検討する．

2 合併症あり

A 細菌性肺炎合併例

❶ クラブラン酸・アモキシシリン配合（オーグメンチン） 配合錠 250RS 1回1T 1日3〜4回を6〜8時間毎に経口投与 年齢，症状により適宜増減

❷ スルバクタム・アンピシリン配合（ユナシン-S） 注 1回3g 1日2回 静注または点滴静注 重症感染症の場合は必要に応じて適宜増減できるが，1回3g 1日4回（1日12g）を上限とする

▶細菌性肺炎を合併した場合は，喀痰のグラム染色や培養結果などを参考にし，適切な抗菌薬を併用する．特段の基礎疾患や危険因子がない場合は，市中肺炎のガイドラインなど[3,4]を参考に選択する．例として，外来で治療可能な場合は❶の内服薬，入院治療が必要な場合は❷の静注薬を挙げる．

B 慢性呼吸器疾患合併例

❶ レボフロキサシン（クラビット） 錠 500mg 1回1T 1日1回 経口投与 疾患・症状に応じて適宜減量

❷ タゾバクタム・ピペラシリン配合（ゾシン） 注 1回4.5g 1日3回 点滴静注 肺炎の場合，症状・病態に応じて1日4回に増量できる

▶重症化のリスクが高く，また耐性菌への配慮も必要となる．例として，外来で治療可能な場合は❶の内服薬，入院治療が必要な場合は❷の静注薬を挙げる．

処方上の注意

1) 肝・腎機能低下時

オセルタミビル，ペラミビルは腎排泄型の内服薬であり，腎機能が低下している場合にはクレアチニンクリアランス値に応じた投与法の修正が必要である．

2) 喘息や COPD 患者への使用

ザナミビル，ラニナミビルは吸入薬であるため，喘息や COPD 患者では気管支攣縮や呼吸機能の低下に注意しながら投与する．

3) 小児・未成年者への使用

ノイラミニダーゼ阻害薬全般について，因果関係は不明であるものの，その使用後に異常行動などの精神神経症状を発現した例が報告されている．小児・未成年者については異常行動による転落などの万が一の事故を防止するための予防的な配慮が必要とされている．

（川名明彦）

3 水痘，帯状疱疹

基本的知識

varicella-zoster virus (VZV) 初感染で水痘を起こす．潜伏期間は約 14 日 (10～21 日) である．皮疹は紅斑から始まり丘疹，水疱と進み，さらに膿疱を形成後痂皮となり治癒する．様々な段階の皮疹が混在するのが特徴で，有髪頭部にも皮疹が認められる．重症例では皮疹数も多く高熱をきたすが，一般に発熱の程度は軽い．家族内二次感染例では，初発患者より重症化する．合併症としては，皮疹部における細菌の二次感染が最も多く，黄色ブドウ球菌，溶連菌が主要な菌である．

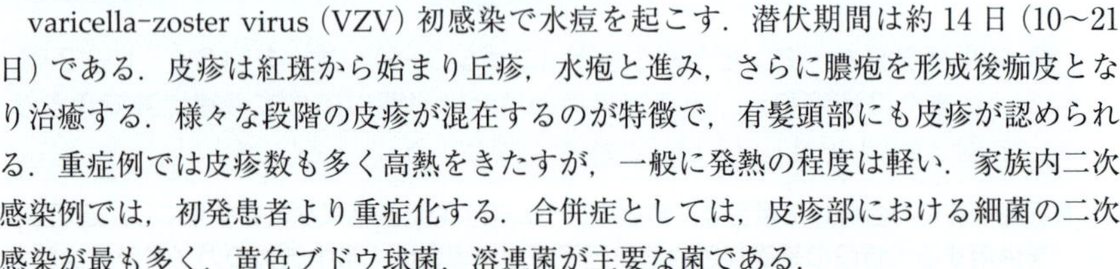

新生児，成人，妊婦，免疫抑制状態にある患者 (白血病患者，臓器移植後患者，先天性免疫不全患者) などで水痘は重症化し，特に免疫抑制状態にある患者においては致死的な経過をたどることがある．

帯状疱疹は初感染後，脊髄後根神経節に潜伏感染していたウイルスが再活性化して発症する．免疫抑制薬を投与されている患者や，65 歳以上の高齢者に好発する．片側性に知覚神経支配に沿って水疱疹が形成され，治癒後も帯状疱疹後神経痛と呼ばれる頑固な痛みを残し問題となる．

薬物治療アルゴリズム

アシクロビル，バラシクロビルの服用により皮疹数，発熱，瘙痒感の改善を認める．皮疹出現 2 日以内の早期投与が必要である．一般に副作用はない．家族内二次感染例，年長児や成人，アトピー性皮膚炎などの慢性皮膚疾患のある小児，喘息などに対しステロイドの投与 (吸入，小量内服) を受けている患児などでは水痘の重症化が予測され，早期の投与が望まれる．細菌の二次感染予防目的の抗菌薬投与は不要で，抗ヒスタミン薬，亜鉛華軟膏の投与は適宜行う．

VZV 再活性化により生じる帯状疱疹に対しては，アシクロビル，バラシクロビルに加え，ファムシクロビル，アメナメビルも使用可能である．

処方例

Step 1

1) 小児：水痘患児

❶ バラシクロビル (バルトレックス)　顆粒 50%　1 回 25 mg/kg　1 日 3 回　5 日間投与

❷ アシクロビル (ゾビラックス)　顆粒 40%　1 回 20 mg/kg　1 日 4 回　5 日間投与 (帯状疱疹の場合も同様の治療)

▶❶❷のいずれか．

2）成人（体重 40 kg 以上の小児）：水痘患者

❶ バラシクロビル（バルトレックス）　錠 500 mg　1 回 2 T　1 日 3 回　5 日間

3）成人（体重 40 kg 以上の小児）：帯状疱疹患者

❶ アシクロビル（ゾビラックス）　錠 400 mg　1 回 2 T　1 日 5 回　7 日間

❷ バラシクロビル（バルトレックス）　錠 500 mg　1 日 2 T　1 日 3 回　7 日間

❸ ファムシクロビル（ファムビル）　錠 250 mg　1 回 2 T　1 日 3 回　7 日間

❹ アメナメビル（アメナリーフ）　錠 400 mg　1 回 1 T　1 日 1 回　7 日間

▶❶～❹のいずれか．

STEP 2

1）小児：水痘患児

❶ アシクロビル（ゾビラックス）　注　1 回 5 mg/kg　1 日 3 回　8 時間毎に 1 時間以上かけて 7 日間点滴静注

▶必要に応じて増量できるが，上限は 1 回 20 mg/kg までとする．脳炎・髄膜炎においては，投与期間の延長も可能．

2）成人：水痘，帯状疱疹患者

❶ アシクロビル（ゾビラックス）　注　1 回 5 mg/kg　1 日 3 回　8 時間毎に 1 時間以上かけて 7 日間点滴静注

▶脳炎・髄膜炎においては，必要に応じて投与期間の延長もしくは増量が可能．ただし，上限は 1 回 10 mg/kg までとする．

処方上の注意

アメナメビルを除く 3 つの薬剤はいずれも腎排泄のため，腎機能障害のある患者では精神症状などの副作用が出やすい．クレアチニンクリアランス値を参考に減量する必要がある．一方，アメナメビルは糞中排泄のため，クレアチニンクリアランスに応じた投与量変更が必要ない．

薬剤相互作用としては，プロベネシド，シメチジンの併用で，アシクロビルの腎排泄が抑制され血中濃度が上昇する．また，ミコフェノール酸モフェチルとの併用で，両薬剤の排泄が抑制され，いずれの薬剤ともに血中濃度が上昇する．さらに，ファムシクロビルもプロベネシドとの併用で，ファムシクロビルの排泄が抑制され血中濃度が上昇する．

（吉川哲史）

4 A群溶血性レンサ球菌咽頭炎

基本的知識

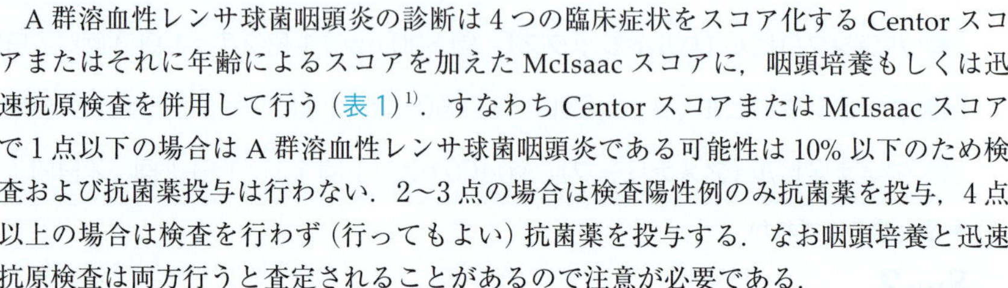

A群溶血性レンサ球菌咽頭炎の診断は4つの臨床症状をスコア化するCentorスコアまたはそれに年齢によるスコアを加えたMcIsaacスコアに，咽頭培養もしくは迅速抗原検査を併用して行う（表1）[1]．すなわちCentorスコアまたはMcIsaacスコアで1点以下の場合はA群溶血性レンサ球菌咽頭炎である可能性は10%以下のため検査および抗菌薬投与は行わない．2〜3点の場合は検査陽性例のみ抗菌薬を投与，4点以上の場合は検査を行わず（行ってもよい）抗菌薬を投与する．なお咽頭培養と迅速抗原検査は両方行うと査定されることがあるので注意が必要である．

抗菌薬投与の目的には主に①合併症防止，②周囲への感染拡大の阻止，③症状緩和の3つがある．合併症についてはリウマチ熱および扁桃周囲膿瘍などの局所合併症の予防が主な目的で，急性糸球体腎炎は予防できない．

処方例

STEP 1 第一選択薬

❶ アモキシシリン（サワシリン，パセトシン） カプセル・錠250mg 1回250mg 1日4回 毎食後および就寝前 または1回500mg 1日2回 朝夕食後 10日間

解説

A群溶血性レンサ球菌のペニシリン感受性はほぼ100%であり，A群溶血性レンサ球菌咽頭炎の第一選択薬はペニシリン系抗菌薬である．欧米では腸管からの吸収のよいペニシリンVが使用されるが日本にはないので，ペニシリンG（バイシリンG）が代替薬となる．ペニシリンGが使用できない場合はアミノペニシリン系薬であるアモキシシリンを使用する．ただしアミノペニシリン系薬（点滴静注薬ではアンピシリン

表1 CentorスコアおよびMcIsaacスコア

McIsaacスコア	Centorスコア	38℃以上の発熱	1点
		咳がない	1点
		圧痛を伴う前頸部リンパ節腫脹	1点
		扁桃腫脹または扁桃の白苔	1点
		3〜14歳	1点
		15〜44歳	0点
		45歳〜	−1点

など）は後述するように伝染性単核球症患者に投与すると高率に皮疹が出現するため注意が必要である．

STEP 2 ペニシリンアレルギーがある場合や，伝染性単核球症が疑われる場合

① クリンダマイシン（ダラシン）　カプセル 150 mg　1 回 2 Cap　1 日 3 回　毎食後　10 日間

解説

欧米のガイドラインではペニシリンアレルギー患者にはセファレキシン，クリンダマイシン，マクロライド系薬などが推奨されている．しかし 2015 年のわが国の調査ではエリスロマイシンの耐性率は 32%，クリンダマイシンの耐性率は 14% と報告されており，特にマクロライド系薬は耐性による治療失敗のリスクが高い[2)]．

処方上の注意

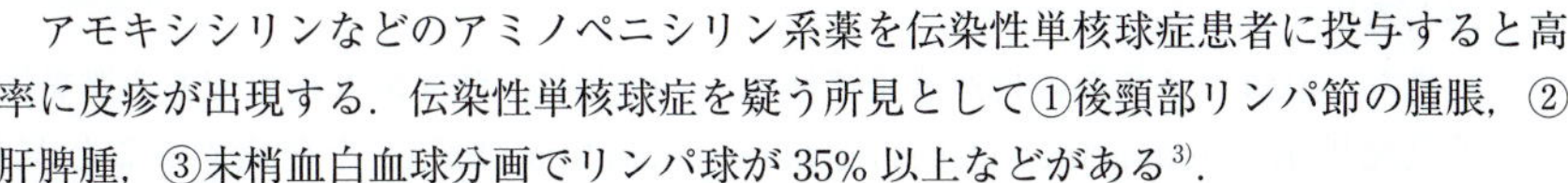

アモキシシリンなどのアミノペニシリン系薬を伝染性単核球症患者に投与すると高率に皮疹が出現する．伝染性単核球症を疑う所見として①後頸部リンパ節の腫脹，②肝脾腫，③末梢血白血球分画でリンパ球が 35% 以上などがある[3)]．

連携医療

吸気時の喘鳴，今までに経験したことのない非常に強いのどの痛み，つばが飲み込めない，開口障害などを認めるときは，急性喉頭蓋炎や扁桃周囲膿瘍などを考え，速やかに耳鼻咽喉科などの専門診療科へ紹介する．

文献

1）McIsaac WJ, et al：The validity of a sore throat score in family practice. CMAJ **163**：811-815, 2000
2）厚生労働省：院内感染対策サーベイランス事業検査部門，2015
3）Ebell MH, et al：Does this patient have infectious mononucleosis?：The rational clinical examination systematic review. JAMA **315**：1502-1509, 2016

（笠原　敬）

5 麻疹

基本的知識

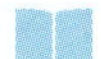

麻疹は麻疹ウイルスによるウイルス感染である．

麻疹はワクチンにより予防が可能な疾患の 1 つである[1)]．わが国では 2015 年 3 月 27 日に世界保健機関西太平洋事務局の麻疹排除の認定を受けたが，ワクチン未接種

者を中心に，海外で感染し帰国した患者による小規模な集団感染が散発している[2)].

2009年（平成21年）以降は，10～20歳代の患者数は激減し，現在，0～1歳の発症が中心で，20歳以上の成人例の割合が増加している[2)].

麻疹は空気感染する．潜伏期間は通常8～12（7～21）日間で，潜伏期間後にカタル期と呼ばれる発熱，咳，鼻汁，結膜炎などの症状が出現する．カタル期に麻疹に特徴的なKoplik斑が口腔内峡部などに認められる．その後，高熱および皮疹が頭髪の境界部分，耳介後部，前頭部から出現し，体幹部・四肢へ拡大する．麻疹患者の感染性（感染伝播）は，免疫が正常な患者では，前駆症状のカタル症状（約4日間）が始まってから，皮疹が出現後4日間程度である．二次性の細菌感染の合併症で肺炎や中耳炎，まれに脳炎が起こる[1,2)].

その他の合併症では，麻疹罹患し回復後2週間以内に急性播種性脳脊髄炎（acute disseminated encephalomyelitis：ADEM）を併発することがある[1)]．ADEMは，生ワクチン接種後にも起こることがあり，死亡したり，神経学的な後遺症が起こることがある[1)].

また，麻疹ウイルスの自然感染発症後7～10年に，致死的な疾患である遅発性硬化性汎発性脳炎（subacute sclerosing panencephalitis：SSPE）を発症することがある．SSPEはワクチンが普及したことで発症は極めてまれな病気である[1)].

処方例

Step 1 対症療法

❶ **アセトアミノフェン（カロナール）** 錠200 mg　1回2～5 T　1日3～4回（1日1,800 mg～最大4,000 mgまで）

［栄養状態の悪い小児に対して］
❷ **ビタミンA（チョコラA）** 末・錠・滴・注　1日1回　2日間
6ヵ月未満の乳児　50,000 IU
6～11ヵ月の乳児　100,000 IU
12ヵ月以上の小児　200,000 IU

▶❶❷を併用.
▶参考：世界的には，小児に対して❷ビタミンA投与が推奨されている[1)].

解説

1) 麻疹はウイルス感染で治療薬はない．対症療法が主体であり，発熱に対してはアセトアミノフェンなどを使用する.
2) 現在，世界保健機関（WHO）では，すべての子どもの急性の麻疹患者にビタミンAの投与を推奨している．栄養失調の子どもを中心にビタミンAの投与で死亡率や合併症が低下することが知られている[1)].

Step 2 入院が必要な場合

特に成人発症では，肺炎，髄膜炎などの重篤な合併症を併発する場合がある．その場合，空気感染対策を取り陰圧個室管理とする．

解説

診療にあたる医療従事者は，麻疹抗体（EIA，酵素免疫法が望ましい）が十分にあることを確認すること．抗体がない場合には診療を控えるか，N95 マスクを着用すること．

日本環境感染学会が推奨する医療従事者の抗体価は，EIA 法（IgG）で 16.0 以上，中和法で 1：8 以上，PA 法で 1：256 倍以上であるが，最も重要なのはワクチンを確実に 2 回接種していることである．

処方上の注意

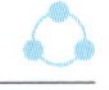

1) ワクチン未接種者で麻疹患者に曝露後 72 時間以内の場合，ワクチンを接種する．麻疹ワクチンは生ワクチンのため，妊婦，免疫不全患者（HIV 患者で CD4 が 200/μL 以上を除く），卵アレルギーがある場合は禁忌である．
2) 出席停止期間は，学校保健法により，熱が下がった後 3 日を経過するまでである．

連携医療

成人の麻疹は重篤化する可能性があり，早期に総合病院に相談するのが望ましい．

文献

1) Chirch LM, et al：Measles (Rubeola), 19. Classic viral exanthems, Clinical Infectious Diseases, 2nd ed, Schlossberg D (eds), Cambridge University Press, p 133–135, 2015
2) 厚生労働省：麻しんについて〈http://www.mhlw.go.jp/seisakunitsuite/bunya/kenkou_iryou/kenkou/kekkaku-kansenshou/measles/index.html〉［2019 年 1 月 18 日閲覧］

（矢野晴美）

6 風疹

基本的知識

風疹は，風疹ウイルスによる全身性の感染症である．冬から春先に流行することが知られている．風疹は飛沫感染により伝播するが，ワクチン接種により予防が可能な疾患の 1 つである[1]．風疹は，皮疹出現の 2〜3 日前から皮疹の出現後 7 日間程度，感染性（感染伝播）がある．国内では，2012〜2013 年にかけて 45 人の先天性風疹症候群の患者が報告され大きな社会問題となった[2]．厚生労働省は，風疹に対する対応として，特に妊娠可能な女性とその家族への予防接種の推奨，また産褥女性に対して風疹の予防に関する啓発活動を行い，2022 年までに風疹の排除を目標としている[2]．

風疹は，潜伏期間は一般に 16〜18（14〜21）日[1]である．風疹は，罹患しても幼児や子どもでは，その約半数は無症候性感染であり，軽症である．思春期の子どもや成人では，有痛性の後頸部，耳介後部のリンパ節腫脹がみられる．その後，顔面，頸部，頭皮から体幹部に遠心性に皮疹が広がる[1)]．皮疹に，発熱，筋肉痛，関節痛を伴うことがある[1)]．

最も重篤な合併症は先天性風疹症候群である．12 週以内の第 1 期妊娠中に風疹に感染した場合，先天性風疹症候群を発症するリスクは 50% 程度といわれる[1)]．

処方例

Step 1 対症療法

❶ アセトアミノフェン（カロナール） 錠 200 mg 1 回 2～5 T 1 日 3～4 回 1 日 1,800 mg～最大 4,000 mg まで

解説

風疹はウイルス感染で治療薬はない．対症療法が主体であり，発熱に対してはアセトアミノフェンなどを使用する．

Step 2 入院が必要な場合

成人発症の場合，関節炎が女性にみられることがある[1)]．また，まれに，髄膜脳炎，血小板減少などの重篤な合併症を併発する場合がある[1)]．

入院する場合には，飛沫感染対策をとり個室管理とする．

解説

診療にあたる医療従事者は，風疹抗体（EIA，酵素免疫法が望ましい）が十分にあることを確認すること．抗体がない場合には診療を控えるか，サージカルマスクを着用すること．

日本環境感染学会が推奨する医療従事者の抗体価は，EIA 法（IgG）で 8.0 以上，HI 法で 1：32 倍以上であるが，最も重要なのはワクチンを確実に 2 回接種していることである．

処方上の注意

1）風疹ワクチンは生ワクチンのため，妊婦，免疫不全患者（HIV 患者で CD4 が 200/μL 以上を除く）では接種できない（禁忌）．
2）出席停止期間は，学校保健法により，発疹が消えるまでである．

連携医療

妊婦が風疹に罹患した場合，先天性風疹症候群の発症のリスクがあるため，早期に産婦人科医師に相談するのが望ましい．

文献

1）Chirch LM, et al：Rubella (German measles), 19. Classic viral exanthems. Clinical

Infectious Diseases, 2nd ed, Schlossberg D (eds), Cambridge University Press, p 135-136, 2015
2) 厚生労働省：風しんについて〈http://www.mhlw.go.jp/seisakunitsuite/bunya/kenkou_iryou/kenkou/kekkaku-kansenshou/rubella/〉［2019 年 1 月 18 日閲覧］

（矢野晴美）

7 流行性耳下腺炎

基本的知識

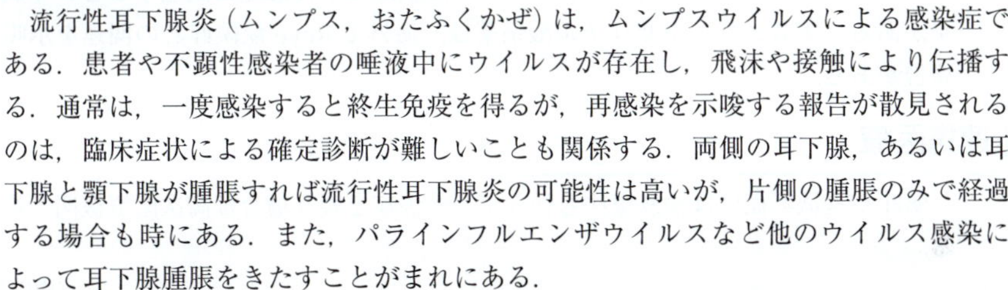

流行性耳下腺炎（ムンプス，おたふくかぜ）は，ムンプスウイルスによる感染症である．患者や不顕性感染者の唾液中にウイルスが存在し，飛沫や接触により伝播する．通常は，一度感染すると終生免疫を得るが，再感染を示唆する報告が散見されるのは，臨床症状による確定診断が難しいことも関係する．両側の耳下腺，あるいは耳下腺と顎下腺が腫脹すれば流行性耳下腺炎の可能性は高いが，片側の腫脹のみで経過する場合も時にある．また，パラインフルエンザウイルスなど他のウイルス感染によって耳下腺腫脹をきたすことがまれにある．

潜伏期間は 16～18（12～25）日間で，唾液腺（耳下腺の頻度が高いが顎下腺のこともある）の腫脹と疼痛，発熱を主症状として発症する．唾液腺の腫脹は発症 3 日目頃がピークで，7～10 日で軽快する．不顕性感染者が 20% 程度存在する．抗ウイルス薬などの原因療法はなく，対症療法により症状の改善を待つ．髄膜炎（1～10%），難聴（0.1%），膵炎，精巣炎（年長児や成人で多い）などの合併症をきたす疾患なので，症状経過に注意する．

欧米諸国は予防ワクチンが定期接種だが，わが国は任意接種で接種率が高くないため，毎年地域的な流行を繰り返す．罹患する前の予防を啓発したい．学校保健安全法による第二種感染症で，「耳下腺や顎下腺の腫脹が発現して 5 日を経過し，かつ全身状態が良好となるまで」出席停止期間が定められている．

処方例

［初期治療（解熱鎮痛薬）］

❶ **アセトアミノフェン（アンヒバ，アルピニー，カロナール）** 坐剤　1 回 10～15 mg/kg　6 時間以上あけて頓用（肛門挿入）　1 日 3 回まで

❷ **アセトアミノフェン（カロナール）** 錠・細粒・シロップ　1 回 10～15 mg/kg　6 時間以上あけて頓用　1 日 3 回まで

❸ アセトアミノフェン（アセリオ） 注
2歳以上：1回10〜15 mg/kgを15分かけて静注 1日3回まで
2歳未満：1回7.5 mg/kgを15分かけて静注 1日3回まで

▶投与経路によって❶〜❸のいずれかを用いる．

解説

あくまで対症療法が目的で，解熱や鎮痛効果により睡眠や食事，水分が摂れるようになれば患者には有用である．

処方上の注意

小児の解熱鎮痛薬はアセトアミノフェンを用いる．非ステロイド抗炎症薬は，ジクロフェナクやメフェナム酸がインフルエンザ脳症の予後悪化に関連するという調査結果がある．アスピリンやサリチル酸系薬は，海外でReye症候群との関連を示唆する報告がある．

連携医療

嘔吐や食欲不振には輸液療法も行うが，合併症を疑う場合は高次医療機関へ紹介する．

（中野貴司）

8 デング熱

基本的知識

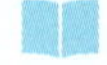

デング熱はフラビウイルス科に属するデングウイルスによる感染症であり，ネッタイシマカやヒトスジシマカが媒介する．熱帯・亜熱帯地域で流行しておりわが国では主に輸入感染症として診断されるが，2014年には日本国内でもアウトブレイクし160名の感染者がみられた．発熱，頭痛，関節痛といった非特異的な症状を呈し，解熱期に皮疹がみられることがある．診断はデングウイルスまたはNS1抗原を検出する，あるいはデングウイルスIgM抗体をペア血清で上昇を確認する．

処方例

STEP 1 初期治療 発熱・疼痛に対して

❶ アセトアミノフェン（カロナール） 錠 1回300〜1,000 mg 服用間隔は4〜6時間以上 1日総量4,000 mgを限度とする

解説

デング熱では高熱と頭痛，関節痛がみられる．これらの症状に対する対症療法としてアセトアミノフェンを用いる．

STEP 2 輸液

❶ **生理食塩液** 注 500 mL または**リンゲル液「オーツカ」** 20 mL/kg（体重60 kg で 1,200 mL）を 1 時間かけて静注または点滴静注（その後は WHO のアルゴリズムに従って投与）

▶十分な尿量が確保できるほどの飲水ができない場合．

解説

デング出血熱の本態である血漿漏出に対して細胞外液の補充を行うことが肝要である．バイタルサインの安定や尿量の確保が得られるまで十分量の輸液を行う．2009 年の WHO ガイドラインでは輸液のアルゴリズムが提示されている．中等症のデング出血熱患者では初期輸液として用いるべき輸液製剤は乳酸リンゲル液などの細胞外液が第一選択である．その後，バイタルサインの安定・尿量の確保が得られれば漸減し，血漿漏出の所見の改善がみられれば中止できる．

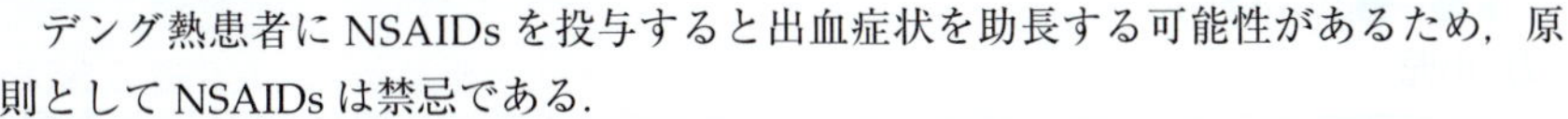

処方上の注意

デング熱患者に NSAIDs を投与すると出血症状を助長する可能性があるため，原則として NSAIDs は禁忌である．

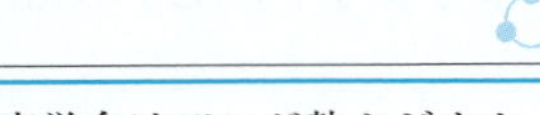

連携医療

日本感染症学会はデング熱やジカウイルス感染症など蚊媒介感染症の診療を中心的に行う医療機関として蚊媒介感染症専門医療機関を指定している〈http://www.kansensho.or.jp/mosquito/medical_list.html〉［2019 年 1 月 18 日閲覧］．これらの医療機関では一次医療機関などからの疑い症例に関する病原体検査の必要性や，外来受診および入院適応に関する相談への対応が可能である．

（忽那賢志）

9 クラミジア感染症

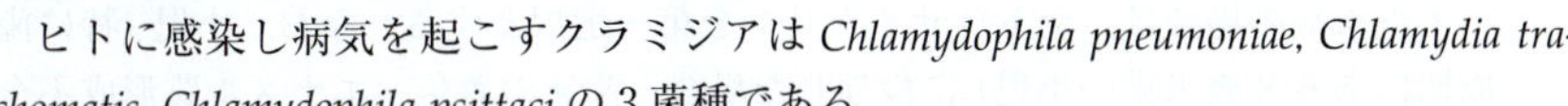

基本的知識

ヒトに感染し病気を起こすクラミジアは *Chlamydophila pneumoniae, Chlamydia trachomatis, Chlamydophila psittaci* の 3 菌種である．

C. pneumoniae は，この 3 菌種の中では最も新しく発見されたクラミジアであるが，最も感染機会が多い身近なクラミジアといえる．最近では，急性呼吸器感染症ばかり

でなく，動脈硬化症や喘息など慢性疾患との関連が示唆され，持続感染の役割が注目されている．*C. trachomatis* は，先進国では性感染症の原因として有名であるが，発展途上国ではいまだに“予防できる失明”の第1位であるトラコーマの原因でもある．小児科領域ではクラミジアの中で唯一母児感染を起こし，新生児や乳児の結膜炎や肺炎の原因となる．*C. psittaci* は，鳥類より感染するオウム病の原因となる．クラミジアは，細胞内寄生菌であり，細胞壁も特殊である．細胞内移行のよい薬剤であるマクロライド系薬，テトラサイクリン系薬，ニューキノロン系薬が有効である．

処方例

A 呼吸器感染症（気管支炎，肺炎）

1）成人

❶ クラリスロマイシン（クラリス，クラリシッド） 錠 200 mg 1回1T 1日2回 7日間

❷ アジスロマイシン（ジスロマック） 錠 250 mg 1回2T 1日1回 3日間

❸ ミノサイクリン（ミノマイシン） 錠 100 mg 1回1T 1日2回 7日間

▶❶～❸のいずれか.

2）小児

❶ クラリスロマイシン（クラリス，クラリシッド） DS 小児用 10% 1回10～15 mg/kg 1日2回 7日間

❷ アジスロマイシン（ジスロマック） 細粒カプセル 10% 1回10 mg/kg 1日1回 3日間

▶❶❷のいずれか.

B 性器クラミジア感染症

❶ アジスロマイシン（ジスロマック） 錠 250 mg 1回4T 単回投与

❷ ドキシサイクリン（ビブラマイシン） 錠 100 mg 1回1T 1日2回 7日間

▶❶❷のいずれか.

処方上の注意

オウム病の場合は，テトラサイクリンを第一選択とする．なお，小児（特に歯牙形成期にある8歳未満の小児）に投与した場合，歯牙の着色・エナメル質形成不全，また，一過性の骨発育不全を起こすことがあるので，他の薬剤が使用できないか，無効の場合にのみ適用を考慮すること．ドキシサイクリンは，ミノサイクリンよりも歯牙

の影響は少ないとされる.

連携医療

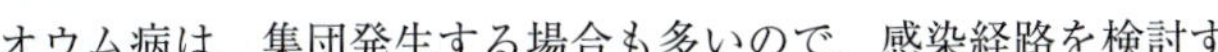

オウム病は，集団発生する場合も多いので，感染経路を検討する.

感染症法においては，オウム病が四類に指定され全数把握であり診断した医師は届け出義務がある．*C. pneumoniae* と *C. trachomatis* は五類の定点把握対象疾患（オウム病を除くクラミジア肺炎，性器クラミジア感染症）であり，指定された定点から報告される.

（尾内一信）

10 百日咳

基本的知識

百日咳菌による飛沫感染症で，ワクチンで予防できる疾患の中では十分に制圧できていない．日常診療で咳が続く場合は，本症も考慮し診断・治療にあたる必要がある.

百日咳毒素が本態とされているが，ワクチン接種歴，月齢・年齢，抗菌薬の種類・開始時期などの影響で多彩な症状を呈する.

改訂された『小児呼吸器感染症診療ガイドライン 2017』では，咳の期間，特徴的な咳を更新した（下線）.

①1歳未満：咳があり（期間は限定なし），かつ以下の特徴的な咳・症状（・発作性の咳嗽・吸気性笛声・咳嗽後の嘔吐・チアノーゼの有無は問わない無呼吸発作）の中で，1つ以上呈した症例を臨床的百日咳とした．検査（・咳発症後からの期間を問わず，百日咳菌の分離あるいは LAMP または PCR 陽性・血清診断：百日咳菌-IgM/IgA 抗体および PT-IgG 抗体価）で確定する．②1歳以上（成人を含む）：咳の期間を1週間以上，症状では乳児の無呼吸発作の項を・息詰まり感，呼吸困難例とした．検査での確定は乳児と同様.

処方例

STEP 1 無呼吸発作がひどくない場合

❶ クラリスロマイシン（クラリス，クラリシッド） DS 10% 小児用 1回5 mg/kg 1日2回 朝夕

❷ チペピジン（アスベリン） 散 10% 1回3 mg 1日3回 毎食後

▶❶❷のいずれか.

▶ワクチン接種前の生後 3ヵ月未満児は，重症化のリスクが高く，入院での全身管理を推奨する．無呼吸発作が頻発する場合は STEP 2.

STEP 2

SpO_2 96% 以上に保つように酸素投与をまず行う．重症例では人工呼吸管理を行う．

白血球数が 50,000/μL を超える場合，多臓器不全を防ぐため，交換輸血などで著増した白血球を減らすことを検討する．

処方上の注意点

百日咳特有の咳が出始めた頃の抗菌薬治療は，咳の改善効果は低いが，除菌することで周囲への感染性を軽減できるため，重要である．

新生児の場合，特に生後 2 週まではマクロライド系抗菌薬，特にエリスロマイシンは肥厚性幽門狭窄症のリスクとなる．この月齢は百日咳の重症化リスクも高い．抗菌薬の利益がリスクを上回ると判断し，処方した場合は，肥厚性幽門狭窄症も考慮しながら，百日咳の経過を慎重に経過観察する必要がある．

培養や遺伝子検査で感染性があると診断された場合，家族など濃厚接触者に対しては，保険適用は認められていないが，マクロライド系抗菌薬の処方を勧める．

（岡田賢司）

11 パルボウイルス B19

基本的知識

パルボウイルス B19 (PVB19) は小児の伝染性紅斑の原因として知られている．伝染性紅斑は一般に「りんご病」と呼ばれる両頬のびまん性紅斑および網状あるいはレース状の皮疹が特徴である．感染してから紅斑出現までの潜伏期間は 14～18 日とされている．骨髄中の赤血球前駆細胞を標的とするため，赤血球系の血液疾患の原因となり，遺伝性球状赤血球症などの慢性溶血貧血患者の無形成発作 (aplastic crisis)，免疫不全患者の慢性骨髄不全，妊婦への感染による胎児水腫を引き起こす．皮膚疾患としては，伝染性紅斑以外に免疫性血小板減少性紫斑病，血管性紫斑病，papular-purpuric gloves and socks syndrome をはじめとする紫斑病の原因の 1 つとして報告されている．その他，急性・慢性関節症，急性肝炎，急性脳症との関連も指摘されている．

薬物治療アルゴリズム

PVB19 に対する抗ウイルス薬あるいはワクチンはない．伝染性紅斑では，処方を

必要としない場合が多いが，瘙痒感が強いときに対症療法として，抗ヒスタミン薬を処方する．その他の PVB19 感染症で治療が必要になるのは，慢性溶血貧血患者の無形成発作による貧血が高度な場合の赤血球輸血，胎児水腫に対する胎児輸血，免疫不全患者の慢性骨髄不全に対する免疫グロブリン療法が挙げられる．

処方例

［伝染性紅斑で瘙痒感が強いとき］

1）外用薬

❶ ジフェンヒドラミン（レスタミンコーワ）　クリーム　1日数回痒い部位に塗布

❷ クロタミトン（オイラックス）　クリーム　1日数回痒い部位に塗布

▶❶❷のいずれか．

2）内服薬

❶ レボセチリジン（ザイザル）
　1）シロップ 0.05%
　　6ヵ月以上1歳未満の小児：1回 2.5 mL　1日1回
　　1歳以上7歳未満の小児：1回 2.5 mL　1日2回
　　7歳以上15歳未満の小児：1回 5 mL　1日2回
　2）錠 5 mg
　　7歳以上15歳未満の小児：1回 2.5 mg　1日2回　朝食後・就寝前
　　成人：1回 5 mg　1日1回　就寝前

❷ エピナスチン（アレジオン）
　1）DS 1%
　　小児：0.05 g/kg　1日1回　ただし1日2gが上限
　2）錠 20 mg
　　成人：1回1T　1日1回

▶❶❷のいずれか．

連携医療

慢性溶血貧血患者の無形成発作，免疫不全患者の慢性骨髄不全，胎児水腫は専門医による管理，治療が必要と考えられる．

（要藤裕孝）

12 破傷風

基本的知識

破傷風は汚染された外傷後に，土壌や動物腸管に存在する破傷風菌 *Clostridium tetani* が感染して，毒素テタノスパスミンが脳幹や脊髄の前角細胞シナプス前終末に作用して起こり，頭頸部や体幹部，四肢の筋肉の硬直，攣縮が起こる疾患である．全身型 (80% 以上)，局所型，頭部型，新生児型に分類される．

日本では 2006〜2011 年に 666 例報告され，死亡例は 12 例 (1.9%) であった．

受傷後発症までの潜伏期は 3〜21 日 (平均 7 日) で，潜伏期が短いほど重症になる．症状は咀嚼筋の硬直，開口障害，嚥下困難から始まる．後頸部，肩，背中の筋硬直と痛み，次に呼吸筋，腹部，四肢の筋硬直が起こる．呼吸筋の攣縮，喉頭攣縮による呼吸不全のために致死的になり得る．意識は清明で，時に発熱もある．また，交感神経刺激亢進による頻脈，不整脈，血圧上昇，多汗などを呈する．創傷部が不明瞭な例が 10% あり，菌が証明されない例が 70% ある．適切な呼吸管理と抗菌薬治療，全身管理により呼吸不全，肺炎，肺塞栓症などの合併症を防げば，4〜6 週間以上経過した後に回復し得る．

薬物治療アルゴリズム

1) 一般的治療方法

本症を疑った場合，気道を確保し，必要時には，気管内挿管と人工呼吸器管理を行う．嚥下障害がある場合，経鼻胃管挿入・経管栄養などを考慮する．肺塞栓予防のためにヘパリンを投与する．

2) 感染創傷部の外科的治療

抗破傷風人免疫グロブリン投与後に，創傷部は壊死組織除去を行い，開放創とする．

処方例

A 抗毒素抗体中和療法

❶ 抗破傷風人免疫グロブリン (テタノブリン IH)　注　1 回 3,000〜5,000 単位 点滴静注

B 破傷風トキソイドワクチン

❶ 破傷風トキソイド　注　1 回 0.5 mL　皮下注または筋注　4〜8 週後に 2 回目を接種し，6〜12 ヵ月後に 3 回目を接種

❷ ジフテリア破傷風混合トキソイド　注　1回0.5 mL　皮下注または筋注　4〜8週後に2回目を接種し，6〜12ヵ月後に3回目を接種

▶❶❷のいずれか.

C 抗菌薬投与

❶ メトロニダゾール（アネメトロ）　注　1回500 mg　1日3〜4回　点滴静注　7〜10日間

❷ ベンジルペニシリンカリウム（注射用ペニシリンGカリウム）　注　1回200〜400万単位（5%ブドウ糖200 mLにて溶解）　1日4〜6回　点滴静注　7〜10日間

❸ アンピシリン・スルバクタム配合（ユナシン-S）　注　1回3 g　1日4回　点滴静注（他の菌と混合感染のある場合）　7〜10日間

❹ セファゾリン（セファメジンα）　注　1回1〜2 g　1日3回　点滴静注（他の菌との混合感染，ペニシリンアレルギーの場合など）　7〜10日間

▶❶〜❹のいずれか.

D 筋肉痙縮のコントロール

STEP 1 軽症

❶ ジアゼパム（ホリゾン）　錠　1回5 mg　4〜6時間毎

STEP 2 中等症

❶ ジアゼパム（ホリゾン）　注　1回5〜10 mgと5%グルコース20 mL　静注　必要時に追加投与

STEP 3 重症

❶ ジアゼパム（ホリゾン，セルシン）　注　1回50〜100 mgと5%グルコース500 mL　40 mg/時で点滴静注

❷ フェノバルビタール（フェノバール）　注　1.0 mg/kg　6時間毎に筋注（1日400 mgを超えない）

▶まずは❶を処方．必要により❷を追加.

▶症例によりプロポフォール，神経筋伝達阻害薬などを加える.

E 交感神経系亢進症状に対する治療

❶ **硫酸マグネシウム・ブドウ糖配合（マグネゾール）** 注　40 mg/mL を初め 30 分で点滴静注　以後 1.5 g/時（体重 45 kg 以下）または 2.0 g/時（体重 45 kg 以上）を点滴静注

連携医療

本症を疑ったら，呼吸管理，全身管理のできる医療施設に速やかに収容する必要がある．

（古川恵一）

13 梅毒

基本的知識

梅毒トレポネーマ（*Treponema pallidum*）による感染症で，感染経路は性交での接触が 95% で，時にキスや経胎盤感染も起こる．粘膜（性器，肛門，直腸，口唇，口腔など）や傷のある皮膚から侵入して局所に病変を生じ（Ⅰ期），リンパ管に入り，さらに血流に入って全身に播種する．（Ⅱ期）髄液中にも移行し得る．

梅毒トレポネーマに感染すると，約 4 週以後に脂質抗原血清反応（VDRL, RPR）と梅毒トレポネーマ特異的血清反応（FTA-ABS, TPHA）の両者が陽性になる．両者陽性者は VDRL と TPHA の抗体価を測定する．VDRL 抗体価が梅毒の活動性と関係し，無治療で VDRL1：16 以上では活動性であり治療を要する．VDRL1：32 以上の場合，神経症状，髄膜炎徴候がある場合，また HIV 陽性者は髄液検査を行う．髄液の WBC 5/μL 以上，髄液 VDRL 陽性では無症状でも中枢神経感染ありとして治療する．

処方例

STEP 1 **梅毒Ⅰ期，Ⅱ期，潜伏期で感染後 1 年以内，VDRL1：16 以下，髄液所見異常なしの場合**

❶ **アモキシシリン（パセトシン，サワシリン）** カプセル 250 mg　1 回 4 Cap　1 日 3 回　食後（1 日 3 g）
プロベネシド（ベネシッド） 錠 250 mg　1 回 1～2 T　1 日 3 回　食後（1 日 750～1,500 mg）　14～30 日間

❷ アモキシシリン（パセトシン，サワシリン） カプセル 250 mg 1回 2〜3 Cap 1日3回 食後（1日 1,500〜2,250 mg） 30日間（高齢者，小柄の人，高用量を内服できない人など）

❸ ドキシサイクリン（ビブラマイシン） 錠 100 mg 1回1T 1日2回 朝夕食後（1日 200 mg） 14日間（ペニシリンアレルギーの場合）

❹ セフトリアキソン（ロセフィン） 注 1回1〜2g 1日1回 静注 10〜14日間
中枢神経感染を疑う場合：1日1回2g 14日間

▶❶〜❹のいずれか．

STEP 2 潜伏期で梅毒感染後1年以上，髄液所見異常なしの場合

❶ アモキシシリン（パセトシン，サワシリン） カプセル 250 mg 1回 4 Cap 1日3回 食後（1日3g）
プロベネシド（ベネシッド） 錠 250 mg 1回1〜2T 1日3回 食後（1日 750〜1,500 mg） 30日間

❷ アモキシシリン（パセトシン，サワシリン） カプセル 250 mg 1回 2〜3 Cap 1日3回 食後（1日 1,500〜2,250 mg） 30日間（高齢者，小柄の人など）

❸ ドキシサイクリン（ビブラマイシン） 錠 100 mg 1回1T 1日2回 朝夕食後（1日 200 mg） 30日間（ペニシリンアレルギーの場合）

❹ セフトリアキソン（ロセフィン） 注 1回2g 1日1回 静注 14日間

▶❶〜❹のいずれか．

STEP 3 梅毒Ⅱ期以上，潜伏期，血清 VDRL1：32 以上で髄液所見異常（WBC 5/μL 以上，髄液 TPHA 陽性）あり，中枢神経梅毒，臓器梅毒性肉芽腫病変あり

❶ ベンジルペニシリンカリウム（ペニシリンGカリウム） 注 1回 300〜400 万単位 静注 4時間毎 10〜14日間

❷ アンピシリン（ビクシリン） 注 1回2g 静注 4時間毎 10〜14日間

❸ セフトリアキソン（ロセフィン） 注 1回2g 1日1回 静注 14日間

▶❶〜❸のいずれか．

【STEP 1，STEP 2，STEP 3 **解説**】

治療後2〜3ヵ月毎に VDRL 抗体価，（TPHA 抗体価）をフォローする．

有効な治療がなされれば，VDRL 抗体価はⅠ期，Ⅱ期では治療6ヵ月後に初めの抗体価の 1/4 以下になり1年後には 1/8 になる．そして抗体価は 1：4 以下になる．

Ⅰ期とⅡ期梅毒で治療しても6ヵ月後に VDRL が初めの抗体価の 1/4 以下にならな

い場合，また潜伏梅毒で治療して1〜2年後に1/4以下にならない場合，またVDRL価が4倍以上上昇する場合は，治療無効または中枢神経梅毒を考えて再評価と再治療を行う．

TPHAとFTA-ABSは治癒しても生涯陽性が続く．

（古川恵一）

14 皮膚真菌症

基本的知識

皮膚真菌症は皮膚科の新患患者の13%を占め，その88.0%が白癬，カンジダ症8.6%，癜風3.2%である．真菌は角層もしくは毛や爪に存在するため，直接鏡検により診断を確定する[1)]．

1) 白癬

白癬菌が寄生する部位により足白癬，爪白癬などと分類されている．産毛がある皮膚に生じたものは生毛部白癬（股部白癬と体部白癬）といわれ，中心治癒傾向がある環状紅斑で，激痒がある．足白癬は日本人の1/5，爪白癬は1/10に存在するといわれる．

2) 皮膚カンジダ症

皮膚と皮膚の擦れ合う間擦部位に境界鮮明な紅斑が形成される．カンジダは口腔内，糞便中，腟内にはしばしば常在しているため，病変からカンジダが培養されただけではカンジダ症と断定できない．

3) 癜風

皮膚の正常真菌叢の1つでもある*Malassezia*属真菌による感染症で，主に頸部，前胸部，上背部などに境界鮮明な粃糠様鱗屑を伴う淡褐色斑あるいは脱色素斑が多発する．自覚症状はないが，病変部をメスで擦ると，多量の粃糠様鱗屑がみられる．

薬物治療アルゴリズム

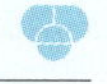

外用抗真菌薬が治療の基本であるが，真菌が毛や爪に寄生したもの，あるいは角質増殖型の病型では経口抗真菌薬の内服が必要である．ただし最近は爪白癬に有効な外用抗真菌薬が発売された．また毛に真菌が寄生している場合は，外用抗真菌薬の併用は行わない．また爪カンジダ症ではイトラコナゾールの内服を要する．癜風ではイミダゾール系抗真菌薬やサリチル酸アルコールの外用薬により2週間ほどで略治する．

処方例

A 頭部白癬，角質増殖型の足・手白癬の治療

❶ テルビナフィン（ラミシール） 錠 125 mg 1回1T 朝食後

❷ イトラコナゾール（イトリゾール） カプセル 50 mg 1回2Cap 1日1回 朝食直後

▶❶❷のいずれか．

B 爪白癬には上記❶に加えて

❶ イトラコナゾール（イトリゾール） カプセル 50 mg 1回4Cap 1日2回 食直後 1週間内服し，その後3週間休薬．これを3回繰り返す

❷ ホスラブコナゾール（ネイリン） カプセル 100 mg 1日1Cap 3ヵ月

▶❶❷のいずれか．

C 中等度までの爪白癬

❶ エフィナコナゾール（クレナフィン） 外用液 1日1回 改善するまで

❷ ルリコナゾール（ルコナック） 外用液 1日1回 改善するまで

▶❶❷のいずれか．

D 上記以外の白癬，皮膚カンジダ症，癜風

❶ ルリコナゾール（ルリコン） クリーム 1日1回 改善するまで

❷ テルビナフィン（ラミシール） クリーム 1日1回 改善するまで

▶❶❷のいずれか．

処方上の注意

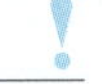

内服のテルビナフィンでは投与前と投与後2ヶ月は血液検査が必須で，イトラコナゾールでは併用禁忌薬，併用注意薬が多い．

文献

1）高橋伸也：1992年次皮膚真菌症疫学調査成績．日本医真菌学会疫学調査委員会．Jpn J Med Mycol **36**：87–95, 1995

（渡辺晋一）

15 敗血症

基本的知識

敗血症（sepsis）とは，「感染症と，これに伴い生じる制御されない生体防御反応の結果，組織灌流不全より致死的な急性臓器不全（sequential organ failure assessment：SOFA スコアの 2 点以上の急性上昇）を併発する一連の病態」を指す．敗血症性ショック（septic shock）とは，敗血症の中で，「適切な輸液負荷を行っても平均動脈圧≧65 mmHg を維持するために血管収縮薬の投与を必要とし，かつ，≧2 mmol/L の高乳酸血症を呈する組織灌流不全病態の持続」である．これらは，“診断名”ではなく，“病態定義”である．

原因となる感染症は多岐にわたるが，呼吸器，腹腔内（腹膜炎，胆道感染症），尿路，が三大原因臓器である．

早期の認識に基づく迅速な蘇生的介入が重要であり，このために quickSOFA スコアが用いられる（図 1）．2 点以上であれば敗血症を疑い，初期治療を開始する．このスコアが高いほど，死亡率が増加する．

GL 日本集中治療医学会・日本救急医学会，日本版敗血症診療ガイドライン 2016 作成特別委員会：日本版敗血症診療ガイドライン 2016，日救急医会誌 **28**：S1-S232，2017

処方例

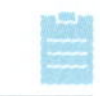

Step 1 3 時間バンドル

敗血症の認識 3 時間以内に完遂する（近年，1 時間バンドルに変更された）．

A 経験的抗菌薬の投与

基本的な処方例を以下に示すが，処方は推定感染巣と微生物により調整する必要がある．

1）抗菌薬の投与歴がない場合（市中感染症など）

❶ セフトリアキソン（ロセフィン）　注　1 回 1～2 g（生理食塩液 100 mL に溶解）　1 日 1～2 回　1 時間かけて静注

2）抗菌薬の投与歴がある場合（院内感染症など）

❶ タゾバクタム・ピペラシリン配合（ゾシン）　注　1 回 4.5 g（生理食塩液 100 mL に溶解）　1 日 4 回　1 時間かけて（2 回目以降は 3～4 時間かけて）静注

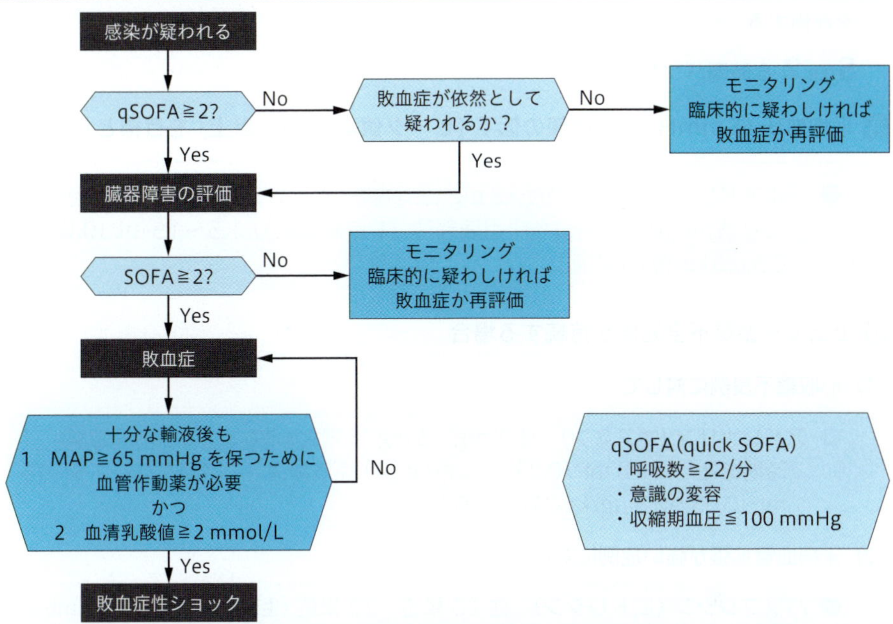

図1 敗症症と敗血症性ショックの判別（文献2より引用）

3) 患者重症度が高くかつMRSA感染症の疑いがある場合

❶ バンコマイシン（塩酸バンコマイシン） 注 1回1g（生理食塩液100 mLに溶解） 1日2回 1時間かけて静注

B 等張晶質液

❶ 重炭酸リンゲル液（ビカーボン輸液）または乳酸リンゲル液（ソルラクト輸液），酢酸リンゲル液（ソルアセトF輸液） 20〜30 mL/kg（1,000〜2,000 mL）急速静注

【STEP 1 解説】

敗血症の初期治療のポイントは，①迅速な経験的抗菌薬の開始（認識後1時間以内を目安），②急速大量輸液，である．経験的抗菌薬の適切性が患者生命予後の改善に関連する因子であり，臓器と原因微生物を可及的に類推し，これを十分にカバーする抗菌薬を選択する．原因微生物と薬剤感受性が判明すれば，より狭域の抗菌薬に変更し（de-escalation），合計で7〜10日間程度治療する．輸液は，等張晶質液（リンゲル液）を用い，20〜30 mL/kg（おおむね1,000〜2,000 mL）を，ボーラス急速投与（10〜30分以内）する．

治療開始前には，血液培養および推定原因臓器からの微生物検体を採取し，乳酸値を評価する.

STEP 2 6時間バンドル

A 平均血圧 65 mmHg，乳酸値の低下（ピーク値より 10% 以上）を目標として

❶ **ノルアドレナリン**　注 1 mg　3 mg（生理食塩液などで 50 mL に溶解）　1 時間あたり 5 mL（0.1 μg/kg/分）点滴静注［1 時間あたり 1.5〜15 mL（0.03〜0.3 μg/kg/分）で調節］

B 上記でも循環不全兆候が持続する場合

1）心収縮不良例に対して

❶ **アドレナリン（ボスミン）**　注 1 mg　3 mg（生理食塩液などで 50 mL に溶解）　1 時間あたり 1〜5 mL（0.02〜1 μg/kg/分）点滴静注［1 時間あたり 1.5〜15 mL（0.03〜0.3 μg/kg/分）で調節］

2）末梢血管拡張が強い症例に対して

❶ **バソプレシン（ピトレシン）**　注 20 単位　20 単位（生理食塩液などで 20 mL に溶解）　1 時間あたり 2〜4 mL　点滴静注（保険適用外）

【STEP 2 **解説**】

持続する低血圧や高乳酸血症が存在する場合，血管収縮薬投与に加えて輸液のさらなる負荷を考慮する．乳酸値は経時的測定し，変化率を評価する．加えて，バイタルサイン，末梢循環指標（末梢脈の触知，色，温冷感，網状チアノーゼ，毛細血管再充満速度），心臓超音波検査指標（左室収縮，心腔内容量，下大静脈径など）を用いて血管内容量，組織灌流，心機能より総合的に治療反応性と追加介入の是非を評価する．

処方上の注意

輸液が大量となる場合，アルブミン製剤を併用してもよいが，代用血漿（スターチ）製剤は使用しない．ドパミンは頻脈性不整脈発生率を高め，生命予後を悪化させる可能性があり選択しない．

連携医療

敗血症はすべての感染症に併発し得る一般的な病態で，すべての医療機関の外来や入院患者に発生する可能性のある救急疾患である．まずは quickSOFA を用いて早期認識を行い，1 時間バンドルの達成を試みる．初期認識時より敗血症性ショックであったり，初期治療に反応性の不良な症例は，集中治療医・救急医が常駐する重症ケアユニット（救命救急センターあるいは特定集中治療室）への紹介や転送を考慮する．

文献

1) Surviving Sepsis Campaign Bundles-Revised 4/2015 by the SSC Executive Committee 〈http://www.survivingsepsis.org/Bundles/Pages/default.aspx〉［2019 年 1 月 18 日閲覧］
2) Singer M, et al：The third international consensus definitions for sepsis and septick shock (Sepsis-3). JAMA **315**：801-810, 2016

（志馬伸朗）

16 HIV 感染症，AIDS

基本的知識

国内の 2015 年度に報告された新規の HIV 患者数，AIDS 患者数はそれぞれ 1,007 件，428 件であり，いずれもここ 2〜3 年で頭打ちの状態である．感染経路は同性間の性的接触が約 70% と最多で，異性間の性的接触が約 20% である．同性間の性的接触では男性同性間が多数であり，静脈薬物使用による感染や母子感染は日本ではいずれも 1% 未満とまれである．

HIV に感染すると，1〜6 週の潜伏期間の後に 40〜90% の患者で発熱やリンパ節腫脹，咽頭痛などを呈する急性 HIV 感染症を発症するが，通常，2〜4 週でこれらの症状は自然に改善する．その後，無症候期に入り，CD4 陽性リンパ球は徐々に減少していき，200/μL 以下になると AIDS 指標疾患である日和見感染や腫瘍を発症しやすくなる．無症候期は平均約 10 年とされているが，最近はもっと短期間であるとの報告もある．

HIV の診断は HIV 抗原/抗体検査でスクリーニングを行い，陽性の場合はウェスタンブロット法による抗体検査や RT-PCR 法による HIV-RNA 検出などの確認検査を行う．HIV 感染を早期に発見するためには，その他の性感染症に罹患した患者では，同時に HIV 感染の可能性も評価する．特に B 型肝炎に対して治療を行う場合，HIV 共感染があることに気付かずに治療が開始されると，抗 HIV 薬に耐性を獲得することがあるので注意を要する．また，伝染性単核球症や原因不明の発熱，年齢にそぐわない細菌やウイルス感染を繰り返す症例では絶えず HIV 感染の可能性を考慮すべきである．急性 HIV 感染症の時期には，HIV 抗原/抗体検査はまだ陽性とならない (window period) ことが多いため，疑わしい場合は（保険適用がなく自費検査となるが）HIV-RNA の検出を図る必要がある．

GL 白坂琢磨ほか：抗 HIV 治療ガイドライン．平成 28 年度厚生労働科学研究費補助金エイズ対策研究事業 HIV 感染症及びその合併症の課題を克服する研究班，2017 年 3 月

薬物治療アルゴリズム

感染が確認された場合，CD4 陽性リンパ球の数にかかわらず極力早期の治療開始

が望ましい.

日本で現在利用できる抗 HIV 薬は①核酸系逆転写酵素阻害薬（NRTI），②非核酸系逆転写酵素阻害薬（NNRTI），③プロテアーゼ阻害薬（PI），④インテグラーゼ阻害薬（INSTI），⑤侵入阻害薬の 5 種類に大別される．抗 HIV 薬の中で HIV を抑制する効果がより強力な薬剤をキードラッグと呼び，キードラッグを補足しウイルス抑制効果を高める役割を持つ薬剤をバックボーンと呼ぶ．複数の抗 HIV 薬 3～4 剤を併用する抗レトロウイルス療法（ART）が治療の標準であり，現時点ではバックボーンとして NRTI2 剤と，その他の PI，NNRTI，INSTI の中からキードラッグを 1 剤選択し併用するのが一般的である．抗 HIV 薬開始前には薬剤耐性検査を行ったうえでの治療開始が望ましい.

処方例

［初回治療］

❶ エムトリシタビン・テノホビルジソプロキシル配合（ツルバダ）　配合錠　1回1T　1日1回
ダルナビル（プリジスタ）　ナイーブ錠 800 mg　1回1T　1日1回　食中または食直後
リトナビル（ノービア）　錠 100 mg　1回1T　1日1回　食後

❷ エムトリシタビン・テノホビルジソプロキシル配合（ツルバダ）　配合錠　1回1T　1日1回
ドルテグラビル（テビケイ）　錠 50 mg　1回1T　1日1回

❸ エムトリシタビン・テノホビルジソプロキシル配合（ツルバダ）　配合錠　1回1T　1日1回
ラルテグラビル（アイセントレス）　錠 400 mg　1回1T　1日2回

❹ エムトリシタビン・テノホビルジソプロキシル配合（ツルバダ）　配合錠　1回1T　1日1回
ダルナビル・コビシスタット配合（プレジコビックス）　配合錠　1回1T　1日1回　食中または食直後

❺ ドルテグラビル・アバカビル・ラミブジン配合（トリーメク）　配合錠　1回1T　1日1回

❻ エルビテグラビル・コビシスタット・エムトリシタビン・テノホビルジソプロキシル配合（スタリビルド）　配合錠　1回1T　1日1回　食中または食直後

❼ エルビテグラビル・コビシスタット・エムトリシタビン・テノホビルアラフェナミド配合（ゲンボイヤ）　配合錠　1回1T　1日1回　食中または食直後

▶❶～❼のいずれか.

▶❶～❹のツルバダ配合錠は，エムトリシタビン・テノホビルアラフェナミド（デシコビLTまたはHT）配合錠への置換可能．

▶コビシスタット，リトナビルは各々同時に服用する抗HIV薬のブースターとして作用．

処方上の注意

HIVの治療において最も重要なことは内服コンプライアンスの維持である．初回治療時にどのレジメンを選択するかは，食事摂取を含めた患者の生活スタイル，B型肝炎を含めた併存症，他の薬剤との相互作用，錠剤の量，肝腎機能，薬剤耐性検査結果などを踏まえて慎重に検討する．スタリビルド，デシコビ（およびデシコビと同じ成分を含むゲンボイヤ）は各々クレアチニンクリアランスが70 mL/分未満，30 mL/分未満の患者では使用すべきではない．日本人ではまれであるが，トリーメクを使用する場合はアバカビルへの過敏症に注意が必要であり，可能であればHLA-B5701対立遺伝子がないことの確認が望ましい．新規薬剤は既知の副作用や相互作用の軽減，錠剤の数の減少という意味では魅力的であるが，薬価が高く，また未知の副作用および相互作用が発売後に明らかとなる可能性もあり，それらのリスクも鑑みたうえでどの薬剤を選択するのかを決断する必要がある．

連携医療

原則的にHIVの治療はエイズ治療拠点病院で行われる．ただし拠点病院の数は限られるため，感染症以外の疾患でかかりつけ医を受診する機会も多い．抗HIV薬にはリトナビルやコビシスタットなど相互作用に注意すべき薬剤が多いため，新規薬剤を処方する場合は必ず確認する．

文献

1）厚生労働省エイズ動向委員会：平成27（2015）年度エイズ発生動向．2016年5月25日

（西村　翔）

17 寄生虫感染症

基本的知識

寄生虫は単細胞動物の原虫と多細胞動物の蠕虫に大別され，蠕虫はさらに線虫，吸虫，条虫に分けられる（表1）．このうち，トキソプラズマ症はHIV感染症に合併するトキソプラズマ脳炎が多く，そのような症例の大部分は専門の医療機関で治療されている．アニサキス症では内視鏡を用いた虫体摘出が，多包虫症では外科的な切除が一般的に行われている．なお，本書で記載した投与量のうち，体重当たりの投与量以外は成人量である．

表1　寄生虫の簡単な分類と国内感染症

寄生虫の分類		代表的な国内感染症
原虫（単細胞動物）		赤痢アメーバ症，ジアルジア症，クリプトスポリジウム症，トキソプラズマ症など
蠕虫（多細胞動物）	線虫	回虫症，蟯虫症，糞線虫症，アニサキス症など
	吸虫	横川吸虫症，異型吸虫類症，肺吸虫症など
	条虫	日本海裂頭条虫症，多包虫症（エキノコックス症）など

GL 熱帯病治療薬研究班：寄生虫症薬物治療の手引き―2017〈https://www.nettai.org/%E8%B3%87%E6%96%99%E9%9B%86/〉［2019年1月18日閲覧］
日本感染症学会・日本化学療法学会 JAID/JSC 感染症治療ガイド・ガイドライン作成委員会腸管感染症ワーキンググループ：JAID/JSC 感染症治療ガイドライン2015―腸管感染症―．日化療会誌 **64**：31-65，2016

処方例

1 原虫症

1) 赤痢アメーバ症（腸管赤痢アメーバ症，腸管外赤痢アメーバ症）

STEP 1

❶ メトロニダゾール（フラジール）　錠250 mg　1回2T　1日3回　各食後　10日間

STEP 2 メトロニダゾール投与終了後にも赤痢アメーバのシストが便から検出される場合

パロモマイシンの投与を推奨する考えもある．

❶ パロモマイシン（アメパロモ）　カプセル250 mg　1回2 Cap　1日3回　各食後　10日間

2) ジアルジア症

STEP 1

❶ メトロニダゾール（フラジール）　錠250 mg　1回1T　1日3回　各食後　7日間

STEP 2 STEP 1が第一選択薬で，効果が認められない場合

❶ アルベンダゾール（エスカゾール）　錠200 mg　1回2T　1日1回　5日間（保険適用外）

3) クリプトスポリジウム症

免疫が正常であれば自然治癒することがある．また，HIV 感染に伴う重症例では以下の治療が試みられることがある．

❶ パロモマイシン（アメパロモ） カプセル 250 mg 1 回 2～3 Cap 1 日 3 回 14 日間（保険適用外）

❷ アジスロマイシン（ジスロマック） 錠 600 mg 1 回 1 T 1 日 1 回 14 日間（保険適用外）

❸ ニタゾキサニド（アリニア） 錠 500 mg 1 回 1～2 T 1 日 2 回 14 日間（免疫不全者の場合）

▶❶❷を併用．

▶❸ニタゾキサニドは熱帯病治療薬研究班から入手可能であるが，投与対象者は免疫不全者に限られる．

2 蠕虫症

A 線虫症

1) 回虫症

❶ ピランテル（コンバントリン） 錠 100 mg 1 回 10 mg/kg 単回投与

❷ メベンダゾール 錠 100 mg 1 回 1 T 1 日 2 回 朝夕食後 3 日間（保険適用外）

❸ アルベンダゾール（エスカゾール） 錠 200 mg 1 回 2 T 単回投与（保険適用外）

▶❶～❸のいずれか．わが国では❶が第一選択薬である．

2) 蟯虫症

❶ ピランテル（コンバントリン） 錠 100 mg 1 回 10 mg/kg 単回投与

❷ メベンダゾール 錠 100 mg 1 回 1 T 単回投与（保険適用外）

❸ アルベンダゾール（エスカゾール） 錠 200 mg 1 回 2 T 単回投与（保険適用外）

▶❶～❸のいずれか．わが国では❶が第一選択薬である．最初投与時に幼虫であった蟯虫が 2 週間後には成虫に発育しており，それを駆虫する目的で 2 週間後に❶～❸のいずれも同量を再投与する．

3) 糞線虫症

❶ イベルメクチン（ストロメクトール） 錠 3 mg 1 回 200 μg/kg 単回投与

糞線虫は自家感染があり，人体内の虫卵や幼虫が成虫に発育するまでに約2週間を要す．イベルメクチンは成虫に有効であることから，初回投与2週間後に同量の再投与が勧められる．

B 吸虫症

1) 横川吸虫症，異形吸虫類症

❶ プラジカンテル（ビルトリシド） 錠600 mg 1回20〜30 mg/kg 単回投与（異形吸虫類症では保険適用外）

2) 肺吸虫症

❶ プラジカンテル（ビルトリシド） 錠600 mg 1回25 mg/kg 1日3回 3日間

C 条虫症

1) 日本海裂頭条虫症，無鉤条虫症

❶ プラジカンテル（ビルトリシド） 錠600 mg 1回10 mg/kg 早朝空腹時単回投与（この治療は無鉤条虫症，アジア条虫症にも使用できる）

▶前・後処置として下剤を投与すると，排泄された虫体の回収と観察に有用である（成人患者への下剤投与例：プラジカンテル投与前日の20時頃にマグコロールP 50 g＋水150 mL，21時頃にセンノシド24 mg＋水500 mLを経口投与．当日のプラジカンテル経口投与2時間後に，マグコロールP 50 g＋水300 mLを経口投与）．

連携医療

免疫不全者に合併した寄生虫症（HIV感染者に合併したトキソプラズマ脳炎やクリプトスポリジウム症，HTLV-1感染者に合併した糞線虫症など）は，感染症の専門医に対応を依頼する．

（大西健児）

18 マラリア

基本的知識

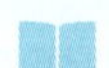

マラリアはハマダラカの刺咬により感染する原虫性疾患である．原虫種に応じて，熱帯熱マラリア，三日熱マラリア，卵形マラリア，四日熱マラリアに分けられる．いずれも発熱を主訴とするが，熱帯熱マラリアは予後が悪く，発症から3日程度で重症化することがある（表1）．特に高齢者と妊婦では致死率が高いため，速やかな診断と

表1 重症マラリアの徴候

臨床的特徴	検査所見
・意識障害 ・疲はい（脱力） ・痙攣 ・ショック ・黄疸（他の臓器不全の兆候を伴う） ・出血傾向 ・肺水腫	・低血糖 ・代謝性アシドーシス（HCO_3^-<15 mEq/L） ・重症貧血（Hb<7 g/dL） ・高原虫寄生率（>10） ・腎障害（血清クレアチニン>3.0 mg/dL）

（WHO：Guidelines for the Treatment of Malaria, 3rd Ed, 2015 より引用）

表2 熱帯病治療薬研究班薬剤使用機関（32 施設）

北海道	市立釧路総合病院，市立札幌病院
東北	岩手県立中央病院，仙台市立病院
関東	獨協医科大学埼玉医療センター，成田赤十字病院，東京大学医科学研究所附属病院，国立国際医療研究センター病院，都立墨東病院，がん・感染症センター都立駒込病院，聖路加国際病院，新山手病院，荏原病院，横浜市立市民病院，大船中央病院
中部	新潟市民病院，長野県立信州医療センター，浜松医療センター，名古屋市立東部医療センター，富山大学附属病院
関西	奈良県立医科大学附属病院，京都市立病院，大阪市立総合医療センター，りんくう総合医療センター，神戸大学医学部附属病院
中国・四国	鳥取大学医学部附属病院，広島大学病院，愛媛大学医学部附属病院
九州・沖縄	九州大学病院，長崎大学病院，宮崎大学医学部附属病院，琉球大学医学部附属病院

抗マラリア薬の投与が重要である．

海外旅行者における発熱性疾患の代表であるが，わが国での患者数は減少傾向で，近年は年間 50 人前後の届出（4 類感染症）に限られる．その約 80% がサハラ以南アフリカで感染した熱帯熱マラリア症例である．

GL WHO：Guidelines for the Treatment of Malaria, 3rd Ed, 2015

薬物治療アルゴリズム

治療薬は原虫種と重症度を考慮して決めるのが一般的である．わが国で入手できる抗マラリア薬の薬剤耐性は現在大きな問題とはなっていない．重症マラリアでは，注射薬の投与が望ましいため，熱帯病治療薬研究班の薬剤使用機関（表 2）に患者を紹介する．三日熱および卵形マラリアでは，急性期治療により症状が消失したら，速やかに肝内の休眠原虫に対する治療（根治療法）を行う．

処方例

A 重症徴候のないマラリアの急性期治療

❶ アルテメテル・ルメファントリン配合（リアメット） 配合錠 20 mg/120 mg 1回4T 1日2回 朝夕食後 3日間 計6回
（小児における用法・用量は体重によって違うため添付文書を参照）

❷ アトバコン・プログアニル配合（マラロン） 配合錠 250 mg/100 mg 1回4T 1日1回 食後 3日間
（小児用配合錠 62.5 mg/25 mg の用法・用量は体重によって違うため添付文書を参照）

❸ メフロキン（メファキン「ヒサミツ」） 錠 275 mg 初回2T 6〜8時間後に1〜2T 計3〜4T
（小児における用法・用量は添付文書に示されていない）

▶❶〜❸のいずれか.

解説

❶が最も症状の改善が早く，第一選択薬として推奨される．❷❸のいずれかでもよいが，予防のために内服していた場合には同じ薬剤は避けるようにする．他にキニーネ（塩酸キニーネ「ホエイ」）があるが，特有の苦味と副作用（シンコニズム）があり，アドヒアランスの観点から推奨できない.

B 重症マラリアの治療

❶ グルコン酸キニーネ（キニマックス） 臨床試験用 注 1回8mg 塩基/kg 点滴静注 8時間毎

▶症状改善後，速やかに上記 A のいずれかにスイッチする.

解説

表2に示した医療機関では❶の有効性・安全性を評価する臨床試験を行っているため，患者の適格性や当面行うべき治療などについて相談する.

C 三日熱・卵形マラリアにおける追加治療

❶ プリマキン 錠 15 mg 1回2T 1日1回 食後 14日間
［小児における1回投与量は 0.5 mg/kg（最大 30 mg）］

解説

薬剤投与前に赤血球の G6PD 活性を測定することが望ましい．検査については表2にある獨協医科大学埼玉医療センター臨床検査部などに相談可能である.

処方上の注意

添付文書上，メファキンとプリマキンが妊婦で禁忌とされているが，前者は妊娠中期以降の安全性が国際的に確立されつつある．メファキンは中枢神経系副作用の発現頻度が高いため，てんかんや精神疾患のある患者では避けることが望ましい．

連携医療

マラリアが疑われる患者は速やかに表2に示した診療経験のある医療機関に紹介，あるいは専門医に相談しながら治療することが望ましい．

（加藤康幸）

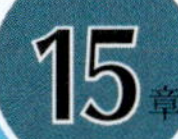

中毒性疾患

1 急性中毒治療の原則

基本的知識

急性中毒治療は，「全身管理」，「吸収の阻害」，「排泄の促進」，「解毒薬・拮抗薬」の4大原則からなる．

1) 全身管理

「気道（airway）の管理」，「呼吸（breathing）の管理」，「体温の管理（body temperature）」，「循環（circulation）の管理」，「中枢神経系（CNS）の管理」などである．この中で薬物療法がとりわけ重要な役割を果たすのは循環の管理と中枢神経系の管理である．

2) 吸収の阻害

薬毒物が生体内に吸収されるのを防ぐことである．ガスであれば現場から避難させて新鮮な空気を吸わせる，または酸素を投与する．皮膚・粘膜への曝露であればできるだけ現場で大量の水または生理食塩液で洗浄する．したがって，医療機関で主に実施するのは経口摂取に対する消化管除染法である．以前は，有効であるはずだとする直感に基づいて胃内に残留している薬毒物を除去するために「催吐」や「胃洗浄」が施行され，消化管での薬毒物の通過時間を短縮するために「下剤の投与」が施行された．しかし，1980年代の半ば頃から，消化管除染法の有用性について科学的な検証が試みられた．さらに，臨床中毒学において世界的権威のある2つの学術団体であるAmerican Academy of Clinical Toxicology（AACT）およびEuropean Association of Poisons Centres and Clinical Toxicologists（EAPCCT）は動物モデルを用いた研究，ボランティアを用いた研究，症例報告，無作為比較試験（RCT）をレビューし，共同で1997年に5つの消化管除染法に対して，それぞれの適応，禁忌，副作用などを記載したガイドラインを発表した．AACT/EAPCCTのガイドラインは消化管除染法の適応を，「薬毒物を服用してただちに施行されるのであれば活性炭の投与を第一選択として施行し，いくつかの適応のある薬毒物には腸洗浄を施行するが，催吐，胃洗浄，下剤の投与は推奨されない」としている．

3) 排泄の促進

すでに生体内に吸収されてしまった薬毒物を肝臓や腎臓の機能を利用して，またはそれらの機能を代用する人工臓器によって効率よく排泄させる方法である．以前は，有効であるはずだとする直感に基づいて時間あたり2L以上の輸液（大量輸液）を施行し，必要に応じて利尿薬を投与して，薬毒物や代謝物の腎排泄を増加させる方法（強制利尿）が施行された．ところが，薬毒物のクリアランスは有意に増加しない一方で，肺水腫や電解質異常などの副作用を生じる可能性があるので現在では推奨されていない．現在ではAACT/EAPCCTのガイドラインに沿って，いくつかの適応のある薬毒物には「尿のアルカリ化」,「活性炭の繰り返し投与」，または「血液灌流法」や「血液透析法」などの急性血液浄化法が推奨されている．

4）解毒薬・拮抗薬

薬毒物または毒性代謝物の毒性を減弱させる薬物である．現在用いられている解毒薬・拮抗薬のメカニズムは，受容体で薬毒物または毒性代謝物と競合的に拮抗，薬毒物または毒性代謝物により失活した酵素の再活性化，薬毒物または毒性代謝物と結合して毒性を弱めて排泄を促進，薬毒物の代謝酵素を阻害して毒性代謝物の産生を抑制，薬毒物または毒性代謝物との化学反応による毒性の低い化学物質への変換，補因子として薬毒物または毒性代謝物の代謝の促進などがある．

薬物治療アルゴリズム

1）全身管理

循環および中枢神経系の管理では薬物療法が重要である．

2）吸収の阻害

第一選択は活性炭の投与であるが，いくつかの適応のある薬毒物には腸洗浄を考慮する．催吐，胃洗浄，（単回の）下剤の投与は推奨されない．

3）排泄の促進

アスピリンは消化管からの吸収後に加水分解されて弱酸性のサリチル酸となるが，過量服薬では腎排泄が増大するので「尿のアルカリ化」が推奨されている．また，フェノバルビタールおよびカルバマゼピンは腸肝循環し，テオフィリンは腸管透析が可能なので「活性炭の繰り返し投与」が推奨されている．

4）解毒薬・拮抗薬

解毒薬・拮抗薬のある薬毒物はほんの一部であるが適切な全身管理と合わせて投与すれば臨床症状および予後を改善する可能性がある．

処方例

1 全身管理

A 血圧低下

❶ 生理食塩液または細胞外液（ラクテック，フィジオ140輸液など） 10～20 mL/kgで急速輸液

❷ ドパミン（イノバン） 注 5～20 μg/kg/分で持続静注

❸ ノルアドレナリン　注　0.3～1 μg/kg/分で持続静注

▶まずは❶．反応がなければ❷❸のいずれか．

【A 解説】

β遮断薬やCa拮抗薬などの循環器用薬による心筋収縮力の低下や末梢血管の拡張，ヒ素などによる循環血液量の低下などが原因となる．低血圧を認めたら，Trendelenburg体位をとり，❶細胞外液または生理食塩液を急速輸液する．輸液療法に反応しなければ❷ドパミンまたは❸ノルアドレナリンを持続静注する．

B 高血圧

❶ ミダゾラム（ドルミカム）　注　3～20 mg/時で持続静注

❷ プロポフォール（ディプリバン）　注 1%　4 mL を静注し，その後 5～25 mL/時で持続静注

▶❶❷のいずれか．

1）頻脈がない場合

❶ ニフェジピン（アダラート）　カプセル 10 mg に穴をあけて成分を吸わせる

❷ ニカルジピン（ペルジピン）　注　0.5～1.5 mg を静注

❸ フェントラミン（レギチーン）　注　1～5 mg を静注

▶❶～❸のいずれか．

2）頻脈がある場合

❶ プロプラノロール（インデラル）　注　0.5～3 mg を静注

【B 解説】

メタンフェタミン，コカイン，危険ドラッグなどの交感神経興奮作用のある薬毒物，抗コリン薬や抗ヒスタミン薬などの副交感神経抑制作用のある薬毒物などが原因となる．急性中毒における高血圧は一過性で薬物療法が不要なことがほとんどである．高血圧が持続性であっても，ミダゾラムまたはプロポフォールによる鎮静でコントロールできることが多い．まずはミダゾラムを持続静注し，反応しなければ循環抑制作用もあるプロポフォールを持続静注する．高血圧が重症である，または鎮静薬によりコントロールできなければ降圧薬を投与する．

C 徐脈，房室ブロック

❶ アトロピン　注　0.01～0.03 mg/kg を静注

❷ イソプレナリン（プロタノール）　注　1～10 μg/分で持続静注

▶❶が無効であれば❷．

【C 解説】

β 遮断薬，Ca 拮抗薬などの循環器用薬，有機リンやカーバメートなどのアセチルコリンエステラーゼ阻害薬などの薬毒物などが原因となる．徐脈や房室ブロックに失神や低血圧などの症状が伴わなければ治療の必要はないが，症状が伴えば❶アトロピンを静注する．アトロピンが無効であれば❷イソプレナリンを静注する．

D 心室性不整脈

1) 心室細動，または脈なし心室頻拍

❶ アドレナリン（ボスミン） 注 1 mg を静注

❷ アミオダロン（アンカロン） 注 300 mg を静注 初回投与 3〜5 分後に 150 mg を 1 回のみ追加投与可

❸ ニフェカラント（シンビット） 注 0.3 mg/kg を 5 分間かけて静注 有効ならば 0.4 mg/kg/時で持続静注

❹ リドカイン（キシロカイン，オリベス） 注 1〜2 mg/kg を静注

▶❶および❷〜❹のいずれか．

2) 脈あり心室頻拍

❶ リドカイン（キシロカイン，オリベス） 注 1〜3 mg/kg を静注

❷ フェニトイン（アレビアチン） 注 5〜15 mg/kg を静注

▶❶❷のいずれか．

3) Torsades de Pointes

❶ イソプレナリン（プロタノール） 注 1〜10 μg/分で持続静注

❷ 硫酸マグネシウム・ブドウ糖配合（マグネゾール） 注 1〜2 g を静注後 3〜20 mg/分で持続静注

▶❶❷のいずれか．

【D 解説】

第一世代三環系抗うつ薬，ジギタリス，カフェイン，アコニチン類（トリカブト毒）などの薬毒物が原因となる．心室細動，または脈なし心室頻拍にはアドレナリンを静注する．また抗不整脈薬であるアミオダロンを静注する．なければニフェカラントまたはリドカインを静注する．脈あり心室頻拍にはリドカインやフェニトインなどを静注する．トルサード・ド・ポアンツ（Torsades de Pointes）にはイソプレナリンや硫酸マグネシウムなどを静注する．

E 痙攣発作

1）痙攣発作が持続している

❶ ジアゼパム（セルシン，ホリゾン）　注　5〜10 mg を静注

❷ ミダゾラム（ドルミカム）　注　2.5〜15 mg を静注または筋注

▶❶❷のいずれか．

2）痙攣重積発作

❶ ミダゾラム（ドルミカム）　注　3〜40 mg/時で持続静注

❷ プロポフォール（ディプリバン）　注　1%　5〜50 mL/時で持続静注

▶❶❷のいずれか．

解説

第二世代三環系抗うつ薬であるアモキサピン，四環系抗うつ薬であるマプロチリン，炭酸リチウム，テオフィリン，グルホシネートなどの多くの薬毒物が原因となる．痙攣発作が持続していたら，ただちにジアゼパムの静注，またはミダゾラムの静注または筋注により発作を止める．痙攣重積発作では，ミダゾラムまたはプロポフォールの持続静注により痙攣発作をコントロールする．

F 不穏・興奮

❶ ミダゾラム（ドルミカム）　注　3〜20 mg/時で持続静注

❷ プロポフォール（ディプリバン）　注 1%　4 mL を静注し，その後 5〜25 mL/時で持続静注

❸ ハロペリドール（セレネース）　注　5〜10 mg の静注または筋注を適宜繰り返す

▶❶〜❸のいずれか．

解説

メタンフェタミン，コカイン，危険ドラッグ，抗ヒスタミン薬（特に小児）などの多くの薬毒物が原因となる．不穏・興奮を認めたら，ミダゾラム，またはプロポフォールの持続静注により鎮静するか，ハロペリドールなどの抗精神病薬を投与する．

2 吸収の阻害

A 活性炭の投与

❶ **薬用炭** 末 1 g/kg または服用量の 10 倍（200〜400 mL の微温湯に懸濁） 経口投与または経鼻胃管より注入

解説

AACT/EAPCCT のガイドラインは，「中毒量の（活性炭に吸着される）薬毒物を服用し，服用後 1 時間以内に施行することができれば活性炭の投与を考慮する」としている．実際には，活性炭の投与による重篤な合併症が少ないうえに，受診時には服用時間が曖昧であることなどがあり服用後 1 時間以上経過していても施行している施設が多い．意識状態が不安定な患者や咽頭反射の消失している患者には気管挿管によって気道を確保し，18 F 程度の太さの経鼻胃管を挿入して十分に胃内容物を吸引し，患者を 45° にベッドアップしてから経鼻胃管より注入する．意識がよければ経口投与してもよい．意識状態が不安定，または咽頭反射の消失している患者に気管挿管などの確実な気道確保が施行されていない場合，またはイレウスや消化管の通過障害のある場合は禁忌である．

B 腸洗浄

❶ **電解質配合（ニフレック）** 内用剤 （1 袋を微温湯に溶解し 2 L とし）大人では 1〜2 L/時（小児は 25〜40 mL/kg/時）で経鼻胃管より注入．直腸からの廃液がきれいになる，または違法薬物の包みや詰め物の排出が確認されるまで持続

解説

AACT/EAPCCT のガイドラインは，「中毒量の徐放剤・腸溶剤，鉄剤，違法薬物のパッケージを服用した場合であれば腸洗浄を考慮する」としている．意識状態が不安定な患者や咽頭反射の消失している患者には気管挿管によって気道を確保し，18 F 程度の太さの経鼻胃管を挿入して十分に胃内容物を吸引し，直腸チューブを挿入し，患者を 45° にベッドアップしてから経鼻胃管より注入する．意識状態が不安定，または咽頭反射の消失している患者に気管挿管などの確実な気道確保が施行されていない場合，またはイレウス，消化管の通過障害，消化管穿孔，消化管出血，不安定な循環動態，難治性の嘔吐のある場合は禁忌である．

3 排泄の促進

A 尿のアルカリ化

① 炭酸水素ナトリウム（メイロン，重ソー静注「NS」） 注
初期量：200 mEq を 1 時間以上かけて静注
維持量：必要に応じて静注し尿の pH 7.5〜8.5 に維持

解説
アスピリン中毒では血液透析法の適応のない中等症〜重症中毒で推奨されている．先行する代謝性アシドーシスがあれば初期投与時間を短縮する，または初期量を増やす．投与中に低カリウム血症を認めたら適宜補正する．

B 活性炭の繰り返し投与

① 薬用炭　末
初期量：1 g/kg または服用量の 10 倍（200〜400 mL の微温湯に懸濁） 経口投与または経鼻胃管より注入
維持量：4 時間毎に 0.5〜1 g/kg の薬用炭と微温湯との懸濁液を経口投与または経鼻胃管より注入，または 12.5 g/時以上で経鼻胃管より持続注入

解説
フェノバルビタール，カルバマゼピン，テオフィリンなどの中毒で推奨されている．ただし，意識状態が不安定な患者や咽頭反射の消失している患者に気管挿管などの確実な気道確保が施行されていない場合，またはイレウスや消化管の通過障害のある場合は禁忌である．

4 解毒薬・拮抗薬

A 受容体で薬毒物または毒性代謝物と競合的に拮抗

1) モルヒネやヘロインなどのオピオイド類による中毒

① ナロキソン　注　0.4〜2 mg の静注を 2〜3 分毎に中毒症状が消失するまで繰り返す

▶総投与量が 10 mg に達しても反応がなければ他の薬毒物による中毒や他の原因を考慮．

【1) **解説**】
ナロキソンはオピオイド受容体拮抗薬である．したがって，モルヒネやヘロインなどのオピオイド類による中毒症状を改善する．静脈ルートが確保できなければ，筋注，舌下投与，鼻腔内投与，気管チューブからの気管内投与も可能である．

2) ベンゾジアゼピン受容体作動薬による中毒

❶ フルマゼニル (アネキセート) 注 0.2〜0.3 mg の静注を覚醒が得られるまで繰り返す

▶総投与量が 3.0 mg に達しても反応がなければ他の薬毒物による中毒や他の原因を考慮.

【2) 解説】

フルマゼニルはベンゾジアゼピン受容体拮抗薬である．したがって，ベンゾジアゼピン受容体作動薬による中毒症状を改善する．フルマゼニルの半減期は短く，作用時間は短いので治療薬としての有用性は限られている．ベンゾジアゼピン受容体作動薬中毒の鑑別での投与が推奨されている．ただし，痙攣発作や頭部外傷の既往のある患者の中毒，ベンゾジアゼピン受容体作動薬を含む GABA 作動薬への依存がある患者の中毒，アモキサピンや四環系抗うつ薬などの痙攣発作を生じる可能性のある薬物との複合中毒では禁忌である．

3) 有機リンやカーバメートなどのアセチルコリンエステラーゼ阻害薬による中毒

❶ アトロピン 注
有機リン中毒：重症度に応じて 1〜3 mg を静注後，気管支分泌物の量や喘鳴が改善するまで 2〜5 分毎に投与．または 0.05 mg/kg/時の持続静注より開始し，適宜増減．症状が安定したら気管支分泌物の量を厳重にモニターしながら漸減
カーバメート中毒：重症度に応じて 2〜4 mg (小児では 0.05〜0.1 mg/kg) を静注後，気管支分泌物の量や喘鳴が改善するまで 15 分毎に投与

【3) 解説】

アトロピンはムスカリン受容体拮抗薬で，ムスカリン受容体でアセチルコリンと競合的に拮抗する．したがって，有機リンやカーバメートなどのアセチルコリンエステラーゼ阻害薬によるムスカリン様症状を改善する．ただし，生命を脅かす気管支分泌物の増加や気管支攣縮 (喘鳴) を目安に投与する．

B 薬毒物または毒性代謝物により失活した酵素の再活性化

1) シアンおよびシアン化合物による中毒

❶ ヒドロキソコバラミン (シアノキット) 注 5 g (生理食塩液 200 mL に溶解) 15 分以上かけて点滴静注

【1) 解説】

シアン化物イオン (CN^-) はチトクロームオキシダーゼの活性中心にある 3 価の鉄 (Fe^{3+}) と結合してこの酵素を失活させる．ヒドロキソコバラミンはコバルトイオン (Co^+) に結合している OH^- と CN^- を置換して取り込み，自らはビタミン B_{12} となり尿中に排泄される．この結果，チトクロームオキシダーゼは再活性化される．

2) 有機リン中毒

❶ **プラリドキシムヨウ化メチル（パム）** 注　2gを10〜20分かけて静注後，1g/時で48時間持続静注

【(2) 解説】

有機リンはアセチルコリンエステラーゼをリン酸化して失活させる．プラリドキシムヨウ化メチルはリン酸化アセチルコリンエステラーゼからリン酸基を奪い，自らはリン酸化される．この結果，アセチルコリンエステラーゼは再活性化される．ただし，有効とするエビデンスは乏しい．

C 薬毒物または毒性代謝物と結合して毒性を弱めて排泄を促進

1) アセトアミノフェン中毒

❶ **アセチルシステイン** 内用液　原液またはソフトドリンク（または水）で希釈した液を（アセチルシステインとして）初回140mg/kg，その4時間後から70mg/kgを4時間毎に17回，計18回経口投与．経口困難な場合は胃管より注入．投与後1時間以内に嘔吐した場合は再度同量を投与

【(1) 解説】

アセチルシステインは消化管からの吸収後にシステインとなりアセトアミノフェンの毒性代謝物である *N*-acetyl-*p*-benzoquinone imine と反応し無毒化して尿中に排泄される．アセトアミノフェン中毒では，血中濃度が4時間値150μg/mLから始まるSmilksteinらの治療線（投与推奨ライン）より上，または（血中濃度が測定できない場合は）150mg/kg以上服用した場合に推奨されている．

2) ヒ素または水銀中毒

❶ **ジメルカプロール（バル）** 注
ヒ素中毒：重症度に応じて3〜5mg/kgを4〜12時間毎に筋注
水銀中毒：最初の48時間は3〜5mg/kgを4時間毎，次の48時間は2.5〜3mg/kgを6時間毎，次の7日間は2.5〜3mg/kgを12時間毎に筋注

【(2) 解説】

キレート剤であるジメルカプロールは隣接する2つのスルフヒドリル基（SH-）によりこれらの金属イオンと結合し，安定した5員環を形成して尿中排泄される．

3) 鉛中毒

❶ **エデト酸カルシウム（ブライアン）** 注　1回1g　1日2回　5日間　約1時間かけて点滴静注の連用後2日間休薬を1コースとし，必要であればもう1コース施行

【(3) 解説】

キレート剤であるEDTAはPb^{2+}を捕集してPb^{2+}-EDTAキレート錯体を形成して

15 中毒性疾患

尿中に排泄される.

4) 鉄中毒

❶ **デフェロキサミン（デスフェラール）** 注　10～15 mg/kg/時で持続静注．尿の色が正常化，または血清 Fe 濃度が正常値となれば中止

【4) 解説】

キレート剤であるデフェロキサミンは Fe^{3+} と結合し，水溶性のフェリオキサミンBを形成して尿中に排泄される.

D 薬毒物の代謝酵素を阻害して毒性代謝物の産生を抑制

1) 血液透析併用なし

❶ **ホメピゾール** 注　初回は 1 回 15 mg/kg，2～5 回目は 1 回 10 mg/kg，6 回目以降は 1 回 15 mg/kg を 12 時間毎に 30 分以上かけて点滴静注

2) 血液透析併用あり

❶ **ホメピゾール** 注　初回は 1 回 15 mg/kg，2～3 回目は 1 回 10 mg/kg，6 回目以降は 1 回 15 mg/kg を 30 分以上かけて点滴静注
透析開始時：直前投与から 6 時間未満であれば透析直前には投与しないが，6 時間以上経過していれば透析直前に投与
透析中：透析開始から 4 時間毎に投与
透析終了時：直前投与から 1 時間未満であれば透析終了時には投与しない，1 時間以上 3 時間以内なら通常用量の 1/2 量を透析終了直後に投与，3 時間超経過していれば透析終了直後に投与
透析終了後：直前投与から 12 時間毎に投与

【D 解説】

メタノールおよびエチレングリコールは肝臓でアルコール脱水素酵素およびアルデヒド脱水素酵素によって親物質よりはるかに毒性の強い（メタノールでは）ギ酸，（エチレングリコールでは）グリコアルデヒド，グリコール酸，グリオキシル酸，シュウ酸といった毒性代謝物に変換される．ホメピゾールはアルコール脱水素酵素を阻害してこれらの毒性代謝物の産生を抑制する.

E 薬毒物または毒性代謝物との化学反応による毒性の低い化学物質への変換

❶ **チオ硫酸ナトリウム（デトキソール）** 注　1 回 12.5～25 mg　静注　効果不十分なら 30 分毎に半量ずつ追加投与

【E 解説】

チオ硫酸ナトリウムはシアン化物イオン（Cl^-）と反応し，毒性が低いチオシアン酸イオン（SCN^-）に変換して尿中に排泄する.

F 補因子として薬毒物または毒性代謝物の代謝の促進

❶ **メチルチオニニウム（メチレンブルー「第一三共」）** 注　1回1〜2 mg/kgを5分以上かけて静注．投与1時間以内に改善しない場合は同量を繰り返し投与．ただし総投与量は7 mg/kgまで

【F 解説】
アニリン系農薬などの中毒では，ヘモグロビン中に存在するFe^{2+}は酸化されてFe^{3+}となりメトヘモグロビンとなる．メチルチオニニウムは補因子（cofactor）としてメトヘモグロビンからヘモグロビンへの変換を促進する．

G その他

❶ **炭酸水素ナトリウム（メイロン，重ソー静注「NS」）** 注
QRS時間＞0.10秒，心室性不整脈，血圧低下を認めたら1〜2 mEq/kgの静注を適宜繰り返し血液をアルカリ化してpHを7.45〜7.55に維持．その後は4〜6時間持続静注して漸減

【G-❶ 解説】
第一世代三環系抗うつ薬は心筋のナトリウムチャネル（cardiac fast Na^{+} channel）阻害を有するため過量服薬では心毒性を発揮する．解毒薬・拮抗薬として血液をアルカリ化して薬物の蛋白結合率を上昇させるうえに，ナトリウムを負荷して阻害されていないナトリウムチャネルを有効利用できる炭酸水素ナトリウムを投与する．

❷ **ダイズ油（イントラリポス）** 輸液　1.5 mL/kgの20％脂肪乳剤を静注し，その後に0.25〜0.5 mL/kg/分で持続静注．循環動態が安定してもおよそ10分は持続

【G-❷ 解説】
脂溶性で分布容積の大きい三環系抗うつ薬，カルシウム拮抗薬であるベラパミル，β遮断薬であるプロプラノロールなどによる致死性心室性不整脈や難治性痙攣重積発作などには静脈脂肪乳剤療法が有効であったとする症例報告がある．

（上條吉人）

2 急性アルコール類中毒

基本的知識

メタノールは消化管から速やかに吸収された後に肝臓で代謝され，アルコール脱水

素酵素によってホルムアルデヒドに変換され，さらにアルデヒド脱水素酵素によって速やかにギ酸に変換される．ギ酸は，さらに葉酸依存性経路で二酸化炭素と水に変換されて呼気および尿中に排泄される．親物質のメタノールは粘膜刺激作用による胃炎などの消化器症状や中枢神経抑制作用による酩酊などの中枢神経症状を生じるが，代謝産物であるギ酸は親物質の6倍も毒性が強く，かすみ目や“吹雪の中にいるよう”な視覚異常（“snow storm” vision），視神経乳頭の充血，眼底静脈の怒張，うっ血乳頭，失明，痙攣発作，昏睡，肺水腫，血圧低下などを生じる．解毒薬・拮抗薬としてホメピゾールまたはエタノールを投与する．また，葉酸を投与する．

エチレングリコールは消化管から速やかに吸収された後に肝臓で代謝され，アルコール脱水素酵素によってグリコアルデヒドに変換され，さらにアルコール脱水素酵素やアルデヒド脱水素酵素によってグリコール酸，グリオシキル酸，シュウ酸に変換される．親物質のエチレングリコールは粘膜刺激作用による胃炎などの消化器症状や中枢神経抑制作用による酩酊などの中枢神経症状を生じるが，代謝物であるグリコアルデヒド，グリコール酸，グリオキシル酸ははるかに毒性が強く，昏睡，痙攣発作，肺水腫，代謝性アシドーシスなどを生じる．さらにシュウ酸はカルシウムと結合して不溶性のシュウ酸カルシウム結晶となり腎臓に沈殿し，乏尿・無尿，急性尿細管壊死，急性腎不全などを生じる．

薬物療法アルゴリズム

1）全身管理

親物質による胃炎，酩酊など，代謝物による昏睡，痙攣発作，血圧低下，代謝性アシドーシスなどに適切に対応する．

2）吸収の阻害

メタノールもエチレングリコールも消化管より速やかに吸収されるうえに，活性炭に吸着されないので有効な方法はない．

3）排泄の促進

いずれも主として肝臓で代謝されるので大量輸液は有効ではない．必要であれば血液透析法を施行する．

4）解毒薬・拮抗薬

メタノール中毒では，血清メタノール濃度≧20 mg/dL または浸透圧ギャップ≧5 mOsm/kg であればホメピゾールまたはエタノールを投与する．また，葉酸を投与する．エチレングリコール中毒では，血清エチレングリコール濃度≧20 mg/dL または浸透圧ギャップ≧5 mOsm/kg であれば，ホメピゾールを投与するか，エタノールを投与する．また，ピリドキシン（ビタミン B_6）およびチアミン（ビタミン B_1）の投与を考慮する．

処方例

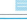

STEP 1 軽症の場合［全身管理］

1) 脱水の補正・予防

❶ **ソルアセトF輸液** 注 100～200 mL/時で点滴静注

❷ **ラクテック** 注 100～200 mL/時で点滴静注

▶❶❷のいずれか.

2) 胃炎の予防

❶ **ファモチジン（ガスター）** 注 20 mgと生理食塩液100 mLを点滴静注

❷ **オメプラゾール（オメプラール）** 注 20 mgと生理食塩液100 mLを点滴静注

▶❶❷のいずれか.

3) 悪心・嘔吐

❶ **メトクロプラミド（プリンペラン）** 注 10 mgを静注または筋注 適宜繰り返す

【STEP 1 **解説**】

浸透圧利尿などによる脱水，および血管拡張作用による相対的脱水を補正・予防するために輸液療法を施行する．また親物質による胃炎を生じるためヒスタミン H_2受容体遮断薬やプロトンポンプ阻害薬などを投与する．悪心・嘔吐には制吐薬を投与する．

STEP 2 中等症～重症の場合

A 全身管理

1) 血圧低下

❶ **生理食塩液，ソルアセトF輸液，ラクテック注，フィジオ140輸液**など 10～20 mL/kgで急速輸液

❷ **ドパミン（イノバン）** 注 5～20 μg/kg/分で持続静注

▶❶❷のいずれか.

2) 痙攣発作

❶ **ジアゼパム（セルシン，ホリゾン）** 注 5～10 mgを静注

❷ **ミダゾラム（ドルミカム）** 注 2.5～15 mgを静注または筋注

▶❶❷のいずれか.

3) 代謝性アシドーシス

❶ **炭酸水素ナトリウム（メイロン，重ソー静注「NS」）** 注 8.4%　1 回 40〜60 mL　点滴静注

B 解毒薬・拮抗薬の投与

1) 血液透析なし

❶ **ホメピゾール** 注　初回は 1 回 15 mg/kg，2〜5 回目は 1 回 10 mg/kg，6 回目以降は 1 回 15 mg/kg を 12 時間毎に 30 分以上かけて点滴静注

❷ **エタノール**（経口投与） 液　50% 液で 1.5 mL/kg を初期投与し，0.2〜0.4 mL/kg/時で維持

❸ **エタノール**（静注） 液　5% または 10% 液で 750 mg/kg を初期投与し，100〜200 mg/kg/時で維持

▶❶〜❸のいずれか.

2) 血液透析あり

❶ **ホメピゾール** 注　点滴静注
透析開始時：直前投与から 6 時間未満であれば透析直前には投与しないが，6 時間以上経過していれば透析直前に投与
透析中：透析開始から 4 時間毎に投与
透析終了時：直前投与から 1 時間未満であれば透析終了時には投与しない，1 時間以上 3 時間以内なら通常用量の 1/2 量を透析終了直後に投与，3 時間超経過していれば透析終了直後に投与
透析終了後：直前投与から 12 時間毎に投与

❷ **エタノール**（経口投与） 液　0.4〜0.7 mL/kg/時で維持

❸ **エタノール**（静注） 液　200〜350 mg/kg/時で維持

▶❶〜❸のいずれか.

3) その他の薬物

❶ **葉酸（フォリアミン）** 散・錠・注　1 mg/kg，最大 50 mg を 4〜6 時間毎に 24 時間投与

❷ **ピリドキシン（ビーシックス注「フソー」）** 注　1 日 100 mg を静注

❸ **チアミン（メタボリン，塩酸チアミン）** 注　1 日 100 mg を静注

▶メタノール中毒では❶，エチレングリコール中毒では❷❸のいずれか.

【STEP 2 解説】

アルコール類の代謝産物による血圧低下，痙攣発作，代謝性アシドーシスなどには

対症療法を施行する．メタノール中毒では，アルコール脱水素酵素阻害薬であるホメピゾールはギ酸の産生を抑制する．一方，エタノールとメタノールはアルコール脱水素酵素の競合基質である．アルコール脱水素酵素のエタノールに対する親和性のほうがメタノールに対する親和性に比べて約20倍も高いため，エタノールを投与するとメタノールの代謝は抑制されてメタノールの半減期は延長する．エチレングリコール中毒では，ホメピゾールは毒性代謝物の産生を抑制する．一方，エタノールとエチレングリコールはアルコール脱水素酵素の競合基質であるが，アルコール脱水素酵素のエタノールに対する親和性のほうがエチレングリコールに対する親和性に比べて約100倍も高いため，エタノールを投与するとエチレングリコールの代謝は抑制されてエチレングリコールの半減期は延長する．葉酸は補因子（cofactor）としてギ酸の二酸化炭素と水への分解を促進する．ピリドキシン（ビタミンB_6）およびチアミン（ビタミンB_1）は，補因子（cofactor）としてグリオキシル酸の非毒性代謝物への変換を促進する．

（上條吉人）

3 向精神薬中毒（ベンゾジアゼピン受容体作動薬，三環系抗うつ薬，気分安定薬など）

基本的知識

第一世代三環系抗うつ薬は過量服薬では心毒性を発揮して心室性不整脈，血圧低下，QRS時間の延長などの心電図異常などを生じる．なかでも心室頻拍などの心室性不整脈は生命を脅かす．第二世代三環系抗うつ薬であるアモキサピン，四環系抗うつ薬であるマプロチリン，炭酸リチウムなどは中枢神経毒性を発揮して痙攣発作，痙攣重積発作を生じる．なかでもアモキサピンの過量服薬による痙攣重積発作は難治性で生命を脅かす．フェノバルビタールまたはカルバマゼピンなどの腸肝循環する薬物の過量服薬では昏睡などの中毒症状が遷延する．そのため，誤嚥性肺炎や挫滅症候群/コンパートメント症候群などを合併する頻度が高い．ベンゾジアゼピン誘導体，チエノジアゼピン誘導体，非ベンゾジアゼピン系睡眠薬などのベンゾジアゼピン受容体作動薬の過量服薬では昏睡などの症状が生じるが予後は良好である．ただし診断に難渋することがある．

薬物療法アルゴリズム

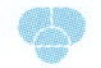

1）全身管理

痙攣発作にはジアゼパムまたはミダゾラムを投与する．痙攣重積発作では，ミダゾラムまたはプロポフォールを投与する．痙攣発作の予防ではフェノバルビタールを投与する．第一世代三環系抗うつ薬による心室性不整脈や血圧低下の薬物療法としては後述する炭酸水素ナトリウムが第一選択となる.

2) 吸収の阻害

向精神薬の過量服薬では活性炭の投与を施行する．ただし，炭酸リチウムは活性炭に吸着されないので無効である．抗てんかん薬などの徐放剤・腸溶剤の過量服薬では腸洗浄を考慮する.

3) 排泄の促進

フェノバルビタールまたはカルバマゼピンの過量服薬では活性炭の繰り返し投与を施行する.

4) 解毒薬・拮抗薬

ベンゾジアゼピン受容体作動薬の急速静注による呼吸抑制・呼吸停止，またはベンゾジアゼピン受容体作動薬の過量服薬の鑑別にはフルマゼニルを静注する．第一世代三環系抗うつ薬の過量服薬では，炭酸水素ナトリウムを静注する．三環系抗うつ薬の過量服薬で，痙攣重積や致死性心室性不整脈が他の治療に反応しなければ静脈脂肪乳剤 (intravenous lipid emulsion：ILE) 療法を考慮する.

処方例

STEP 1 軽症で軽度の意識障害を呈する場合［全身管理］

1) 脱水の補正・予防

❶ ソルアセトF輸液　注　100～200 mL/時で点滴静注

❷ ラクテック　注　100～200 mL/時で点滴静注

▶❶❷のいずれか.

【STEP 1 解説】

意識障害に伴う飲食不可による脱水などを補正・予防するために輸液療法を施行する.

STEP 2 中等症～重症の場合

A 全身管理

1) 血圧低下

❶ 生理食塩液，ソルアセトF輸液，ラクテック注，フィジオ140輸液など 10～20 mL/kgで急速輸液

❷ ドパミン（イノバン）　注　5～20 μg/kg/分で持続静注

▶❶❷のいずれか.

2) 痙攣発作

[痙攣発作が持続している]

❶ ジアゼパム（セルシン，ホリゾン）　注　5～10 mgを静注

❷ ミダゾラム（ドルミカム） 2.5～15 mg を静注または筋注

▶❶❷のいずれか.

［痙攣重積発作］

❶ ミダゾラム（ドルミカム） 注 3～40 mg/時で持続静注

❷ プロポフォール（ディプリバン） 注 1% 5～50 mL/時で持続静注

▶❶❷のいずれか.

B 吸収の阻害

❶ **薬用炭** 末 1 g/kg または服用量の 10 倍（200～400 mL の微温湯に懸濁） 経口投与または経鼻胃管より注入

❷ 腸洗浄：**電解質配合（ニフレック）** 内用剤 （1 袋を微温湯に溶解し 2L とし）大人では 1～2 L/時（小児は 25～40 mL/kg/時）で経鼻胃管より注入．直腸からの廃液がきれいになるまで持続

▶❶❷のいずれか.

C 排泄の促進

❶ **薬用炭** 末 0.5 g/kg を微温湯に懸濁し 4 時間毎に経口投与または経鼻胃管より注入

❷ **薬用炭**と微温湯の懸濁液を 12.5 g/時以上で経鼻胃管より持続注入

▶❶❷のいずれか.

D 解毒薬・拮抗薬

❶ フルマゼニル（アネキセート） 注 0.2～0.3 mg の静注を覚醒が得られるまで繰り返す

❷ 炭酸水素ナトリウム（メイロン，重ソー静注「NS」） 注
QRS 時間＞0.10 秒，心室性不整脈，血圧低下を認めたら 1～2 mEq/kg の静注を適宜繰り返し血液をアルカリ化して pH を 7.45～7.55 に維持．その後は 4～6 時間持続静注して漸減

❸ ダイズ油（イントラリポス） 輸液 1.5 mL/kg の 20% 脂肪乳剤を静注し，その後に 0.25～0.5 mL/kg/分で持続静注．循環動態が安定してもおよそ 10 分は持続

▶ベンゾジアゼピン受容体作動薬には❶，三環系抗うつ薬中毒には❷❸のいずれか.

▶❶の総投与量が 3.0 mg に達しても反応がなければ他の薬毒物による中毒や他の原因を考慮.

【STEP 2 解説】

痙攣発作が持続していたら，ただちにジアゼパムの静注，またはミダゾラムの静注または筋注により発作を止める．痙攣重積発作にはミダゾラム，またはプロポフォールの持続静注により痙攣発作をコントロールする．薬用炭の投与は服用後 1 時間以内に施行することができれば考慮する．ニフレックによる腸洗浄は徐放剤・腸溶剤を服用した場合であれば考慮する．活性炭の繰り返し投与はフェノバルビタールまたはカルバマゼピンの過量服薬では有効な可能性がある．ベンゾジアゼピン受容体作動薬にはベンゾジアゼピン誘導体，チエノジアゼピン誘導体，非ベンゾジアゼピン系睡眠薬などがある．これらの薬物の過量服薬では昏睡などの意識障害が生じるが予後は良好で特異的な治療を要することはない．ただし，ジアゼパム，フルニトラゼパム，ミダゾラムの急速静注による呼吸抑制・呼吸停止にはフルマゼニルの投与を考慮する．また，尿の定性キットである Triage DOA はチエノジアゼピン誘導体や非ベンゾジアゼピン系睡眠薬を検出できないためベンゾジアゼピン受容体拮抗薬であるフルマゼニルにより鑑別することがある．ただし，痙攣発作や頭部外傷の既往のある患者の中毒，ベンゾジアゼピン受容体作動薬を含めた GABA 作動薬への依存がある患者の中毒，アモキサピンや四環系抗うつ薬などの痙攣発作を生じる可能性のある薬物との複合中毒では禁忌である．第一世代三環系抗うつ薬は心筋のナトリウムチャネル（cardiac fast Na^+ channel）阻害を有するため過量服薬では心毒性を発揮する．解毒薬・拮抗薬として血液をアルカリ化して薬物の蛋白結合率を上昇させるうえに，ナトリウムを負荷して阻害されていないナトリウムチャネルを有効利用できる炭酸水素ナトリウムを投与する．脂溶性で分布容積の大きい三環系抗うつ薬による致死性中毒には ILE 療法が有効な可能性がある．

（上條吉人）

4 解熱鎮痛薬中毒（アスピリン，アセトアミノフェン，イブプロフェン）

基本的知識

アスピリン（アセチルサリチル酸）は消化管からの吸収後に速やかに加水分解されてサリチル酸となり，主として肝臓でグリシン抱合またはグルクロン酸抱合されるが，一部は未変化体として尿中に排泄される．過量服薬では悪心・嘔吐，過呼吸・頻呼吸，耳鳴り・難聴の三徴の他に，昏睡，痙攣発作，肺水腫，代謝性アシドーシスなどの中毒症状が生じる．また，グリシン抱合またはグルクロン酸抱合が飽和されてサリチル酸の尿中排泄は増加する．代謝性アシドーシスがあるとサリチル酸の非イオン型が増加し，脳などの組織へのサリチル酸の移行が増大し，中枢神経症状などが重症化して予後は悪化する．

アセトアミノフェンは消化管から吸収後に大部分は肝臓でグルクロン酸抱合または硫酸抱合されるが，一部はチトクローム P450 酵素系によって代謝され肝毒性のある *N*-acetyl-*p*-benzoquinone imine（NAPQI）となる．NAPQI は速やかにグルタチオンと結合して無毒化される．過量服薬ではグルクロン酸抱合または硫酸抱合が飽和して，P450 酵素系による代謝が亢進して NAPQI の産生が増加し，さらにグルタチオンが枯渇し NAPQI が毒性を発揮して遅発性に肝障害が生じる．

一方，イブプロフェンはアスピリンやアセトアミノフェンに比べて毒性が弱く，過量服薬しても，ほとんどは無症状で経過するか，悪心・嘔吐，腹痛などの軽度の消化器症状が生じる程度である．その他に，頭痛，眼振，複視，耳鳴り，傾眠，肝機能障害，腎機能障害などが生じる．まれに重症となり，昏睡，痙攣発作，急性腎不全，重症代謝性アシドーシスなどが生じることがある．

薬物治療アルゴリズム

1）全身管理

アスピリン中毒の代謝性アシドーシスには炭酸水素ナトリウムを静注して，できるだけ速やかにアシドーシスを補正する．

2）吸収の阻害

活性炭の投与を施行する．

3）排泄の促進

血液透析法の適応のない中等症～重症のアスピリン中毒では尿のアルカリ化を施行する．

4）解毒薬・拮抗薬

アセトアミノフェン中毒ではアセチルシステインを経口投与する．

処方例

STEP 1 軽症の場合［全身管理］

1）脱水の補正・予防

❶ ソルアセト F 輸液　注　100～200 mL/時で点滴静注

❷ ラクテック　注　100～200 mL/時で点滴静注

▶❶❷のいずれか．

2）悪心・嘔吐

❶ メトクロプラミド（プリンペラン）　注　1 回 10 mg を静注または筋注　適宜繰り返す

【STEP 1 解説】

いずれの解熱・鎮痛薬の中毒でも生じる悪心・嘔吐には制吐薬を適宜静注または筋

注する．

STEP 2 中等症～重症の場合

A 全身管理

1) 代謝性アシドーシス

❶ **炭酸水素ナトリウム（メイロン，重ソー静注「NS」）** 注　適宜静注

2) 痙攣発作

❶ **ジアゼパム（セルシン，ホリゾン）** 注　5～10 mg を静注

❷ **ミダゾラム（ドルミカム）** 注　2.5～15 mg を静注または筋注

▶❶❷のいずれか．

B 吸収の阻害

❶ **薬用炭** 末　1 g/kg（または服用量の 10 倍）を 200～400 mL の微温湯に懸濁し経口投与または経鼻胃管より注入

C 排泄の促進

1) 尿のアルカリ化

❶ **炭酸水素ナトリウム（メイロン，重ソー静注「NS」）** 注
初期量：200 mEq を 1 時間以上かけて静注
維持量：必要に応じて静注し，尿の pH 7.5～8.5 に維持

D 解毒薬・拮抗薬

❶ **アセチルシステイン** 内用液　原液またはソフトドリンク（または水）で希釈した液を（アセチルシステインとして）初回 140 mg/kg，その 4 時間後から 70 mg/kg を 4 時間毎に 17 回，計 18 回経口投与．経口困難な場合は胃管より注入．投与後 1 時間以内に嘔吐した場合は再度同量を投与

【STEP 2 解説】

アスピリン中毒では炭酸水素ナトリウムを投与して，できるだけ速やかにアシドーシスを補正する．投与中に低カリウム血症を認めたら適宜補正する．活性炭の投与は服用後 1 時間以内に施行することができれば考慮する．アスピリン中毒ではサリチル酸の尿中排泄が増加するが，尿をアルカリ化すると尿中のサリチル酸イオンの割合が増加し，尿細管細胞からの再吸収が阻害され（イオントラッピング），尿中排泄が促進される．アスピリン中毒では尿のアルカリ化は血液透析法の適応のない中等症～重症中毒で推奨されている．先行する代謝性アシドーシスがあれば炭酸水素ナトリウムの

初期投与時間を短縮する，または初期量を増やす．投与中に低カリウム血症を認めたら適宜補正する．アセチルシステインは消化管からの吸収後にシステインとなり，アセトアミノフェンの毒性代謝物であるNAPQIと反応し，無毒化して尿中に排泄させる．アセトアミノフェン中毒では，血中濃度が4時間値150 μg/mLから始まるSmilkstein らの治療線（投与推奨ライン）より上，または（血中濃度が測定できない場合は）150 mg/kg以上服用した場合に推奨されている．

（上條吉人）

5 循環器用薬中毒（Ca 拮抗薬，β遮断薬）

基本的知識

Ca 拮抗薬は，L型 Ca^{2+} チャンネルを遮断し，カルシウムの細胞内への流入を阻害する．この結果，陰性変時作用，陰性変伝導作用，陰性変力作用，血管平滑筋弛緩作用，インスリンの分泌抑制作用を発揮する．β遮断薬は，G蛋白に結合している β_1-アドレナリン受容体を選択的に遮断し，ATPからcAMPへの産生を抑制し，L型 Ca^{2+} チャンネルの開放を阻害し，カルシウムの細胞内への流入を抑制する．この結果，陰性変時作用，陰性変伝導作用，陰性変力作用を発揮する．

これらの薬物の過量服薬では徐脈，房室伝導障害，血圧低下，急性循環不全，高血糖などが生じる．β遮断薬の中にはプロプラノロールやラベタロールのように膜興奮抑制（キニジン様）作用を発揮するものがあるが，過量服薬ではTorsades de Pointesなどの心室性不整脈が生じる．また，プロプラノロールは脂溶性が高く血液・脳関門を容易に通過して中枢神経作用を発揮するが，過量服薬では傾眠，昏睡，痙攣発作などが生じる．

薬物治療アルゴリズム 

1) 全身管理

痙攣発作にはジアゼパムまたはミダゾラムを投与する．痙攣重積発作では，ミダゾラムまたはプロポフォールを投与する．徐脈および血圧低下にはアトロピンを投与する．

2) 吸収の阻害

循環器用薬の過量服薬では活性炭の投与を施行する．徐放剤・腸溶剤の過量服薬では腸洗浄を考慮する．

3) 排泄の促進

有効な薬物はない．

4) 解毒薬・拮抗薬

Ca 拮抗薬の過量服薬にはカルシウム剤，グルカゴン，カテコラミンを投与する．無効であれば高インスリン血症・正常血糖療法を施行する．β遮断薬の過量服薬にはグルカゴンを第一選択とする．その他カテコラミン，ホスホジエステラーゼ阻害薬などを投与する．痙攣重積や致死性心室性不整脈が他の治療に反応しなければ静脈脂肪乳剤（intravenous lipid emulsion：ILE）療法を考慮する．

処方例

STEP 1 軽症～中等症の場合

A 全身管理

1) 脱水の補正・予防

❶ **ソルアセトF輸液** 注 100～200 mL/時で点滴静注

❷ **ラクテック** 注 100～200 mL/時で点滴静注

▶❶❷のいずれか．

2) 徐脈

❶ **アトロピン** 注 0.01～0.03 mg/kg を静注

B 吸収の阻害

❶ **薬用炭** 末 1 g/kg または服用量の 10 倍（200～400 mL の微温湯に懸濁） 経口投与または経鼻胃管より注入

❷ 腸洗浄：**電解質配合（ニフレック）** 内用液 （1 袋を微温湯に溶解し 2 L とし）大人では 1～2 L/時（小児は 25～40 mL/kg/時）の速度で経鼻胃管より注入．直腸からの廃液がきれいになるまで持続

▶❶❷のいずれか．

【STEP 1 解説】

末梢血管拡張による相対的脱水などには輸液療法を施行する．徐脈に失神や低血圧などの症状が伴わなければ治療の必要はないが，症状が伴えばアトロピンを静注する．活性炭の投与は服用後 1 時間以内に施行することができれば考慮する．ニフレックによる腸洗浄は徐放剤・腸溶剤を服用した場合であれば考慮する．

STEP 2 重症の場合

A 全身管理

1）痙攣発作

[痙攣発作が持続している]

❶ **ジアゼパム（セルシン，ホリゾン）** 注　5〜10 mg を静注

❷ **ミダゾラム（ドルミカム）** 注　2.5〜15 mg を静注または筋注

▶❶❷のいずれか．

[痙攣重積発作]

❶ **ミダゾラム（ドルミカム）** 注　3〜40 mg/時で持続静注

❷ **プロポフォール（ディプリバン）** 注　1%　5〜50 mL/時で持続静注

▶❶❷のいずれか．

B 解毒薬・拮抗薬

❶ **塩化カルシウム（大塚塩カル）** 注　50〜100 mL（1 mL/kg）を中心静脈より静注．10〜20 分毎に 3〜4 回繰り返すか，適宜持続静注．当初は 30 分毎，その後は 2 時間毎に血清 Ca 濃度を測定し正常値のおよそ 2 倍に維持

❷ **グルコン酸カルシウム（カルチコール）** 注　35〜70 mL（0.7 mL/kg）を末梢静脈より静注．10〜20 分毎に 3〜4 回繰り返すか，適宜持続静注．当初は 30 分毎，その後は 2 時間毎に血清 Ca 濃度を測定し正常値のおよそ 2 倍に維持

❸ **グルカゴン（グルカゴン G ノボ）** 注　初期量 5〜10 mg（50〜150 μg/kg）を 1〜2 分かけて静注後，反応をみながら 5〜10 分後に静注を繰り返す．または 5〜10 mg/時（50〜150 μg/kg/時）で持続静注．患者の状態に応じて漸減

❹ **インスリンヒト（ヒューマリン R，ノボリン R）** および**ブドウ糖（大塚糖液）** 注　高インスリン血症・正常血糖療法：50% ブドウ糖を 50 mL 急速静注および 1 単位/kg を 5 分以上かけて静注．その後 1 単位/kg/時の持続静注より開始し収縮期血圧＞100 mmHg を目標に最高 10 単位/kg/時まで投与速度を上げる．一方，5% または 10% ブドウ糖を点滴静注．血糖値が安定するまでは 30 分毎に血糖値が安定したら 1〜2 時間毎に血糖値を測定し，正常血糖（110〜150 mg/dL）に維持

⑤ **ダイズ油（イントラリポス）** 輸液 1.5 mL/kg の 20% 脂肪乳剤を静注し，その後に 0.25〜0.5 mL/kg/分で持続静注．循環動態が安定してもおよそ 10 分は持続

▶①〜⑤の中から適宜選択．

【STEP 2 解説】

痙攣発作が持続していたら，ただちにジアゼパムの静注，またはミダゾラムの静注または筋注により発作を止める．痙攣重積発作にはミダゾラム，またはプロポフォールの持続静注により痙攣発作をコントロールする．Ca 剤は細胞外の Ca 濃度を上げて，脱分極の際に遮断されていない L 型 Ca^{2+} チャンネルからの Ca の細胞内への流入を増加させる．グルカゴンは肝臓における解糖を促進して循環グルコースを増加させる．また，β_1-アドレナリン受容体複合体を形成している G 蛋白に，β_1-アドレナリン受容体をバイパスして直接作用してアデニルシクラーゼを活性化し，細胞内での ATP から cAMP への産生を促す．その結果，細胞内のカルシウム濃度を上昇させ，陽性変時作用，陽性変伝導作用，陽性変力作用を発揮する．インスリンは，心筋細胞でのグルコースの取り込み，およびエネルギー基質としての利用を促進させて心機能を改善する．カルシウム拮抗薬の中では分布容積が大きいベラパミル，β 遮断薬の中では分布容積が大きいプロプラノロールの中毒では ILE 療法が有効な可能性がある．症例報告では，ベラパミルの徐放剤を過量服薬し，ショック状態となったが，ILE 療法によって速やかに循環動態が回復した症例などの報告がある．

（上條吉人）

6 アセチルコリンエステラーゼ阻害薬中毒（有機リン，カーバメート）

基本的知識

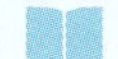

フェニトロチオンなどの殺虫剤，またはサリンや VX などの神経剤として用いられている有機リンはアセチルコリンエステラーゼ（acetylcholinesterase：AChE）をリン酸化して非可逆的に AChE を失活させる．また，メソミルなどの殺虫剤，またはジスチグミンやリバスチグミンなどの治療薬として用いられているカーバメートは AChE をカルバモイル化して可逆的に AChE を失活させる．この結果，自律神経系，神経・筋接合部，中枢神経系の神経終末でアセチルコリン（acetylcholine：ACh）が蓄積して，ACh 受容体が過剰刺激されて，縮瞳・気道分泌物過多・徐脈・気管支攣縮（喘鳴）などのムスカリン様症状，頻脈・高血圧・筋線維束攣縮などのニコチン様症状，および呼吸停止・昏睡・痙攣などの中枢神経症状が生じる．

薬物治療アルゴリズム

1) 全身管理

痙攣発作にはジアゼパムまたはミダゾラムを投与する．徐脈および血圧低下にはアトロピンを投与する．

2) 吸収の阻害

活性炭の投与を施行する．

3) 排泄の促進

有効な薬物はない．

4) 解毒薬・拮抗薬

アトロピンを静注する．有機リンにはプラリドキシムヨウ化メチルの静注を考慮する．

処方例

STEP 1 軽症の場合

A 全身管理

1) 脱水の補正・予防

❶ **ソルアセトF輸液** 注 100～200 mL/時で点滴静注

❷ **ラクテック** 注 100～200 mL/時で点滴静注

▶❶❷のいずれか．

2) 徐脈

❶ **アトロピン** 注 0.01～0.03 mg/kgを静注

3) 悪心・嘔吐

❶ **メトクロプラミド（プリンペラン）** 注 10 mgを静注または筋注 適宜繰り返す

B 吸収の阻害

❶ **薬用炭** 末 1 g/kgまたは服用量の10倍（200～400 mLの微温湯に懸濁） 経口投与または経鼻胃管より注入

【STEP 1 解説】

脱水を補正・予防するために輸液療法を施行する．徐脈に失神や低血圧などの症状が伴わなければ治療の必要はないが，症状が伴えばアトロピンを静注する．悪心・嘔吐には制吐薬を投与する．活性炭の投与は服用後1時間以内に施行することができれば考慮する．

STEP 2 中等症～重症の場合

A 全身管理

1) 低血圧

❶ **生理食塩液**または**細胞外液**（**ラクテック**，**フィジオ 140 輸液**など） 10～20 mL/kg で急速輸液

❷ **ドパミン**（**イノバン**） 注 5～20 μg/kg/分で持続静注

❸ **ノルアドレナリン** 注 0.3～1 μg/kg/分で持続静注

2) 痙攣発作（痙攣発作が持続している）

❶ **ジアゼパム**（**セルシン**，**ホリゾン**） 注 5～10 mg を静注

❷ **ミダゾラム**（**ドルミカム**） 注 2.5～15 mg を静注または筋注

▶❶❷のいずれか.

B 解毒薬・拮抗薬

❶ **アトロピン** 注
有機リン中毒：重症度に応じて 1～3 mg を静注後，気管支分泌物の量や喘鳴が改善するまで 2～5 分毎に投与．または 0.05 mg/kg/時の持続静注より開始し，適宜増減．症状安定したら気管支分泌物の量を厳重にモニターしながら漸減
カーバメート中毒：重症度に応じて 2～4 mg（小児では 0.05～0.1 mg/kg）を静注後，気管支分泌物の量や喘鳴が改善するまで 15 分毎に投与

❷ **プラリドキシムヨウ化メチル**（**パム**） 注 2 g を 10～20 分かけて静注後，1 g/時で 48 時間持続静注

▶❶❷のいずれか.

【STEP 2 解説】

低血圧を認めたら，Trendelenburg 体位をとり，細胞外液または生理食塩液を急速輸液する．輸液療法に反応しなければドパミンまたはノルアドレナリンを持続静注する．痙攣発作が持続していたら，ただちにジアゼパムの静注，またはミダゾラムの静注または筋注により発作を止める．ムスカリン受容体拮抗薬であるアトロピンはムスカリン受容体でアセチルコリンと競合的に拮抗してムスカリン様症状を改善する．ただし，生命を脅かす気管支分泌物の増加や気管支攣縮（喘鳴）を目安に投与する．プラリドキシムヨウ化メチルはリン酸化 AChE からリン酸基を奪い，自らはリン酸化される．この結果，AChE は再活性化される．ただし，有効とするエビデンスは乏しい．

（上條吉人）

7 違法薬物中毒（メタンフェタミン，コカイン，オピオイド類）

基本的知識

覚醒剤として用いられているメタンフェタミン，またはコカインは脳内ではドパミンやセロトニンなどのモノアミンの遊離を促進するなどして，中枢神経興奮作用を発揮する．末梢ではノルアドレナリンなどのカテコラミンの遊離を促進するなどして交感神経興奮作用を発揮する．過量摂取すると不穏・興奮，錯乱，幻覚・妄想などの中枢神経興奮症状や高体温，発汗，散瞳，頻脈，高血圧などの交感神経興奮症状が生じる．モルヒネやヘロインなどのオピオイド類は中枢神経系にある μ-，κ-，δ-オピオイド受容体のアゴニストとして作用し，中枢神経抑制作用や呼吸抑制作用などを発揮する．過量摂取すると意識障害，呼吸抑制・停止，針の目縮瞳の三徴などが生じる．

薬物治療アルゴリズム

1）全身管理

高体温，高血圧，不穏・興奮にはミダゾラムまたはプロポフォールによる鎮静を施行する．痙攣発作にはジアゼパムまたはミダゾラムを投与する．痙攣重積発作では，ミダゾラムまたはプロポフォールを投与する．

2）吸収の阻害

通常は静注，または加熱により気化させて吸入するので無効である．違法薬物のパッケージの服用では腸洗浄を考慮する．

3）排泄の促進

有効な薬物はない．

4）解毒薬・拮抗薬

オピオイド類の中毒にはナロキソンを静注する．

処方例

STEP 1 軽症で軽度の脱水症状などを呈する場合

A 全身管理［脱水の補正・予防］

❶ ソルアセトF輸液　注　100～200 mL/時で点滴静注

❷ ラクテック　注　100～200 mL/時で点滴静注

▶❶❷のいずれか．

B 吸収の阻害

❶ 腸洗浄：**電解質配合（ニフレック）** 内用剤 （1袋を微温湯に溶解し2Lとし）大人では1～2 L/時（小児は25～40 mL/kg/時）の速度で経鼻胃管より注入．直腸から違法薬物のパッケージの排出が確認されるまで持続

【STEP 1 解説】

脱水を補正・予防するために輸液療法を施行する．腸洗浄は違法薬物のパッケージを服用した場合であれば考慮する．

STEP 2 中等症～重症の場合

A 全身管理

1) 高血圧

❶ ミダゾラム（ドルミカム） 注 3～20 mg/時で持続静注

❷ プロポフォール（ディプリバン） 注 1% 4 mLを静注し，その後5～25 mL/時で持続静注

▶❶❷のいずれか．

2) 痙攣発作

[痙攣発作が持続している]

❶ ジアゼパム（セルシン，ホリゾン） 注 5～10 mgを静注

❷ ミダゾラム（ドルミカム） 2.5～15 mgを静注または筋注

▶❶❷のいずれか．

[痙攣重積発作]

❶ ミダゾラム（ドルミカム） 注 3～40 mg/時で持続静注

❷ プロポフォール（ディプリバン） 注 1% 5～50 mL/時で持続静注

▶❶❷のいずれか．

3) 不穏・興奮

❶ ミダゾラム（ドルミカム） 注 3～20 mg/時で持続静注

❷ プロポフォール（ディプリバン） 注 1% 4 mLを静注し，その後5～25 mL/時で持続静注

❸ ハロペリドール（セレネース） 注 5～10 mgの静注または筋注を適宜繰り返す

▶❶～❸のいずれか．

B 解毒薬・拮抗薬

① **ナロキソン** 注 0.4〜2 mg の静注を 2〜3 分毎に中毒症状が消失するまで繰り返す

▶総投与量が 10 mg に達しても反応がなければ他の薬毒物による中毒や他の原因を考慮.

【STEP 2 **解説**】

メタンフェタミンやコカインの急性中毒での高血圧は，一過性で薬物療法が不要であることがほとんどである．高血圧が持続性であっても，ミダゾラムまたはプロポフォールによる鎮静でコントロールできることが多い．まずはミダゾラムを持続静注し，反応しなければ循環抑制作用もあるプロポフォールを持続静注する．高血圧が重症である，または鎮静薬によりコントロールできなければ降圧薬を投与する．痙攣発作が持続していたら，ただちにジアゼパムの静注，またはミダゾラムの静注または筋注により発作を止める．痙攣重積発作にはミダゾラム，またはプロポフォールの持続静注により痙攣発作をコントロールする．不穏・興奮を認めたら，ミダゾラム，またはプロポフォールの持続静注により鎮静するか，ハロペリドールなどの抗精神病薬を投与する．ナロキソンはオピオイド受容体拮抗薬である．したがって，モルヒネやヘロインなどのオピオイド類による中毒症状を改善する．静脈ルートが確保できなければ，筋注，舌下投与，鼻腔内投与，気管チューブからの気管内投与も可能である．

（上條吉人）

15 中毒性疾患

8 無機金属化合物中毒（ヒ素，水銀，鉛，鉄）

基本的知識 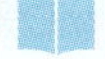

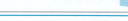

無機ヒ素化合物中毒では代謝過程で産生されるメチル亜ヒ酸（monomethyl arsonous acid：MMA^{3+}）が多くの酵素系にあるスルフヒドリル基（SH-基）と速やかに結合して，これらの酵素系を阻害する．経口摂取すると初期には悪心・嘔吐，下痢，低容量性ショック，急性循環不全などが生じる．その後，肝障害，発疹・紅斑，末梢神経炎などが生じる．無機水銀化合物中毒では 2 価の水銀イオン（Hg^{2+}）が多くの酵素系にあるスルフヒドリル基と速やかに結合して，これらの酵素系を阻害する．経口摂取すると初期には悪心・嘔吐，下痢，低容量性ショック，急性循環不全などが生じる．その後，急性尿細管壊死から急性腎不全が生じる．無機鉛化合物中毒では 2 価の鉛イオン（Pb^{2+}）は多くの酵素系にあるスルフヒドリル基（SH-基）と速やかに結合して，これらの酵素系を阻害する．経口摂取すると金属味や腹部仙痛などの消化器症

状，認知機能障害，運動障失調などの中枢神経症状などが生じる．無機鉄化合物中毒では2価の鉄イオン（Fe^{2+}）がトランスフェリンによる総鉄結合能を超えて吸収され肝臓などの様々な臓器・組織に侵入して細胞毒性を発揮する．鉄化合物を過量摂取すると初期には悪心・嘔吐，下痢，低容量性ショック，急性循環不全などが生じ，その後，難治性代謝性アシドーシス，昏睡，痙攣発作，肝不全，ARDSなどが生じる．

薬物治療アルゴリズム

1）全身管理

血圧低下には急速輸液を施行し，必要であればカテコラミンを投与する．痙攣発作にはジアゼパムまたはミダゾラムを投与する．痙攣重積発作では，ミダゾラムまたはプロポフォールを投与する．

2）吸収の阻害

経口摂取では活性炭の投与を施行する．ただし，活性炭に吸着されない無機鉄化合物には無効である．中毒量の無機鉄化合物を服用した，または腹部X線で消化管内に不透過像を認めたら腸洗浄を考慮する．

3）排泄の促進

有効な薬物はない．

4）解毒薬・拮抗薬

無機ヒ素化合物および無機水銀化合物にはジメルカプロールを筋注する．無機鉛化合物にはエデト酸カルシウム二ナトリウムを静注する．無機鉄化合物にはデフェロキサミンを静注する．

処方例

STEP 1 軽症で軽度の消化器症状を呈する場合

A 全身管理［脱水の補正・予防］

① **ソルアセトF輸液**　注　100〜200 mL/時で点滴静注

② **ラクテック**　注　100〜200 mL/時で点滴静注

▶①②のいずれか．

B 吸収の阻害

① **薬用炭**　末　1 g/kgまたは服用量の10倍（200〜400 mLの微温湯に懸濁）　経口投与または経鼻胃管より注入

② 腸洗浄：**電解質配合（ニフレック）**　内用液　（1袋を微温湯に溶解し2Lとし）大人では1〜2 L/時（小児は25〜40 mL/kg/時）で経鼻胃管より注入．直腸からの廃液がきれいになるまで持続

▶❶❷のいずれか．

【STEP 1 解説】

嘔吐・下痢による脱水を補正・予防するために輸液療法を施行する．

活性炭の投与は服用後1時間以内に施行することができれば考慮する．腸洗浄は腹部X線撮影を繰り返して除染の効果を確認する．

STEP 2 中等症～重症の場合

A 全身管理

1）血圧低下

❶ **生理食塩液**または**細胞外液（ラクテック，フィジオ 140 輸液**など） 10～20 mL/kg で急速輸液

❷ **ドパミン（イノバン）** 注 5～20 μg/kg/分で持続静注

❸ **ノルアドレナリン** 注 0.3～1 μg/kg/分で持続静注

▶❶～❸のいずれか．

2）痙攣発作

[痙攣発作が持続している]

❶ **ジアゼパム（セルシン，ホリゾン）** 注 5～10 mg を静注

❷ **ミダゾラム（ドルミカム）** 注 2.5～15 mg を静注または筋注

▶❶❷のいずれか．

[痙攣重積発作]

❶ **ミダゾラム（ドルミカム）** 注 3～40 mg/時で持続静注

❷ **プロポフォール（ディプリバン）** 注 1% 5～50 mL/時で持続静注

▶❶❷のいずれか．

B 解毒薬・拮抗薬

❶ **ジメルカプロール（バル）** 注
ヒ素中毒：重症度に応じて 3～5 mg/kg を 4～12 時間毎に筋注
水銀中毒：最初の 48 時間は 3～5 mg/kg を 4 時間毎，次の 48 時間は 2.5～3 mg/kg を 6 時間毎，次の 7 日間は 2.5～3 mg/kg を 12 時間毎に筋注

❷ **エデト酸カルシウム（ブライアン）** 注 鉛中毒：1 回 1 g 1 日 2 回 5 日間約 1 時間かけて点滴静注の連用後 2 日間休薬を 1 コースとし，必要であればもう 1 コース施行

15 中毒性疾患

❸ デフェロキサミン（デスフェラール） 注　鉄中毒：10〜15 mg/kg/時で持続静注．尿の色が正常化，または血清 Fe 濃度が正常値となれば中止

▶金属の種類によって❶〜❸のいずれか．

【STEP 2 **解説**】

血圧低下を認めたら，Trendelenburg 体位をとり，細胞外液または生理食塩液を急速輸液する．輸液療法に反応しなければドパミンまたはノルアドレナリンを持続静注する．痙攣発作が持続していたら，ただちにジアゼパムの静注，またはミダゾラムの静注または筋注により発作を止める．痙攣重積発作にはミダゾラム，またはプロポフォールの持続静注により痙攣発作をコントロールする．ヒ素または水銀中毒では，キレート剤であるジメルカプロールは隣接する 2 つのスルフヒドリル基（SH–）によりこれらの金属イオンと結合し，安定した 5 員環を形成して尿中に排泄される．鉛中毒では，キレート剤である EDTA は Pb^{2+} を捕集して Pb^{2+}–EDTA キレート錯体を形成して尿中に排泄される．鉄中毒では，キレート剤であるデフェロキサミンは Fe^{3+} と結合し，水溶性のフェリオキサミン B を形成して尿中に排泄される．

（上條吉人）

16章

運動器疾患

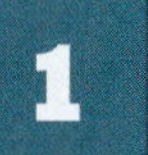

1 頚椎症性脊髄症，神経根症

基本的知識

頚椎は加齢とともに椎間不安定を生じたり，脊柱管狭窄や椎間孔狭窄が起きる．また，後方の椎間関節より椎間孔に向かう骨棘を形成したり，黄色靱帯が肥厚して脊柱管狭窄を起こす．これらの加齢性変化のほかに体型としての固有脊柱管横断面積が脊髄圧迫の発生に強く影響し，また脊髄症・神経根症の発症には椎間運動の頻度や大きさが強く関与する．脊髄症では感覚障害を伴う痙性四肢麻痺を呈し，頚部の安静・固定や手術が治療の主役となるが，軽症例あるいは術後に残った愁訴に対しては薬物治療が行われる．神経根症では神経根支配領域に弛緩性の麻痺を生じるが，実際には教科書的感覚領域とは多少異なる部位の疼痛を呈することが多い．また，脊髄症と神経根症を合併する場合も多い．

処方例

A 頚椎症性脊髄症

❶ メコバラミン（メチコバール） 錠 500 μg 1回1T 1日3回 朝昼夕食後

❷ エペリゾン（ミオナール） 錠 50 mg 1回1T 1日3回 朝昼夕食後

❸ チザニジン（テルネリン） 錠 1 mg 1回1T 1日3回 朝昼夕食後

❹ プレガバリン（リリカ） カプセル 75 mg 1回1 Cap 1日2回 朝夕食後

▶❶もしくは，痙性が目立つ場合に❷❸のいずれかを追加．❸は1回3Tまで増量可，❹は痺れ感，痛みを訴える場合に処方する．25 mg の少量から開始する場合もある．夕食後を眠前にしてもよい．最大量 600 mg とされるが，通常 150 mg を超えない．

▶歩行障害，重症麻痺があれば手術が推奨される．

B 頚椎症性神経根症

❶ メコバラミン（メチコバール） 錠 500 μg 1回1T 1日3回 朝昼夕食後

❷ ロキソプロフェン（ロキソニン） 錠 60 mg 1回1T 1日3回 朝昼夕食後

❸ プレガバリン（リリカ） カプセル 75 mg 1回1 Cap 1日2回 朝夕食後

❹ トラマドール・アセトアミノフェン配合（トラムセット） 配合錠 1回1T 1日2回 朝夕食後

- 軽症例は❶．疼痛・痺れ感が強い場合に❷もしくは❸，あるいは併用して追加，❷はA-❹と同じ使用法，注意点がある．❹は❸と同様な使用法でもよい．併用も可能だが，嘔気などの副作用が出やすいので投与初期に制吐薬併用が推奨される．
- 重症麻痺や強い痛みがあれば手術が考慮されるが，手術を要することは少ない．

処方上の注意

エペリゾン，チザニジンは脱力を訴える場合には中止する．プレガバリンは眠気，ふらつきを起こす場合には減量や中止を検討する．腎機能低下者には慎重に投与すべきだが，浮腫や体重増加の場合は，腎機能を再評価して中止の検討を推奨する．

（税田和夫）

2 肩こり，頸肩腕症候群と五十肩

基本的知識

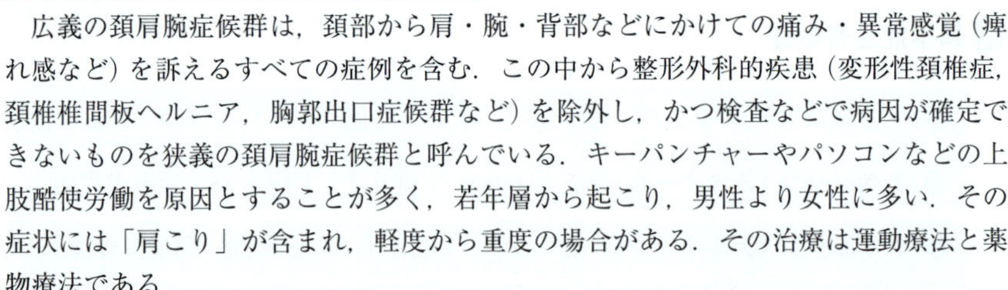

広義の頸肩腕症候群は，頸部から肩・腕・背部などにかけての痛み・異常感覚（痺れ感など）を訴えるすべての症例を含む．この中から整形外科的疾患（変形性頸椎症，頸椎椎間板ヘルニア，胸郭出口症候群など）を除外し，かつ検査などで病因が確定できないものを狭義の頸肩腕症候群と呼んでいる．キーパンチャーやパソコンなどの上肢酷使労働を原因とすることが多く，若年層から起こり，男性より女性に多い．その症状には「肩こり」が含まれ，軽度から重度の場合がある．その治療は運動療法と薬物療法である．

「五十肩」は江戸時代から用いられてきた俗称で，医学的病名は肩関節周囲炎であり，欧米では凍結肩（frozen shoulder）と呼称される．肩関節に明らかな原因なしに生じた疼痛と全方向への運動制限を認めるものが特発性（一次性）凍結肩であり，自然治癒する傾向がある．安静と薬物療法により疼痛が軽快した後に運動療法を行う．二次性凍結肩には，腱板断裂・石灰性腱炎・上腕二頭筋長頭腱炎・変形性肩関節症・肩外傷などの肩関節疾患に起因するものや糖尿病・甲状腺機能障害・心臓疾患・肺疾患・神経疾患・頸椎疾患・関節リウマチ・痛風などの肩以外の疾患に起因するものがある．原因疾患の適切な治療と疼痛対策を行う．

処方例

A 頸肩腕症候群併用

❶ **ロキソプロフェン（ロキソニン）** 錠 60 mg　1 回 1 T　1 日 2 回　朝夕食後

❷ **レバミピド（ムコスタ）** 錠 100 mg　1 回 1 T　1 日 2 回　朝夕食後

❸ **ワクシニアウイルス接種家兎炎症皮膚抽出液（ノイロトロピン）** 錠 4 単位　1 回 2 T　1 日 2 回　朝夕食後

❹ **ロキソプロフェン（ロキソニン）** テープ 100 mg　1 回 1 枚　1 日 2 回　患部に貼付　朝・就寝前

▶❶～❹を併用.

B 頸肩腕症候群難治例（慢性例）併用

❶ **トラマドール・アセトアミノフェン配合（トラムセット）** 配合錠　1 回 1 T　1 日 4 回　朝昼夕食後・就寝前

❷ **リドカイン（キシロカイン）** 注 1.0%　1 回 3～5 mL　トリガーポイント注射

❸ **ノイロトロピン** 注 3.6 単位　（1 回 1 A を生理食塩液 100 mL に溶解し）静注

▶❶～❸を併用.

C 肩関節周囲炎併用

「A 頸肩腕症候群併用」と同様.

D 肩関節周囲炎に対する肩峰下滑液包内・関節内注射

❶ **リドカイン（キシロカイン）** 注 1.0%　1 回 3～5 mL　肩峰下滑液包内または関節内注射

❷ **デキサメタゾンリン酸エステルナトリウム（デカドロン）** 注 6.6 mg　1 回 1 A　肩峰下滑液包内または関節内注射

❸ **ヒアルロン酸ナトリウム（アルツ）** ディスポ注　1 回 1 A　肩峰下滑液包内または関節内注射

▶❶～❸のいずれか.

処方上の注意

トラムセットは就寝前 1 回から始めて，必要に応じて増量する．ステロイドの肩峰下滑液包内・関節内注射は 1～2 回までとする．また，ヒアルロン酸ナトリウムは 5

回施行し効果を判定する．

連携医療

頚肩腕症候群に腕神経叢刺激症状を伴うようになった場合，専門医にコンサルトする．腕神経叢刺激症状には，斜角筋三角部や鎖骨上窩での Tinel 徴候や上肢挙上あるいは重量物を持つなどの上肢下方牽引による上肢の痺れなどの増強などがある．

3ヵ月以上持続する肩関節の疼痛と他動可動域制限による機能障害を有し，6 週間の保存療法を行ってもまったく改善がない場合，専門医にコンサルトする．

（井手淳二）

3 末梢神経障害（手根管症候群，肘部管症候群など）

基本的知識

手根管症候群は，手関節部の手根管内で正中神経が圧迫されて生じる絞扼性神経障害である．症状は，母指～環指橈側半分の痺れ，痛み，母指球筋の筋萎縮と運動障害である．絞扼性神経障害では最も多い．原因不明の特発性と関節リウマチ，人工透析，腫瘍，ガングリオン，橈骨遠位端骨折などに続発する二次性に分けられる．多くは特発性で，中年期以降の女性に多い．夜間・早朝時に増悪する痺れ・疼痛は本疾患に特徴的な症状である．軽症例に対しては，薬物療法，装具療法，手根管内ステロイド注射などが行われるが，母指球筋の萎縮がみられる中等症以上の場合，手術による神経除圧術が推奨される．

肘部管症候群も絞扼性神経障害の 1 つであり，手根管症候群に次いで多い．肘部内側に存在する肘部管内で尺骨神経が圧迫，摩擦，牽引を受けて生じる．症状は，小指・環指の尺側半分の痺れ，手内在筋麻痺である．病状が徐々に進行することが多く，通常，診断が確定したら手術を勧めるが，軽症例で手術を希望しない場合，薬物療法，肘関節の過使用の制限の指導などを行う．

処方例

STEP 1 痺れ，痛みが強くない場合

① メコバラミン（メチコバール） 錠 500 μg 1 回 1 T 1 日 3 回 朝昼夕食後

解説

メコバラミン（ビタミン B_{12} 製剤）は副作用が少なく，末梢神経障害に対してベース

の薬剤として用いる．

STEP 2 痺れ，痛みが強い場合

❶ メコバラミン（メチコバール） 錠 500 μg 1 回 1 T 1 日 3 回 朝昼夕食後

❷ プレガバリン（リリカ） カプセル 25 mg・75 mg・150 mg 1 回 25 mg～300 mg 1 日 2 回 朝夕食後または朝・就寝前

▶❶❷を併用．

解説

痺れ，痛みが強い場合には，神経障害性疼痛とみなし，プレガバリンを追加する．添付文書上は，1 日 150 mg（1 回 75 mg，1 日 2 回）から開始し 1 週間で 1 日 300 mg（1 回 150 mg，1 日 2 回）に漸増するよう記載されているが，傾眠，めまいなどの副作用を考慮して，特に高齢者においては，25～50 mg 程度の少量を 1 日 1 回，就寝前または朝食後の投与から開始することも考慮する．

処方上の注意

プレガバリンは，ほとんど肝臓で代謝を受けずに腎臓から排泄されるため，腎機能障害がある場合，用量の調節が必要である．詳細については添付文書を参照のこと．また，時に高齢者で服薬後の傾眠，めまい，意識消失などによる転倒がみられるため注意を要する．自動車の運転など危険を伴う機械の操作を行わないように注意する必要がある．

連携医療

手根管症候群，肘部管症候群は手術が適応となる場合も多いので，疑わしい場合，整形外科専門医，または手外科専門医に紹介するのが望ましい．

（三上容司）

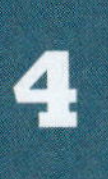

4 腱鞘炎（上腕骨外側上顆炎，de Quervain 病，ばね指など）

基本的知識

上腕骨外側上顆炎はテニス肘と呼ばれ，中年以降に多く発症する．病態は十分にはわかっていないが，主に短橈側手根伸筋の起始部付近が肘外側で障害されて生じると考えられている．短橈側手根伸筋は手関節を伸展する働きがある．Thomsen テスト，Chair テスト，中指伸展テストなどで疼痛が誘発されることにより診断する．日本整

形外科学会の上腕骨外側上顆炎診療ガイドラインに則った標準治療を記載した.

de Quervain 病は短母指伸筋腱と長母指外転筋腱が通過する手関節橈背側にある第1コンパートメントで生じる腱鞘炎である. 腱と腱鞘との間に炎症が起こった状態で, 腱の滑走が円滑でなくなり, 疼痛と腫脹が生じる. Eichhoff テストなどで疼痛が誘発されることにより診断する.

ばね指は手指 MP 関節掌側にある靱帯性腱鞘で生じる屈筋腱の腱鞘炎である. 進行すると手指の屈伸で引っかかりが生じ, ばね現象が起こる. そのため, ばね指と呼んでいる. 屈伸時に疼痛を伴うばね現象があれば診断は容易である. 更年期の女性や手をよく使う人に多い. 糖尿病, リウマチ, 透析患者では複数指に生じることがある.

処方例

Step 1 初期治療

- ❶ ケトプロフェン（モーラス） テープ 20 mg 1 枚 1 日 1 回 貼付
- ❷ ジクロフェナク（ボルタレン, ナボール） ゲル 1% 適量を 1 日数回 塗擦
- ❸ セレコキシブ（セレコックス） 錠 100 mg 1 回 1 T 1 日 2 回 食後

▶❶～❸のいずれか.

解説

非ステロイド抗炎症薬の外用または内服を行う. モーラステープの使用により光線過敏症が発現することがある.

Step 2 進行例

- ❶ トリアムシノロン（ケナコルト-A） 注 40 mg/mL 1 回 5 mg 腱鞘内注射
- ❷ リドカイン（キシロカイン） 注 1% 1 回 1 mL 腱鞘内注射

▶❶❷を併用.

解説

ステロイドの局所注射は非感染性の疾患に限る. 早期に鎮痛効果を獲得したい場合には有効である.

処方上の注意

上記のステロイドの腱鞘内注射は短期的には有効であるが, 長期的な有効性は証明されていない. ステロイドの腱鞘内注射は感染, 腱変性, 皮下脂肪萎縮, 皮膚色素脱失を生じることがあるため漫然と繰り返すべきではない.

連携医療

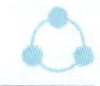

薬物療法以外の治療法がある. スポーツや手をよく使う作業を控えて局所を安静に

する．手関節や手指のストレッチを指導する．上腕骨外側上顆炎には，テニス肘用のバンドを装着する．保存治療で改善しない場合や再発を繰り返す場合は，手術療法を選択肢に入れて整形外科専門医に紹介することが望ましい．

（酒井昭典）

5 非特異的腰痛

基本的知識

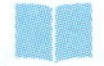

非特異的腰痛は，腰部に起因するが検査上明らかな原因を同定できない腰痛の総称である．下肢症状を伴わない腰痛の約 85% は非特異的腰痛である[1)]．疼痛の発症から 4 週未満を急性腰痛，3ヵ月以上を慢性腰痛と呼ぶことが多い．特に慢性腰痛は，画像検査の発達に伴い病態解明が飛躍的に進んでおり，疼痛部位局所の問題のみならず，中枢神経系も含めた機能障害が発症に関わっていると報告されている．

GL 日本整形外科学会，日本腰痛学会（監）：腰痛診療ガイドライン 2012，南江堂，2012

薬物治療アルゴリズム

薬物療法は非特異的腰痛の最も一般的な治療法の１つである．

ガイドラインでは，急性・慢性腰痛のいずれにおいても非ステロイド抗炎症薬（NSAIDs）とアセトアミノフェンが第一選択とされている．効果が不十分の場合は，急性腰痛の場合，筋弛緩薬を短期間に追加する．多くの症例で症状は 4 週以内に軽快する．一方，慢性腰痛で効果が不十分の場合は，筋弛緩薬以外にも抗うつ薬や各種オピオイドが推奨されている．年齢や症状，および合併症を考慮して，これらの薬剤を使い分ける必要がある．

処方例

STEP 1 初期治療（急性腰痛，慢性腰痛いずれも）

安静を指示する必要はなく，痛みに応じた活動性維持を指示し，下記の鎮痛薬の投与を開始する．

❶ アセトアミノフェン（カロナール） 錠・細粒　1 回 300～1,000 mg　1 日 3～4 回　毎食後

❷ ロキソプロフェン（ロキソニン） 錠 60 mg　1 回 1 T　1 日 3 回　毎食後

❸ セレコキシブ（セレコックス） 錠 100 mg　1 回 1 T　1 日 2 回　毎食後

▶❶～❸のいずれか．

16 運動器疾患

STEP 2 STEP 1 の効果がない場合

A 急性腰痛

❶ エペリゾン（ミオナール） 錠 50 mg 1 回 1 T 1 日 3 回 毎食後

❷ クロルフェネシン（リンラキサー） 錠 250 mg 1 回 1 T 1 日 3 回 毎食後

▶❶❷のいずれか．

▶短期投与にとどめ，効果がなければ中止する．副作用にふらつき，めまいがあるため，その場合は中止を考慮し，車の運転を禁止する．

B 慢性腰痛：上記 A の筋弛緩薬のほかに，下記が推奨される

1）弱オピオイド

❶ トラマドール（トラマール） OD 錠 50 mg 1 回 0.5～1 T 1 日 4 回 毎食後

❷ トラマドール・アセトアミノフェン配合（トラムセット） 配合錠 1 回 1 T 1 日 4 回 毎食後，就寝前

▶❶❷のいずれか．

▶嘔気の副作用があり，適宜制吐薬を追加する．一般に投与開始 3～7 日後には悪心，嘔吐に対する耐性が形成されるため，その後は制吐薬を中止可能である．

2）抗うつ薬：セロトニン，ノルアドレナリン再取り込み阻害薬（SNRI）

❶ デュロキセチン（サインバルタ） カプセル 20 mg 1 回 3 Cap 1 日 1 回 朝食後

▶投与は 1 日 20 mg より開始し，1 週間以上の間隔を空けて 1 日用量として 20 mg ずつ増量する．維持量は 60 mg である[2]．

STEP 3 中等度～高度の慢性腰痛

❶ ブプレノルフィン（ノルスパン） テープ 5 mg 貼付
7 日毎に貼り替えて使用．初回貼付用量は 5 mg，その後の貼付用量は患者の症状に応じて適宜増減するが，20 mg を超えないようにする

❷ フェンタニル（デュロテップ） パッチ 3 日（約 72 時間）毎に貼り替える

❸ フェンタニルクエン酸塩（フェントス） テープ 1 日（約 24 時間）毎に貼り替える

❹ フェンタニル（ワンデュロ） パッチ 1 日（約 24 時間）毎に貼り替える

▶❶～❹のいずれか．

▶いずれも e-learning の受講が必要である．

処方上の注意

今日では，非特異的腰痛に対して使用可能な薬剤は多彩であり，治療の幅は広がってきた．一方，高齢化によって合併症を持った患者をみる機会は多く，副作用に注意を要する．各薬剤の主な副作用を表1にまとめた．症例に応じて，安全かつ効果的な薬物を選択する．また，効果を定期的に評価し，漫然と投与しないよう注意する．

表1　薬剤の主な禁忌と副作用

薬剤	禁忌・副作用
アセトアミノフェン	副作用：肝機能障害
NSAIDs	禁忌：消化管潰瘍の既往，アスピリン喘息 副作用：消化管潰瘍，心血管障害，腎機能障害，肝機能障害
筋弛緩薬	副作用：眠気，悪心，ふらつき
オピオイド	禁忌：アルコール・睡眠剤・鎮痛薬・オピオイド中毒患者，MAO 阻害薬投与中 副作用：依存性，呼吸抑制，意識障害，めまい，嘔気，腹部不快感，便秘
SNRI	禁忌：高度の肝・腎機能障害，MAO 阻害薬投与中，閉塞隅角緑内障 副作用：倦怠感，傾眠，めまい，腹部不快感，排尿困難

連携医療

腰痛を訴える患者において，重篤な脊椎疾患（腫瘍，炎症，骨折など）が疑われる所見として，発熱，安静時痛，体重減少，および癌の既往がある．また，腰痛に下肢痛・痺れなどの神経症状を伴う場合がある．これらが認められる場合は，専門医を紹介する．

慢性腰痛の場合，治療の目的は痛みを除去することでなく，日常生活が可能な状態に復帰させることである．日常生活を送るうえで障害が続く場合，専門科へ紹介する．心理社会的因子も含めた病態の再評価の後に，多職種による集学的アプローチが考慮される．

文献

1) Deyo RA, Weinstein JN：Low back pain. N Engl J Med **344**：363-370, 2001
2) Konno S, et al：Randomized, double-blind, placebo-controlled phase Ⅲ Trial of duloxetine monotherapy in Japanese patients with chronic low back pain. Spine **41**：1709-1717, 2016

（小林　洋）

6 腰椎椎間板ヘルニア（腰椎分離症，腰椎すべり症）

基本的知識 

腰椎椎間板ヘルニア，腰椎分離症，腰椎すべり症は日常診療でもよく遭遇する疾患であるが，その疾患概念はやや複雑である．本項では各疾患の疾患概念を下記に解説するが，腰椎由来の疾患はすべて腰椎局所での症状，すなわち“腰痛“と，脊柱管内外の神経組織の圧排により神経症状が出現した場合，すなわち“坐骨神経痛”に分けて把握すると理解が容易である．腰痛症状に対する治療については前項「非特異的腰痛」で詳述されているため，本項では下肢神経痛（坐骨神経痛）に対する薬物療法について概説する．

腰椎椎間板ヘルニアとは椎間板変性を基盤とした椎間板の突出のことを意味し，椎間板ヘルニアが突出した急性期には急性腰痛を発症する．しかしながら急性腰痛の原因としてはその他にも椎間関節性のもの，筋原性のものなど多岐にわたり，その原因を一義的に同定するのは困難なことも多いため，実臨床の場では腰痛のみが急激に発症した場合には病態よりも症状に注目して「急性腰痛の治療」として理解するほうが有用性が高い．椎間板ヘルニアで特に問題となるのは脊柱管内外の神経組織の圧排による神経症状が出現した場合であり，椎間板ヘルニアによる神経根障害は時に激烈な下肢痛をきたしうる．

腰椎分離症とは主に思春期に生じる腰椎椎弓部の疲労骨折が本態と考えられており，疲労骨折の急性期および骨癒合が得られず偽関節化した慢性期を総称して腰椎分離症と総称する．腰椎分離症を生じた急性期では，スポーツの禁止とコルセットによる外固定により骨癒合を目指すことが治療の主体となるため，本項では扱わない．一方，慢性期の腰椎分離症の治療方針は生じている症状に応じて異なる．慢性期の腰椎分離症では分離部の不安定性に由来する腰痛が主症状となることが多い．しかしながら分離部の不安定性が高度の場合，椎体部が前方すべりを生じ，分離すべり症に至ることがある．この場合にはすべりの程度が大きくなると神経根の牽引による神経根症状すなわち，坐骨神経痛を生じ得る．

一方，腰椎すべり症とは，単純 X 線像において腰椎部のアライメントに“ズレ”が生じている状態のことであり，主に前述の腰椎分離すべり症と分離を伴わない腰椎変性すべり症に大別される．変性すべり症と分離すべり症の大きな違いとして，変性すべり症では脊柱管自体も“ズレ”るため，時に強い正中狭窄をきたし，馬尾症状を生じ得るのに対し，分離すべり症ではすべりを生じても分離した椎弓が後方に残るため，正中狭窄を生じることはほとんどなく，生じる神経症状も前述の通り神経根症状のみのことがほとんどである，点が挙げられる．

処方例

［下肢神経症状（坐骨神経痛）に対して］

STEP 1 初期治療

❶ セレコキシブ（セレコックス） 錠 100 mg 1回1T 1日2回

❷ プレガバリン（リリカ） カプセル 25 mg 1回1〜2 Cap 1日2回

❸ デュロキセチン（サインバルタ） カプセル 20 mg 1回1 Cap 1日1回 朝

▶❶〜❸のいずれか．もしくは❶〜❸の併用．

解説

セレコキシブの場合，レバミピドなどの胃粘膜保護剤の併用を考慮する．非ステロイド抗炎症薬（NSAIDs）は消化性潰瘍や腎機能障害のリスクがあるため，これらのリスクが高い場合にはプロトンポンプ阻害薬の併用やプレガバリンやデュロキセチンの投薬を検討する．また上記の観点から慢性例への NSAIDs の連続長期投与は慎むべきである．神経障害性疼痛のガイドラインでは，NSAIDs は選択薬に入っていないが，急性の椎間板ヘルニアに伴う坐骨神経痛では，有効なことも多い．

プレガバリンは投与後早期の眠気やめまいが問題となり得るため，体格や年齢も考慮して初期投与量を決定し，以降症状に応じて漸増する．高齢者では1日 50 mg，非高齢者では1日 100 mg 程度での投薬開始が目安である．600 mg まで増量可能である．

デュロキセチンは1〜2週間毎に漸増し最大 60 mg まで増量可能である．投与急性期に眠気や吐気がみられることがあるため，場合によっては眠前での投与を検討する．デュロキセチンは神経障害性疼痛ガイドラインの第一選択薬に挙がっているが，神経障害性疼痛に対する投与は保険適用となっていないため注意を要する．

STEP 2 疼痛コントロール困難例

❶ トラマドール（トラマール） OD 錠 25 mg 1回1T 1日2回

▶STEP 1 に加えて用いる．

解説

トラマドールは弱オピオイドであり，依存性はないもののオピオイド特有の投与急性期の吐気が問題となる．そのため，処方当初の数日から1週間程度はプロクラルペラジンやメトクロプラミドなどの制吐薬の併用を考慮する．また便秘もよくみられる副作用であり，緩下薬の併用を検討する．疼痛に応じて 400 mg まで増量可能である．トラマドールとアセトアミノフェンの合剤も使用可能であり，やや立ち上がりが早いのが特徴である．

連携医療

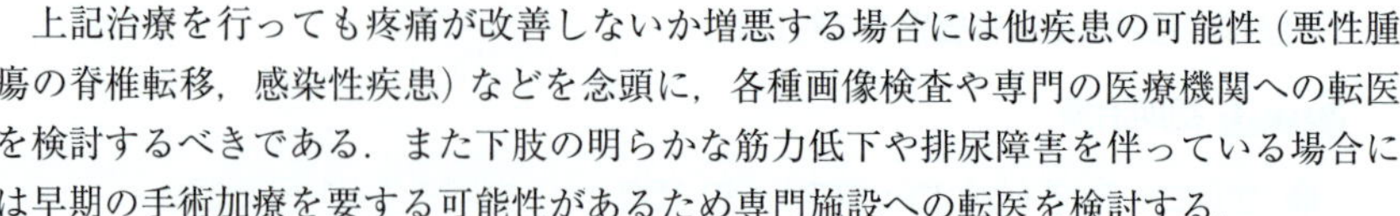

上記治療を行っても疼痛が改善しないか増悪する場合には他疾患の可能性（悪性腫瘍の脊椎転移，感染性疾患）などを念頭に，各種画像検査や専門の医療機関への転医を検討するべきである．また下肢の明らかな筋力低下や排尿障害を伴っている場合には早期の手術加療を要する可能性があるため専門施設への転医を検討する．

（谷口優樹）

7 変形性関節症（股・膝関節を中心に）

基本的知識

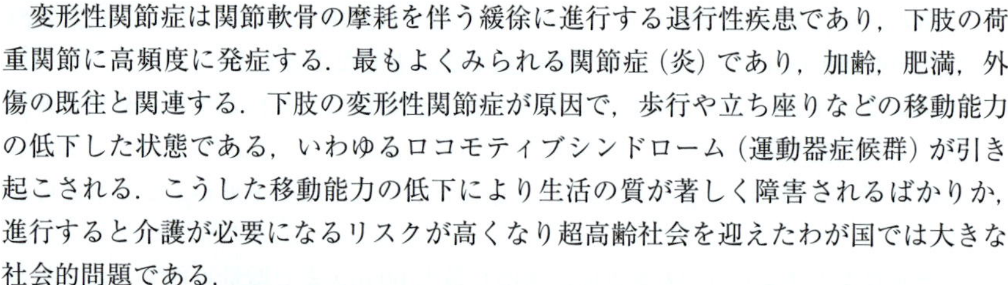

変形性関節症は関節軟骨の摩耗を伴う緩徐に進行する退行性疾患であり，下肢の荷重関節に高頻度に発症する．最もよくみられる関節症（炎）であり，加齢，肥満，外傷の既往と関連する．下肢の変形性関節症が原因で，歩行や立ち座りなどの移動能力の低下した状態である，いわゆるロコモティブシンドローム（運動器症候群）が引き起こされる．こうした移動能力の低下により生活の質が著しく障害されるばかりか，進行すると介護が必要になるリスクが高くなり超高齢社会を迎えたわが国では大きな社会的問題である．

変形性関節症では関節のこわばり，疼痛が生じ，進行すると変形が明らかになる．関節に炎症が合併すると，腫脹，熱感や関節水症などの症状が生じ疼痛が悪化する．関節軟骨が摩耗して関節にかかる応力を緩衝する本来の機能が損なわれると，その土台になっている関節軟骨に過大な負荷がかかり骨硬化や骨棘形成といった骨増殖性変化が引き起こされる．関節辺縁部に形成する骨棘と関節包や靱帯などの軟部組織がインピンジすると運動時痛や関節可動域制限などの症状が生じる．初期では患部を安静にしていると症状が改善することもあるが，運動器疾患では一般に過度に安静にすると筋力低下（サルコペニア），関節拘縮が進行しいわゆる廃用症候群に陥り症状が増悪することが多い．変形性関節症に対しても適切な運動療法を指導することが治療の基本となり，疼痛や炎症といった症状の緩和を目的に薬物療法を併用する．

薬物治療アルゴリズム

変形性関節症で生じた関節軟骨の摩耗を改善する有効な薬物はなく，疼痛の改善と炎症の軽減を目的に薬物が使用される．患者の多くは高齢者であり，全身合併症や他の内服薬との相互作用に注意する必要がある．疼痛が増悪して医療機関を受診した急性期には，抗炎症作用のある非ステロイド抗炎症薬（NSAIDs）や選択的 COX-2 阻害

薬を最小有効量で使用するのが一般的である．しかし，これらの薬物は胃腸障害，腎毒性，心血管イベントのリスクを伴うので，漫然と長期投与しないように注意する．3ヵ月以上使用しても症状改善がみられない慢性疼痛に対しては，他の薬剤への切り替えを考慮する．膝関節ではヒアルロン酸製剤やステロイドの関節内注射が行われる．

処方例

1 手指DIP（遠位指節間関節）関節症（Heberden結節），母指CM（手根中手関節）症

［外用薬］

❶ ロキソプロフェン（ロキソニン） ゲル25g 患部に塗布 適宜

❷ ケトプロフェン（モーラス） テープ20mg 患部に貼付 適宜

▶❶❷のいずれか．

2 下肢変形性関節症（股関節・膝関節など）

A 内服薬

1） 急性期または症状増悪時

❶ セレコキシブ（セレコックス） 錠100mg 1回1T 1日2回 朝夕食後

❷ ロキソプロフェン（ロキソニン） 錠60mg 1回1T 1日3回 毎食後

❸ ボノプラザン（タケキャブ） 錠10mg 1回1T 1日1回 朝食後

▶❶❷のいずれか．必要に応じて❸を併用．

2） 慢性期

❶ トラマドール・アセトアミノフェン配合（トラムセット） 配合錠37.5mg・325mg 1回1T 1日4回 毎食後・就寝前

❷ デュロキセチン（サインバルタ） カプセル20mg 1回1〜3Cap 1日1回 朝食後

▶適宜，❶❷を併用，または単独にて処方．

A 外用薬

❶ エスフルルビプロフェン・ハッカ油配合（ロコア） テープ 1日1回（2枚まで） 患部に貼付

❷ ケトプロフェン（モーラス） テープXR120mg 患部に貼付 適宜

▶❶❷のいずれか．

3 関節内注射（主として変形性膝関節症に対して）

❶ ヒアルロン酸ナトリウム（アルツ） ディスポ注 25 mg 1 週間に 1 回 5 回を 1 クール 関節内注 適宜増減

❷ トリアムシノロン（ケナコルト-A） 注 40 mg 1 回 10〜20 mg
リドカイン（キシロカイン） 注 1% 1 回 2〜3 mL 関節内注

▶❶❷のいずれか.

【3 解説】

関節水症に対して関節液の吸引が必要な場合もある．関節液の性状の観察により，偽痛風，関節リウマチ，感染と鑑別する．関節内注射の目的は関節内に確実に薬剤を注入することであるが，厳格な無菌操作で行うことが重要である．不適切な手技では無菌環境の関節内に細菌を持ち込んで化膿性関節炎などの重大な合併症を引き起こす危険性がある．

処方上の注意

NSAIDs は胃腸障害，腎毒性，心血管イベントのリスクを上昇させるので注意する．慢性腎臓病患者では急性腎不全を併発するリスクがある．

トラマドール製剤では悪心，嘔吐，便秘や眠気，ふらつきなどの副作用があり自動車の運転などの危険を伴う機械の操作に従事させない．デュロキセチン製剤はうつ病，うつ状態の適応があり，一般的な抗うつ薬に対する注意が必要である．

ロコアテープはエスフルルビプロフェンの経皮吸収に優れており，薬物の血中濃度が上昇するため NSAIDs 内服との併用は可能な限り避ける．湿布などの外用剤では接触性皮膚炎や光線過敏症などの副作用に注意する．

連携医療

変形性関節症による疼痛が消炎鎮痛薬の処方により改善しない場合や，疼痛が強くて歩行に支障がある場合は整形外科専門医へ紹介する．関節に明らかに腫脹がある場合には，偽痛風，関節リウマチ，頻度は低いが感染などとの鑑別が必要であり早期の紹介が望ましい．下肢の変形性関節症が進行し関節変形が生じ，移動能力が低下して日常生活上に著しい障害が生じた場合に，人工関節置換術，骨切り術などの外科的治療が検討される．

（中川 匠）

8 骨粗鬆症，骨軟化症

I 骨粗鬆症

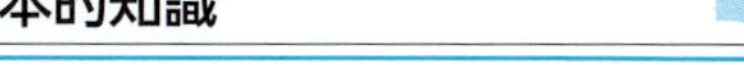

基本的知識

1) 病態

骨は1型コラーゲンを中心とした骨基質蛋白（類骨）にハイドロキシアパタイトが沈着して石灰化骨となる．骨粗鬆症は，骨の量的な減少がみられるが石灰化は正常で，この点から石灰化が障害されて類骨の割合が増加する骨軟化症・くる病とは区別される．

骨粗鬆症は20歳代までに獲得する最大骨量が少ないこと（遺伝的要因，成長期の栄養・運動，内分泌ホルモンなどが関与）と，成人後の骨リモデリング（骨形成と骨吸収の繰り返し）のインバランスによって骨量が減少する（閉経，加齢，運動不足が原因）ことによって発症する．

2) ガイドライン

下記ガイドライン（GL）が利用可能である．GLでは治療薬の有効性に関して，骨密度増加効果，椎体骨折抑制効果，非椎体骨折抑制効果，大腿骨近位部骨折抑制効果についてそれぞれA，B，Cの評価がなされている．椎体骨折抑制効果の評価がグレードAの骨粗鬆症治療薬は，窒素含有ビスホスホネート（BP），抗RANKL抗体（デノスマブ），選択的エストロゲン受容体モジュレータ（SERM），テリパラチド，エルデカルシトールである．

GL 骨粗鬆症の予防と治療ガイドライン作成委員会：骨粗鬆症の予防と治療ガイドライン2015年版，ライフサイエンス出版，2015

3) 診断基準と薬物療法開始基準

原発性骨粗鬆症は椎体または大腿骨近位部骨折があれば，骨密度にかかわらず骨粗鬆症と診断される．椎体または大腿骨近位部骨折以外の脆弱性骨折［軽微な外力で生じた肋骨，骨盤（恥骨，坐骨，仙骨を含む），上腕骨近位部，橈骨遠位端，下腿骨の骨折］がある場合は，骨密度が若年成人平均値（young adult mean：YAM）の80%未満の例を，脆弱性骨折の既往がない例では骨密度がYAMの70%以下の例を骨粗鬆症と診断する．

この診断基準で治療対象となる例以外に，GLでは，骨密度で評価した骨量減少者（YAMの80%未満）のうち，大腿骨近位部骨折の家族歴を有する例あるいは骨折リスク評価ツール（FRAX）による評価で主要骨折の10年間発生リスクが15%以上（75歳未満に適応）の例では薬物治療開始が推奨される．

続発性骨粗鬆症の治療開始基準が示されているのはステロイド性骨粗鬆症のみであ

る．ステロイド使用例では既存骨折，年齢，ステロイド投与量，腰椎骨密度に基づいてスコアを算出し，骨折リスクが高い例では薬物療法の対象となる．

その他の続発性骨粗鬆症では，個別の診断基準はないため，原発性骨粗鬆症の診断基準に準じて，各疾患や病態毎に診断基準や治療開始を検討する必要がある．2型糖尿病のうち，罹病期間が長く，HbA1cが7.5%以上，インスリン使用中の例では，脆弱性骨折がない場合でも骨密度がYAMの80%未満の場合には，薬物治療を開始することがGLでは勧められている．

薬物治療アルゴリズム

骨折リスクは骨密度，年齢，脆弱性骨折の有無と数の3つの要因が関与し，お互いに独立している．そこで年齢を基準に，脆弱性骨折の有無と数，骨密度によって，薬剤を使い分けるのが一般的である．年齢が低く，既存骨折を有しない例は骨折リスクが比較的低いが，長期間にわたる薬物治療が必要となる．このような症例では最初の椎体骨折を抑制する必要があるため，そのエビデンスを有するSERMあるいはエルデカルシトールを第一選択とする．これに対して，高齢である例や骨折を有する例では，BPやデノスマブが第一選択となる．さらに多数の骨折を有し，さらに高齢である例ではテリパラチドが選択される．BPは活性型ビタミンD_3を併用すると治療効果が高まることが知られている．

デノスマブ使用時は低カルシウム血症を防止するためビタミンDの併用が推奨される．

処方例

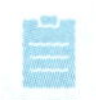

STEP 1 比較的若年で骨折リスクが低い例

[60歳女性　閉経後骨粗鬆症，腰椎骨密度YAM 67%，既存骨折なし]

❶ バゼドキシフェン（ビビアント）　錠20 mg　1回1T　1日1回　朝食後

❷ エルデカルシトール（エディロール）　カプセル0.75 μg　1回1 Cap　1日1回　朝食後

▶❶❷のいずれか．

STEP 2 高齢で骨折リスクが高い例

[85歳女性　閉経後骨粗鬆症，腰椎骨密度YAM 60%，既存椎体骨折（2ヵ所）]

❶ テリパラチド（フォルテオ）　注　1回20 μg　1日1回　皮下注（自己注射）
またはテリパラチド（テリボン）　注　週1回56 μg　皮下注

❷ **アレンドロン酸（フォサマック）** 錠 35 mg　1 回 1 T　週 1 回　朝起床時に水約 180 mL とともに経口投与（または**リセドロン酸**，**ミノドロン酸**，**イバンドロン酸**，**ゾレドロン酸**：用法・用量は各添付文書を参照）
エルデカルシトール（エディロール） カプセル 0.75 μg　1 回 1 Cap　1 日 1 回　朝食後

❸ **デノスマブ（プラリア）** 注 60 mg　1 回 60 mg　6ヵ月に 1 回　皮下注
沈降炭酸カルシウム・コレカルシフェロール・炭酸マグネシウム配合（デノタス） チュアブル配合錠　1 回 2 T　1 日 1 回　朝食後
または**エルデカルシトール（エディロール）** カプセル 0.75 μg　1 回 1 Cap　1 日 1 回　朝食後

▶❶～❸のいずれか．
▶❶では投与期間の制限（72 週～24ヵ月）があるため，治療終了後には❷または❸を開始する．

処方上の注意

A 薬剤の主な禁忌と副作用

1) 主な禁忌

BP では高度な腎障害のある患者は禁忌または慎重投与である．デノスマブは低カルシウム血症の患者は禁忌である．テリパラチドは高カルシウム血症の患者，骨肉腫発生のリスクが高いと考えられる患者（なかでも小児で骨端線が閉じていない患者），原発性の悪性骨腫瘍もしくは転移性骨腫瘍のある患者は禁忌である．SERM は静脈血栓塞栓症のある患者やその既往歴のある患者，長期不動状態にある患者は禁忌である．また多くの薬剤が，妊婦または妊娠している可能性のある婦人での使用はできない．

2) 副作用

頻度の高いものとして，BP での上部消化管障害，急性期反応，活性型ビタミン D_3 での高カルシウム血症，テリパラチドでの嘔気・めまいがあるがいずれも重篤性は低い．静注 BP 投与後に頻度が高い急性期反応とは，投与後 1～2 日以内に発熱，筋痛，疲労，骨痛といった症状を認めるものである．ほとんどが軽症で短期間に改善してその後の再発は少ないことをあらかじめ説明しておくのが望ましい．

頻度が低いものに，BP での顎骨壊死（osteonecrosis of the jaw：ONJ），非定型大腿骨骨折，腎不全，SERM での深部静脈血栓，デノスマブでの低カルシウム血症，ONJ，非定型大腿骨骨折が挙げられる．BP などの骨吸収抑制薬治療を行う予定の患者で，歯科治療が適切に行われており口腔衛生状態が良好に保たれている場合は，特に投与を延期する必要はなく定期観察を行うだけでよい．しかしながら，治療中は歯科医師による定期的な口腔内診査を患者に対して推奨し，医科歯科の緊密な連携をとる必要がある．また，デノスマブは腎機能低下例で低カルシウム血症が生じやすいので，投与前および投与後1週頃に血中カルシウム濃度の測定が望ましい．

B その他の注意点

BPは治療開始後，5年継続して骨折の発生がなく，骨密度がYAM 70%より高値となった例では休薬が可能である．一方，デノスマブは休薬に関する推奨はなく，3年間以上治療した例では，休薬する場合にはBPなどへの変更が推奨されている．

テリパラチドによる治療が終了した後は，無治療とすると骨密度低下を生じるため，骨吸収抑制薬による治療が必要である．

II 骨軟化症

基本的知識

1) 病態

ビタミンDの作用不足と尿細管からのリン再吸収不足の2つに大きく分けられる．石灰化していない骨基質蛋白（類骨）が増加し，全骨量（類骨＋石灰化した骨）に占める割合が増加する．くる病が骨端線閉鎖以前に発症したものであるのに対して，骨軟化症は骨端線閉鎖後に発症するものと定義される．

2) ガイドライン

「くる病・骨軟化症の診断マニュアル」[1)]（以下マニュアル）が2015年に発刊された．くる病・骨軟化症の病因として，ビタミンD欠乏，ビタミンD代謝物作用障害，腎尿細管障害，FGF23関連低リン血症性，リン欠乏などが示されている．

薬物治療アルゴリズム

1) 診断

筋力低下，歩行障害，骨痛などの多彩な症状を有する例で本症を疑うことが診断への第一歩である．マニュアルでは診断指針として，①大項目：a. 低リン血症または低カルシウム血症，b. 高骨型アルカリフォスファターゼ，②小項目：c. 臨床症状（筋力低下，骨痛），d. 骨密度（YAM 80%未満），e. 画像所見（骨シンチグラフィーでの肋軟骨などへの多発取り込み，単純X線像でのLooser's zone）が挙げられる．診断には大項目2つと小項目3つを満たす必要がある．確定診断は骨生検によるが侵襲的な検査であるため，必須ではない．

マニュアルでは血性リン，25(OH)Dなどの検査結果からの病型診断フローチャートが提示されている．

2) 治療

病型に応じて活性型ビタミンD_3の投与を行い，臨床症状の変化を観察するとともに，定期的な血液生化学検査を行って，治療効果と副作用をチェックする．

活性型ビタミンD_3の投与量は病型によって異なる．ビタミンD欠乏や抗痙攣薬によるもの，ビタミンD依存性くる病/骨軟化症I型，慢性腎不全ではアルファカルシドールを1日1〜2 μg［または$1,25(OH)_2D_3$を1日0.5〜1 μg］を投与する．ビタミンD依存性くる病/骨軟化症Ⅱ型では大量のビタミンD投与を要する．腫瘍摘出ができない腫瘍性骨軟化症を含め，低リン血症が原因の場合にはアルファカルシドールを1日1 μg（またはカルシトリオールを1日0.5〜1 μg）投与し，リン製剤は併用する．

処方例

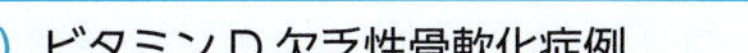

1) ビタミンD欠乏性骨軟化症例

❶ アルファカルシドール（アルファロール，ワンアルファ）　カプセル・錠　1回1 μg　1日1回

2) 腫瘍性骨軟化症（腫瘍摘出が不可）例

❶ アルファカルシドール（アルファロール）　カプセル0.5 μg　1回3 Cap

❷ リン酸二水素ナトリウム・無水リン酸水素二ナトリウム配合（ホスリボン）　配合顆粒0.48 g包　1日7包（朝1包，昼夕・就寝前2包）

▶❶❷を併用．

処方上の注意

血清カルシウム，リンを測定してビタミンD投与量を増減し，尿中カルシウム-クレアチニン比をモニタリングして，高カルシウム尿症発現に十分注意する．

文献

1）福本誠二ほか：くる病・骨軟化症の診断マニュアル．日内分泌会誌 **91**：1-11, 2015

（萩野　浩）

9 化膿性骨髄炎

基本的知識

骨髄と骨皮質に起こる感染症であり，感染経路は主に血行性か直接浸潤である．小児では長管骨への血流感染が，成人では椎体炎，外傷または，糖尿病や末梢循環不全に伴う骨髄炎が多い．急性例では全身症状（発熱，全身倦怠感など）や局所所見（急な痛み，圧痛，紅斑，熱感，腫脹など）を認めることがある．小児では，患肢の機能障害（上肢であれば使いたがらず，下肢であれば跛行や歩行困難）を呈することがあるが，臨床所見での診断は困難なことが多い．可能な限り外科的デブリドマンを優先すべきであるが，通常感染組織を完全に取り除くことは困難であり長期的な抗菌薬投与が必要となる．

処方例

主に成人の椎体炎，術後・外傷後骨髄炎に対する処方例を挙げる．

STEP 1 経験的治療

1) メチシリン感受性 *S. aureus* (MSSA) を標的とする場合

❶ セファゾリン (セファメジンα) 注 1回2g 1日3回 点滴静注 (保険適用外，添付文書最大1日5g)

2) 上記にアレルギーの場合，または MRSA を標的として考える場合

❶ バンコマイシン 注 1回1g (または15 mg/kg) 1日2回 点滴静注

【STEP 1 **解説**】

何よりも原因菌の同定が重要である．抗菌薬投与前に血液培養を2セット以上採取する．また，可能であれば患部より検体を直接採取する．外来での不用意な内服抗菌薬投与は，原因菌同定の妨げになる可能性があり注意する．上記以外の原因菌が想定される場合は，抗菌薬を追加あるいは変更する．

STEP 2 原因菌が同定された場合 (感受性検査を参考に下記を検討する)

1) MSSA

❶ セファゾリン (セファメジンα) 注 1回2g 1日3回 点滴静注 6週間以上 (保険適用外，添付文書最大1日5g)

2) MRSA

❶ バンコマイシン 注 1回1g (または15 mg/kg) 1日2回 点滴静注 6週間以上

❷ ダプトマイシン (キュビシン) 注 1回6～8 mg/kg 1日1回 緩徐に静注または点滴静注 6週間以上 (保険適用外)

▶❶の therapeutic drug monitoring (TDM) での目標トラフ値 15～20 μg/mL.

【STEP 2 **解説**】

原因菌同定後 definitive therapy に移行する．MRSA に対してはリネゾリド (LZD) やテイコプラニン (TEIC) が代替薬となり得る (保険適用外)．抗菌薬投与期間は6週間以上を1つの目安とするが，科学的根拠は十分でない．感染の広がりとデブリドマンの程度を考え，総合的に判断していく．その他の菌に対しては各種ガイドラインを確認いただきたい．

処方上の注意

骨移行性の悪い抗菌薬も多いので注意が必要である．投与量はなるべく高用量とする．

連携医療

原則，急性期は入院点滴加療が望ましい．臨床所見，画像所見などから骨髄炎を疑う場合は，ただちに整形外科医のいる入院可能施設に相談する．患者に対しては，一般的に治療が長期化しやすいことを伝えておく．

（山田浩司）

10 がんの骨転移

基本的知識

骨転移の罹患患者数は，年間10万～20万人程度と考えられている．骨転移と診断された時点でがんの根治を目指すことは難しいため，骨転移の進行を抑え症状を緩和すること，すなわち骨折や麻痺の予防および治療や，疼痛コントロールを行うことが診療の目標となる．

骨転移に対しては，原発巣に対応した化学療法・ホルモン療法が行われ，痛みが強い場合には痛み止め（アセトアミノフェン，非ステロイド抗炎症薬，弱オピオイド，強オピオイド，鎮痛補助薬）を用いるが，それでも症状が続く場合には，放射線治療や手術療法などを検討する．本項では，原発巣によらず骨転移に対して用いられる薬剤である骨修飾薬について述べる．これは，破骨細胞の発生，分化，機能を抑制する薬剤であり，骨転移による骨関連事象（骨折，麻痺，放射線治療，外科手術，高カルシウム血症）の発生頻度を減らすことが示されており，全身状態が許せば積極的に使用すべきである．

薬物治療アルゴリズム

主な骨修飾薬としてゾレドロン酸（ビスホスホネート製剤）とデノスマブ（抗RANKL抗体）が汎用されている．ゾレドロン酸は，腎機能に応じて投与量を調整する必要があるが，化学療法に合わせて3週サイクルで投与可能である．デノスマブは，ゾレドロン酸より骨関連事象抑制効果が高く，4週サイクルで皮下注射を行う．

いずれの薬剤も，低カルシウム血症を生じやすいため，投与期間中カルシウム製剤やビタミンD製剤を投与する．腎機能障害がある患者ではビタミンD活性化が障害されているため，活性型ビタミンD_3を投与しなければならない．高Ca血症の場合には，活性型ビタミンD_3とカルシウム製剤は投与しない．

処方例

❶ デノスマブ（ランマーク） 注120 mg 1回120 mg 4週間に1回 皮下注

❷ **ゾレドロン酸（ゾメタ）** 注 4 mg　4 mg を生理食塩液 100 mL またはブドウ糖注射液（5%）100 mL に希釈し，15 分以上かけて点滴静注（添付文書を参照し，腎機能に応じて量を調整）　3〜4 週間間隔

▶❶❷のいずれか．

1）**腎機能が正常な患者（Ccr 60 mL/分以上）にデノスマブを投与するとき**

❶ **沈降炭酸カルシウム・コレカルシフェロール・炭酸マグネシウム配合（デノタス）** チュアブル配合錠　1 回 2 T　1 日 1 回　朝食後　デノスマブ投与中継続

2）**ゾレドロン酸水和物注射液投与時，または腎機能が低下した患者（Ccr 60 mL/分以下）にデノスマブを投与するとき**

❶ **乳酸カルシウム** 末　1 回 1 g　1 日 3 回　毎食後

❷ **アルファカルシドール（ワンアルファ，アルファロール）** 錠・カプセル　1 回 0.75 μg　1 日 1 回　朝食後（総量 0.75 μg）

▶❶❷を骨修飾薬投与中継続．

処方上の注意

1）**薬剤の主な禁忌と副作用**

骨修飾薬の重大な副作用として低カルシウム血症と顎骨壊死（「連携医療」参照）がある．低カルシウム血症が悪化すると，テタニー，喉頭痙攣，全身性痙攣，不整脈などを生じる．

デノスマブは作用が強力なため，ゾレドロン酸よりも低カルシウム血症を生じるリスクがやや高く（5.3% vs 3.1%），初回投与 1 週間後と各回投与前に補正後血清 Ca 値を確認する．投与前に補正後血清 Ca が低値である場合には，8.0 mg/dL 以上になってから投与する．

デノスマブ投与による低カルシウム血症リスク因子は，胃癌骨転移，ALP 高値，PS（performance status）が悪いこと，と報告されている[1]．

2）**その他の注意点**

骨修飾薬投与により非外傷性の大腿骨転子下および近位大腿骨骨幹部の非定型骨折を生じることがある．その他，ゾレドロン酸では発熱，嘔気，倦怠感，頭痛，骨痛，関節痛，急性腎不全など，デノスマブでは重篤な皮膚感染症などが副作用として報告されている．

連携医療

デノスマブ治療患者の 1.8%，ゾレドロン酸治療患者の 1.3% に顎骨壊死が発生する．骨修飾薬投与中に，口腔内が不衛生であったり，抜歯したりすると顎骨壊死を生じやすいため，事前に歯科受診し必要な処置を行い，投与中も口腔ケアを継続するべ

きである．顎骨壊死を生じてもがん患者では原則として休薬しない[2)]が，歯科と連携して治療方針を決定する．

文献

1）Kinoshita Y, et al：High serum ALP level is associated with increased risk of denosumab-related hypocalcemia in patients with bone metastases from solid tumors. Endocr J **63**：479-484, 2016

2）米田俊之ほか：骨吸収抑制薬関連顎骨壊死の病態と管理：顎骨壊死検討委員会ポジションペーパー 2016

（篠田裕介）

17章 皮膚疾患

1 アトピー性皮膚炎

基本的知識

アトピー性皮膚炎は，増悪・寛解を繰り返す，瘙痒のある湿疹を主病変とする疾患であり，患者の多くはアトピー素因を持つ．アトピー素因とは，①家族歴・既往歴（気管支喘息，アレルギー性鼻炎・結膜炎，アトピー性皮膚炎のうちいずれか，あるいは複数の疾患）があること，または② IgE 抗体を産生しやすい素因を指す．

アトピー性皮膚炎の病態は①皮膚バリア機能異常，②アレルギー炎症，③瘙痒の3つの側面から考えるとわかりやすい．アトピー性皮膚炎の患者では皮膚バリア機能が低下しているため，外的な刺激に対して皮膚が反応しやすく，炎症が起こりやすい状態になっている．皮膚バリア機能が低下していると，アレルゲンが皮膚に容易に侵入してくる．ダニや花粉のようなアレルゲンは，含まれるプロテアーゼによって2型ヘルパーT細胞（Th2）型の免疫応答を誘導する．アトピー性皮膚炎の瘙痒の原因は多様であり，ヒスタミン以外の起痒因子が想定されている．近年，Th2 細胞が産生するインターロイキン 31（IL-31）が重要な起痒物質であることが判明した．

アトピー性皮膚炎の治療方法は①薬物治療，②スキンケア，③悪化因子の検索と対策の3点が基本になる．

下記のガイドラインに則った標準治療を記載した．

GL 日本皮膚科学会アトピー性皮膚炎診療ガイドライン作成委員会：アトピー性皮膚炎診療ガイドライン 2106 年版．日皮会誌 **126**（2）：121-155，2016

薬物治療アルゴリズム

薬物治療で最も大切なのは，抗炎症外用薬であるステロイド外用薬とタクロリムス軟膏の塗布である．ステロイド外用薬は強さによって，Ⅰ群（strongest），Ⅱ群（very strong），Ⅲ群（strong），Ⅳ群（medium），Ⅴ群（weak）に分かれている．個々の皮疹の重症度に見合った強さの薬剤を選択する必要がある．一般に，重症の皮疹にはⅡ～Ⅲ群の，中等症の皮疹にはⅢ～Ⅳ群の，軽症の皮疹にはⅣ～Ⅴ群のステロイド外用薬を用い，乾燥症状が主体の軽微な皮疹には保湿外用薬を用いる．乳幼児，小児では原則として，中等症～重症の皮疹には前述より1ランク低いステロイド外用薬を用いる．顔面・頸部は皮膚が薄いため，原則としてⅣ～Ⅴ群のステロイド外用薬を短期間用いる．

タクロリムス軟膏には0.1%成人用（16歳以上）と0.03%小児用（2〜15歳）がある．0.1%成人用はⅢ群のステロイド外用薬と強さがほぼ同等である．顔面や頸部などステロイド外用薬の局所的な副作用（皮膚萎縮や毛細血管拡張など）が起きやすい部位は，タクロリムス軟膏の高い適応がある．

アトピー性皮膚炎の瘙痒を緩和する補助療法として，第二世代の非鎮静性の抗ヒスタミン薬が用いられる．

処方例

1 外用治療

A 体幹・四肢

Step 1 軽微な皮疹（乾燥症状が主体）

❶ ヘパリン類似物質（ヒルドイドソフト） 軟膏 1日2回適量塗布 朝夕

❷ 尿素（ケラチナミン，ウレパール，パスタロン） クリーム 1日2回適量塗布 朝夕

❸ 白色ワセリン（プロペト） 軟膏 1日2回適量塗布 朝夕

▶❶〜❸のいずれか．

Step 2 軽症の皮疹

❶ プレドニゾロン吉草酸エステル酢酸エステル（リドメックス） 軟膏 1日2回適量塗布 朝夕

❷ ヒドロコルチゾン酪酸エステル（ロコイド） 軟膏 1日2回適量塗布 朝夕

❸ アルクロメタゾンプロピオン酸エステル（アルメタ） 軟膏 1日2回適量塗布 朝夕

▶❶〜❸のいずれか．

Step 3 中等症の皮疹

❶ デキサメタゾンプロピオン酸エステル（メサデルム） 軟膏 1日2回適量塗布 朝夕

❷ デプロドンプロピオン酸エステル（エクラー） 軟膏 1日2回適量塗布 朝夕

❸ ヒドロコルチゾン酪酸エステル（ロコイド） 軟膏 1日2回適量塗布 朝夕

▶成人は❶〜❷のいずれか．小児は❸．

STEP 4 重症の皮疹

❶ ベタメタゾン酪酸エステルプロピオン酸エステル（アンテベート） 軟膏 1日2回適量塗布 朝夕

❷ モメタゾンフランカルボン酸エステル（フルメタ） 軟膏 1日2回適量塗布 朝夕

❸ デキサメタゾンプロピオン酸エステル（メサデルム） 軟膏 1日2回適量塗布 朝夕

▶成人は❶❷のいずれか．小児は❸．

B 顔面・頸部

❶ タクロリムス（プロトピック） 軟膏 1日2回適量塗布 朝夕

❷ タクロリムス（プロトピック） 小児用軟膏 1日2回適量塗布 朝夕

❸ クロベタゾン（キンダベート） 軟膏 1日2回適量塗布 朝夕

▶16歳以上は❶❸のいずれか．2歳以上15歳未満は❷❸のいずれか．2歳未満は❸．

2 内服治療

［瘙痒を緩和する補助療法］

❶ ベポタスチン（タリオン） 錠10mg 1回1T 1日2回 朝夕食後

❷ オロパタジン（アレロック） 錠5mg 1回1T 1日2回 朝食後・就寝前

❸ フェキソフェナジン（アレグラ） 錠60mg 1回1T 1日2回 朝夕食後

▶成人は❶～❸のいずれか．小児は年齢により用量などが異なる．

処方上の注意

1）薬剤の主な副作用と禁忌

プロトピック軟膏は2歳未満の乳幼児では使用経験がなく安全性が確立されていないため，使用は禁忌である．また，母乳中へ移行する可能性があるので使用中の授乳は避けさせること．

2）その他の注意点

抗ヒスタミン薬には，抗コリン作用や鎮静作用が比較的強い第一世代と，抗コリン作用のない第二世代がある．治療効果に差がなく，眠気などの副作用が少ないことから，非鎮静性の第二世代抗ヒスタミン薬の使用が勧められる．

連携医療

最重症・難治性の成人アトピー性皮膚炎患者の短期的な寛解導入療法として，シクロスポリンが使われることがあるが，このような場合は皮膚科専門医に紹介する．また，2018 年 4 月より既存治療で効果不十分なアトピー性皮膚炎患者に対してデュピテクセントが使用可能になったが，この場合も皮膚科専門医に紹介することが望ましい．

寛解導入後に皮疹が落ち着いた状態で専門医から紹介された場合も，保湿外用薬は継続することが望ましい．

（佐伯秀久）

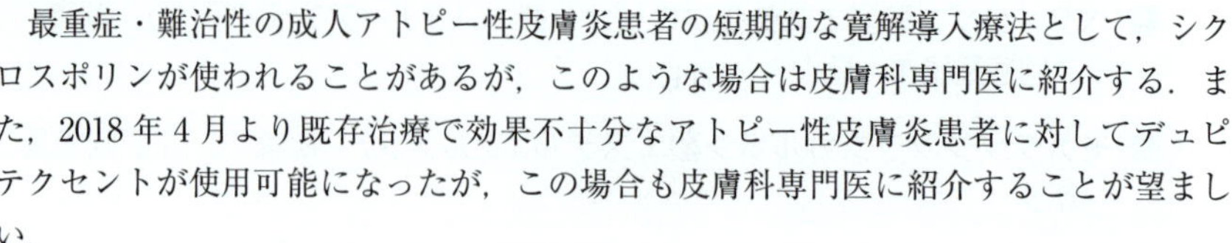

2 接触皮膚炎

基本的知識

接触皮膚炎とは，皮膚に接触した物質の刺激，あるいは炎症反応によって生じる皮膚炎で，いわゆる“かぶれ”のことをいう．病態によって①刺激性接触皮膚炎，②アレルギー性接触皮膚炎，③光接触皮膚炎，④接触皮膚炎症候群・全身性接触皮膚炎に分類される．

診断には，問診や症状の出現のタイミングなどからアレルゲンを推測し，パッチテストを行い，原因を特定する．患者の持参品を用いるほか，日本人の接触皮膚炎の原因となりやすいものをセットにしたジャパニーズスタンダードシリーズを用いることもある．

薬物治療アルゴリズム

原因の特定・除去をしたうえでの加療であることが望ましい．一般的には顔面には medium クラス，それ以外の部分には strong から very strong の強さのステロイド外用薬を用いる．瘙痒が強い場合には抗ヒスタミン薬を併用する．また接触皮膚炎症候群や全身性接触皮膚炎の場合にはステロイド内服薬を短期的に併用することもある．2 週間たっても改善しないときには再度診断や原因を見直す．

処方例

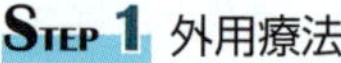

STEP 1 外用療法

1）顔面

❶ ヒドロコルチゾン酪酸エステル（ロコイド） 軟膏 0.1% 1 日 1～2 回適量塗布

2) 四肢・体幹

❶ ベタメタゾン酪酸エステルプロピオン酸エステル（アンテベート） 軟膏 0.05% 1日2回適量塗布

3) 滲出液が出るなど症状が強いとき

❶ クロベタゾールプロピオン酸エステル（デルモベート） 軟膏 0.05% 1日2回 適量塗布

❷ 亜鉛華単軟膏 軟膏 10% 1日1回重層塗布

▶❶❷のいずれか.

STEP 2 内服療法

1) 瘙痒が強いとき

❶ オロパタジン（アレロック） 錠 5 mg 1回1T 1日2回 朝夕食後

❷ フェキソフェナジン（アレグラ） 錠 60 mg 1回1T 1日2回 朝夕食後

▶❶❷のいずれか.

2) 広い範囲に症状が出る場合

短期間の経過であれば

❶ プレドニゾロン（プレドニン） 錠 5 mg 1日20 mg 1週間程度

3) 全身性金属アレルギーの場合

❶ 原因金属制限食

❷ クロモグリク酸ナトリウム（インタール） 細粒 10% 1日3～6 g 3回分服 朝昼夕食前

▶❶❷のいずれか.

処方上の注意

原因特定のうえで治療が必要であるので，検査なく漫然とステロイドの外用や内服を行わない.

連携医療

顔面に症状がある場合には脂漏性皮膚炎，酒さなど他の疾患の可能性もあり，2週間の加療で治らないとき，また顔面以外でも皮疹の範囲が広い場合に，アトピー性皮膚炎，薬疹などの鑑別が必要なため速やかに専門医に相談していただきたい．それ以外にも金属アレルギーは実際にテストで陽性になっても，皮疹に関連があるかの判断は難しいので，金属除去などに踏み切る前に相談いただきたい.

（高山かおる）

3 脂漏性皮膚炎

基本的知識

顔面，頭部，前胸部正中，上背部，腋窩，陰部のいわゆる脂漏部位に好発する湿疹・皮膚炎で，鱗屑と紅斑形成を特徴とする．頭部では鱗屑によるフケ症として認識される．組織学的に脂腺・毛包部付近の表皮を病変主座とする．生後数週から半年ぐらいまでの新生児から乳児期の皮脂分泌開始時期と，第二次性徴期の思春期以降から壮年層までの皮脂分泌亢進時期の二相性の患者層が認められる．皮脂・脂肪酸と常在真菌マラセチアによる炎症誘発が病態と考えられている．過剰皮脂軽減のための石鹸洗顔やシャンプー指導とともに，ステロイド外用薬による皮膚炎抑制と外用抗真菌薬を用いる．部位によりステロイド外用薬のランクを調整する．市販の抗真菌作用のあるシャンプーや洗浄剤の併用も有用である．

処方例 

A 顔面・陰部・腋窩部に対して

medium/mild クラスのステロイド外用薬を用いる．

STEP 1 鱗屑が主体の場合

抗真菌薬を用いる．

① ケトコナゾール（ニゾラール） クリーム 1日2回適量塗布

STEP 2 紅斑（炎症反応）が強い場合

ステロイド外用薬を併用する．

① ヒドロコルチゾン酪酸エステル（ロコイド） クリーム 1日2回適量塗布

▶STEP 1 に併用．

B 頭部（被髪部・髪際部）に対して

有髪部にはローション基材の外用薬が用いやすい．

STEP 1

① ケトコナゾール（ニゾラール） ローション 1日2回適量塗布

STEP 2 strong から very strong クラスのステロイド外用薬を併用

❶ ベタメタゾン酪酸エステルプロピオン酸エステル（アンテベート） ローション 1日2回適量塗布

❷ ベタメタゾン吉草酸エステル（リンデロン-V） ローション 1日2回適量塗布

▶❶❷のいずれか.

C 体幹部に対して

STEP 1

❶ ケトコナゾール（ニゾラール） クリーム 1日2回適量塗布

STEP 2

strong から very strong クラスのステロイド外用薬を併用する.

❶ ベタメタゾン酪酸エステルプロピオン酸エステル（アンテベート） クリーム 1日2回適量塗布

❷ デプロドンプロピオン酸エステル（エクラー） クリーム 1日2回適量塗布

▶❶❷のいずれか.

D 乳幼児に対して

主として頭部の一過性の皮脂分泌亢進に伴う症状であり，多くは適切な温浴清拭・石鹸洗浄で対処可能である．四肢（肘窩・膝膕）に皮疹を認める場合には，アトピー性皮膚炎の合併に留意する．

STEP 1

❶ ケトコナゾール（ニゾラール） クリーム 1日2回適量塗布

❷ オリーブ油 1日2回適量塗布

▶まずは❶．厚い痂皮が付着する場合は❷.

STEP 2 炎症が強い場合や難治例

medium/mild から strong クラスのステロイド外用薬を併用する.

❶ クロベタゾン（キンダベート） 軟膏 1日2回適量塗布

❷ デキサメタゾンプロピオン酸エステル（ボアラ） クリーム 1日2回適量塗布

▶❶❷のいずれか.

（山﨑研志）

4 手湿疹

基本的知識

手掌，手背，手指の皮膚に生じる湿疹を手湿疹（hand eczema）と呼ぶ．角質が乾燥して，鱗屑や皮膚肥厚，亀裂などを生じる状態から，物理的・化学的刺激による皮膚の炎症，手の皮膚に接触したアレルゲンによる遅延型・即時型アレルギーが，時に複合して病態を形成する．アトピー性皮膚炎，頻回の手洗いや洗浄剤の使用などが発症や悪化に関係することが多い．刺激性の手湿疹は，刺激が加わる部位（指先や手掌，爪周囲など）の乾燥や鱗屑で始まり，次第に紅斑を呈する．アレルギー性接触皮膚炎は，紅斑や小水疱といった急性湿疹性の変化がみられ痒みが強い．いずれも慢性期になると苔癬化を伴う紅斑に加えて角質増殖や皮膚の肥厚，亀裂がみられる．手白癬，掌蹠膿疱症などとの鑑別が必要である．

処方例

STEP 1

1) 紅斑などの炎症症状を伴わない場合

❶ ヘパリン類似物質（ヒルドイドソフト） 軟膏 0.3%　1日数回塗布

▶油性クリームで乾燥に伴う手湿疹の進行性指掌角皮症に保険適用あり．

2) 紅斑などの炎症症状を伴う場合

❶ ジフルプレドナート（マイザー） 軟膏 0.05%　1日2回塗布

▶❶に加えて，適宜 1）の❶ヘパリン類似物質を外用．

【STEP 1 解説】

ヘパリン類似物質は手洗いや水仕事の後などに何度も外用するよう指導する．炎症症状を伴う場合にはステロイド外用薬が効果的だが，長期に使用すると皮膚萎縮などの副作用のために皮膚バリア機能が低下することも懸念されるので，漫然と使用しないように注意し，症状が軽快したら，外用回数の減少や中止，あるいはステロイドのランクダウンを心がける．いずれにせよ日常生活での手の皮膚の保護や悪化因子への対策が極めて重要である．

STEP 2 亀裂に対して

❶ 亜鉛華単軟膏　柔らかい布に伸ばして1日1回貼付（炎症症状を伴う場合は STEP 1-2）-❶ジフルプレドナートを塗布した後に貼付）

❷ フルドロキシコルチド（ドレニゾン）　テープ　1日1回貼付し12時間で除去
（炎症症状を伴う場合に使用）

▶❶❷のいずれか.

処方上の注意

薬剤の処方に加えて，処方薬［ヘパリン類似物質「STEP 1-1）-❶」など］・市販品を問わず保湿外用剤の塗布による皮膚バリア機能の補完と，水仕事の際のゴム（またはビニール）手袋着用，アレルギー性の場合のアレルゲンの同定と接触回避など，悪化因子への対策が極めて重要である.

連携医療

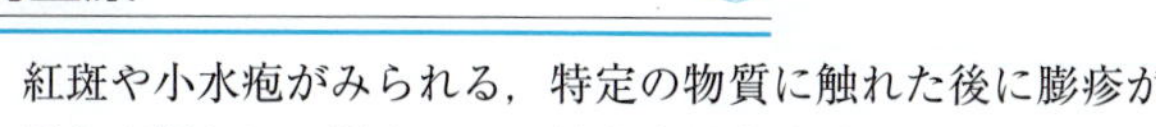

紅斑や小水疱がみられる，特定の物質に触れた後に膨疹が生じる，などアレルギーの関与が疑われる場合には，総合病院皮膚科などにアレルゲン同定のためのパッチテストやプリックテストなどを依頼する.

（加藤則人）

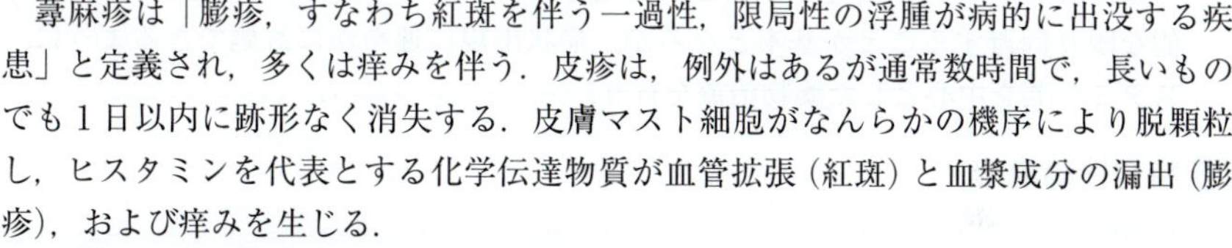

5 蕁麻疹

基本的知識

蕁麻疹は「膨疹，すなわち紅斑を伴う一過性，限局性の浮腫が病的に出没する疾患」と定義され，多くは痒みを伴う．皮疹は，例外はあるが通常数時間で，長いものでも1日以内に跡形なく消失する．皮膚マスト細胞がなんらかの機序により脱顆粒し，ヒスタミンを代表とする化学伝達物質が血管拡張（紅斑）と血漿成分の漏出（膨疹），および痒みを生じる.

蕁麻疹の対処方法は，蕁麻疹の病型によって大きく異なるため，アナフィラキシーの合併の有無を含めた緊急性の有無の判断と正しい病型診断を行うことが重要である．蕁麻疹の病型は，直接的誘因がなく自発的に皮疹が出現する特発性蕁麻疹（急性蕁麻疹，慢性蕁麻疹を含む）と特定の誘発刺激や負荷により皮疹が誘発可能な刺激誘発型蕁麻疹（食物アレルギーを含む）に大きく分類される.

GL 日本皮膚科学会：蕁麻疹診療ガイドライン．日皮会誌 **121**：1339-1388，2011

薬物治療アルゴリズム

蕁麻疹の治療の基本は，原因・悪化因子の回避と非鎮静性第二世代経口抗ヒスタミン薬（通常量）を中心とした薬物療法である．ただし，皮疹の誘発が可能な刺激誘発型蕁麻疹では皮疹の誘発因子の回避が主体となり，特発性蕁麻疹では薬物療法を主体として病勢の鎮静化を図ることが大切である.

特発性，特に慢性蕁麻疹で通常量の抗ヒスタミン薬で効果不十分の場合は，抗ヒスタミン薬の内服の増量や他剤への変更を考慮する．2011 年改訂のわが国の蕁麻疹診療ガイドラインでは，第 2 ステップとして H_2 受容体拮抗薬や抗ロイコトリエン薬などが補助的治療薬として位置づけられ，第 3 ステップとして副腎皮質ステロイド内服を推奨している．一方，欧米のガイドラインでは副腎皮質ステロイド内服は漫然と使用すべきものではないとし，第 3 もしくは第 4 ステップとして抗 IgE モノクローナル抗体であるオマリズマブを推奨している（なお，蕁麻疹診療ガイドラインは改訂予定であり，オマリズマブや副腎皮質ステロイド内服の推奨度は後の記載と変更となっている可能性がある）.

処方例 

A 刺激誘発型蕁麻疹

STEP 1

❶ レボセチリジン（ザイザル） 錠 5 mg 1 回 1 T 1 日 1 回 症状出現時

❷ ベポタスチン（タリオン） 錠 10 mg 1 回 1 T 1 日 1 回 症状出現時

❸ デスロラタジン（デザレックス） 錠 5 mg 1 回 1 T 1 日 1 回 症状出現時

▶❶〜❸のいずれか.

【A 解説】

原因物質および原因となる刺激が同定されれば，その抗原および刺激への曝露を可能な限り回避することが基本となるが，症状出現に速やかに対処できるように，抗ヒスタミン薬を中心とした薬物治療を行う.

B 特発性蕁麻疹

STEP 1

❶ レボセチリジン（ザイザル） 錠 5 mg 1 回 1 T 1 日 1 回 就寝前

❷ オロパタジン（アレロック） 錠 5 mg 1 回 1 T 1 日 2 回 朝・就寝前

❸ ビラスチン（ビラノア） 錠 20 mg 1 回 1 T 1 日 1 回 就寝前

▶❶〜❸のいずれか．効果不十分の場合は，抗ヒスタミン薬の内服の倍量への増量を考慮する．❶に関しては添付文書上に増量に関する記載がある.

STEP 2 STEP 1 で効果不十分の場合

❶ モンテルカスト（キプレス，シングレア） 錠 10 mg 1 回 1 T 1 日 1 回 就寝前（保険適用外）

❷ **シメチジン（タガメット）** 錠 200 mg　1 回 2 T　1 日 2 回　朝夕食後（保険適用外）

▶❶❷のいずれか，もしくは両者を抗ヒスタミン薬に追加する．ただし，両処方ともに保険適用ではない．

STEP 3 STEP 2 で効果不十分の場合

❶ **オマリズマブ（ゾレア）** 注　1 回 300 mg　皮下注　4 週間毎（慢性例，12 歳以上に限る）

❷ **シクロスポリン（ネオーラル）** カプセル　1 日 3 mg/kg 以下　1 日 1〜2 回　食後（保険適用外）

❸ **プレドニゾロン（プレドニン）** 錠 5 mg　1 回 1 T　1 日 1〜3 回　食後（慢性例は保険適用外）

▶❶〜❸のいずれか．
▶❶は STEP 1 での抗ヒスタミン薬治療で効果不十分で日常生活に支障をきたす例には追加投与してもよい．❸は長期に漫然と使用しない．

【B 解説】

急性蕁麻疹は発症してから 1ヵ月（国際的には 6 週間）以内，慢性蕁麻疹は発症から 1ヵ月以上を経過した特定の原因が同定されない蕁麻疹である．急性蕁麻疹では，診察時に強い症状が出現しているか，すでに消退していても症状の程度が大きい場合は 2, 3 日間抗ヒスタミン薬を内服する．慢性蕁麻疹では，抗ヒスタミン薬の内服を継続することで皮疹の出現を完全に抑制することを目標とする．

（福永　淳）

6 虫刺され，ストロフルス，痒疹

基本的知識

痒疹は痒疹丘疹を主徴とする反応性皮膚疾患である．痒疹丘疹は強い痒みを伴う孤立性の丘疹を指す．掻破により頂部にびらんを生じることもある．急性痒疹，亜急性痒疹，慢性痒疹に分類される．急性痒疹は滲出傾向の強い痒疹丘疹で，小児ストロフルスもこれに相当する．通常 1ヵ月前後の経過をとる．虫刺されは蚊，ブユ類，アブ，ネコノミ，イエダニなどの刺咬によって生じる急性痒疹反応である．虫刺に対する過敏反応による．亜急性痒疹は米粒大までの浮腫性丘疹，漿液性丘疹，充実性丘疹が孤立性にみられ，掻破により頂部にびらんを伴うことがある．体幹・四肢伸側に分布し，数週間に渡り消長を繰り返す．慢性痒疹は数週間から数ヵ月持続する充実性の痒疹丘疹で，結節性痒疹と多形慢性痒疹に分類される．結節性痒疹は硬い半ドーム状または疣状の結節となる．多形慢性痒疹は痒みの強い蕁麻疹様丘疹で始まり，徐々に常色～淡褐色の充実性丘疹へと変化する．難治で慢性に経過する例では内分泌疾患，腎障害，肝胆道系疾患，血液疾患，悪性腫瘍など全身疾患の検索を行う．

GL 日本皮膚科学会：慢性痒疹診療ガイドライン．日皮会誌 **122**：1-16，2012

処方例

A 外用治療

❶ ベタメタゾン吉草酸エステル（リンデロン-V） 軟膏 1日2回 塗布

❷ ベタメタゾン酪酸エステルプロピオン酸エステル（アンテベート） 軟膏 1日2回 塗布

▶❶❷のいずれか．ステロイド外用薬は症状に応じて選択する．❶は strong，❷は very strong にあたる．

B （補助的）内服治療

❶ オロパタジン（アレロック） 錠5 mg 1回1T 1日2回

❷ ベポタスチン（タリオン） 錠10 mg 1回1T 1日2回

▶❶❷のいずれか．❶❷は痒疹の保険適用を有しており，鎮静作用など副次作用に留意したうえで投与を考慮する．

処方上の注意

虫刺され，ストロフルス，痒疹，いずれも局所的なステロイド外用薬の使用で炎症を鎮める．痒みに対しては抗ヒスタミン薬の内服を行う．痒みの出現および悪化を防ぐためのスキンケアも有用である．具体的には入浴やシャワー浴による皮膚の清潔や必要に応じた保湿外用薬の使用を講じる．特に難治性の結節性痒疹では病変部へのステロイド貼付剤や UVB などによる紫外線療法，液体窒素凍結療法も試みられる．

虫刺され，ストロフルス，急性痒疹は掻破によって慢性の経過をとることから，痒みを感じた際に掻く代わりに鎮痒性外用薬（レスタミンクリーム，オイラックスクリームなど）を適宜外用するとよいことを患者に説明する．

（室田浩之）

7 凍瘡

基本的知識

本症は女性に多く，冬期に手指，足趾，耳朶部などの循環障害を生じやすい部位に，痒みを伴う暗赤色の紅斑を呈することが特徴である．凍瘡の原因として，反復する寒冷刺激による局所のうっ血と二次的な炎症，腫脹の結果生じると考えられている．真冬よりは，1日の気温変動が10℃以上と大きくなる初冬や初春頃に皮疹を生じやすい．臨床的には手指や足趾全体が暗紫赤色調に腫脹する樽柿型と多形滲出性紅斑様の紅斑と小丘疹からなる型の2型がある．個々の発疹は2〜3週程度で消退する．以前は小児に多くみられる皮膚症状であったが，近年では中高年の女性に多くみられる．成人例において，小児期から凍瘡が毎冬出現する経過の長い症例ではSjögren症候群や全身性エリテマトーデスの存在を，高齢者では血液疾患や甲状腺機能低下症，そして閉塞性動脈硬化症（PAD）などの存在に留意する必要がある．手袋の着用など，保温に注意するように指導する．

処方例

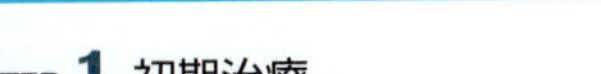

STEP 1 初期治療

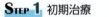

❶ トコフェロール酢酸エステル（ユベラ）　軟膏　1日2〜3回　塗布

❷ ヘパリン類似物質（ヒルドイドソフト）　軟膏　1日2〜3回　塗布

❸ トコフェロール酢酸エステル（ユベラ）　錠50 mg　1回1〜2T　1日3回　朝昼夜食後

▶❶❷のいずれかに，適宜❸を併用．

解説

症状が軽度であれば，ユベラ軟膏やヒルドイドソフト軟膏の外用とユベラ（ビタミンE）内服が有効である．加療により症状が改善すれば，外用のみでも十分対応可能である．皮疹が多発する症例や水疱形成例，効果不十分例ではSTEP 2を併用する．

STEP 2 重症例

❶ ベタメタゾン酪酸エステルプロピオン酸エステル（アンテベート）　軟膏　1日2〜3回　塗布

❷ リマプロストアルファデクス（オパルモン）　錠5 μg　1回1T　1日3回　朝昼夜食後（保険適用外）

▶STEP 1に❶および/または❷を併用．

解説

水疱形成例などではステロイド外用剤併用が有効である．また，高齢者ではユベラ内服では奏効しない例も少なくないので，リマプロストアルファデクス（オパルモン）1日量3錠で開始し，効果が不十分であれば増量（1回2錠，1日3回）を行う．このような症例ではPADなどの下肢動脈性血行動態を確認しておく必要がある．

処方上の注意

高齢者では，他に血管拡張薬や抗血小板薬を内服している症例が多いので，必ず内服薬を確認した後に治療を開始する．

連携医療

STEP 2の治療で軽快しない症例では，基礎疾患の存在を疑って専門医にコンサルトするとよい．

（新井　達）

8 褥瘡

基本的知識

褥瘡とは「身体に加わった外力により骨と皮膚表層の軟部組織の血流は低下，あるいは停止される．この状況が一定時間持続されると組織は不可逆的な阻血に陥り褥瘡になる」と定義されている．褥瘡の対処には局所治療に加え，体圧分散を中心とする予防，栄養管理を中心とする栄養管理・全身状態の改善の発症後のケアの三本立てで臨むことが重要である．

薬物治療アルゴリズム

対処法としては下記の褥瘡ガイドラインを参照にする．

褥瘡の局所治療では，急性期褥瘡（2週間前後）か慢性期褥瘡かを考慮し分けて対応する．急性期では褥瘡の深さが不明なため，観察が重要である．慢性期では保存的に治療する際には創表面の色調による病期分類（黒色期→黄色期→赤色期→白色期）[1]に分けて対処する．

GL 日本褥瘡学会学術教育委員会ガイドライン改訂委員会（編）：褥瘡予防・管理ガイドライン，第4版，2015

日本皮膚科学会：褥瘡診療ガイドライン．日皮会誌 **127**：1689-1744，2017

処方例

1 急性期褥瘡

❶ 白色ワセリン（プロペト）
ジメチルイソプロピルアズレン（アズノール） 軟膏 1日1回 塗布

❷ テガダーム（IV3000 など） 患部を観察し，貼付のまま最大1週間貼付可能

▶❶❷のいずれか．

【1 解説】
急性期の褥瘡では，外見上浅い褥瘡にみえるものの自然経過で悪化し深い褥瘡へと変化する deep tissue injury（DTI）というタイプの褥瘡もあるため，創面の保護および局所観察可能な❶外用剤，❷被覆材を選択する．

2 慢性期褥瘡

A 黒色期～黄色期

STEP 1 滲出液が少ないとき

❶ スルファジアジン銀（ゲーベン） クリーム 1日1回

❷ ブロメライン 軟膏 ガーゼなどに適量をのばして貼付 1日1回交換

▶❶❷のいずれか．

STEP 2 滲出液が多いとき

❶ ヨウ素（カデックス） 軟膏 1日1～2回 患部に塗布

❷ ヨウ素（ユーパスタ） 軟膏 1日1～2回 ガーゼに適量をのばして貼付か直接塗布

▶❶❷のいずれか．

【A 解説】
壊死組織の除去と感染を制御し，肉芽形成環境へ整える．外科的デブリドマンを施行し，感染が疑われる場合は抗菌作用のある外用剤を用いる．

B 赤色期～白色期

STEP 1 肉芽形成促進目的

❶ アルプロスタジル（プロスタンディン） 軟膏 1日1～2回 ガーゼに適量をのばして貼付か直接塗布

❷ ブクラデシン（アクトシン） 軟膏 1日1～2回 ガーゼに適量をのばして貼付か直接塗布

❸ トラフェルミン（フィブラスト） スプレー （添付溶解液で100 μg/mLとし）潰瘍径6 cm以内は1日1回5噴霧，径6 cm以上の場合は同一潰瘍面に5噴霧できるようにする

▶❶～❸のいずれか．

Step 2 創面被覆，再上皮化促進目的

❶ ハイドロコロイド（デュオアクティブ） ドレッシング材 直接貼付

❷ アルギン酸塩（ソーブサン） 被覆材 直接貼付

❸ ポリウレタン（メピレックス） フォーム 直接貼付

▶❶～❸のいずれか．
▶いずれも適宜患部に直接貼付 1日1回 数日毎に交換する．

【B 解説】

適度な湿潤環境を保持，創面を保護し，肉芽組織，上皮化を促進させる環境を整える．

処方上の注意

膿性滲出液増加，肉芽組織の浮腫性変化が生じている場合は，蜂窩織炎，骨髄炎など深部細菌感染を考慮し，適宜CTやMRIなどの画像評価を行う．

文献

1）福井基成：褥瘡の分類．褥瘡の予防・治療ガイドライン，照林社，p 59-63, 1988

（西澤 綾）

9 光線過敏症

基本的知識

光線過敏症とは，紫外線あるいは可視光線に曝露後，健常人では起こり得ない異常な反応が露光部皮膚に限局して生じる疾患群と定義される．原因により，過度の日焼けによる日光皮膚炎，外因性光線過敏症（光接触皮膚炎，薬剤性光線過敏症），内因性光線過敏症（日光蕁麻疹，多形日光疹，慢性光線性皮膚炎），遺伝性光線過敏症（色素性乾皮症，コケイン症候群，骨髄性プロトポルフィリン症など），代謝性光線過敏症（晩発性皮膚ポルフィリン症），感染症関連光線過敏症（種痘様水疱症）に分類され

る（カッコ内は代表的疾患）.

外因性の場合は外因を同定し除去できれば，多くの場合，皮疹の再発はなく完治する．内因性のものは難治例や慢性例が多く，治療は対症療法が主で，根気よく適切な遮光（原因波長を含む光線の直接曝露を避ける）を続けさせる．遺伝性光線過敏症には重篤例が多く根治的治療は困難であり，患者ケアとしては厳重な遮光指導，対症療法，合併症対策を行う．

処方例

STEP 1

1）出現した皮疹（紅斑，丘疹など）に対して

❶ ヒドロコルチゾン酪酸エステル（ロコイド） 軟膏 1日2回 塗布（顔面）

❷ ベタメタゾン吉草酸エステル・ゲンタマイシン（リンデロン-VG） 軟膏 1日2回 塗布（顔面以外）

❸ タクロリムス（プロトピック） 軟膏 1日2回（慢性光線性皮膚炎） 塗布（保険適用外）

▶❶～❸のいずれか.

2）出現した皮疹（大きな水疱，びらん）に対して

❶ スルファジアジン（テラジアパスタ） 軟膏 1日1～2回 塗布

STEP 2 皮疹に瘙痒が強い場合

❶ ベポタスチン（タリオン） 錠10 mg 1回1T 1日2回 朝夕食後

STEP 3 皮疹が全身にある，あるいは重篤な場合

❶ プレドニゾロン（プレドニン） 錠5 mg 1回2～3 1日1回 朝食後

❷ シクロスポリン（ネオーラル） 内用液・カプセル 1回2～3 mg/kg 1日1回 朝夕食前（慢性光線性皮膚炎の難治例）（保険適用外）

▶❶❷のいずれか.

処方上の注意

処方と同時に，皮疹を誘発する波長の光線を直接浴びないように化学的遮光（サンスクリーン），物理的遮光（衣服など）の方法を指導する．

高齢患者へのステロイド全身投与，シクロスポリン投与は長期になれば血圧上昇，血糖上昇，腎機能障害が生じやすいため副作用には十分注意を要する．

連携医療

臨床的には光線過敏症を疑うが，問診にて明らかな外因が推定できない場合，自施設では確定診断が困難な場合（遺伝子検査が必要であるなど）には専門施設に紹介する．特に小児で光線過敏症が疑われれば重篤な疾患が隠れている場合が多いため，速やかに専門施設の受診を勧める．

（森脇真一）

10 掌蹠膿疱症

基本的知識

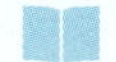

掌蹠膿疱症は，手掌・足底に紅斑，小水疱，小膿疱，鱗屑，痂皮が混在する．手足どちらにも皮疹がみられることが多いが，手または足だけのことや，片側性のこともある．炎症が爪周囲に及ぶと爪甲の変形を伴う．手足の病変，特に足の皮疹が重症化すると亀裂も伴い，長期のステロイド外用による皮膚の菲薄化も加わり，歩行が困難となる．手首，足首を越えて，足背，膝，下腿，殿部，肘などに掌蹠外病変と呼ばれる落屑性紅斑がみられることがある．また，掌蹠膿疱症は年齢とともに自然に軽快することもあるが，実際には高齢者でも active な病変を有する患者をみることもまれではない．

処方例

STEP 1

❶ ベタメタゾン酪酸エステルプロピオン酸エステル（アンテベート） 軟膏 1日2回 塗布

❷ マキサカルシトール（オキサロール） 軟膏 1日1回 塗布

▶❶❷を単独または併用.

解説

外用療法は副腎皮質ステロイドとビタミン D_3 製剤である．ビタミン D_3 製剤は，外用中に皮膚の落屑が顕著になり患者が自己中断することもしばしばで，事前にその点を説明しておく．

STEP 2

❶ PUVA (psoralen ultraviolet A)，ナローバンド UVB，エキシマライト照射による光線療法

解説

頻回の照射に通院を要するが，爪病変にも効いたという報告もみられる．

STEP 3

❶ **シクロスポリン（ネオーラル）**　カプセル 50 mg　1 日 4 Cap　2 回分服　朝夕食後

❷ **ミノサイクリン（ミノマイシン）**　カプセル 100 mg　1 日 2 Cap　2 回分服　朝夕食後

▶❶❷のいずれか．

解説

シクロスポリンやビタミン A 誘導体の内服．病巣感染巣の存在を想定し，ミノサイクリンやマクロライド系抗菌薬内服が有効なこともある．

シクロスポリンの長期使用による腎障害や高血圧に注意する．エトレチナート（チガソン）が選択されることもあるが，チガソンによる手掌足底の表皮剝離と，本来の病変との区別がしにくいこともある．さらに重症例には顆粒球単球吸着除去療法も考慮される．

STEP 4

❶ **メトトレキサート（メソトレキセート）**　錠 2.5 mg　1 回 1 T　週に 3 回 12 時間毎

❷ **シクロスポリン（ネオーラル）**　カプセル 50 mg　1 回 4 Cap　1 日 2 回　朝夕食後

▶❶❷のいずれか．

解説

骨関節炎に対する内服薬としては，非ステロイド抗炎症薬，メトトレキサート，シクロスポリンが用いられる（保険適用外）．

頑固な関節炎に対しては，漫然と内服療法を続けないことが大切である．

処方上の注意

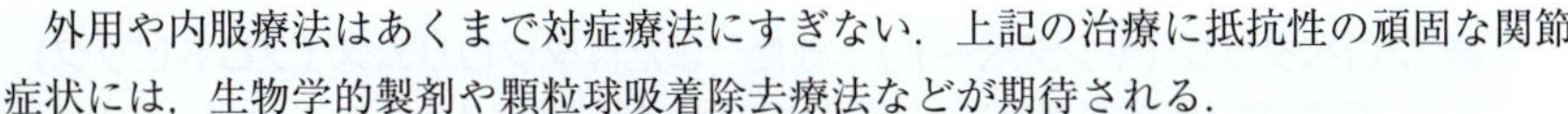

外用や内服療法はあくまで対症療法にすぎない．上記の治療に抵抗性の頑固な関節症状には，生物学的製剤や顆粒球吸着除去療法などが期待される．

連携医療

病巣感染に対する治療が唯一の根治的な治療法であり，他はすべて対症療法になる．同じ掌蹠膿疱症という病名でも，皮疹の重症度にはかなり差がある．重症の皮疹を有する例や，頑固な関節症状を有する場合は，難治であることと経過が長期にわたるため，耳鼻科や歯科との連携が重要であり，総合病院への紹介が望ましい．

（山本俊幸）

11 乾癬

基本的知識

乾癬は，炎症を伴う角化異常症の1つで多因子遺伝疾患（家族内発症率約4%）である．有病率は人口の約0.3%である．男性では60歳代，女性では30歳代と50歳代に多く発症し，男性にやや多い（男女比1.5：1.0）．その病態は，表皮のターンオーバータイムが短縮しており，TNF-iNOS産生樹状細胞とIL-23/Th17軸を中心とした炎症であることが発症機序として注目されている．近年，併発疾患として糖尿病や高血圧，脂質異常症などメタボリック症候群や肥満が多く，発症要因との関連も示唆されている．乾癬のうち約90%を占める尋常性乾癬の特徴的な皮疹は銀白色の厚い鱗屑をつけた紅斑で，頭皮や爪甲（点状陥凹など約10%）を含めほぼ全身に広がり，難治性で慢性経過をとるため，患者のQOLは著しく損なわれている．また手指など末梢関節炎や仙腸関節などの体軸関節炎，アキレス腱などの付着部炎や指炎を伴う乾癬性関節炎（約8%），上気道炎後に発症する滴状乾癬，乾癬性紅皮症，膿疱性乾癬（約1%）がある．

GL 乾癬の光線療法ガイドライン．日皮会誌 **126**：1239-1262, 2016
膿疱性乾癬（汎発性）診療ガイドライン2014年度版．日皮会誌 **125**：2211-2257, 2015
シクロスポリンMEPCによる乾癬治療のガイドライン2004年度版（コンセンサス会議報告）日皮会誌 **114**：1093-1105, 2004

処方例

STEP 1 外用療法

❶ ベタメタゾン酪酸エステルプロピオン酸エステル（アンテベート） 軟膏 1日1～2回 単純塗布（体幹・四肢）

❷ マキサカルシトール（オキサロール） 軟膏 1日1～2回 単純塗布（体幹・四肢・顔面）

❸ クロベタゾン（キンダベート） 軟膏 またはタクロリムス（プロトピック） 軟膏0.1%（保険適用外） 1日1～2回 単純塗布（顔面）

❹ ベタメタゾンジプロピオン酸エステル・カルシポトリオール配合（ドボベット） 軟膏・ゲルまたはベタメタゾン酪酸エステルプロピオン酸エステル・マキサカルシトール配合（マーデュオックス） 軟膏 1日1回 単純塗布（体幹・四肢・爪甲）

❺ デキサメタゾンプロピオン酸エステル（メサデルム） ローション 1日1回 単純塗布（被髪頭部，爪甲）

❻ **タカルシトール（ボンアルファハイ）** ローション 20 μg/g　1日1回　単純塗布（被髪頭部，爪甲）

❼ **カルシポトリオール・ベタメタゾンジプロピオン酸エステル配合（ドボベット）** ゲル　1日1回　単純塗布（被髪頭部）

❽ **クロベタゾールプロピオン酸エステル（コムクロ）** シャンプー　1日1回　洗髪　15分前に単純塗布（被髪頭部）

▶❶❷を併用，または❷❸を併用，または❺❻または❻❽を併用，または❹❼単独使用.

【STEP 1 **解説**】

ステロイドと活性型ビタミン D_3（高 Ca 血症と局所刺激症状に注意）の外用を症状に応じて用いる．併用によりそれぞれの副作用は減る．効果は高くなるため上手に併用する．近年では合剤が第一選択薬となってきている．ビタミン D_3 製剤は種類により使用量の制限が異なるので注意し，ビタミン D_3 製剤の妊婦への投与は避けることが望ましい．

STEP 2 光線療法

ナローバンド UVB（311 nm），PUVA 療法（外用・Bath），ターゲット型としてエキシマライト，TARNAB がある．発癌性に注意する（GL 参照）．

STEP 3 内服療法（難治例）

❶ **アプレミラスト（オテズラ）** 錠　1回30 mg　1日2回　朝夕食前または食後

❷ **エトレチナート（チガソン）** カプセル 1回10 mg　1日1～3回　食後

❸ **シクロスポリン（ネオーラル）** カプセル・内用液　1日1.5～3.0 mg/kg　朝食前

▶❶～❸のいずれか.

【STEP 3 **解説**】

❶は2017年に発売された低分子の経口 PDE4 阻害薬である．副作用としては下痢，悪心であるが，通常数週間で治まる．スターターキットに従い漸増して内服開始することにより副作用は軽減される．妊婦または妊娠している可能性のある女性には禁忌である．また腎障害，特に eGFR＜30 mL/分の場合は1日投与量を半量とし，30 mg 1日1回投与とする．安全性に優れ，頻回のモニタリングは不要である．また❶は，外用療法で効果不十分な尋常性乾癬が対象となるため，シクロスポリンやエトレチナート，生物学的製剤の前に使用する治療薬として位置づけられ，光線療法との併用も可能である．また関節症性乾癬にも有効性を示している．

❷は催奇形性があるため投与中は避妊，投与中止後も女性は2年，男性は6ヵ月の避妊が必要である．妊娠可能な女性や小児へは原則投与しない．肝機能障害に注意する．膿疱性乾癬（汎発型）の治療には診療ガイドライン 2014 年度版を参考にする

(GL 参照).

❸の服用時は至適濃度を保つため血中トラフ値をモニタリングする（目標トラフ値は100～150 ng/mL）. 腎障害などの副作用の観点から継続投与は2年以内とし，原則は間欠療法とする．血圧上昇の頻度も高く，また薬物相互作用（肝臓のCYP3A系代謝）に注意する．光線療法とは併用不可である（GL 参照）.

1) 関節痛に対して：抗炎症薬，抗リウマチ薬

❶ エトドラク（ハイペン） 錠 1回200 mg 1日2回 朝夕食後

❷ メトトレキサート 錠2.5 mg 1週7.5 mg 1～3回に分割（保険適用外）
葉酸（フォリアミン） 錠 1回5 mg 1日1回 メトトレキサート服用24～48時間後

▶症状に応じて❶❷のいずれか．または併用.
▶❷は催奇形性があるため投与中は避妊，投与中止後も3ヵ月の避妊が必要である．妊娠可能女性へは原則投与しない．肝機能障害に注意する.

2) 痒みの強い場合：抗ヒスタミン薬

❶ エピナスチン（アレジオン） 錠20 mg 1回1T 1日1回

❷ オロパタジン（アレロック） 錠5 mg 1回1T 1日2回 朝・就寝前

▶❶❷のいずれか.

STEP 4 生物学的製剤（重症例，難治例）

日本皮膚科学会承認施設を中心に，生物学的製剤の使用指針に準拠して使用する[1].

以下の1)～5)のいずれかを使用する.

1) TNF α 阻害薬

❶ インフリキシマブ（レミケード） 注 1回5 mg/kg点滴静注
初回，2週，6週後，以降8週間隔投与 効果不十分例には10 mg/kgに増量可 または1回6 mg/kgで投与間隔を4週まで短縮可

❷ アダリムマブ（ヒュミラ） 注 初回80 mg，以降2週に1回40 mg皮下注
自己注射可 効果不十分例には1回80 mgに増量可

▶❶❷のいずれか.

2) IL-12/23p40 阻害薬

❶ ウステキヌマブ（ステラーラ） 注 1回45 mg 皮下注
初回，4週後，以降12週間隔投与 効果不十分例には1回90 mgに増量可

3) IL-23p19 阻害薬

❶ グセルクマブ（トレムフィア） 注 1回100 mg 皮下注 初回，4週後，以降8週間隔投与

4) 抗 IL-17A 抗体

❶ セクキヌマブ (コセンティクス) 注 1 回 300 mg 皮下注 自己注射可
初回, 1 週, 2 週, 3 週, 4 週後, 以降 4 週間隔投与

❷ イキセキズマブ (トルツ) 注 初回 160 mg 皮下注 自己注射可
2 週後から 12 週後まで 1 回 80 mg を 2 週間隔投与, 以降 4 週間隔投与

▶❶❷のいずれか.

5) 抗 IL-17RA 抗体

❶ ブロダルマブ (ルミセフ) 注 1 回 210 mg 皮下注 自己注射可
初回, 1 週, 2 週後, 以降 2 週間隔投与

【STEP 4 **解説**】

尋常性乾癬の皮膚症状については抗 IL-17 抗体薬の有効性が最も高い. 関節症性乾癬では関節破壊があれば TNFα 阻害薬が第一選択となる. 末梢関節炎型には TNFα 阻害薬, 体軸関節型や付着部炎・指炎には抗 IL-17 抗体も TNFα 阻害薬とほぼ同等の効果が得られると考えられる. 膿疱性乾癬にはレミケードと 3 種の抗 IL-17 抗体薬に保険適用がある. 重篤な感染症, 結核, B 型肝炎の発症などの有害事象に注意し, 定期的にモニタリングをする.

17 皮膚疾患

処方上の注意

病型, 特に関節症状の有無, 併存疾患や他科で内服中の薬剤などを調べて治療薬を選択する. 特に生物学的製剤導入時には感染症や悪性腫瘍の有無など全身検索を行ってから導入する. 各生物学的製剤によって有効性と合併しやすい有害事象が異なるため, 十分薬剤毎の特性を理解して選択し, 投与中も慎重に経過を観察する.

連携医療

外用療法で効果不十分な例は皮膚科専門医に紹介する. 次に光線療法やオテズラ内服などで治療するも, 効果が不十分な場合の重症例・難治例は生物学的製剤使用承認施設に紹介し, 生物学的製剤の治療適応かを検討後, 治療開始する. いったん効果が安定すれば, アダリムマブ, ウステキヌマブ, セクキヌマブ, イキセキズマブ, ブロダルマブ, グセルクマブについては承認施設と連携下にある非承認施設において維持治療を行うことができる.

文献

1) 日本皮膚科学会生物学的製剤検討委員会：乾癬における生物学的製剤の使用指針および安全対策マニュアル (2011 年版). 日皮会誌 **121**：1561-1572, 2011

(大久保ゆかり)

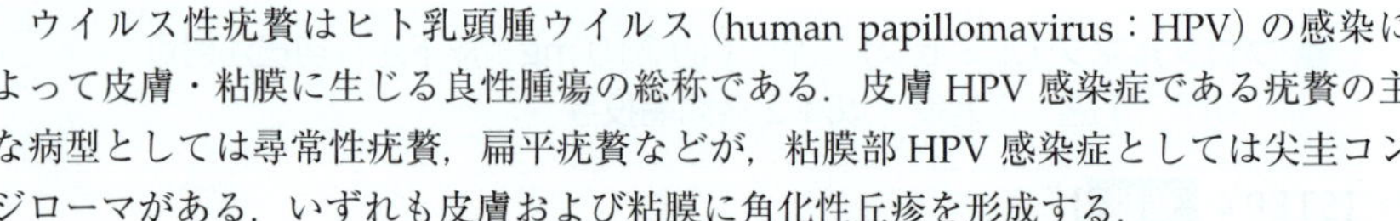

12 ウイルス性疣贅（いぼ），伝染性軟属腫（みずいぼ）

基本的知識

ウイルス性疣贅はヒト乳頭腫ウイルス（human papillomavirus：HPV）の感染によって皮膚・粘膜に生じる良性腫瘍の総称である．皮膚 HPV 感染症である疣贅の主な病型としては尋常性疣贅，扁平疣贅などが，粘膜部 HPV 感染症としては尖圭コンジローマがある．いずれも皮膚および粘膜に角化性丘疹を形成する．

伝染性軟属腫（いわゆる「みずいぼ」）は，ポックスウイルス群に属する伝染性軟属腫ウイルス（molluscum contagiosum virus：MCV）による皮膚感染症である．乳幼児～学童の体幹，四肢に好発し，臨床的に体幹，四肢に単発あるいは多発する，径 1～5 mm 大の常色もしくは淡紅色の水様光沢を帯びた，半球状に隆起する丘疹および小結節であり，中心部が臍窩状に陥凹することが特徴である．夏期に多く，アトピー性皮膚炎患者では多発しやすい．

治療アルゴリズム

両疾患における治療の目的は，できるだけ侵襲や副反応を少なくしたうえでの病変の消失である．疣贅には種々の治療法が存在するが，エビデンスが高く確実な効果を得られるものは少なく，患者に応じて治療法を考慮していく．

処方例

A ウイルス性疣贅

1）内服療法

❶ ヨクイニンエキス　錠　1回6T　1日3回

▶扁平疣贅に対しては有効なことが多い．

2）外用療法

❶ イミキモド（ベセルナ）　クリーム 5%　外性器または肛門周囲の疣贅部位に適量を1日1回　週3回　就寝前に塗布

▶尖圭コンジローマに適用あり．

3) 物理的治療法（凍結療法）

❶ 液体窒素を含んだ綿球やスプレーを用いて，疣贅組織を凍結壊死させる．1〜2週毎に治療を繰り返す

▶疼痛や水疱形成をきたすことがある．

4) 化学的治療法

❶ **サリチル酸（スピール膏 M）** 絆創膏 適当な大きさに切って，疣贅に 1〜2 日間貼布し剝がす処置を繰り返す

B 伝染性軟属腫の治療法

1) 内服療法

❶ **ヨクイニンエキス** 錠 1回6T 1日3回
小児：成人の 1/2〜1/3 量に減量

2) 物理的治療法

❶ 病変を鑷子などでつまんで白色粥状の内容物（軟属腫封入体）を摘除する．疼痛を伴う

3) 自然治癒

❶ 保湿剤（ヒルドイドクリーム）などでスキンケアをしながら，病変の広がりを抑え，自然治癒を待つ

処方上の注意

ベセルナクリームは外性器または肛門周囲の疣贅にのみ使用し，それ以外の部位の疣贅には使用しない．塗布時間の延長により，重度の皮膚障害が現われやすくなるため塗布後 6〜10 時間を目安に必ず洗い流す．また，使用期間は原則として 16 週間までとする．

（渡辺大輔）

13 単純疱疹

基本的知識

単純疱疹は，単純ヘルペスウイルス（herpes simplex virus：HSV）により皮膚・粘膜に疼痛を伴う小水疱およびびらん性の病変が形成される疾患である．初感染は不顕性感染のことが多い．初感染後，HSV は神経節に潜伏感染し，紫外線，精神的スト

レス，疲労，外傷，手術などの誘因によって再活性化すると再発病変を形成する．HSV-1は主として口唇ヘルペスの，HSV-2は主として性器ヘルペスの原因となる．アトピー性皮膚炎など皮膚のバリア機能低下によりHSVが播種状に感染したものをカポジ水痘様発疹症と呼ぶ．臨床的には違和感，瘙痒感，灼熱感，軽度の疼痛といった前駆症状の後，口唇，陰部などに限局した小水疱の集簇を求めれば比較的容易に診断可能である．水疱蓋や潰瘍底の塗沫標本をギムザ染色し，ウイルス性巨細胞を検出するTzanck試験やモノクローナル抗体を用いたウイルス抗原の検出は診断に有用である．

薬物治療アルゴリズム

単純疱疹の初感染ではできるだけ早期から十分な期間経口抗ヘルペス薬の投与を行う．重症例や免疫抑制患者では点滴静注を行う．再発例では病型や再発頻度に合わせ，適切な治療法を選択する．

処方例

STEP 1 口唇ヘルペス軽症例

❶ ビダラビン（アラセナ-A） 軟膏3％ 1日3〜4回 4〜5日塗布

❷ アシクロビル（ゾビラックス） 軟膏5％ 1日3〜4回 4〜5日塗布

▶❶❷のいずれか．

【STEP 1 解説】

再発性口唇ヘルペスでは外用薬を用いる．医師に診断されている再発性口唇ヘルペスでは，薬局でスイッチOTC薬の購入が可能である．

STEP 2 口唇ヘルペス中等症例および再発性性器ヘルペス

❶ ファムシクロビル（ファムビル） 錠250 mg 1回1T 1日3回 5日間

❷ バラシクロビル（バルトレックス） 錠500 mg 1回1T 1日2回 5日間

▶❶❷のいずれか．

STEP 3 初感染，カポジ水痘様発疹症，免疫不全者での重症例

❶ アシクロビル（ゾビラックス） 注250 mg 1回5 mg/kg 1日3回 8時間毎 点滴静注 7日間

STEP 4 性器ヘルペスの再発抑制療法

❶ バラシクロビル（バルトレックス） 錠500 mg 1回1T 1日1回

【STEP 4 解説】

再発抑制療法は，おおむね年6回以上再発する性器ヘルペスが適応となる．1年間

投与を継続し，中止後に少なくとも2回の再発を確認した場合は投与継続の必要性を検討する．

処方上の注意

抗ウイルス薬は腎排泄性の薬剤であり，腎機能に応じて適切な減量投与をする．詳細は各薬剤の添付文書を参照されたい．

（渡辺大輔）

14 帯状疱疹

基本知識

帯状疱疹は，水痘罹患後に神経節に潜伏感染していた水痘・帯状疱疹ウイルスが，再活性化して生じる疾患である．神経痛様の痛みが先行し，数日後に神経分布に一致して，片側性，帯状に小水疱を伴った浮腫性紅斑が生じ，膿疱化やびらん形成の後，痂皮化して約3週間で治癒する．免疫能低下例では重症化，汎発化が起こりやすい．皮疹治癒後も，数ヵ月から数年にわたり頑固な疼痛が持続する帯状疱疹後神経痛（PHN）が残ることがある．

処方例

A 急性期帯状疱疹

Step 1 軽症・中等症例

❶ ファムシクロビル（ファムビル） 錠250mg 1回2T 1日3回 毎食後 7日間

❷ バラシクロビル（バルトレックス） 錠500mg 1回2T 1日3回 毎食後 7日間

❸ アメナメビル（アメナリーフ） 錠200mg 1回2T 1日1回 食後 7日間

❹ アセトアミノフェン（カロナール） 錠200mg 1回2〜4T 1日3回 毎食後

❺ アズレン（アズノール） 軟膏 1日1〜2回 ガーゼにのばして貼付

▶❶〜❸のいずれかを使用し，必要に応じて❹または❺を併用．

17 皮膚疾患

STEP 2 重症例

❶ アシクロビル（ゾビラックス） 注 1回5 mg/kg 1日3回 8時間毎に点滴静注 7日間

❷ ビダラビン（アラセナ-A） 注 1回5～10 mg/kg 1日1回 点滴静注 5日間

▶STEP 1の抗ヘルペスウイルス内服薬の代わりに，❶❷のいずれかを点滴静注．

【A 解説】

できるだけ早期から抗ヘルペスウイルス薬を全身投与することが治療の中心となる．免疫低下，汎発疹，発熱，頭痛，眼合併症，Hunt症候群を伴う場合には，原則として入院のうえ，STEP 2を行う．

B 帯状疱疹後神経痛（PHN）

❶ プレガバリン（リリカ） カプセル 1回75～300 mg 1日1～2回 就寝前（＋朝食後）

❷ アミトリプチリン（トリプタノール） 錠10 mg 1回1～3 T 1日1回 就寝前

❸ トラマドール・アセトアミノフェン配合（トラムセット） 配合錠 1回1 T 1日4回 毎食後と就寝前

▶❶～❸のいずれかを単剤，あるいは組み合わせて使用．❶は就寝前に25 mgから開始し，眠気，ふらつきに注意しながら漸増（1日最高用量は600 mg）．❸は就寝前に1錠から開始し，症状に応じて漸増．

処方上の注意

抗ヘルペスウイルス薬は腎排泄性であるため，腎機能低下患者では，腎機能に応じて投与量を減量する（添付文書参照）．

連携医療

激しい疼痛や知覚異常を伴う場合はペインクリニック，眼合併症が疑われる場合は眼科，Hunt症候群の場合は耳鼻科，髄膜炎が疑われる場合は神経内科へのコンサルトを考慮する．

（浅田秀夫）

15 白癬

基本的知識

皮膚糸状菌による感染症で，主に角層，爪，毛に菌が寄生し病変を形成する．足白癬には趾間型，小水疱型，角質増殖型がある．前2者は通常痒みを伴い，掻破により二次的に細菌感染を生じると，発赤腫脹・疼痛が出現する．角質増殖型は通常痒みを伴わない．体部白癬は顔面，体幹，四肢の生毛部に生じ，丘疹・小水疱が環状に並び鱗屑を伴う．中心部は色素沈着を残し治癒する．通常痒みを伴う．陰股部に生じたものを股部白癬という．頭部白癬は病巣部の頭髪が抜けやすく脱毛局面となる．ステロイド外用などによりしばしば膿疱，痂皮が生じてケルスス禿瘡に移行し，進行すると腫瘤を形成する．爪白癬は通常爪下の角質増殖が生じ，爪先端が肥厚・脆弱化し，黄・白色調に混濁する．診断の決め手は真菌の検出なので，必ず直接鏡検で確認する．

処方例

1 足白癬

A 趾間型，小水疱型足白癬

STEP 1 患部に合併症のない場合

❶ ルリコナゾール（ルリコン） クリーム 1日1回 塗布 最低1ヵ月外用

STEP 2 湿潤が著しく，細菌感染や皮膚炎を合併している場合

❶ セフジニル（セフゾン） カプセル 100 mg 1回1 Cap 1日2回 朝夕食後

❷ デプロドンプロピオン酸エステル（エクラー） 軟膏 1日1回 塗布

❸ リラナフタート（ゼフナート） クリーム 1日1回 塗布

▶細菌感染が疑われる場合には❶を数日間内服，湿疹・皮膚炎の併発に対しては❷を数日間外用し，びらん消失後に❸を外用する．

B 角質増殖型足白癬

❶ テルビナフィン（ラミシール） 錠 125 mg 1回1T 1日1回 朝食後

❷ ルリコナゾール（ルリコン） クリーム 1日1回 塗布

▶❶❷を併用し，❶は2ヵ月内服する．

2 爪白癬

STEP 1 病変が爪の表面や遠位端に限局する場合

❶ エフィナコナゾール（クレナフィン） 爪外用液 1日1回 塗布

STEP 2 中等症以上の爪白癬

❶ テルビナフィン（ラミシール） 錠125mg 1回1T 1日1回 朝食後 3～6ヵ月内服

❷ ホスラブコナゾール（ネイリン） カプセル100mg 1日1Cap 1日1回 朝食後 12週間内服

▶❶❷のいずれか.
▶併用薬や合併症などにより内服できない場合や内服を希望しない例ではSTEP 1の治療を行う.

3 体部白癬，股部白癬

❶ ラノコナゾール（アスタット） クリーム 1日1回 塗布 2週間

4 頭部白癬

❶ イトラコナゾール（イトリゾール） カプセル50mg 1回2Cap 1日1回 朝食後 2ヵ月連日

処方上の注意

抗真菌内服薬処方時は併用薬と肝障害，血球減少などの副作用をチェックする.

連携医療

真菌検査を行えない施設では，決して視診だけで診断して安易に治療を開始せず，皮膚科専門医にコンサルトする.

（仲　弥）

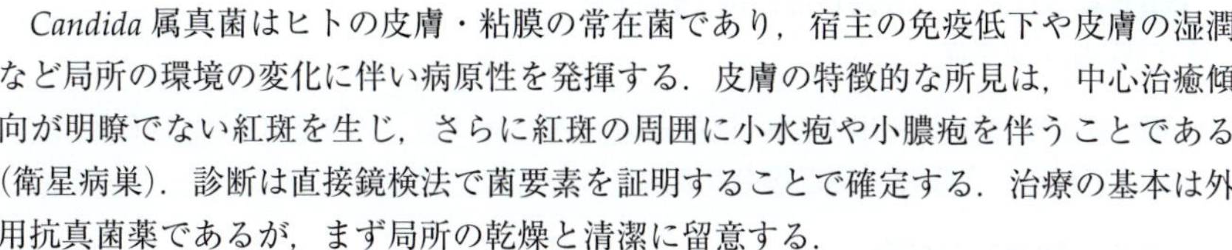

16 皮膚・粘膜カンジダ症

基本的知識

Candida 属真菌はヒトの皮膚・粘膜の常在菌であり，宿主の免疫低下や皮膚の湿潤など局所の環境の変化に伴い病原性を発揮する．皮膚の特徴的な所見は，中心治癒傾向が明瞭でない紅斑を生じ，さらに紅斑の周囲に小水疱や小膿疱を伴うことである（衛星病巣）．診断は直接鏡検法で菌要素を証明することで確定する．治療の基本は外用抗真菌薬であるが，まず局所の乾燥と清潔に留意する．

処方例

A 皮膚カンジダ症

STEP 1 間擦部に限局する例

❶ ケトコナゾール（ニゾラール）　クリーム　1日1回　塗布

❷ ルリコナゾール（ルリコン）　クリーム　1日1回　塗布

▶❶❷のいずれか．

STEP 2 難治が予測される例

［爪カンジダ症］

❶ イトラコナゾール（イトリゾール）　カプセル　1回100 mg　1日1回　食直後（成人）

【A 解説】

皮疹は外用後，数日以内に改善する．爪カンジダ症を除いて，外用抗真菌薬によく反応する．

B 粘膜カンジダ症

STEP 1 軽症例

1）口腔カンジダ症

❶ ミコナゾール（フロリード）　ゲル経口用 2%　1日200～400 mg（10～20 g）を4回（毎食後および就寝前）に分け塗布　口腔内にできるだけ長く含んだ後，嚥下する（成人）

2) 外陰カンジダ症

❶ ケトコナゾール（ニゾラール） クリーム 1日1回 塗布

❷ ルリコナゾール（ルリコン） クリーム 1日1回 塗布

▶❶❷のいずれか.

STEP 2 STEP 1で改善しない例（重症例）

1) 口腔カンジダ症

❶ イトラコナゾール（イトリゾール） 内用液1% 1回200 mg（20 mL） 1日1回 空腹時 経口投与（成人）

2) 外陰・腟カンジダ症

❶ ミコナゾール（フロリード） 腟坐剤100 mg 1回1個 1日1回 腟深部に挿入

【B 解説】

再発を繰り返す外陰カンジダ症は腟カンジダ症の治療を考慮する．また，難治な口腔カンジダ症は，内用液抗真菌薬の適応となる．

処方上の注意

Candida 属真菌に抗菌活性が高いとされるアゾール系抗真菌薬がよく処方される．基剤は主にクリーム剤であるが，びらんを伴った場合は低刺激性の軟膏剤でもよい．最近，フロリードゲル経口用とワルファリン併用による重篤な出血が問題となり，併用が禁忌となっている．イトラコナゾール内服も併用薬との相互作用が多いため，投与前に十分な薬歴の聴取が必要となる．

連携医療

診断目的の直接鏡検法は，皮膚科医以外では実施困難であることが予想される．皮膚・粘膜カンジダ症を疑った場合，真菌検査に精通した皮膚科医へ相談することをお勧めする．

（竹田公信）

17 疥癬，毛虱症

基本的知識

疥癬（scabies）は，ダニ目ヒゼンダニ科の節足動物であるヒトヒゼンダニが人から人に感染して角層内に寄生することにより主にアレルギー性の湿疹症状を生じる皮膚疾患で，しばしば高齢者・障害児・病院などの施設での多発発生が問題となる．

毛虱症（pediculosis pubis）は，シラミ目ケジラミ科の昆虫であるケジラミ（蟹ジラミ，crab louse）が性的接触または寝具などを介した間接接触で感染して主として外陰部の陰毛部に寄生することにより生じる皮膚疾患で比較的痒みは少ないが，下着が糞で汚れることなどから発見される．

処方例

A 疥癬

STEP 1 初期治療

❶ フェノトリン（スミスリン）　ローション　1回30g塗布，12時間後にシャワーなどで洗浄，除去

❷ イベルメクチン（ストロメクトール）　錠3mg　1回3～4T（200 μg/kg）

▶❶❷のいずれかを1週間間隔で2回．

解説

2回投与する理由は，薬剤が虫卵には無効で，孵化した虫が成虫となって卵を生む前に2回目の治療が必要なためである．夫婦や親子など，寝具を共有する家族は並行して治療を受けることが必要となる．隔離は必要ないが，タオルや足拭きマットなどの共有は避ける．

STEP 2 角化型疥癬例

❶ フェノトリン（スミスリン）　ローション　1回30g塗布，12時間後にシャワーなどで洗浄，除去

❷ イベルメクチン（ストロメクトール）　錠3mg　1回3～4T（200 μg/kg）

▶❶❷のいずれか，あるいは両者を併用．外用薬は頭頸部を含めて全身に塗布する．1週間間隔で2回以上繰り返す．3～4回の治療を要することが多い．

解説

感染力が強く，診断が遅れると院内や施設で蔓延する原因となる．角化の強いところや爪病変は，並行して5％サリチル酸ワセリンによる密封療法で軟らかくしてから除去することも大切である．

B 毛虱

❶ 保険適用薬がないため，市販薬の**スミスリンパウダー**または**スミスリンシャンプー**を1～2週間の間隔で2回使用．剃毛や梳き櫛による卵の除去も考慮

処方上の注意

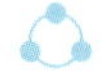

高齢者や2歳以下の乳幼児では，イベルメクチン内服は慎重にする必要がある．イベルメクチンの半減期は18時間でありCYP3A4で代謝されるため，ワルファリン，シクロスポリン，イトラコナゾール，シメチジンなど，CYP3A4で代謝される薬剤の併用には十分な注意を要する．

連携医療

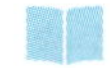

正確な診断が必須であるが，専門医でも診断困難なことがあるため皮膚科専門医を中心に疥癬の診療になるべく慣れた医師に繰り返し相談することが重要である．疥癬を念頭に置いた診察で虫体発見率が高まる．正しい情報を集めながら〈https://www.scabies.jp/〉［2019年1月18日閲覧］皮膚科専門医と連携をとる．

（田中　勝）

18 細菌感染症（癤，癰）

基本的知識

癤（せつ）や癰（よう）は黄色ブドウ球菌による毛包を中心とした急性深在性感染症．癤は小児期，青壮年期の頸部，腋窩，顔面，殿部など間擦部や発汗の多い部位に好発する．有痛性の毛包一致性丘疹が急速に増大し尖形の紅色腫脹となる．局所熱感や圧痛がある．やがて膿瘍，壊死となり，中央の壊死物質（いわゆる芯）が排出し瘢痕を形成し治癒する．癤が多発したり，繰り返す場合は癤腫症という．誘因となるアトピー性皮膚炎の有無，鼻腔，会陰部の黄色ブドウ球菌の保菌状態を検討する．市中感染型MRSA（CA-MRSA）の場合もある．癰は隣接した複数の毛包が侵され，複数の毛包から排膿がみられる．中年，高齢の男性に好発する．糖尿病，栄養不良，心疾患などの基礎疾患を合併することがある．

処方例

Step 1 初期治療

❶ セフジニル（セフゾン）　カプセル100mg　1回1Cap　1日3回　毎食後　7日間

❷ セファレキシン（ケフレックス）　カプセル250mg　1回1Cap　1日4回　毎食後・就寝前　7日間

③ **セファクロル（ケフラール）** カプセル 250 mg 1回2 Cap 1日3回 毎食後 7日間

④ **ファロペネム（ファロム）** 錠 200 mg 1回1T 1日3回 毎食後 7日間

▶①～④のいずれか.

解説

黄色ブドウ球菌に対する抗菌薬治療（βラクタム薬）を全身投与する．発熱など全身症状が著明な場合は入院のうえ，点滴静注で治療する．病変が膿瘍化し波動を触れるようになれば，切開排膿する．

Step 2 CA-MRSA の例

① **ミノサイクリン（ミノマイシン）** カプセル 100 mg 1回1 Cap 1日2回 朝夕食後 7日間

解説

初期治療で軽快傾向がない場合は MRSA（CA-MRSA）による可能性を想定する．ホスホマイシンの併用やニューキノロン系薬，ミノマイシンへの変更を考慮する．難治の場合は ST 合剤であるバクタ配合剤も選択肢となるが，保険適用外である．

Step 3 重症例

① **セファゾリン（セファメジンα）** 注 1回1g 1日2～3回 静注 7日間

② **スルバクタム・アンピシリン配合（ユナシン-S）** 注 1回1.5～3g 1日2～3回 静注 7日間

▶①②のいずれか.

処方上の注意

ミノサイクリンは歯牙への色素沈着が起こるため，8歳未満では使用できない．ニューキノロン系薬はノルフロキサシン，トスフロキサシン以外は16歳未満では使用できない．

連携医療

難治性や家族性の癤腫症の場合は皮膚科専門医の受診を促す．

（山﨑 修）

19 にきび（痤瘡）

基本的知識

にきび（尋常性痤瘡）は，思春期に好発する毛包脂腺系の慢性炎症性疾患である．皮脂の分泌亢進と，毛漏斗の角化異常に伴う閉塞により，皮脂が毛包内に貯留した状態（臨床的には面皰）に始まる．さらに面皰内で *Cutibacterium acnes*（旧称：*Propionibacterium acnes*）が増菌し炎症を伴うと，紅色丘疹や膿疱へと移行する．標準的治療の作用機序は，毛漏斗に作用し面皰を改善するもの（アダパレン）と，*C. acnes* に有効で炎症を改善するもの（抗菌薬），両者の作用を持つもの（過酸化ベンゾイル）に分かれる．日本皮膚科学会では，尋常性痤瘡治療ガイドラインを作成し，エビデンスに基づいて定めた推奨度に従って治療アルゴリズムを作成している．詳細は下記をご参照いただきたい．

〈https://www.dermatol.or.jp/uploads/uploads/files/acne_guideline2017.pdf〉［2019年1月18日閲覧］

処方例

STEP 1 急性炎症期治療

1）軽症

❶ クリンダマイシン・過酸化ベンゾイル配合（デュアック） 配合ゲル 1日1回 洗顔後

❷ アダパレン・過酸化ベンゾイル配合（エピデュオ） ゲル 1日1回 夜の洗顔後

❸ アダパレン 0.1%，1日1回 夜の洗顔後と外用抗菌薬（❻）の併用

❹ 過酸化ベンゾイル（ベピオ） ゲル2.5% 1日1回 洗顔後

❺ アダパレン（ディフェリン） ゲル0.1% 1日1回 夜の洗顔後

❻ オゼノキサシン（ゼビアックス） ローション2% 1日1回 炎症性皮疹部へ塗布

▶❶～❻の使い分けは解説を参照．

▶❻はナジフロキサシン，クリンダマイシンでもよい．痤瘡に適応のある剤形を使用する．

【1）解説】

外用薬での治療を原則とする．有効性の観点から❶❷あるいは❸をより強く推奨するが，症状や治療経過によっては❹❺の単独治療を選択する．薬剤耐性菌予防の観点から，他の治療が難しい場合にのみ❻の単独治療を行う．

2) 中等症

❼ ドキシサイクリン（ビブラマイシン） 錠 100 mg 1回1T 1日1回 朝食後

▶ロキシスロマイシン，ファロペネム，ミノサイクリンでもよい．

【(2) 解説】

❶～❸のいずれか，あるいは❷と内服抗菌薬（❼），❺と❼の併用を行う．症状や治療経過によっては，❹～❼の単独治療を行う．

3) 最重症・重症

❷と❼，あるいは❺と❼の併用療法を行う．治療経過によっては❶～❸あるいは❼，❹～❻を選択する．

【STEP 1 解説】

急性炎症期には，配合剤や併用療法を用いて早期の改善を目指す．抗菌薬も積極的に使用してよいが，薬剤耐性菌の出現を回避するため，単独での使用は避ける．およそ3ヵ月を目安として維持期に移行する．内服抗菌薬と過酸化ベンゾイルの併用については，エビデンスがないため，ガイドラインでは触れていないが，実臨床の経験からも理論的にも推奨できる治療と考える．

STEP 2 維持期

❶ アダパレン（ディフェリン） ゲル 0.1% 1日1回 夜の洗顔後

❷ 過酸化ベンゾイル（ベピオ） ゲル 2.5% 1日1回 洗顔後

❸ アダパレン・過酸化ベンゾイル配合（エピデュオ） ゲル 1日1回 夜の洗顔後

▶❶～❸のいずれか．

【STEP 2 解説】

維持期には抗菌薬を中止し，薬剤耐性菌の懸念がなく，1年間の長期使用試験により安全性と有効性が確立している治療によって軽快した状態を維持する．

（林 伸和）

20 脱毛症

基本的知識

脱毛症は主に，先天性毛髪疾患，男性型脱毛症，円形脱毛症，休止期脱毛，瘢痕性脱毛症，合併症に伴う脱毛症などがある．この中で普段遭遇することの多い脱毛症は円形脱毛症と男性型脱毛症である．円形脱毛症は，自己の毛包に対する自己免疫反応によると考えられている．特にメラニン合成の盛んな成長期毛のなんらかの自己抗原（tyrosinase related protein など）が CD8 陽性細胞傷害性 T 細胞によって認識されることによって自己免疫反応が誘導されると推定される[1]．鑑別疾患としては，抜毛症，真菌感染症，瘢痕性脱毛症が挙げられる．一方，男性型脱毛症は，ジヒドロテストステロンによって成長期が短縮し，軟毛化することで薄毛となる状態である[1]．男性ホルモン受容体が発現する頭頂部から前頭部に脱毛症状をきたす．男性の場合は鑑別が比較的容易であるが，女性における男性型脱毛症（女性型脱毛症）の場合，頭頂部から側頭部，前頭部にかけて広い範囲に薄毛をきたすことが多く，びまん性脱毛症との鑑別が難しい．

処方例

1 円形脱毛症

Step 1

❶ カルプロニウム（フロジン） 外用液　1日2〜3回　適量を患部に塗布

❷ ベタメタゾン酪酸エステルプロピオン酸エステル（アンテベート） ローション　1日1〜数回　適量を患部に塗布

❸ セファランチン　錠1mg　1回1T　1日2回

❹ グリチルリチン製剤（グリチロン） 配合錠　1回2〜3T　1日3回

▶❶と❷に❸や❹を併用.

▶単発から数個の脱毛斑に主に処方する．全頭型や汎発型には効果は乏しい.

Step 2

1）局所免疫療法

強力な感作性物質である squaric acid dibutylester（SADBE）や diphenylcyclopropenone（DPCP）によって脱毛病変部に接触皮膚炎を起こして治療する方法.

2）ステロイド皮内注射

トリアムシノロンアセトニドなどを脱毛病変部に月1回程度の頻度で皮内注射する方法.

3）紫外線療法

ナローバンドやエキシマライトを脱毛部位に照射する方法.

4）ステロイドハーフパルス療法

発症して半年以内で感嘆符毛や漸減毛が観察されるような急性期を対象とする.

❶ メチルプレドニゾロンコハク酸エステルナトリウム（ソル・メドロール） 注　1日500mg　3日間　点滴

2 男性型脱毛症

1) 男性に対して

❶ フィナステリド（プロペシア） 錠 1 mg 1 回 1 T 1 日 1 回

❷ デュタステリド（ザガーロ） カプセル 0.5 mg 1 回 1 Cap 1 日 1 回

❸ ミノキシジル配合（リアップ X5） 液 1 回 1 mL 1 日 2 回

▶❶❷のいずれかに❸を併用するとより効果的である．

2) 女性に対して

❶ ミノキシジル（リアップリジェンヌ） 液 1 回 1 mL 1 日 2 回

▶妊娠可能な女性に対してプロペシアやザガーロは禁忌である．

文献

1) 伊藤泰介：こどもとおとなが期待するこれからの脱毛症診療．Derma **252**：65-73, 2017

（伊藤泰介）

21 薬疹

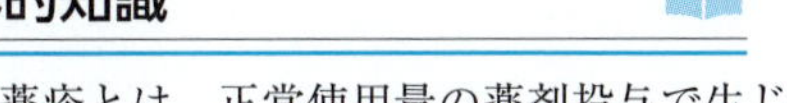

基本的知識

薬疹とは，正常使用量の薬剤投与で生じる意図しない皮疹を指す．濃度依存性に多くの服用者に生じ得るものを Type A，非アレルギー性，アレルギー性を問わずある特定の服用者に出現するものを Type B と呼ぶ．後者には重症薬疹を含む．

薬疹は臨床上，薬剤中止のみでは改善せず，生命を脅かし後遺症を生じる可能性がある重症型と薬剤中止で改善が期待できるものに分けられ，治療方法が大きく異なるため，その鑑別が重要である．前者では，Stevens-Johnson 症候群（SJS）および中毒性表皮壊死融解症（toxic epidermal necrolysis：TEN），薬剤性過敏症症候群（drug-induced hypersensitivity syndrome：DIHS）の 3 疾患が代表的である．また，後者では，多形（滲出性）紅斑型，播種状丘疹紅斑型がほとんどを占め，扁平苔癬型，湿疹型，光線過敏症型，固定薬疹などが含まれる．

薬物治療アルゴリズム

Type A であれば，薬剤中止でなくとも，薬剤の減量や短期中止などで対症療法が可能なことがある．Type B では減量しても改善しないため基本的には被疑薬の中止が原則である．必要な場合は交差反応性の少ないと考えられる異なる化学構造を持つ他剤に変更する．軽症例では被疑薬の中止のみで消退するが，中止後もなお症状が続

く場合は，状態に応じて抗炎症または止痒目的に内服または外用治療が必要となる．重症例では強力な抗炎症を目的として，積極的にステロイドの全身投与を中心とした治療を速やかに開始する．

処方例

1 重症薬疹でないもの

A 固定薬疹，扁平苔癬型薬疹，多形紅斑型薬疹，播種状丘疹紅斑型薬疹など

STEP 1 軽症例

① クロベタゾン（キンダベート） 軟膏 1日2回（顔・首） 塗布

② ジフルコルトロン吉草酸エステル（ネリゾナ） 軟膏 1日2回（体・四肢） 塗布

▶①②のいずれか．

STEP 2 中等症例

① プレドニゾロン吉草酸エステル酢酸エステル（リドメックス） 軟膏 1日2回（顔・首） 塗布

② ジフロラゾン（ダイアコート，ジフラール） 軟膏 1日2回（体・四肢） 塗布

③ オロパタジン（アレロック） 錠5 mg 1回1T 1日2回

▶①②のいずれかと③を併用．

STEP 3 中等症例で自覚症状が強いとき

① プレドニゾロン（プレドニン） 錠5 mg 1回2T 1日2回

▶STEP 2の①～③に加えて上記を1週間以内投与する．

B SJS/TEN

皮膚科治療と同時に，眼病変治療については，早期から眼科専門医に治療介入への協力を求める．

STEP 1 中等症

① プレドニゾロン（プレドニン） 錠5 mg 1回4T 1日2回で開始し，4～7日毎に10 mg程度の減量を行う

② エソメプラゾール（ネキシウム） カプセル20 mg 1回1Cap 1日1回

③ ミノドロン酸（リカルボン） 錠50 mg 1回1T 1ヵ月毎1回

▶①～③を併用．

STEP 2 重症

❶ **プレドニゾロン（プレドニン）** 錠 5 mg 1 回 6 T 1 日 2 回で開始し，4〜7 日毎に 10 mg 程度の減量を行う

❷ **メチルプレドニゾロンコハク酸エステルナトリウム（ソル・メドロール）** 注 1,000 mg （ソリタ-T3 号輸液 500 mL に溶解） 1 日 1 回点滴 3 日間連続施行 その後は上記❶に続く

▶STEP 1 の❷❸を併用しつつ STEP 2-❶❷のいずれかを行う.

STEP 3 上記治療で改善傾向がない場合

❶ **人免疫グロブリン（献血グロベニン-I）** 注 1 日 400 mg/kg ゆっくり点滴 5 日間連続投与

❷ **血漿交換療法** 3 回/週

▶❶❷のいずれか.

C DIHS

STEP 1

❶ **プレドニゾロン（プレドニン）** 錠 5 mg 1 回 6〜8 T 1 日 2 回で開始し，7〜10 日毎に 5 mg 程度のゆっくりした減量を行う

❷ **エソメプラゾール（ネキシウム）** カプセル 20 mg 1 回 1 Cap 1 日 1 回

❸ **ミノドロン酸（リカルボン）** 錠 50 mg 1 回 1 T 1ヵ月毎 1 回

▶❶〜❸を併用.

STEP 2 上記治療中にサイトメガロウイルス血症を起こした場合

❶ **ガンシクロビル（デノシン）** 注 1 回 5 mg/kg 1 日 2 回 最初の 1 週間

❷ **ガンシクロビル（デノシン）** 注 1 回 5 mg/kg 1 日 1 回 血中ウイルスが消失するまで

▶❶に続けて❷.

連携医療

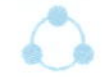

重症薬疹は皮膚病変以外にも種々の臓器をおかし，他科との連携医療が必要不可欠である．SJS/TEN は強い角膜障害による視力障害，陰部の瘢痕拘縮などの後遺症を残すことがあるため，早いうちから眼科専門医や産婦人科医に治療介入を要請する．また，DIHS は経過中に重篤な肝機能障害，腎障害，甲状腺疾患や 1 型糖尿病，心筋炎など種々の内臓疾患が出現することがある．迅速な専門科医へのコンサルトが予後

を決定することになる.

（橋爪秀夫）

18章 妊産婦・婦人科疾患

1 妊娠とくすり

たとえ対象となる女性患者が妊娠していたとしても，その有用性が危険性を上回る場合に処方を行うことが，当然の大原則である．非妊娠時との相違点は，その有用性や危険性を評価すべき対象が目の前の女性のみではなく，子宮内の胎児が加わることにある．実際は，この胎児への有用性や危険性についての評価が必ずしも容易ではない．

これらの妊娠女性自身への有益性・危険性，胎児への有益性・危険性の計4つを適切に評価するために，知っておきたい基本的知識を以下に列挙する．これらの知識をもとにして，妊娠女性に対して適切な処方を行わなければならない．

A 女性への薬剤の作用はたとえ妊娠していても非妊娠時と同じと考えてよい

女性が妊娠すると，その進行に伴い循環血漿量が増大し生理的に水血症，低アルブミン血症になるなど，その身体機能は生理的に変化していく．非妊娠時と比較して，胃内容物の排泄速度が遅延したり，腎排泄型薬剤の腎臓におけるクリアランスが増加することも知られている．しかしながら，経験的には臨床上問題となるような投与薬剤の作用の変化（効果の減弱や増強など）は認められていない．したがって，妊娠女性の生理的変化を理解しておく必要はあるものの，妊娠女性自身への有益性・危険性については非妊娠時と同様に評価してよいと考えられる．

B 薬剤の胎児への影響は妊娠時期により異なる

胎児への危険性を評価するうえで，たとえヒトで強い催奇形性が証明されている薬剤であっても，妊娠時期によってはまったく胎児形態異常の原因とならないことは知っておくべきである．

1）受精前（非妊娠時）

ごく少数知られている，体内に長期間蓄積される薬剤（角化症治療薬のエトレチナート，C型肝炎治療用抗ウイルス薬のリバビリンなど）のみが問題となる．これらが器官形成期まで体内に蓄積されている可能性を考えなければならない．

2）受精から2週間（妊娠3週末）まで

月経周期28日型の女性における予定月経開始前，まだ「月経の遅れ」がない時期である．この時期は，なんらかの原因で多くの細胞に傷害が与えられれば胎芽死亡（流産）となり，死亡しなければ傷害は修復されその後正常発生が継続できる “all-ornone” といわれる時期であり，薬剤による胎児形態異常は発生しない．

3) 妊娠 4 週以降 12 週末まで

器官形成期（一般には妊娠 5 週 0 日～妊娠 11 週 6 日とされている）が含まれ，特に妊娠 7 週末までは薬剤の催奇形性という意味で最も重要な時期である．

4) 妊娠 13 週以降

胎児形態異常発生の可能性はない．胎児への毒性による機能障害［アンジオテンシン変換酵素阻害薬（ACE-I）およびアンジオテンシンⅡ受容体拮抗薬（ARB）などによる胎児腎障害，非ステロイド抗炎症薬（NSAIDs）による胎児動脈管収縮など］が問題となる．

C ヒトで催奇形性が証明されている薬剤は非常に少ない

一般には薬剤の多くで催奇形性があるというイメージが定着しているが，事実としてはヒトで催奇形性が証明されている薬剤は非常に少ない．ヒトで催奇形性が証明されている薬剤として有名な抗てんかん薬を含めても，薬剤が原因の胎児形態異常は全形態異常の 1% にすぎない．

表 1 に，ヒトで催奇形性が証明されている代表的薬剤，および証拠は得られていないもののヒトでの催奇形性が強く疑われる薬剤を示した．

D ヒトで胎児毒性が証明されている薬剤は非常に少ない

催奇形性と同様に，胎児毒性についてもヒトで証明されている薬剤は非常に少ない．表 2 に，ヒトで胎児毒性が証明されている代表的薬剤，および証拠は得られていな

表 1　ヒトで催奇形性が証明されている代表的薬剤，および *証拠は得られていないもののヒトでの催奇形性が強く疑われる薬剤

医薬品名
エトレチナート
カルバマゼピン
サリドマイド
シクロホスファミド
ダナゾール
チアマゾール
トリメタジオン
バルプロ酸ナトリウム
ビタミン A（大量）
フェニトイン
フェノバルビタール
ミコフェノール酸モフェチル
ミソプロストール
メトトレキサート
ワルファリンカリウム
リバビリン*
レナリドミド*

（日本産科婦人科学会，日本産婦人科医会（編・監）：産婦人科診療ガイドライン―産科編 2017，日本産科婦人科学会，p 73，表 1-1，p 74，表 2，2017 より改変し許諾を得て転載）

表2　ヒトで胎児毒性が証明されている代表的薬剤，および*証拠は得られていないもののヒトでの胎児毒性が強く疑われる薬剤

医薬品名
妊娠中・後期
アミノグリコシド系抗結核薬
アンジオテンシン変換酵素阻害薬 (ACE-I)
アンジオテンシンII受容体拮抗薬 (ARB)
テトラサイクリン系抗菌薬
ミソプロストール
アリスキレン*
妊娠後期
非ステロイド抗炎症薬 (NSAIDs)

(日本産科婦人科学会，日本産婦人科医会（編・監）：産婦人科診療ガイドライン—産科編 2017，日本産科婦人科学会，p 73，表 1-2，表 1-3，2017 より改変し許諾を得て転載)

いもののヒトでの胎児毒性が強く疑われる薬剤を示した．

E その妊娠女性の疾患の治療として薬剤が投与される場合でも，病気ではない，いわば第三者の胎児への有益性が十分期待できる

たとえば母体甲状腺機能亢進症の場合，コントロール不良例では流早産や死産などのリスクが上昇する．すなわち，これらのリスク上昇を防止する意味において，母体の薬剤治療は胎児にとっても有益性が高い．こうした明らかな証拠がない場合でも，一般的に母体疾患のコントロールがよくなることは，子宮内環境の好転などを通じて胎児にとっても有益であることを忘れてはならない．胎児は自らが生きる環境としての母体の健康を望んでいると考えるべきである．

F 妊娠初期に妊娠と気づかずに投与された薬剤・ワクチンがわが国の添付文書上「妊娠女性には禁忌」となっていても，実際は胎児への影響がない場合が多い

女性が妊娠と気づかずに薬剤を服用したり投与されたりすることは少なくない．ワクチン投与が行われてしまうこともある．そして，その薬剤・ワクチンがわが国の添付文書上「妊娠女性には禁忌」であることはまれではない．しかしながら，こうした薬剤・ワクチンの服用・投与がたとえ器官形成期であったとしても，催奇形性という意味では，実際は胎児への影響がない場合が多いことは知っておくべきである．

表3にそうした薬剤・ワクチンの一覧を示した．

G 個々の薬剤については適切な情報源を利用して考える

薬剤の情報源としてまず臨床医が参照するのは添付文書であろう．しかしながら，わが国の添付文書は様々な問題点や欠点が指摘されているため，「妊娠とくすり」については添付文書だけでの判断は避けたほうがよい．それ以外の情報源となる日本語の成書としては，以下のものの評価が非常に高い．

・薬物治療コンサルテーション：妊娠と授乳，改訂2版，南山堂，2014年

表 3　妊娠初期に妊娠と気づかずに投薬され，わが国の添付文書上「妊娠女性には禁忌」となっていても，実際は胎児への影響はないと判断してよい薬剤・ワクチン

医薬品名
薬剤
イトラコナゾール，ミコナゾール
ニューキノロン系抗菌薬
ニフェジピン，ニカルジピン塩酸塩（経口錠）
アムロジピンベシル酸塩
ヒドロキシジン塩酸塩
オキサトミド，トラニラスト，ペミロラストカリウム
センナ，センノシド
ハロペリドール，ブロムペリドール
メトホルミン塩酸塩，グリベンクラミド
ドンペリドン
卵胞ホルモン，黄体ホルモン，低用量ピル
クロミフェンクエン酸塩
ニコチン置換療法薬
エチドロン酸二ナトリウム，ミノドロン酸水和物，リセドロン酸ナトリウム
インドメタシン，ジクロフェナクナトリウム，スリンダク，メロキシカム
アンジオテンシン変換酵素阻害薬（ACE-I）
アンジオテンシンII受容体拮抗薬（ARB）
ワクチン
風疹ワクチン，水痘ワクチン，流行性耳下腺炎ワクチン，麻疹ワクチン

（日本産科婦人科学会，日本産婦人科医会（編・監）：産婦人科診療ガイドライン―産科編 2017，日本産科婦人科学会，p 79，表 1，2017 より改変し許諾を得て転載）

・実践　妊娠と薬，第 2 版，じほう，2010 年
・産婦人科診療ガイドライン―産科編 2017，日本産科婦人科学会，2017 年

H 米国の FDA 胎児危険度分類を参照するときは注意を払う

薬剤の胎児への危険度分類として有名だった米国のいわゆる FDA 分類（カテゴリー A，B，C，D，X）は 2015 年に正式に廃止されたものの，米国においてそれ以前に添付文書が作成された薬剤では，現在でもこの FDA 分類を知ることができる．これを参照するのであれば，そのときに注意しなければならないのは，カテゴリー A から B，C，D，X と文字の順序が進むにつれてリスクが増加していくわけではないことである（A から X にリスクが増加していく，との誤解を生んだことがこの分類廃止の大きな理由の 1 つである）．各カテゴリーに含める判定基準はリスクの増加だけに基づくものではない．したがって，米国の添付文書上このカテゴリー表記の下方に書かれている，そのカテゴリーに分類された理由となる情報に目を通すことを忘れてはならない．

I 妊娠と薬情報センター〈https://www.ncchd.go.jp/kusuri/〉［2019 年 2 月 16 日閲覧］の利用を患者に勧めるのもよい

厚生労働省事業である妊娠と薬情報センターは，自らに投薬される薬剤と妊娠につ

いて患者自身が相談する仕組みとして，10 年以上の実績がある機関である．複数の薬剤の投薬を受けている場合など，他の情報源では適切な情報が得られない場合には，その存在を患者に教えて利用を勧めるとよい．また，妊娠前の相談も受け付けているため，なんらかの疾患で投薬を受けている女性の「相談をしたおかげで安心して妊娠することができた」との声もよく聞く．

（濱田洋実）

2 月経周期の調節

基本的知識

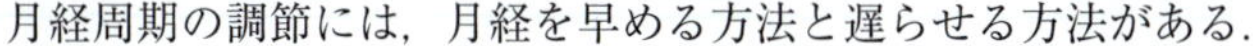

月経周期の調節には，月経を早める方法と遅らせる方法がある．

経口避妊薬（OC）やエストロゲン・プロゲスチン（EP）配合薬には，低用量（マーベロン，ルナベル LD など）と中用量（プラノバールなど）がある．中用量に比べて低用量では不正出血が多くなるものの嘔気，胃部不快感などは少ない．低用量 OC では一相性のものが使用しやすい．低用量では内服終了後 2〜4 日で，中用量では内服終了後 4〜6 日で月経（消退出血）が発来するが，薬剤の種類，投与期間，個体差によってうまくいかないことがある．プロゲスチン単剤のノルエチステロンはごく弱いエストロゲン作用をもつが，卵胞期での投与は月経移動効果が得られにくい．すべて原則自費診療となる．

薬物治療アルゴリズム

薬剤の投与を開始するのが排卵前（おおむね月経周期 14 日目以前）か排卵後（おおむね月経周期 15 日目以降）か，次回の月経を早めるのか遅らせるのかによって，以下の 3 種類の処方が選択される（図 1）．月経周期が規則正しい女性に対しては，2〜3 周期前から月経を移動して旅行などのイベントに備えることも可能である．

処方例

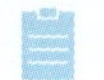

1）排卵前から投与し，月経を早める場合

❶ ノルゲストレル・エチニルエストラジオール配合（プラノバール）　配合錠　1 回 1 T　1 日 1 回　同時刻に 10〜14 日間

❷ デソゲストレル・エチニルエストラジオール配合（マーベロン）　錠　1 回 1 T　1 日 1 回　同時刻に 14 日間

▶❶❷のいずれか．❶は月経周期 1〜7 日目から，❷は 1〜5 日目から開始する．

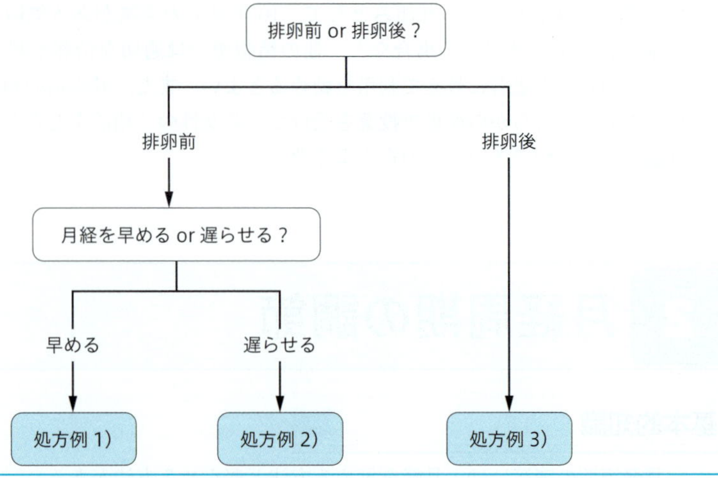

図 1　月経周期を調節する際のフローチャート

2） 排卵前から投与し，月経を遅らせる場合

❶ ノルゲストレル・エチニルエストラジオール配合（プラノバール） 配合錠 1回1T 1日1回 同時刻に遅らせたい日の前日まで連日服用

❷ ノルエチステロン・エチニルエストラジオール配合（ルナベル） 配合錠 LD 1回1T 1日1回 同時刻に遅らせたい日の前日まで連日服用

▶❶❷のいずれか．服用期間は 3 週間以内が望ましい．

3） 排卵後から投与し，月経を遅らせる場合

❶ ノルゲストレル・エチニルエストラジオール配合（プラノバール） 配合錠 1回1T 1日1回 同時刻に遅らせたい日の前日まで連日服用

❷ ノルエチステロン（ノアルテン） 錠 5 mg 1回1T 1日1回 同時刻に遅らせたい日の前日まで連日服用

▶❶❷のいずれかを月経予定 5〜7 日前より開始する．服用期間は 3 週間以内が望ましい．

処方上の注意

副作用は，嘔気・嘔吐，倦怠感，乳房緊満感，便秘などが多いが，まれに血栓塞栓症を発症する可能性もあるため，下肢の腫脹や痛み，手足の痺れ，動悸，息切れ，胸痛，めまい，頭痛などを認めた場合はすぐ連絡するよう患者に指導する．

問診や尿中 hCG 検査によって，妊娠の可能性を必ず否定することが重要である．

OC や EP 配合薬には禁忌症例や不適切症例（表 1）があるため，これらを除外する．

表1 低用量OCやEP配合薬の禁忌

- ・乳癌
- ・血栓性静脈炎，肺塞栓症，脳血管障害，冠動脈疾患またはその既往
- ・35歳以上で1日15本以上の喫煙者
- ・前兆を伴う片頭痛
- ・血管病変合併の糖尿病
- ・血栓性素因，抗リン脂質抗体症候群
- ・手術前4週以内，術後2週以内，長期安静状態
- ・重症高血圧
- ・重篤な肝障害
- ・産褥3週未満の褥婦や産褥6ヵ月未満の授乳婦
- ・思春期前の女性，妊婦　など

連携医療

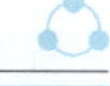

月経周期を必ず問診し，無月経の場合，月経周期が不規則な場合，24日以内の場合（頻発月経），39日以上の場合（稀発月経）などは専門医へ紹介する．消退出血が起こらない場合や8日以上持続する場合（過長月経）も専門医へ紹介する．

（髙井　泰）

3 思春期の月経異常

基本的知識

思春期の月経異常は，ほぼ無月経の状態から，少量出血の持続，稀発月経（月経周期が39日以上），頻発月経（同24日以下），強出血まで様々である．

日本産科婦人科学会（日産婦）が定めた定義では18歳になっても初経が起こらないものを原発（性）無月経としているが，15歳までに初経がみられない場合は「遅発初経」として介入を推奨している．

身体の成熟過程で起こる無排卵性月経が最も多いが，泌尿生殖器系の奇形や様々な全身性疾患を背景に伴うこともあるため，必要に応じて専門医による詳細な検査・管理を行うことが重要である．

本来の治療目的は，月経を起こすこと自体ではなく，将来に不妊や子宮内膜の疾患・骨粗鬆症・代謝異常など悪影響をもたらすことを回避することである．

薬物治療アルゴリズム

まず妊娠を見落とさないことが重要であり，性交歴に曖昧な点があれば尿中hCG定性検査を施行することが望ましい．

次に問診を行い，無月経になるような体重減少やストレスの有無，服薬歴（特に薬剤性高プロラクチン血症をきたすような薬剤の有無），既往歴などを聴取する．背景

疾患が診断された場合，その治療を行う．

エストロゲン分泌を認めるが無排卵の場合，子宮内膜増殖症や子宮内膜癌の発症リスクが増大するため，少なくとも2ヵ月に1度は黄体ホルモン製剤（プロゲスチン）により消退出血を起こすことが望ましい（STEP 1）．

エストロゲン分泌が乏しい場合，骨密度を測定してからカウフマン（Kaufmann）療法（周期的エストロゲン・プロゲスチン療法）を行う（STEP 2）．骨粗鬆症症例では，ビスホスホネートなどを併用する（他項参照）．

処方例

STEP 1 エストロゲン分泌を認める場合

❶ ジドロゲステロン（デュファストン） 錠5mg 1回1T 1日2～3回 食後 10～12日間

❷ クロルマジノン（ルトラール） 錠2mg 1回1T 1日2回 朝夕食後 10～12日間

▶❶❷のいずれか．

STEP 2 エストロゲン分泌を認めない場合

❶ 結合型エストロゲン（プレマリン） 錠0.625mg 1回1～2T 1日1回 就寝前 10日間 に引き続いて**ノルゲストレル・エチニルエストラジオール配合（プラノバール）** 配合錠 1回1T 1日1回 就寝前 11日間

❷ 結合型エストロゲン（プレマリン） 錠0.625mg 1回1～2T 1日1回 就寝前 21～25日間の後半にSTEP 1を内服

▶❶❷のいずれか．

STEP 3 強出血に対する一時止血

❶ ノルゲストレル・エチニルエストラジオール配合（プラノバール） 配合錠 1回1T 1日1回 就寝前 10日間

❷ 黄体ホルモン・卵胞ホルモン配合剤（ルテスデポー） 油性注1mL 1回1A 筋注

▶❶の内服が困難な場合は❷を選択する．

処方上の注意

貧血や低栄養状態の悪化を防ぐため，標準体重の70％未満の場合や急激な体重減少がある場合は，原則として月経を起こす治療は行わず，標準体重の90％までの体重回復を目指す．

強出血症例では，入院安静のうえ，凝固系検査なども行い，輸血も考慮する．

連携医療

多くの思春期患者にとって，将来の妊娠・出産が可能かどうか，不妊症となる可能性があるかは重大な関心事であるため，診断をおろそかにしたまま，漫然と消退出血を起こすだけでは不十分であろう．必要なら専門医にコンサルトを行い，継続的薬剤投与を分担するのがよいと思われる．

（高井　泰）

4 月経困難症，月経前緊張症

基本的知識

月経困難症は，月経時の下腹部痛や腰痛などのために就労や学習に支障があるものをいう．疼痛に伴って悪心，嘔吐，下痢，徐脈などの随伴症状が出現することもある．子宮内膜症や子宮筋腫などの器質的疾患に伴う場合は器質性月経困難症といい，原疾患に対する治療が優先する．器質的疾患が認められない場合は機能性月経困難症といい，月経困難症の 90% 以上を占める．後者の主な機序として，子宮内膜で産生されたプロスタグランジン（PG）による子宮収縮や血流に入った PG による副交感神経刺激などが推定されている．

月経前緊張症または月経前症候群（premenstrual syndrome：PMS）は，月経前 3〜10 日の黄体期に周期的に発来する精神的，身体的症状であり，月経発来とともに減退ないし消失するものをいう．症状は，疲労感，イライラ，腹部膨満感，乳房痛，情緒不安定，抑うつ，食欲亢進，浮腫，頭痛など多彩である．精神症状が主体となるものを月経前不快気分障害（premenstrual dysphoric disorder：PMDD）という．血中性ステロイドホルモンの周期的変化に対する感受性が高いことが発症に関与しているとされており，精神症状についてはプロゲステロンに対するセロトニン作動性システムの感受性が高いことが誘因と考えられている．

I 月経困難症

処方例

STEP 1 基本的な処方

❶ セレコキシブ（セレコックス）　錠 100 mg　1 回 1 T　1 日 2 回　朝夕食後

STEP 2 STEP 1で不十分な場合

❶ ロキソプロフェン（ロキソニン） 錠60 mg 1回1T 1日3回 毎食後

❷ ジクロフェナク（ボルタレン） 坐剤25 mg 1回1剤 頓用

▶❶に変更または❷を追加.

STEP 3 STEP 2による胃腸障害のリスクを軽減したい場合

❶ テプレノン（セルベックス） カプセル50 mg 1回1 Cap 1日3回 毎食後

❷ ボノプラザン（タケキャブ） 錠 10 mg 1回1T 1日1回

▶❶❷のいずれかを追加.

STEP 4 STEP 2で不十分な場合，過多月経を伴う場合，避妊も希望する場合

❶ ノルエチステロン・エチニルエストラジオール配合（ルナベル） 配合錠ULD 1回1T 1日1回 21日間（7日間休薬）

❷ ドロスピレノン・エチニルエストラジオール配合（ヤーズ） 配合錠 1回1T 1日1回 28日間

❸ ドロスピレノン・エチニルエストラジオール配合（ヤーズ） フレックス配合錠 1回1T 1日1回 25～120日間（4日間休薬）

❹ レボノルゲストレル（ミレーナ） 放出子宮内システム52 mg 1回1個 子宮内に挿入

▶❶～❹のいずれかを追加.

▶❶❷による効果がある程度得られるが，月経回数を減少させたい場合，❸を選択する.

▶EP配合薬（❶～❸）による治療が禁忌または不適切な症例（p 677「月経周期の調節」を参照）では❹を選択する.

解説

処方に先だって子宮内膜症，子宮腺筋症，子宮筋腫，骨盤内感染症などの器質的疾患を除外する.

性器出血を伴う腹痛の場合，尿中hCG検査を施行し，初期流産や異所性妊娠などを否定することも重要である.

非ステロイド抗炎症薬（NSAIDs）（STEP 1およびSTEP 2）は消化管粘膜の血流障害による胃腸障害を発症する場合があるため，消化性潰瘍などの既往歴に注意し，必要ならばSTEP 3を処方する.

初経発来後の外因性エストロゲンは最終身長に影響せず，機能性月経困難患者は将来の子宮内膜症発症リスクが2.6倍に上昇するという報告もあるため，中学生以上ではEP配合薬（STEP 4）を積極的に検討してもよい.

処方上の注意

EP配合薬の有害事象として血栓塞栓症などが危惧される．禁忌または不適切な症例（p 677「月経周期の調節」を参照）に注意するとともに，発症時の早期受診を徹底することが最も重要である．

連携医療

産婦人科疾患や妊娠が疑われる場合やレボノルゲストレル放出子宮内システムを使用する場合は，専門医へ紹介する．血栓塞栓症など重篤な副作用が疑われる場合，専門医へ紹介する．

Ⅱ　月経前緊張症

処方例

STEP 1 比較的軽症の場合や漢方薬を希望する場合

❶ **当帰芍薬散**　細粒 3.0 g　1回1包　1日2回　食間（疲労感が強い場合）

❷ **五苓散**　細粒 3.0 g　1回1包　1日2回　食間（浮腫が強い場合）

❸ **抑肝散加陳皮半夏**　細粒 3.75 g　1回1包　1日2回　食間（イライラが強い場合）

❹ **加味逍遙散**　細粒 3.0 g　1回1包　1日2回　食間（抑うつが強い場合）

▶❶～❹のいずれか．

STEP 2 浮腫の強い場合

❶ **トリクロルメチアジド（フルイトラン）**　錠 2 mg　1回1T　1日1回　食後

❷ **スピロノラクトン（アルダクトンA）**　錠 25 mg　1回1T　1日2回　朝夕食後

▶❶❷のいずれか．

STEP 3 情緒不安定の強い場合

❶ **アルプラゾラム（ソラナックス）**　錠 0.4 mg　1回1T　1日3回　毎食後

STEP 4 STEP 1～3で不十分な場合や月経困難症を伴う場合

❶ **ノルエチステロン・エチニルエストラジオール配合（ルナベル）**　配合錠 ULD　1回1T　1日1回　21日間（7日間休薬）

❷ ドロスピレノン・エチニルエストラジオール配合（ヤーズ） 配合錠 1回1T 1日1回 28日間

❸ ドロスピレノン・エチニルエストラジオール配合（ヤーズ） フレックス配合錠 1回1T 1日1回 25〜120日間（4日間休薬）

▶❶〜❸のいずれか．

処方上の注意

ベンゾジアゼピン系抗不安薬（STEP 3）の3ヵ月以上の長期連用では，抑うつや注意力低下などの副作用が表れやすい．さらに，常用量でも徐々に薬効が低下して薬物依存に陥り（常用量依存），急な中止や減薬によって不安の増大やパニック発作，頭痛，筋硬直，不眠などの離脱症状が表れることがある（ベンゾジアゼピン離脱症候群）．このため，安易な長期処方は避けることが望ましい．

精神症状に対してヤーズ配合錠が有効な可能性も報告されているため，使用に慣れているならば抗精神病薬（STEP 3）よりも望ましい．EP配合薬の有害事象として血栓塞栓症などが危惧される．禁忌または不適切な症例（p 677「月経周期の調節」を参照）に注意するとともに，発症時の早期受診を徹底することが最も重要である．

連携医療

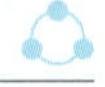

抑うつの強い場合，うつ病や不安神経症などの精神疾患の月経前増悪があるため，精神科専門医の診療が必要である．頭痛の鑑別診断として，月経前後に発症する月経関連片頭痛が挙げられる．この場合，光や音に過敏になるなどの随伴症状を認めることが多く，専門医の診療が望ましい．血栓塞栓症など重篤な副作用が疑われる場合，専門医へ紹介する．

（髙井 泰）

5 不正性器出血

基本的知識

月経以外の原因で性器から出血することを不正性器出血と呼び，思春期，性成熟期，更年期，閉経後によりその原因・治療は異なる．不正性器出血には，①子宮自体には異常はなく卵巣からのホルモン調節が失調している機能性出血，②子宮筋腫や子宮内膜ポリープ，子宮体癌などの器質的出血，③妊娠に関連する妊娠性出血に大きく分けられる．本項では主に①の機能性出血に関して解説を行う．

妊娠や悪性腫瘍を含めた器質的疾患の除外した後，出血の機序として🅰消退出血，🅱破綻出血によるものかを検討する必要がある．

A 消退出血

子宮内膜は卵巣性ステロイドホルモン（エストロゲン，プロゲステロン）の支配下にあり，エストロゲンにより子宮内膜は増殖し，排卵後に黄体から産生されるプロゲステロンにより子宮内膜は分泌像を示す．これらホルモンの減少・消退により子宮内膜は剝脱し，消退出血を起こす．また，正常婦人においても，排卵前に高値となったエストロゲン濃度の相対的低下に対して，子宮内膜が反応し出血を起こすことがあり，中間期出血といわれる．

B 破綻出血

無排卵によりプロゲステロンが分泌されず，エストロゲン過剰な状態が続くことで，子宮内膜の増殖過剰が起こり，出血をきたすことが主な病態である．

消退出血，破綻出血の診断のために，基礎体温測定により排卵の有無および，出血の時期が月経周期のどの時期に位置するかを検討する．出血時のホルモン測定（LH, FSH，エストラジオール，プロゲステロン，テストステロン）は排卵の有無などの補助診断として，有用である．高プロラクチン血症や甲状腺機能異常がみられることがあり，必要に応じて，プロラクチン，甲状腺ホルモンを測定する．器質的疾患の除外のために，子宮内膜や子宮頸部の細胞診は重要である．

処方例 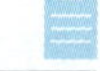

出血が少量であれば，経過観察でよいことが多い．

A 止血剤

❶ トラネキサム酸（トランサミン） カプセル 250 mg 1日 3～8 Cap 3回分服 5日間

B 内因性のエスロゲン分泌がある場合：プロゲストーゲン投与

1）内服

❶ ジドロゲステロン（デュファストン） 錠 5 mg 1回1T 1日2回 10～12日間

❷ メドロキシプロゲステロン酢酸エステル（プロベラ） 錠 2.5 mg 1回1T 1日2回 10～12日間

▶❶❷のいずれか．

2) 内服困難例では注射

❶ ヒドロキシプロゲステロン（プロゲデポー） 注125 mg 1回 筋注

C 内因性のエストロゲン分泌がない場合：エストロゲン・プロゲストーゲン投与

1) 内服

❶ ノルゲストレル・エチニルエストラジオール配合（プラノバール） 配合錠 1回1T 1日1回 7〜10日間

2) 内服困難例では注射

❶ エストラジオール吉草酸エステル（ペラニンデポー） 注5 mg 1回 筋注

❷ ヒドロキシプロゲステロン（プロゲデポー） 注125 mg 1回 筋注

▶❶❷を併用.

処方上の注意

・血栓症などのホルモン剤投与禁忌症例に注意する.

・偶発症・合併症への対応：出血傾向をきたす内科的疾患（血液疾患，肝疾患，抗凝固薬などの服薬）の合併もあり得る.

・高齢者の対応：婦人科癌の除外が重要であるが，閉経後であっても卵巣性ステロイドホルモン産生が完全に停止しなければ子宮出血をきたすことがある．また，副腎からのステロイドホルモンが転換され，子宮内膜が反応し，出血をきたすことがある.

・薬物療法による出血のコントロールが困難であれば，子宮内膜掻爬術，子宮内膜焼灼術，子宮全摘出術も考慮する.

（吉野　修）

6 排卵障害，無月経

I 排卵障害

基本的知識

挙児希望がなければ経過をみることも可能であるが，3ヵ月以上の無月経期間があれば，子宮体癌のリスクを回避するうえでも黄体ホルモン剤の定期的投与により消退出血を誘導する.

挙児希望がある場合，排卵を誘発する．排卵を起こすための第一選択薬としてはクロミフェン製剤，高プロラクチン血症がある場合はドパミン作動薬を用いる．ただし高プロラクチン血症を伴う場合，下垂体腫瘍の有無などについても注意をすべきである．

処方例 

A 挙児希望がない場合

[内服]

❶ **ジドロゲステロン（デュファストン）** 錠 5 mg　1 回 1 T　1 日 2 回　10〜12 日間

❷ **メドロキシプロゲステロン酢酸エステル（プロベラ）** 錠 2.5 mg　1 回 1 T　1 日 2 回　10〜12 日間

▶❶❷のいずれか．

▶投与終了後 1〜3 日で出血（消退出血）が起これば，定期的投与とする．

[内服困難例では注射]

❶ **ヒドロキシプロゲステロン（プロゲデポー）** 注 125 mg　1 回　筋注

B 挙児希望がある場合

STEP 1

❶ **クロミフェン（クロミッド）** 錠 50 mg　1 回 1 T　1 日 1〜2 回　5 日間
月経開始から 5 日目より服用を開始

[高プロラクチン血症がある場合]

ドパミン作動薬を用いる．

❶ **カベルゴリン（カバサール）** 錠 0.25 mg　1 回 1〜4 T　1 日 1 回　就寝前週 1 回（同一曜日）
1 回 1 T から開始し，少なくとも 2 週間以上の間隔で 1 T ずつプロラクチンの血中濃度が正常化するまで増量．高用量，長期間投与により，心臓弁膜症のリスクが増加することに留意

❷ **テルグリド（テルロン）** 錠 0.5 mg　1 回 1 T　1 日 1〜2 回　連日
1 日 1 T から開始し，プロラクチンの血中濃度が正常化するまで増量

▶❶❷のいずれか．

STEP 2 STEP 1 が無効の場合

ゴナドトロピン療法を行う．

❶ HMG 製剤（ゴナピュール，HMG 注テイゾー） 注 1日1回 75 単位
または FSH 製剤（フォリスチム） 注 1日1回 50 単位を月経周期 3～5 日目より連日投与
卵巣の反応性が低い場合は卵巣過剰刺激症候群に注意して投与量を増加

❷ hCG 製剤（HCG モチダ） 注 5,000 単位 1回 筋注

▶❶を用い，主席卵胞径が 18 mm 程度に成長した時点で❷に切り替える．排卵誘発療法により排卵が 4 個以上になりそうであれば，多胎や卵巣過剰刺激症候群の発症リスクを避けるために，同周期の治療をキャンセルする．

Ⅱ 無月経

基本的知識

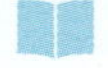

無月経には，自然に起こる月経を一度も経験していない原発性無月経と，初経後に一定期間月経があり，その後に無月経となる続発性無月経がある．原発性・続発性無月経の原因としては，視床下部，下垂体，卵巣，子宮の異常により起こる．

処方例

A 挙児希望がない場合

1) 内因性のエストロゲンおよびプロゲステロン産生がない場合（第 2 度無月経）

[内服]

❶ ノルゲストレル・エチニルエストラジオール配合（プラノバール） 配合錠 1回1T 1日1回 7～10 日間

[内服困難例では注射]

❶ エストラジオール吉草酸エステル（ペラニンデポー） 注 5 mg 1回 筋注

❷ ヒドロキシプロゲステロン（プロゲデポー） 注 125 mg 1回 筋注

▶❶❷を併用．

2) 内因性のエストロゲン産生はあるがプロゲステロン産生がない場合（第 1 度無月経）

[内服]

❶ ジドロゲステロン（デュファストン） 錠 5 mg 1回1T 1日2回 10～12 日間

❷ メドロキシプロゲステロン酢酸エステル（プロベラ） 錠 2.5 mg 1回1T 1日2回 10～12 日間

▶❶❷のいずれか．定期的に出血を誘導する．

[内服困難例では注射]

❶ ヒドロキシプロゲステロン（プロゲデポー）　注 125 mg　1回　筋注

B 挙児希望がある場合

上記，「I. 排卵障害-**B**」の治療に準じる．

（吉野　修）

7 更年期障害，婦人不定愁訴症候群

基本的知識

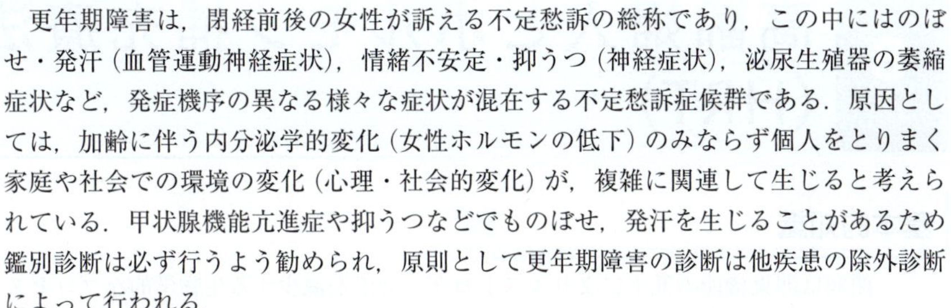

更年期障害は，閉経前後の女性が訴える不定愁訴の総称であり，この中にはのぼせ・発汗（血管運動神経症状），情緒不安定・抑うつ（神経症状），泌尿生殖器の萎縮症状など，発症機序の異なる様々な症状が混在する不定愁訴症候群である．原因としては，加齢に伴う内分泌学的変化（女性ホルモンの低下）のみならず個人をとりまく家庭や社会での環境の変化（心理・社会的変化）が，複雑に関連して生じると考えられている．甲状腺機能亢進症や抑うつなどでものぼせ，発汗を生じることがあるため鑑別診断は必ず行うよう勧められ，原則として更年期障害の診断は他疾患の除外診断によって行われる．

自覚される不定愁訴としては，肩こり，発汗，易疲労感，頭痛，のぼせ，イライラ，気分が沈む，と多岐にわたり，複数かつ同時に訴える場合もあるため，心身両面からの統括的かつ個別的な外来対応が必要になる．

外来診療においてこれらの多くの症状をできるだけ客観的に把握し，診断，症状の程度を評価，治療効果の簡便で総合的な判定を行うことが重要であるが，簡略更年期指数など種々の重症度評価方法があり受診毎の症状の変化を理解する目的で利用できる．更年期女性は精神的・身体的にも様々な問題を生じ得るが，なかでも更年期障害は症状をほとんど感じることなく過ごす女性と，大きな障害となって現れ日常生活にも支障をきたす女性もあり個人差が大きい．

処方例

A ホルモン補充療法（HRT）

次項「高齢婦人とホルモン補充療法（HRT）」参照．

B 漢方療法

❶ 当帰芍薬散　1包 2.5 g　1日3回　食前

❷ 加味逍遙散　1包 2.5 g　1日3回　食前

❸ 桂枝茯苓丸　1包 2.5 g　1日3回　食前

▶HRT 以外の治療として更年期障害には漢方療法も頻用されており，❶〜❸のいずれかを処方する．

▶その他　五積散，温経湯なども使用される．

C その他

不眠，肩こりなどの対症療法として睡眠薬，鎮痛薬，抗不安薬などが使用される．

（尾林　聡）

8 高齢婦人とホルモン補充療法（HRT）

基本的知識

閉経は卵巣機能の低下によりエストロゲン分泌が減少する生物学的なプロセスであり，周閉経期の血管運動症状（ほてり，のぼせ）のような更年期障害が自覚される．原則として閉経期前後に処方される HRT であるが，高齢女性に対しても HRT が行われることがあり，そのとき問題となるのが冠動脈疾患のリスク上昇である．これは Women's Health Initiative 報告のサブ解析（2006 年）として知られているが，エストロゲン投与に伴う冠動脈疾患リスクのハザード比が 50 歳代では 0.63 と低下するが，60 歳代では 0.94 であり，一方 70 歳代の投与では 1.11 と上昇し，加齢に伴ってハザード比が上昇する．同様に 60 歳を過ぎるとそれ以前と比較して HRT によって静脈血栓塞栓症や認知能低下のリスクも増加すると考えられている．このためガイドライン上は 60 歳以上ないしは閉経後 10 年以上の場合の新規 HRT の開始は，メリットとデメリットを患者とよく相談したうえで慎重投与をするように推奨されている．また閉経直後の更年期症状とは異なり高齢女性の場合は心理的な要因からほてりや動悸が生じるケースが多いことにも注意が必要であり，場合によっては安定剤や抗不安薬などが奏効することがある．このため高齢者の更年期障害様症状の訴えに安易に HRT を処方することは厳に慎むべきであり，投与する期間には子宮体癌と乳癌の検査は必須である．

処方例

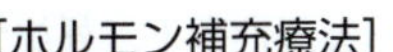
[ホルモン補充療法]

1) 子宮のある場合

子宮内膜癌予防のためプロゲステロン製剤を併用する.

❶ 結合型エストロゲン (プレマリン) 錠 0.625 mg 1回1T 1日1回

❷ メドロキシプロゲステロン酢酸エステル (プロベラ) 錠 2.5 mg 1回1T 1日1回 朝食後

❸ エストラジオール (エストラーナ) テープ 2日に1枚

▶❶❸のいずれかと❷を併用.

2) 子宮摘出後の場合

エストロゲン単独投与を行う.

❶ 結合型エストロゲン (プレマリン) 錠 0.625 mg 1回1T 1日1回

❷ エストラジオール (ジュリナ) 錠 0.5 mg 1回1T 1日1回

▶❶❷のいずれか.

3) 萎縮性腟炎の場合

❶ エストリオール (エストリール) 腟錠 0.5 mg 1回1T 1日1回 7日間 腟内投与

処方上の注意

本来の HRT の治療対象は①血管運動症状, ②萎縮性腟炎, ③更年期症状の一部であり, 閉経移行期のできるだけ早期に治療開始し, 投与量は最少, 投与期間は最短にすること, また治療前に子宮内膜癌, 乳癌のリスクについて伝え, 検診を毎年行うことがガイドライン上推奨されているため, 治療継続の場合には婦人科受診が必要となる. また高齢者に対しては上記処方例の半量でも有効な場合もあるので, 個別対応が重要である.

(尾林 聡)

9 帯下

基本的知識

帯下とは, 女性生殖器からの分泌物のうち, 血液以外のもので, 下り物, 腰気 (こしけ）ともいう．妊娠時や排卵時の生理的なものと，病的なものがある．病的なものは，腟，子宮，卵管，外陰など発生部位や，血性，膿性，白色，液状などの性状によって分類される．局所的原因に基づく感染性帯下，ホルモン失調性帯下，妊娠性帯下などがあるが，頻度の高いのが感染性帯下である．

感染性帯下には，腟帯下，頸管帯下，子宮帯下がある．

腟帯下は，腟トリコモナス症，腟カンジダ症，細菌性腟症がある．

子宮頸管帯下は，クラミジア・トラコマチスと淋菌による子宮頸管炎が主で，頸管帯下の増量をみるが，近年，無症状感染が増えているほか，他覚的所見に乏しいものが多い．

骨盤内感染症（クラミジアや淋菌，好気性菌，嫌気性菌による子宮内膜炎や子宮付属器炎）による子宮帯下は，頸管帯下のようにはっきりとしたものはなく，通常，頸管帯下，腟帯下と混在して現れるので，病原検査（核酸増幅法など）のほか，子宮内培養が診断上必須検査となる．

処方例

腟トリコモナス症，腟カンジダ症，細菌性腟症は，次項「外陰炎，腟炎，外陰瘙痒症」で解説する．

A クラミジア

❶ アジスロマイシン（ジスロマック） 錠 250 mg 1回4T 1日1回 食後

❷ アジスロマイシン（ジスロマック SR） 成人用 DS 1回2g 1日1回 用時水で懸濁し空腹時に

❸ クラリスロマイシン（クラリス，クラリシッド） 錠 200 mg 1回1T 1日2回 朝夕食後

❹ レボフロキサシン（クラビット） 錠 500 mg 1回1T 1日1回 食後

▶❶～❹のいずれか．

【A 解説】

ジスロマック SR（2 g）は，空腹時の服用が基本で，具体的には，「食後2時間以上経過してから服用し，服用後は2時間以上食事を控えること」と説明する．

治療開始から3週間後にクラミジア消失を確認するための検査を行う．

B 淋菌

❶ セフトリアキソン（ロセフィン） 注1g 1回1g 1日1回 静注 単回投与

❷ スペクチノマイシン（トロビシン） 注2g 1回2g 殿部筋注 単回投与

▶❶❷のいずれか．

【B 解説】

淋菌は，薬剤耐性頻度が高いので，内服剤は用いず，注射剤の単回投与を行う．保険適応を有し，確実に有効な薬剤は，セフトリアキソン，スペクチノマイシンの3剤のみで，淋菌性子宮頸管炎には，単回投与で有効であるが，咽頭感染にはセフトリアキソンの単回投与が勧められる．

ジスロマック SR (2 g) の保険適用が追加されたが，国内使用の臨床的なエビデンスがなく，セフェム系注射剤がガイドラインでは第一選択薬となっている．

C 骨盤内炎症性疾患

軽症・中等症例の経口剤は，セフェム系やβ-ラクタマーゼ阻害薬配合ペニシリン系，ニューキノロン系の内服薬を投与する．セフェム系（第二世代まで）点滴静注も使用可能である．

比較的重症例での外来での注射剤治療を選択する場合にはセフェム系やペニシリン系（β-ラクタマーゼ阻害薬配合ペニシリン系薬を含む），アジスロマイシンを点滴静注する．

メトロニダゾールやクリンダマイシン，ミノサイクリンなどの経口剤や点滴静注の併用もある．

1) 経口剤

❶ セフカペンピボキシル（フロモックス） 錠 1回100 mg 1日3回

❷ スルタミシリン（ユナシン） 錠 1回375 mg 1日2～3回

❸ レボフロキサシン（クラビット） 錠 1回500 mg 1日1回

❹ トスフロキサシン（オゼックス，トスキサシン） 錠 1回150 mg 1日3回

▶❶～❹のいずれか．

2) 注射剤

❶ セフメタゾール（セフメタゾン） 注 1回1～2 g 1日2回

❷ フロモキセフ（フルマリン） 注 1回1～2 g 1日2回

❸ セフトリアキソン（ロセフィン） 注 1回1～2 g 1日1～2回

❹ タゾバクタム・ピペラシリン配合（ゾシン） 注 1回4.5 g 1日3回

❺ スルバクタム・アンピシリン配合（ユナシン-S） 注 1回3 g 1日2～4回

❻ メトロニダゾール（アネメトロ） 注 1回0.5 g 1日3～4回

▶❶～❻のいずれか．

3) スイッチ療法

❶ **アジスロマイシン（ジスロマック）** 注　1回500 mg　1日1回　点滴静注を1〜2日間投与後，**ジスロマック**　錠250 mg　1回400 mg　1日1回投与に切り替える

❷ **レボフロキサシン（クラビット）** 注　1回500 mg　1日1回　点滴静注を3日間投与後，**クラビット**　錠500 mg　1回500 mg　1日1回投与に切り替える

▶❶❷のいずれか．

【C 解説】

骨盤内炎症性疾患は，不妊症や異所性妊娠等の後遺症を起こすので，早期診断・治療開始が必要である．

治療は，自他覚症状や臨床検査所見に応じて経口剤か注射剤治療かを判断する．下腹部痛や下腹部圧痛が強く，骨盤腹膜炎まで進展している症例は，注射剤による治療を行う．

3日間は投与し，自他覚症状や臨床検査値の変化などから有効性の評価を行い，有効ならば投与期間は5〜7日間程度とする．

放線菌感染が疑われる場合にはβ-ラクタマーゼ阻害薬配合ペニシリン系薬を使用する．

直近に子宮内操作歴がある症例で，嫌気性菌による骨盤内炎症性疾患にはメトロニダゾール1回500 mg，1日3〜4回を併用する．

連携医療

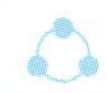

1999年の第三世代経口セフアロスポリン系薬に対する耐性株に引き続き，2009年に第一選択薬であるセフトリアキソンに対する耐性株を世界で初めてわれわれは，日本で報告した．その後，フランスやスペインでも耐性菌が現在5例報告されているので，注射投与ができない施設や難治症例の治療は，専門医にコンサルトする．

文献

1) WHO GUIDELINES FOR THE Treatment of *Chlamydia trachomatis* (Guideline)〈http://www.who.int/reproductivehealth/publications/rtis/chlamydia-treatment-guidelines/en/〉［2019年1月21日閲覧］

2) Workowski KA, Berman S, Centers for Disease Control and Prevention (CDC)：Sexually transmitted diseases treatment guidelines, 2015, Chlamydial infections. MMWR Recomm Rep **64**：55-60, 2015

3) 性器クラミジア感染症の診断・治療．JAID/JSC感染症治療ガイド2014, p 234-236, 2014

（岩破一博）

10 外陰炎，腟炎，外陰瘙痒症

I 外陰・腟炎

基本的知識

腟帯下は，腟トリコモナス症，腟カンジダ症，細菌性腟症がある．

A 細菌性腟症 (bacterial vaginosis)

成人女性の正常腟内は，*Lactobacillus* が最優位菌として常在菌叢を形成している．細菌性腟症は，*Lactobacillus* が減少し，好気性菌の *Gardnerella vaginalis*，嫌気性菌の *Bacteroides* 属，*Mobiluncus* 属などが異常増殖した状態で，常在菌叢が崩れた結果起こる．

B カンジダ外陰腟炎

Candida albicans や最近増加，難治性化している *Candida glabrata*，*Candida tropicalis* などの増殖による真菌症である．その存在だけではカンジダ腟炎とはいえず，症状がなければ治療の必要がない．外陰炎を合併することが多く，外陰・腟カンジダ症と呼ばれる．

C トリコモナス腟炎

トリコモナス原虫 (*Trichonas vaginalis*) が原因で，患者の年齢層が幅広く，性交経験のない女性や幼児にも感染者がみられることから，性感染症以外の感染経路も考慮する必要があり，幼児虐待もあり得る．尿路，バルトリン腺，スキーン腺などにも定着することがある．

処方例

A 細菌性腟症 (bacterial vaginosis)

❶ メトロニダゾール (フラジール)　腟錠 250 mg　1回1T　1日1回

❷ クロラムフェニコール (クロマイ)　腟錠 100 mg　1回1T　1日1回

❸ メトロニダゾール (フラジール)　錠 250 mg　1回2T　1日2回
または1回1T　1日3回

▶❶～❸のいずれか．

18 妊産婦・婦人科疾患

【A 解説】

局所療法と内服療法があるが，局所療法が基本である．クロラムフェニコールは雑菌だけでなく乳酸菌まで殺菌するので，腟内の自浄作用を考えると乳酸菌を殺菌しないメトロニダゾールを第一選択にすべきである．抗菌薬を使用しない ecologic therapy として probiotics による細菌性腟症治療がある．

B カンジダ外陰腟炎

STEP 1

❶ クロトリマゾール（エンペシド） 腟錠 100 mg 1回1T 1日1回

❷ ミコナゾール（フロリード） 腟坐剤 100 mg 1回1剤 1日1回

❸ オキシコナゾール（オキナゾール） 腟錠 100 mg 1回1T 1日1回

▶❶～❸のいずれか．

［経口剤（難治性・再発性の症例，間近に月経がくる場合など）］

❶ フルコナゾール（ジフルカン） カプセル 50 mg 1回3 Cap 1日1回 単回投与 妊婦での使用は避ける

［通院困難な症例に対しては週1回投与］

❶ イソコナゾール（アデスタン） 腟錠 300 mg 1回2T 1週1回

❷ オキシコナゾール（オキナゾール） 腟錠 600 mg 1回1T 1週1回

▶❶❷のいずれか．

STEP 2 局所塗布剤：外陰炎を併発している場合，腟錠と以下を組み合わせて処方する

❶ クロトリマゾール（エンペシド） クリーム 1% 1日2～3回塗布

❷ ミコナゾール硝酸塩（フロリード D） クリーム 1% 1日2～3回塗布

❸ オキシコナゾール（オキナゾール） クリーム 1% 1日2～3回塗布

❹ イソコナゾール（アデスタン） クリーム 1% 1日2～3回塗布

▶腟錠と上記❶～❹を組み合わせて処方する．

【B 解説】

局所の清潔と安静の保持，および通気性のよい下着の着用を促すとともに刺激性の石鹸の使用や急性期の性交渉は避け，コラージュフル泡石鹸を使用するように指導する．

C トリコモナス腟炎

❶ メトロニダゾール（フラジール） 錠 250 mg 1回1T 1日2回

❷ チニダゾール（ハイシジン） 錠 200 mg 1回1T 1日2回

❸ メトロニダゾール（フラジール） 腟錠 250 mg 1回1T 1日1回

❹ チニダゾール（ハイシジン） 腟錠 200 mg 1回1T 1日1回

▶腟錠と❶〜❹を組み合わせて処方する．

［パートナーにも同時期に同様の治療（内服）を行うのが原則］

❶ チニダゾール（ハイシジン） 錠 500 mg 1回4T 1日1回

［妊婦］

❶ チニダゾール（ハイシジン） 腟錠 200 mg 1回1T 1日1回

【C 解説】

抗トリコモナス薬（5-ニトロイミダゾール系薬：メトロニダゾール，チニダゾール）を尿路への感染も考慮して経口剤による全身投与を7〜10日間行い，さらに治療の効果を上げるために10〜14日間合わせて腟錠を挿入する．

妊婦がトリコモナス原虫に感染しても，胎児に影響があったり，出産のとき新生児に感染することはない．胎児移行性を考慮し，妊娠12週未満の経口剤の服用は避け，腟錠を投与する．

処方上の注意

ニトロイミダゾール系の薬剤は，ニトロ基を持っており発癌性が否定できないので1クールの内服投与は10日間程度にとどめ，追加投与が必要なときは1週間あけて再投与する．また服用中の飲酒により，腹部の仙痛，嘔吐，潮紅などのアンタビュース様作用が現れることがあるので投与中および投与後3日間は禁酒するように指導する．

II 外陰瘙痒症

基本的知識

外陰瘙痒症は，日常診療において若年者から老人まで訴えることのある疾患で，不定愁訴的な患者も多く，診断，治療に苦慮するケースも少なくない．

原因が特定できない外陰部の痒みを総称して外陰瘙痒症と呼ぶが，おりものが増加したり，尿失禁による蒸れ，毛ジラミ，またずれ，外陰炎，トリコモナス腟炎，カンジダ腟炎，糖尿病，肝炎，アトピーなどのアレルギー，自律神経の乱れ，ホルモンの異常，ビタミンB_2の欠乏など様々である．

更年期以降の特徴的な外陰掻痒症を示す疾患に硬化性萎縮性苔癬がある．外陰部病変は時に悪性化し，有棘細胞癌の発生母地となることがあるので注意が必要である．治療には，副腎皮質ホルモンの外用あるいは局所注射が試みられているが，完治は期待できない．

処方例

感染症を疑わせる所見がなく，一般的な皮膚瘙痒症に対する軟膏やクリームにて改善しない場合は外陰萎縮による瘙痒症と判断できる．

❶ エストリオール（エストリール） 腟錠 0.5 mg 1回1T 1日1回

❷ エストリオール（ホーリン） 腟錠 1 mg 1回1T 1日1回

▶❶❷のいずれか．

解説

原因となる病気の治療を行い，症状に応じて精神安定薬や抗ヒスタミン薬，抗アレルギー薬，副腎皮質ステロイドなどを使用する．卵巣機能低下による女性ホルモンの減少に対してはホルモン補充療法を行う．

局所の安静，清潔，乾燥を保つ，刺激性食物を避け，栄養価の高い消化のよいものをとる．通気性，吸湿性のよい衣類を着用する．

文献

1）日本性感染症学会：性感染症診断・治療ガイドライン 2016〈http://jssti.umin.jp/pdf/guideline-2016.pdf〉［2019年1月21日閲覧］

2）岩破一博：Ⅲ．性感染症編．女性性器感染症，岩破一博（編），医薬ジャーナル社，p 119-182, 2012

（岩破一博）

11 外陰潰瘍

基本的知識

女性の性器に潰瘍性病変またはびらんを呈する疾患は，性器ヘルペス，梅毒（硬性下疳），軟性下疳，性病性リンパ肉芽腫症，鼠径肉芽腫，淋菌感染症，外陰・腟カンジダ症，腟トリコモナス症，帯状疱疹，Behçet 病・急性外陰潰瘍，接触皮膚炎，外傷，乳房外 Paget 病などがある．

潰瘍の深さ，療病の有無，現病歴が鑑別のポイントとなる．これらの中で多いのは性器ヘルペスである．

I　性器ヘルペス

処方例

Step 1 初発・再発の軽中等症例

[単剤で用いる場合]

❶ アシクロビル（ゾビラックス）　錠 200 mg　1回1T　1日5回

❷ バラシクロビル（バルトレックス）　錠 500 mg　1回1T　1日2回

❸ ファムシクロビル（ファムビル）　錠 250 mg　1回1T　1日3回

❹ アシクロビル（ゾビラックス）　注 250 mg　1回5〜10 mg/kg　1日3回

▶❶〜❹のいずれか.

Step 2 軽症例

❶ ビダラビン（アラセナ-A）　軟膏 3%　1日数回　塗布　5〜10日間

❷ アシクロビル（ゾビラックス）　軟膏 5%　1日数回　塗布　5〜10日間

▶❶，あるいは病変が小さく症状もごく軽い再発の場合はアシクロビル含有軟膏（❷）の塗布.

Step 3 再発抑制療法

年に6回以上繰り返す場合や再発時に重症化する症例に行う.

❶ バラシクロビル（バルトレックス）　錠 500 mg　1回1T　1日1回　1年間

❷ バラシクロビル（バルトレックス）　錠 500 mg　1回1T　1日2回　5日間

▶❶で再発した場合は❷.

解説

・単純ヘルペスウイルス1型や2型の感染により，浅い潰瘍性または水疱性病変を形成する性感染症である.

・感染すると仙髄神経節に潜伏し，たびたび活性化する病態が特徴的である.

・HSV-1は口唇ヘルペス，HSV-2はGHの原因とされているが，オーラルセックスによりHSV-1によるものもみられる.

・2〜10日の潜伏期で発熱や倦怠感などの全身症状，外陰部の潰瘍性，水疱性病変が多発する．疼痛のため排尿困難や歩行困難になる場合もあり，鼠径リンパ節の腫脹と圧痛がみられる．強い頭痛・項部硬直などの髄膜刺激症状を伴うことや排尿困難や便秘などの末梢神経麻痺を伴うこともある.

処方上の注意

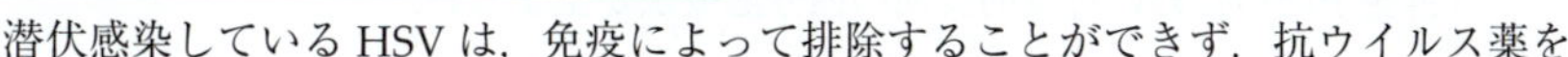

潜伏感染しているHSVは，免疫によって排除することができず，抗ウイルス薬を

使用しても排除できず感染源となり再発の可能性があることを説明する．この点が他の性感染症と大きく異なる点である．

Ⅱ　梅毒（硬性下府）

処方例

❶ ベンジルペニシリンベンザチン（バイシリンG）　顆粒40万単位　1回40万単位　1日3回

❷ アモキシシリン（パセトシン，サワシリン）　錠・カプセル250mg　1回2T・2Cap　1日3回

▶患者の状況に応じて❶❷を選択．

解説

感染後10～30日で感染部位の硬い丘疹が潰瘍化し（硬性下府），後に両側鼠径部のリンパ節が硬く腫脹する．いずれも，瘙痛などの自覚症状がない．単発が多いが，オーラルセックスの場合，多発する．

（岩破一博）

12 子宮内膜症

基本的知識

子宮内膜症は疼痛（骨盤痛）と不妊を主徴とするエストロゲン依存性疾患ととらえられる．薬物療法は対症療法と内分泌療法に大別され，対症療法にはNSAIDsなどの消炎鎮痛薬，漢方，代替栄養食品などがあり，内分泌療法では主にエストロゲンに拮抗作用を持つ薬剤が選択される．不妊症に対する内分泌療法にはエビデンスがなく，腹腔鏡を主体とした手術療法あるいは体外受精・胚移植をはじめとした生殖補助医療が有効である．疼痛に対して，ひとまずNSAIDsで開始し，無効な場合に内分泌療法が選択される．内分泌療法の第一選択はLEP製剤（低用量エストロゲン・プロゲスチン配合剤，低用量ピルと同様の内容）あるいはジエノゲストである．GnRHアゴニスト製剤は強力なエストロゲン低下作用があるが副作用もあり長期投与に適さない．ダナゾールには男性ホルモン作用がある．子宮内膜症性疼痛に対してはいずれの内分泌製剤も効果を発揮するが，薬剤により特性があり副作用も異なるため患者背景を考慮して選択する．薬物療法の効果が少ない場合には手術が考慮される．手術後は再発予防のために可及的長期の内分泌療法が望ましい．

処方例

STEP 1

❶ ロキソプロフェン（ロキソニン）　錠 60 mg　1 回 1 T　1 日 3 回

STEP 2

1) 低用量エストロゲン・プロゲスチン配合剤

❶ エチニルエストラジオール・ノルエチステロン配合（ルナベル）　配合錠 LD（0.035 mg・1 mg）　1 回 1 T　1 日 1 回

❷ エチニルエストラジオール・ノルエチステロン配合（ルナベル）　配合錠 ULD（0.02 mg・1 mg）　1 回 1 T　1 日 1 回

❸ エチニルエストラジオール・ドロスピレノン配合（ヤーズ）　配合錠・フレックス配合錠（0.02 mg・3 mg）　1 回 1 T　1 日 1 回

▶❶〜❸のいずれか.

2) ジエノゲスト

❶ ジエノゲスト（ディナゲスト）　錠 1 mg　1 回 1 T　1 日 2 回

3) GnRH アゴニスト

❶ リュープロレリン（リュープリン）　注 3.75 mg・1.88 mg　1 日 1 回　皮下注　4 週毎

❷ ゴセレリン（ゾラデックス）　デポ 1.8 mg　1 回 1 筒　皮下注　4 週間（28 日）毎

❸ ブセレリン（スプレキュア）　点鼻液 15 mg/10 mL　1 回左右の鼻腔に各 1 噴霧　1 日 3 回
またはブセレリン（スプレキュア MP）　注 1.8 mg　1 回 1 筒　皮下注　4 週間（28 日）毎

❹ 酢酸ナファレリン（ナサニール）　点鼻液 10 mg/5 mL　1 回片側の鼻腔に 1 噴霧　1 日 2 回

▶❶〜❹のいずれか.

4) ダナゾール

❶ ダナゾール（ボンゾール）　錠 100〜200 mg　1 回 1 T　1 日 2 回

【STEP 2 解説】

1)〜4)を患者の背景によって選択する.

処方上の注意

LEP製剤では重篤な副作用として血栓症が挙げられる．問診や基本的な診察などによるリスクスクリーニングを十分に行い，使用開始後数ヵ月は注意しておく．ジエノゲストでは性器出血が問題になるが，継続中に少なくなっていくことが多い．内分泌製剤の中には添付文書上の効能・効果が「子宮内膜症」でなく「月経困難症」であるものがあり，「子宮内膜症」の病名だけでは保険請求のときに問題となることがある．

連携医療

若年女性における子宮内膜症による月経困難症と器質性病変のない機能性月経困難症の鑑別は必ずしも容易でないが，NSAIDsに抵抗性の月経痛の場合は一度産婦人科専門医へコンサルトしたほうがよい．

（北島道夫）

13 子宮筋腫

基本的知識

子宮筋腫は子宮に生じる良性腫瘍で，発生部位により粘膜下筋腫，筋層内筋腫，漿膜下筋腫に分けられ，過多月経や月経困難症の原因となり，腫瘍が大きくなると骨盤内の占拠性病変として腹部膨満，排尿困難，便秘，あるいは血流うっ滞による血栓症の原因となり得る．無症状のものも多いが，日常生活に支障をきたすような症状がある場合は治療の適応となる．外科的切除が基本であり，薬物療法では過多月経や疼痛に対する対症療法が中心となる．症状の緩和や腫瘍の縮小を目的とした短期間のGnRHアナログ療法が選択されるが，外科処置なしでは薬剤中断後の筋腫の再増大・症状の再燃が問題となり，手術前に補助的に適用されることが多い．閉経前の「逃げ込み療法」も考慮されるが，中止後に自然閉経せずに症状が再出現することがある．過多月経に対しては，エストロゲン・プロゲスチン配合剤や避妊用子宮内器具にプロゲスチンが付加されたLNG-IUSは経血量の減少が期待できる．欧米では選択的プロゲステロン受容体拮抗薬（SPRM）が導入されており，わが国でも治験が進行中である．

処方例

[過多月経に対して]

Step 1

❶ ロキソプロフェン(ロキソニン) 錠60 mg 1回1T 1日3回

❷ トラネキサム酸(トランサミン) 錠250 mg・500 mg カプセル250 mg 1日750～2,000 mg 3～4回分服

▶❶❷のいずれか.

Step 2

1) 低用量エストロゲン・プロゲスチン配合剤

❶ エチニルエストラジオール・ノルエチステロン配合(ルナベル) 配合錠LD (0.035 mg・1 mg) 1回1T 1日1回

❷ エチニルエストラジオール・ノルエチステロン配合(ルナベル) 配合錠ULD (0.02 mg・1 mg) 1回1T 1日1回

❸ エチニルエストラジオール・ドロスピレノン配合(ヤーズ) 配合錠(0.02 mg・3 mg) 1回1T 1日1回

▶❶～❸のいずれか.

2) レボノルゲストレル子宮内放出システム

❶ レボノルゲストレル(ミレーナ) 子宮内放出システム52 mg 1個 子宮腔内に装着

3) GnRHアゴニスト

❶ リュープロレリン(リュープリン) 注1.88 mg・3.75 mg 1日1回 皮下注 4週毎

❷ ゴセレリン(ゾラデックス) デポ1.8 mg 1回1筒 皮下注 4週間(28日)毎

❸ ブセレリン(スプレキュア) 点鼻液15 mg/10 mL 1回左右の鼻腔に各1噴霧 1日3回
またはブセレリン(スプレキュアMP) 注1.8 mg 1回1筒 皮下注 4週間(28日)毎

❹ 酢酸ナファレリン(ナサニール) 点鼻液10 mg/5 mL 1回片側の鼻腔に1噴霧 1日2回

▶❶～❹のいずれか.

処方上の注意

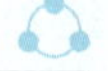

粘膜下子宮筋腫を有する女性に内分泌製剤を適用する場合，時として大量出血をきたす場合がある．定期的な画像診断などによる経過観察が必要で，子宮肉腫との鑑別が困難な場合は手術療法を考慮する．添付文書上の効能・効果が「月経困難症」あるいは「過多月経」で，「子宮筋腫」では保険適用がない薬剤があることに留意する．

連携医療

有症状の子宮筋腫に対する治療の第一選択は原則的には外科的処置（子宮摘出あるいは筋腫核出術）であり，産婦人科専門医にコンサルトされたい．

（北島道夫）

14 卵管炎，骨盤内炎症

基本的知識

骨盤内炎症性疾患（pelvic inflammatory disease：PID）は，内性器を介した上行性感染であり，子宮内膜炎，付属器炎（卵管炎），卵管卵巣膿瘍，骨盤腹膜炎を包含する疾患概念である．帯下の増加などの婦人科的症状や発熱・下腹痛などの腹膜刺激症状を呈し，骨盤内膿瘍を形成した場合には，時に septic shock などの重篤な状況に至る．診断は，特に初期の場合，培養検査や画像検査で特異的な所見を示すことが必ずしも多くないため，問診および感染を示唆する非特異的な診察・検査所見などで判断することが多い．軽症であってもその後の不妊症などの原因になり得るため，可及的早期に診断して治療を行うべきである．起炎菌として，性感染症（sexual transmitted infection：STI）であるクラミジアトラコマティス（*Chlamydia trachomatis*）や淋菌（*Neisseria gonorrhoeae*）あるいは腟細菌叢に存在する嫌気性菌やグラム陰性腸内桿菌，あるいは細菌性腟症に関連するガードネラ菌（*Gardnerella vaginallis*）が考慮される．複合感染であることを想定して，広範囲の菌種をカバーする薬剤を選択し，症候の重症度により入院させて加療するか外来で管理が可能かを判断して治療を開始する．特異的な原因菌が特定できる場合はそれらに感受性のある薬剤へ変更あるいは追加する．

処方例

Step 1 軽症・中等症の外来管理

〈経口ペニシリン系〉

❶ **クラブラン酸・アモキシシリン配合（オーグメンチン）** 配合錠　250RS　250 mg　1回250 mg　1日1,125～1,500 mg　3～4回分服　6～8時間毎

〈経口ニューキノロン系〉

❷ **レボフロキサシン（クラビット）** 錠500 mg　1回1T　1日1回

▶❶❷のいずれか．

Step 2 中等症以上の入院例

〈注射用セフェム系〉

❶ **セフメタゾール（セフメタゾン）** 注1g・2g　1日1～2g　2回分割　静注・点滴静注または筋注　重症，難治性では1日4g

〈注射用広域ペニシリン系〉

❷ **ピペラシリン（ペントシリン）** 注1g・2g　1日2～4g　2～4回分割　静注・点滴静注　重症，難治性では1日8gまで増量

〈注射用カルバペネム系〉

❸ **ドリペネム（フィニバックス）** 注0.25g　1日0.5～0.75g　2～3回分割　30～60分かけて静注　重症，難治性では1回0.5g，1日1.5gまで

▶❶～❸のいずれか．

Step 3 重症

1）淋菌感染による重症PIDの場合

❶ **セフトリアキソン（ロセフィン）** 注1.0g　1回1.0g　1日1回　点滴静注

2）クラミジア感染による重症PIDの場合

❶ **アジスロマイシン（ジスロマック）** 注500 mg　1回500 mg　1日1回　2時間以上かけて点滴静注
その後，**アジスロマイシン（ジスロマック）** 錠250 mg　1回1T　1日1回

❷ **ミノサイクリン（ミノマイシン）** 注100 mg　初回100～200 mg，1日100～400 mg　1～2回分割　30分～2時間かけて点滴静注

▶❶❷のいずれか．

3) 嫌気性菌感染による重症 PID への併用

❶ メトロニダゾール（フラジール） 錠 250 mg　1 回 500 mg　1 日 3～4 回

❷ クリンダマイシンリン酸エステル（ダラシン S） 注 300 mg・600 mg　1 日 600～1,200 m　2～4 回分割　点滴静注　重症は 1 日 2,400 mg まで

▶❶❷のいずれか．

処方上の注意

いずれの薬剤も有効と判定したら 7 日間程度継続する．ペニシリンアレルギーにはセファロスポリン系点滴，ニューキノロン系あるいはアジスロマイシン内服を考慮する．IUD 長期留置に起因する放線菌感染にはペニシリン系を用いる．

連携医療

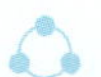

軽症の PID の治療はまず薬物療法が考慮されるが，卵巣卵管膿瘍を形成した場合などで薬物治療に抵抗性を示す重症の骨盤腹膜炎の場合には，緊急性を要する外科的ドレナージが考慮され，早めの高次施設へのコンサルトが望ましい．

（北島道夫）

15 妊娠悪阻

基本的知識

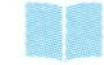

妊娠悪阻はつわり（妊娠初期の悪心・嘔吐）の重症型である．ほぼ毎日の嘔吐，尿中ケトン体陽性，持続的な体重減少，特に 5% 以上の体重減少を認める場合には，妊娠悪阻と診断する．以下『産婦人科診療ガイドライン』に基づき処方例を示す．

薬物治療アルゴリズム

つわりの早期段階で医療介入をしたほうが，その後の重症化の頻度を低下させる．まず，心身の安静と休養，少量頻回の食事摂取，水分補給を促す．脱水の場合は十分な補液を行う．輸液にはビタミン B_1 を添加し，Wernicke 脳症を予防する．ビタミン B_6 は悪心・嘔吐症状を緩和するとされる．以上の治療でも悪心・嘔吐が持続する場合は制吐薬の使用が考慮される．

処方例

STEP 1

十分な補液を行い，ビタミン B_1 を含んだビタミン製剤を補充する．

❶ ソリタ-T3 号輸液 500 mL
チアミン(メタボリン) 注 10 mg 1回1～50 mg 1日1回
ピリドキサール(ピドキサール) 注 10 mg 1回50 mg 1日1回

❷ ソリタ-T3 号輸液 500 mL
ビタミン B_1, B_6, B_{12} 混合(ビタメジン) 注 1回1V 1日1回

▶❶❷のいずれかを点滴静注する.

STEP 2 上記 STEP 1 でも悪心・嘔吐が持続する場合

❶ メトクロプラミド(プリンペラン) 錠5 mg 1回1～2T 1日1～3回 食前

❷ ジメンヒドリナート(ドラマミン) 錠50 mg 1回1T 1日3～4回 食前

❸ 生理食塩液 50 mL
メトクロプラミド(プリンペラン) 注10 mg 1回10 mg 1日1～3回
30分で点滴静注

▶❶～❸のいずれか. 内服できないときは❸.

処方上の注意

メトクロプラミドは長期投与で遅発性ジスキネジアが出現し得るので, 12週以上の長期使用は避ける.

ジメンヒドリナートは妊婦に有益性投与となっているが, 抗ヒスタミン薬(ヒドロキシジン)の妊娠中の投与は禁忌となっている.

血中電解質をチェックし, 不足分を補充できるような輸液を選択する. 環境の変化, 精神的因子の改善が期待できるため早期から入院による補液が勧められる.

連携医療

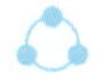

9週以降に初発したつわりや, 発熱, 頭痛, 神経症状を伴う場合には, 現疾患が存在する可能性を考慮し慎重に対処する. 妊娠悪阻によるビタミン B_1 不足による Wernicke 脳症の可能性を考慮におく. Wernicke 脳症が疑われる場合には内科医に相談し, 大至急ビタミン B_1 の大量注射を行う. 妊娠悪阻は深部静脈血栓のリスク因子であり, その発生に十分注意する必要がある.

(古屋仁美)

16 乳腺炎

基本的知識

産褥乳腺炎は産褥期にみられる乳腺の急性炎症で，うっ滞性乳腺炎と化膿性乳腺炎に大別される．うっ滞性乳腺炎では産褥初期に乳管の開口が不十分な場合に乳汁がうっ滞し，乳房の腫脹と疼痛を訴える．化膿性乳腺炎では乳頭の亀裂などから細菌が逆行性に上昇し，うっ滞した乳汁に感染が起こる．悪寒，戦慄を伴う38℃以上の発熱をきたすことがある．

薬物治療アルゴリズム

うっ滞性乳腺炎の場合は授乳，搾乳によりうっ滞を解除する．また感染予防のため抗菌薬も考慮される．化膿性乳腺炎の場合は授乳を中止し搾乳によりうっ滞を解除し，抗菌薬投与を行う．

処方例

A うっ滞性乳腺炎の場合

STEP 1 疼痛に対して

❶ イブプロフェン（ブルフェン） 錠100 mg 1回1T 1日2～3回

❷ アセトアミノフェン（カロナール） 錠200 mg 1回2T 1日2～3回

▶❶❷のいずれか．

STEP 2 感染の予防のための抗菌薬投与

❶ セファクロル（ケフラール） カプセル250 mg 1回1～2 Cap 1日3回 食後

❷ クリンダマイシン（ダラシン） カプセル150 mg 1回1 Cap 1日4回 食後・就寝前

▶❶❷のいずれか．

B 化膿性乳腺炎を疑う場合

解熱鎮痛薬にて24時間以内に症状の改善がみられない場合や発熱が持続する場合には，化膿性乳腺炎を疑う．

上記 A-STEP 2の処方を行う．

処方上の注意

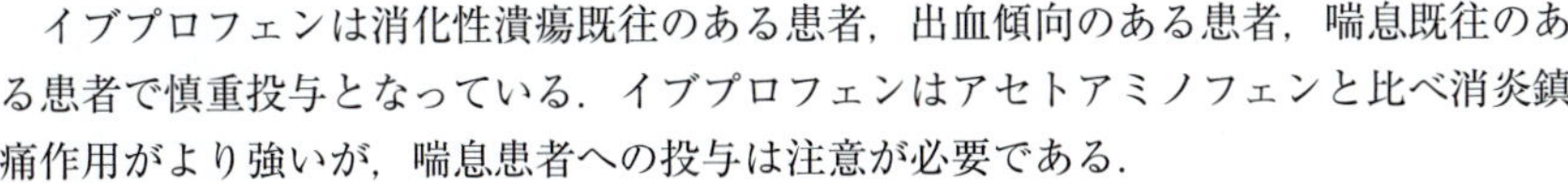

イブプロフェンは消化性潰瘍既往のある患者，出血傾向のある患者，喘息既往のある患者で慎重投与となっている．イブプロフェンはアセトアミノフェンと比べ消炎鎮痛作用がより強いが，喘息患者への投与は注意が必要である．

化膿性乳腺炎の最大の原因菌は黄色ブドウ球菌であり，セフェム系抗菌薬の投与が第一選択である．ペニシリン系，セフェム系抗菌薬への過敏症がある場合，クリンダマイシンを投与する．

連携医療

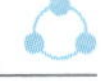

化膿性乳腺炎にて抗菌薬を数日投与しても改善がない場合や硬結を触知して改善がみられない場合には，乳腺膿瘍の形成を考える．膿瘍を形成した場合には，切開排膿が必要となる．

（古屋仁美）

19章

小児疾患

1 脱水症の鑑別とその治療

基本的知識

小児の脱水症では水分摂取の減少と水分喪失の増加が合併し，同時にNaなどの電解質も失われている．最も頻度の高い原因疾患はウイルス性胃腸炎である．脱水症の原因となった疾患を推測し，脱水症の程度とタイプを判定する．脱水の程度を評価するために体重減少の程度を評価する．しかし，年少児では日々体重は増加していて脱水直前の正確な体重がわからないことがある．したがって，臨床症状から脱水の程度とタイプを推定する．また，発症後の日数，嘔吐や下痢の程度（回数と量），経口摂取の状況とその内容，排尿の状況を問診し，参考とする．

脱水症の程度とタイプによる臨床症状を表1，表2に示す．

治療アルゴリズム

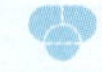

1）第1期：急速初期輸液

軽度，中等症の脱水症にはソリタ-T1号輸液（Na 90 mEq/L）か乳酸リンゲル液を，重症脱水症には生理食塩液か乳酸リンゲル液を10〜20 mL/kg/時の速度で2〜3時間利尿があるまで投与する（急速初期補液）．その間に血清Na濃度を確認する．投与量の目安は，乳児500 mL，幼児750 mL，学童1,000 mLである．ただし，高熱が数日持続する疾患やRSウイルスなどによる呼吸困難を伴う患者ではADH分泌過剰状態にある可能性を考え，急速初期補液は控え，輸液速度を緩める．一方，重症脱水症には初期に生理食塩液20 mL/kgを急速静注することも行われる．

血清Na 150 mEq/L以上の高張性脱水ではソリタ-T1号輸液にて乳幼児100 mL/時以下，学童150 mL/時以下の速度でゆっくりと急速輸液を行う．血清Na 130 mEq/L以下の低張性脱水では神経症状の出にくい血清Na値125 mEq/Lにまでまず上昇させる．そのために，必要Na量（mEq/L）=［125（mEq/L）−現在の血清Na値（mEq/L）］×0.6×体重（kg）から必要Na量を計算し，生理食塩液にて4時間かけて輸液する．

2）第2期：緩速均等輸液

末梢循環が回復し，皮膚色が改善し利尿も認められたら，ソリタ-T2号輸液（Na 84 mEq/L）に変更して急速初期輸液の1/5〜1/4の速度にて初期輸液開始から24時間程度行う（緩速均等輸液）．投与量の目安はこれまで乳児1日100 mL/kg，幼児1

表 1　脱水症の程度と臨床症状

臨床症状，所見	軽度	中等度	重症
体重減少			
乳児	＜5%	5〜10%	＞10%
年長児	＜3%	3〜9%	＞9%
神経症状			
意識障害	ない	うとうと	あり，興奮，痙攣
皮膚			
緊張度	良好	低下	かなり低下
色調	青白い	浅黒い	班点状
四肢体温	すこしひんやり	ひんやり	冷たい
毛細血管再充填時間	3 秒以内	3 秒以内	3 秒以上
粘膜	やや乾燥	かなり乾燥	からからに乾燥
循環状態			
脈	正常	速脈を弱く触れる	速脈をかすかに触れる
血圧	正常	正常か低下	低下
尿量	軽度低下	低下	無尿
口渇感	軽度	中等度	強度
啼泣時の涙	出る	少ない	出ない
大泉門	平坦	少し陥凹	明らかに陥凹

表 2　脱水症のタイプと臨床症状

	等張性 130〜150	低張性 ＜130	高張性 ＞150 ［血清 Na 濃度（mEq/L）］
神経症状	嗜眠	嗜眠・痙攣	興奮
腱反射	減弱	減弱	亢進
血圧	低下	かなり低下	やや低下
脈	速脈	速脈	やや速脈
	触れにくい	触れにくい	よく触れる
皮膚			
緊張度	低下	かなり低下	軽度
感触	乾燥	ねっとり	ねばねば
粘膜	乾燥	やや湿った	乾燥，しなびる
大泉門，眼窩の陥凹	著明	著明	軽度
チアノーゼ	あり	あり	軽度

日 60〜90 mL/kg，学童 1 日 40〜60 mL/kg（1 日必要水分量）とされてきたが，実際にはその 2/3 程度に制限しておくのが安全である．

3）第 3 期：24 時間均等維持輸液

その後，血清 Na 値が正常であることを確認して，ソリタ-T3 号輸液（Na 35 mEq/L）に変更して，緩速均等輸液を続ける．ただし，経口補液を併用して，できるだけソリタ-T3 号輸液を使用しない配慮が必要である．特に，ADH 分泌過剰状態を起こし得る病態が十分に改善していない場合はソリタ-T2 号輸液を第 3 期にも使用し，経口補液による投与量を合わせて 1 日必要水分量の 2/3 程度の水分補充を行う．

処方例

1歳6ヵ月の男児．保育園で流行しているノロウイルス感染症に罹患し，下痢，嘔吐が2日間続き，12 kg あった体重が 11 kg に減少（約 8% の脱水）し，元気なく，経口摂取もできないために入院．

STEP 1 急速初期輸液

❶ **ソリタ-T1 号輸液**　150 mL/時　利尿を認めるまで

STEP 2 緩速均等輸液

初期輸液開始後3時間が経過し，皮膚色が改善し利尿も認められたため．輸液開始後に輸液開始前の血清 Na 134 mEq/L であることを確認した．

❶ **ソリタ-T2 号輸液**　30 mL/時　21 時間

STEP 3 24 時間均等維持輸液

緩速均等輸液開始後 20 時間が経過し，経口摂取も可能となったため．24 時間でソリタ-T1 号輸液 450 mL，ソリタ-T2 号輸液 630 mL が輸液された．輸液開始 24 時間後の血清 Na 136 mEq/L であった．

❶ **ソリタ-T2 号輸液**あるいは**ソリタ-T3 号輸液**　20 mL/時　中止の指示があるまで（ソリタ-T 顆粒 2 号　1 包 4 g を 100 mL の水に溶いて）1 日 400 mL 内服
その他，おかゆなどの経口摂取も許可

処方上の注意

小児では ADH 分泌過剰となる病態が少なくないため，輸液を実施したための低 Na 血症による中枢神経障害を生じさせない配慮が必要である．世界的にも Na 濃度が生理食塩液の半分以下の輸液製剤は使用しない傾向になっている．経口摂取ができる場合にはできるだけソリタ-T 顆粒などの経口補液剤を併用する．

高張性脱水では高 Na 血症の急激な補正が脳細胞浮腫による痙攣の原因になるので，Na 濃度が 50 mEq/L 未満の液は用いてはならない．血清 Na 値が 1 日に 10〜12 mEq/L 程度下げるように調節する．低張性脱水では血清 Na が 125 mEq/L 以上になったら，血清 Na 値が 1 日に 10〜12 mEq/L 程度上げるように調節する．いずれの場合も急激な Na 値の補正は中枢神経障害の原因となり得る．

特に乳幼児では点滴漏れによる皮膚障害の発生予防に注意する．

（五十嵐　隆）

2 発熱の鑑別とその治療（解熱薬など）

基本的知識

小児の診療において，発熱は頻度の高い病態である．発熱は直腸温で38.0℃以上を指し，感染症，悪性腫瘍，薬剤，炎症性疾患などによる内因性物質や，微生物の産生するエンドトキシンなどの外因性物質に反応して体温調節中枢の設定温度が上がることにより生じる．細菌やウイルスなどの微生物の増殖を抑制し，好中球やＴリンパ球の遊走を促すなど，発熱は感染症と戦うための生理的な反応である．そのため，熱中症や発汗障害などによる体温調節中枢とは関係なく体温が上昇する高体温とは区別される．

解熱薬を発熱した児に対して使用する主な目的は，患児の体温を正常化することではなくあくまで不快感を改善することにある．発熱自体により，脳の障害など長期的な神経学的な合併症を引き起こすことはなく，高体温と異なり，発熱が致死的なレベルにまで上昇することもない．そのため，重要な感染防御機構のひとつである発熱を，解熱薬で低下させることに反対する意見もある．しかし，発熱自体による不快感や，高体温による不感蒸泄の増加，酸素需要や二酸化炭素産生の増加，心拍出量の増加など呼吸循環器系への負担も大きくなるので，解熱薬の使用はメリットはあり，一般的には安全に使用できる．

小児の発熱の原因の主な鑑別は感染症，炎症性疾患（膠原病，自己免疫性疾患，自己炎症性疾患など），悪性腫瘍などである．小児では自然軽快するウイルス感染症による発熱が圧倒的に多いが，抗菌薬での治療を必要とする細菌感染症や，まれではあるが炎症性疾患や悪性腫瘍なども，熱の持続期間や全身状態，随伴症状から鑑別していくことが重要である．熱の原因を適切に鑑別し，原因に対する治療を行うことが優先される．ここでは対症療法としての解熱薬の使用について述べる．

処方例

STEP 1 通常の解熱薬

❶ アセトアミノフェン（カロナール，アンヒバ）　細粒・錠・坐剤　1回10〜15 mg/kg　発熱時　頓用
4〜6時間以上あけて使用．1日最大60 mg/kg，ただし成人最大量1,500 mgを超えない

STEP 2 STEP 1で効果不十分な場合

❶ **イブプロフェン（ブルフェン）** 細粒・錠 1回10 mg/kg 発熱時 頓用
6時間以上あけて使用 原則として1日2回まで
1日最大40 mg/kg，ただし成人最大量600 mgを超えない

❷ **アセトアミノフェン（アセリオ）** 注
2歳以上の幼児および小児：1回10〜15 mg/kg 15分以上かけて静注 発熱時 頓用
4〜6時間以上あけて使用．1日最大60 mg/kg，ただし成人最大量1,500 mgを超えない
2歳未満の乳幼児：1回7.5 mg/kg 15分以上かけて静注 発熱時 頓用
4〜6時間以上あけて使用．1日最大30 mg/kg

▶❶❷のいずれか．

解説

小児に対する使用が推奨される解熱薬はアセトアミノフェンとイブプロフェンのみである．アセトアミノフェンとイブプロフェンの併用により，より効果的な解熱作用と症状の緩和が得られる可能性があるが，併用の安全性に対する研究は不十分であり，不適切な使用量や過量投与を招く原因になり得ることが懸念されるため，ルーチンでの併用は推奨しない．

19 小児疾患

処方上の注意

1）薬剤の主な副作用

肝障害は通常量のアセトアミノフェンの使用ではまれであるが，過量投与では肝障害がみられることがある．

イブプロフェンは他のNSAIDsと同様に胃炎・消化管潰瘍などを起こす可能性がある．また，腎障害の報告は多数あり，特に脱水，心疾患，腎疾患，腎機能障害を起こす薬剤との併用では特に注意が必要である．

アセトアミノフェン，イブプロフェンの投与はともに喘息のある患者に対して禁忌ではなく症状を悪化させないが，アスピリン喘息の既往がある場合は禁忌となる．

2）小児への投与

アセトアミノフェン：低出生体重児，新生児および3ヵ月未満の乳児に対する使用経験が少なく，安全性は確立していない．

イブプロフェン：低出生体重児，新生児，乳児および4歳以下の幼児に対する使用経験が少なく，安全性は確立していない．

文献

1）Nield LS, et al：Fever, Nelson Textbook of Pediatrics Edition 20, Elsevier, p 1277-1279, 2016
2）Chiappini E, et al：2016 Update of the Italian Pediatric Society Guidelines for Management of Fever in Children. J Pediatr **180**：177-183, 2017

3) Sullivan JE, et al：Fever and antipyretic use in children. Pediatrics **127**：580-587, 2011

（古市宗弘）

3 痙攣の鑑別（熱性痙攣を含む）とその治療

基本的知識

熱性痙攣は主に生後6ヵ月以降の乳幼児に起こり，38℃以上の発熱に伴い痙攣性発作を認める．ただし，脱力や凝視などのみで痙攣を伴わない場合も含まれる．髄膜炎や急性脳症などの中枢神経系の感染症や代謝異常症に伴う場合には該当しない．なお，発熱の際のみ起こる機会発作である点で，てんかんとは区別されている．また，①焦点性発作の要素の存在，②15分以上持続する発作，③一発熱機会内で（通常は24時間以内に）複数回反復する発作，のいずれかが該当する場合には，典型的な単純型熱性痙攣ではない複雑型熱性痙攣と定義されており，慎重に対応する．

そのほか小児期の痙攣の鑑別としては，てんかん，憤怒痙攣（泣き入りひきつけ）を含む失神，胃腸炎関連痙攣，低血糖症およびテタニーなどがあり，救急の場面では頭蓋内の感染症，出血，脳血管障害，外傷や，意識障害が遷延する場合には急性脳症や代謝異常症などとの鑑別が必要となる．

憤怒痙攣は乳児から幼児期前半にみられる激しい啼泣を契機とする失神である．胃腸炎関連痙攣は軽症下痢に伴う痙攣とも呼ばれ，乳児期後半から幼児期に，軽症のウイルス性胃腸炎などを罹患した際に認められる短時間の全身痙攣で，群発して発作を認める傾向がある．

以下のガイドラインに則って標準治療を記載した．

GL 日本小児神経学会（監）：熱性けいれん診療ガイドライン 2015，診断と治療社，2015
日本小児神経学会（監）：小児けいれん重積治療ガイドライン 2017，診断と治療社，2017

薬物治療アルゴリズム

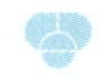

救急では痙攣が頓挫しているのか，発作が持続している可能性があるかの判断が重要となる．覚醒をしない場合には見かけ上の痙攣が明らかでない場合にも，痙攣重積状態にある可能性を念頭に置いて診察および経過観察を行う．熱性痙攣などですでに痙攣発作が頓挫していることが明らかな場合には，発作の再発予防の薬剤の使用の適否を判断する．痙攣重積状態にある場合には，静注薬による発作抑制を行う．

処方例

1 痙攣が頓挫している場合

A 熱性痙攣と判断される場合（発作同日の救急外来など）

STEP 1

救急外来での予防薬の投与は推奨されていない．

STEP 2

❶ ジアゼパム（ダイアップ）　坐剤　1回0.4～0.5 mg/kg　最大10 mg

▶疾患について十分な家族への説明のうえで，発作が再発した際の医療体制や自宅と医療機関と距離などの地域性，家族の心配などを考慮し，再発を予防する薬剤の使用が望ましいと判断された場合．

B 熱性痙攣と判断される場合（発作同日以降の一般の外来）

STEP 1

頻度の少ない単純型熱性痙攣一般では，特にルーチンな再発予防薬の使用は推奨されない．ただし，医療機関の体制や家族の不安や心配を考慮し，場合によりSTEP 2の予防的なジアゼパム坐剤を処方することもある．

STEP 2

❶ ジアゼパム（ダイアップ）　坐剤　1回0.4～0.5 mg/kg　最大10 mg

▶37.5℃を目安として使用．発熱が持続していれば8時間後に同量を追加する．

【B 解説】

以下の基準1）または2）を満たす場合に熱性痙攣の再発予防を目的とした有熱時のジアゼパム坐剤投与が推奨されている．

1）持続時間15分以上の発作の既往がある場合．

2）次のⅰ～ⅵのうち2つ以上を満たした熱性痙攣が2回以上の既往がある．

- ⅰ．焦点性発作（部分発作）または24時間以内に反復する発作の既往
- ⅱ．神経学的異常や発達遅滞がある
- ⅲ．熱性痙攣またはてんかんの家族歴
- ⅳ．年齢12ヵ月未満での発作
- ⅴ．発熱後1時間未満での発作
- ⅵ．38℃未満での発作

2 痙攣が持続している場合（5～10 分以上）

STEP 1

❶ ジアゼパム（ホリゾン，セルシン） 注 1 回 0.3～0.5 mg/kg 緩徐に静注

❷ ミダゾラム（ミダフレッサ） 注 1 回 0.15 mg/kg 1 mg/分で静注
追加投与は 0.1～0.3 mg/kg の範囲内で，総量は 0.6 mg/kg を超えない

▶❶❷のいずれかを投与．痙攣が収束しない場合は，5 分後に同量の再投与が可能．

STEP 2 STEP 1 にて発作が消失しない場合

❶ フェノバルビタールナトリウム（ノーベルバール） 注 1 回 15～20 mg/kg
10 分以上かけて，100 mg/分を超えない速度で静注

❷ ホスフェニトイン（ホストイン） 注 1 回 22.5 mg/kg 3 mg/kg/分または 150 mg/分のいずれか低いほうを超えない速度で静注（添付文書 2 歳以上）

❸ フェニトイン（アレビアチン） 注 1 回 15～20 mg/kg 1 mg/kg/分（50 mg/分）を超えない速度で静注

▶❶～❸のいずれか．

処方上の注意

熱性痙攣は良性の疾患であり，単純型熱性痙攣による知能障害などの神経後遺症はなく，学童期には消失すること，また再度発作が起こった場合の対処などを説明をすることが，まずは重要である．ジアゼパム坐剤には鎮静，ふらつきなどの副反応があり，これらの既往がある場合には，少量投与にするなどの配慮を行いつつ注意深い観察をする．

抗痙攣薬の静脈内投与では，呼吸抑制や循環抑制などの副作用に十分に注意する．

（岡　明）

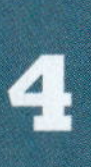

腹痛の鑑別（腸重積，虫垂炎を含む）とその治療

Ⅰ　腹痛

基本的知識

腹痛は，日常診療の中で訴えられることの多い症状であるが，その原因とメカニズムは多岐にわたる．腹痛は，その発生機序から内臓痛，体性痛，関連痛の3つに分けられる．

内臓痛は，消化管などの管腔臓器の筋層や漿膜の過伸展や異常収縮，もしくは実質臓器の腫大による皮膜の伸展などによって引き起こされる．体性痛は，壁側腹膜，腸間膜，横隔膜などへの炎症や物理的・化学的刺激などから発生し，関連痛は，強い内臓痛が，脊髄内で隣接する神経線維を刺激して，対応する皮膚分節に痛みが投影されることによって生じるとされている．

小児の腹痛では，上記の腹痛のメカニズムや年齢を考慮して，必要に応じた採血や画像検査を行いながら鑑別していくことになる．その治療法は，原因疾患により異なるが，虫垂炎や腸重積に代表される急性腹症を見逃さないことが最重要である．

処方例

STEP 1 全身管理

原疾患の治療が原則となるが，バイタルサインなどから呼吸循環状態などを評価し，必要に応じて輸液などを行う．

STEP 2 疼痛管理

1) 腸管の攣縮に伴う内臓痛

鎮痙薬が有用なことがある．

> ❶ ブチルスコポラミン（ブスコパン）　錠・注　内服：7.5歳1日20 mg，12歳1日30 mg　3～5回分服
> 皮下注・筋注・静注：7.5歳1回5 mg，12歳1回10 mg　1日1～2回（保険適用外）

2) 便秘や腸管ガスの貯留を伴うとき

排便を促すことで症状が改善することがある．

> ❶ グリセリン　液　1回1～2 mL/kg（1回最大150 mL）　浣腸

3) 強い腹痛を訴える患者

鎮痛薬の使用を考慮すべきである.

❶ ペンタゾシン（ソセゴン） 注 1回0.3〜0.5 mg/kg 皮下注・筋注・静注
症例に応じて適宜増減. 必要に応じて3〜4時間毎に追加投与

処方上の注意

鎮痙薬は, 細菌性下痢症では原則禁忌, 麻痺性イレウスでは禁忌である.

急性腹症などをマスクする可能性のある鎮痛薬の使用には慎重な意見もあるが,「急性腹症の小児患者へのオピオイドの使用により治療方針の誤るリスクは極めて少ない」ことがメタアナリシスで示されている. しかしながら, 施設毎に, 連携する外科医とのコンセンサスのもとに投与することも考慮されるべきである.

連携医療

急性腹症を疑った患者では, 速やかに外科医と連携し, 診断のために必要な検査, 疼痛コントロールの可否, 搬送のタイミングについて検討を進めることが重要である.

II 腸重積

基本的知識

腸管の一部がその連続した腸管管腔内へ陥入する結果, 腸閉塞をきたし, 伸展すると腸管および腸間膜の血行障害から絞扼性腸閉塞にいたる疾患である. 診断には腹部エコーが有用で, 偽診例, 確診例ともに速やかな介入が重要となる.

GL 日本小児救急医学会（監）：エビデンスに基づいた小児腸重積症ガイドライン, へるす出版, 東京, 2012

処方例

STEP 1 全身状態の管理

輸液ルートを確保し, 特に脱水を伴うことが多い中等症以上の症例では, 細胞外液補充液を用いて十分な輸液を行う.

❶ ソリタ-T1号輸液 輸液 1回200 mL 10 mL/kg/時 点滴静注

STEP 2 非観血的整復術

X線透視下では6倍希釈のガストログラフィンか空気を, 超音波下では空気か生理食塩水を用いて整復を行う.

Step 3 観血的整復術

ショックが改善しない場合，腸管の壊死・穿孔，腹膜炎がある場合，非観血的整復術が上手くいかない場合，病的先進部がある場合には手術による観血的整復術を行う．

処方上の注意

かつてはバリウムを用いた非観血的整復術が行われていたが，穿孔時のバリウム性腹膜炎の予後が悪いことから，造影剤としては水溶性のものが用いられるようになった．

連携医療

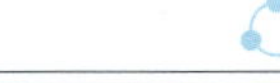

腸重積症は小児科医が非観血的に整復する機会が多い疾患であるが，非観血的整復が不成功であった症例もしくは重症例は，観血的整復術や集中治療が可能な施設への速やかな搬送が望まれる．

III　虫垂炎

基本的知識

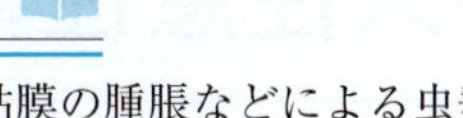

糞石，虫垂の屈折や癒着，虫垂粘膜の腫脹などによる虫垂内腔の閉塞に伴う内圧の上昇に，細菌感染を合併し発症すると考えられている．病勢が進行すると先行し，腹膜炎にいたることがある．炎症の程度により，カタル性，蜂窩織炎性，壊疽性，先行性に分類される．診断には，腹部エコーや CT が有用で，早期の治療介入を要する．

処方例

Step 1

カタル性症例では保存的治療として，輸液と抗菌薬が用いられる

❶ セフメタゾール (セフメタゾン)　注　1 日 25～100 mg/kg (1 日最大 150 mg/kg，4,000 mg)　2 回分割　静注・点滴静注

❷ タゾバクタム・ピペラシリン配合 (ゾシン)　注　1 日 112.5 mg/kg (1 日最大 13,500 mg)　3 回分割　静注・点滴静注

▶❶❷のいずれか．

Step 2

壊疽性虫垂炎，汎発性腹膜炎症例では術前に前述の抗菌薬を投与し，早急に虫垂切除術を行う．

STEP 3

限局性腹膜炎，腫瘤形成性腹膜炎では，腸内細菌全般に対して効果のある抗菌薬を1～2週間使用し，炎症の鎮静化を待って3ヵ月以上経過したのちに，待機的虫垂切除術を行う症例もある．

❶ タゾバクタム・ピペラシリン配合（ゾシン） 注 1日112.5 mg/kg（1日最大13,500 mg） 3回分割 静注，点滴静注

❷ メロペネム（メロペン） 注 1日30～60 mg/kg（1日最大120 mg/kg，3,000 mg） 3回分割 点滴静注

▶❶❷のいずれか．

連携医療

抗菌薬による炎症の鎮静化が困難な症例もあり，外科医との連携のもとに抗菌薬治療を行うことが望まれる．

（新井勝大）

5 ウイルス性急性胃腸炎

基本的知識

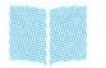

急性胃腸炎の半数以上でウイルスが検出でき，その原因ウイルスとして，ロタウイルス，アデノウイルス，ノロウイルス，サポウイルス，アストロウイルスの5つが代表である．特に，ロタウイルス，ノロウイルスの頻度が高い[1]．ウイルス性胃腸炎の診断には一般的には迅速キットが用いられる．ロタウイルス，ノロウイルス，アデノウイルスに対するものが市販されている．

重症度の評価と受診（入院）の目安が診療の第1歩となる．腸管からの水分と電解質の喪失により脱水をきたすが，重症では意識レベルの低下や痙攣を伴う．傾眠傾向，多呼吸などの努力呼吸，頻脈や capillary refill time の延長を認めた場合は重症である．医療機関の受診の目安は，①1日に8回以上の下痢，②嘔吐の継続，③重篤な基礎疾患，④生後2ヵ月以下であり，これらの場合は治療介入し経過観察が必要である[2]．

薬物治療アルゴリズム（図1）[2,3]

第一選択の治療として経口補水塩（oral rehydration salts：ORS）を用いた経口補水療法が有効である．ORSとして汎用されているソリタ-T顆粒2号や市販のもの（OS-1など）は，浸透圧を小腸から吸収される濃度としてあり，嘔吐がある児童でも

Ⅰ．診断
細菌性腸炎との鑑別
（全身状態が重篤，痙攣・意識障害の場合は PALS*に準じて治療開始）

↓

Ⅱ．評価（脱水の程度の評価）
capillary refill time，皮膚ツルゴール，異常な呼吸パターン

↓

Ⅲ．治療方針決定
軽症は①±②，中等症は①±②±③，重症は③

①食事栄養指導　ORT**を積極的に利用
ⅰ．補水開始後 4～6 時間以上経口摂取を止めない．
ⅱ．母乳を止めたり，ミルクを薄めることは意味がない．
Ⅲ．糖分の高い飲料は使用しない．

②薬剤　整腸剤が中心（補足的治療）

③補液
ショック時は生理食塩液を 20 mL/kg 投与．骨髄針も可．5～15 分して離脱徴候が認めない場合には総量 80mL/kg まで繰り返す．
血糖の補正を 30～60 分かけて行う．血糖 50 mg/dL 以下では，20%ブドウ糖（3ヵ月以下では 10%）を 2～4 mL/kg．
1 日量［維持量＋不足量（脱水の程度から計算）－ワンショット量］を計算．
最初の 8 時間で維持量の 1/3 と不足量の 1/2 を，残りを 16 時間．
腎機能が回復したら K を 20 meq/L 濃度で投与開始．
低張性脱水では生理食塩液で開始．

* PALS：pediatric advanced life support，小児二次救命処置法
** ORT：oral rehydration therapy，経口補水療法

図 1　**ウイルス性胃腸炎の診療フローチャート**（文献 3 を参考に筆者作成）

ORS として水分補給に使用できる．1 回の嘔吐に対し，体重当たり 10 mL 飲水する．

第二選択として薬剤を用いる．ウイルス性胃腸炎には止痢剤は明らかな有用性はなく，整腸剤を用いる．乳酸菌製剤・ビフィズス菌製剤に含まれる菌は腸管内で糖を分解して乳酸や酪酸を産生する．①抗菌薬はルーチンには不要である．②ロペラミドは小児では使用すべきでない．③ UNICEF や WHO の勧告として亜鉛を 6ヵ月以下では 10 mg，それより年長では 20 mg を 10～14 日服用すべきとしている．④細菌感染による症状があっても抗菌薬はルーチンに使用する必要はなく，特殊な病原体のときのみ必要である[3]．

処方例

❶ 乳酸菌・ビフィズス菌（ラックビー，ビオフェルミン），酪酸菌（ミヤ BM）　微粒・細粒・錠　成人：1 日 3～6 g　3 回分服　年齢・体重に応じて適宜調節
ビオフェルミン，ラックビー　生後半年 0.6 g，1 歳 0.8 g，3 歳 1.5 g
ミヤ BM　その半量

❷ ドンペリドン（ナウゼリン）
坐剤：3 歳未満 1 回 10 mg，3 歳以上の小児 1 回 30 mg　1 日 2～3 回
経口：1 日 1～2 mg/kg（6 歳以上 1 mg/kg 以下，最大 30 mg）　3 回分服　食前

❸ β-ガラクトシダーゼ（ガランターゼ，ミルラクト）　散・細粒　1 回 0.25～0.5 g を哺乳時に加える

▶❶❷を併用．
▶乳糖不耐症合併時は❸を追加．
▶❷は，乳幼児下痢症，薬剤投与時の消化器症状に適応がある鎮吐剤で，ドパミン受容体（D_2）の拮抗薬である．中枢神経系に作用し，末梢においても胃小腸運動を亢進させる．
▶❸の乳糖分解酵素は乳児の乳糖不耐により生ずる消化不良の改善/経管栄養食・経口流動食などの摂取時の乳糖不耐により生ずる下痢が適応で，乳糖不耐症合併時に投与する．乳児の場合は便の pH・便中の糖を測定し，pH が 5.5 以下または糖が 2＋以上．

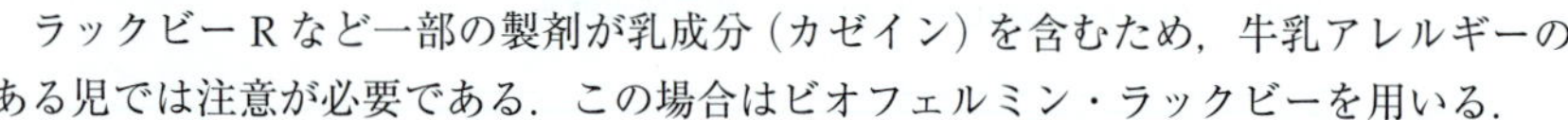

処方上の注意

ラックビー R など一部の製剤が乳成分（カゼイン）を含むため，牛乳アレルギーのある児では注意が必要である．この場合はビオフェルミン・ラックビーを用いる．

ドンペリドンの主な副作用として，下痢，錐体外路症状，眠気，発疹などがある．他の抗ドパミン薬に比べ錐体外路症状は少ないが，小児では比較的みられやすい．消化管穿孔や出血例では禁忌である．海外で本剤による心室性不整脈，突然死が報告されているため，高用量使用時は注意が必要である．抗コリン薬とは拮抗作用，制酸剤（H_2 受容体拮抗薬，PPI）の減弱作用があり，服用間隔をあける．

乳糖分解酵素では発疹などの過敏症状，腹部膨満に注意が必要である．

連携医療

ウイルス性胃腸炎後でも下痢が 2 週間以上持続する場合は，慢性下痢症として専門医にコンサルトする．この場合は二次性乳糖不耐症や食物アレルギー，その他などの関与が考えられる．食物アレルギーでは食物過敏性腸炎となっていることが推察され，これには，特定の食物（牛乳・卵・大豆など）抗原が報告されている．牛乳蛋白が最も重要で，牛乳加水分解乳（ニュー MA-1，ミルフィー，ペプディエット）あるいは成分栄養を用いる．

文献

1）小口学：小児の下痢―脱水への対処と細菌性腸炎の鑑別が重要．診断と治療 **94**：751-758，2006
2）Guarino A, et al：European Society for Pediatric Gastroenterology, Hepatology, and Nutrition/European Society for Pediatric Infectious Diseases evidence-based guidelines for the management of acute gastroenteritis in children in Europe. J Pediatr Gastroenterol Nutr **46**：S81-S122, 2008
3）Guarino A, et al：European Society for Pediatric Gastroenterology, Hepatology, and Nutrition/European Society for Pediatric Infectious Diseases evidence-based guidelines for the management of acute gastroenteritis in children in Europe. J Pediatr Gastroenterol Nutr **59**：132-152, 2014

（河島尚志）

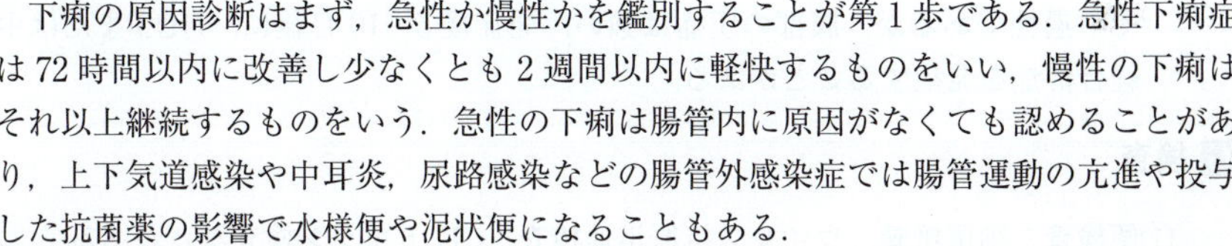

6 下痢の鑑別（細菌性腸炎を含む）

基本的知識

下痢の原因診断はまず，急性か慢性かを鑑別することが第1歩である．急性下痢症は72時間以内に改善し少なくとも2週間以内に軽快するものをいい，慢性の下痢はそれ以上継続するものをいう．急性の下痢は腸管内に原因がなくても認めることがあり，上下気道感染や中耳炎，尿路感染などの腸管外感染症では腸管運動の亢進や投与した抗菌薬の影響で水様便や泥状便になることもある．

GL Guarino A, et al：European Society for Pediatric Gastroenterology, Hepatology, and Nutrition/European Society for Pediatric Infectious Diseases evidence-based guidelines for the management of acute gastroenteritis in children in Europe. J Pediatr Gastroenterol Nutr **46**：S81-S122, 2008

A 急性下痢の鑑別の手順

年齢：生後早期は先天性疾患，乳幼児はウイルス性，学童は細菌性が一般的に多い．

問診：多くの急性下痢の原因は感染症であり，発熱と血便について問診する．発熱は感染性を示唆し，嘔吐を伴う場合は上部消化管の浮腫が原因でウイルス性によるものが多い．血便では細菌性，アレルギー，薬剤起因性を疑う．腸重積，溶血性尿毒症症候群（hemolytic uremic syndrome：HUS），偽膜性腸炎など生命に関わる病態のこともあり得る．白色便はロタウイルスに多い．また，抗菌薬投与の後であれば偽膜性腸炎を考える．一部の炎症性腸疾患は急性の血性下痢で発症する．体重増加良好であれば機能性腸疾患を考える．

細菌性腸炎との鑑別が重要で，2008年欧州小児栄養消化器肝臓学会の小児の胃腸炎のガイドラインでは，40℃以上の高熱，明らかな血便，腹痛，中枢神経症状は細菌

19 小児疾患

性腸炎が推察され，嘔吐と呼吸器症状を伴う場合はウイルス性であるとしている．

流行地や旅行者ではアメーバ性，爬虫類の飼育歴や生卵接種歴などではサルモネラ，焼き肉などの接種後では病原性大腸菌も考える．

B 各細菌性腸炎などの特徴

①サルモネラ：潜伏期間は8～48時間で，胃腸炎症状が重く，発熱も高度で持続し，便は黒緑色を呈する．年間を通して本菌による食中毒が発生するが，特に夏季に多発．鶏卵関連食品からの感染が多い．菌血症を起こす例もある．

②カンピロバクター：細菌性腸炎の判明する原因菌として最も多く，潜伏期間は2～7日で，発熱と下痢を主とする．サルモネラと同様に鶏肉から高率に検出される．

③腸炎ビブリオ：潜伏期間は8～24時間で，発症までに時間が短いほど重篤で，突然に上腹部痛，下痢，嘔吐などの胃腸炎症状で発症する．夏季に多発，発症前1日以内に鮮魚介類の摂取歴がある．

④腸管出血性大腸菌：一般的に汚染食品の接種後3～5日の潜伏期を経て，激しい腹痛を伴う頻回の水溶性下痢から，やがて血便となる．血便は次第に増加し，便成分の少ない血液そのものの状態（“all blood and no stool”）になる．発熱はなし～軽度で一過性であるが，腹部の圧痛は強い．発症後5～10日後に，HUSまたは中枢神経合併症を発症することがある．

C 検査

①便検査：細菌培養，ウイルス抗原迅速検査，CDトキシン検査などがある．

ウイルス性胃腸炎の診断としロタウイルス，ノロウイルス，アデノウイルスに対する迅速キットが市販されている．

短期の非血性下痢で通常健康な小児に対してルーチンに便培養を行う必要はない．腸管出血性大腸菌感染症の診断は便培養にて診断されるが，ベロ毒素検出キットや，大腸菌O157迅速検出キットもある．

偽膜性腸炎の診断にCDトキシン検査などを行う．

②血液検査：炎症反応，白血球数，好酸球数，IgEなどがある．HUSでは，破砕赤血球を伴う溶血性貧血，腎機能障害，血小板減少を認める．尿中β2MGが早期診断に有用である．

③画像診断：腹部超音波は腸管内腸液貯留，腸壁浮腫で特に感染性腸炎の鑑別に有用である．腸管出血性大腸菌では，CTで右半結腸の著明な腸管の肥厚を示し，エコーにて上行結腸の肥厚が20 mm以上になる特徴がある．

④内視鏡検査：腸管出血性大腸菌では，罹患範囲は右側結腸に非連続性の全周性に著明な浮腫，びらん，発赤がみられるが，他の感染性腸炎に比し浮腫が強く，左側結腸に縦走潰瘍を約半数に認める．

連携医療

HUS 感染では早期の治療介入が必要であり，発熱，血便，腹痛，全身状態不良など細菌性腸炎が推察される場合では，近年の流行状態から鑑み早期に専門病院への紹介が必要である．

文献

1）田尻仁：腸管出血性大腸菌感染症，五十嵐隆，清水俊明（編），小児科臨床ピクシス 18 下痢・便秘，中山書店，東京，p 86-88，2010

（河島尚志）

7 細菌性髄膜炎

基本的知識

細菌性髄膜炎は，治療を行わないと致死的で，治療しても，しばしば神経学的後遺症を合併する．年齢により起因菌が異なり，新生児では B 群溶連菌，大腸菌，まれにリステリア，新生児期以降で肺炎球菌，インフルエンザ菌が多い．予防接種の普及により，インフルエンザ菌 b 型，肺炎球菌による髄膜炎は減少した．症状は発熱，活気不良，痙攣，嘔吐などあり，乳児で項部硬直は伴わないことも多い．疑った場合には，血液培養を提出し，頭蓋内圧亢進症状がなければ髄液検査を行い，抗菌薬をただちに開始する．

処方例

STEP 1 初期治療

A 満期産新生児

❶ アンピシリン（ビクシリン） 注 1 回 75 mg/kg 6 時間毎 点滴静注

❷ セフォタキシム（クラフォラン） 注 1 回 75 mg/kg 6 時間毎 点滴静注

▶❶❷を併用.

B 新生児以降

❶ セフォタキシム（クラフォラン，セフォタックス） 注 1 回 75 mg/kg 6 時間毎 点滴静注

19 小児疾患

❷ バンコマイシン（塩酸バンコマイシン） 注 1回15 mg/kg 6時間毎 点滴静注

▶❶❷を併用.

【STEP 1 解説】

初期治療は想定される起因菌をカバーする2剤併用で治療を開始する．バンコマイシンは，4回目の投与前にトラフ濃度を測定し，15～20 μg/mLを目標にする．ステロイド併用がインフルエンザ菌b型髄膜炎で聴力予後を改善することがあるが，現在，ワクチンの普及でみられなくなった．低ナトリウム血症などの電解質異常に注意し，等張液を用いて適切な全身管理を行う．

STEP 2

A B群溶連菌

❶ アンピシリン（ビクシリン） 注 1回75 mg/kg 6時間毎 点滴静注

❷ ゲンタマイシン（ゲンタシン） 注 1回2.5 mg/kg 8時間毎 点滴静注

▶❶❷を併用.

▶❷は培養陰性化まで，もしくは1週間程度併用し，❶は計2～3週間投与する.

B ペニシリン感受性肺炎球菌

❶ アンピシリン（ビクシリン） 注 1回75 mg/kg 6時間毎 点滴静注 計10～14日間投与

C ペニシリン非感受性，セフォタキシム感受性肺炎球菌

❶ セフォタキシム（クラフォラン，セフォタックス） 注 1回75 mg/kg 6時間毎 点滴静注 計10～14日間

【STEP 2 解説】

同定した起因菌や感受性に応じて特異的な治療に変更する．

処方上の注意

バンコマイシンはレッドマン症候群が生じることがあり，急速静注を避け，生じた場合は投与速度を遅くし，抗ヒスタミン薬の前投与を行う．

連携医療

近年，耐性菌感染症も増加しており，専門医に治療方針について相談する．

文献

1) Shinjoh M, et al：Recent trends in pediatric bacterial meningitis in Japan-A country where *Haemophilus influenzae* type b and *Streptococcus pneumoniae* conjugated vaccines have just been introduced. J Infect Chemother **20**：477-483, 2014
2) Kim KS：Acute bacterial meningitis in infants and children. Lancet Infect Dis **10**：32-42, 2010
3) Tunkel AR, et al：Practice guidelines for the management of bacterial meningitis. Clin Infect Dis **39**：1267-1284, 2004

（堀越裕歩）

8 敗血症

基本的知識

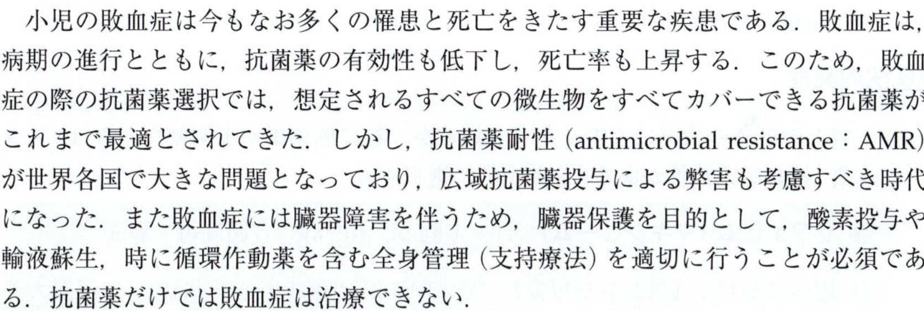

小児の敗血症は今もなお多くの罹患と死亡をきたす重要な疾患である．敗血症は，病期の進行とともに，抗菌薬の有効性も低下し，死亡率も上昇する．このため，敗血症の際の抗菌薬選択では，想定されるすべての微生物をすべてカバーできる抗菌薬がこれまで最適とされてきた．しかし，抗菌薬耐性（antimicrobial resistance：AMR）が世界各国で大きな問題となっており，広域抗菌薬投与による弊害も考慮すべき時代になった．また敗血症には臓器障害を伴うため，臓器保護を目的として，酸素投与や輸液蘇生，時に循環作動薬を含む全身管理（支持療法）を適切に行うことが必須である．抗菌薬だけでは敗血症は治療できない．

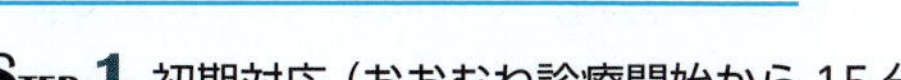

処方例

STEP 1 初期対応（おおむね診療開始から 15 分）

1) 人を集め，適切な個人防御具を着用する．
2) PALS（pediatric advanced life support）に準じて迅速に組織循環不全と意識状態を認識し，気道確保とルート確保を行う．ルート確保の際に採血し，同時に血液培養を採取する．
3) 20 mL/kg の等張性晶質液をボーラス投与開始することに加え，必要であれば，低血糖と低カルシウム血症の補正を行う．

【STEP 1 解説】

小児の敗血症においては，発熱，頻脈，多呼吸などの非特異的な徴候で発症することが一般的である．その他「ぐったりしている」，capillary refilling time（CRT）の延長，末梢冷感，哺乳・経口摂取不良などがある．

小児では血圧はしばしば極めて重篤になるまで維持されている．低血圧は，すなわち代償性ショックを脱し，非代償性ショックの状態に陥っていることを意味する．そのために児を早急に評価し「低血圧にしない」早期対応が，敗血症の初期対応として重要である.

STEP 2 初期抗菌薬の選択と supportive care (支持療法) の強化と継続 (診療開始から 60 分)

「感染のフォーカス, 起因菌, 患者の状態・重症度」の感染症三原則に加えて, ①市中発症か院内発症か, ②リスクファクターを考慮する. 特に, 院内発症の場合, 個々の患者の状況 (抗菌薬投与の有無, 基礎疾患, 存在するデバイスなど) を加味して抗菌薬を選択する.

A 市中発症 (生後 1ヵ月以降)

❶ セフォタキシム (クラフォラン, セフォタックス) 注 1 回 75 mg/kg 8 時間毎 静注

❷ バンコマイシン (塩酸バンコマイシン) 注 1 回 15 mg/kg 6 時間毎 静注

▶まずは❶を処方. 髄膜炎が想定される, PRSP の関与が疑われる, CA-MRSA が多発する地域では❷を加える.

B 院内発症

個々の患者の状況に大きく左右されるが, 特に感染巣が不明確なときは, βラクタム薬 (抗緑膿菌活性がある) を基本的に選択する.

❶ セフェピム (マキシピーム) 注 1 回 50 mg/kg 8 時間毎 静注

❷ ピペラシリン (ペントシリン) 注 1 回 75 mg/kg 4 時間毎 1 日最大 24 g 静注

❸ セフタジジム (モダシン) 注 1 回 50 mg/kg 6 時間毎 1 日最大 8 g 静注

❹ メロペネム (メロペン) 注 1 回 40 mg/kg 8 時間毎 静注

❺ バンコマイシン 注 1 回 15 mg/kg 8 時間毎 静注

▶❶～❹のいずれか.

▶カテーテル感染, シャント感染, 術後の創部感染, 軟部組織感染を疑うときには❺を加える.

【STEP 2 解説】

抗菌薬は, 適切な培養を採取された後, 重症敗血症と認識してから 1 時間以内に投与することが推奨される.

起因微生物は, 年齢とリスク (特に宿主の免疫状態) 別に考慮する.

1) 年齢

・新生児：B 群溶連菌, 腸内細菌 (代表が大腸菌), リステリア菌, 次いで腸球菌など.

・小児：肺炎球菌，インフルエンザ桿菌，髄膜炎菌．

その他，黄色ブドウ球菌，A 群溶連菌，サルモネラ菌なども状況に応じて考慮される．

2) 宿主の免疫状態

・院内発症例（デバイスなどがある場合）：コアグラーゼ陰性ブドウ球菌，黄色ブドウ球菌，腸内細菌，真菌（特にカンジダ）．

・免疫不全：上記「1) 年齢」に加えて以下を考慮した抗微生物薬を投与する．

好中球減少：グラム陰性桿菌（緑膿菌含む），α溶血性連鎖球菌，サイトメガロウイルス．

解剖学的および機能無脾症：莢膜を有した細菌（肺炎球菌，インフルエンザ桿菌，髄膜炎菌，サルモネラ菌など）による菌血症のリスクが高い．

STEP 3 確定治療（培養結果判明後）

初期に広域な抗菌薬を使用して治療開始した後は，なるべく早期に狭域スペクトラムの抗菌薬に de-escalation する．その菌に対して効果の高い（「感受性結果で S」），臨床的に有効性が証明されている抗菌薬を選択する．感染臓器への抗菌薬の移行性も忘れない．

臨床的に改善していない，重症な免疫不全がある場合は，起炎菌を 100% とらえきれていない場合もあるため，de-escalation しない選択もとる．このような状況での抗菌薬変更は小児感染症専門医にコンサルトするべきである．

抗菌薬治療と並行して，デブリドマン，ドレナージ，デバイス除去などの早期の積極的な感染巣のコントロールを行うことも重要である．具体的には壊死性筋膜炎，穿孔性腹膜炎，肺化膿症，膿胸などがある．また，経過中，適切な抗菌薬使用にもかかわらず，反応が乏しい場合にも，感染巣コントロールの必要性を再検討する．

処方上の注意

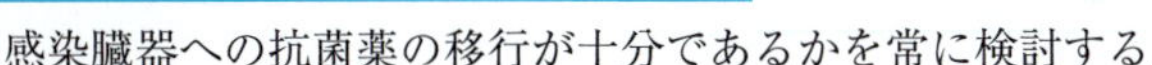

感染臓器への抗菌薬の移行が十分であるかを常に検討する．

連携医療

原則的に敗血症の急性期は，集中治療室で管理するべき疾患である．初診時の状態が不良，初期治療での反応が乏しくさらなる重症化が予測される場合は，集中治療専門医がいる施設に紹介するべきである．

文献

1) Long SS：Principles and Practice of Pediatric Infectious Diseases, 3rd ed, Saunders, 2008
2) Dellinger RP, et al：Surviving sepsis campaign：international guidelines for management of severe sepsis and septic shock：2012. Intensive Care Med **39**：165-228, 2013
3) 宮坂勝之（編・著・訳）：日本版 PALS スタディガイド，エルゼビア・ジャパン，2013

（笠井正志）

9 急性腎盂腎炎

基本的知識

尿路感染症（urinary tract infection：UTI）は腎から尿道にいたる尿路系で発生する感染症の総称である．UTI の診断には無菌的に採尿した検体を用いた尿培養検査で，有意な細菌尿（単一細菌を中間尿の場合≧10^5/mL，カテーテル尿の場合≧5×10^4/mL）を検出することが必要である．3ヵ月未満の乳児では最も頻度の高い細菌感染症である．新生児・乳児期（1歳未満）は男児に多く（女児の5倍），1歳以降になると女児の罹患率が高くなる（男児の10倍）．小児の UTI は腎・尿管に感染し発熱を伴う上部 UTI（急性腎盂腎炎）と，発熱を伴わない下部 UTI（膀胱炎，尿道炎）に大別される．急性腎盂腎炎は腎実質障害をきたすため，反復すると腎の瘢痕化を起こし，末期腎不全に至る可能性がある．

GL 日本感染症学会，日本化学療法学会，JAID/JSC 感染症治療ガイド・ガイドライン作成委員会，尿路感染症・男性性器感染症ワーキンググループ：JAID/JSC 感染症治療ガイドライン 2015 ―尿路感染症・男性性器感染症．日化療会誌 **64**：1-30, 2016

薬物治療アルゴリズム

小児の UTI の起因菌の 70～80% はグラム陰性桿菌（大腸菌やクレブシエラ属）であり，セフェム系抗菌薬が有効である．しかし 10～20% はグラム陽性球菌（腸球菌属）が起因菌で，その場合ペニシリン系抗菌薬が有効である．したがって治療開始前に尿をグラム染色して検鏡を行う．

処方例

STEP 1 初期治療

1 急性腎盂腎炎

A 検鏡にてグラム陰性桿菌を認める場合

❶ セフトリアキソン（ロセフィン） 注 1回 25 mg/kg 1日2回 静注・点滴静注

❷ アモキシシリン（サワシリン，パセトシン） 細粒 1回 10 mg/kg 1日3回 食後

▶❶は入院，❷は外来の場合．

B 検鏡にてグラム陽性球菌を認める場合

❶ アンピシリン（ビクシリン） 注 1回30〜40 mg/kg 1日3回 静注・点滴静注

❷ アモキシシリン（サワシリン，パセトシン） 細粒 1回10 mg/kg 1日3回 食後

▶❶は入院，❷は外来の場合.

STEP 2

[尿培養検査で初期治療薬に耐性菌の場合]

尿培養の感受性結果をみて抗菌薬を変更する

解説

乳幼児の急性腎盂腎炎は菌血症や敗血症の合併も多いため，原則として入院のうえで抗菌薬を経静脈投与する．治療期間は4〜7日間の経静脈投与とその後の経口投与を含め14日間とする．多くは1〜2日のうちに解熱する．経口投与への変更は全身状態の回復，尿所見の改善，CRPの陰性化を目安とする．

2 抗菌薬の予防投薬

A 生後3ヵ月以上の乳幼児

❶ ST合剤（バクタ，バクトラミン） 配合顆粒 1回2 mg/kg（トリメトプリムとして） 1日1回 就寝前

B 生後3ヵ月未満の新生児・乳児

❶ セファクロル（ケフラール） 細粒小児用 1回5〜10 mg/kg 1日1回 就寝前

解説

急性腎盂腎炎を反復する場合や高度の膀胱尿管逆流（国際分類でⅢ度以上）の場合には1年間をめどに抗菌薬を予防投薬する．

処方上の注意

近年，セフェム系抗菌薬が無効なESBL（extended-spectrum beta-lactamase）産生性の大腸菌やクレブシエラ属の感染症が増加している．その場合，セファマイシン系薬剤や菌血症のある場合はカルバペネム系抗菌薬に変更する．

連携医療

急性腎盂腎炎を反復する場合や腎臓超音波検査で異常所見（腎サイズの左右差，腎盂拡張所見，尿管の描出など）を認める場合は，膀胱尿管逆流などをはじめとする先天性腎尿路異常の有無や腎瘢痕の有無を評価するため小児腎泌尿器専門医へコンサルトする．

（金子一成）

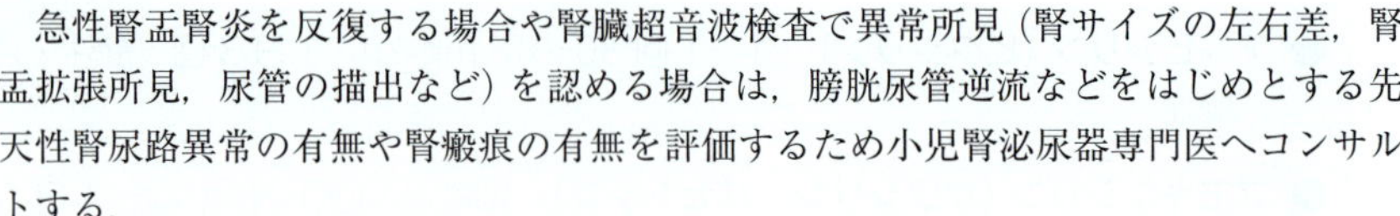

10 急性上気道炎

基本的知識

急性上気道炎は原因微生物の大多数がウイルスであり，鼻汁，咽頭痛，咳嗽などの症状を主体とした症候群である．細菌感染が関与し得る上気道炎は急性中耳炎，急性副鼻腔炎，A 群溶連菌による咽頭炎の 3 つのみである．したがって急性上気道炎の診療では，「抗菌薬を処方しない」こと，抗菌薬の適応を考慮しなければならない中耳炎，副鼻腔炎，咽頭炎を適切に診断することである．

処方例

STEP 1

❶ 説明を処方

【STEP 1 解説】

急性上気道炎はウイルス感染であり，抗菌薬は無効であること，特効薬がないことを説明する．一番の薬は“時間”であり，自宅で休養し，しっかりと水分をとることが重要であり，自然に治癒する疾患であることを保護者に理解してもらうのが最も重要である．したがって，2〜3 日自宅で経過をみて改善傾向に乏しい場合は，再受診を勧めておくことも重要である．

STEP 2 症状が強い場合

A 発熱に対して

❶ アセトアミノフェン（アンヒバ，カロナール） 坐剤・錠・シロップ 1 回 10 mg/kg 頓服 4〜6 時間あけて

B 咳嗽に対して

❶ **チペピジン（アスベリン）** 散・シロップ・DS
1歳未満：1日5～20 mg 3回分割
1歳以上3歳未満：1日10～25 mg 3回分服
3歳以上6歳未満：1日15～40 mg 3回分服

❷ **ジメモルファン（アストミン）** シロップ0.25%
2歳未満：1日7.5～11.25 mg 3回分服
2～3歳：1日12.5～20.0 mg 3回分服
4～6歳：1日20.0～27.5 mg 3回分服
7～14歳：1日30.0～35.0 mg 3回分服

▶❶❷のいずれか.

【B 解説】

咳嗽は基本的には止めないほうがよいが，咳嗽がひどく眠れないようなときには，鎮咳薬の処方を検討してもよい．ハチミツはデキストロメトルファン（メジコン）と同等の効果があることが知られている．なお，1歳未満の児には，ボツリヌス症のリスクがあり与えない．

C 鼻汁に対して

鼻汁に対しては小児では効果のある薬は基本的にない．頻用されるカルボシステイン（ムコダイン），アンブロキソール（ムコソルバン）にも症状を緩和するというエビデンスはなく，エビデンスがあるのは第一世代の抗ヒスタミン薬（ヒドロキシジン：アタラックス，シプロヘプタジン：ペリアクチン）のみである．しかし第一世代の抗ヒスタミン薬は，小児においては痙攣を誘発しやすいなどの副作用の懸念が強いため，原則処方しない．

D 保護者の希望が強い場合

❶ **カルボシステイン（ムコダイン）** シロップ・DS 1回10 mg/kg 1日3回

❷ **アンブロキソール（小児用ムコソルバン）** シロップ・DS 1回0.3 mg/kg 1日3回

▶❶❷のいずれか.

処方上の注意

感冒薬として様々な処方がなされるが，米国では市販の総合感冒薬を2歳未満には処方しないように勧告がなされている．フェニレフリン，エフェドリンなどの充血緩和成分，ジフェンヒドラミン，クロルフェニラミンなどの抗ヒスタミン成分による関連死の報告があったためである．そもそも薬剤がなくても治癒する疾患である．市販の感冒薬でも重篤な副作用が起こる可能性があるため，その処方に際しては細心の注意が必要である．

なお，平成30年診療報酬改定により，小児抗菌薬適正使用加算が新設された．算定要件として「急性気道感染症又は急性下痢症により受信した基礎疾患のない患者であって，診察の結果，抗菌薬の投与の必要性が認められないため抗菌薬を使用しないものに対して，療養上必要な指導及び検査結果の説明を行い，文書により説明内容を提供した場合に，小児科のみを専任する医師が診療を行った初診時に限り算定する」とある．この加算からも，ウイルス感染症に対しては安易に抗菌薬を処方せず，適切な説明を行うことが重要であると考えられる．

（上山伸也）

11 クループ

基本的知識

クループ症候群とは，喉頭を中心とした上気道が急性の閉塞性病変をきたす疾患である．ウイルス感染による感染性クループと異物やアレルギーなどが要因となった非感染性クループに分類されるが，そのほとんどが前者である．特に，パラインフルエンザウイルスが原因であることが圧倒的に多く，次いでインフルエンザウイルス，アデノウイルス，RSウイルスが原因となる．これらウイルス感染による喉頭周囲の炎症とそれに伴う組織の浮腫により，上気道が狭窄するため，クループ症候群特有の犬吠様咳嗽，吸気性喘鳴，嗄声などの症状を呈する．

GL 小児呼吸器感染症診療ガイドライン作成委員会：クループ症候群の標準的治療は何か？小児呼吸器感染症診療ガイドライン2017，尾内一信ほか（監），協和企画，p 11-16, 2016

処方例

STEP 1 軽症例

❶ デキサメタゾン（デカドロン）　エリキシル0.01%　1回0.15 mg/kg　1日1回

解説

海外における臨床研究を参考に日本のガイドラインでは上記投与が推奨されている[1)]．しかし，デキサメタゾンエリキシル製剤は1回服用量が多く，さらに本剤は5%エタノールを含有しているため，服用量が多くなる場合には，DS製剤［0.1%（1 mg/g）］や0.5 mg錠剤の粉砕投与を考慮する．なお，ベタメタゾンも有効との報告があることから[1)]，ベタメタゾンシロップ製剤［0.01%（0.1 mg/mL）0.15 mg/kg 経口単回投与］を選択することも可能である．

STEP 2 中等症から重症例

① アドレナリン（ボスミン） 外用液 0.1% 1回 0.1～0.3 mL 吸入

解説

1回 0.01 mg/kg（0.01 mL/kg）を目安に生理食塩液 2 mL 程度とともに吸入する．なお，添付文書上，1回の吸入量は 0.3 mL が上限に定められている．日本では比較的軽症の患者に対してアドレナリン吸入をすることが多いが，効果持続時間は 1～2 時間程度と一過性であり，気管挿管を回避するための一時的な手段であるとの考えから，日本のガイドラインでは中等症から重症例に対して推奨されている．

処方上の注意

デキサメタゾン，ベタメタゾンともにクループ症候群に対する適応はなく，あくまで喉頭炎・喉頭浮腫に対して保険適用が認められている．

連携医療

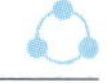

犬吠様咳嗽や嗄声のみならず吸気性喘鳴を認め，呼吸困難感が強い場合には専門医への紹介が推奨される．

文献

1）Amir L, et al：Oral betamethasone versus intramuscular dexamethasone for the treatment of mild to moderate viral croup：a prospective, randomized trial. Pediatr Emerg Care **22**：541-544, 2006

（佐藤晶論）

12 急性細気管支炎

基本的知識

急性細気管支炎の原因は主にウイルス感染によるものであり，特に RS ウイルス感染によって起こる場合が多く，その他，ヒトメタニューモウイルス，ヒトボカウイルス，パラインフルエンザウイルスもその原因ウイルスとなり得る．小児の細気管支の内径はもともと狭いうえに，感染によって脱落した細胞や浸潤した白血球および粘液によって占拠され気道が狭窄することで，呼気時に喘鳴が生じるようになる．一般的には 38～39℃の発熱，咳嗽，喘鳴，鼻汁を呈する．乳児では，呼吸障害が進行すると，多呼吸，陥没呼吸がみられるようになり，時として無呼吸発作を呈することもある．

GL 小児呼吸器感染症診療ガイドライン作成委員会：急性細気管支炎に対するステロイド投与は有効か？　小児呼吸器感染症診療ガイドライン 2017，尾内一信ほか（監），協和企画，p 29-31, 2016

処方例

STEP 1

❶ カルボシステイン（ムコダイン）　シロップ 5%　1 回 10 mg/kg（シロップとして 0.2 mL/kg）を 1 日 3 回　朝昼夕食前

❷ アンブロキソール（小児用ムコソルバン）　シロップ 0.3%　1 回 0.3 mg/kg（シロップとして 0.1 mL/kg）を 1 日 3 回　朝昼夕食前

▶❶❷のいずれか．

解説

本疾患の病態を考えると β_2 刺激薬の効果はないと考えられるが，気道過敏性が完全に否定できないときには，気管支拡張薬を投与する．高張食塩水吸入の臨床的効果が報告されているが，効果については議論の余地が残されている．

STEP 2 STEP 1 で効果が得られない場合

❶ プランルカスト（オノン）　DS 10%　1 回 3.5～5 mg/kg　1 日 2 回　朝夕食前

❷ モンテルカスト（シングレア，キプレス）　細粒 4 mg/包　1 回 4 mg　1 日 1 回　就寝前

▶❶❷のいずれか．

解説

急性細気管支炎に対しロイコトリエン拮抗薬の効果については様々な報告があり，依然として議論の余地が残されているが，STEP 1 で十分な臨床効果が得られない場合や，気道過敏性の存在が病態に寄与していると考えられる場合には，ロイコトリエン拮抗薬の投与を考慮する．

処方上の注意

β_2 刺激薬を処方する際には，潜在的な副作用があることに留意する．ロイコトリエン拮抗薬は気管支喘息またはアレルギー性鼻炎に対して保険適用が認められており，モンテルカストは 1 歳以上の児が投与対象である．なお，上記ガイドラインではステロイドの投与は推奨されていない．

連携医療

1 歳未満の乳児で呼気性喘鳴が著明で呼吸困難感が強い場合には，入院施設を有する専門医へ紹介することが望ましい．

（佐藤晶論）

13 肺炎

基本的知識

発熱や咳嗽を主訴として来院した小児に，多呼吸，呼吸困難，低酸素血症について胸部聴診で副雑音や呼吸音の減弱や，胸部X線やCTなどで新たな浸潤影を認めると肺炎の診断に至る．重症度を評価するために，頻呼吸，鼻翼呼吸，陥没呼吸，肩呼吸，起坐呼吸，呻吟，チアノーゼなど呼吸困難徴候の有無のチェックは必須である．

小児の市中肺炎の原因は，年齢によって原因が異なる．乳幼児期には，ウイルスや肺炎球菌，インフルエンザ菌などの一般細菌が多く，年長児になるにつれて肺炎マイコプラズマなどの非定型菌感染症が増える．学童期には，肺炎マイコプラズマが最も多くなり，次いで一般細菌，ウイルスの順になる．肺炎の診断をしたあとは，重症度を評価する（表1）．軽症の症例は，外来で治療し，中等症の症例は入院して一般病棟で治療する．重症の症例は，ICU管理を行う．非定型菌か一般細菌か肺炎の原因を推定するために，スコアリング表に基づき鑑別する（表2）．下記ガイドラインに従って，診断と治療の選択法について述べる．

GL 小児呼吸器感染症診療ガイドライン作成委員会：小児呼吸器感染症診療ガイドライン2017，尾内一信ほか（監），協和企画，2016

表1　肺炎の重症度分類

	軽症	中等症	重症
全身状態	良好	不良	不良
経口摂取	可能	不良	不可能
SpO_2 低下	なし（≧96%）	90～95%	＜90%
呼吸数	正常	異常	異常
無呼吸	なし	なし	あり
努力性呼吸（呻吟・鼻翼呼吸・陥没呼吸）	なし	あり	あり
循環不全	なし	なし	あり
意識障害	なし	なし	あり

年齢別呼吸数（回/分）新生児＜60，乳児＜50，幼児＜40，学童＜20
中等症・重症においては1項目でも該当すれば，中等症・重症と判断する
（小児呼吸器感染症診療ガイドライン作成委員会：小児呼吸器感染症診療ガイドライン2017，p 48，表4-3，2016より許諾を得て転載）

表 2　肺炎のスコアリング項目

①年齢が 6 歳以上である
②基礎疾患がない
③ 1 週間以内に β-ラクタム系薬の前投与がある
④全身状態が良好である
⑤乾性咳嗽が主体である
⑥胸部聴診で crackles が聴取されない
⑦胸部 X 線像で肺炎像が区域性である
⑧血液検査で白血球数が 10,000/μL 未満である
⑨血液検査で CRP が 4.0 mg/dL 未満である

①～⑥のうち 3 項目以上あてはまる場合は，マイコプラズマ肺炎の可能性が高い.
①～⑨のうち 5 項目以上あてはまる場合は，マイコプラズマ肺炎の可能性が高い.
(小児呼吸器感染症診療ガイドライン作成委員会：小児呼吸器感染症診療ガイドライン 2017，p 39，表 4-1，2016 より許諾を得て転載)

処方例 

1 初期治療

STEP 1 軽症 (外来で治療)

A 一般細菌が原因と予想される場合

❶ アモキシシリン (ワイドシリン，アモリン，サワシリン，パセトシン) 細粒 1 回 10 mg/kg 1 日 3～4 回

B 非定型菌が原因と予想される場合

❶ クラリスロマイシン (クラリス，クラリシッド) DS 1 回 5 mg/kg 1 日 2～3 回

STEP 2 中等症 (入院して一般病棟で治療)

A 一般細菌が原因と予想される場合

❶ アンピシリン (ビクシリン) 注 1 回 30～40 mg/kg 1 日 3 回 静注

B 非定型菌が原因と予想される場合

❶ クラリスロマイシン (クラリス，クラリシッド) DS 1 回 5 mg/kg 1 日 2～3 回

2 マクロライド耐性マイコプラズマが強く疑われる場合

❶ トスフロキサシン（オゼックス） 細粒 1回6 mg/kg 1日2回

❷ ミノサイクリン（ミノマイシン） 顆粒・注 1回1～2 mg/kg 1日2回 内服あるいは点滴静注

▶8歳未満の場合は❶，8歳以上の場合は❷.

処方上の注意

小児の市中肺炎ではウイルス性の肺炎が多く，抗菌薬が必要ではないことが多い．常に抗菌薬の適正使用を考慮する．

連携医療

重症度の把握を適切に行い，必要に応じて病院や専門医へ紹介する．

（尾内一信）

14 溶連菌感染症（リウマチ熱，急性糸球体腎炎を含む）

基本的知識

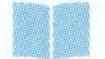

A群溶連菌による感染症は，*Streptococcus pyogenes* により，小児で多彩な感染症を生じる．咽頭炎，扁桃腺炎，リンパ節炎，伝染性膿痂疹，蜂窩織炎，関節炎，骨髄炎などの菌によって起こされる疾患と，リウマチ熱，急性糸球体腎炎，反応性関節炎などの感染後に免疫応答で起きる疾患がある．A群溶連菌咽頭炎は，上気道炎の中でも例外的にリウマチ熱予防のために抗菌薬の適応疾患である．ペニシリン系が第一選択であり，ペニシリン耐性は報告がない．3歳未満では少なく，年長児に多い．迅速検査もしくは咽頭培養で診断を行う．リウマチ熱は，心炎，移動性多発性関節炎，舞踏病，輪状紅斑，皮下結節などを伴う．急性糸球体腎炎は，血尿，蛋白尿，高血圧，浮腫などをきたすが，抗菌薬によって発症を予防できるかは明らかではない．

処方例

STEP 1

A 咽頭炎

❶ アモキシシリン（アモリン，サワシリン，パセトシン） 細粒 1回13 mg/kg 1日3回（1日40 mg/kg） 10日間投与

B 扁桃腺炎，リンパ節炎

❶ アモキシシリン（アモリン，サワシリン，パセトシン） 細粒 1回30 mg/kg 1日3回（1日90 mg/kg）

C 関節炎，骨髄炎

❶ アンピシリン（ビクシリン） 注 1回25 mg/kg 6時間毎 点滴静注

D リウマチ熱

❶ アモキシシリン（アモリン，サワシリン，パセトシン） 細粒 1回13 mg/kg 1日3回（1日40 mg/kg） 10日間

❷ アスピリン 末 1回33 mg/kg 1日3回（1日100 mg/kg，1日最大量4,500 mg） 症状が改善するまで

▶❶❷を併用.

【STEP 1 解説】

咽頭炎の場合，10日間治療する．複数回の内服が難しい場合には，1日投与量で1日1回投与でもよい（保険適用外）．リウマチ熱は，アスピリンと抗菌薬を併用し，心不全などがあれば適宜治療する．

STEP 2 リウマチ熱罹患後の予防内服

❶ ベンジルペニシリンベンザチン（バイシリンG） 顆粒 1回1万単位/kg 1日2回 1日最大80万単位

【STEP 2 解説】

予防内服期間は，心炎による心疾患合併がある場合は，10年もしくは40歳までの長い期間，心炎のみで心疾患合併がない場合は，10年もしくは21歳までの長い期間，心炎がない場合は，5年もしくは21歳までの長い期間である．

処方上の注意

A群溶連菌咽頭炎では，抗菌薬で改善することが多いが，10日間服用することを指導する．

連携医療

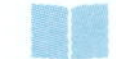

リウマチ熱を疑った場合には，小児循環器専門医のいる施設へ紹介する．

文献

1) Marijon E, et al：Rheumatic heart disease. Lancet **379**：953-64, 2012
2) Shulman ST, et al：Clinical practice guideline for the diagnosis and management of group A streptococcal pharyngitis：2012 update by the Infectious Diseases Society of America. Clin Infect Dis **55**：e86-e102, 2012
3) Cunningham MW：Pathogenesis of group A streptococcal infections. Clin Microbiol Rev **13**：470-511, 2000

（堀越裕歩）

15 気管支喘息

基本的知識

小児喘息の基本病態は，アレルギー炎症による気道狭窄・気道過敏性亢進・気道リモデリングであり，多くはチリダニなどの吸入性抗原に感作されたアトピー型である．診断においては，年少児では気道感染の有無にかかわらず明らかな呼気性喘鳴を3エピソード以上反復すれば広義の喘息として診断するが，この年齢では気管支炎など他の疾患でも喘鳴を呈することが少なくないため，より診断を確実にするために家族歴，本人のアトピー体質，喘鳴のβ_2刺激薬への反応性などを参考にする．一方，学童期以降の小児では，呼気性喘鳴を伴う呼吸困難のエピソードが反復していれば喘息の診断は比較的容易である．呼吸機能や呼気一酸化窒素濃度が参考となる．

GL 日本小児アレルギー学会：小児気管支喘息治療・管理ガイドライン2017，協和企画，2017

薬物治療アルゴリズム

喘息の治療は，急性増悪（発作）への対応と長期管理に大別される．急性増悪への対応では，β_2刺激薬の吸入とともに必要に応じて酸素投与やステロイドの全身投与を行う．また，発作は家庭や学校などで起こることが多いため，日頃から家人や患児自身で対応できるように指導しておくことが大切である．長期管理においては，まず発作の頻度や日常生活への影響などから重症度を判定し，治療ステップを決定する．

治療開始後は，コントロール状態を的確に判断して治療のステップアップ/ダウンを行う．コントロール状態の評価には問診票が簡便で有用である．

処方例

1 急性増悪（発作）への対応（ガイドライン）

呼吸状態や酸素飽和度などから判定された発作の強さに合わせた対応を行う．

A 小発作

1）β_2 刺激薬の吸入あるいは内服

❶ **プロカテロール（メプチン）** 吸入液　乳幼児 0.3 mL 程度，学童 0.3〜0.5 mL（小児適用は 0.1〜0.3 mL）をインタール吸入液（または生理食塩液）2 mL と混合してネブライザーで吸入

❷ **プロカテロール（メプチン）** DS　1 回 1.25 μg/kg　頓服

▶❶❷のいずれか．

▶内服はやや即効性にかける．貼付薬は血中濃度の立ち上がりが遅いために，急性増悪時治療としては用いない．

B 中発作

1）全身性ステロイドの投与

❶ **ヒドロコルチゾンコハク酸エステル（サクシゾン）** 静注用　5 mg/kg
または**プレドニゾロンコハク酸エステルナトリウム（水溶性プレドニン）・メチルプレドニゾロンコハク酸エステルナトリウム（ソル・メドロール）** 静注用　0.5〜1 mg/kg を数分間かけて静注あるいは 30 分程度で点滴静注

❷ **プレドニゾロン（プレドニン）** 錠　1 日 1〜2 mg/kg　3 回分服（1 日最大 60 mg）

❸ **デキサメタゾン（デカドロン）** エリキシル
または**ベタメタゾン（リンデロン）** シロップ　1 日 0.5 mL（0.05 mg）/kg　2 回分服

▶❶〜❸のいずれか．

2）帰宅時の対応

帰宅後は β_2 刺激薬（吸入・内服・貼付）を数日間服薬．

❶ **ツロブテロール（ホクナリン）** テープ（3 歳未満 0.5 mg，3〜9 歳 1 mg，10 歳以上 2 mg）　1 日 1 回　貼付

❷ **プロカテロール（メプチン）** キッドエアー 5 μg（1 吸入） 発作時 1〜2 パフ 吸入

▶❶❷のいずれか.

【A B 解説】

まず β_2 刺激薬小発作の吸入を行う．15〜30 分後に効果を評価して改善が十分でない場合には 20〜30 分間隔で吸入を反復する（合計 3 回まで）．症状の改善が得られない場合には，ステロイドの全身投与を行う．酸素飽和度が 95% 以上になるように酸素投与を行う．アミノフィリン点滴静注・持続点滴は有効血中濃度域が狭く，特に乳幼児では痙攣などの副作用の可能性があるため，最近ではあまり用いられない．

C 大発作・呼吸不全

外来で酸素投与とともに β_2 刺激薬の吸入を行いながら，入院設備のある医療機関に転送する．

2 長期管理

わが国のガイドラインでは治療ステップを 4 段階に分けており，ステップ 1 は急性増悪時対応，ステップ 2 以上が長期管理となっている．また，5 歳以下と 6 歳以上の 2 つの年齢層毎の対応が示されている．

A 軽症持続型（ステップ 2）の治療

1) 5 歳以下

❶ **プランルカスト（オノン）** DS 1 回 3.5 mg/kg 1 日 2 回
または**モンテルカスト（シングレア，キプレス）** 細粒 1 回 4 mg 1 日 1 回 就寝前

❷ **ブデソニド（パルミコート）** 吸入液 1 回 0.25 mg 1 日 1 回 吸入
または**フルチカゾンプロピオン酸エステル（フルタイド）** エアゾール 1 回 50 μg 1 日 2 回 吸入

▶❶あるいは❷．それでもコントロール不十分な場合は併用.

2) 6〜15 歳

❶ **フルチカゾンプロピオン酸エステル（フルタイド）** エアゾール 1 回 50 μg 1 日 2 回 吸入

❷ **モンテルカスト（シングレア，キプレス）** チュアブル錠 1 回 5 mg 1 日 1 回 就寝前

▶❶あるいは❷．それでもコントロール不十分な場合は併用.

B 中等症持続型（ステップ3）の治療

1) 5歳以下

❶ ブデソニド（パルミコート） 吸入液 1回0.5 mg 1日1回 吸入（あるいは1回0.25 mg 1日2回）
またはフルチカゾンプロピオン酸エステル（フルタイド） エアゾール 1回100 μg 1日2回 吸入

❷ プランルカスト（オノン） DS 1回3.5 mg/kg 1日2回
またはモンテルカスト（シングレア，キプレス） 細粒 1回4 mg 1日1回 就寝前

▶❶でコントロール不十分な場合，❷を併用.

2) 6〜15歳

❶ フルチカゾンプロピオン酸エステル（フルタイド） ディスカス 1回100 μg 1日2回 吸入

❷ サルメテロール・フルチカゾンプロピオン酸エステル配合（アドエア） ディスカス 1回25/50 μg 1日2回 吸入

❸ モンテルカスト（シングレア，キプレス） チュアブル錠 1回5 mg 1日1回 就寝前

▶❶あるいは❷. それでもコントロール不十分な場合は❸を併用.

上記治療でコントロールできない場合には，専門医にコンサルトする.

（足立雄一）

16 アトピー性皮膚炎

基本的知識

アトピー性皮膚炎（AD）は，経表皮水分蒸散量の増加，角層内のセラミドや天然保湿因子含有量の低下，角層のフィラグリン量の低下ないし消失などの皮膚バリア機能異常と，肥満細胞やランゲルハンス細胞の増加，血清総IgE値や末梢血好酸球数の増加などの免疫異常が複雑に絡み合って発症していると考えられている.

診断のポイントとして，瘙痒を伴う，ほぼ左右対称性の分布を示す皮疹が，乳児では2ヵ月以上，その他では6ヵ月以上の慢性の経過をたどっていることである.

薬物治療アルゴリズム

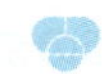

治療の基本原則は，①悪化因子の検索とその対策，②スキンケア，③薬物療法の3つである．悪化因子は患者によって異なり，詳細な病歴を聴取し，特異的IgE値を参考に検索し，できる限り環境から除外する．スキンケア指導では，皮疹寛解後の再燃予防として，表皮のバリア機能を低下させない，機械的刺激の少ない皮膚洗浄と，保湿剤の塗布を推奨する．薬物療法は外用療法が主体となる．具体的にはステロイド外用薬とタクロリムス軟膏によって皮膚炎を鎮静化し寛解に導いたうえ，その後保湿剤を中心に維持療法を継続する．寛解導入後も，定期的にステロイドやタクロリムス軟膏を間欠的に外用し，再燃を防ぐプロアクティブ療法が推奨される．非鎮静性の抗ヒスタミン薬内服は，痒みを改善し，夜間の睡眠を十分にとることが可能となり，患者のQOLを高めるための補助手段となる．

処方例

A 2歳未満

STEP 1 寛解導入療法（炎症が強い部位に）

❶ ベタメタゾン吉草酸エステル（リンデロン-V）　軟膏　1日2回　適量を患部に塗布

❷ ヘパリン類似物質（ヒルドイドソフト）　軟膏　1日2回　適量を❶の上に重ね塗り，全身の乾燥部位にも塗布

❸ レボセチリジン（ザイザル）　シロップ2.5 mL　夜1回

▶❶❷を併用．生後6ヵ月以上で痒みが強く不眠の場合は❸．

STEP 2 寛解療法・漸減期（赤みが消えたら）

❶ ヒドロコルチゾン酪酸エステル（ロコイド）軟膏　1日2回　適量を初診時の患部に塗布

▶赤みのない状態が続いたら2週間後に1日1回初診時の患部に塗布．

▶STEP 1の❶❷はそのまま継続．

STEP 3 寛解維持療法（皮疹のまったくない状態になったら），プロアクティブ療法

❶ ヒドロコルチゾン酪酸エステル（ロコイド）軟膏　2日に1回　初診時の患部に適量を塗布　1ヵ月間

▶再燃なければ3日に1回，1ヵ月間さらに再燃なければ4日に1回，1ヵ月間．

▶以下，再燃なければ1ヵ月毎に，塗る間隔を1日ずつ延長しながら，週に1回の間隔まで漸減する．途中で，再燃あれば，皮疹部にのみ消退するまで連日塗布する．

▶STEP 1の❷❸はそのまま継続．

STEP 4 プロアクティブ療法の中止（皮疹のまったくない寛解状態が半年以上続いたら）

STEP 1 の❷のみ継続する（保湿剤によるスキンケアは再燃予防のために，その後も持続）.

B 2歳以上

STEP 1 寛解導入療法（炎症が強い部位に）

❶ ジフルコルトロン吉草酸エステル（ネリゾナ） 軟膏 1日2回 1週間 適量を患部に塗布

❷ ヘパリン類似物質（ヒルドイドソフト） 軟膏 1日2回 適量を❶の上に重ね塗り，全身の乾燥部位にも塗布

❸ オロパタジン（アレロック） 顆粒 1回5 mg 1日2回 朝夕

▶❶❷を併用．痒みが強く不眠の場合は❸.

STEP 2 寛解導入療法・漸減期（赤みが消えたら）

❶ ベタメタゾン吉草酸エステル（リンデロン-V） 軟膏 1日2回 適量を初診時の患部に塗布 1週間（赤みのない状態が続いたら）

❷ ヒドロコルチゾン酪酸エステル（ロコイド） 軟膏 1日2回 適量を初診時の患部に塗布 2週間（赤みのない状態が続いたら）

❸ タクロリムス（プロトピック） 小児用軟膏 0.03% 1日2回 適量を初診時の患部に塗布 2週間（赤みのない状態が続いたら➡1日1回 1〜2ヵ月）

▶❶→❷→❸.

▶STEP 1 の❷❸はそのまま継続.

STEP 3 寛解維持療法（皮疹のまったくない状態になったら），プロアクティブ療法

❶ タクロリムス（プロトピック） 小児用軟膏 0.03% 2日に1回 適量を初診時の患部に塗布 1ヵ月（皮疹のない状態が続いたら➡3日に1回 1ヵ月間，再燃なければ➡4日に1回 1ヵ月間）

▶以下，再燃なければ1ヵ月毎に，塗る間隔を1日ずつ延長しながら，週に1回の間隔まで漸減する．途中で再燃あれば，皮疹部にのみ消退するまで連日塗布する.

▶STEP 1 の❷❸はそのまま継続.

STEP 4 プロアクティブ療法の中止（皮疹のまったくない寛解状態が半年以上続いたら）

STEP 1 の❷のみ継続する（保湿剤によるスキンケアは再燃予防のために，その後も持続）.

処方上の注意

1) 外用薬の処方量

皮疹の面積に対して処方する外用量を簡易的に計算する方法として 1-finger-tip-unit が使われている．大人の手のひら 2 枚分で 0.5 g として計算する．たとえば皮疹の面積が大人の手のひら 10 枚分ほどあれば，0.5×5×2（1 日 2 回）×7 日＝35 g（5 g×7 本）となる．

0.5 g は大人の示指の末節関節から先まで 1 本出した量に匹敵し，この量で手のひら 2 枚分塗ることを患者に指導する．外用薬は適量塗らなければ期待通りの効果は得られないため，外用指導が重要である．

2) ステロイド外用薬の副作用

塗った部位の皮膚萎縮，多毛，毛細血管拡張などステロイド外用薬の局所的副作用が現れていないか注意する．

（馬場直子）

17 起立性調節障害

基本的知識

起立性調節障害（orthostatic dysregulation：OD）は，起立に伴う循環動態の変化に対する代償的調節機構が破綻して生じる．この機構には，循環血液量，心拍出量，末梢血管特性，脳循環調節特性，そして，これらを調節統合する自律神経機能が含まれる．症状は起床困難，全身倦怠感，頭痛，立ちくらみなどであり，午前中に強く，午後から改善することが多い．問診から OD を疑い，貧血や甲状腺機能亢進症などの基礎疾患を鑑別した後に，新起立試験を行い診断する．OD には起立直後性低血圧，体位性頻脈症候群，血管迷走神経性失神，遷延性起立性低血圧の 4 つのサブタイプがある．下記ガイドラインに則った標準治療では，①疾病教育（身体疾患としての病態説明），②非薬物療法（規則正しい生活リズム，水分（最低 1.5 L）・塩分（＋3 g/日）摂取，運動療法，弾性ストッキング着用など），③学校への指導や連携（担任・養護教諭・クラスメイトへの症状説明や，学校での対応方法を記載した診断書提出など）を十分に行った後に，④薬物療法が選択される．また重症例では，⑤環境調整（OD 症状やその対応への周囲の正しい理解など）や⑥心理療法も必要となる．

GL 日本小児心身医学会（編）：小児起立性調節障害診断・治療ガイドライン．小児心身医学会ガイドライン集，第 2 版，南江堂，2015

処方例

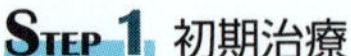

STEP 1 初期治療

❶ ミドドリン（メトリジン） 錠 2 mg 起床時 1 T，夕食後 1 T 1 日 2 T
午後からも症状が続く場合：起床時 1 T，昼食後 1 T
早朝の症状が強い場合：起床時 1 T，眠前 1 T（保険適用外）

STEP 2 2 週間の初期治療で改善が得られない場合

A ミドドリン（メトリジン）の増量

❶ ミドドリン（メトリジン） 錠 2 mg 起床時 2 T，夕食後 1 T 1 日 3 T
午後からも症状が続く場合：起床時 2 T，昼食後 1 T
早朝の症状が強い場合：起床時 2 T，就寝前 1 T（保険適用外）

B 体位性頻脈症候群

❶ プロプラノロール（インデラル） 錠 10 mg 起床時 1 T（保険適用外）

▶STEP 1 に併用.

C 起立直後性低血圧

❶ アメジニウム（リズミック） 錠 10 mg 起床時 1 T あるいは 0.5 T（保険適用外）

処方上の注意

プロプラノロール：気管支喘息には禁忌である．片頭痛発作予防薬でもあり，片頭痛合併例に有用である．

アメジニウム：起立性頻脈を生じる可能性があり，症状が悪化する場合がある．

連携医療

4 週間経過しても症状がまったく改善しない場合には，専門医に紹介するか，「専門医向け小児起立性調節障害診断・治療ガイドライン」を用いて診療を行う．

インターネットサイトの起立性調節障害サポートグループ〈http://www.od-support.com/〉［2019 年 1 月 21 日閲覧］は，病態・診断・治療について患者向けに理解しやすく解説されており有用である．

（吉田誠司）

18 てんかん

基本的知識

てんかんは全年齢での頻度は0.5～1%とされるが，その過半数は小児期に発症し，他の年齢に比して決してまれではない．小児のてんかんの診療では，臨床および脳波の特徴からてんかんの症候群分類が進んできている．発作の初発年齢，発作症状，脳波の特徴などを考慮して症候群診断を行うことで，背景にある病因を推定するとともに予後を予測し，また治療に際しては抗てんかん薬の選択の参考にすることが一般的に行われてきている．症候群によっては，特定の抗てんかん薬により発作が増悪することも知られており，できるだけ早期から症候群分類を念頭に置いて診療することが求められるようになってきている．

乳児期早期発症の大田原症候群，乳児期発症のWest症候群，Dravet症候群，幼児学童期のLennox-Gastaut症候群，小児欠神てんかん，中心側頭部に棘波を持つ(良性)小児てんかん，Panayiotopoulos症候群，思春期発症の若年性ミオクロニーてんかん，覚醒時大発作てんかんなど比較的頻度の高い症候群については，それぞれの治療方針と薬剤の選択などについても，エキスパートオピニオンや海外のガイドラインなどを参考にし，また，頭部MRI検査による病変の評価と，ビデオ脳波同時記録によるてんかん焦点の同定が行われるようになってきている．

GL 日本神経学会(監)：てんかん治療ガイドライン2018，医学書院，2018
世界抗てんかん連盟：Updated ILAE evidence review (2013)
NICE (National Institute for Health and Care Excellence)：Epilepsies：diagnosis and management 〈https://www.nice.org.uk/guidance/cg137〉［2019年1月21日閲覧］

薬物治療アルゴリズム

通常は2回以上の発作での治療開始が推奨されるが，1回の発作でも症候群診断，神経学的異常，脳波異常，てんかんの家族歴などから再発率が高いと判断される場合や，発作がQOLに与える影響が大きい場合には治療開始を考慮する．

治療は単剤での治療が原則である．発作症状と脳波所見などから発作型の分類を行い，特に焦点性か全般性発作かについて大きく鑑別し，可能であれば症候群分類を行ったうえで，薬剤を選択する．個々の薬剤は初期量から開始し漸増するが，有効血中濃度が設定されている薬剤については血中濃度を参考にしながら効果を判定する．原則としては，無効と判断された薬剤は漸減中止し，他の薬剤に切り替える．抗てんかん薬を調整しても発作のコントロールが難しい場合や，複数の発作型がある場合には，多剤併用も行うが，薬剤相互作用に注意が必要である．適切で十分量の抗てんかん薬を2～3種類以上使用し2年間以上治療しても抑制できない場合には，薬剤抵抗性の難治性てんかんと判断される．

なお，副作用が少なく有効性も高い新規の抗てんかん薬が近年使用可能となり選択の幅が広がってきており，どの順番で薬剤を選択するかについては，まだ国内での十分なコンセンサスが得られていない状況である．

処方例

通常は少量から漸増する．体重の多い学童も成人の最大量を超えない量で処方する．

1 発作型から薬剤を選択する場合

A 全身強直間代痙攣

STEP 1

❶ バルプロ酸（デパケン，デパケンR，セレニカ，セレニカR） 細粒・シロップ・顆粒 小児：1日10～30 mg/kg（保険適用外） 1～3回分服

❷ カルバマゼピン（テグレトール） 顆粒 小児：1日5～15 mg/kg（保険適用外） 2～3回分服

▶❶❷のいずれか．

STEP 2 STEP 1無効例，あるいは副作用などから選択できない場合

❶ レベチラセタム（イーケプラ）（二次性全般化でない場合は他剤併用時のみ適応） 錠・DS 小児：1日20～60 mg/kg 2回分服

❷ ゾニサミド（エクセグラン） 散 小児：1日初期量2～4 mg/kg 1～3回分服，維持量1日4～8 mg/kg（最大12 mg/kg） 1～3回分服

❸ ラモトリギン（ラミクタール） 錠 用量は併用薬によって異なり調整しながらゆっくりと漸増が必要．添付文書参照

❹ クロバザム（マイスタン） 細粒 小児：1日0.2～0.8 mg/kg 1～3回分服

❺ トピラマート（トピナ） 細粒 小児：初期量1日1 mg/kg 維持量1日6 mg/kg（最大9 mg/kg） 2回分服

▶❶～❺のいずれか．

B 焦点発作（部分発作）

STEP 1 以下の薬剤の中から選択

❶ カルバマゼピン（テグレトール），レベチラセタム（イーケプラ），バルプロ酸（デパケン，セレニカ） 用量などは同上

STEP 2 STEP 1 無効例，あるいは副作用などから選択できない場合

❶ ゾニサミド（エクセグラン），クロバザム（マイスタン），ラモトリジン（ラミクタール） 用量などは同上

❷ ガバペンチン（ガバペン） 小児（12 歳まで）
開始量：1 日 10 mg/kg 3 回分服
維持量：3〜4 歳 1 日 40 mg/kg 3 回分服
5〜12 歳 1 日 25〜35 mg/kg（最大 50 mg/kg） 3 回分服

▶❶のいずれか，あるいは❷.

C 欠神発作

❶ バルプロ酸（デパケン，セレニカ） 用量などは同上

❷ エトスクシミド（ザロンチン） シロップ 小児：1 日 15〜40 mg/kg 1〜3 回分服

❸ ラモトリギン（ラミクタール） 用量などは同上

▶❶〜❸のいずれか.

2 症候群から薬剤を選択する場合

一般に難治性である West 症候群，Dravet 症候群，Lennox-Gastaut 症候群では，特殊薬剤の使用や多剤併用療法などが必要となる．専門書を参照.

処方上の注意

抗てんかん薬によっては発作の増悪を認めることがあり，特に欠神発作やミオクロニー発作はカルバマゼピンやガバペンチンにより悪化することがあり注意が必要である.

（岡　明）

19 ネフローゼ症候群

基本的知識

ネフローゼ症候群は腎糸球体の基底膜障害によって高度蛋白尿，低蛋白血症と全身性の浮腫が生じる疾患で，小児 10 万人当たり年間 5 人程度，発症する．約 90% は原因不明な特発性ネフローゼ症候群で，さらにその 80% 以上が微小変化型ネフローゼ症候群である[1].

GL ガイドライン作成委員会：ステロイド感受性ネフローゼ症候群のステロイド治療．小児特発性ネフローゼ症候群診療ガイドライン 2013，日本小児腎臓病学会（編），診断と治療社，p 6-9, 2013
ガイドライン作成委員会：頻回再発型・ステロイド依存性ネフローゼ症候群の治療．小児特発性ネフローゼ症候群診療ガイドライン 2013，日本小児腎臓病学会（編），診断と治療社，p 10-17, 2013

薬物治療アルゴリズム

小児の特発性ネフローゼ症候群は微小変化型が多く，ステロイド投与により 80～90% は完全寛解となる（ステロイド感受性ネフローゼ症候群）．したがって薬物治療としては，まずステロイドを投与し，その反応性を観察する．微小変化型であれば，多くは 4 週以内に蛋白尿の消失をみる．しかし 4 週以内に寛解状態に至らない場合（ステロイド抵抗性ネフローゼ症候群）には，他の原因を考慮し，腎生検を施行し組織学的評価を行ったうえで治療方針を決定する．

処方例

下記の薬剤投与量を決定する．体重は身長からみた標準体重で計算する．体表面積についても同様である．

STEP 1 初発時の治療[2)]

❶ プレドニゾロン（プレドニン） 錠 5 mg 1 回 60 mg/m² （または 1 日 2.0 mg/kg，1 日最大 60 mg） 1 日 3 回 4 週間
その後 40 mg/m² （または 1 日 1.3 mg/kg）に減量して 1 日 1 回 隔日朝 4 週間

❷ プレドニゾロン（プレドニン） 錠 5 mg 1 回 60 mg/m² （または 1 日 2.0 mg/kg，1 日最大 60 mg）
その後 40 mg/m² （または 1 日 1.3 mg/kg）に減量して 1 日 1 回 隔日朝 2～6ヵ月間

▶❶❷のいずれか．

解説

プレドニンは当初 4 週間，連日経口投与する．急性期で食思不振が強い場合や高度の浮腫で消化管粘膜の浮腫をきたしていることが予測される場合，同量の水溶性プレドニンを静注する．

STEP 2 高度の浮腫に対する治療

❶ フロセミド（ラシックス） 注 20 mg 1 回 1.0～2.0 mg/kg 頓用 静注

解説

小児ネフローゼ症候群の多くは，ステロイド治療開始後 1～2 週間で尿蛋白が消失し浮腫も改善するため，通常利尿薬を使用する必要はない．しかし 7～10% 以上の体重

増加のある浮腫や持続する浮腫で溢水状態が考えられる場合には利尿薬が有用である．

STEP 3 再発時の治療[2)]

❶ **プレドニゾロン（プレドニン）** 錠 5 mg　1 回 60 mg/m^2（または 1 日 2.0 mg/kg，最大 80 mg）1 日 3 回　尿蛋白消失確認後 3 日目まで連日（ただし 4 週間を超えない）
その後 60 mg/m^2（または 1 日 2.0 mg/kg，最大 60 mg）　1 日 1 回　隔日朝　2 週間
その後 30 mg/m^2（または 1 日 1.0 mg/kg，最大 30 mg）　1 日 1 回　隔日朝　2 週間
その後 15 mg/m^2（または 1 日 0.5 mg/kg，最大 15 mg）　1 日 1 回　隔日朝　2 週間

解説

小児の特発性ネフローゼ症候群患者の 80〜90% は STEP 1 のステロイド投与により蛋白尿の消失を認め完全寛解となる（ステロイド感受性ネフローゼ症候群）．しかし約 70% の症例は感染などを契機に再発を認める．再発時もステロイド治療が基本となる．ただし減量法に関しては主治医の裁量に委ねられる部分が大きい．

STEP 4 頻回再発型・ステロイド依存性ネフローゼ症候群の治療[3)]

❶ **シクロスポリン（ネオーラル）** 内用液 10%（またはカプセル 10 mg・25 mg・50 mg）　1 日 2.5〜5.0 mg/kg　1 日 2 回　朝夕

❷ **シクロホスファミド（エンドキサン）** 錠 50 mg　1 回 2.0〜2.5 mg/kg　1 日 1 回　朝　8〜12 週間

❸ **ミゾリビン（ブレディニン）** 錠 50 mg　1 回 7〜10 mg/kg　1 日 1 回　朝

▶ステロイドに❶〜❸のいずれかを併用．
▶❶は腎毒性があるので，トラフ値（内服直前の最低血中濃度）を測定しながら投与量を調節する（投与開始後 6 ヵ月間は 80〜100 ng/mL，それ以後は 60〜80 ng/mL）．長期間投与する場合は投与開始 2〜3 年後に腎生検を施行し，慢性腎毒性の有無を評価する．
▶❷は総投与量の増加により，性腺障害のリスクが増加するとの報告があるため投与は 1 クールのみとし，累積投与量は 300 mg/kg を超えないようにする．
▶❸は C2 値（投与 2 時間後の血中濃度）が 3.0 μg/mL 以上になるよう調節する．通常用量（4 mg/kg，最大 150 mg）では効果が期待できない．

解説

小児の特発性ネフローゼ症候群患者の 50〜60% は，ステロイドの減量や中止に伴って頻回に再発を繰り返す（頻回再発型ネフローゼ症候群）．頻回再発（初発時ステロイド治療を施行して寛解となった後，6ヵ月以内に 2 回以上の再発，あるいは任意の 12ヵ月間に 4 回以上の再発）やステロイド依存性（ステロイド治療中あるいはステロイド中止 2 週間以内に 2 回連続再発）を呈する場合には，種々のステロイドの副作用が出現するため，ステロイドに❶，❷または❸といった免疫抑制薬を併用してステロイ

ドの減量・中止を図る．それらが無効な場合，リツキシマブ（難治性ネフローゼ症候群に対して保険適用あり），ミコフェノール酸モフェチル（ネフローゼ症候群に対する保険適用なし），タクロリムス（ネフローゼ症候群に対する保険適用なし）などを導入する．

処方上の注意

成長期の小児に長期間，大量のステロイドを投与すると，重篤な副作用，すなわち成長障害，骨粗鬆症や眼科的副作用（緑内障や白内障）が生じる．したがってステロイド投与中は，成長曲線を記録し血糖値や血圧を測定するのみならず，定期的に眼科診察を受けさせ，また骨密度の測定を行う．そして副作用が顕著な場合には早期に免疫抑制薬を導入し，ステロイドの減量・中止を図る．

連携医療

以下の場合，腎生検による組織学的評価に基づいた治療方針の決定が必要であるので小児腎臓病専門医に紹介する．

・蛋白尿のみならず持続性の血尿，高血圧，腎機能低下，低補体血症を伴う場合
・発症が生後 6ヵ月未満の乳児の場合
・ステロイドを 4 週間以上連日投与しても完全寛解しない場合

文献

1）金子一成：微小変化型ネフローゼ症候群の病因論におけるパラダイムシフト．日小児会誌 **118**：1324-1335, 2014
2）ガイドライン作成委員会：ステロイド感受性ネフローゼ症候群のステロイド治療．小児特発性ネフローゼ症候群診療ガイドライン 2013，日本小児腎臓病学会（編），診断と治療社，p 6-9, 2013
3）ガイドライン作成委員会：頻回再発型・ステロイド依存性ネフローゼ症候群の治療．小児特発性ネフローゼ症候群診療ガイドライン 2013，日本小児腎臓病学会（編），診断と治療社，p 10-17, 2013

（金子一成）

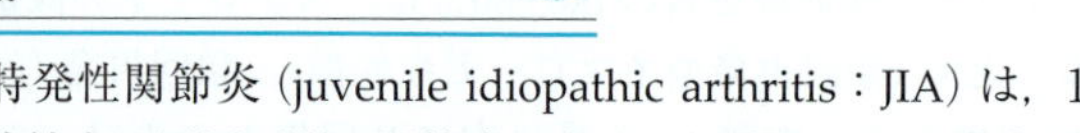

20 若年性特発性関節炎

基本的知識

若年性特発性関節炎（juvenile idiopathic arthritis：JIA）は，16 歳未満に発症し 6 週間以上持続する原因不明の関節炎である．国際リウマチ学会 JIA 分類で 7 病型に分けられる．①全身型，②少関節炎（持続型，伸展型），③リウマトイド因子陰性多関節炎，④リウマトイド因子陽性多関節炎，⑤乾癬性多関節炎，⑥付着部炎関連関節

炎，⑦未分類関節炎.

全身型は発熱（弛張熱），リウマトイド疹，関節炎，リンパ節腫大，肝脾腫，漿膜炎を主症状とする全身炎症性疾患であり，関節炎はその中の一症状である．少関節炎（少関節型）とは，発症 6ヵ月以内の罹患関節数が 4 関節以下のものを，5 関節以上のものを多関節炎（多関節型）と定義する．上記分類のうち，わが国では①～④がほとんどを占める．診断と病型分類は，関節炎の評価（理学的所見，関節超音波検査，造影 MRI など），関節外症状の評価，血液検査（末梢血，CRP，血沈，リウマトイド因子，抗核抗体，MMP-3，血清 IL-18 他）をもとに診断する．全身型 JIA の診断には，その他の発熱性疾患の除外が基本であるが，血清 IL-18 の著増（多くは 5,000 pg/mL 以上：保険外検査）は特異的所見である．

GL 日本リウマチ学会小児リウマチ調査検討小委員会：若年性特発性関節炎—初期診療の手引き 2015，メディカルレビュー社，2015

I　全身型 JIA

診断確定前は非ステロイド系抗炎症薬（NSAIDs）のみで治療を開始するが，NSAIDs 単剤での反応例は少なく，ほとんどの患者でステロイドを要する．さらに 1/3～半数の患者で抗 IL-6 受容体抗体（アクテムラ）が必要になり，専門家による投与が行われる．

処方例

STEP 1 NSAIDs：診断未確定時，軽症例の治療

❶ **イブプロフェン（ブルフェン）** 顆粒・錠　1 日 30～40 mg/kg（1 日最大 2,400 mg）3～4 回分服

❷ **ナプロキセン（ナイキサン）** 錠　1 日 10～20 mg/kg（1 日最大 1,000 mg）2 回分服

▶❶❷のいずれか.

解説

初期治療からほとんどの患者に使用されるが，本症の根治薬ではないため，長期継続使用は半数にとどまる. アスピリンは肝障害や Reye 症候群の危険があり使用しない.

STEP 2 糖質コルチコステロイド：診断確定時の治療

〈メチルプレドニゾロンパルス療法〉

❶ **メチルプレドニゾロンコハク酸エステルナトリウム（ソル・メドロール）** 注
1 日 30 mg/kg　1 日最大 1,000 mg
3 日連続投与で 1 クール，1 週毎に 2～3 クール実施

❷ **プレドニゾロン** 散・錠　1 日 0.5～1.0 mg/kg　1～3 回分服　1 日最大 30～40 mg で開始し漸減

▶❶で開始，後療法として❷.

解説

全身型 JIA における中心的治療．炎症の迅速な抑制を目的にメチルプレドニゾロンパルス療法で治療を開始し，後療法にプレドニゾロンを用いる．

STEP 2 が奏効しない難治例やマクロファージ活性化症候群（MAS）の合併時では生物学的製剤（トシリズマブ，カナキヌマブ），免疫抑制薬（シクロスポリン），リポ化デキサメタゾン（リメタゾン）を用いた専門的治療が必要となるため，速やかにリウマチ専門医（小児科）へ紹介する．

STEP 3 専門医の行う治療

❶ **トシリズマブ（アクテムラ）** 注　8 mg/kg　2 週間隔で点滴静注

❷ **カナキヌマブ（イラリス）** 注　1 回 4 mg/kg（最大 300 mg）　4 週毎に皮下注

▶❷カナキヌマブは❶トシリズマブ無効例もしくは非耐用例に限定．

Ⅱ　関節型 JIA（少関節型，多関節型）

NSAIDs で治療を開始することが多いが単剤での反応例は少なく，ほとんどの患者で週 1 回のメトトレキサート（MTX）療法が必要となる．さらに 1/3 程度の患者では生物学的製剤の追加治療が必要になる．疾患活動性は MMP-3，赤沈，CRP などの検査や関節超音波検査を用いる．

処方例

STEP 1 NSAIDs：診断未確定時，軽症例の治療

❶ **イブプロフェン（ブルフェン）** 顆粒・錠　1 日 30～40 mg/kg（1 日最大 2,400 mg）　3～4 回分服

❷ **ナプロキセン（ナイキサン）** 錠　1 日 10～20 mg/kg（1 日最大 1,000 mg）　2 回分服

▶❶❷のいずれか．

STEP 2 メトトレキサート（MTX）：診断確定時の治療

❶ **メトトレキサート（リウマトレックス）** カプセル　4～10 mg/m^2（1 日最大 16 mg）　1 日 1 回　朝　週 1 回

【STEP 1，STEP 2 **解説**】

関節型 JIA における中心的治療であるが，嘔気・嘔吐，気分不快，食欲不振・肝機能障害，口内炎などの副作用が多い．副作用軽減のために，鎮吐薬の併用や MTX 投与翌々日に MTX の 25～50% の量の葉酸 1 回を服用する．また，MTX は効果発現に 4～8 週かかる．

STEP 3 ステロイド

❶ プレドニゾロン　散　1 日 0.1～0.2 mg/kg（1 日最大 10 mg）

【STEP 3 **解説**】

疼痛のために QOL が低下している患者などの初期治療として MTX に併用する．MTX の効果発現が期待できる 4 週間以降に漸減し早めに中止する．

STEP 3 で奏効しない難治例では生物学的製剤（アダリムマブ，エタネルセプト，トシリズマブ，アバタセプト）を用いた治療が必要となるため，リウマチ専門医（小児科）へ紹介する．

STEP 4 専門医の行う治療

❶ アダリムマブ（ヒュミラ）　注
15 kg 以上 30 kg 未満：20 mg を 2 週に 1 回皮下注
30 kg 以上：40 mg を 2 週に 1 回皮下注

❷ エタネルセプト（エンブレル）　注　0.2～0.4 mg を 1 日 1 回　週 2 回　皮下注（最大 25 mg）

❸ トシリズマブ（アクテムラ）　注　8 mg/kg を 4 週に 1 回　点滴静注

❹ アバタセプト（オレンシア）　注　10 mg/kg を初回投与後 2 週，4 週に投与し，以後 4 週間隔で投与

▶❶～❹のいずれか．

（伊藤秀一）

21 川崎病

基本的知識

川崎病（Kawasaki disease, MCLS：mucocutaneous lymphnode syndrome）は，乳幼児特に 1 歳前後の好発年齢のピークを持つ，小児期を代表する後天性心血管疾患で，Chapel-Hill 分類では，中型の血管サイズの動脈炎に分類されている．

定義：診断の手引きでは，MyHeart（M：粘膜発赤，口唇発赤・亀裂，H：手掌，足底の発赤，腫脹，E：眼球結膜や眼瞼結膜の充血，A：頸部リンパ節腫脹，R：発疹，T：発熱）が主症状であり，肝機能異常，白血球と顆粒球の増加，血小板の急性期の一次的低下と回復期増多，低蛋白血症，低アルブミン血症，尿沈渣で白血球増多，などが参考条項として挙げられる．冠動脈合併症が 2.5% 存在し，巨大冠動脈瘤では自然に退縮することが少ないため，長期の抗血小板薬と抗凝固薬の処方が必要に

なる.

GL 日本小児循環器学会学術委員会川崎病急性期治療のガイドライン作成委員会：川崎病急性期治療のガイドライン（平成 24 年改訂版）．日小児循環器会誌 **28**［Suppl 3］，2012

薬物治療アルゴリズム

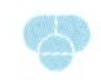

大量ガンマグロブリン静注（IVIG）療法が現時点で最も信頼できるエビデンスレベルの高い初期治療である．発症から 10 病日以内に IVIG を投与し得た場合の冠動脈瘤発症のリスクは 3% 以下であり，より早期に治療を完結することが最も重要な点である．IVIG 療法はアスピリン（ASA）内服と併用され，川崎病と診断され発熱を伴う急性期の全例に適応である．治療目標は冠動脈瘤の発症頻度を最小限にするために解熱を得ることであるが，急性期川崎病の 15～20% の症例では，初回 IVIG 療法に対し不応例であり，冠動脈瘤の発症のリスクが高い．リスクを予測するためのいくつかのスコアが提唱されている．

処方例

STEP 1 初期治療

まず，IVIG 不応予測の小林スコアを計算する．年齢（12ヵ月以下 1 点），治療開始病日（4 病日以前 2 点），CRP（10 mg/dL 以上 1 点），血清 Na（133 mmol/L 以下 2 点），AST（100 IU/l 以上 2 点），好中球比率（80% 以上 2 点），血小板数（30 万/mm^3 以下 1 点）の 7 項目で点数化し，4 点以下は低リスク群の治療，5 点以上が高リスク群の治療を行う．

A 低リスク群

❶ **献血ベニロン-I，献血ヴェノグロブリン IH** など　注　1 日 2 g/kg　24 時間かけて点滴静注

❷ **アスピリン**　末　1 日 30～50 mg/kg　3 回分服

▶❶❷を併用.

B 高リスク群

❶ **プレドニゾロンコハク酸エステルナトリウム**　注　1 日 2 mg/kg　3 分割して点滴静注　5 日間は静注．以後は同量で内服（プレドニゾロン）へ移行

▶低リスク群の処方にプレドニゾロン（PSL）を追加.

【STEP 1 **解説**】

IVIG 治療は 1 日かけて投与され，効果判定は投与終了から 24 時間以内に行う．37.5℃ 以下に解熱しない症例では，冠動脈合併症率が高いため，経過観察をせず速やかに二次治療を検討する．IVIG 不応例が 18% 前後，IVIG＋PSL 不応例は 3% 前後で

ある．体重が25 kgを超える場合，IVIGは1 g/kgを24時間で投与を行い，治療効果をみてから追加の1 g/kgを投与するかを検討する．ASAは最終的に解熱が得られた時点で，3〜5 mg/kgを1日1回投与の処方に変更し，最低でも3ヵ月間は投与を継続する．

STEP 2 二次治療

❶ 献血ベニロン-I，献血ヴェノグロブリンIH 注 1日再投与 2 g/kg 24時間かけて点滴静注

❷ メチルプレドニゾロンコハク酸エステルナトリウム（ソル・メドロール） 注 1回15〜30 mg/kg 1日1回2時間かけて静注 1〜3日間

❸ プレドニゾロンコハク酸エステルナトリウム 注 1日2 mg/kg 静注

❹ ウリナスタチン（ミラクリッド） 注 1回5,000 U/kg 1日3〜6回 点滴静注

▶❶❷のいずれかを優先し，あるいは❸や❹を処方．

【STEP 2 解説】

二次療法からはエビデンスレベルの高い治療は存在しない．全国統計では2回目のIVIG療法の投与例が多いが，容量負荷の問題や効果判定にさらに時間を要することから，メチルプレドニゾロンによるパルス療法が選択される．パルス療法施行時には，ヘパリンによる抗凝固療法を併用することが推奨される．通常3日間連続投与で行われることが多いが，1回のみの投与で十分効果が得られることがあり，より早い病日で治療を終了できる利点もある．しかし，10病日を超えた症例ではステロイド投与による冠動脈合併症のリスクを上げる可能性が報告されており，この場合には他の治療薬が選択される．

STEP 3 三次治療

❶ インフリキシマブ（レミケード） 注 1回5 mg/kg 単回点滴静注

❷ 献血ベニロン-I，献血ヴェノグロブリンIH 注 1日再投与 2 g/kg 24時間かけて点滴静注

❸ メチルプレドニゾロンコハク酸エステルナトリウム（ソル・メドロール） 注 1回15〜30 mg/kg 1日1回2時間かけて静注 1〜3日間

❹ プレドニゾロンコハク酸エステルナトリウム 注 1日2 mg/kg 静注

❺ ウリナスタチン（ミラクリッド） 注 1回5,000 U/kg 1日3〜6回 点滴静注

❻ シクロスポリン（ネオーラル） 内用液・カプセル 1日4 mg/kg

⑦ 血漿交換療法（3～5 日間）

▶①～⑦のいずれか．

【STEP 3 解説】

近年，インフリキシマブ療法が，IVIG 治療不応例に対する治療として承認された．投与にあたっては小児科専門医であり，かつ e-learning 受講をされた医師によって行われるべきである．投与前に infusion reaction のリスクを軽減させる目的で，ヒドロキシジンやジフェンヒドラミンの内服または静注投与を先行させる．結核をはじめとした潜在感染症の再活性化リスクが高いため，投与前には胸部 X 線撮影，ワクチン接種歴，B 型肝炎ウイルスの抗原検査などを確認する．なお，1 歳未満の乳児への投与は原則推奨されていない．

処方上の注意

IVIG によるアナフィラキシー症状が出現した場合はただちに投与を中断し，アドレナリン筋注，ステロイド静注を行う．また，使用速度が速いと容量負荷により心不全をきたす危険があるため，投与終了時にフロセミドの静注を行う．IVIG 製剤間の違いがあるが，おおむね投与開始 30 分～1 時間は 0.01 mL/kg/分，その後は 0.03 mg/kg/分で投与される．

連携医療

小児科専門医が常勤しており，冠動脈の心臓超音波検査が常時可能な施設で治療は行われるべきであり，IVIG 不応例の場合には追加治療の経験豊富な施設に転送することが望ましい．

（高月晋一）

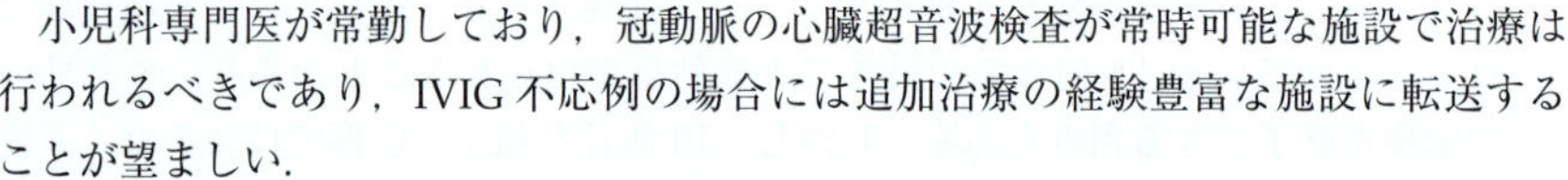

22 IgA 血管炎

基本的知識

IgA 血管炎は小児に頻度の高い全身性血管炎であり，約 90% が小児期に発症する．下腿に多くみられる触知可能な紫斑（palpable purpura），下肢を主体とした関節痛および腹痛を三主徴とし，約 50% の症例で腎炎を合併する．

3～10 歳に最も多く，男児にやや多い．病因は明らかになっていないが，約 2/3 の症例でなんらかの上気道感染症が先行する．

本症の多くは自然寛解し一般に予後は良好であるが，10～20% に再発がみられ，5% 未満の症例で年余に渡り再燃を繰り返す症例もみられる．治療は症状に応じた対症療法が原則であるが，重度な腎炎合併例では積極的な治療を要する．

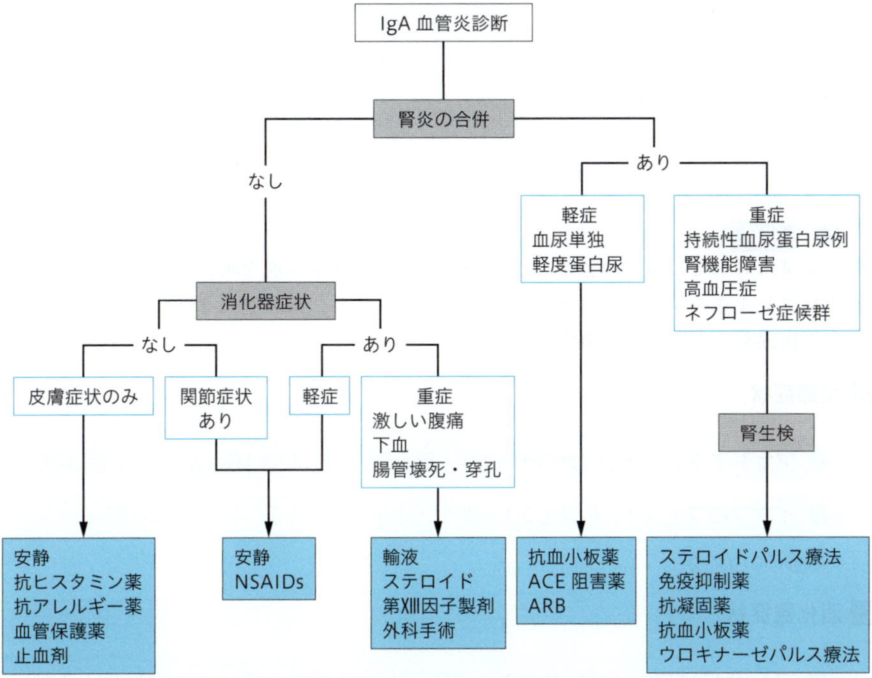

IgA 血管炎診断
- 腎炎の合併
  - なし → 消化器症状
    - なし
      - 皮膚症状のみ → 安静／抗ヒスタミン薬／抗アレルギー薬／血管保護薬／止血剤
      - 関節症状あり → 安静／NSAIDs
    - あり
      - 軽症 → 安静／NSAIDs
      - 重症（激しい腹痛／下血／腸管壊死・穿孔） → 輸液／ステロイド／第XIII因子製剤／外科手術
  - あり
    - 軽症（血尿単独／軽度蛋白尿） → 抗血小板薬／ACE 阻害薬／ARB
    - 重症（持続性血尿蛋白尿例／腎機能障害／高血圧症／ネフローゼ症候群） → 腎生検 → ステロイドパルス療法／免疫抑制薬／抗凝固薬／抗血小板薬／ウロキナーゼパルス療法

図 1　薬物治療アルゴリズム
NSAIDs：非ステロイド抗炎症薬，ARB：アンジオテンシン受容体阻害薬

薬物治療アルゴリズム（図 1）

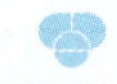

本症は自然寛解する疾患であり特異的な治療法はない．安静を保持し，症状とその重症度に応じて対症的に薬物治療を行う．特に腎炎合併の有無とその重症度によって薬物治療方針は大きく異なる．紫斑病性腎炎の合併例ではその臨床的重症度，腎生検組織所見重症度に応じて治療方針を決定する．

処方例

1 腎炎の合併なし

A 皮膚症状のみ（紫斑・血管性浮腫）

❶ **オロパタジン（アレロック）** 顆粒 0.5%，錠 2.5 mg・5 mg
2 歳以上 7 歳未満：1 回 2.5 mg　1 日 2 回
7 歳以上：1 回 5 mg　1 日 2 回　（保険適用外）

❷ カルバゾクロム（アドナ） 散 10%，錠 10 mg・30 mg 1 日 2〜3 mg/kg 2〜3 回分服

❸ トラネキサム酸（トランサミン） 散 50%，錠 250 mg 1 日 25 mg/kg 2〜3 回分服

▶❶〜❸を症状に応じて適宜併用.

【A 解説】

紫斑に対しては原則無治療でよいが，血管性浮腫が高度な場合や瘙痒を伴う場合には抗アレルギー薬・抗ヒスタミン薬を用いる．また，紫斑が全身性で重度な場合には血管保護薬・止血剤を併用する.

B 関節症状

❶ アセトアミノフェン（カロナール） 錠 200 mg 1 回 10 mg/kg 1 日 3 回

❷ イブプロフェン（ブルフェン） 錠 100 mg 1 回 1 T 1 日 2〜3 回

▶❶❷のいずれか.

C 消化器症状

❶ プレドニゾロン（プレドニン） 錠 5 mg 1 日 1〜2 mg/kg（最大 60 mg） 2〜3 回分服

❷ プレドニゾロンコハク酸エステルナトリウム（水溶性プレドニン） 注 1 日 1〜2 mg/kg 2〜3 回に分けて点滴静注

❸ 乾燥濃縮人血液凝固第ⅩⅢ因子（フィブロガミン P） 注 1 回 0.5〜0.8 mL/kg 1 日 1 回 点滴静注 3 日間連続

▶❶の内服が困難な場合は，注射薬❷❸のいずれかを用いる．血液凝固ⅩⅢ因子が 90% 未満に低下している症例では，補充による有効例もある.

2 腎炎の合併（無症候性血尿・軽度蛋白尿）あり

STEP 1 第一選択

❶ ジピリダモール（ペルサンチン） 錠 25 mg 1 日 3〜5 mg/kg 2〜3 回分服

STEP 2 STEP 1 で効果不十分の場合

❶ エナラプリル（レニベース） 錠 2.5 mg・5 mg 1 回 0.1 mg/kg 1 日 1 回 朝食後（保険適用外）

❷ ロサルタン（ニューロタン） 錠 25 mg・50 mg 1 回 1 mg/kg 1 日 1 回
朝食後（保険適用外）

▶❶❷のいずれか，もしくは両方を追加.

【2 解説】

血尿単独例や軽度蛋白尿では無治療で経過観察または抗血小板薬の投与を考慮する．尿蛋白の改善傾向がみられなければ ACE 阻害薬やアンジオテンシン受容体阻害薬（ARB）を併用する．

処方上の注意

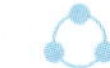

IgA 血管炎に対する薬物治療はあくまでも対症療法であり，エビデンスの確立した治療薬がないこと，また本症に保険適用外の薬剤も多く含まれることに留意する．

ACE 阻害薬や ARB は，急激な腎機能の悪化や高カリウム血症を生じる場合があるため，腎炎合併例に用いる場合は注意が必要である．また，催奇形性があるため，女性に用いる場合は注意を要する．

非ステロイド抗炎症薬（NSAIDs）は，活動性の消化管出血がみられる例や腎炎合併例では出血の助長や腎機能障害を招来する可能性があるため注意が必要である．

連携医療

高度蛋白尿，腎機能障害，高血圧が持続する腎炎合併例は腎生検が可能な専門施設へ紹介することが望ましい．

（池住洋平）

23 夜尿症

基本的知識

夜尿症は「5 歳を過ぎて 1ヵ月に 1 回以上の頻度で，3ヵ月以上連続して夜間睡眠中の尿失禁を認めるもの」と定義される．7 歳児の有病率は 10% 程度で，その後年間約 15% ずつ自然治癒していき，成人に至るまでにほぼ全例が治癒する．夜尿症は，覚醒障害を基盤として，抗利尿ホルモンの日内変動の欠如や排尿機構発達の遅れが加わって起こると考えられている[1]．

GL 夜尿症診療ガイドライン作成委員会：夜尿症の定義と分類．夜尿症診療ガイドライン 2016，日本夜尿症学会（編），診断と治療社，p 2-9, 2016

薬物治療アルゴリズム

薬物療法を行う前に，まず夜間睡眠中の尿量を減少させるための生活指導を行う．

夜間の水分摂取制限を実践するだけで約10%の患者は夜尿が消失する．具体的には，午前中に十分な水分（朝食，昼食時にそれぞれ300〜350 mL）を摂取させ，夕方以降は制限する（夕食時も含めて300 mL程度）．そして就寝1時間前からは水分摂取を禁止するが口渇が強い場合には氷を2〜3個与える．また夜間に起こして排尿させることは望ましくない．生活指導を1ヵ月程度行い，効果が現れない場合には薬物療法やアラーム療法を行う．

処方例

［抗利尿ホルモン療法］

❶ デスモプレシン（ミニリンメルト） OD錠（120 μgまたは240 μg） 1回1T 1日1回 就寝前

❷ デスモプレシン スプレー10 1回1噴霧（10 μg） 1日1回 就寝前

▶❶❷のいずれか．

解説

デスモプレシン製剤による抗利尿ホルモン療法は約70%と高い有効率を示すため，国際小児尿禁制学会は第一選択治療として推奨している[1)]．わが国では，“尿浸透圧あるいは尿比重の低下に伴う夜尿症”に対して口腔内崩壊錠とスプレー製剤が認可されている．前者としてはデスモプレシン（ミニリンメルト）OD錠を初期量1日120 μgで開始し，1ヵ月程度観察しても効果が不十分なときは1日240 μgに増量する．後者を使用する場合はデスモプレシン・スプレー10を左右どちらかの鼻腔に1噴霧（10 μg）する．効果が不十分な場合はスプレーを左右の鼻腔に各1噴霧（20 μ）する．いずれの剤形でも増量して効果が不十分な場合，アラーム療法（夜間睡眠中に排尿が始まるとアラームのスイッチが入り，患児を音や振動で覚醒させる条件づけ療法）を併用する．

処方上の注意

抗利尿ホルモン療法の重大な副作用として水中毒および低Na血症がある．重症例では脳浮腫をきたし，痙攣や昏睡，死亡も起こり得るので投与前2〜3時間の厳重な水分摂取制限の必要性を患児と保護者に十分に説明する．

古くから夜尿症に使用されてきた三環系抗うつ薬は重篤な副作用（肝障害や心毒性，悪性症候群）の報告があったため，近年使用されない傾向にある．

連携医療

生活指導に加えて抗利尿ホルモン療法，あるいは抗利尿ホルモン療法とアラーム療法の併用を3〜6ヵ月行ってもまったく効果が認められない場合，器質的疾患が存在する可能性があるので，夜尿症診療の専門家に紹介する．

文献

1) Neveus T, et al：Evaluation of and treatment for monosymptomatic enuresis：a standardization document from the International Children's Continence Society. J Urol **183**：441-447, 2010

（金子一成）

24 チック

基本的知識

チックは，突発的，急速，反復性，非律動性の運動あるいは発声である．代表的な運動チックと音声チックは，瞬きと咳払いである．チックを主症状とする症候群がチック症である．チックは1年未満で消失することが多い．1年以上持続して多様な運動チックと音声チックを有すると，トゥレット（Tourette）症候群と診断される．チックを持つ子どもによってその種類や重症度は大きく異なり，常に薬物療法が必要とは限らない．いかなる重症度でも，家族ガイダンス，心理教育，環境調整を行い，適切な理解に基づいてチックと上手に付き合うように促す．重症の場合には，薬物療法を加える．ドパミン系の過活動を含めた神経伝達物質の異常が示唆されており，それを想定した薬物が使用される．

処方例

Step 1 初期治療

❶ **アリピプラゾール（エビリファイ）** 錠3mg　1回1/2Tまたは1～3Tまたは4T　1日1～2回　食後（保険適用外）

❷ **リスペリドン（リスパダール）** 錠1mg　1回1/2Tまたは1～3T　1日1回　食後（保険適用外）

▶❶❷のいずれか．

解説

アリピプラゾールは，ドパミンシステムスタビライザーであり，効果と副作用のバランスから使用しやすい．米国食品医薬品局からトゥレット症候群に対する薬物として承認されている．反応には個人差が大きく，少量から始めて効果に乏しければ副作用に注意しつつ漸増する．夜の服用で開始し，不眠があれば朝の服用とする．

通常は，まず❶を試みて効果が不十分であれば，❷を行うが，情動不安定が目立つ場合には，❷から行うこともある．

STEP 2 STEP 1 で不十分な場合の追加

① クロニジン（カタプレス） 錠 0.075 mg　1 回 1〜3 T　1 日 2 回　食後（保険適用外）

【STEP 2 **解説**】

α_2 アドレナリン受容体作動薬である降圧薬だが，海外では一般的に用いられている．ADHD を伴うチック症でより有効との報告もある．効果発現まで 2〜4 週かかるので，眠気や低血圧などの副作用に留意しながら，慎重に漸増する．

なお，同じく α_2 アドレナリン受容体作動薬であるグアンファシンが 2017 年 3 月に子どもの ADHD 治療薬としてわが国で認可された．チックに対してはやはり保険適用外であるが，今後使用される可能性がある．

処方上の注意

副作用としては，アリピプラゾールでは，不眠，悪心など，リスペリドンでは，眠気，体重増加などが比較的多い．

連携医療

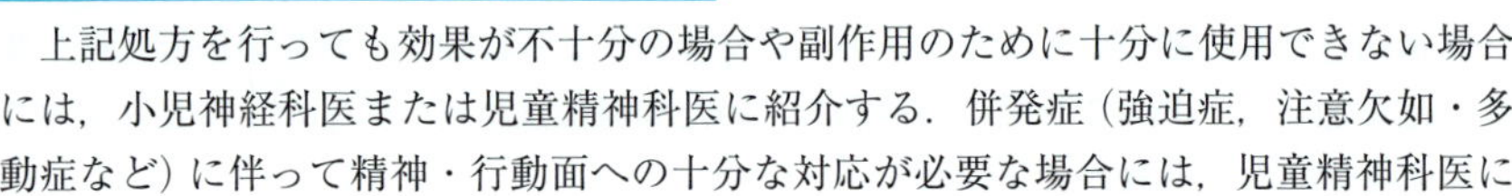

上記処方を行っても効果が不十分の場合や副作用のために十分に使用できない場合には，小児神経科医または児童精神科医に紹介する．併発症（強迫症，注意欠如・多動症など）に伴って精神・行動面への十分な対応が必要な場合には，児童精神科医に紹介する．

（金生由紀子）

25 糖尿病

基本的知識

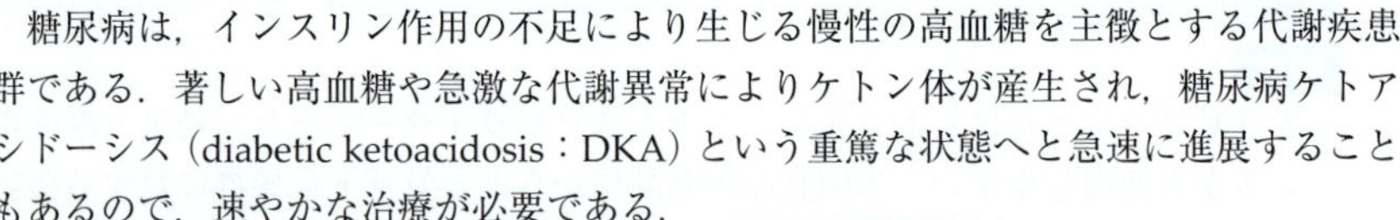

糖尿病は，インスリン作用の不足により生じる慢性の高血糖を主徴とする代謝疾患群である．著しい高血糖や急激な代謝異常によりケトン体が産生され，糖尿病ケトアシドーシス（diabetic ketoacidosis：DKA）という重篤な状態へと急速に進展することもあるので，速やかな治療が必要である．

空腹時血糖値≧126 mg/dL，経口ブドウ糖負荷試験（OGTT）2 時間値≧200 mg/dL，随時血糖値≧200 mg/dL，および HbA1c 値≧6.5% から慢性の高血糖が確認できれば，糖尿病と診断する．

成因分類として，1 型（膵 β 細胞の破壊，通常はインスリン欠乏に至る），2 型（インスリン分泌低下を主体とするものと，インスリン抵抗性が主体で，それにインスリンの相対的不足を伴うものなどがある)，その他の特定の機序，疾患によるもの(MODY，新生児糖尿病など)がある．1型は自己免疫によるもの(1A型)が多いが，有病率は白人に比べ非常に低い．GAD抗体やIA-2抗体などの膵島関連自己抗体が陽性であれば1A型と診断される．2型は肥満を伴うものが約70%と多い．発症年齢の分布は，1型では幼児期に小さなピーク，思春期に大きなピークがみられる．2型は学童期から出現し，思春期に増加がみられる．2型の多くは学校検診尿糖スクリーニングで発見される．

糖尿病の慢性合併症には，細小血管症(網膜症，神経障害，腎症)と大血管症(心疾患，脳卒中など)がある．診断・治療については，下記ガイドラインに準じて述べる．

GL 日本糖尿病学会・日本小児内分泌学会(編・著)：小児・思春期糖尿病コンセンサスガイドライン，南江堂，2015
ISPAD Clinical Practice Consensus Guidelines 2014 Compendium. Pediatric Diabetes **15** [Suppl 20]，2014

薬物治療アルゴリズム

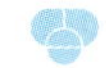

高血糖の重症度や症状，ケトーシス/DKAの有無によって，初期治療は決定される．インスリン治療を開始する基準としては，ケトーシス/DKAのある場合，血糖日内変動で250 mg/dL以上が高頻度にみられる場合，HbA1c>9.0%などである．

肥満を伴う2型にはメトホルミンを第一選択とする．α-グルコシダーゼ阻害薬，グリメピリドなども用いられる．

処方例

1 1型糖尿病

Step 1 頻回注射法(MDI)

❶ インスリンアスパルト(ノボラピッド)，インスリンリスプロ(ヒューマログ)，インスリングルリジン(アピドラ) 食前 皮下注射 インスリン注射量は食前血糖値とカーボカウントにより決定

❷ インスリンデグルデク(トレシーバ)，インスリングラルギン(ランタス，ランタスXR)，インスリンデテミル(レベミル) 注 1日0.3～0.4単位/kg 1日1回(ただし，デテミルでは2回が多い) 皮下注

▶❶❷を併用．

19 小児疾患

STEP 2 インスリンポンプ治療（CSII）

❶ ミニメド 620G，640G TOP-8200（インスリンポンプ）を用いて**インスリンアスパルト（ノボラピッド）**，**インスリンリスプロ（ヒューマログ）**，**インスリングルリジン（アピドラ）**を投与
基礎注入量は 1 日総インスリン投与量の 30～50% 程度必要なことが多い

▶基礎インスリン注入量は時間帯で異なり，年齢や生活によっても変化する．追加インスリンは，カーボカウントを用いて計算する．

【1 解説】

インスリン欠乏の 1 型では，生理的なインスリン分泌に近似したインスリン補充が必要となる．超速効型，および持効型溶解インスリンアナログを用いた頻回注射法（multiple daily injections：MDI），あるいは持続皮下インスリン注入療法（continuous subucutaneous insulin infusion：CSII）によるベーサル-ボーラス療法が推奨される．ただし，自分で注射のできない幼児などでは，幼稚園・保育施設で昼食前注射ができないため朝食前あるいは後に中間型を使うこともある．リアルタイム CGM（continuous glucose monitering）とインスリンポンプが合体した SAP（sensor-augmented pump）の使用例も増えている．

コントロール目標としては，全小児期年齢で HbA1c＜7.5% 未満である．HbA1c≧9.0% はハイリスクであり介入を必要とする．65～70 mg/dL 以下は低血糖であり避けるべきである．

2 2 型糖尿病

STEP 1 肥満を伴う 2 型糖尿病で，食事・運動療法によってもコントロール不十分（HbA1c＞7.0%）だが，HbA1c＜9.0% と安定しているとき

❶ メトホルミン（メトグルコ） 錠 250 mg 1 回 1 T 1 日 2 回 朝夕食後

STEP 2 3～4ヵ月後，HbA1c の改善が不十分（HbA1c＞7.0%）のとき

❶ メトホルミン（メトグルコ） 錠 500 mg 1 回 2 T 1 日 2 回 朝夕食後

❷ グリメピリド（アマリール） 錠・OD 錠 1 mg 1 回 1 T 1 日 1 回 朝食前または食後

▶❶❷を併用.

STEP 3 3～4ヵ月後，HbA1c の改善が不十分（HbA1c＞9.0%）のとき

❶ メトホルミン（メトグルコ） 錠 500 mg 1 回 2 T 1 日 2 回 朝夕食後

❷ **インスリンデグルデク（トレシーバ）**または**インスリングラルギン（ランタス，ランタス XR）** 注 1 回 0.25～0.5 単位/kg 1 日 1 回 皮下注 朝夕食前

▶❶❷を併用.

【2 解説】

HbA1c<9.0% と安定しているとき，メトホルミンが第一選択となる．10 歳以上の小児でメトホルミン 1 日 500 mg から開始し，維持量は 500〜1,500 mg とする．患者の状態により適宜増減するが，1 日最高投与量は 2,000 mg まで．グリメピリドは 9 歳以上の小児で保険適用がある．HbA1c>9.0% が継続するときには，基礎インスリン注射を開始する．ISPAD ガイドラインでは治療開始 3〜4ヵ月後に HbA1c>6.5% のとき，インスリン注射を考慮すべきとしている．

処方上の注意

小児ではまれであるが，メトホルミンで乳酸アシドーシスを起こすことがあるので，特に脱水症，脱水状態が懸念される下痢，嘔吐などの胃腸障害のある場合には注意が必要である．グリメピリドを内服する場合，インスリン注射を行うときは，低血糖についての説明を十分に行う．成人の 2 型では GLP-1 受容体作動薬，DPP-4 阻害薬，SGLT2 阻害薬などもよく用いられるが，15 歳未満の小児では保険適用がなく，慎重にすべきである．

連携医療

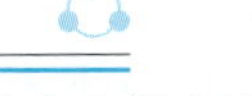

1 型，2 型によらず DKA をきたした場合は，生理食塩液の輸液（10〜20 mL/kg/時）を開始し，インスリンの投与は行わず，ただちに小児糖尿病の専門医のいる施設に搬送するべきである．

文献

1) Sugihara S, et al : Survey of current medical treatments for childhood-onset type 2 diabetes mellitus in Japan. Clin Pediatr Endocrinol **14** : 65-75, 2005

（杉原茂孝）

26 インフルエンザ

基本的知識

インフルエンザは，毎年，冬季に流行する頻度の高いウイルス感染症である．小児では，突然の発熱，頭痛，嘔気，筋肉痛などの全身症状が先行し，その後，呼吸器症状を呈することが多い．多くの場合，数日間で自然治癒するが，中耳炎，細菌感染症による肺炎や，心筋炎，さらには，無菌性髄膜炎，脳症，Guillain-Barré 症候群などの中枢神経系疾患などをまれに合併する．また，基礎疾患のある児（表 1）では，重症化の率が高い．

表1　小児におけるインフルエンザの重症化をきたす基礎疾患

・慢性肺疾患（気管支喘息を含む）
・心疾患（血行動態に影響のあるもの）
・免疫抑制状態（疾患または治療）
・ヒト免疫不全ウイルス（HIV）感染症
・ヘモグロビン異常症（鎌状赤血球症など）
・長期アスピリン療法（川崎病，関節リウマチなど，Reye症候群のリスクを上げる）
・慢性腎疾患
・慢性代謝疾患（糖尿病など）
・誤嚥の可能性を上げる病態（神経筋疾患など）

国内ではウイルスの迅速診断が普及しており，検査陽性例で発症48時間以内であれば，抗ウイルス薬で治療することが一般的である．発症48時間以内に投与することで有熱期間を1〜1.5日短縮できるが，重篤な合併症を予防できるというデータは存在しない．現在，国内で臨床の現場で用いられているインフルエンザに対する抗ウイルス薬は，ノイラミニダーゼ阻害薬である．この薬剤は，インフルエンザA型，B型の両型に効果がある．現在国内には4種類の薬剤があり，インフルエンザの治療と予防に使用されている．それぞれの薬剤に長所と短所があり，特に小児では患者の年齢が治療薬選択のうえで重要である．

また，2018年にはキャップ依存性エンドヌクレアーゼ阻害剤であるバロキサビル（ゾフルーザ）が新しいインフルエンザA型，B型の治療薬として登場した．

薬物治療アルゴリズム

A 治療

治療する場合，ノイラミニダーゼ阻害薬をできるだけ速やかに，発症から48時間以内に処方を開始する．この際，児の年齢や，吸入が可能かどうかなど，児の状態に合わせた処方が重要である．一方で，海外では，基礎疾患のある児（表1）などにその処方を限っていることが多い．

B 予防

インフルエンザ予防の中心はインフルエンザワクチンである．抗ウイルス薬の予防投与はそれに代わるものではない．しかしながら，基礎疾患を持ち，インフルエンザが重症化するリスクを持つ児（表1）が，インフルエンザ感染者との接触があった場合，抗ウイルス薬の予防投与を検討する．

処方例

A 治療

Step 1

1) 経口

❶ オセルタミビル(タミフル) DS
1歳未満:1回3 mg/kg 1日2回 5日間
10歳未満:1回2 mg/kg 1日2回 1回最大75 mg 5日間

2) 吸入

❶ ザナミビル(リレンザ) 吸入 1回10 mg(2ブリスター) 1日2回 吸入 5日間

❷ ラニナミビル(イナビル) 吸入粉末剤20 mg
10歳未満:1回20 mg 1日1回 吸入
10歳以上:1回40 mg 1日1回 吸入

▶❶❷のいずれか.

【STEP 1 解説】

オセルタミビルは,小児において最も使用経験がある薬剤である.10歳未満の小児に使用する.1歳未満の児には,使用経験は少ないが,2016年から保険適用がある.

ザナミビル,ラニナミビルはともに吸入薬で,吸入できる年齢層から使用が可能である.ザナミビルは,1日2回計5日間,計10回の吸入,ラニナミビルは,1回だけの吸入である.回数が少ないとコンプライアンスが上がるが,一方で,うまく吸えない場合は,その効果が落ちる可能性がある.

Step 2

❶ ペラミビル(ラピアクタ) 注 1回10 mg/kg 15分以上かけて単回点滴静注 最大600 mg

【STEP 2 解説】

静注薬であるので,静脈ルートが必要であることから,経口薬,吸入薬が使用できない場合など,重症例に限られるべきである.効果がない場合は,24時間後に再投与することが可能である.年齢の制限はない.

B 予防

❶ オセルタミビル(タミフル) DS 1回2 mg/kg 1日1回 5日間

❷ ザナミビル(リレンザ) 吸入 1回10 mg 1日1回 吸入 10日間

❸ ラニナミビル（イナビル） 吸入粉末剤 20 mg 1回 20 mg 1日1回 吸入 2日間

▶❶〜❸のいずれか．

【B 解説】

予防投与においては，薬剤の投与量と投与期間が治療量と異なるので，注意が必要である．治療と同様，児の年齢，吸入が可能かどうかで薬剤を選択する．

処方上の注意

1）オセルタミビル

服用後，嘔気・嘔吐が現れることがある．この薬剤の10歳代への投与は，異常行動や，転落などの事故例が報告されたため，使用を差し控えられていた．しかしながら，科学的根拠に乏しく，この制限は解除される予定である．

2）ザナミビル，ラニナミビル

気管支喘息などの基礎疾患のある児に，これらの吸入薬を使用すると，服用後に気道攣縮をきたすことがある．

連携医療

インフルエンザの合併症（それに伴う症状）である，脳炎・脳症（意識障害，痙攣など），Guillain-Barré 症候群，筋炎（筋力低下など），肺炎（呼吸器症状の悪化など），心筋炎（全身状態の悪化，経口摂取不良など）などがある場合は，専門家への相談が必要である．

（齋藤昭彦）

27 薬物中毒

基本的知識

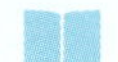

小児では発達，発育の変化に応じて中毒の原因は変化する．家庭用品による重篤な中毒はごくまれであるが，“One Pill Can Kill”と称される，少量で子ども達を生命の危機に陥る可能性のある薬剤は，日常的に保護者や祖父母に処方されている．治療は特異的薬剤に加えて，痙攣，呼吸および循環動態の管理が重要である．

薬物治療アルゴリズム

小児の中毒の原因となり得る家庭用品，および One Pill Can Kill を表1に示す．

表 1 小児に多い中毒と "One Pill Can Kill"

	薬剤/製品など	主な症状・所見	薬剤治療	胃洗浄	活性炭
薬剤	抗ヒスタミン薬	中枢神経症状, 心電図異常(QRS, QT 時間延長), 心室性不整脈	抗痙攣薬, 炭酸水素 Na*	○	○
	制吐薬(ドンペリドン)	痙攣, 錐体外路症状	抗痙攣薬	○	○
	鉄剤	中枢神経症状, 心不全, 消化管出血. 代謝性アシドーシス, 肝不全	デフェロキサミンメシル酸塩, 炭酸水素 Na	○	×
家庭用品など	タバコ(ニコチン)	重症：痙攣, 呼吸停止, 徐脈 低血圧 軽症：嘔吐	抗痙攣薬, 抗コリン作動薬	△	○
	洗剤(界面活性剤)	重症：痙攣, 昏睡, 呼吸停止 軽症：悪心・嘔吐	抗痙攣薬	△	×
	漂白剤(次亜塩素)	3～5%(家庭用)：軽度の刺激, 化学熱傷		○	×
	防虫剤(ホウ酸)	痙攣, 悪心・嘔吐, 下痢による脱水	抗痙攣薬	○	△
	防虫剤[カンフル(樟脳)]	痙攣, 呼吸抑制, 悪心・嘔吐	抗痙攣薬	○	○
	化粧品(エタノール)	軽度協調障害, 失調など		×	×
	保冷剤(エチレングリコール)	痙攣, 昏睡, 不整脈, 浸透圧ギャップ, 代謝性アシドーシス	抗痙攣薬, 炭酸水素 Na	○	○
"One Pill Can Kill"	血糖降下薬	低血糖	ブドウ糖	○	○
	Ca 拮抗薬	血圧低下, 徐脈(心停止), 高血糖	カルシウム, 昇圧薬, インスリン	○	○
	抗不整脈薬(Ia 群)	痙攣, 徐脈, 心電図異常(QRS, QT 時間延長), 心室性不整脈	抗痙攣薬, 炭酸水素 Na, 抗コリン作動薬	○	○
	三環系抗うつ薬	痙攣, 血圧低下	抗痙攣薬, 炭酸水素 Na	○	○
	抗精神薬	痙攣, 心電図異常(QRS, QT 時間延長)	抗痙攣薬, 炭酸水素 Na, 抗コリン作動薬	○	○
	オピオイド	傾眠, 呼吸抑制, 低酸素血症	ナロキソン	○	○
	止痢薬(ロペラミド)	意識障害, 呼吸抑制, 腸管壊死		○	○
	血管収縮薬入り点鼻薬(α 作動薬)	中枢神経症状, 呼吸抑制, 徐脈, 高血圧, 低体温	抗コリン作動薬, 昇圧薬	—	—
	外用消炎剤(サリチル酸)**	中枢神経症状, 過換気, 悪心・嘔吐, 代謝性アシドーシス	炭酸水素 Na	○	○

本人に処方される薬剤では, シロップ薬による過量服用が多い. 家庭用品では重篤な症状をきたすことはまれである. "One Pill Can Kill" の中には点鼻薬や湿布剤など薬局で購入できる薬剤も含まれる.

* 炭酸水 Na：炭酸水素ナトリウム, ** 小児では, 事故による経口摂取の可能性もある.

処方例

活性炭以外は静脈内投与量を示す.

1) 抗痙攣薬

❶ ジアゼパム (セルシン, ホリゾン) 注 1回0.3 mg/kg 筋注・静注

❷ ミダゾラム (ミダフレッサ) 注 1回0.1〜0.2 mg/kg 0.1〜0.2 mg/kg/時 持続静注 (群発で考慮)

❸ フェノバルビタールナトリウム (ノーベルバール) 注 1回10〜20 mg/kg 10分程度かけて静注

❹ チオペンタール (ラボナール) 注 1回1 mg/kg (〜3 mg/kg程度) 鎮痙まで静注

❺ ホスフェニトイン (ホストイン) 注 1回22.5 mg/kg 10分以上かけて静注

〈ビタミン B_6〉

❻ ピリドキシン (アデロキシン), ピリドキサール (ピドキサール) 注 1回50〜100 mg 鎮痙まで静注

- ▶❶❷の1回投与で鎮痙が得られない場合は2回を目安に投与.
- ▶❶❷が無効な場合に❸または❹を考慮する.
- ▶❺は痙攣再発予防を目的とする. 2歳以上.
- ▶❻の適応はビタミン B_6 依存性痙攣の場合. 例) 銀杏中毒, エチレングリコール中毒など
- ▶❻は❶〜❺に併用可能.

2) 炭酸水素ナトリウム 1回1 mEq/kg

❶ 炭酸水素ナトリウム (メイロン, 重ソー静注「NS」など) 注 8.4% 1回1 mL/kg 静注

3) デフェロキサミンメシル酸塩

❶ デフェロキサミン (デスフェラール) 注 1日10〜15 mg/kg/時 持続静注

- ▶適応は心原性ショック, 代謝性アシドーシス, 血清鉄濃度500〜600 μg/dL以上のいずれかが存在する場合.

4) 抗コリン作動薬

❶ アトロピン 注 1回0.02 mg/kg 静注

5) ブドウ糖 1回0.5〜1.0 g/kg

❶ 20% ブドウ糖液 注 1回2.5〜5 mL/kg 静注

❷ 25% ブドウ糖液 注 1回2〜4 mL/kg 静注

- ▶❶❷のいずれか.

6) カルシウム　1 回 5～10 mg/kg　5～10 分かけて静注

❶ **グルコン酸カルシウム（カルチコール）** 注　8.5%　1 回 1 mL/kg（カルシウム 7.8 mg/mL）静注

❷ **塩化カルシウム（大塚塩カル）** 注　2%　1 回 1 mL/kg（カルシウム 7.2 mg/mL）静注

▶❶❷のいずれか．

7) ヒトインスリン

❶ **ヒトインスリン速効型（ヒューマリン R，ノボリン R）** 注　0.1～0.5 単位/kg/時　持続静注で開始，血圧が正常となるまで増量　10 単位/kg/時を上限とする

▶1 単位/mL の濃度に調製して使用する．

8) 昇圧薬

❶ **アドレナリン（ボスミン）** 注　0.05 μg/kg/分（0.01～1.5 μg/kg/分）静注

❷ **ノルアドレナリン** 注　0.05 μg/kg/分（0.01～1.5 μg/kg/分）持続静注

▶❶から開始して効果が不十分な場合に❷を追加することが多い．病態により対応する．

9) ナロキソン

❶ **ナロキソン** 注　1 回 0.5～2.0 μg/kg　効果発現まで滴定静注

10) 活性炭（薬用炭）

❶ **薬用炭** 末　1 回 1 g/kg　胃管から投与

▶10 g 毎に 30 mL の生理食塩液または微温湯で懸濁液を作製する．10 g 毎 30 mL 薬用ポリ容器に準備しておくと使用しやすい．

処方上の注意 

1) 抗痙攣薬

上気道閉塞，呼吸停止，血圧低下をきたす可能性があるので，酸素投与，補助換気と輸液の準備をしておく．ホスフェニトイン投与時は必ず心電図モニタリングを行い不整脈の副反応に備える．

2) 炭酸水素ナトリウム

高二酸化炭素血症に注意する．

3) デフェロキサミンメシル酸塩

低血圧に注意する（特に投与初期）．急性肺障害の出現にも注意する．

4) 抗コリン作動薬

アトロピンの最小投与量は 1 回 0.1 mg（原液で 1 回 0.2 mL）とする．

5) カルシウム

急速投与による徐脈など副反応に留意する．可能な限り中心静脈路からの投与が望ましい．

6) ヒトインスリン

低血圧，低カリウム血症に注意する．

7) 昇圧薬

薬液漏れに注意し，可及的速やかに中心静脈路から投与する．

8) ナロキソン

小児では 0.2 mg/10 mL の濃度に調製して 1 回 0.5〜1.0 mL 投与する．注意深く状態を観察し，必要に応じて反復投与する．

9) 活性炭

可能な限り径の太い胃管を使用する．意識障害がある場合には気管挿管による気道確保が必須である．

連携医療

初期治療後には速やかに血液浄化療法を含む小児の全身管理が可能な施設への転院搬送を考慮する．

中毒の背景には，家庭環境など養育による問題が潜んでいる可能性もあることに留意する．

（植松悟子）

28 マイコプラズマ肺炎

基本的知識

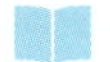

マイコプラズマ肺炎は宿主の免疫応答を介して発症する疾患であり，基本的には 3 週間程度で自然治癒する．このためマクロライド耐性を持つ菌による感染においても明らかな重症化傾向はみられていない．症状は他の肺炎と比較して鼻水や痰の少ない乾いた咳が特徴であるが，20% 程度に混合感染を認め，その際には湿性の咳となる．正確な診断のためにはペア血清を得て抗体価の変動を観察する必要があるが，急性期における診断法としては遺伝子あるいは抗原診断が推奨されている．

GL 小児呼吸器感染症診療ガイドライン作成委員会：小児呼吸器感染症診療ガイドライン 2017，協和企画，2016
日本マイコプラズマ学会：肺炎マイコプラズマ肺炎に対する治療指針〈http://square.umin.ac.jp/jsm/shisin.pdf〉［2019 年 1 月 21 日閲覧］

処方例

いずれの薬剤も投与開始後 48〜72 時間経過を観察し，奏効した場合は追加処方し総投与期間を 7〜10 日間として治療終了とする.

STEP 1 初期治療

❶ クラリスロマイシン（クラリス，クラリシッド） DS 小児用 10% 1 回 7.5 mg/kg 1 日 2 回 朝夕食後 4 日間

❷ クラリスロマイシン（クラリス，クラリシッド） 錠 50 mg・200 mg 1 回 7.5 mg/kg 1 日 2 回 朝夕食後 4 日間

▶❶❷のいずれか.

解説

上記ガイドラインのいずれにおいても治療の第一選択はマクロライド系抗菌薬である．クラリスロマイシンは，薬用量上限の 1 日 15 mg/kg で用いることが肝要である.

STEP 2 マクロライド不応例

❶ トスフロキサシン（オゼックス） 細粒小児用 15% 1 回 6 mg/kg 1 日 2 回 朝夕食後 4 日間

❷ ミノサイクリン（ミノマイシン） 顆粒 2% 1 回 2 mg/kg 1 日 2 回 朝夕食後 4 日間

▶8 歳未満の場合は❶，8 歳以上の場合は❷.

解説

初期治療にて 72 時間を経過しても改善がみられない場合にはマクロライド耐性菌による感染が疑われ，抗菌薬の変更を考慮する．代替薬として 8 歳未満の児にはトスフロキサシンしかないが，8 歳以上の児にはキノロン系抗菌薬よりも耐性菌の除菌率が高く解熱までに有する時間も短いことが証明されているミノサイクリンが勧められる.

処方上の注意

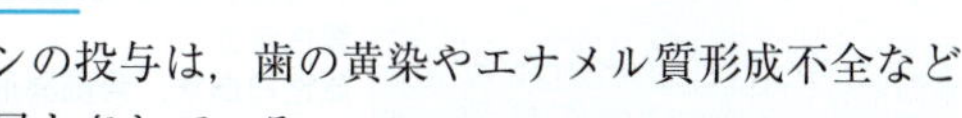

8 歳未満児に対するミノサイクリンの投与は，歯の黄染やエナメル質形成不全などの副作用が危惧されるため，原則禁忌とされている.

連携医療

STEP 2 にて 72 時間を経過しても改善を認めない場合は宿主の過剰な免疫応答が起きているか，あるいは他の病原体による混合感染を鑑別する必要もあり，専門医に相談すべきである.

（成田光生）

29 貧血

基本的知識

WHOが設定した貧血の基準値は，生後6ヵ月から4.99歳でヘモグロビン（Hb）11.0 g/dL，5歳以上12歳未満で11.5 g/dL，12歳以上15歳未満で12.0 g/dLである．

出生後6ヵ月以降の貧血の鑑別診断にあたっては，平均赤血球容積（MCV）による分類が有用である（表1）．成人においてはMCV100以上を大球性貧血と定義することが多いが，小児期は相対的にMCVの正常値が低いため，MCVが90台でも大球性貧血の可能性がある．小球性貧血では鉄欠乏性貧血の頻度が高く，鑑別のために血清鉄と血清フェリチンを測定する．小児期の鉄欠乏症は，血清フェリチンが5歳未満で12 ng/mL未満，5歳以上では15 ng/mL未満と定義される．慢性炎症に伴う小球性貧血（血清鉄低下，フェリチン高値）を見逃す危険があるため，血清鉄の測定だけ

表1　MCVからみた小児期の貧血の鑑別

MCVからの分類	鑑別疾患
小球性貧血 6ヵ月～4歳　MCV 70未満 4歳以上　MCV 75未満	鉄欠乏性貧血（栄養性，慢性出血） サラセミア 慢性炎症性疾患 不安定ヘモグロビン症（一部） 慢性鉛中毒 鉄芽球性貧血
正球性貧血 6ヵ月～4歳　MCV 70～85 4歳以上　MCV 75～90	先天性溶血性貧血（赤血球膜構造異常症，ヘモグロビン異常症，赤血球酵素異常症） 後天性溶血性貧血（温式抗体，冷式抗体） 微小血管障害性溶血性貧血（溶血性尿毒症症候群，血栓性血小板減少性紫斑病など） 再生不良性貧血 急性失血 脾機能亢進症（脾臓での貯留） 腎性貧血 急性白血病，骨髄異形成症候群 骨髄浸潤（悪性腫瘍の骨髄転移）
大球性貧血 6ヵ月～4歳　MCV 85以上 4歳以上　MCV 90以上	ビタミンB_{12}欠乏症 葉酸欠乏症 先天性オロット酸尿症 ビタミンB_1反応性貧血 小児不応性血球減少症（骨髄異形成症候群） ダイアモンドブラックファン貧血 先天性赤血球形成異常性貧血 甲状腺機能低下症 肝疾患 溶血や出血に対する反応性網状赤血球増加

（MCV正常値はWintrobe's Clinical Hematology，第13版，Table 22.1より引用）

で鉄欠乏性貧血を暫定診断してはならない．正球性貧血は最も多彩な鑑別診断を含む．このカテゴリーの診断には，まず網状赤血球の増減を確認する．網状赤血球の増加（10万/mm³以上）は正常な造血能が保たれていることを強く示唆し（例：溶血性貧血），鑑別診断に有用である．溶血性貧血は通常正球性貧血を呈するが，網状赤血球が急速に増加している時期などにはMCVが高値を呈する可能性がある．

以下に鉄欠乏性貧血の処方例を示す．小児の鉄欠乏性貧血は，生後6～24ヵ月の乳幼児期と，思春期に特に頻度が高い．薬物療法に先立って，鉄欠乏が生じる背景（食生活，運動，月経歴など）の有無についての丁寧な問診と，ポイントに沿った生活指導が大切である．

処方例

1）乳幼児期

❶ 溶性ピロリン酸第二鉄（インクレミン） シロップ6 mg/mL
1歳未満：2～4 mL，1～5歳：3～10 mL，6～10歳：10～15 mL（目安として鉄1日3～6 mg/kgを3回もしくは2回に分服）

2）思春期

❶ クエン酸第一鉄ナトリウム（フェロミア）
錠50 mg 1回1T 1日2回（1日4Tまで増量可） 食後
顆粒100 mg/1.2 g/包 1回1包 1日1回（1日2包まで増量可） 食後

❷ 硫酸鉄徐放製剤（フェロ・グラデュメット） 錠105 mg 1回1T 1日1回（1日2Tまで増量可） 空腹時もしくは食直後

❸ フマル酸第一鉄徐放製剤（フェルム） カプセル100 mg 1回1 Cap 1日1回

▶❶～❸のいずれか．
▶2週ないし4週後にHb増加を確認することが望ましい．
▶貯蔵鉄の十分な増加まで投与を続けることが必要であり，治療期間としては通常3ヵ月以上を要する．Hb正常化，MCV正常化，および血清フェリチン値20 ng/mL以上への回復を目安とする．

3）難治例

内服投与不能例（出血性胃十二指腸潰瘍など）や腸管吸収障害（炎症性腸疾患など）には静注鉄剤が適応となる場合があるが，鉄過剰症のリスクがあり，小児期には入院管理下での対応となることが大部分である．

処方上の注意

主な副作用：思春期症例は悪心・嘔吐，腹痛，便秘，下痢などの消化器症状のために服用が困難な場合があるが，乳幼児期は一般に少ない．鉄吸収は空腹時のほうが良好だが，副作用軽減のため食直後の内服を指示してもよい．就寝前に1日1回内服する方法も有効である.

連携医療

大球性貧血あるいは正球性貧血を発見した場合は速やかに専門施設へ紹介することが望ましい. 小球性貧血でも, 血清フェリチンが高値の場合や鉄剤不応の場合には専門施設へ紹介する.

(今井千速)

30 注意欠如・多動症

基本的知識

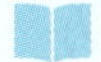

注意欠如・多動症は, 機能または発達の妨げとなる程度の不注意, 多動, 衝動性という行動様式によって特徴づけられる. 中枢神経系になんらかの機能不全があると推定されておりDSM-5においては神経発達症に分類されている. 程度が著しいとはいえ, 行動特徴は非特異的であるため, 身体疾患から精神障害まで多くの鑑別診断を持ち, 精神障害のいくつかは併存障害ともなり得る. そのため, 治療にあたってまず正確な診断が前提となるのはもちろんであるが, 児を取り巻く環境を含めて, 症状の成り立ちに関する評価が不可欠である.

介入の目標は, 不注意, 多動, 衝動性を完全になくすことではなく, 社会的な適応状況を良好にして発達に必要な環境を保証することにある. そのため治療は, 家庭や学校における環境調整をはじめとする心理社会的な治療を中心に据え, それのみでは効果が得られないか, 症状が重度である場合に, それに加える形で薬物療法を考慮する.

現在わが国で注意欠如・多動症に適応があるのは, 中枢神経刺激薬であるメチルフェニデート徐放剤 (コンサータ) と非中枢神経刺激薬であるアトモキセチン (ストラテラ) である. 米国小児科学会などのガイドラインでは中枢神経刺激薬のエビデンスレベルが高いとされているが, わが国では, メチルフェニデート徐放剤とアトモキセチンはほぼ同列に扱われ, それぞれの特徴を考慮して使用されている. 2017年3月にグアンファシン徐放剤 (インチュニブ) が適応承認されて, 今後選択肢が広がることになる.

処方例 

A 併存障害なし

❶ **メチルフェニデート（コンサータ）** 錠　初回用量 18 mg　維持用量 18〜45 mg　1日1回　朝
1週間以上の間隔をあけ，1日用量として 9 mg または 18 mg の増量を行う．1日最大 54 mg

❷ **アトモキセチン（ストラテラ）** カプセル・内用液　1日 0.5 mg/kg より開始．その後1日 0.8 mg/kg とし，さらに1日 1.2 mg/kg まで増量した後，1日 1.2〜1.8 mg/kg で維持
増量は1週間以上の間隔をあける．いずれの投与量にても1日2回分服
1日量は 1.8 mg/kg または 120 mg のいずれか少ない量を超えない

▶❶❷のいずれか．無効の場合，❶❷の併用か，抗精神病薬や感情調整薬との併用を考える．
▶❶の中枢神経刺激作用が服用後 12 時間持続するため，就寝時間などを考慮して午後の内服を避ける．
▶❷を 0.5 mg/kg より漸増するのは，食欲減退，悪心，嘔吐，頭痛，傾眠といった投与初期にみられる副作用を軽減するためである．

B 併存障害あり

メチルフェニデート徐放剤において，過度の不安，緊張，興奮や重度のうつ，運動性チックが禁忌となっているため，併存障害とその状態によってはアトモキセチンを選択する．

注意欠如・多動症から二次的に生じているものや，それによって増悪しているものであれば，メチルフェニデート徐放剤やアトモキセチンによって併存障害の症状も軽減する可能性があるが，併存障害に対する処方が単独で，あるいはメチルフェニデート徐放剤やアトモキセチンとの併用で，必要になる場合もある．つまり，不安症やうつ状態の併存で抗うつ薬を，チック症の併存で抗精神病薬を，行動障害の併存で抗精神病薬や感情調整薬を単独で，あるいはメチルフェニデート徐放剤やアトモキセチンと併用することがある．

処方上の注意（表1）

メチルフェニデート徐放剤（コンサータ）の使用はコンサータ錠適正流通管理委員会の管理下に置かれ，注意欠如・多動症の診断・治療に精通し，薬物依存も含むリスクも十分管理できるとして登録された医師/医療機関，薬剤師/薬局でのみ扱われる．医師は患者/保護者に本剤の治療上の位置づけと，依存性などを含めたリスクに関して十分な情報提供をし，適切な使用法を説明する．

表 1　薬剤の主な禁忌と副作用

薬剤	禁忌・副作用
メチルフェニデート徐放剤	禁忌：過度の不安，緊張，興奮 甲状腺機能亢進症 不整頻拍，狭心症 運動性チック，Tourette 症候群既往・家族歴 重症うつ病 褐色細胞腫またはその既往歴 緑内障 monoamine oxidase（MAO）阻害薬を投与中あるいは投与中止後 2 週間以内 副作用：悪心，嘔吐，食欲減退，体重減少，腹痛，頭痛，不眠，チック，動悸
アトモキセチン	禁忌：重篤な心血管障害 褐色細胞腫またはその既往歴 閉塞隅角緑内障 MAO 阻害薬を投与中あるいは投与中止後 2 週間以内 副作用：悪心，嘔吐，食欲減退，腹痛，便秘，口渇，頭痛，傾眠，動悸

連携医療

治療は環境調整に始まる心理社会的治療を第一とするため，学校をはじめとする関係機関との連携を本質的に必要とする．また，自施設で困難な心理社会的治療，たとえば，ペアレントトレーニングを他施設に依頼できることがあるかもしれない．単剤で症状コントロールが困難であるか，併存障害がある場合，また生活の場でも治療環境でもある家庭や学校での受け入れが困難なほど症状が著しい場合には専門機関への紹介を考慮する．

（舟橋敬一）

31 急性中耳炎

基本的知識

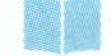

急性中耳炎は 3 歳までに 80% の小児が少なくとも 1 回は罹患する中耳の感染症で，耳痛，発熱，耳漏を伴う．上気道感染に続いて発症し，上咽頭から耳管経由で中耳腔内に感染を生じる．原因菌はインフルエンザ桿菌，肺炎球菌，*Moraxella catarrhalis* などである．

薬物治療アルゴリズム

急性中耳炎ガイドライン 2013 年版による重症度分類（月齢 24ヵ月未満は 3 点加点）

1) 耳痛：あり（1 点），持続性・高度（2 点）
2) 発熱（腋窩）：37.5～38.5℃（1 点），38.5℃以上（2 点）
3) 啼泣・不機嫌：あり（1 点）

4) 鼓膜発赤：鼓膜の一部 (2 点)，鼓膜全体 (4 点)
5) 鼓膜の膨隆：部分的 (4 点)，鼓膜全体 (8 点)
6) 耳漏：耳漏あるが鼓膜観察可能 (4 点)，鼓膜が観察できない (8 点)

処方例

p 802「中耳炎」を参照.

処方上の注意

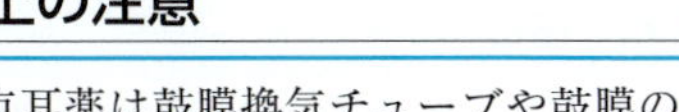

点耳薬は鼓膜換気チューブや鼓膜の自然穿孔から耳漏が認められる場合にのみ有効である．セフジトレンピボシキルやテビペネムピボキシルなどピボキシル基を有する抗菌薬は，乳幼児に投与した際に重篤な低カルニチン血症に伴う低血糖，痙攣，脳症などを合併することがあるため注意が必要である．

（守本倫子）

32 伝染性軟属腫

基本的知識

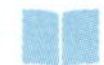

伝染性軟属腫 (mollusum contagiosum：MC) は，表皮にポックスウイルス科に属する MC ウイルスが感染して，変性した表皮角化細胞の集塊からなる小丘疹 (モルスクム小体) を生じたものである．乳幼児から学童にかけて皮膚に多発する常色丘疹として，最も頻度が高い common disease で，俗に“みずいぼ”と呼ばれる．ウイルスはヒトからヒトへ，基本的には感染者皮膚からの直接接触で感染し，プール，入浴，水遊びなどの際には，タオルやビート板などを介して感染することもある．MC は良性疾患であり 6ヵ月～3 年程度で自然治癒するとされているが，集団生活やプールで他児への感染源となることを考えると，早めに治療したほうが適切と考える．また，アトピー性皮膚炎 (AD) の患児では皮膚バリア機能低下がみられるために MC が感染・増加しやすく，AD の皮疹を掻破することにより MC が全身に播種され，短期間に増加することになりかねない．MC は，増えないうちに早く全摘除し，完治させることが原則と考える．

薬物治療アルゴリズム

治療は，数が少ないうちに専用の器具で摘み取るのが最も確実で早く治す方法である．トラコーマ鑷子の輪状の先でみずいぼの基部を挟み取るようにして，中身のモルスクム小体を取り出す．その際に表皮も一緒にちぎり取られるため，痛みと少量の出血を伴う．処置前に局所麻酔薬含有テープを貼付し痛みを緩和してから除去することが推奨される．摘除以外にも，サリチル酸 (スピール膏)，硝酸銀液 (またはペース

ト），グルタルアルデヒド，イミキモド，カンタリジン，トリクロロ酢酸などの外用薬，ヨクイニン，シメチジンなどの内服薬，液体窒素療法，レーザー治療などもあるが，いずれも効果は不確実で副作用も多いため，第一選択とはいえない．

処方例

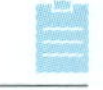

STEP 1 第一選択

❶ リドカイン（ペンレス） テープ 1～2 枚 貼付

▶処置の約 1 時間前に，個々の MC がすべておおわれる大きさに分割して切り，基部に密着させるように貼る．

▶トラコーマ鑷子で MC を除去後，ガーゼで保護（止血するまで）．

STEP 2 STEP 1 で効果不十分の場合，または摘除が不可能の場合

❶ ヨクイニンエキス 散 1 回 0.5～2 g 1 日 2～3 回 食間

処方上の注意

リドカインテープは，4 歳以上では 1 回に 2 枚まで，4 歳未満では 1 枚までにとどめるのが目安である．

しかし，すでに摘除した経験があり，痛みよりも抑えられたり処置台に寝かせられる恐怖心から抵抗する子どもに対しては効果が少なくなる．

ヨクイニンエキス錠は，喉につかえる恐れがあるため 5 歳以下には処方しない．

（馬場直子）

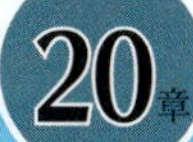

眼疾患

1 結膜炎，眼瞼炎，麦粒腫，霰粒腫など外眼部疾患

基本的知識

A 結膜炎

結膜炎は結膜に生じる炎症疾患で，感染性とアレルギー性の頻度が高い．感染性では，ウイルス性や細菌性が主体である．

アデノウイルス感染による流行性角結膜炎（epidermic keratoconjunctivitis：EKC）やエンテロウイルス・コクサッキーウイルスによる急性出血性結膜炎（acute hemorrhagic conjunctivitis：AHC）は急性に発症する充血と眼脂を認め，異物感を呈することも多い．潜伏期間はEKCで7～10日，AHCは約1日といわれている．手指を介する接触感染が主な感染経路であり，感染力が強いため，職場や家族内での発症予防に，手指洗浄が重要である．

細菌性結膜炎でも結膜充血と粘性膿性眼脂が主症状である．原因菌としてブドウ球菌，連鎖球菌，肺炎球菌，インフルエンザ菌，モラクセラ，淋菌，クラミジアなどが挙げられる．近年ではMRSAやPRSPといった薬剤耐性菌による結膜炎が増加傾向であり，難治化することもある．原因菌は多岐にわたるが，発症年齢により原因菌が異なる傾向を示す．新生児では産道感染による淋菌やクラミジアが重要である．乳幼児では肺炎球菌，インフルエンザ菌，モラクセラといった鼻咽頭の常在菌に起因する結膜炎が増加する．それ以降ではブドウ球菌が主な原因となる．高齢者ではブドウ球菌，インフルエンザ菌，肺炎球菌，コリネバクテリウムによる結膜炎が多いとされている．

アレルギー性結膜炎はI型アレルギーによる結膜炎症性疾患である．眼脂，充血，異物感などに加えて，アレルギーでは瘙痒感が強いことが特徴である．季節性と通年性があり，季節性ではスギ花粉など植物の花粉飛散時期に症状が増悪し，通年性ではダニやハウスダストをアレルゲンとする．

B 眼瞼炎

眼瞼炎は眼瞼縁に生じた炎症性疾患である．眼瞼皮膚の炎症が主体の場合は眼瞼皮膚炎として区別されることもある．原因菌としてブドウ球菌やモラクセラが重要である．接触性眼瞼炎はアレルギーに起因する眼瞼皮膚炎で，化粧品や点眼薬によって発症する．瘙痒感を伴う眼瞼の発赤腫脹を生じる．

C 麦粒腫

麦粒腫は眼瞼の皮脂腺（Zeiss 腺），汗腺（Moll 腺）またはマイボーム腺の急性化膿性炎症である．Zeiss 腺や Moll 腺に生じたものを外麦粒腫，マイボーム腺に形成されたものを内麦粒腫という．結膜囊の常在菌であるブドウ球菌，coagulase negative *Staphylococcus*（CNS），アクネ菌，コリネバクテリウムが原因菌であることが多い．眼瞼の発赤腫脹を呈し，瞬目に伴う違和感や疼痛を主訴にすることが多い．

D 霰粒腫

霰粒腫はマイボーム腺の内容物に対して生じた慢性肉芽腫性炎症である．眼瞼皮下に粟粒から大豆大の固い腫瘤を触知する．発赤腫脹を認めることもあるが，疼痛はきたさないことが多い．霰粒腫に感染が生じた場合は急性霰粒腫と呼称され，内麦粒腫との鑑別は困難である．

処方例

A 結膜炎

1）ウイルス性結膜炎

❶ レボフロキサシン（クラビット），ガチフロキサシン（ガチフロ），モキシフロキサシン（ベガモックス）など　点眼液　1日4回　点眼

❷ フルオロメトロン（フルメトロン）　点眼液 0.1%　1日4回　点眼

▶❶❷を併用．

解説

混合感染予防と消炎を目的にフルオロキノロン系抗菌薬とステロイドの点眼薬を，2週間程度用いる

2）細菌性結膜炎

[新生児]

❶ セフメノキシム（ベストロン）　点眼用　1日4回　点眼

[乳幼児]

❶ セフメノキシム（ベストロン）　点眼用　1日4回　点眼

❷ トスフロキサシン（トスフロ，オゼックス）　点眼液　1日4回　点眼

▶❶❷のいずれか．

[成人]

❶ レボフロキサシン（クラビット），ガチフロキサシン（ガチフロ），モキシフロキサシン（ベガモックス）など　点眼液　1日4回　点眼

【(2) 解説】

小児では肺炎球菌，インフルエンザ菌，モラクセラなどを想定しセフェム系（セフメノキシム），または小児に適応が取れているトスフロキサシンを用いる．成人ではブドウ球菌を想定し，フルオロキノロン系（レボフロキサシンなど）を選択する．

3) アレルギー性結膜炎

STEP 1

❶ クロモグリク酸ナトリウム（インタール），ペミロラスト（アレギサール），トラニラスト（リザベン，トラメラス）など　点眼液　1日4回　点眼

❷ レボカバスチン（リボスチン）　点眼液　1日4回　点眼

❸ ケトチフェン（ザジテン），オロパタジン（パタノール），エピナスチン（アレジオン）　点眼液　1日4回　点眼

▶❶❷より1～2剤，あるいは❸を用いる．

【STEP 1 解説】

抗アレルギー点眼薬には，肥満細胞からの❶ケミカルメディエーター遊離抑制薬（クロモグリク酸ナトリウムなど）と，❷抗ヒスタミン作用を持つヒスタミン H_1 受容体拮抗薬（レボカバシチン）に大別される．一部の点眼薬では❸ dual action（オロパタジン，エピナスチン）といい，それらの両方の作用を示すものもある．❶ケミカルメディエーター遊離抑制薬は予防効果が，❷ヒスタミン H_1 受容体拮抗薬は即効性が期待できる．

STEP 2 症状が強い場合はステロイド点眼薬を追加

❶ フルオロメトロン（フルメトロン）　点眼液　1日4回　点眼

B 眼瞼炎

❶ 眼瞼清拭
薬局で販売されている眼科用清浄綿を用いた眼瞼周囲の清拭は簡便である
綿棒を温水に浸して，眼瞼周囲を洗浄する方法もよい

❷ レボフロキサシン（クラビット），ガチフロキサシン（ガチフロ），モキシフロキサシン（ベガモックス）など　点眼液　1日4回　点眼

❸ フルオロメトロン（フルメトロン）　点眼液0.1%　1日4回　点眼

❹ メチルプレドニゾロン・フラジオマイシン配合（ネオメドロールEE） 眼軟膏 1日2〜4回 眼瞼塗布

▶❶〜❹のいずれか．または組み合わせて処方．

C 麦粒腫

❶ レボフロキサシン（クラビット），ガチフロキサシン（ガチフロ），モキシフロキサシン（ベガモックス）など 点眼液 1日4回 点眼

❷ セフジニル（セフゾン） カプセル100 mg 1回1 Cap 1日3回 3日間

▶❶❷を併用．

【C 解説】

細菌感染症のため，抗菌薬の点眼薬投与が中心となる．保存的治療では不十分な場合は外科的に切開排膿する．

D 霰粒腫

「A-1）ウイルス性結膜炎」と同様の処方．

【D 解説】

瞼板周囲の炎症抑制目的にステロイド点眼を，また感染予防のために抗菌薬点眼を行う．トリアムシノロンの眼瞼腫脹部への注射が試みられることもある．薬物療法に反応しないものや，巨大な霰粒腫では切開により内容物を郭清する．

処方上の注意

小児例でのステロイド点眼薬は，成人よりも眼圧上昇の頻度が高く注意を要する．

（臼井智彦）

2 ドライアイ，角膜炎，角膜障害

基本的知識

A ドライアイ

近年ドライアイの定義や診断基準が見直され，現在「様々な要因により涙液層の安定性が低下する疾患であり，眼不快感や視機能異常を生じ，眼表面の障害を伴うことがある」と定義され，診断基準は，涙液破壊時間（break up time：BUT）5秒以下かつ自覚症状（眼不快感や視機能異常）を有すること，と改訂された（2016年，ドライアイ研究会）．また病態の理解が進み，新しい薬理作用を持つ点眼薬が臨床で使われ

るようになってきたことから，眼表面の層別診断（tear film oriented diagnosis：TFOD）という考え方が提唱されており，それに基づく眼表面の層別治療（tear film oriented therapy：TFOT）の概念が浸透しつつある．

B 角膜炎

角膜炎は角膜に発症する炎症性疾患の総称であり，様々な原因により生じるが，ここでは感染性角膜炎について述べる．

感染性角膜炎は細菌，真菌，ヘルペス，アカントアメーバによって生じる．病原体別では細菌性が最も多く，その中でもブドウ球菌，肺炎球菌，緑膿菌，モラクセラが4大起因菌とされている．またMRSAやMRCNSなど多剤耐性菌による角膜炎も近年増加しており問題となっている．

真菌性角膜炎は植物外傷や，ステロイド点眼長期使用者や糖尿病患者といった易感染性が存在するケースに発症しやすい．細菌性角膜炎と比較して，病原体の侵入から発症まで時間がかかることが多い．

ヘルペス角膜炎は主に単純ヘルペスⅠ型（HSV1）によるが帯状疱疹ウイルス（VZV）でも生じ得る．三叉神経節に潜伏しているHSVが紫外線，ストレス，発熱，感冒を契機に，軸索流により角膜に伝播することにより生じる．上皮型，実質型に大別され，それぞれ病態と治療法が異なる．

アカントアメーバ角膜炎は，その80%以上はコンタクトレンズに起因しており，重症コンタクトレンズ関連感染症の中で2番目の頻度である（第1位は緑膿菌）．初期は軽度の異物感を呈し，その後，充血や眼痛が増強する．放射状角膜神経炎と呼ばれる細隙灯顕微鏡所見が特徴的で，診断意義が高い．

C 角膜障害

角膜障害も原因は様々であるが，外傷性角膜障害の中ではコンタクトレンズによるものの頻度が高い．原因としてレンズの過装用，不適切なレンズケア，レンズ汚染などがある．異物感，眼痛，充血，眼脂，流涙，視力低下などを訴えるが，無症候性のものもある．ハードレンズでは3時9時ステイニング，ソフトレンズではスマイルパターン，SEAL（superior epithelial arcuate lesion）など特徴的な上皮障害パターンがある．多発する角膜浸潤や大きな上皮欠損，さらに感染性角膜炎を生じることがある．

処方例

A ドライアイ

TFOTという新しい眼表面の層別治療が浸透しつつある（図1）．

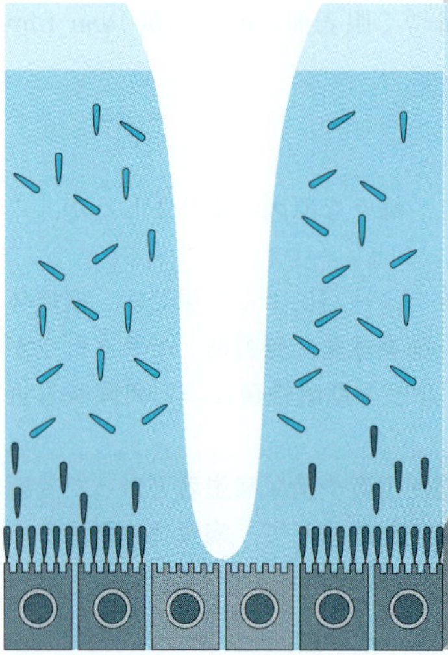

		治療対象	眼局所治療
油層			温罨法，眼瞼清拭 少量眼軟膏，ある種のOTC ジクアホソルナトリウム*
液層	水分		人工涙液，涙点プラグ ヒアルロン酸ナトリウム ジクアホソルナトリウム
	分泌型ムチン		ジクアホソルナトリウム レバミピド
上皮	膜型ムチン		ジクアホソルナトリウム レバミピド
	上皮細胞（杯細胞）		自己血清 （レバミピド）
眼表面炎症			ステロイド レバミピド**

*ジクアホソルナトリウムは，脂質分泌や水分分泌を介した油層伸展促進により涙液油層機能を高める可能性がある
**レバミピドは抗炎症作用によりドライアイの眼表面炎症を抑える可能性がある

図1　TFOT (tear film oriented therapy) [眼表面の層別治療]
（ドライアイ研究会ホームページ〈http://www.dryeye.ne.jp/tfot/index.html〉[2019年1月21日閲覧] より許諾を得て転載）

STEP 1 軽症ドライアイ

❶ ヒアルロン酸ナトリウム（ヒアレイン）　点眼液0.1％・0.3％　1日4〜6回　点眼

❷ ジクアホソル（ジクアス）　点眼液3％　1日6回　点眼

❸ レバミピド（ムコスタ）　点眼液2％　1日4回　点眼

▶❶〜❸を組み合わせて処方.

STEP 2 重症ドライアイ

❶ フルオロメトロン（フルメトロン）　点眼液0.1％　1日2〜4回　点眼

❷ 自己血清　（自家調剤）　1日4〜6回　点眼

▶❶❷のいずれか.

【STEP 2 解説】

重症ドライアイでは炎症が症状悪化に関与していることもあり，STEP 1の点眼薬にステロイド点眼薬の併用も考慮する．自家調剤による自己血清点眼を処方する施設もある．

B 角膜炎

1) 細菌性角膜炎

[グラム陰性桿菌疑い]

〈フルオロキノロン系抗菌薬〉

❶ レボフロキサシン（クラビット），ガチフロキサシン（ガチフロ），モキシフロキサシン（ベガモックス）など　点眼液　1日4回〜1時間毎頻回点眼

❷ トブラマイシン（トブラシン），ゲンタマイシン（ゲンタロール）　点眼液 0.3%　1日4回〜1時間毎頻回点眼

▶❶❷を併用．

[グラム陽性球菌疑い]

〈フルオロキノロン系抗菌薬〉

❶ レボフロキサシン（クラビット），ガチフロキサシン（ガチフロ），モキシフロキサシン（ベガモックス）など　点眼液　1日4回〜1時間毎頻回点眼

❷ セフメノキシム（ベストロン）　点眼用 0.5%　1日4回〜1時間毎頻回点眼

▶❶❷を併用．

[多剤耐性菌]

❶ クロラムフェニコール　点眼液 0.5%　1日4回点眼〜1時間毎頻回点眼

❷ バンコマイシン（自家調剤）　1日4回〜1時間毎頻回点眼

〈フルオロキノロン系抗菌薬〉

❸ レボフロキサシン（クラビット），ガチフロキサシン（ガチフロ），モキシフロキサシン（ベガモックス）など　点眼液　1日4回　点眼

▶❶〜❸を併用．

【1) 解説】

病原菌の同定には時間がかかり，また検出されないことも多いため，細菌性角膜炎を疑った場合，所見や背景などから原因菌を類推し点眼治療を開始する．重症例では局所点眼治療に加えてセフェム系抗菌薬の点滴全身投与を追加する．

2) 真菌性角膜炎

[糸状菌疑い]

❶ ピマリシン，アムホテリシンB（自家調剤）　点眼液　1日4回〜1時間毎頻回点眼

❷ ピマリシン　眼軟膏　1日1回　就寝前　点入

❸ イトラコナゾール（イトリゾール）　カプセル 50 mg　1回2 Cap　1日2回

▶❶〜❸を併用．

[酵母菌疑い]

❶ ミカファンギン（自家調剤） 1日4回〜1時間毎頻回点眼

❷ ボリコナゾール（自家調剤） 1日4回〜1時間毎頻回点眼

❸ イトラコナゾール（イトリゾール） カプセル50 mg 1回2 Cap 1日2回

▶❶〜❸を併用.

【(2) 解説】

真菌性角膜炎も細菌性同様原因菌の同定に時間がかかることが多く，原因菌が確定するまでは患者背景や角膜所見から糸状菌感染か酵母菌感染かを判断して治療薬を選択する．なお，わが国において抗真菌点眼薬はポリエン系のピマリシンのみであり，それ以外は院内で自家調剤を作製している施設が多い.

3) ヘルペス角膜炎

[上皮型]

❶ アシクロビル（ゾビラックス） 眼軟膏3% 1日5回 点入

❷ バラシクロビル（バルトレックス） 錠500 mg 1回2T 1日2回

▶❶❷を併用.

[実質型]

❶ アシクロビル（ゾビラックス） 眼軟膏3% 1日5回 点入

❷ ベタメタゾンリン酸エステルナトリウム（リンデロン） 点眼液0.1% 1日4回 点眼

▶❶❷を併用.

【(3) 解説】

上皮型では抗ウイルス薬の局所投与，実質型では抗ウイルス薬に加えステロイドも使用する．いずれも点眼毒性が強い例や重症例ではバルトレックス錠の内服を加えることがある.

4) アカントアメーバ角膜炎

❶ クロルヘキシジン，ポリヘキサメチレンビグアナイド（自家調剤）など 消毒薬 1日4回〜1時間毎点眼

❷ ボリコナゾール（自家調剤） 1日4回〜1時間毎頻回点眼

▶❶❷を併用.

【(4) 解説】

病巣掻爬を基本にし，消毒薬やアゾール系抗真菌薬の自家調剤を用いる.

C コンタクトレンズ角膜障害

〈フルオロキノロン系抗菌薬〉
❶ レボフロキサシン（クラビット），ガチフロキサシン（ガチフロ），モキシフロキサシン（ベガモックス）など　点眼液　1日4回　点眼

❷ フルオロメトロン（フルメトロン）　0.1% 点眼液　1日4回　点眼

❸ レバミピド（ムコスタ）　点眼液　1日4回　点眼

▶❶〜❸を併用．

【C 解説】

コンタクト中止が基本だが，ドライアイ合併例ではドライアイ治療薬を用いることがある．浸潤が多発するケースでは抗菌薬とステロイド点眼薬を用いる．感染症では上項目に準ずる．

処方上の注意

小児例でのステロイド点眼薬は，成人よりも眼圧上昇の頻度が高く注意を要する．

（臼井智彦）

3 ぶどう膜・視神経の炎症

基本的知識

ぶどう膜炎は眼内に炎症を起こす疾患の総称で，約8割は内因性（Behçet 病，サルコイドーシスなど），約2割弱は感染性（ヘルペス性虹彩炎，細菌性眼内炎など）である．前部ぶどう膜炎や軽症例では局所治療のみを行うが，炎症が強い後部ぶどう膜炎・汎ぶどう膜炎ではステロイドなどの内服治療を併用する．感染性ぶどう膜炎では抗菌薬（抗ウイルス薬）とステロイドを併用する．

視神経炎は視神経の炎症のため急激な視力低下と中心暗点をきたす疾患で，脱髄性疾患や自己免疫性，ウイルス性などがあるが，原因が特定できないことも多い．

処方例

1 ぶどう膜炎

STEP 1 前部ぶどう膜炎の場合，後部ぶどう膜炎・汎ぶどう膜炎の軽症例

❶ ベタメタゾンリン酸エステルナトリウム（リンデロン）　点眼液 0.1%　1回1〜2滴　1日3〜12回点眼

❷ トロピカミド配合（ミドリンP） 点眼液0.5％ 1回1〜2滴 1日1〜4回 点眼

❸ デキサメタゾンリン酸エステルナトリウム（デカドロン） 注6.6 mg 1回2 mg 結膜下注射

▶❶❷を併用．炎症が高度な場合は❸を併用．

解説

前房内炎症に応じてベタメタゾン点眼の回数を決める．虹彩癒着防止のため散瞳剤点眼も行う．

STEP 2 中等度以上の後部ぶどう膜炎・汎ぶどう膜炎の場合

❶ トリアムシノロン（マキュエイド） 眼注用40 mg （生理食塩液1 mLに溶解） 1回20 mg（0.5 mL） 後部テノン嚢下注射

❷ プレドニゾロン（プレドニン） 錠5 mg 1回3T 1日2回 朝昼食後 症状をみながら漸減し3ヵ月〜1年で中止

▶STEP 1の治療に加えて，❶（ステロイド点眼による高眼圧歴がないことを確認のうえ使用）または❷を用いる．

▶❶は沈殿しやすいので10秒間激しく振盪してから薬液を吸引する．

解説

トリアムシノロン後部テノン嚢下注射は約3ヵ月間有効であるが，眼圧上昇の副作用に注意する．

2 視神経炎の場合

❶ メチルプレドニゾロンコハク酸エステルナトリウム（ソル・メドロール） 注 1回500〜1,000 mg 1日1回 点滴静注 3日間

▶視力の改善がみられれば，さらなる視力回復を目指して再度点滴を検討．その後はプレドニゾロン錠5 mg 1日6T 2回分服から開始し漸減．

解説

ステロイド内服治療では再発率が高いとされている．視力低下が激しい場合や有効性がみられないときは，専門医に紹介する．

処方上の注意

ステロイドの副作用（点眼では眼圧上昇，白内障，内服では感染症，高血糖，骨粗鬆症，不眠，消化器潰瘍など）に注意する．

（蕪城俊克）

4 緑内障

基本的知識

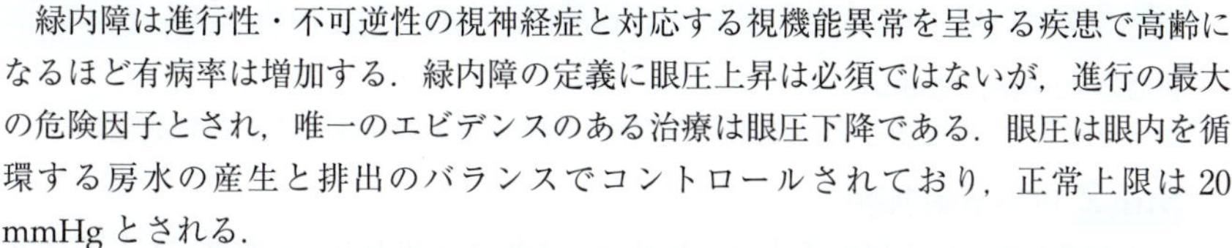

緑内障は進行性・不可逆性の視神経症と対応する視機能異常を呈する疾患で高齢になるほど有病率は増加する．緑内障の定義に眼圧上昇は必須ではないが，進行の最大の危険因子とされ，唯一のエビデンスのある治療は眼圧下降である．眼圧は眼内を循環する房水の産生と排出のバランスでコントロールされており，正常上限は 20 mmHg とされる．

緑内障は房水流出路である隅角の開放/閉塞により開放隅角緑内障と閉塞隅角緑内障の二型に大別され，眼圧上昇の原因により原発性と続発性に分類される．日本人では眼圧が正常範囲である正常眼圧緑内障が多く含まれるため，原発性は総称して「原発開放隅角緑内障（広義）」と眼圧上昇を認める「原発開放隅角緑内障（狭義）」に区別される．続発性開放隅角緑内障は落屑緑内障，血管新生緑内障，ステロイド緑内障が主なものである．小児の緑内障は主に発達緑内障と続発緑内障に大別される．

閉塞隅角緑内障では隅角閉塞が眼圧上昇の原因となっており，治療可能な場合はレーザー・白内障手術などの観血的治療が第一選択となる．隅角閉塞が解除されてもなお高眼圧が持続する場合は開放隅角緑内障に準じた治療を行う．

開放隅角緑内障では薬物治療による眼圧下降が第一選択である．

緑内障病期の進行，無治療時眼圧，余命，視野障害進行程度，危険因子の有無を勘案して目標眼圧を設定する．一般的目標眼圧は原発開放隅角緑内障初期で 19 mmHg 以下，中期で 16 mmHg 以下，後期で 14 mmHg 以下，もしくは正常眼圧緑内障も含めて無治療時眼圧から 20〜30% の眼圧下降（かつ正常範囲内の眼圧値）などの設定が推奨されるが，暫定的なものである．

眼圧下降治療のアドヒアランスを高めるためには 1 日 1 回投与の点眼薬や配合薬を用いるなどして，最小限の薬剤数による処方が推奨される．本項では日本緑内障学会の『緑内障診療ガイドライン（第 4 版）』（2018 年）に則った標準治療を記載した．

GL 日本緑内障学会緑内障診療ガイドライン作成委員会：緑内障診療ガイドライン（第 4 版）．日眼会誌 **122**：5-53，2018

薬物治療アルゴリズム

原発開放隅角緑内障（広義）に対しては第一選択薬としてプロスタグランジン（PG）関連薬もしくは β 遮断薬から 1 剤を選んで開始する．眼圧下降効果が不十分であれば，セカンドラインの薬物として炭酸脱水酵素阻害薬（CAI），α_2 刺激薬，ROCK 阻害薬，もしくは配合薬を単独または組み合わせて用いる．薬物の選択は眼圧下降効果，副作用の有無，使いやすさから判断し，必要により 3〜4 剤を併用する．

耐容可能な薬物治療により進行が抑制できない場合にはレーザー・手術加療を検討する．

処方例

STEP 1 PG単剤

❶ ラタノプロスト（キサラタン） 点眼薬 0.005% 1日1回 点眼

▶他のPG薬剤でもよい．

▶ベースライン眼圧から20%眼圧下降可能，視野安定の場合はそのまま経過観察．

STEP 2 PG＋β遮断薬

STEP 1で眼圧下降が不十分，視野進行の場合は他のPGへ変更，もしくはβ遮断薬追加，β遮断薬が使用できない場合は他のセカンドラインドラッグを試す．

表1 薬剤の主な特徴，禁忌と副作用

薬理作用	禁忌	主な全身副作用
β遮断薬[1), 2)] αβ遮断薬[1), 2)]	気管支喘息*，気管支痙攣，慢性閉塞性肺疾患，コントロール不十分な心不全，洞性徐脈，房室ブロック（II，III度），心原性ショック，過敏症 *ベタキソロールは慎重投与	喘息発作，眼類天疱瘡，気管支痙攣，呼吸困難，呼吸不全，心ブロック，うっ血性心不全，心停止，脳血管障害，全身性エリテマトーデス，頭痛，徐脈，動悸，血糖低下，抑うつ状態，消化器症状など
炭酸脱水酵素阻害薬[1), 2)]	過敏症，重篤な腎障害	消化器症状，皮膚症状，じんましん，頭痛，鼻炎，胸部痛，めまい，呼吸困難，咽頭炎，緊張亢進，腎疼痛，味覚障害
プロスタグランジン関連薬[1), 2)]	なし	頭痛，頭重，瘙痒感，咽頭違和感，嘔気，めまい，胸痛，紅斑，AST，ALT，γ-GTP上昇，尿蛋白，尿糖陽性，血清K上昇，好酸球増加，白血球減少，尿酸上昇，尿潜血，CK増加，狭心症発作，高血圧，胃不快感，口唇疱疹，耳鳴り，白血球増加など
α_1遮断薬	過敏症	頭痛，動悸，頻脈
ROCK阻害薬	なし	
α_2刺激薬[4)]	過敏症	鼻刺激感，浮動性めまい，回転性めまい，頭痛，耳鳴，傾眠，口渇，疣贅，貧血，血中ビリルビン，ブドウ糖，トリグリセリド，尿酸増加
交感神経刺激薬[2)]	狭隅角，浅前房，過敏症	蒼白，発汗，振戦，頭痛，心悸亢進，嘔吐，嘔気
副交感神経作動薬[1), 3)]	虹彩炎	消化器症状，頭痛，発汗，流涎

配合点眼液は各配合薬剤の項を参照のこと

1) 高齢者では生理機能が低下しているので注意

2) 妊婦，産婦，授乳婦への投与では有益な場合のみ投与，投与中は授乳中止

3) 妊婦または妊娠可能性の婦人には投与しない（子宮筋収縮の可能性）

4) 低出生体重児，新生児，乳児または2歳未満の幼児に投与しない

（緑内障診療ガイドライン，第4版，2018および添付文書情報を参考に筆者作成）

❶ ラタノプロスト（キサラタン）　点眼薬 0.005%　1 日 1 回　点眼

❷ チモロール（チモプトール）　点眼薬 0.5%　1 日 2 回　点眼

▶❶は他の PG 点眼薬でもよい.
▶❷は他の β 遮断薬でもよい.
▶❶❷を併用し，眼圧コントロール良好の場合はそのまま経過観察，配合剤切り替えも検討する.

STEP 3 PG/β 遮断薬配合薬＋CAI もしくは他のセカンドラインドラッグ

STEP 2 で眼圧下降が不十分，視野進行の場合はセカンドラインドラッグを追加する.

❶ ラタノプロスト・チモロール配合（ザラカム）　点眼液　1 日 1 回　点眼

❷ ブリンゾラミド（エイゾプト），ドルゾラミド（トルソプト）　点眼液　1 日 2 回　点眼

▶❶❷を併用し，眼圧コントロール良好の場合はそのまま経過観察.
▶眼圧下降が不十分，視野進行の場合はセカンドラインドラッグをさらに追加する.
▶❶は他の PG/β 配合薬でもよい.
▶❷は他のセカンドライン薬でもよい.

処方上の注意

なるべく作用機序の異なる組み合わせで効率的な眼圧下降を目指す.

薬剤の主な特徴，禁忌と副作用を表 1 に示す.

連携医療

基本的には慢性疾患であることから，長期にわたる眼圧コントロールと経過観察が重要である．薬物療法でも進行が抑制できない場合には手術加療を検討するために専門医に紹介する.

（本庄　恵）

21章 耳鼻咽喉疾患

1 外耳道炎

基本的知識

外耳道炎は外耳道軟骨部，骨部の炎症である．耳かきなどの機械的刺激が原因で最も多い．その他補聴器のイヤーモールド，耳栓による接触性皮膚炎，慢性中耳炎の耳漏などが原因となる．治療においてはまず頻回な耳かきを止めさせる．耳栓などは素材，形状の変更が必要となる場合もある．慢性中耳炎で耳漏のある場合，中耳炎の治療を行う．症状は耳痛，瘙痒感で，耳介を牽引すると痛みが増強する．外耳道炎は軟骨部に生じる耳癤（急性限局性外耳道炎）と骨部の炎症であるびまん性外耳道炎がある．耳癤は耳垢腺，皮脂腺の黄色ブドウ球菌感染である．びまん性外耳道炎では黄色ブドウ球菌，緑膿菌が検出される．表在性真菌症として外耳道真菌症が骨部外耳道に認められることがある．*Aspergillus*，*Candida* が多く検出される．

処方例

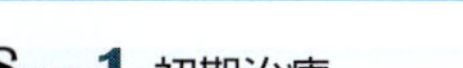

STEP 1 初期治療

❶ ゲンタマイシン（ゲンタシン） 軟膏 0.1% 1日2回塗布

❷ ベタメタゾン吉草酸エステル（リンデロン-VG） 軟膏 0.12% 1日2回塗布

❸ オフロキサシン（タリビッド） 耳科用液 0.3% 1回6～10滴 1日2回

▶❶～❸のいずれか．

解説

外耳道を清掃後，抗菌薬軟膏や点耳薬を塗布する．痒みを伴う場合，副腎皮質ステロイド含有抗菌薬軟膏を塗布する．

STEP 2 膿瘍形成例・難治例・真菌感染例

❶ アモキシシリン（サワシリン，パセトミン） 錠 250 mg 1回1～2T 1日3回

❷ 13% 酢酸アルミニウム液（ブロー液） 耳浴，塗布（自家調剤）

③ ラノコナゾール（アスタット） クリーム 1% 1日1〜2回塗布

④ アセトアミノフェン（カロナール） 末・細粒・錠 1回 300〜500 mg 頓用 疼痛時

▶①〜④のいずれか.

解説

耳癤で膿瘍が形成されている場合は切開，排膿処置を行う．その後，抗菌薬を塗布，内服薬を処方する．13% 酢酸アルミニウム液は緑膿菌，MRSA（メチシリン耐性黄色ブドウ球菌）感染に効果がある．13% 酢酸アルミニウム液で外耳道を耳浴するか，綿球に 13% 酢酸アルミニウム液を浸し外耳道，鼓膜上に数分置いておく．13% 酢酸アルミニウム液は内耳障害，顔面神経麻痺を生じることがあり，穿孔のある耳には使用しない．外耳道真菌症では外耳道を清掃し，その後ピオクタニン（ゲンチアナブルー），ポピドンヨードなどで消毒し，抗真菌薬を塗布する．細菌感染との混合感染では，真菌の治療を優先させる．疼痛には適宜非ステロイド抗炎症薬を投与する．

連携医療

数週間治療しても改善の乏しい場合，悪性腫瘍，外耳道真珠腫などを考慮し，専門医へ紹介する．糖尿病，免疫不全患者では壊死性外耳道炎（悪性外耳道炎）の可能性を考える．緑膿菌による外耳道感染で重篤な経過をたどるため早期に専門医へ紹介する．

（小林一女）

2 中耳炎

基本的知識

上気道炎によりウイルスや細菌が上咽頭から耳管経由で中耳に炎症を起こしたものである．急性中耳炎は小児に多く，3歳までに8割のものが罹患するといわれている．鼓膜所見を中心に重症度が論じられる．肺炎球菌，インフルエンザ菌，*Moraxella catarrhalis* が主な起因菌である．反復する場合，低年齢，起因菌の耐性化，患者の免疫能，生活・環境要因などが問題とされている．

薬物治療アルゴリズム

日本耳科学会，日本小児耳鼻咽喉科学会，日本耳鼻咽喉科感染症・エアロゾル学会（編）の小児急性中耳炎診療ガイドライン（2018年版）が出版されている．軽症，中等症，重症の各々の治療アルゴリズムがある．

処方例 

A 軽症（スコア5点以下）

STEP 1 抗菌薬非投与3日間経過観察にても改善のない場合

① アモキシシリン（サワシリン，パセトシン） 細粒（小児） 1日20〜40 mg/kg 3〜4回分服 3日間 改善がみられる場合はさらに2日間追加投与

STEP 2 STEP 1にて改善のない場合

① アモキシシリン（サワシリン，パセトシン） 細粒（小児） 1日90 mg/kg 3日間 改善がみられる場合はさらに2日間追加投与

② クラブラン酸・アモキシシリン配合（クラバモックス） DS 1回48.2 mg/kg 1日2回 3日間 改善がみられる場合はさらに2日間追加投与

③ セフジトレンピボキシル（メイアクトMS） 小児用細粒 1回3 mg/kg 1日3回 3日間 改善がみられる場合はさらに2日間追加投与

▶①〜③のいずれか.

STEP 3 STEP 1，STEP 2にて改善のない場合

① アモキシシリン（サワシリン，パセトシン） 細粒（小児） 1日90 mg/kg 5日間

② クラブラン酸・アモキシシリン配合（クラバモックス） DS 1回48.2 mg/kg 1日2回 5日間

③ セフジトレンピボキシル（メイアクトMS） 小児用細粒 1回6 mg/kg 1日3回 5日間

▶感受性を考慮し薬剤を①〜③のいずれかに変更.

B 中等症（スコア6〜11点）

STEP 1 高度の鼓膜所見がある場合

鼓膜切開，細菌検査を行いつつ下記の処方を行う.

① アモキシシリン（サワシリン，パセトシン） 細粒（小児） 1日90 mg/kg 3日間 改善がみられる場合はさらに2日間追加投与

STEP 2 STEP 1にて改善のない場合

① クラブラン酸・アモキシシリン配合（クラバモックス） DS 1回48.2 mg/kg 1日2回 3日間 改善がみられる場合はさらに2日間追加投与

❷ セフジトレンピボキシル（メイアクト MS） 小児用細粒 1回6 mg/kg 1日3回 3日間 改善がみられる場合はさらに2日間追加投与

❸ 鼓膜切開＋アモキシシリン（サワシリン，パセトシン） 細粒（小児） 1日90 mg/kg 3日間 改善がみられる場合はさらに2日間追加投与

▶感受性を考慮し❶〜❸のいずれかに変更.

STEP 3 STEP 1，2 にて改善のない場合

❶ 鼓膜切開＋クラブラン酸・アモキシシリン配合（クラバモックス） DS 1回48.2 mg/kg 1日2回 5日間

❷ 鼓膜切開＋セフジトレンピボキシル（メイアクト MS） 小児用細粒 1回6 mg/kg 1日3回 5日間

❸ テビペネムピボキシル（オラペネム） 小児用顆粒 1回4 mg/kg 1日2回 5日間

❹ トスフロキサシン（オゼックス） 小児用顆粒 1日12 mg/kg 2回分服 5日間

▶❶〜❹のいずれか.

C 重症（スコア 12 点以上）

STEP 1

❶ アモキシシリン（サワシリン，パセトシン） 細粒（小児） 1日90 mg/kg 3日間 改善がみられる場合はさらに2日間追加投与

❷ クラブラン酸・アモキシシリン配合（クラバモックス） DS 1回48.2 mg/kg 1日2回 3日間 改善がみられる場合はさらに2日間追加投与

❸ セフジトレンピボキシル（メイアクト MS） 小児用細粒 1回6 mg/kg 1日3回 3日間 改善がみられる場合はさらに2日間追加投与

▶鼓膜切開と❶〜❸のいずれか.

STEP 2 STEP 1 にて改善のない場合

❶ 鼓膜切開＋クラブラン酸・アモキシシリン配合（クラバモックス） DS 1回48.2 mg/kg 1日2回 3日間 改善がみられる場合はさらに2日間追加投与

❷ 鼓膜切開＋セフジトレンピボキシル（メイアクト MS） 小児用細粒 1回6 mg/kg 1日3回 3日間 改善がみられる場合はさらに2日間追加投与

❸ テビペネムピボキシル（オラペネム） 小児用顆粒 1回4 mg/kg 1日2回 3日間 改善がみられる場合はさらに2日間追加投与

❹ トスフロキサシン（オゼックス） 小児用顆粒 1日12 mg/kg 2回分服 3日間 改善がみられる場合はさらに2日間追加投与

▶感受性を考慮し❶～❹のいずれか.

STEP 3 STEP 1，STEP 2 にて改善のない場合

❶ 鼓膜（再）切開＋テビペネムピボキシル（オラペネム） 小児用顆粒 1回4 mg/kg 1日2回 5日間

❷ 鼓膜（再）切開＋トスフロキサシン（オゼックス） 小児用顆粒 1日12 mg/kg 2回分服 5日間

❸ アンピシリン（ビクシリン） 注 1日150 mg/kg 3回分割 点滴静注 3日間

❹ セフトリアキソン（ロセフィン） 注 1日60 mg/kg 1～2回分割 点滴静注（新生児は1日50 mg/kg以下） 3日間

▶❶❷いずれかを投与，または❸❹のいずれかを点滴.

処方上の注意

発熱のある場合はアセトアミノフェン 10～15 mg/kg 併用．抗菌薬投与時の下痢には耐性乳酸菌や酪酸菌製剤が有効な場合がある．ピボキシル基を有する抗菌薬の長期連続投与については，二次性カルニチン欠乏症の発症に十分注意すること．抗菌薬1日の投与量は下記の用量を超えないこと：アモキシシリン 1,500 mg，セフジトレンピボキシル 600 mg，テビペネムピボキシル 600 mg，トスフロキサシン 360 mg.

連携医療

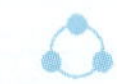

上記の三次治療（STEP 3）にても軽快しない場合，難治例と考えられ，入院にての適切な治療を行う．

（奥野妙子）

3 滲出性中耳炎

基本的知識

滲出性中耳炎は“鼓膜に穿孔がなく，中耳腔に貯留液をもたらし難聴の原因となるが，急性炎症症状すなわち耳痛や発熱のない中耳炎”と定義される．特に乳幼児期に多く発症し，年齢とともにその頻度は減少する．本疾患は上気道感染罹患時，あるいは急性中耳炎罹患後に貯留液が遷延するために生じる．発症の契機は上気道感染に伴

う鼻咽腔と耳管および中耳への感染性炎症と結果としての耳管機能障害である．また鼻副鼻腔炎やアデノイド増殖症の存在は耳管機能をさらに悪化させる．

薬物治療アルゴリズム

2015年，『小児滲出性中耳炎診療ガイドライン2015年版』が刊行された．推奨度に基づき，経過観察，保存的治療，手術的治療からなる治療アルゴリズムが提案されている．自然治癒が期待できるが，発症から3ヵ月以上を経過した滲出性中耳炎では遷延化に関与する周辺臓器疾患の治療を行う．

処方例

A 発症後3ヵ月まで

❶ カルボシステイン（ムコダイン） DS 50% 1回10 mg/kg 1日3回 朝昼夕食後

解説

カルボシステインは現在日本で適応疾患として認可されている唯一の内服薬であり，粘液繊毛輸送機能を改善させる．またメタアナリシスでも推奨されている．

B 発症後3ヵ月以降

1）鼻副鼻腔炎を合併する場合

❶ クラリスロマイシン（クラリス，クラリシッド） DS 10% 1回6～8 mg/kg 1日2回 朝昼夕食後

❷ カルボシステイン（ムコダイン） DS 50% 1回30 mg/kg 1日2回 朝昼夕食後

▶❶❷を併用．

【1）**解説**】

滲出性中耳炎症例の半数以上に鼻副鼻腔炎が合併する．鼻副鼻腔炎は中耳への感染源になり，また耳管機能にも影響する．鼻処置に加え14員環マクロライド薬の少量長期投与（マクロライド療法）を2ヵ月間をめどに行う．ただし，3歳以上でアデノイド増殖症の合併のないものとする．

2）アレルギー性鼻炎合併例

❶ レボセチリジン（ザイザル） シロップ0.05% 1回2.5 mL（1～7歳未満），1回5 mL（7歳以上） 1日2回 朝食後・就寝前

❷ カルボシステイン（ムコダイン） DS 50% 1回10 mg/kg 1日3回 朝昼夕食後

❸ **モメタゾンフランカルボン酸エステル水和物（ナゾネックス）** 点鼻液 各鼻腔に1回1噴霧 1日1回（3歳以上～12歳未満）

▶❶～❸を併用.

【(2) 解説】

アレルギー性鼻炎は滲出性中耳炎の増悪因子であり，鼻咽腔粘膜のみならず耳管咽頭口，さらには耳管粘膜にも浮腫を生じせしめ，耳管機能に影響を与える.

3) アデノイド増殖症を合併する場合

❶ **プランルカスト（オノン）** DS 10% 1回3.5 mg/kg 1日2回 食後

❷ **モメタゾンフランカルボン酸エステル水和物（ナゾネックス）** 点鼻液 各鼻腔に1回1噴霧 1日1回（3歳以上～12歳未満）

▶❶❷を併用.

【(3) 解説】

ステロイド鼻噴霧薬の使用でアデノイドが縮小し，滲出性中耳炎の改善をみたとの報告がある．アデノイド切除術の前に試みるべき薬物治療である.

処方上の注意

クラリスロマイシンは比較的副作用のない薬剤であるが，時に食欲不振，下痢などの胃腸症状を伴うことがある．またカルボシステインとともに内服すると苦味が増すため，別々に内服したほうがよい．ステロイド鼻噴霧薬はその種類によって年齢制限があるため注意を要する.

（飯野ゆき子）

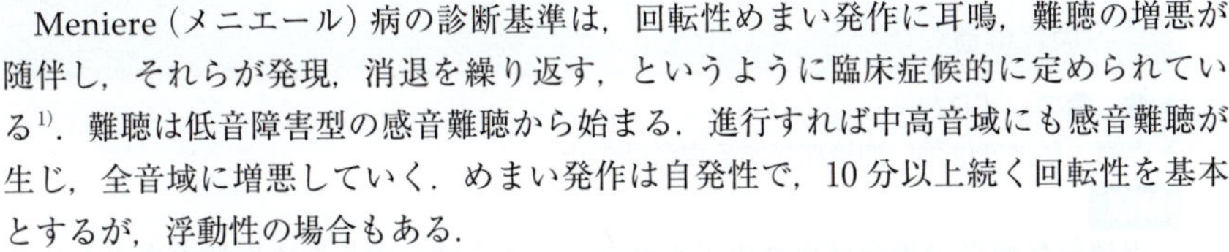

4 Meniere 病

基本的知識

Meniere（メニエール）病の診断基準は，回転性めまい発作に耳鳴，難聴の増悪が随伴し，それらが発現，消退を繰り返す，というように臨床症候的に定められている[1)]．難聴は低音障害型の感音難聴から始まる．進行すれば中高音域にも感音難聴が生じ，全音域に増悪していく．めまい発作は自発性で，10分以上続く回転性を基本とするが，浮動性の場合もある.

Meniere 病の側頭骨病理は内リンパ水腫である．30～40歳代，やや女性に多く，ストレスや不規則な生活が Meniere 病の発症と因果関係を持つとされている．しかしながら，ストレスと内リンパ水腫発生，Meniere 病発症のメカニズムは未解明である．両耳罹患率は10～40%，罹病期間の遷延化によりその率は上昇する．罹病期間の遷延化，両耳罹患により，神経症やうつ病の合併率も高まる．できる限り早期に適切な治療を見出すことが肝要である．

薬物治療アルゴリズム

1）生活指導

Meniere 病は，ストレスと内耳水代謝異常に関連が深いとされる．まずは，禁煙指導，睡眠をよくとり，規則正しい生活を実践させる．水分摂取を意識させ，利尿を高める．週複数回の有酸素運動を勧め，発汗を高める．

2）薬物治療

Meniere 病に対して行う薬物治療は，発作急性期と発作間欠期に分けられる．急性期には他のめまい疾患と同様，主としてめまい発作の軽減と随伴する悪心，嘔吐などの自律神経症状の軽減を目的とする一般治療を行う．間欠期には主として聴覚，前庭機能の回復および再発，進行の予防を目的とする個別治療を行う．

処方例

A 急性期

STEP 1

❶ ジメンヒドリナート（ドラマミン） 錠 50 mg 1回1T 頓服

❷ ジアゼパム（セルシン，ホリゾン） 注 10 mg 1回 0.5～0.7 A（血圧を考慮）筋注

❸ 炭酸水素ナトリウム（メイロン） 注 8.4% 1回 250 mL 1日1回 点滴静注

❹ アデノシン三リン酸二ナトリウム（トリノシン，アデホス-L コーワ） 注 20 mg 1回1A 1日1回 点滴静注

❺ メトクロプラミド（プリンペラン） 注 10 mg 1回1A 1日1回 点滴静注

❻ ジアゼパム（セルシン） 注 5 mg 1回1A 1日1回 点滴静注（同一薬筋注時には省く）

▶❶～❻のいずれか．

▶点滴，静注では強い血管痛がある場合は中止．

解説

過換気症候群の場合は血液のアルカローシスを助長するため炭酸水素ナトリウムは控える．

STEP 2 STEP 1 で軽快しない場合

STEP 1 の点滴を1日1回続行するとともに下記内服処方を追加する．

❶ ジメンヒドリナート（ドラマミン）　錠 50 mg　1 日 2 T　4 回分服　朝昼夕・就寝前

❷ スルピリド（ドグマチール，アビリット）　錠 50 mg　1 回 1 T　1 日 2 回　朝夕

❸ ジフェニドール（セファドール）　錠 25 mg　1 回 1 T　1 日 1 回　昼

▶❶〜❸のいずれか.

解説

経験することの多い副作用として，ジメンヒドリナートには眠気があり，車の運転に注意．ジフェニドールは口渇に注意．スルピリドは抗うつ薬であるが制吐作用を持つ胃薬である．時に体重増加，乳汁分泌で女性はこれを嫌うこともあり，数日で治療効果のみられない場合は中止して差し支えない.

B 間欠期

❶ アデノシン三リン酸二ナトリウム（トリノシン，アデホスコーワ）　顆粒　1 回 100 mg　1 日 3 回

❷ メコバラミン（メチコバール）　錠 500 μg　1 回 1 T　1 日 3 回

❸ イソソルビド（イソバイド）　シロップ 70%　1 日 60〜120 mL　3 回分服

▶❶〜❸のいずれか.

解説

急性期に難聴が悪化進行する場合，急性期から間欠期にかけて可能な限り聴力回復のため，プレドニゾロンなどのステロイドの漸減使用を考慮すべきである.

連携医療

生活指導さらに薬物療法を最低 3〜6 ヵ月施行したにもかかわらず，めまい発作頻度，聴力レベルに改善傾向のない難治例に対して，手術治療を勧める場合がある[2]．適応について，専門医にコンサルトしてみるとよい．両耳罹患は Meniere 病患者の精神心理面にも悪影響を及ぼし，治療のコンプライアンスも著しく低下する．両耳罹患例の取り扱いについても，専門医にコンサルトしてみるとよい.

文献

1) 渡辺行雄ほか：メニエール病診療ガイドライン 2011 年版，厚生労働省難治性疾患克服研究事業・前庭機能異常に関する調査研究班（2008-2010 年度）［編］，金原出版，2011
2) 北原　糺ほか：メニエール病に対する手術の EBM とは．EBM 耳鼻咽喉科・頭頸部腫瘍の治療 2010-2011，池田勝久ほか（編），中外医学社，p 205-209, 2010

（北原　糺）

5 突発性難聴

基本的知識

本疾患は突然発症する原因不明の高度感音難聴である．耳鳴，めまいを伴うこともある．原因不明ではあるが，その病態に関して，循環障害，ウイルス感染，免疫異常，細胞ストレス仮説など様々な病態が混在していると考えられている．鑑別疾患として，急性低音障害型感音難聴，Meniere 病，聴神経腫瘍，外リンパ瘻などが挙げられる．総じて予後は不良であり，約 30% のみ完全回復し，残りは，まったく改善がないか一部改善例である．特に，高度難聴例，めまいを伴う例において予後不良とされる．発症して 2 週間以上経過して治療を開始しても効果がない．自然軽快例も存在するため，治療薬の効果は不明な点も多い．治療法も確立されていないが，主として，ステロイドの全身投与を主体とした治療が行われる．ステロイドとしてはプレドニゾロン，デカドロンが投与される．ステロイドの投与量についてもエビデンスに乏しいが，多量であるほど効果がより高い，という報告もある．他には循環改善薬，代謝改善薬，デフィブリノゲナーゼが併用される．高圧酸素治療も行われる．ステロイド治療も含めて治療薬すべてにおいて効果が十分に立証されていないのが現状である．

近年は，直接鼓室内 (局所) へ投与も行われる．経鼓膜的に注入し，内耳窓上に散布されたステロイドホルモンが正円窓上から吸収される．米国耳鼻咽喉科学会 (AAO-HNS) のガイドラインでは，ステロイドの全身投与無効例ではサルベージ治療としてステロイド鼓室内投与を考慮することが記載されている．ステロイドのうち，デキサメタゾンが最も効果的である．全身性副作用を生じないという利点がある反面，穿刺に伴う鼓膜穿孔による難聴の合併症があり得る．

処方例

点滴ないし内服で下記を投与する．

① **プレドニゾロンコハク酸エステルナトリウム (水溶性プレドニン)**　注　60 mg 3 日間，40 mg 2 日間，20 mg 2 日間を漸減　点滴静注
または**アデノシン三リン酸二ナトリウム (アデホス-L コーワ)**　注 80 mg，または**メコバラミン (メチコバール)**　注 500 μg，または**アルプロスタジルアルファデクス (プロスタンディン，パルクスなど)**　注 60 μg　7 日間　点滴静注

❷ プレドニゾロン（プレドニン）　錠　60 mg 3 日間，40 mg 2 日間，20 mg 2 日間を漸減
またはアデノシン三リン酸二ナトリウム（アデホスコーワ，トリノシン，ATP）錠　1 回 60 mg，またはメコバラミン（メチコバール）　1 回 500 mg　1 日 3 回　7 日間

▶❶のいずれか，または❷のいずれか．

（神崎　晶）

6 動揺病（乗り物酔い）

基本的知識

動揺病（乗り物酔い）は文明の発達に伴って人が乗り物を利用するようになり，歩行や走行などで生じる以上の加速度に曝露されるようになってから認められるようになった．乗船により生じる船酔い，列車や自動車で生じる車酔い，航空機による空酔いなどがある．近年の交通手段の高速化，加速度の増大に従い増加しつつある．乳幼児では動揺病はほとんど認めない．入学前の小児期では顕著であるが学童期くらいまでに 70% がよくなる．思春期を過ぎるとまれで，成人まで持続するのは 10～15% といわれている．女性に多く，成人まで持続する率も女性において高い．ふらつきや浮動感などの平衡障害があり，広義の“めまい”に属するが，眼振は認めないことが多い．生唾，あくびに始まり，次第に典型的症状として冷汗，蒼白，吐気，嘔吐など，前庭-自律神経症状といわれる症状を伴う．原因となる加速度刺激が消失すれば，症状は速やかに治まる．また，長い航海などで長時間の刺激が続いても，数日のうちに“慣れ”によって症状は軽快・消失する．

処方例

❶ ジフェンヒドラミン・ジプロフィリン配合（トラベルミン）　錠　1 回 1T　1 日 3～4 回

❷ ジメンヒドリナート（ドラマミン）　錠 50 mg　1 回 1T　1 日 3～4 回　1 日 200 mg まで

❸ プロメタジン塩酸塩（ピレチア，ヒベルナ）　錠 5 mg・25 mg　1 回 5～25 mg　1 日 1～3 回

▶❶～❸のいずれか．

処方上の注意

眠気を催すことがあるので，投与中の患者には，自動車の運転などの危険を伴う機会の操作には従事させないように十分注意する．また，抗コリン作用を有するので，緑内障の患者（眼圧を亢進させることがある），前立腺肥大など下部尿路に閉塞性疾患のある患者（排尿困難を悪化させることがある）には投与禁忌である．ジフェンヒドラミン・ジプロフィリン配合剤については，てんかん，甲状腺機能亢進症，急性腎炎の患者，ジメンヒドリナートについては，小児，てんかん，甲状腺機能亢進症，急性腎炎，麻酔施行前の患者，プロメタジン塩酸塩については，肝障害，脱水・栄養不良状態などを伴う身体的疲弊のある患者に対しては慎重投与となっているので，使用にあたってはこれらに留意する．

（肥塚　泉）

7 鼻出血

基本的知識

血管壁の脆さや粘膜上皮の傷害，血圧の急激な上昇，止血困難などは鼻出血の原因・症状増悪の因子であり，Osler 病では気流刺激ですら原因となる．抗凝固薬の服用者の増加に伴い高齢者の鼻出血は増加している．止血の基本は局所の圧迫であり，薬物処方が必要な例は小児のアレルギー性鼻炎で頻回に鼻をいじるための出血例と，Osler 病などの血管異常例である．

処方例

A 小児アレルギー性鼻炎

❶ フェキソフェナジン（アレグラ） 錠 30 mg 1 回 1 T 1 日 2 回

❷ クロラムフェニコール・フラジオマイシン配合（クロマイ-P） 軟膏 1 日 2～3 回 鼻入口部に適量塗布

▶❶❷を併用．

解説

抗ヒスタミン薬で鼻の痒みを減らし，瘙痒の結果炎症が起きている鼻入口部に軟膏を塗布して消炎する．

B Osler 病

❶ **トラネキサム酸（トランサミン）** カプセル 250 mg　1 回 2 Cap　1 日 3 回

❷ **チモロール（チモプトール）** 点眼薬 0.5%　1 回両鼻腔に 1 滴ずつ　1 日 2 回　点鼻（保険適用外，緑内障の病名必要）

▶❶❷を併用．

解説

以前はエストロゲンの使用が推奨された．有効と報告された薬物としてはタモキシフェン，トラネキサム酸，サリドマイド，ベバシズマブ，プロプラノロール，チモロール点鼻があるが，エビデンスが確立されたものはまだない．

処方上の注意

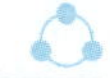

一般のいわゆる止血薬は血管壁やその周囲結合織の強化をうたっているものの，明らかな有効性はない．まして出血時の効果はない．

連携医療

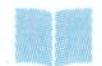

Osler 病では手術的治療を必要とすることが多く，専門医に相談すべきである．

（市村恵一）

8 副鼻腔炎

基本的知識

急性上気道炎に引き続き，頬部痛，膿性鼻漏，頭重感，発熱などを伴う急性鼻副鼻腔炎と，粘性鼻漏，鼻閉，頭重感などを主訴とする慢性鼻副鼻腔炎では処方がまったく異なる．

GL 日本鼻科学会：急性鼻副鼻腔炎ガイドライン〈https://www.jstage.jst.go.jp/article/jjrhi/53/2/53_103/_pdf〉［2019 年 1 月 21 日閲覧］

処方例

A 急性鼻副鼻腔炎

STEP 1 軽症例

❶ **アモキシシリン（パセトシン，サワシリン）** カプセル 250 mg　1 回 1～2 Cap　1 日 3 回　食後

STEP 2 重症例

❶ ガレノキサシン（ジェニナック） 錠200 mg 1回2T 1日1回 食後

B 慢性鼻副鼻腔炎

1）一般の慢性鼻副鼻腔炎（好中球性炎症）

❶ クラリスロマイシン（クラリス，クラリシッド） 錠200 mg 1回1T 1日1回 食後

❷ カルボシステイン（ムコダイン） 錠500 mg 1回1T 1日3回 食後

▶❶❷を併用．3ヵ月間を目安とする．

2）好酸球性鼻副鼻腔炎

❶ プランルカスト（オノン） カプセル112.5 mg 1回1 Cap 1日2回 食後

❷ フルチカゾンフランカルボン酸エステル（アラミスト），またはモメタゾンフランカルボン酸エステル水和物（ナゾネックス） 鼻噴霧液 1回両鼻に2噴霧ずつ 1日1回（アラミストは1日110 μg，ナゾネックスは1日200 μg）

▶❶❷を併用．

処方上の注意

好酸球性副鼻腔炎ではまず内視鏡下鼻副鼻腔手術を行い，術後から上記処方を続ける．増悪した場合はプレドニゾロン1日20 mgを1週間投与する．

連携医療

気管支喘息合併例はほとんどが好酸球性鼻副鼻腔炎であり，手術が必要なため，専門医に紹介する．

（市村恵一）

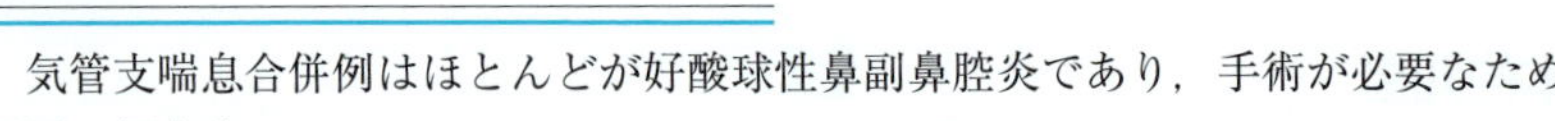

9 咽頭・扁桃炎

基本的知識

急性扁桃炎は小児期に最も多い疾患であり，悪寒・発熱・咽頭痛・嚥下痛を主訴とする．ウイルスを原因とすることが多く，二次的に細菌による急性扁桃炎に移行する．近年急性咽頭・扁桃炎の重症度に応じた抗菌薬の種類・量の選択や推奨治療方針が示され，その有用性も示されている．急性扁桃炎からの分離菌頻度をみると[1)]，口

腟内常在菌群が半数近くを占めているが，多くはウイルス感染であると考えられる．

処方例

STEP 1 軽症例

❶ **アセトアミノフェン（カロナール）** 末・細粒・錠 小児：1回10〜15 mg/kg 1日2〜3回 成人：1回300〜500 mg 1日2〜3回

❷ **カルボシステイン（ムコダイン）** 錠・DS 小児：1回20 mg/kg 1日3回 成人：1回250〜500 mg 1日3回

❸ **ポビドンヨード（イソジン）** ガーグル液 または**アズレン（アズノール）** うがい薬など

〈抗菌薬〉
❹ ペニシリン系の**アモキシシリン**（**パセトシン**など），**クラブラン酸・アモキシシリン配合（クラバモックス）**，**スルタミシリン（ユナシン）**あるいはセフェム系の**セフジトレンピボキシル**（**メイアクトMS**など）など
小児：**クラブラン酸・アモキシシリン配合（クラバモックス）** DS 1日96.4 mg/kg 2回分服 食前 または**セフジトレンピボキシル（メイアクトMS）** 細粒 1回3 mg/kg 1日3回
成人：**アモキシシリン（パセトシン，サワシリン）** 錠250 mg 1回2T 1日3回 または**セフジトレンピボキシル（メイアクトMS）** 錠 1回100 mg 1日3回

▶❶〜❸を併用．3日間改善しない場合は❹を加える．

解説

ウイルス性あるいは軽症の細菌性扁桃炎では解熱消炎鎮痛薬，去痰薬，咳嗽薬など（❶〜❸）の対症療法にて寛解を待つが，3日間改善しないあるいは増悪する場合は，上記に加えて抗菌薬❹のいずれかを投与する．

STEP 2 中等症あるいはそれ以上の症例

初回治療時よりSTEP 1の❹の抗菌薬を中心にSTEP 1の❶〜❸を加える．

解説

第一選択薬として前出の抗菌薬が挙げられ，第二選択薬としては感受性が合致すればCLDM，AZM，MINOも有用であり，成人ではGRNX（ジェニナック），STFX（グレースビット），MFLX（アベロックス）などのニューキノロン系薬なども有用性は高く，小児，成人においてそれぞれの常用量を投与する．

通常は前出の経口抗菌薬の常用量で十分であるが，耐性菌が疑われる場合は下痢に対処しながら高用量（倍量までの）投与や小児にも投与可能な比較的新しいTFLX（オゼックス，トスキサシン）やTBPM-PI（オラペネム）が推奨され，疼痛が強く炎症高度のものには注射薬としてABPC（ビクシリン），PIPC（ペントシリン），CTRX（ロセフィン)，MEPM (メロペン) などを用いる．EB ウイルスを起炎微生物とする伝染性単核球症では，ペニシリン系薬は皮疹を生じることがあり禁忌である．

文献

1) 鈴木賢二ほか：第 5 回耳鼻咽喉科領域感染症臨床分離菌全国サーベイランス結果報告．日耳鼻感染症・エアロゾル会誌 **33**：5-19, 2015

(鈴木賢二)

10 再発性アフタ

基本的知識

アフタとは，粘膜に生じる 10 mm までの円形ないし楕円形の境界明瞭な潰瘍である．表面は白色偽膜でおおわれ，周囲に紅暈を伴う．このアフタが口腔粘膜に周期的にまたは不定期に，同じ場所あるいは場所を変えて再発を繰り返す場合を，再発性アフタと呼ぶ．原因は口腔粘膜の非特異的な刺激に対する一種の過敏反応の状態と考えられ，咬傷などの外傷後に生じやすく，ウイルス・細菌感染，自己免疫疾患，食物アレルギー，内分泌異常，遺伝，ストレスなどの関与も考えられている．好発部位は口唇粘膜，舌先端，舌側縁，頬粘膜であり，有痛性で特に接触痛のために摂食障害をきたし QOL を損なう．通常 1～2 週間以内に瘢痕を生じずに治癒するが，再発を繰り返す．

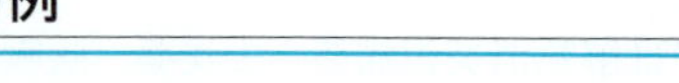

処方例

STEP 1 含嗽薬

❶ ポビドンヨード (イソジン) ガーグル液 7% 1 回 2～4 mL を水約 60 mL に希釈 (15～30 倍) 1 日数回含漱

❷ アズレン・$NaHCO_3$ 配合 (含漱用ハチアズレ) 顆粒 2 g/包 1 回 1 包を水約 100 mL に溶解 1 日数回含漱

❸ アズレン (アズノール) うがい液 4% 1 回 5～7 滴を水約 100 mL に溶解 1 日数回含漱

▶❶～❸のいずれか．

解説

口腔内乾燥や衛生不良は増悪因子となり得るため，口腔内を清潔に保つことが重要である．

STEP 2 外用薬

❶ トリアムシノロンアセトニド（アフタッチ） 口腔用貼付剤 25 μg 1回1T 1日1～2回付着

❷ ベクロメタゾンプロピオン酸エステル（サルコート） 外用カプセル 50 μg 1回1 Cap 1日2～3回 専用の噴霧器を用いて患部に噴霧

▶❶❷のいずれか.

解説

摂食痛が著明な場合には，塩酸リドカインのゼリーの直接塗布や塩酸リドカインのポンプスプレーが有効な場合がある.

STEP 3 内服薬

❶ ビタミン B_1，B_6，B_{12}混合（ビタメジン） カプセル 25 1回1 Cap 1日3回 毎食後

❷ アスコルビン酸（シナール） 錠 200 mg 1回1T 1日3回 毎食後

❸ トラネキサム酸（トランサミン） 錠 250 mg 1日3～6T 3回分服 毎食後

▶❶～❸のいずれか.

解説

上記のほか，保険適用外ではあるが，胃潰瘍治療薬のポラプレジング，マレイン酸イルソグラジン，レバミピドなどが有効との報告がある.

処方上の注意

ステロイド全身投与に関しては原則として行わず，重症例や難治例で，前述の治療が奏効しない場合に限り使用を検討すべきである.

連携医療

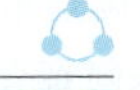

多発し遷延化するときは，Behçet 病や Sweet 病，Crohn 病などの膠原病の鑑別を兼ねて専門医を紹介する.

（賓地信介）

11 味覚障害

基本的知識

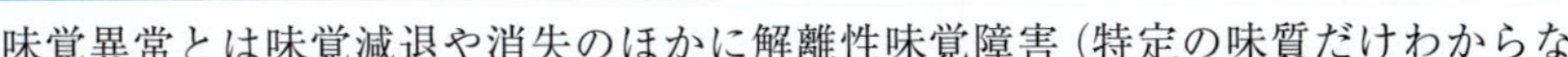

味覚異常とは味覚減退や消失のほかに解離性味覚障害（特定の味質だけわからな

い)，異味症（本来の味と異なる)，錯味症（味質を間違える)，自発性異常味覚（口中に何もないのに特定の味がする)，悪味症（嫌な味に感じる)，味覚過敏などといった症状を訴える．

原因は亜鉛欠乏，薬剤，感冒後，全身疾患，頭部外傷，うつや神経症など様々ある．一般的な亜鉛欠乏による味覚障害の機序は，亜鉛欠乏により味蕾（受容器）に存在する味細胞のターンオーバーが遅延することによるものである．わが国では『味覚障害診療の手引き』［池田　稔（編)］[1)]が2006年に発行され，現段階で唯一の味覚障害に対する手引き書である．この手引き書には味覚障害の原因分類，原因になり得る薬剤，機能検査，治療，耳鼻咽喉科の手術に関連した味覚障害について掲載されている．

処方例

[亜鉛欠乏症例（血清亜鉛値80 μg/dL）未満]

❶ 硫酸亜鉛　カプセル100 mg（亜鉛量にして約22 mg）　1 Cap　1回1 Cap　1日1〜3回（自家調剤）

❷ ポラプレジンク（プロマック）　錠（亜鉛量にして17 mg/1 T）　1回1 T　1日1〜2回

❸ 酢酸亜鉛水和物（ノベルジン）　錠（亜鉛量にして25 mg/1 T）　1回1〜2 T　1日1〜2回

▶❶〜❸のいずれか．即効性はないため，効果が現れなくても3ヵ月間は治療を継続する．

解説

現在，エビデンスを持つ唯一の治療は亜鉛内服療法である．当科では硫酸亜鉛製剤やポラプレジンク，酢酸亜鉛水和物を用いているが，市販の亜鉛サプリメントを代用して亜鉛量を調節してもよい．

ポラプレジンクは味覚障害に対して保険適用はないが，2011年に「医薬品の適応外使用に係る保険診療上の取り扱い」で保険審査上使用が認められることとなった．酢酸亜鉛水和物は低亜鉛血症の病名が要る．味覚障害に対して漢方の有効性が報告されているものの，十分なエビデンスや保険適用がないため，随証に合わせた選択を行う．

処方上の注意

亜鉛内服療法の毒性は極めて低い．腎障害，肝障害例にも使用可能である．しかし，鉄や銅に拮抗する作用を持つため，3ヵ月に一度は血清亜鉛のみならず，血清鉄や銅を測定し，投与量を調節する．血清亜鉛値は時間により変動するため，評価する際は採血時間を統一する必要がある．

連携医療

味覚異常を訴える中には嗅覚障害による風味障害も存在する．また全身疾患が隠れ

ていることもあるため，1ヵ月間亜鉛内服治療を行って改善しない場合は専門外来に紹介する．

文献

1）池田稔（編）：味覚障害診療の手引き，金原出版，2006

（阪上雅史）

12 唾液腺炎

基本的知識

唾液腺炎は大唾液腺である耳下腺と顎下腺の炎症が大半を占め，実際の治療に際して舌下腺・小唾液腺炎の頻度は低い．唾液腺炎はムンプス，急性化膿性唾液腺炎，小児の反復性耳下腺炎，Sjögren 症候群（以下，SS），線維素性唾液管炎などが挙げられる．ムンプスは原則ワクチンによる予防が主体で発症後は対症療法が中心となる．化膿性唾液腺炎は糖尿病合併など易感染性の問題，唾石による唾液排出障害に起因するものがあり，増悪した場合は膿瘍形成もみられる．耳下腺結核は抗結核薬治療が基本である．小児反復性中耳炎も広域の抗菌薬投与が基本である．SS や IgG4 関連疾患は疾患自体にステロイド投与を行うことがあるが，前者は通常口腔乾燥に対する治療，後者は整容的な腺腫脹に対する治療が主となる．

処方例

A 急性化膿性唾液腺炎

❶ セフジトレンピボキシル（メイアクト MS） 錠 100 mg 1回1T 1日3回 食後
疼痛にはロキソプロフェン（ロキソニン） 錠 60 mg 1回1T 1日1～3回 食後

解説

ペニシリンやセフェム系抗菌薬の内服，重症例は点滴加療となるが，反応が悪い場合はニューキノロン系抗菌薬に変更する．膿瘍形成のときは切開排膿を考慮する．

B IgG4 関連唾液腺疾患

❶ プレドニゾロン（プレドニン） 錠 5 mg 1回2～3T 1日6～8Tから漸減 食後

❷ レバミピド (ムコスタ)　錠 100 mg　1 回 1 T　1 日 3 回　食後

▶❶❷を併用.

解説

整容的に問題となるような腫脹の場合は，1 日 30〜40 mg からステロイド漸減投与を行う．再燃してくることが多く漸減時は腺の状態を慎重に観察することが重要である．5〜10 mg で継続投与の例も多い．

C SS による口腔乾燥 (口腔リンス法)

❶ ピロカルピン (サラジェン)　錠・顆粒 5 mg　1 回 1 T・1 包　1 日 5〜15 mg　食後

❷ セビメリン (エボザック，サリグレン)　カプセル 30 mg　1 回 1 Cap　1 日 3 回　食後

▶❶❷のいずれか．水に溶解し，1 日十数回うがいを行う．

解説

発汗，利尿，消化器症状を呈した場合，副作用軽減のためステップアップ法 (1 日 1 回から始めて 1 日 3 回投与まで段階的に増量) とする．口腔リンス法は全身的副作用を回避する目的で錠剤・散剤を水に溶解し，1 日十数回うがいを行うものである．

処方上の注意

SS で化膿性耳下腺炎併発した際は，ステロイドと抗菌薬の併用が推奨される．M3 ムスカリン作動薬は副作用と投与法について十分な説明を行い，治療放棄がないようにすることが肝要である．

連携医療

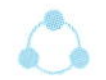

SS ではドライアイについて眼科での精査加療，歯科では齲歯治療，膠原病合併例では内科との密接な連携が必要である．IgG4 関連唾液腺疾患では，自己免疫性膵炎や他臓器の病変について内科の検査と連携が重要でありステロイド投与の漸減，増量なども情報共有が必須である．

(吉原俊雄)

13 顔面神経麻痺

基本的知識

顔面神経麻痺は種々の原因で発症するが，Bell 麻痺と Ramsay Hunt 症候群が全体

の約75%を占める．Bell麻痺の多くは単純ヘルペスウイルス1型（HSV-1），Ramsay Hunt症候群は水痘-帯状疱疹ウイルス（VZV）の再活性化により発症するが，麻痺の病態はいずれも，ウイルス性神経炎に起因する神経浮腫と顔面神経管内での絞扼，循環不全が考えられている．Bell麻痺の予後は良好で約70%が自然治癒するのに対し，Hunt症候群は重症で不良，自然治癒は約30%である．適切な薬物治療でBell麻痺の約90%，Hunt症候群の約70%は完治するが，重症例には顔面神経減荷術が適応される．また，治癒しなかった症例では病的共同運動や拘縮などの後遺症が発現する．

GL 日本顔面神経学会：顔面神経麻痺診療の手引─Bell麻痺とHunt症候群 2011年版，金原出版，2011

処方例

STEP 1 軽症例

❶ プレドニゾロン（プレドニン）　錠5mg　1回3T　1日2回　食後　7日で漸減終了

❷ ファムシクロビル（ファムビル）　錠250mg　または**バラシクロビル（バルトレックス）**　錠500mg
Hunt症候群には1回2T　1日3回（**ファムビル**　1日1,500mg　または**バルトレックス**　1日3,000mg）　食後　7日間（Bell麻痺軽症例には投与しない）

❸ ファモチジン（ガスター）　錠10mg　1回1T　1日2回　食後　7日間

❹ メコバラミン（メチコバール）　錠500μg　1回1T　1日3回　食後

▶❶～❹を併用．

STEP 2 中等症・重症例

❶ プレドニゾロン（プレドニン）　錠5mg　1回6T　1日2回　食後　10日で漸減終了

❷ ファムシクロビル（ファムビル）　錠250mg　または**バラシクロビル（バルトレックス）**　錠500mg
Bell麻痺には**ファムビル**　1回1T　1日3回（1日750mg）　または**バルトレックス**　1回1T　1日2回（1日1,000mg）食後　5日間
Hunt症候群はSTEP 1の❷を参照

▶❶❷に加えSTEP 1の❸❹を併用．

【STEP 1，STEP 2 **解説**】

顔面神経麻痺の重症度は40点法で評価し，スコア20点以上を軽症，10～18点を中等症，8点以下を重症とする．バラシクロビルとファムシクロビルは，Bell麻痺に対

しては薬事承認上適応外であるが，公知申請により保険適用の対象になっている．Hunt 症候群に対しては帯状疱疹ウイルス感染として保険適用されている．

処方上の注意

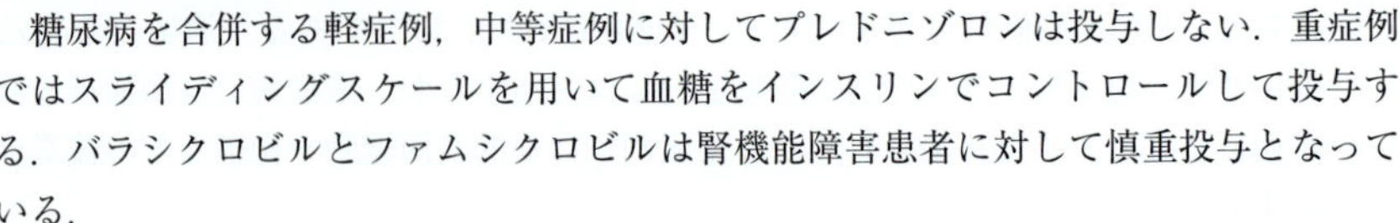

糖尿病を合併する軽症例，中等症例に対してプレドニゾロンは投与しない．重症例ではスライディングスケールを用いて血糖をインスリンでコントロールして投与する．バラシクロビルとファムシクロビルは腎機能障害患者に対して慎重投与となっている．

連携医療

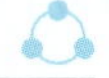

重症例の約半数に顔面神経減荷術が適応されることから，スコアが 8 点以下の症例は，発症 1 週間以内に誘発筋電図検査や手術のできる施設に紹介する．

（村上信五）

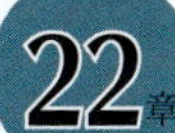

重要漢方処方

漢方処方に関する基本的知識 

漢方医学は経験医学であり，エビデンスがないではないかといわれてきた．しかし，最近，臨床的および基礎的研究の成果が着実に蓄積されてきている．まさに，経験医学から，科学的根拠を持った医学として評価されつつあるといえる．本項では，日常よく遭遇する症状に対し，エビデンスが比較的示されている代表的な処方を中心に解説し，鑑別すべき処方を挙げるよう試みた．漢方薬は「証」に随って用いるとされているが，こうしたエビデンスに基づく使用でもよいと思われる．もしこの使用法で奏効しなかったときに，漢方薬本来の使用法，すなわち「証」を考慮した薬剤選択を行ってみる．

＊本章に記載した漢方製剤の使用対象疾患や症状は，実際の臨床に基づいた記載であるが，一部，添付文書の記載と異なる場合もある．保険請求の際には，添付文書の記載の証あるいは効能効果を十分吟味したうえで，読者ご自身で総合的に判断されたい．

1)「証」とは

「証」とは，患者のその時点での漢方医学的病態を指す．「証」には，病態の証，生薬の証そして薬方の証がある．病態の証は，陰陽虚実表裏寒熱などの漢方医学的概念から，生薬の証は，柴胡の証，麻黄の証というように，処方を代表する生薬の作用から，薬方の証はどの薬方の適応であるかを把握するものである．たとえば，暑がりで顔色が赤ければ陽証，冷え症で冷えると悪化する場合は陰証，脈の力が強く筋肉の発達がよく緊張している場合には実証，易疲労倦怠感，寝汗がある場合は虚証とする．また悪寒や関節痛など身体表面の症状があれば表証，下痢，便秘など身体内部に症状があれば裏証，口が苦い，季肋部に抵抗ないし按圧による苦満感（胸脇苦満）* があれば，半表半裏証とする．臍傍あるいは腸骨窩に抵抗ないし圧痛を認める場合は瘀血** があるとし，また胸脇苦満があれば柴胡の証，すなわち柴胡を配合した薬方を考えるというように，漢方では，わが国で体系化された腹部所見を重要視する．最終的には，先に述べた病態把握を経て薬方を決定する．

* 柴胡剤の使い分けは，咽喉頭異常感症の項（p 830）を，** 駆瘀血剤の使い分けは，婦人科領域の項（p 832）を参照されたい．

2) 注意すべき相互作用

1. 漢方薬同士：医療用漢方製剤の併用による構成生薬の重複によるもので，なかでも甘草，麻黄，地黄に注意を要する．

・甘草：血圧上昇，浮腫，低カリウム血症（偽アルドステロン症），ミオパチーな

どの筋肉疾患，不整脈など

・麻黄：交感神経興奮作用を有する．動悸，血圧上昇，食欲不振，尿閉・排尿障害，不眠など

・地黄：食欲不振，胃もたれなどの消化器症状

2. 西洋薬との併用：特に，甘草とK排泄性利尿薬の併用による低カリウム血症，麻黄と交感神経興奮作用を有する薬剤との併用による副作用の増加に注意する．

3) 注意すべき副作用

最近副作用の報告が多くなっている．致死的経過をとり得る間質性肺炎，肝機能障害は，多くの処方で報告されており，特に注意を要する副作用である．

最近注目されているのは，山梔子によるとされる腸間膜静脈硬化症である．本項で取り上げた処方のうち，山梔子を含む処方は，加味逍遙散，辛夷清肺湯，荊芥連翹湯，茵蔯蒿湯，黄連解毒湯，加味帰脾湯である．

軽微な副作用としての消化器症状（食欲不振，胃もたれ，胃痛など），皮膚症状（発疹など）はしばしば認める．いずれにしても早期発見に努め，適切な処置を行い，重症化を防ぐべきである．

4) 子供の用量，妊婦に対する投薬

小児の投与量は，西洋薬と同様に考えてよい．

筆者は基本的に，妊娠が判明した時点でいったん服用を中止するようにしている．しかし服用中止により症状が強く出る場合には，服用を考慮する．服用に際し特に注意すべき生薬とされるのは，大黄，芒消，桃仁，牡丹皮，牛膝，紅花などである．

処方例

処方例中の ● はツムラの製品番号，■ はツムラ以外の製品番号を示す．

1 全身症状─易疲労倦怠感（表1）：補中益気湯

種々の疾患に伴って生じるが，原因を特定できない例も少なくない．また原因が特定できても近代医学的に有効な治療手段が必ずしもあるわけではない．漢方治療を考慮するとよい症状の1つで，この症状に対してまず考慮する処方が補中益気湯（表2）である．

Step 1 補中益気湯

解説

表1に示す症候は，虚証の代表的なものである．特に著明な易疲労倦怠感が本方の使用目標である．

表1　着目する症候

著明な易疲労倦怠感（仕事などから帰宅後一休みが必要なほど）
食後の嗜眠あるいは倦怠感
寝汗
内臓下垂症候（胃下垂，腸下垂，子宮下垂，脱肛など）
食欲不振などの消化器症状を伴うこともある

表 2　補中益気湯の主なエビデンス

1) がん領域：化学療法中の副作用軽減（全身倦怠感，気分など）
防御能増強
全身性炎症反応症候群の緩和
2) 呼吸器領域：COPD（慢性閉塞性肺疾患）患者の全身性炎症と栄養状態の改善，感冒罹患回数の減少
3) 高齢者領域：虚弱高齢者の QOL の改善
免疫状態の活性化
経管栄養患者の栄養状態改善
4) その他：ガイドラインに本方が記載される疾患
男性不妊，腹圧性尿失禁，アトピー性皮膚炎，多形慢性痒疹

STEP 2 STEP 1 で効果がない例・特徴的症候を認める例

❶ 皮膚の乾燥あるいは冷えが強い　→　十全大補湯㊽/人参養栄湯⑱

❷ 消化器症状が主体（食欲不振・胃もたれ）→　六君子湯㊸

❸ 不眠・不安・健忘など精神症状が前景　→　帰脾湯㊺/加味帰脾湯⑰

解説

皮膚の乾燥は，漢方医学的には血虚（血の作用不足）の主な症候の1つであり，他に貧血（広くは血球減少），爪がもろく割れやすい，集中力がなくなるなどの症状がある．十全大補湯および人参養栄湯に配合される地黄は，時に胃腸障害をきたす場合がある．六君子湯との鑑別も問題になるが，六君子湯で消化器症状をまず改善し，それでも疲労倦怠感が残る場合に補中益気湯にする．地黄剤が消化器症状を引き起こし服用ができない場合は六君子湯へ，また特に精神神経症状あるいは出血を伴う例には帰脾湯あるいは加味帰脾湯にする．

2 消化器領域：六君子湯，大建中湯

A 上部消化管症状（食欲不振，胃もたれ，胸やけ，胃痛，悪心など）

これらの症状は複合し，また非消化器症状を伴うことも多い（表 3）．これらの症状をきたす疾患は多くあるが，機能性胃腸症がよい適応となる．器質的疾患，特に悪性腫瘍の除外が必須である．

STEP 1 六君子湯（表 4）

【STEP 1 **解説**】

表 3 に示す症候は，漢方医学でいう虚証の症候を指す．すなわち六君子湯は，虚証の胃もたれ，食欲不振に用いられる処方である．特に機能性胃腸症の食後症候群によい．六君子湯の作用機序については，種々の検討がなされている．食欲とグレリン，胃適応性弛緩と NO，抗うつ作用とセロトニンなどの関連性が指摘されている．消化器関連症状のみならず，実験的には，健康寿命の延長，学習・記憶の改善などが報告

表3　着目する症候

非消化器症状：疲れやすい，だるい 腹部所見：腹部を触ったときに軟らかい，心窩部を触ると抵抗あるいは苦満感を覚える 拍水音の聴取 体格：きゃしゃ

表4　六君子湯の主なエビデンス

1. 消化器領域：	PPI 抵抗性 GERD・NERD 患者の PPI と六君子湯併用が有効
	乳児（GERD）の食道クリアランス改善効果
	胃排出能改善効果
	機能性胃腸症（FD）症状の改善
	抑うつ的状態を合併する上腹部不定愁訴に対する抗うつ効果
	婦人科腹腔鏡予定手術患者の術後悪心・嘔吐の軽減
2. がん領域：	がん化学療法時の諸症状（食欲不振，悪心，嘔吐など）に有効

されている．

STEP 2 STEP 1 で効果がない例

1. 下痢，尿量が多い，唾液が口にたまる　→　人参湯㉜
2. 心窩部痛，胸やけ　→　安中散❺
3. げっぷが多く，げっぷをすると楽になる　→　茯苓飲㊾
4. 体格はふつうで，苦味薬を嫌わない　→　半夏瀉心湯⓮

【STEP 2 解説】

虚証症候を伴う例では，人参湯，安中散を考える．人参湯は，六君子湯より消化管の冷えが強い病態に用いる．消化管の冷えの存在を推定する症状が，上に挙げた3症状である．安中散は，機能性胃腸症では食後症候群より心窩部痛症候群がよい適応となる．茯苓飲は消化管にガス貯留があり，その逆流を認める場合に用いる．虚証症候が明らかでない例に，半夏瀉心湯を用いる．

B 下部消化管症状（便秘，下痢，下腹部痛など）（表5）

便通異常は日常臨床でよく遭遇する症状である．多くは機能性と考えられるが，悪性腫瘍の除外は必須である．

STEP 1 以下の病態のときの第一選択（表6）

1. 過敏性腸症候群（特に交替性便通異常）→　桂枝加芍薬湯㊿
2. 開腹術後の便通異常・イレウス予防　→　大建中湯⑩⓪
3. 慢性下痢　→　人参湯㉜

表5　着目する症候

	桂枝加芍薬湯	大建中湯	人参湯	半夏瀉心湯
体格	ふつう	きゃしゃ	きゃしゃ	ふつう
症状	腹部のはり ときどき腹痛	ガス貯留 腹痛 腸蠕動亢進	胃もたれ 唾液の貯留 尿量が多い	胃もたれ 苦味薬可 口内炎

表6　主なエビデンス

1. 大建中湯：各種術後の腸管運動の改善
　腹部手術後のイレウス例における再手術率・イレウス再発率の低下
　慢性便秘患者の QOL 改善
　門脈血流量の増加
　肝切除後血中アンモニア濃度の減少
　大腸癌術後の癒着性小腸閉塞例で入院日数短縮および入院費低減効果
2. 桂枝加芍薬湯：過敏性腸症候群（下痢型）の腹痛を改善
3. 半夏瀉心湯：イリノテカン塩酸塩による下痢を改善
4. 大黄甘草湯：便秘症に有効
5. 潤腸湯/麻子仁丸：高齢者弛緩性便秘に対する効果は，体力の低下例で麻子仁丸の有効率が高い

❹ イリノテカン塩酸塩投与に伴う下痢　→　**半夏瀉心湯⑭**

❺ 慢性便秘　若年者　→　**大黄甘草湯㉔**
　高齢者　→　**潤腸湯㉛/麻子仁丸（料）⑫⑥**

【STEP 1 **解説**】

過敏性腸症候群（特に便秘下痢交替型）では桂枝加芍薬湯を第一選択としてよい．機能性便秘には大黄甘草湯とするが，時に腹痛や下痢がひどく便が快通しない場合がある．こうした例は虚証と考え，大黄剤の使用には注意する．機能性下痢には，人参湯を第一選択としてよい．大黄甘草湯および人参湯は甘草含有量が多いので，長期使用する場合には，特に高齢者において低カリウム血症などの発症に注意する．大黄甘草湯は1日通常量を長期に投与するのではなく，短期使用あるいは他の製剤に少量併用するよう心がける．

STEP 2 STEP 1 で効果がない例

1) 過敏性腸症候群

❶ 便秘に傾くもの　→　**桂枝加芍薬大黄湯⑬④**

❷ 交替型：季肋部を触ると抵抗・苦満感および腹直筋緊張を認め
　a) 腹部の筋肉を触ると力がある　→　**四逆散㉟**
　b) 腹部の筋肉を触ると力があまりない　→　**柴胡桂枝湯⑩**

❸ 下痢型：慢性下痢を参照

22
重要漢方処方

2) 機能性便秘

[体力の低下した例，高齢者]

❶ 大黄甘草湯で下痢・腹痛をきたす例 → 麻子仁丸126

❷ 上記に似て，皮膚の乾燥，尿量が少なめの例 → 潤腸湯51

3) 機能性下痢

❶ 体力の低下した例
めまいを伴う例，横になりたいくらい疲れる，明け方の下痢 → 真武湯30
人参湯や真武湯が無効な例 → 啓脾湯128

❷ 体力低下が明らかではない例
心窩部を触ると抵抗・苦満感（心下痞鞕）がある → 半夏瀉心湯14

4) 特殊な例

❶ 冷えで誘発あるいは増悪する腹痛を主体とし，便通異常，頭痛・腰痛を伴う例
→ 当帰四逆加呉茱萸生姜湯38

【STEP 2 解説】

過敏性腸症候群は，一般に虚証が多いが，便秘傾向であれば，桂枝加芍薬大黄湯を，虚証症候に乏しい場合で，胸脇苦満を目標に柴胡剤を使用する．体力がやや低下した例には柴胡桂枝湯を，体力がある実証の場合には四逆散を用いる．

機能性便秘では，大黄配合処方をまず考慮する．その中で麻子仁丸は大黄を含む処方であるが，比較的マイルドな効果が期待できる．潤腸湯も同様であるが，麻子仁丸と比較すると体内水分の減少が強い場合によいとされる．具体的には，皮膚の乾燥が強く，尿量が少ない者が潤腸湯ということになる．しかし筆者は，甘草を含まない麻子仁丸をまず使用している．

慢性下痢では，めまい・身体動揺感など水毒の症状を伴い，胃症状に乏しい例，あるいは鶏鳴下痢と呼ばれる朝方に下痢腹痛を起こし目が覚める者に真武湯は用いられる．人参湯や真武湯が無効な例には，啓脾湯が有効な場合が少なくない．また心下痞鞕が認められ，体格が中等度であれば，半夏瀉心湯を用いる．

特殊な例として，疝気症候群A型がある．冷えで誘発ないし増悪する腹痛を主体とする疼痛に用いる．経絡では肝経の異常とされ，泌尿生殖器の症状を伴うことも多い．当帰四逆加呉茱萸生姜湯が2，3週間で奏効することが特徴である．開腹術後に頻用される大建中湯が無効な場合にも考慮するとよい．

3 耳鼻科・呼吸器領域

A 鼻閉，鼻汁：小青竜湯，葛根湯加川芎辛夷（表7，8）

これらの症状は，アレルギー性鼻炎，慢性副鼻腔炎などの代表的症状である．鼻汁に関して漢方医学では，水様性の場合は陰証（寒証），粘稠あるいは膿性鼻汁は陽証（熱証）とし，処方を使い分ける．

表7　着目する症候

	小青竜湯	葛根湯加川芎辛夷（葛根湯）
鼻汁	水様	粘稠・膿性
冷え	あり（足など）	なし
尿量	多い傾向	多くはない
その他	—	鼻閉が強い/肩凝り

表8　主なエビデンス

1. 小青竜湯：通年性アレルギー性鼻炎
2. 葛根湯加川芎辛夷：副鼻腔気管支症候群の症状改善
小児慢性副鼻腔炎の症状改善

STEP 1 小青竜湯，葛根湯加川芎辛夷（葛根湯）

① アレルギー性鼻炎 → 小青竜湯⑲
② 慢性副鼻腔炎・慢性鼻炎 → 葛根湯加川芎辛夷②/葛根湯①

【STEP 1 解説】
いずれの薬方も麻黄（活性成分としてエフェドリン，プソイドエフェドリンを含む）を含む処方で，胃腸虚弱者，循環器疾患，不眠などを有する患者には，要注意処方である．小青竜湯は，『鼻アレルギー診療ガイドライン 2016 年版』では，「強く勧められる」と記載される．眠気を起こさない特徴を有する．

STEP 2 STEP 1 で効果がない例

1）アレルギー性鼻炎

① 冷えが強い（麻黄服用可） → 麻黄附子細辛湯⑫⑦
② 胃腸虚弱者，麻黄が使用できない例 → 苓甘姜味辛夏仁湯⑪⑨

2）慢性副鼻腔炎

① 鼻部に熱感を覚える → 辛夷清肺湯⑩④
② 胃腸虚弱者で頭重・頭痛・めまいを伴う例 → 半夏白朮天麻湯㉗

【STEP 2 解説】

アレルギー性鼻炎で，冷えが強く胃腸虚弱のない例では，麻黄附子細辛湯を，麻黄剤が服用不可の例では，苓甘姜味辛夏仁湯を用いる．慢性副鼻腔炎では，鼻部に熱感を認める熱証の場合には，辛夷清肺湯を用いる．胃腸虚弱で頭部症状を伴う例には半夏白朮天麻湯を用いる．

B 咽喉頭異常感症：半夏厚朴湯（表 9，10）

漢方医学では，咽中炙臠あるいは梅核気と呼ばれているものである．咽中炙臠は，漢代にその原書が成立したとされる『傷寒論』と並んで漢方薬治療の原典とされる『金匱要略』にすでに記載がある．この意味は炙った肉がのどにひっかかった感じがするものである．梅核気は，梅の種がのどにひっかかった感じという意味で，江戸時代に用いられたという．患者の訴えは，のどに痰がからまっていると訴えることもある．もちろん器質的疾患の除外をする必要がある．

表 9　着目する症候

抑うつ気分，予期不安
動悸，息が吸いにくい
胸部の圧迫感
心窩部の膨満感/心窩部の抵抗感

表 10　半夏厚朴湯の主なエビデンス

咽喉頭異常感症
機能性ディスペプシア
脳梗塞，ラクナ梗塞を有する高齢者の咳反射の改善
認知症高齢者の誤嚥性肺炎の予防

STEP 1 半夏厚朴湯

【STEP 1 解説】

表 9 の症候は，漢方医学的には，気がうっ滞した状態（気滞あるいは気うつと呼ぶ）にみられる代表的なものである．原典である『金匱要略』には，婦人雑病論に記載されており，「婦人，咽中炙臠あるが如くは，半夏厚朴湯之を主る」とある．わざわざ婦人と限定的に記載していることは，本薬方が特に女性での有効率が高いとの報告があることを考慮すると，すでに薬物反応性の性差を認識していたとも考えられる点で興味をひく．

STEP 2 柴胡剤

季肋部の抵抗あるいは圧痛を認めることを共通の使用目標とする．

❶ 体力あり，心窩部にも抵抗あるいは按圧による
苦満感を覚え，便秘のもの（便秘のない場合，去大黄）
→ **大柴胡湯❽（大柴胡去大黄319）**

❷ 体力あり，腹部大動脈の拍動亢進を認め，不安，不眠，動悸などを認めるもの
→ 柴胡加竜骨牡蛎湯⑫

❸ 体力あり，腹直筋の緊張（特に上部で），手足の冷え・発汗 → 四逆散㉟

❹ 体力は中等度で，咽喉部に発赤を認めるもの → 柴朴湯96

❺ 体力は中等度ないしやや低下し，腹直筋緊張あり → 柴胡桂枝湯⑩

❻ 体力は低下し，腹を触ると軟らかく，腹部動悸亢進を認めるもの，口の乾燥，首から上の発汗を伴うもの → 柴胡桂枝乾姜湯⑪

❼ 体力はやや低下し，冷えのぼせ，ホットフラッシュをはじめとする多彩な愁訴，更年期症状 → 加味逍遙散㉔

【STEP 2 **解説**】

半夏厚朴湯が無効な場合，1つは柴胡の入った処方を，もう1つは山梔子の配合された処方を考える．柴胡の配合された薬方を柴胡剤と呼ぶが，口の苦み・粘り，やや厚い白苔を伴う舌などを認める場合に考慮する．腹部所見では，季肋部の抵抗ないし按圧による苦満感（胸脇苦満）を目標とする．腹部の力，すなわち腹壁の厚さ・緊張程度・弾力性などを総合して腹力を判定する．腹壁に厚みがあり，弾力があり，適度な緊張を認める場合実証と判断し，大柴胡湯，柴胡加竜骨牡蛎湯などを考慮する．その反対に腹壁が薄く，弾力に乏しく，緊張がないか逆に極度に緊張が強い例を虚証とする．柴胡桂枝湯，柴胡桂枝乾姜湯などを用いる．その中間にある場合には，小柴胡湯，それより強い場合は四逆散を用いる．胸脇苦満以外に，腹部大動脈拍動亢進を認める場合では，実証では柴胡加竜骨牡蛎湯を，虚証では柴胡桂枝乾姜湯を用いる．腹直筋の緊張を認める場合には，実証では四逆散を，虚証傾向の者には柴胡桂枝湯にする．自覚症状では，物音に敏感で，電話の音などにびっくりするなど神経過敏があれば，実証では柴胡加竜骨牡蛎湯を，虚証には柴胡桂枝乾姜湯にする．口の乾きや首から上の発汗があれば柴胡桂枝乾姜湯を，がっちりタイプで一見冷え症がないように思える者で，手足に冷えや発汗を認める場合は四逆散を用いる．加味逍遙散も柴胡を含む薬方である．血管運動神経症状を目標とする．

C 咳・痰：麦門冬湯

乾性咳嗽と湿性咳嗽とにまず分けて考える（表11）．

STEP 1 麦門冬湯，小青竜湯，清肺湯（表12）

❶ 乾性咳嗽 → 麦門冬湯㉙

❷ 湿性咳嗽
a）水様淡 → 小青竜湯⑲
b）粘稠痰・膿性痰 → 清肺湯90

表 11　着目する症候（麦門冬湯）

激しい咳きこみ（顔が真っ赤になる，最後に吐きそうになる）
咽喉の乾燥
痰はないか，少量の粘稠で切れにくい

表 12　主なエビデンス

1. 麦門冬湯：	かぜ症候群後咳嗽
	マイコプラズマ気管支炎の咳嗽抑制（アジスロマイシンやヒベンズ酸チペピジンとの併用）
	慢性呼吸疾患の痰のつかえ，痰の切れを改善
	高齢 COPD 患者の咳スコアを改善
	かぜ感染後の遷延性咳嗽に有効
2. 小青竜湯：	水様痰を有する気管支炎の症状改善（咳の回数，咳の強さ，痰の切れ，日常生活など）
3. 清肺湯：	禁煙中の COPD 患者の呼吸症状や画像所見を改善

【STEP 1 解説】

麦門冬湯の鎮咳作用機序に関しては多くの研究がある．『EBM に基づいた喘息治療ガイドライン 2004』では，咳感受性の亢進している気管支喘息に対し，「行うことを強く推奨する」と記載している．一方小青竜湯は，『咳嗽に関するガイドライン（第 2 版）』(2014) には，湿性咳嗽に対し，「行うよう勧められる」とある．

STEP 2 特徴ある症候を伴う場合

❶ 強い咳，粘稠で切れにくい痰，喘鳴を聴取し，喉が渇き水を欲する → 麻杏甘石湯㊺/五虎湯95

❷ 軽い咳痰が続く，喘息の緩解期 → 柴朴湯96

❸ 感冒罹患後痰が多く，夜間の咳嗽が強く睡眠障害を認める → 竹茹温胆湯91

【STEP 2 解説】

麻杏甘石湯，五虎湯は，漢方医学的には，陽証の病態である．

柴朴湯は，気管支喘息によく用いるが，『EMB に基づいた喘息治療ガイドライン』(2004) には，「行うことを推奨する」とある．

竹茹温胆湯は，咳で眠れないあるいは咳で目が覚めるという例に用いて，速効をとることも珍しくない．

4 婦人科領域

この領域は，古くから漢方薬の臨床応用や研究が行われてきた．1 つの薬方が，多数の症状や病態に対応するので，漢方薬方を上手に用いることにより，この領域の治療を豊かにできる．この領域で最も用いられる頻度が高いのが，下記の 3 薬方であり，まずこれらの薬方の使用法を覚えるのがよいと思われる．この領域では，瘀血と呼ばれる病態と関連が深いとされる．

A 冷え症，月経障害（困難，不順，月経前症候群など），更年期障害（表 13）

これらの症状は，関連して現れることが多い．冷えは，訴えの多い症状の 1 つである．冷えを自ら訴えなくても，自覚的に冷えを感じていたり，他覚的に冷えを認めたりすることが多いので注意を要する．甲状腺機能低下症ほか基礎疾患の除外が必要である．また薬物療法のみならず，冷えを助長する衣服や冷飲食を避けることが欠かせない．

STEP 1 当帰芍薬散，加味逍遙散，桂枝茯苓丸（表 14）

❶ 体力低下，むくみやすい，のぼせなし，顔色がよくない → 当帰芍薬散㉓

❷ 体力やや低下，のぼせ，ホットフラシュ，易怒性，抑うつ気分，症状移動する多彩な愁訴 → 加味逍遙散㉔

❸ 体力中等度，体格良好，のぼせ → 桂枝茯苓丸㉕

【STEP 1 **解説**】

上記 3 薬方は，婦人科疾患治療の御三家ともいうべき薬方である．ここに挙げた薬方のキーワードは，瘀血あるいは血虚である．

下腹部の抵抗ないし圧痛を認める，皮膚の毛細血管の拡張（細絡という），あざができやすい，可視粘膜（舌，歯肉，口唇など）の色調が暗赤色化，紫色化する，舌下静脈

表 13　着目する症候

	当帰芍薬散	加味逍遙散	桂枝茯苓丸
体力	やや低下	やや低下〜中	中〜
冷え	全体の冷え	のぼせを伴う	のぼせを伴う
腹部所見	下腹部の抵抗・圧痛（腹部の緊張低下）	下腹部の抵抗・圧痛 季肋部の抵抗・圧痛	下腹部の抵抗・圧痛（腹部は緊張）
精神症状	強くない	強い（易怒性，抑うつ）	強くない
その他	貧血様，浮腫傾向	多彩かつ移動する症状	赤ら顔

表 14　主なエビデンス

当帰芍薬散：月経困難症の改善
更年期障害に対し，ホルモン補充療法（HRT）と同等の効果
妊娠に至る日数の短縮（排卵障害に対してクロミフェン併用で）
切迫早産に対する塩酸リトドリンの副作用軽減
加味逍遙散：精神症状を有する中年女性あるいは更年期うつ病女性で血液中 IL-6 濃度が減少
更年期うつ病患者で TNFα が有意に増加
月経前症候群に有効
更年期障害のめまいを改善
桂枝茯苓丸：ホットフラッシュを改善
ホットフラッシュ患者の冷えを改善

の怒張などの存在は瘀血の病態を示唆する所見である．皮膚粘膜の乾燥，爪がもろい，貧血様症状などが血虚の代表的症状となる．

3処方の鑑別点は次の通りである．当帰芍薬散はのぼせに代表される気逆の症状がなく，貧血傾向など血虚的な症状，浮腫など水滞の症状が組み合わさった場合に用いる．加味逍遙散と桂枝茯苓丸は，気逆の症状が共通であるが，前者は後者より虚証で，精神症状（易怒性，抑うつ）がより強く表れている場合に，後者では，腹部所見などにみられる瘀血の症候がより強い場合に用いる．

STEP 2 特徴的な症候を伴う場合

❶ めまい，のぼせが強く，訴えが固定的で頑固な場合 → **女神散⑰**

❷ 口唇の乾燥，手のほてり，皮膚の乾燥 → **温経湯⑯**

❸ のぼせ，頭痛が強く，精神不穏など精神症状，便秘 → **桃核承気湯㉑**

❹ 皮膚や粘膜の乾燥，貧血傾向 → **四物湯㉑**

【STEP 2 **解説**】

症状移動を認めることが特徴とされる加味逍遙散に対し，症状を固定的に訴える場合に女神散を用いる．温経湯は，冷えのほか，皮膚粘膜の乾燥や手のほてりを訴える例に用いる．桃核承気湯は，大黄と芒消という下剤を含むが，急迫的な症状に対して用いる．下腹部に強い抵抗・圧痛を認める所見を参考にすることもある．四物湯は，血虚の基本治療薬であるが，単独で用いるよりは，他の処方と併用することが多い．

5 神経内科・精神科領域

A 慢性頭痛・めまい症（表15）：呉茱萸湯，五苓散

この2症状は，漢方医学では，水分代謝の異常である水滞（水毒）でみられることが多い．頭痛では，器質的疾患を除外できたならば漢方治療を試みるとよい．

STEP 1 呉茱萸湯，五苓散

❶ 片頭痛，冷えが強い → **呉茱萸湯㉛**

❷ 頭痛，めまい，気圧や湿度の変化で症状発現 → **五苓散⑰**

【STEP 1 **解説**】

発作性に起きる頭痛には，まず上記2処方❶❷を考える．両者の鑑別は困難なこともあり，一方が奏効しない場合，他の処方に変更してみるとよい．冷えがあれば呉茱萸湯を，冷えはそうでもなく，めまいを伴う場合には，五苓散を用いてみる．口渇，多飲があり，飲水に比して尿量が少ないというのが五苓散の典型例である．しかしこれらの訴えが明らかでない例も決して少なくない．また症状発現時に尿量が減少しな

表 15　着目する症候

	呉茱萸湯	五苓散
冷え	強い	あまりない
めまい	伴うことは少ない	しばしば
尿量減少	はっきりしない	よくみられる
口渇・多飲	ない	よくみられる
浮腫	はっきりしない	よくみられる
悪心・嘔吐	あり（嘔吐が主症状）	あり

いかどうか，症状が改善するときに尿量が増加しないかを聞き出すのも参考になる．気圧が変化するときないし湿度が急激に上昇する時期に症状の発現をみる場合にも五苓散を考慮する．

五苓散は，頭痛・めまいの項で挙げたが，最近，慢性硬膜下血腫の再手術率低下ならびに入院医療費の低減がみられるとの報告がある．五苓散の利水作用は，アクアポリンを介することが知られている．

STEP 2 特徴ある症状を伴う場合

1. 胃腸虚弱で下痢が激しい　→　桂枝人参湯82
2. 胃腸虚弱で，頭痛，めまい，頭重がある例　→　半夏白朮天麻湯37
3. 立ちくらみが主，頭痛，のぼせ，腹部から胸へ何かつき上げてくる感じ　→　苓桂朮甘湯39
4. 朝起きがけの頭痛，舌下静脈の怒張，頸肩こり，のぼせ，めまい，耳鳴りを伴うことがある　→　釣藤散47
5. 眼痛，背中のはり，いらいら　→　抑肝散54/抑肝散加陳皮半夏83
6. 首筋から脊柱の脇の筋肉がこる（緊張型頭痛）→　葛根湯1/桂枝加葛根湯027
7. 頭痛発作時に頓用　→　川芎茶調散124

【STEP 2 解説】

胃腸虚弱，瘀血があるかどうかに着目する．胃腸虚弱で，下痢や尿量増加があれば桂枝人参湯を，易疲労倦怠感が強く，めまい，頭重などの症状があれば，半夏白朮天麻湯を用いる．

漢方医学では，五臓の１つである肝は，目と密接な関係があり，筋肉の運動を支配し，中枢神経機能のうち情緒系に関連すると考えられている．情緒系の中でも怒りとの関係が特に深い．抑肝散および釣藤散は肝の病と関連する処方と考えられている．頭痛の中でも目の奥が痛いと訴える者には，易怒性やチックなど不随意運動の存在の有無を問いただすとよい．目の奥から痛み出すタイプの頭痛には抑肝散を用いてみる．もし胃腸虚弱や腹部触診上，軟らかい場合にはより虚証と判断し抑肝散加陳皮半夏にする．朝起きがけの頭痛には，釣藤散を用いる．

緊張型の頭痛で項から脊柱に沿ったこりを訴える例には，葛根の配合された葛根湯もしくは桂枝加葛根湯を用いる．前者には麻黄が配合されており，麻黄が不適な例，心血管系に障害のある場合，不眠，排尿障害，胃腸虚弱がある場合には，後者にする．

B 認知症・不眠症（表 16）

認知症患者が増加し，特に介護上問題となる，行動・心理症状（BPSD）およびベンゾジアゼピン系などの向精神薬による副作用，多剤併用が問題となっている．こうした問題に対し，漢方薬への期待が持たれている領域である．

表 16　着目する症候

精神症状：いらいら，怒りっぽい，攻撃的，不安，抑うつ気分，不眠，幻視
身体症状：チック，不随意運動，歯ぎしり，眼痛，眼瞼痙攣
腹部所見：腹直筋緊張，腹部大動脈の拍動亢進

STEP 1 抑肝散，抑肝散加陳皮半夏（表 17）

表 17　抑肝散，抑肝散加陳皮半夏の主なエビデンス

認知症患者の日常生活動作（ADL）および行動・心理症状（BPSD）の改善
高齢者心臓血管手術後せん妄に対し予防効果
入院患者の骨折リスクを減少
記憶力と脳酸素代謝の改善（抑肝散加陳皮半夏）

【STEP 1 解説】

抑肝散は，認知症に対する臨床的・基礎的検討の数多い処方の１つである．臨床的には，認知症の行動・心理症状（BPSD）に対し有効とされる．BPSD に使用される他剤と比較し，行動抑制が少ないとされる．本方は，もともと小児の夜泣き・ひきつけなどに用いていた．原典には，子母同服の指示がある．認知症では，患者本人が子供，介護者が親の役割と考えると両者が本方を同時服用することの意味が理解されやすい．実際，介護者が本方を服用することで，精神的に安定することが経験される．

STEP 2 STEP 1 で効果がない例

1. 血管性認知症，頭痛（特に起きがけの）　→　釣藤散㊼
2. アルツハイマー認知症，不眠，不安，易疲労倦怠感　→　帰脾湯65（加味帰脾湯137）
3. 高齢者，心身ともに疲労した者の不眠，悪夢　→　酸棗仁湯103

【STEP 2 解説】

釣藤散では，血管性認知症における自覚症状，日常生活動作を改善するとの報告がある．また帰脾湯が，認知機能を改善するとの報告がある．加味帰脾湯は，帰脾湯に山梔子，柴胡が加味された処方である．のぼせなどの熱の症状がある場合に用いる．

酸棗仁湯は，不眠の薬として有名ではあるが，有効な例は限定的と考えられる．

6 高齢者領域

最近，フレイルという概念が注目されるようになっている．この概念は，漢方医学でいう虚証，特に腎虚との関連性が指摘されている．フレイルは可逆的な状態であり，適切な介入により，要介護状態への移行を遅らせることができる．また，フレイルは単一な疾患ではなく，複合した症候ととらえられ，治療において，個々の症候への対応ではなく，包括的な対応が求められている．1つの薬剤が複数の症候を改善し得る漢方薬が実際にどのような効果を現すかが期待されている．この腎虚に用いる代表的な漢方薬が，八味丸（八味地黄丸）であり，これに2種の生薬を加えたものが牛車腎気丸である．ほぼ同じように用いてよい．

STEP 1 八味丸（八味地黄丸），牛車腎気丸

表 18 に示すような症状があり，胃腸虚弱の徴候がなければ，使用してみる（表 19）．

表 18　着目する症候

運動器症状：特に下半身の疼痛・痺れ，腰痛，歩行困難，下肢のむくみ，手足のほてりあるいは冷え
泌尿生殖器症状：頻尿（特に夜間），排尿困難，尿失禁，性交不能
感覚器症状：霧視（目のかすみ），難聴・耳鳴
腹部所見：小腹不仁*，小腹拘急**
その他：口渇，口乾（口を湿らす程度），ふらつき，痒み
注意点：胃腸虚弱者には要注意

* 小腹不仁：上腹部に比べ下腹部の緊張が低下している所見
** 少腹拘急：腹直筋が恥骨結合部付近で緊張している所見

表 19　八味丸（八味地黄丸），牛車腎気丸の主なエビデンス

腰部脊柱管狭窄症における症状改善
下部尿路不定愁訴
老人性皮膚瘙痒症：フマル散ケトチフェンと同等の効果
　体力ありに六味丸，体力なしに八味地黄丸が有効
糖尿病神経障害の改善
認知症患者の認知機能と日常生活動作の改善
男性不妊における精子運動率改善

【STEP 1 解説】

漢方医学でいう「腎」は，成長発育，生殖，老化にも関与する臓器とされる．したがって腎虚では，こうした加齢に伴った症候がみられる．また漢方では，小腹不仁，小腹拘急なる腹部所見も重要視される．これらの所見のみで，本方を使用することもある．表 18 に掲げた症候からもわかるように，高齢者にみられる多くの症状であり，特に下半身の虚弱症候が使用対象となる．

STEP 2 その他の病態に使用される薬方

1) 全身の虚弱・体力低下例

❶ 胃腸虚弱で，疲れやすい，免疫低下 → **補中益気湯㊶**

❷ 上記症状に，冷え，皮膚の乾燥 → **十全大補湯㊽/人参養栄湯⑱**

2) 限定された目標に使用する例

❶ 老人性皮膚瘙痒症 → **当帰飲子㊻**

❷ 変形性膝関節症 → **防已黄耆湯⑳**

【STEP 2 解説】

全身の虚弱に対して用いられる処方と限定された目標に用いられる薬方例を挙げる．前者は栄養状態改善を期待する場合に用いられることが多い．易疲労倦怠感の項(p 824) を参照されたい．

（佐藤　弘）

索　引

事項索引

• 太字の頁数はその主要頁を表す

和　文

事項索引

こ

さ

し

す

せ

そ

た

ち

つ

む

め

も

や

ゆ

よ

ら

り

る

れ

ろ

欧　文

A

B

C

D

E

F

G

H

I

K

L

M

N

O

P

薬剤索引

- 太字は商品名，細字は一般名を表す
- 頁の後ろの（　）は掲載章タイトルの略語を表す（下記表参照）

◆章タイトルの略語一覧

章	タイトル	略	章	タイトル	略
1	救急治療	救急	12	アレルギー疾患	アレ
2	輸液・輸血・栄養補給	輸・栄	13	膠原病，その他の全身疾患	膠原
3	対症療法	対症	14	感染症	感染
4	循環器疾患	循環	15	中毒性疾患	中毒
5	呼吸器疾患	呼吸	16	運動器疾患	運動
6	消化器疾患	消化	17	皮膚疾患	皮膚
7	内分泌・代謝疾患	内分泌	18	妊産婦・婦人科疾患	妊産婦
8	腎・泌尿器疾患	腎・泌	19	小児疾患	小児
9	血液・造血器疾患	血液	20	眼疾患	眼
10	神経・筋疾患	神経筋	21	耳鼻咽喉疾患	耳鼻
11	精神疾患	精神	22	重要漢方処方	漢方

ア

イ

ウ

エ

エボロクマブ　124（循環），298（内分泌）
エムトリシタビン・テノホビルアラフェナミド・エルビテグラビル・コビシスタット配合　566（感染）
エムトリシタビン・テノホビルジソプロキシル配合　566（感染）
エラスポール　182・199（呼吸）
エリキュース　103（循環），193・194（呼吸），430（神経筋）
エリザス　89（対症），495（アレ）
エリスロシン　172・176（呼吸），280（消化）
エリスロマイシン　172・176（呼吸），280（消化）
エリル　434（神経筋）
L-アスパラギナーゼ　389（血液）
L-アスパラギン酸カリウム　47（輸・栄）
エルカトニン　48（輸・栄），310（内分泌）
エルカルチンFF　275（消化）
エルシトニン　48（輸・栄），310（内分泌）
エルデカルシトール　622・623（運動）
エルトロンボパグ　373・404（血液）
エルバスビル　264・269（消化）
エルビテグラビル・コビシスタット・エムトリシタビン・テノホビルアラフェナミド配合　566（感染）
エルビテグラビル・コビシスタット・エムトリシタビン・テノホビルジソプロキシル配合　566（感染）
エレトリプタン　57（対症）
エレメンミック　50（輸・栄），239（消化）
エレルサ　264・269（消化）
エレンタール　51（輸・栄），239・242・259・261（消化）
エロビキシバット　72（対症）
塩化カリウム　24（救急），47（輸・栄）
塩化カリウム徐放剤　47（輸・栄）
塩化カルシウム　25・27（救急），597（中毒），777（小児）
塩化ナトリウム　26（救急），312（内分泌）
エンクラッセ　174（呼吸）
塩酸セルトラリン　468（精神）
塩酸チアミン　588（中毒）
塩酸バンコマイシン　133～135（循環），210（呼吸），282（消化），563（感染），728・730（小児）
塩酸ペンタゾシン　261（消化）
エンシュア・リキッド　52（輸・栄），242（消化）
エンタカポン　439（神経筋）
——・レボドパ・カルビドパ配合　439（神経筋）
エンテカビル　266～268（消化）
エンドキサン　182（呼吸），330（腎・泌），376・389・392・394・399（血液），516・518・522・523・527・532（膠原），755（小児）
エンパグリフロジン　288（内分泌）
エンブレル　506・512（膠原），759（小児）
エンペシド　696（妊産婦）

オ

オイラックス　555（感染）
黄体ホルモン・卵胞ホルモン配合剤　680（妊産婦）
OS-1　34（救急）
オーキシス　174（呼吸）
オーグメンチン　201・207（呼吸），241（消化），350～352（腎・泌），541（感染），705（妊産婦）
大塚塩カル　25・27（救急），597（中毒），777（小児）
大塚糖液　26（救急），597（中毒）
オキサロール　648・650（皮膚）
オキシコナゾール　696（妊産婦）
オキシブチニン　348・354（腎・泌）
オキセサゼイン　74（対症），225・236（消化）
オキナゾール　696（妊産婦）
オクトコグベータ　408（血液）
オザグレルナトリウム　429・434（神経筋）
オゼックス　693（妊産婦），741・779（小児），788（眼），804・805（耳鼻）
オゼノキサシン　666（皮膚）
オセルタミビル　540（感染），773（小児）
オテズラ　651（皮膚）
オノアクト　104・107（循環）
オノン　88（対症），494・497（アレ），738・745・746（小児），807・814（耳鼻）
オパルモン　61・90（対症），643（皮膚）
オファツムマブ　392（血液）
オフェブ　181（呼吸）
オプスミット　519（膠原）
オフロキサシン　801（耳鼻）
オペプリム　316（内分泌）
オマリグリプチン　287・288（内分泌）
オマリズマブ　170（呼吸），641（皮膚）
オメガ-3脂肪酸エチル　298（内分泌），431（神経筋）
オメプラール　29・32（救急），232（消化），587（中毒）
オメプラゾール　29・32（救急），232（消化），587（中毒）
オメプラゾン　232（消化）
オラペネム　804・805（耳鼻）
オランザピン　455～458・461・465・473・475・485（精神）
オリベス　578（中毒）
オルガドロン　418・421・423（神経筋）
オルガラン　412（血液）

カ

キ

ク

ケ

コ

サ

ス

薬剤索引

チ

ツ

テ

ト

ナ

ニ

ヌ

ネ

ノ

ハ

ヒ

薬剤索引

フ

へ

マ

ミ

リ

ル

レ

ロ

ワ

今日の処方(改訂第6版)

1990年 3月 1日　第1版第1刷発行
2007年 4月20日　第4版第1刷発行
2013年11月25日　第5版第1刷発行
2015年12月15日　第5版第2刷発行
2019年 3月30日　改訂第6版発行

総編集者　浦部晶夫，島田和幸，川合眞一

発行者　小立鉦彦
発行所　株式会社　南　江　堂
〒113-8410　東京都文京区本郷三丁目42番6号
☎(出版)03-3811-7236　(営業)03-3811-7239
ホームページ　https://www.nankodo.co.jp/
印刷・製本　三美印刷
装丁　渡邊真介

Today's Recipe

定価はカバーに表示してあります．
落丁·乱丁の場合はお取り替えいたします．
ご意見・お問い合わせはホームページまでお寄せください．

Printed and Bound in Japan
ISBN 978-4-524-25119-3